ALLGEMEINE UND SPEZIELLE CHIRURGISCHE
OPERATIONSLEHRE

VON

Dr. MARTIN KIRSCHNER
O. PROFESSOR · DIREKTOR DER CHIRURGISCHEN KLINIK
DER UNIVERSITÄT TÜBINGEN

FÜNFTER BAND / ERSTER TEIL

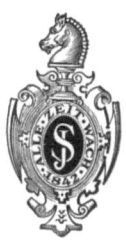

SPRINGER-VERLAG BERLIN HEIDELBERG GMBH
1933

DIE OPERATIVE BESEITIGUNG DER BAUCHBRÜCHE

VON

Dr. M. KIRSCHNER
O. PROFESSOR · DIREKTOR DER CHIRURGISCHEN KLINIK
DER UNIVERSITÄT TÜBINGEN

DIE EINGRIFFE
AN DEN
WEIBLICHEN GESCHLECHTSORGANEN

VON

Dr. G. A. WAGNER
O. PROFESSOR · DIREKTOR DER UNIVERSITÄTS-FRAUENKLINIK DER CHARITÉ
BERLIN

MIT 304 ZUM GRÖSSTEN TEIL FARBIGEN ABBILDUNGEN

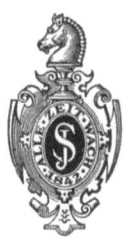

SPRINGER-VERLAG BERLIN HEIDELBERG GMBH
1933

ALLE RECHTE, INSBESONDERE DAS DER ÜBERSETZUNG
IN FREMDE SPRACHEN, VORBEHALTEN.
© SPRINGER-VERLAG BERLIN HEIDELBERG 1933
URSPRÜNGLICH ERCHIENEN BEI JULIUS SPRINGER IN BERLIN 1933
SOFTCOVER REPRINT OF THE HARDCOVER 1ST EDITION 1933

ISBN 978-3-642-89056-7   ISBN 978-3-642-90912-2 (eBook)
DOI 10.1007/978-3-642-90912-2

Inhaltsverzeichnis.

Die operative Beseitigung der Bauchbrüche. Von Professor Dr. M. Kirschner-Tübingen. Mit 127 Abbildungen.

	Seite
A. Allgemeine Operationstechnik	1
1. Vorbemerkungen	1
2. Die Beseitigung der freien Brüche	12
a) Die Freilegung des Bruchsackes	12
b) Die Versorgung des Bruchinhaltes	13
c) Die Versorgung des Bruchsackes	17
d) Der Verschluß der Bruchpforte	23
e) Der Verschluß der Wunde	26
3. Die Behandlung der eingeklemmten Brüche	27
a) Vorbemerkungen	27
b) Die Beseitigung der Einklemmung	30
c) Die Versorgung des Bruchinhaltes	34
d) Der Verschluß der Wunde	44
B. Die Beseitigung der Nabelbrüche	45
1. Vorbemerkungen	45
2. Die Beseitigung der kleinen Nabelbrüche	47
3. Die Beseitigung der großen Nabelbrüche	50
4. Die Behandlung der eingeklemmten Nabelbrüche	65
5. Die Beseitigung der Nabelschnurbrüche	66
C. Die Beseitigung der Brüche und der bruchähnlichen Zustände in der Mittellinie des Bauches	67
1. Die Beseitigung der epigastrischen Brüche	67
2. Die Beseitigung des Klaffens der geraden Bauchmuskeln (der Rektusdiastase)	70
3. Die Beseitigung des Hängebauches	75
4. Anhang: Die Beseitigung der Narbenbrüche	79
D. Die Beseitigung der Leistenbrüche	83
1. Anatomische Vorbemerkungen	83
2. Die Beseitigung der äußeren Leistenbrüche nach dem Verfahren von Bassini	99
3. Die Beseitigung der äußeren Leistenbrüche nach anderen Verfahren	110
a) Die Pfeilernaht von Czerny	110
b) Das Verfahren von Kocher	110
c) Das Verfahren von Hackenbruch	111
d) Das Verfahren von Girard	112
e) Das Verfahren von Brenner	113
f) Das Verfahren von Kirschner	114
g) Das Verfahren von Schmieden	116
h) Die freie Faszienplastik nach Kirschner	118
4. Besonderheiten bei der Beseitigung der äußeren Leistenbrüche	119
5. Die Beseitigung der inneren Leistenbrüche und der supravesikalen Brüche	124
E. Die Beseitigung der Schenkelbrüche	127
1. Anatomische Vorbemerkungen	127
2. Das krurale Verfahren	131
3. Das inguinale Verfahren	137
4. Besonderheiten bei der Beseitigung der Schenkelbrüche	141
F. Die Beseitigung seltener Brüche	144
1. Die Beseitigung der Hernia obturatoria	144
2. Die Beseitigung der Hernia ischiadica	147

3. Die Beseitigung der Beckenbodenbrüche (Hernia perinealis)	148
4. Die Beseitigung der Brüche der Linea Spigeli	152
5. Die Beseitigung der Lendenbrüche	154
G. Die Beseitigung der inneren Brüche	155
1. Die Beseitigung der Zwerchfellbrüche	156
2. Die Beseitigung der Brüche der Gegend der Flexura duodenojejunalis	159
3. Die Beseitigung der Brüche der Bursa omentalis	162
4. Die Beseitigung der Brüche der Recessus ileocoecales	164
5. Die Beseitigung der Brüche des Recessus intersigmoideus	164
6. Die Beseitigung der Brüche des Recessus mesocolicus	165

Die Eingriffe an den weiblichen Geschlechtsorganen. Von Professor Dr. G. A. WAGNER-Berlin. Mit 177 Abbildungen.

Allgemeine Vorbemerkungen	169
A. Gynäkologische Operationen	169
1. Topographisch-anatomische Vorbemerkungen	172
a) Die inneren Geschlechtsorgane	172
b) Die Blutgefäße	176
c) Die Nachbarorgane	179
2. Allgemeinzustand (Menstruation, Schwangerschaft)	180
3. Instrumentarium	182
4. Anästhesierungsverfahren in der Gynäkologie	188
5. Die Lagerung der Patientin	189
6. Vorbereitung zur vaginalen Operation	190
7. Die Zugänglichmachung der weiblichen Generationsorgane	190
a) Der abdominale Weg	190
b) Der vaginale Weg	194
α) Coeliotomia anterior	194
β) Coeliotomia posterior	199
8. Entfernung der Gebärmutter durch Bauchschnitt	200
a) Die abdominale Uterusexstirpation mit Belassung seiner Adnexe	200
b) Die abdominale Exstirpation des Uterus mit den Adnexen	209
c) Die abdominale Entfernung der Gebärmutter mit den Eileitern unter Belassung der Eierstöcke	210
d) Die supravaginale Amputation des Uterus	211
9. Die Entfernung der Gebärmutter durch die Scheide	214
10. Abdominale Operationen an der Gebärmutter	224
a) Die Operation der Retroversio uteri	224
b) Die operative Behandlung der Myome	229
c) Das Sarkom des Uterus	235
d) Das Adenomyom des Uterus (Endometriose)	236
e) Die Operation des Uteruskarzinoms	237
α) Die Operation des Korpuskarzinoms	237
β) Die Radikaloperation des Kollumkarzinoms	238
I. Feststellung der Operabilität	239
II. Die Ausführung der Operation. Die Drüsenexstirpation	240
f) Die Operation des Scheidenkrebses	254
11. Abdominale Operationen an den Gebärmutteranhängen	255
a) Die Operation der Ovarialtumoren	255
α) Die Operation gutartiger Ovarialtumoren	257
β) Die Parovarialzysten	265
γ) Die operative Behandlung der malignen Ovarialtumoren	265
δ) Tubenkarzinom	267
b) Die Behandlung der Extrauteringravidität	267
c) Die entzündlichen Erkrankungen der Gebärmutteranhänge Technik der Operation	275, 277
d) Inzision von Eiterherden	281
e) Die Behandlung der Genitaltuberkulose	283

Inhaltsverzeichnis.

	Seite
12. Operationen am äußeren Genitale	284
a) Anomalien des Hymen	284
b) Die Entfernung der BARTHOLINischen Zyste	285
c) Die Exstirpation der Vulva	286
d) Die Radikaloperation des Vulvakarzinoms	287
Die Operation nach RUPPRECHT-STOECKEL	287
13. Operationen am Gebärmutterhals	291
a) Die Amputation der Portio vaginalis	291
b) Die Operation des veralteten Zervixrisses nach EMMET	293
c) Die operative Behandlung der Portioerosion	294
Die Probeexzision	296
d) Die STURMDORFsche Operation	296
14. Die Ausschabung der Gebärmutter	298
a) Die Erweiterung des Gebärmutterhalskanales	298
b) Die Ausschabung	301
15. Die Wiederherstellung des Dammes	302
a) Der alte inkomplete Dammriß	302
b) Der veraltete komplete Dammriß	302
16. Die Operation des Deszensus und Prolaps	305
a) Die scheidenverengernde Operation (Kolporrhaphie)	305
α) Vordere Kolporrhaphie	305
β) Hintere Kolporrhaphie und Dammplastik	307
γ) Technik der Levatornaht	309
b) Die Interpositio uteri vesicovaginalis	311
c) Die Prolapsoperation nach NEUGEBAUER-LEFORT	319
d) Die Verödung des Cavum Douglasii	321
e) Die Promontoriofixur des Uterus	323
17. Die Operationen wegen Harninkontinenz	325
a) Die Operationen bei mangelhaftem Verschluß der Harnblase	325
b) Die Operation der Blasen-Scheidenfistel	327
α) Der Verschluß einer Blasenfistel durch Schichtennaht	328
β) Die Operation nach KÜSTNER und WOLKOWITSCH	329
γ) Die Fisteloperation nach R. FREUND	331
c) Die Operation der Blasen-Zervixfistel	334
d) Die Einpflanzung der Harnleiter in den Darm bei inoperablen Blasenfisteln	334
Die einzeitige Einpflanzung beider Harnleiter in den Mastdarm nach COFFEY-MAYO	335
e) Die operative Heilung der Ureterfistel	340
Die Implantation des Ureters in die Harnblase	341
f) Die Versorgung der Ureteren bei frischer Verletzung	344
18. Die operative Heilung der Rektovaginalfisteln	345
a) Die Fistelplastik durch Schichtennaht	345
b) Die Fistelplastik durch Spaltung des Dammes und Darmes	346
19. Die Bildung einer künstlichen Scheide	346
a) Die Bildung einer Epidermisscheide nach KIRSCHNER-WAGNER	349
Die Technik der Operation	349
b) Die Bildung einer künstlichen Scheide aus dem Dickdarm nach G. SCHUBERT	355
Technik der Operation	355
20. Die Operationen wegen Unfruchtbarkeit	359
21. Die Operationen zum Zwecke der Unfruchtbarmachung (Sterilisierung)	361
B. Geburtshilfliche Operationen	362
1. Die Schnittentbindung	362
a) Die klassische Sectio caesarea	363
b) Der transperitoneale zervikale Uterusschnitt	364
c) Die Schnittentbindung bei infiziertem Genitale	369
Sectio caesarea nach GOTTSCHALK-PORTÈS	370
2. Die operative Behandlung der Uterusruptur	374
a) Die Zerreißung des Gebärmutterkörpers	374

	Seite
b) Die Zerreißung der Gebärmutter im unteren Abschnitt	374
α) Die Behandlung der kompleten Uterusruptur	375
β) Die Behandlung der inkompleten Uterusruptur	375
C. Die Behandlung des Abortus	376
1. Die einzelnen Stadien des Abortus und ihre Behandlung	377
I. Abortus imminens	377
II. Abortus im Gange	377
III. Abortus incompletus	377
2. Die Uterusentleerung bei inkompletem Abortus	378
a) Die Eröffnung des Uterus	379
α) Die langsame Erweiterung des Zervikalkanals	379
β) Die schnelle Erweiterung des Zervikalkanales	380
b) Die Entleerung des Uterus	381
α) Die digitale Entleerung des Uterus	381
β) Die instrumentelle Entleerung des Uterus	382
3. Die Behandlung der Uterusperforation	385
D. Die künstliche Beseitigung der Schwangerschaft	386
Die künstliche Beseitigung der Schwangerschaft mit gleichzeitiger Unfruchtbarmachung	387
Sachverzeichnis	389

Berichtigung.

Auf Seite 215 in der zweiten Zeile von unten muß es statt: „Plica vesicovaginalis" richtig lauten: „Plica vesicouterina".

Die operative Beseitigung der Bauchbrüche.

Von

M. KIRSCHNER-Tübingen.

Mit 127 Abbildungen.

A. Allgemeine Operationstechnik.

1. Vorbemerkungen.

Als einen äußeren Bauchbruch bezeichnet man den Krankheitszustand, bei dem durch eine Öffnung in den Bauchdecken Bestandteile der Bauchhöhle nach außen treten können, wobei das Peritoneum parietale und die Haut keine Öffnung enthalten, sondern zur Aufnahme dieser Eingeweide zumeist sackartig ausgebuchtet sind (vgl. Abb. 1).

Die Ausstülpung des Peritoneum parietale bildet den Bruchsack. Er ist von handschuhfingerförmiger, birnenförmiger, glockenförmiger oder unregelmäßiger Gestalt (vgl. Abb. 2 und 3). Die Stelle, an der der Bruchsack die Bauchdecken durchsetzt und in das normale Peritoneum parietale übergeht, ist gegenüber seiner sonstigen Ausdehnung zumeist verengt und wird dann als Hals des Bruchsackes bezeichnet. Das äußerste Ende des Bruchsackes heißt Kuppe oder Fundus. Der Bruchsack kann sehr zartwandig, z. B. bei Säuglingen, oder er kann infolge mechanischer Beeinflussung oder entzündlicher Vorgänge derb und bis mehrere Millimeter dick sein. Seine Außenseite ist vielfach mit properitonealem Fett bedeckt, das lipomartige Verdickungen aufweisen kann (vgl. Abb. 1). Der Bruchsack kann Einschnürungen, Ausbuchtungen und — besonders bei Nabelbrüchen — Stränge, kammerartige Unterteilungen und Abkapselungen aufweisen (vgl. Abb. 4).

Die Durchtrittsstelle des Bruchsackes durch die Bauchdecken heißt die Bruchpforte. Die den Bruchsack von der Außenwelt trennenden Schichten mit Ausnahme der Haut heißen die Bruchhüllen.

Etwa im Bruchsack vorhandene Flüssigkeit heißt Bruchwasser. Der sonstige aus der Bauchhöhle stammende Inhalt des Bruchsackes wird als der Bruchinhalt oder als die Brucheingeweide bezeichnet. Jedes in der Bauchhöhle gestielte oder ihrer Wandung angelagerte Organ kann in den Bruchsack gelangen und daher zum Bruchinhalt werden (Netz, Dünndarm, Colon ascendens, transversum, descendens und sigmoideum, Coecum, Magen, Ovarium, Tube, Uterus, der freie Abschnitt der Harnblase, Milz, Leber, Niere).

Zumeist sind die Brucheingeweide nahezu allseitig von freiem Peritoneum viscerale bekleidet, indem sie diesen allseitigen Peritonealüberzug entweder von Natur aus besitzen oder durch Lockerung ihrer ursprünglichen Befestigung erworben haben (vgl. Abb. 5). Bisweilen gelangen aber auch Eingeweide in den Bruchsack, die nur auf einer Seite von Bauchfell überzogen, auf der anderen Seite aber von Bindegewebe bekleidet sind. Derartige Eingeweide, die in der Nähe der Bruchpforte der Bauchwand oder der äußeren Begrenzung des Bruchsackes breitbasig aufsitzen (unterstes Ileum, Coecum, Appendix, Colon ascendens, Colon descendens, Colon sigmoideum, Colon pelvinum, Niere) gelangen häufig in der Weise in den Bruchsack, daß sich ihre unmittelbare oder aus einem kurzen und breiten „Mesenterium" bestehende retroperitoneale Befestigung und das benachbarte Peritoneum parietale lockern und dehnen, wodurch sie allmählich

Allgemeine Operationstechnik.

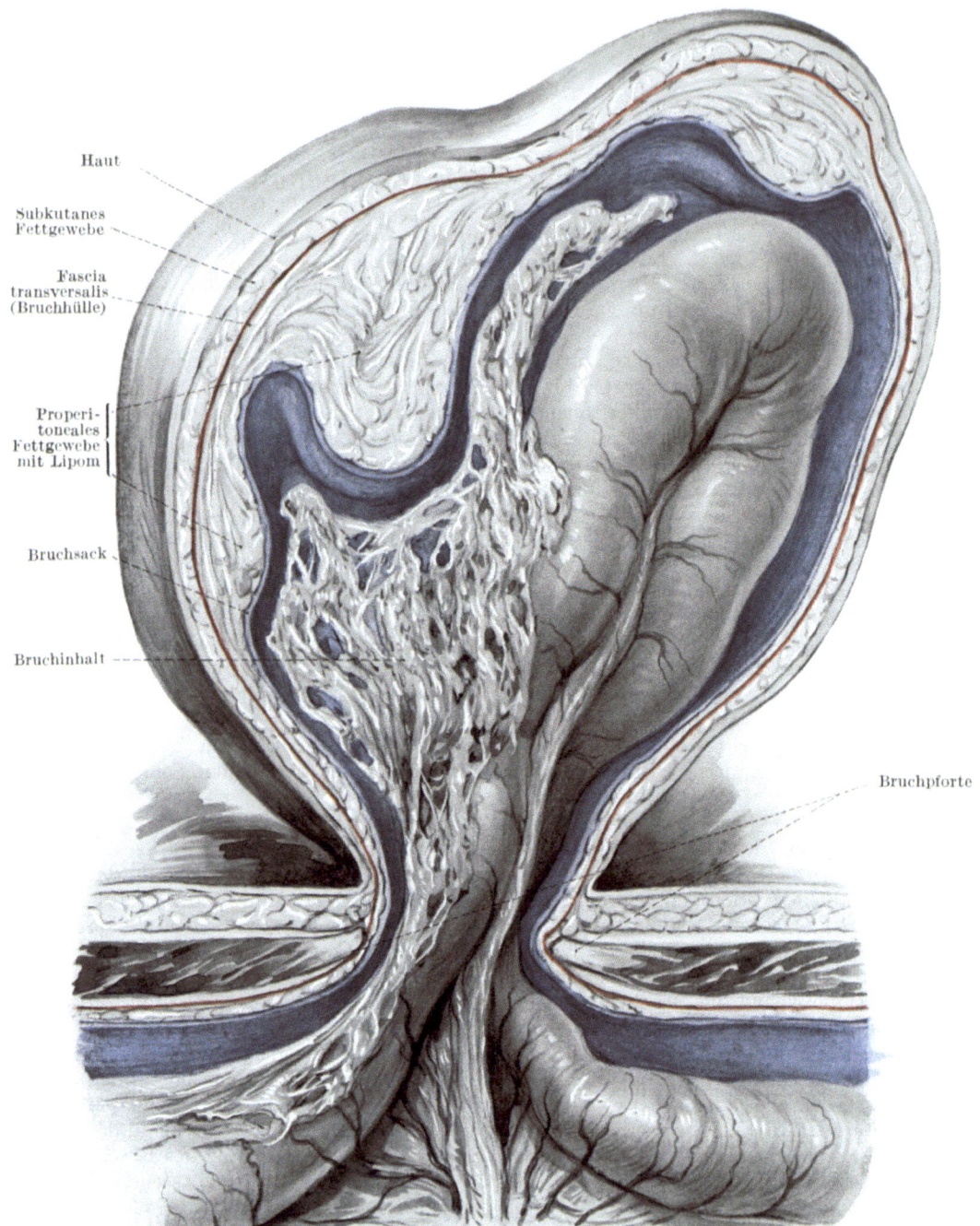

Abb. 1. Schema eines Bauchbruches mit seinen einzelnen Bestandteilen.

wandständig in den Bruchsack gleiten und hierdurch schließlich neben dem regelrecht zum Bruchsack gewordenen Peritoneum parietale selbst einen Teil des Bruchsackes bilden (Gleitbruch, vgl. Abb. 6). Während bei dem einschenkligen Coecum und der Appendix nur ein einzelner Darmschenkelblindsack an der Bildung des Gleitbruches beteiligt ist, werden bei den anderen Teilen des Dickdarmes beide Schenkel des Darmes in Gestalt einer

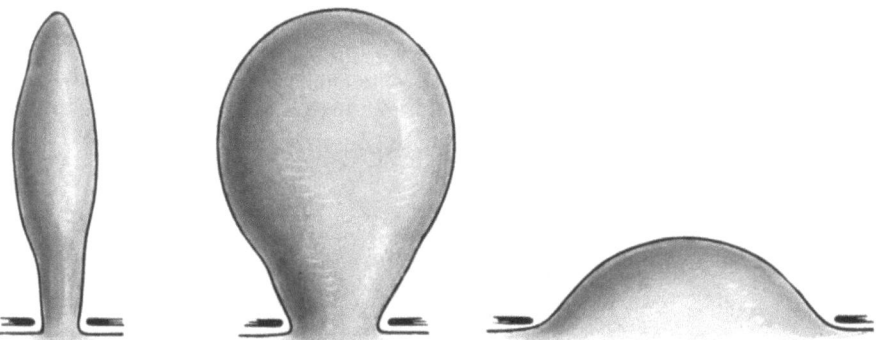

Abb. 2. Handschuhfingerförmiger, birnenförmiger und glockenförmiger Bruchsack. Schematisch.

zuführenden und einer abführenden Schlinge zur Bildung des Bruchsackes herangezogen.

Auf der gleichen Stufe wie die Darmgleitbrüche stehen die Harnblasenbrüche (vgl. auch S. 94 f. und 125 f.), die ihrer anatomischen Gestalt nach in vielen Fällen nichts anderes als Gleitbrüche sind, indem auf der einen Seite mit

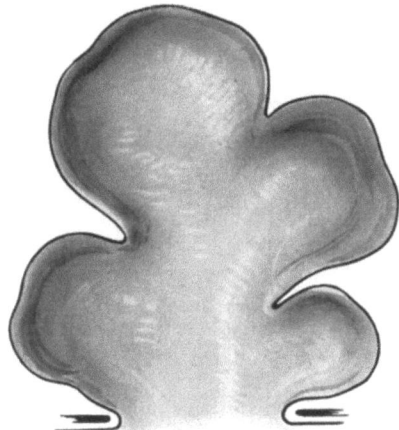

Abb. 3. Unregelmäßig gestalteter Bruchsack. Schematisch.

Peritoneum, auf der anderen Seite nicht mit Peritoneum bekleidete Teile der Blasenwand an der Bildung des Bruchsackes beteiligt sind (vgl. Abb. 79). Oft steht die Harnblase jedoch zunächst in keiner unmittelbaren räumlichen Beziehung zum Bruchsack, sondern sie wird erst durch einen bei der Operation am Bruchsack ausgeübten Zug zur Bruchpforte herausgezogen (operative Blasenhernie, vgl. Abb. 103). Natürlich können aber alle diejenigen Organe einschließlich der Harnblase, die gelegentlich an der Bildung eines Gleitbruches beteiligt sind, unter entsprechender Dehnung ihrer dann allseitig vom Peritoneum viscerale bekleideten Befestigung auch den an sich frei beweglichen Inhalt eines gewöhnlichen Bruches bilden (Abb. 81). Das am Gleitbruch beteiligte

Organ erhält seine Ernährung durch eine am Bruchsack wandständige Bindegewebsplatte, der Inhalt eines gewöhnlichen Bruches wird durch sein allseitig peritoneumbekleidetes Mesenterium gespeist.

Der gesamte im Bruchsack befindliche Inhalt braucht nicht nur aus einem Organ oder aus einer Darmschlinge zu bestehen, sondern er kann sich auch aus zahlreichen Eingeweideteilen und aus zwei, ja sogar aus mehreren Darmschlingen zusammensetzen. Verfolgt man eine mehrfach an der Bruchbildung beteiligte Schlinge auf ihrem Wege, so kommt man aus der Bauchhöhle in den

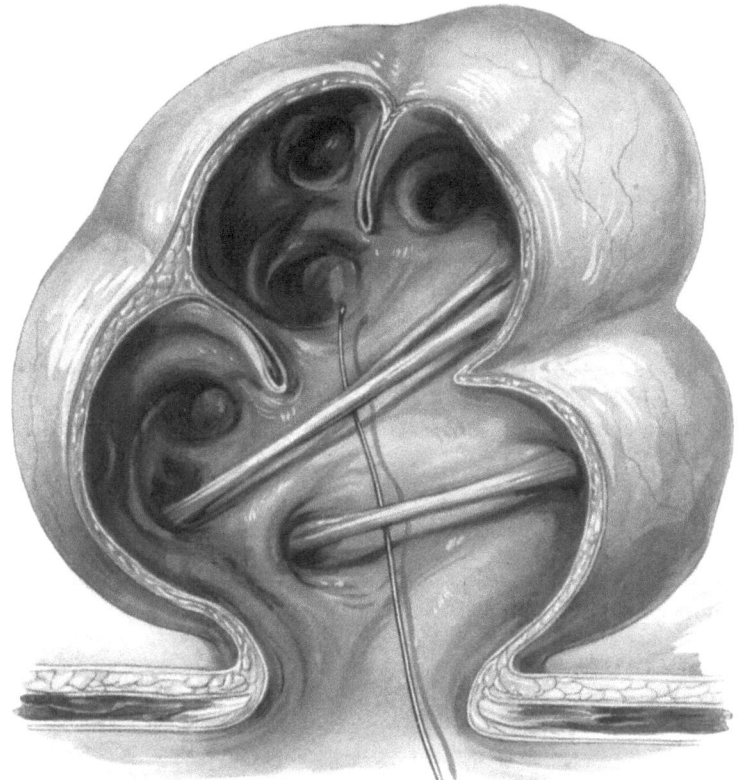

Abb. 4. Mehrkammeriger Bruchsack mit Septen und Strängen. Schematisch.

Bruchsack, aus dem Bruchsack wieder in die Bauchhöhle, wieder in den Bruchsack und wieder in die Bauchhöhle zurück. Die beiden vorgefallenen Schlingen bilden auf diese Weise gemeinsam ein W (vgl. Abb. 7), das in der Mitte von der Bruchpforte umschlossen wird, und es besteht die Möglichkeit, daß nicht allein die außerhalb der Bauchhöhle gelegenen beiden Schenkel dieses W's mit ihrem Mesenterium, sondern daß auch der mittlere, in der Bauchhöhle befindliche Schenkel dieses W's mit seinem Mesenterium durch die Bruchpforte eingeklemmt wird (retrograde Inkarzeration).

Bisweilen tritt ein Darmteil nur unvollkommen in den Bruchsack, indem nur die eine Seite seiner Wandung durch die Bruchpforte in den Bruchsack gelangt, während die gegenüberliegende Wand im Inneren der Bauchhöhle zurückbleibt (Darmwandbruch, LITTRÉsche Hernie, vgl. Abb. 8). Bei einer Einklemmung wird alsdann nur der durch die Bruchpforte gelangte Zipfel abgeschnürt, während die Darmpassage selbst frei bleibt, wodurch die klinischen

Erscheinungen weniger stürmisch und daher schwerer zu deuten sind. Daher werden derartig eingeklemmte Brüche häufig verspätet operiert und besitzen eine ungünstige Voraussage.

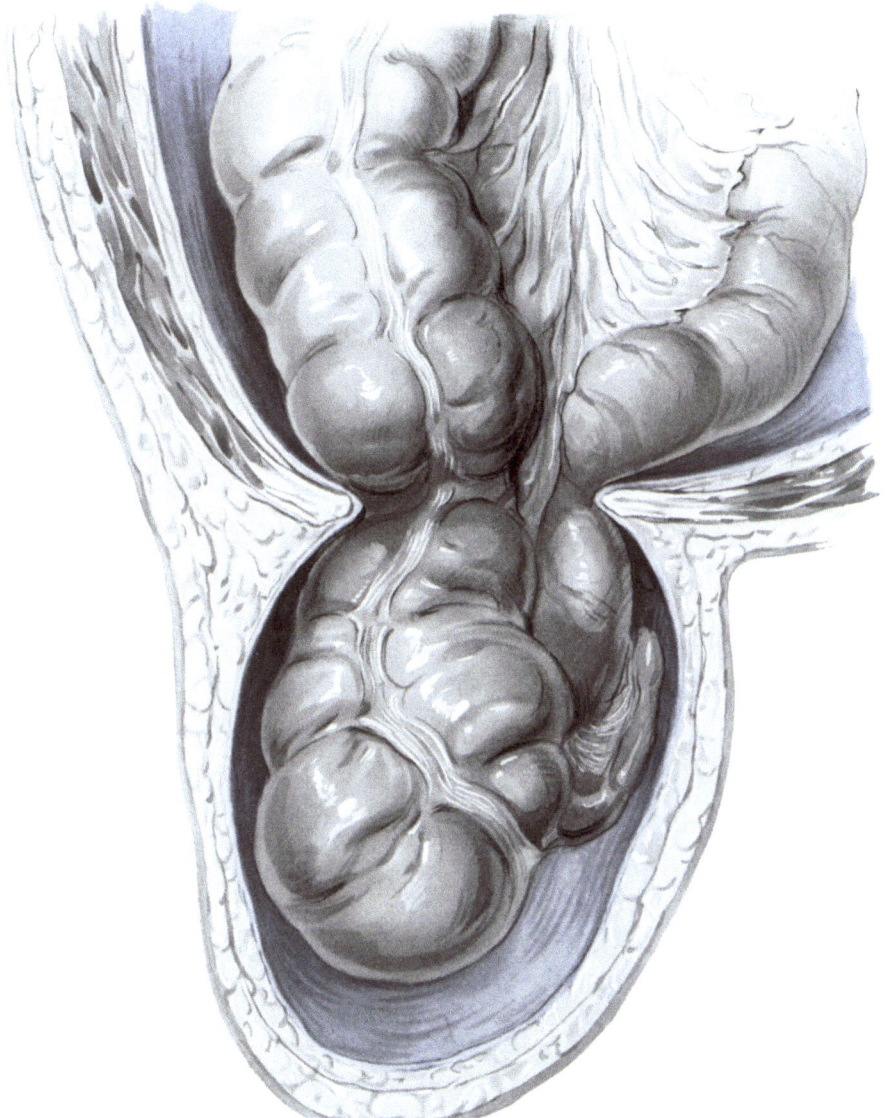

Abb. 5. Allseitig vom Bauchfell bekleidetes Coecum und Colon ascendens als Inhalt eines Bruches.

In seltenen Fällen kommt es vor, daß nur die nicht vom Peritoneum bekleideten Abschnitte eines Organs (Darm, Blase) allein durch eine Bruchpforte treten, so daß weder das Peritoneum viscerale noch das Peritoneum parietale an der Hernie beteiligt sind (bruchsackloser Bruch, Schaukelbruch, vgl. Abb. 9, extraperitonealer Harnblasenbruch, Abb. 80). Durch das allmähliche Ausziehen der vorgefallenen peritoneumfreien Darmschlinge kann sich schließlich nicht nur eine Seite der Darmwand, sondern es kann sich schließlich der gesamte Querschnitt des Darmes in Gestalt einer

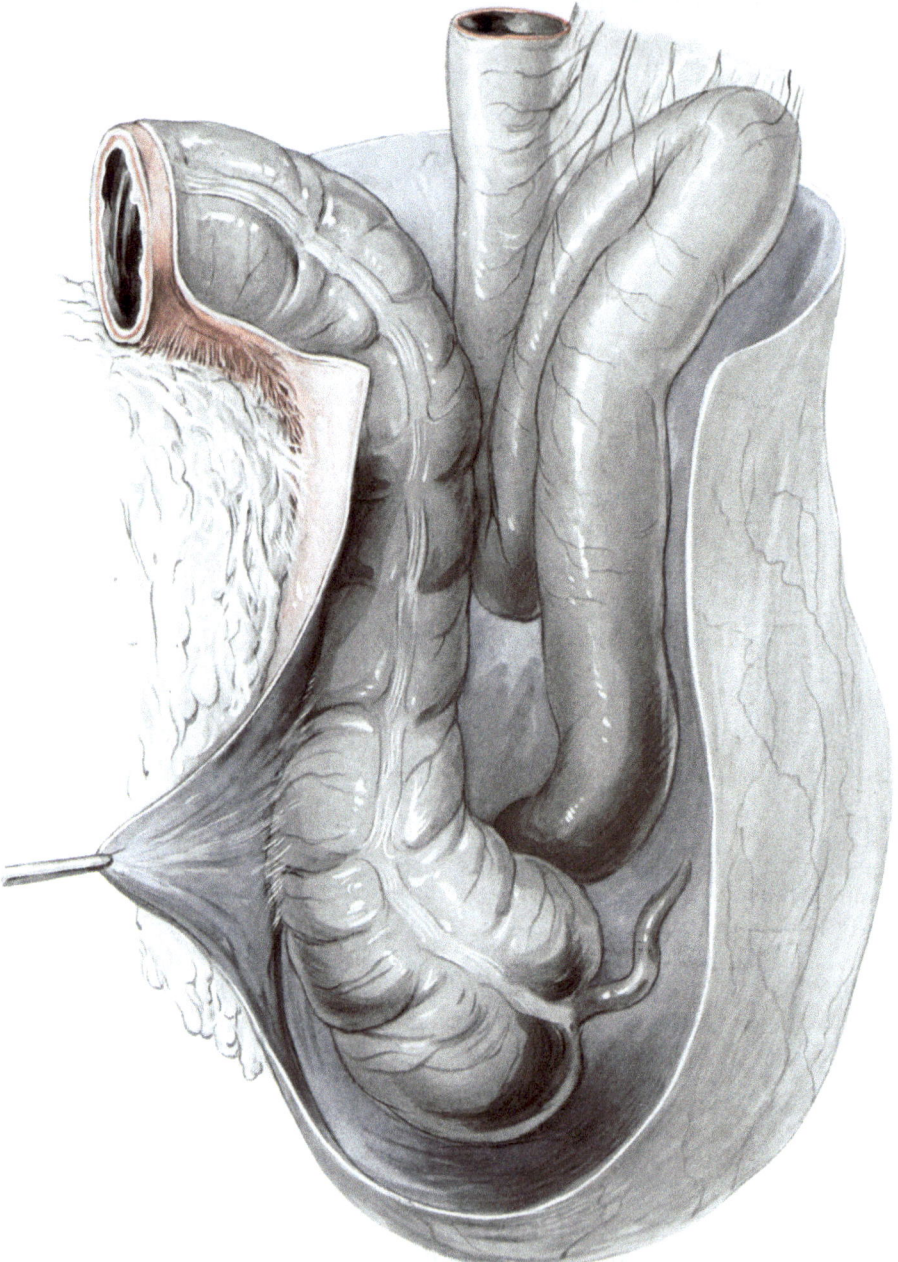

Abb. 6. Gleitbruch. Ein Teil des Bruchsackes wird von wandständigen Abschnitten des Coecums und des Colon ascendens gebildet.

zu- und einer abführenden Schlinge an dieser bruchartigen Bildung beteiligen (vgl. Abb. 10).

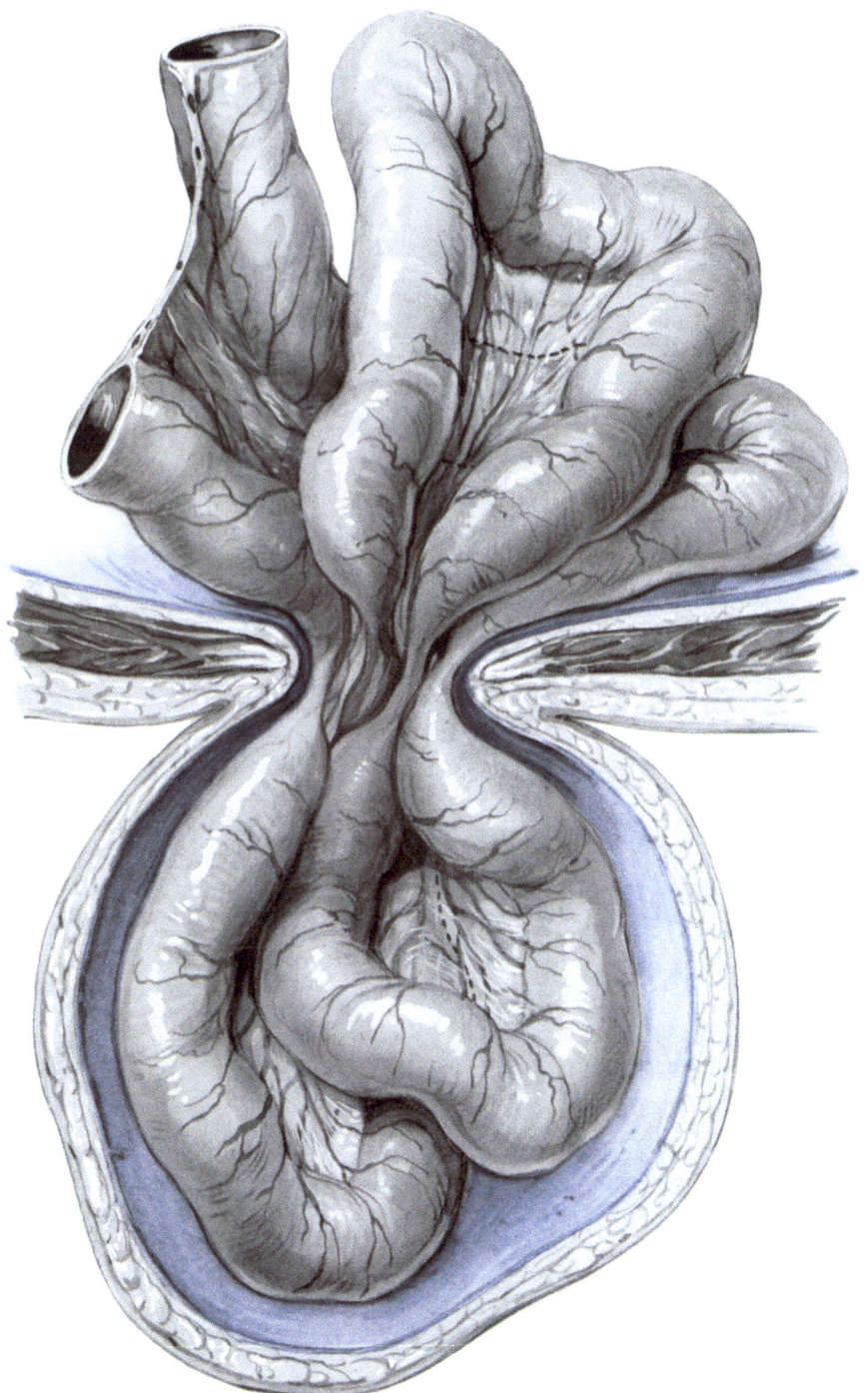

Abb. 7. Hernie en W. Der Bruchinhalt wird von zwei Darmschlingen gebildet. Die zwischen den beiden beteiligten Schlingen in der Bauchhöhle liegende Schlinge kann mit ihrem Gekröse im Bruchring eingeklemmt werden (retrograde Inkarzeration).

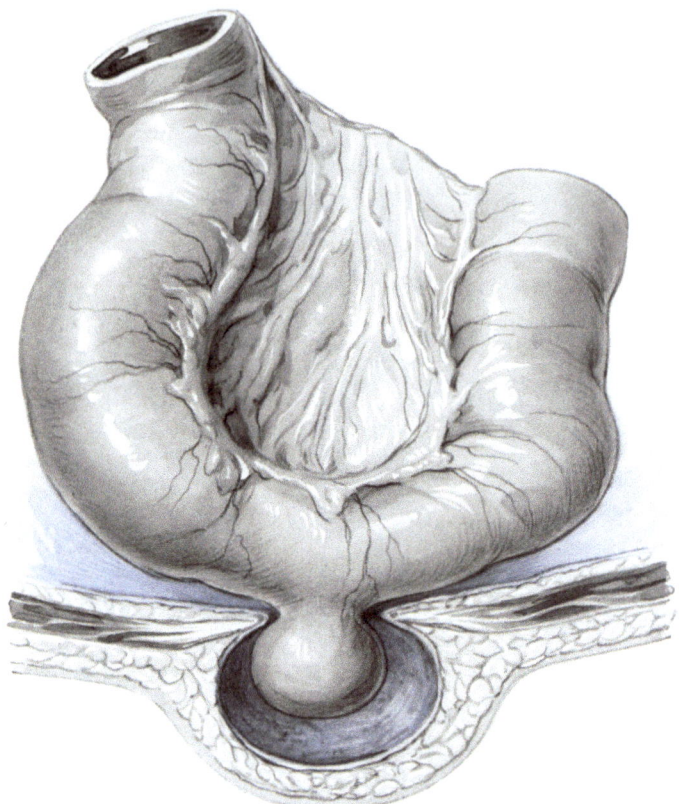

Abb. 8. **Darmwandbruch** (LITTRÉsche Hernie). Nur ein Teil des Darmquerschnittes liegt innerhalb des Bruches.

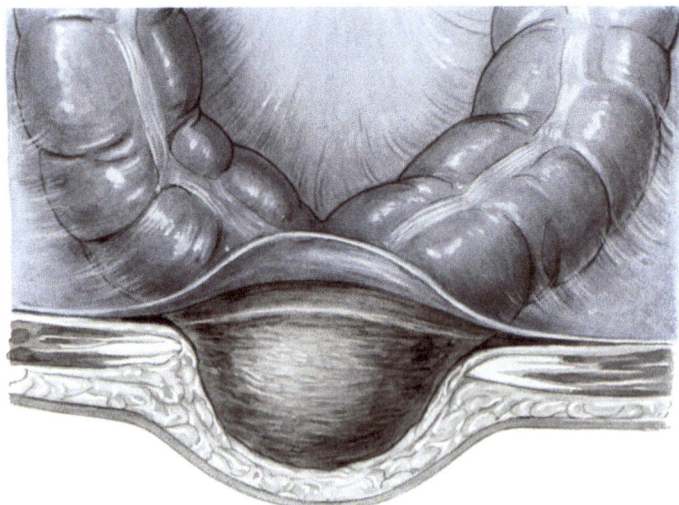

Abb. 9. **Schaukelbruch.** Der Bruch besitzt keinen Bruchsack („bruchsackloser Bruch"), sondern besteht allein aus einer nicht vom Peritoneum viscerale bekleideten Wand einer Darmschlinge. Es ist nur ein Teil des Darmquerschnittes an der Bruchbildung beteiligt.

Die in dem Bruchsack befindlichen Baucheingeweide lassen sich entweder durch einfache mechanische Maßnahmen willig in die Bauchhöhle zurücklagern (reponibler oder freier Bruch), oder ein derartiges Zurückbringen ist nicht ohne weiteres möglich (irreponibler Bruch). Die Unmöglichkeit der Rückverlagerung in die Bauchhöhle bildet entweder einen chronischen Zustand (irreponibler Bruch im engeren Sinne), oder sie erscheint als ein akut einsetzendes Ereignis (eingeklemmter Bruch).

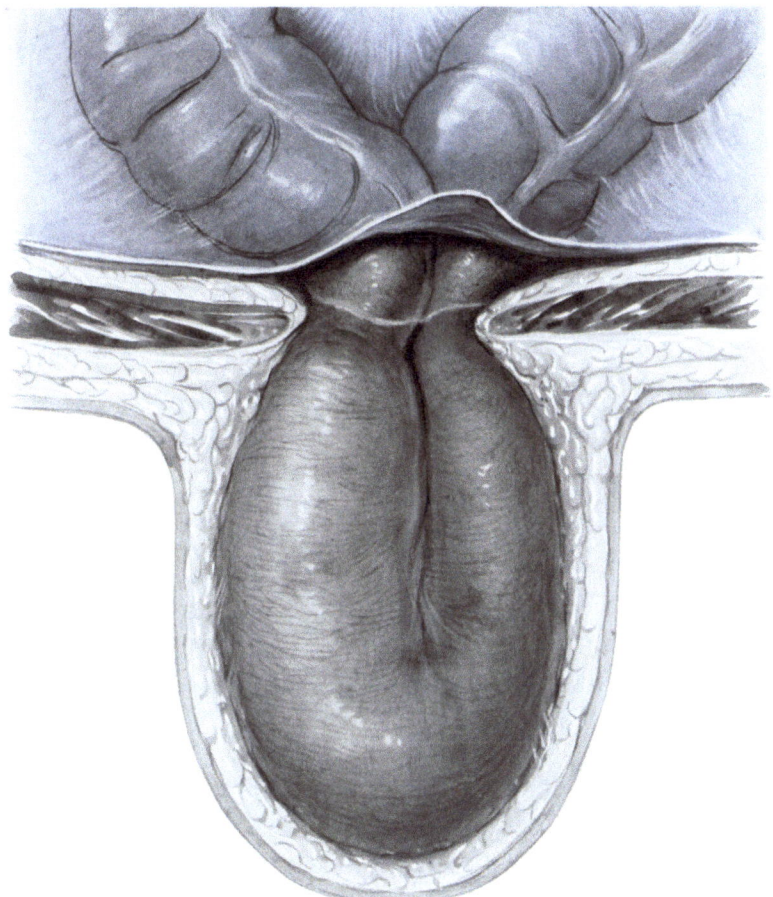

Abb. 10. Schaukelbruch mit Beteiligung des gesamten Darmquerschnittes.

Die chronische Irreponibilität kann darauf beruhen, daß die Eingeweide im Inneren des Bruchsackes festgewachsen sind (vgl. Abb. 14 u. 38); daß die dauernd im Bruchsack befindlichen Eingeweide, im besonderen das große Netz, sich allmählich verdicken und zu einem größeren Klumpen zusammenballen, der durch die enge Bruchpforte nicht mehr in die Bauchhöhle zurückgleiten kann (vgl. Abb. 39); daß die dauernd von einem großen Teil der Eingeweide entlastete Bauchhöhle sich allmählich verkleinert hat, so daß ihr Fassungsvermögen für die im Bruchsack befindlichen großen Eingeweidemassen nicht mehr ausreicht (Abb. 11 u. 12).

Auch der Träger eines freien Bruches befindet sich, abgesehen von der durch das Bruchleiden bedingten Minderung seiner Leistungsfähigkeit,

wegen der jederzeit möglichen Einklemmung der Brucheingeweide in einer
ständigen Gefahr. Demgegenüber ist die Gefahr der operativen Beseitigung
(Radikaloperation) eines freien Bruches heute so gering, daß sie bei an sich
gesunden Menschen nahezu vernachlässigt werden kann. Die Herabsetzung
der Operationsgefahr ist vor allem dadurch gelungen, daß der Eingriff heute
in der Regel nicht in Narkose, sondern in örtlicher Betäubung durchgeführt

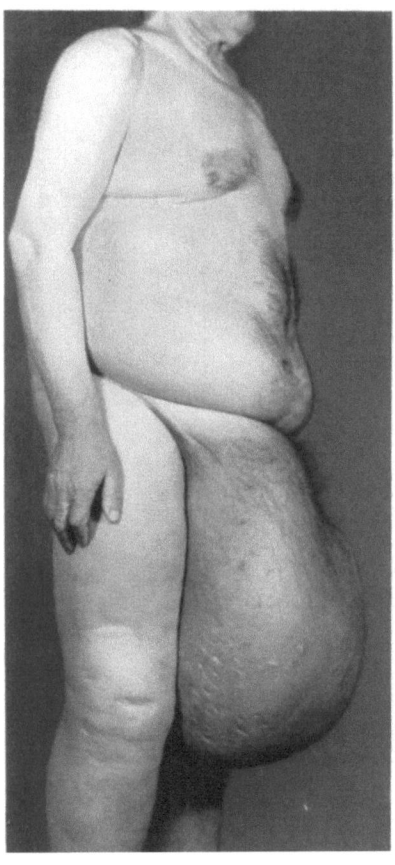 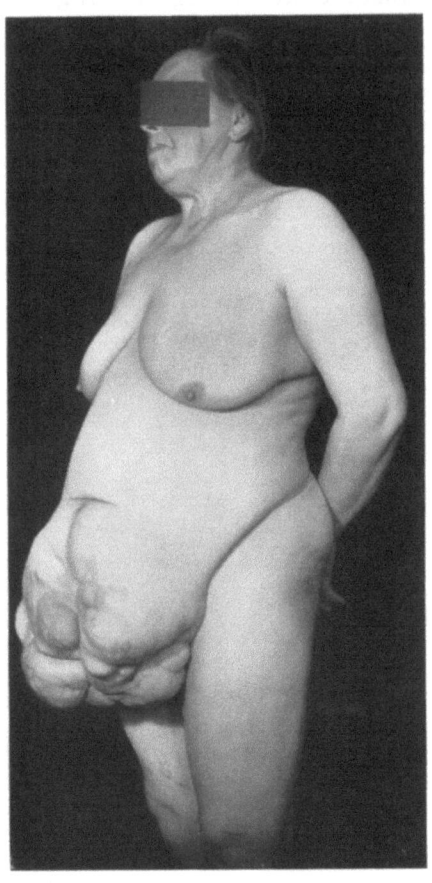

Abb. 11. Riesengroßer äußerer Leistenbruch.   Abb. 12. Riesengroßer Narbenbruch.
Der Inhalt dieser Brüche läßt sich nicht mehr in die zu klein gewordene Bauchhöhle zurückbringen.

wird, daß die Infektionsgefahr kaum noch eine nennenswerte Rolle spielt,
und daß die Bettruhe nach dem Eingriff stark abgekürzt oder im Notfalle
fast vollständig umgangen werden kann. Daher sollte jeder festgestellte Bruch
alsbald operativ beseitigt werden, es sei denn, daß anderweitige Erkrankungen oder hohes Alter auch den kleinen Eingriff und das kurze Krankenlager
bedenklich erscheinen lassen.

Die örtliche Schmerzausschaltung ist gegenüber der Allgemeinbetäubung bei der operativen Beseitigung der Brüche, abgesehen von ihren bekannten
allgemeinen Vorzügen, deswegen besonders vorteilhaft, weil bei ihr das
postoperative Erbrechen in der Regel in Fortfall kommt, dem die Verschlußnähte der Bruchpforte leicht zum Opfer fallen. Daher ist die örtliche Betäubung
zunächst das Verfahren der Wahl, wobei auch hier die Hochdrucklokal-

anästhesie ihre Vorzüge gegenüber der gewöhnlichen, durch Handspritzen erzielten Infiltration des Operationsgebietes voll zur Entfaltung bringt. Diese Vorzüge bestehen in der geringen Zahl der Einstichpunkte, in der Schnelligkeit der Einspritzung und in der Verstärkung der Anästhesie und ihrer Ausdehnung über große Strecken, wodurch eine weitgehende Bauchdeckenentspannung gesichert wird. Wenn bei sehr großen Brüchen, namentlich bei Brüchen in der Mittellinie des Bauches, zur Rückverlagerung des Bruchinhaltes und zum Verschluß der weiten Bruchpforte eine vollständige Erschlaffung der gesamten Bauchdeckenmuskeln und des Zwerchfelles wünschenswert ist, wenn eine gründliche Revision oder ausgedehntere Eingriffe im Inneren des Bauches, z. B. Darmresektionen, in Frage kommen, oder wenn bei einem eingeklemmten Bruch eine Bauchdeckenphlegmone eingetreten ist, so ist die gürtelförmige Spinalanästhesie zu bevorzugen. Allgemeinbetäubung ist unter gewöhnlichen Verhältnissen nur bei Kindern angebracht. Diese Anästhesievorschriften gelten für alle Brüche, sofern nicht ausdrücklich etwas anderes bemerkt wird.

Die Vorbehandlung der im freien Zustand zur Operation kommenden Brüche entspricht der Vorbereitung für jede Bauchoperation, wie sie in Bd. I, S. 6f. und Bd. II, S. 1f. geschildert ist.

Die bei irreponiblen Riesenbrüchen (vgl. Abb. 11 u. 12) vor dem Eingriff vielfach empfohlenen, besonderen mehrwöchigen Maßnahmen zur Verkleinerung der Baucheingeweide und zur Vergrößerung des Bauchraumes führen in der Regel zu keinem nennenswerten Erfolg. In diesem Sinne wird vielfach angeraten: Der Bruchsack des im Bette in Beckenhochlagerung gebrachten Kranken ist hoch zu lagern und mit einem Sandsack zu belasten, um die Eingeweide ständig in die Leibeshöhle zurückzudrängen; mehrmals täglich sind Repositionsversuche zu machen; durch Einschränkung der Nahrung ist eine Entfettungskur durchzuführen; durch Darreichung von Abführmitteln ist der Darminhalt zu verkleinern. Mit derartigen, wenig aussichtsvollen Versuchen sollte man lieber keine Zeit vergeuden.

Die Radikaloperation aller Brüche wird grundsätzlich zunächst in mehr oder weniger steiler Beckenhochlagerung vorgenommen. Hierdurch wird die Rückverlagerung des Bruchinhaltes unterstützt, und die Gefahr seines Wiedervorfallens, namentlich während des Verschließens des Bruchsackes, wird vermindert. Die Zugänglichkeit zum Operationsfelde und die Befreiung der Brucheingeweide wird durch Streckung der Hüftgelenke und durch eine lordotische Lagerung der Wirbelsäule (Luftkissen) erleichtert. Dagegen empfiehlt es sich, beim Verschluß der Bruchpforte die Hüftgelenke leicht zu beugen und die Wirbelsäule kyphotisch zu krümmen, um eine Entspannung der die Bruchpforte tragenden Bauchwand herbeizuführen.

Die Nachbehandlung ist die gleiche wie nach jedem anderen Eingriff im Bauch. Auch hierfür wird auf die Ausführungen in Bd. I, S. 6f. und Bd. II, S. 36f. verwiesen. Nach der Beseitigung umfangreicher, namentlich in der Mittellinie des Bauches gelegener Brüche werden die Bauchdecken und die Verschlußnähte der Bruchpforte durch die Lagerung der Kranken auf glatter Matratze in halbaufrechter Stellung des Körpers mit angezogenen Beinen nach Möglichkeit entspannt. Die Hüftgelenke sind hierbei gebeugt, die Wirbelsäule ist kyphotisch gekrümmt. Die ungestörte und feste Heilung der verschlossenen Bruchpforte wird durch mechanische Schonung ihrer Verschlußnähte sicherlich gefördert. Es gilt daher beim Fehlen besonderer Gegenanzeigen auch nach einfachen Bruchoperationen als Regel, den Kranken mindestens 8 Tage im Bette zu belassen; bei Brüchen in der Körpermittellinie ist eine nachträgliche Bettruhe von 2 Wochen, bei großen Brüchen eine Bettruhe von 3 Wochen erwünscht. Dagegen können ältere Leute oder Kranke mit katarrhalischen

Prozessen der Luftwege oder mit Krampfadern, bei denen die Gefahr von Lungenkomplikationen, Thrombosen oder Embolien erheblich ist und die Befürchtung eines etwaigen Bruchrezidives übertrifft, bereits am Tage nach der Operation außer Bett gebracht werden. Nach der Beseitigung von Leisten- und Schenkelbrüchen verlassen die Kranken die Klinik in der Regel 10 Tage nach der Operation. Eine Enthaltung von schwerer körperlicher Arbeit für weitere 3—4 Wochen ist erwünscht.

2. Die Beseitigung der freien Brüche.

Die Radikaloperation jedes Bruches setzt sich aus einer Anzahl immer wiederkehrender Einzelakte zusammen, die bei den verschiedenen Fällen zwar nach der einzelnen Bruchart und nach der individuellen Lage gewisse Unterschiede aufweisen, die sich in ihren Grundzügen aber stets gleich bleiben. Diese einzelnen Akte sind: a) die Freilegung des Bruchsackes, b) die Versorgung des Bruchinhaltes, c) die Versorgung des Bruchsackes, d) der Verschluß der Bruchpforte, e) der Verschluß der Operationswunde.

a) Die Freilegung des Bruchsackes.

Die Freilegung des Bruchsackes beginnt mit einem in der Regel über die Höhe der Bruchgeschwulst und über die Bruchpforte geführten Schnitt, der die Haut, das subkutane Fettgewebe und weiter in schichtweiser Präparation die Bruchhüllen durchtrennt. Bei großem sackförmigen Bruchsack genügt oft das Eingehen auf den Bruchsackhals; der Rest des Bruchsackes wird dann entweder von diesem Schnitt aus subkutan ausgelöst, oder ausnahmsweise nach ringförmiger Abtrennung vom Halse dauernd im Körper zurückgelassen. Der den Bruchsack freilegende Schnitt ist von Anfang an derartig anzulegen, daß sich von ihm aus die Bruchpforte übersichtlich darstellen läßt. Es ist darauf zu achten, daß sämtliche Bruchhüllen bis auf den Bruchsack durchtrennt werden. Denn nur in dem richtigen Spaltraum zwischen Bruchsack und Bruchhüllen vollzieht sich die Ausschälung des Bruchsackes leicht, sauber und ohne nennenswerte Blutung.

Ein junger Bruchsack kann zart wie ein Hauch sein, so daß er kaum wahrgenommen wird und seinen Inhalt durchscheinen läßt. Ein alter Bruchsack kann, namentlich nach vorausgegangenen Entzündungen und mechanischen Beleidigungen, mehrere Millimeter dick, fest, schwielig und undurchsichtig wie weißes Leder sein. Reißt der Bruchsack bei der Auslösung an einer Stelle ein, oder wird er eingeschnitten, so wird der Rand der Öffnung vorsichtig mit KOCHER-Klemmen gefaßt, und die Auslösung wird weiter fortgesetzt. Man kann eine derartige, gelegentlich planmäßig angelegte Öffnung auch dazu benutzen, um sich durch Einführen einer Sonde, eines Fingers oder durch Besichtigung des Inneren genauer über die Ausdehnung des Bruchsackes zu unterrichten und sich hierdurch seine Auslösung zu erleichtern. Ein Bruchsack, in dessen Bereich sich keine Entzündungen abgespielt haben, läßt sich oft mit wenigen Griffen stumpf aus dem umgebenden Gewebe herausziehen und auslösen. Sind dagegen Verwachsungen vorhanden, so kann seine Darstellung äußerst mühsam sein. Sie wird dann am besten derartig vollzogen, daß die flächenhaften Gewebsverbindungen — unter Umständen über der Wölbung eines untergelegten Fingers — möglichst stark angespannt, schrittweise mit scharfem Messer senkrecht eingeschnitten und durch stumpfes Abschieben getrennt werden. Auch das kleinste kreuzende Gefäß wird doppelt gefaßt, unterbunden und durchschnitten. Das scharfe Messer ist bei der

Auslösung des Bruchsackes das bevorzugte Instrument, jedes gewaltsame Herausreißen ohne genaue Gewebspräparation ist unchirurgisch, führt zum Einreißen der Wandung, zur Schädigung des Gewebes, zu Nachblutungen und kann namentlich beim Leistenbruch für den Samenstrang infolge seiner oft innigen Beziehungen zum Bruchsack verhängnisvoll werden. Außerdem erhöht ein derartig grobes Vorgehen die Infektionsgefahr.

Die Auslösung des Bruchsackes ist so weit fortzuführen, daß der ringförmige Übergang seines Halses in das Peritoneum parietale überall deutlich erkennbar ist, damit sein Verschluß **weit zentral** erfolgen kann und beim Abbinden oder beim Zurücklagern des Sackes kein einen Rückfall vorbereitender Peritonealtrichter zurückbleibt. Der abgebundene Bruchsackstumpf muß weit hinter der Bruchpforte verschwinden.

Bei einem **Gleitbruch** wird zumeist schon bei der äußeren Darstellung des Bruchsackes der Verdacht entstehen, daß ein Teil der Wand nicht allein durch das ausgezogene Peritoneum parietale gebildet wird, sondern daß sich hieran ein **Eingeweide beteiligt**. An einer derart verdächtigen Stelle darf die Einzeldarstellung des Peritoneums nicht erzwungen werden. Die Klarstellung der anatomischen Verhältnisse ist bis zur Eröffnung des Bruchsackes aufzuschieben, nachdem die übrigen unverdächtigen Abschnitte des Sackes ausgelöst sind. Nach der Eröffnung erkennt man in der Regel unschwer, daß sich ein **wandständiges Peritonealorgan** an der Bildung des Bruchsackes beteiligt (vgl. Abb. 6).

Die **vollständige** Auslösung des Bruchsackes aus seiner Umgebung ist, wie oben bereits erwähnt, zur Beseitigung eines Bruches keine unbedingte Notwendigkeit. Bei sehr großem Bruchsack kann man sich gelegentlich damit begnügen, lediglich den **Hals** des Bruchsackes allseitig darzustellen, zu umgehen und zu durchtrennen, um den zentralen Abschnitt des Bruchsackes nach Rücklagerung des Inhaltes zu verschließen. Der mit der Umgebung in ungestörtem Zusammenhange bleibende periphere Hauptanteil des Bruchsackes kommt dann entweder mit den ihm anhaftenden Bruchhüllen und der Hautbedeckung in **Wegfall**, z. B. bei großen Nabelbrüchen (vgl. Abb. 39), oder er bleibt in leerem Zustande im **Körper** zurück und wird der Verödung überlassen, z. B. bei großen Leistenbrüchen.

b) Die Versorgung des Bruchinhaltes.

In vielen Fällen ist der Bruchsack bei der Operation **leer**. Dann erübrigt sich, falls nicht etwa früher Störungen von seiten der Eingeweide oder kurz vorher Einklemmungserscheinungen vorhanden waren, die Beschäftigung mit den früher den Bruchinhalt bildenden Eingeweiden. Haben jedoch Störungen, Einklemmungserscheinungen oder Entzündungserscheinungen bestanden, so sind die in Betracht kommenden Eingeweide auch bei leerem Bruchsack unbedingt einer **Prüfung** zu unterziehen. Sie werden nach Eröffnung des Bruchsackes mit einer anatomischen Pinzette oder einer Darmfaßzange aus der Bauchhöhle vorgezogen und auf Ernährungsstörungen oder sonstige Veränderungen untersucht. Das Auffinden der zuständigen Eingeweide ist insofern leicht, als sie nicht etwa frei in der Bauchhöhle umherwandern, sondern ihre Lage im wesentlichen beibehalten. Die Bruucheingeweide liegen nach dem Zurückgleiten immer unmittelbar hinter der Bruchpforte.

Bei der Operation im Bruchsack angetroffene Eingeweideteile sind in die Bauchhöhle zurückzulagern. Hierfür ist jedoch Voraussetzung, daß sie frei beweglich sind, daß sie durch die Bruchpforte hindurchgehen, daß die Bauchhöhle sie aufzunehmen vermag, und daß sie in der Bauchhöhle keinen Schaden anrichten können. Sind diese Bedingungen erfüllt, so läßt sich der

Bruchinhalt zumeist **ohne Eröffnung des Bruchsackes** durch Druck oder durch Zusammendrehen in die Bauchhöhle verlagern (vgl. Abb. 15), und die Betastung oder die Betrachtung des Bruchsackes gegen das Licht erbringen den Beweis der Vollständigkeit seiner Entleerung. Trotzdem behält diese Zurücklagerung des Bruchinhaltes ohne unmittelbare Überwachung durch das Auge immer etwas

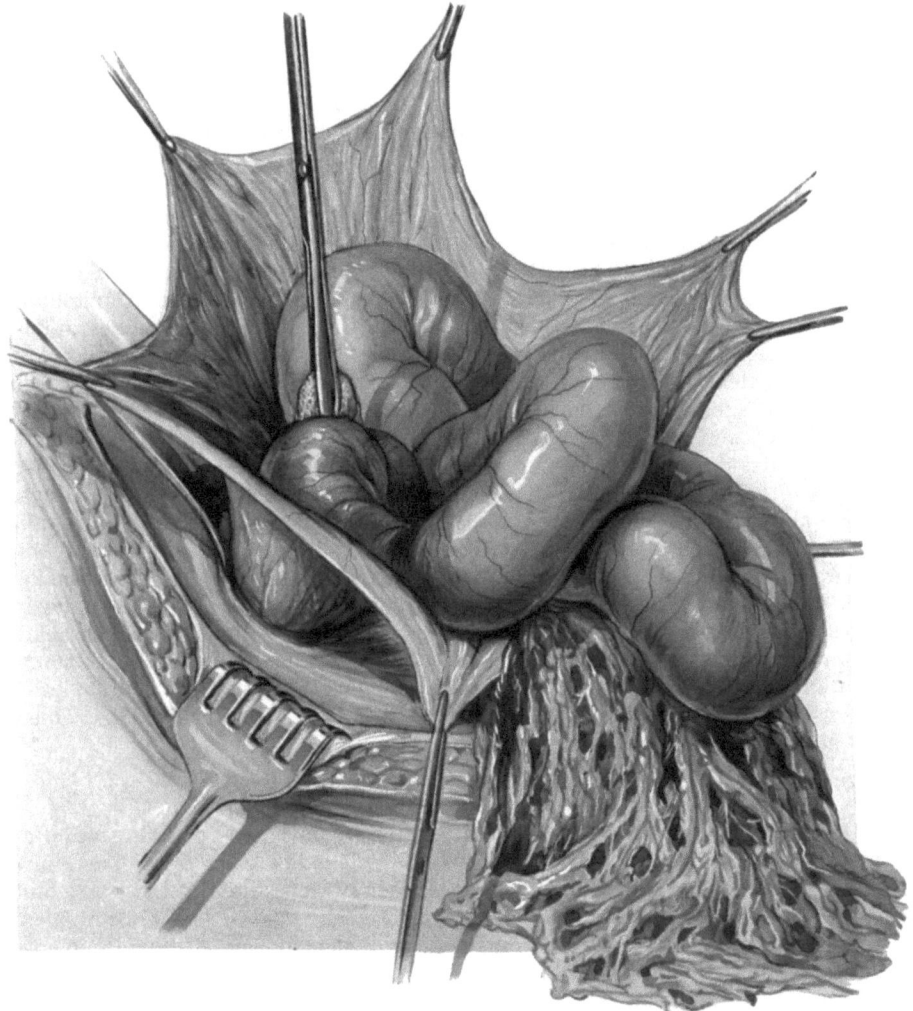

Abb. 13. **Rücklagerung (Reposition) des Bruchinhaltes.** Die vorgefallenen Dünndarmschlingen und das Netz werden unter Anspannung der Ränder des eröffneten Bruchsackes mit Hilfe eines Stieltupfers schrittweise in die Bauchhöhle zurückgedrängt.

Bedenkliches. Für mich gilt es — von wenigen eindeutigen Fällen abgesehen — daher als Regel, den Bruchsack zu eröffnen, einmal um den Inhalt unter Leitung des Auges zu versorgen und in die Bauchhöhle zu lagern, das andere Mal, um die Vollständigkeit der Entleerung festzustellen.

Lassen sich die Eingeweide ohne Eröffnung des Bruchsackes nicht zurückbringen, so ist seine Eröffnung unerläßlich. Hierzu wird die Wand im Bereiche des Fundus an einer Stelle, an der voraussichtlich kein Eingeweide angewachsen ist, durch einen zunächst kleinen Schnitt zwischen zwei anhebenden Pinzetten vorsichtig eingeschnitten, und die Ränder werden mit Kocher-Klemmen gefaßt (vgl. Abb. 25). In schwierigen Fällen empfiehlt sich der Einschnitt im Bereiche des Bruchsackhalses, da hier am wenigsten Verwachsungen zu erwarten sind. Etwa vorhandenes Bruchwasser läßt man abfließen, oder man saugt es ab. An gut zu übersehender freier Stelle wird der Bruchsack in der Richtung auf die Bruchpforte und nach dem Fundus so weit eingeschnitten, bis sich sein Inneres klar überblicken läßt, wobei die mit Klemmen gefaßten Ränder angehoben und auseinandergezogen werden. Frei im Bruchsack liegende gesunde Eingeweide werden unter Emporheben des Bruchsackes oder unter Einsetzen von stumpfen Bauchhaken vorsichtig mit der anatomischen Pinzette oder mit dem Stieltupfer Schritt für Schritt in die Bauchhöhle zurückgeschoben (vgl. Abb. 13). Restlose Entspannung der Bauchdecken und entsprechende Lagerung des Körpers (zumeist Beckenhochlagerung) sind während des Offenseins und während der Entleerung des Bruchsackes von Wichtigkeit.

Ist die Bruchpforte zu eng, um den vorliegenden Eingeweiden den Durchtritt nach der Bauchhöhle zu gestatten, so ist sie durch Spaltung ausreichend zu erweitern, sofern es sich bei den Eingeweiden nicht um verdickte Abschnitte des großen Netzes handelt, die reseziert werden können. Entweder liegt die Verengung in der Bruchpforte selbst oder in einem Narbenring des Bruchsackhalses. In beiden Fällen wird der behindernde Ring von außen so weit eingeschnitten, daß sich die Eingeweide hindurchschieben lassen (vgl. Abb. 25).

Sind die Eingeweide mit dem Bruchsack infolge krankhafter Vorgänge verwachsen, so werden sie scharf abgetrennt. Nur bei Verwachsungen des großen Netzes ist die Resektion des angehefteten Abschnittes ohne weiteres vorzunehmen, die zwischen doppelten Unterbindungen erfolgt (vgl. Abb. 14). Wie bei allen Netzunterbindungen sind die Fäden fest anzuziehen, um ihr Abgleiten oder Nachblutungen zu verhindern. Auch dann, wenn das große Netz frei beweglich ist, aber in ein übermäßig langes oder in ein hartes, klumpiges Gebilde umgewandelt ist, wird der veränderte Teil abgetragen, da derartige in die Bauchhöhle zurückgebrachte Abschnitte das Colon transversum und den Magen durch ihr Gewicht unvorteilhaft belasten. Ob man den im Bruchsack angetroffenen, nicht entzündeten Wurmfortsatz grundsätzlich beseitigt, hängt von der Einstellung des Operateurs zur Behandlung dieses Gebildes bei jeder anderen ihn freilegenden Laparotomie ab. Ich entferne die vorliegende Appendix bei einfachen Bruchoperationen.

Gelegentlich ist die Rückverlagerung der Brucheingeweide deshalb unmöglich, weil sie zu einem massigen Gebilde umgeformt sind. Besteht das verdickte Gewebe aus dem großen Netz, so werden die vergrößerten Abschnitte, wie oben bereits beschrieben wurde, abgetragen (Abb. 39). Trifft man dagegen auf ein Paket verbackener Darmschlingen, so werden sie, wenn dieser Zustand an sich keine Krankheitserscheinungen bedingt, nach Möglichkeit unter Erweiterung der Bruchpforte in die Bauchhöhle zurückgebracht. Die Lösung derartiger Verwachsungen ist — abgesehen von der Durchtrennung einzelner Stränge — nicht ratsam, da ein derartiges Unternehmen in der Regel schwierig oder unmöglich ist und im Falle des Gelingens oft von noch stärkeren Verwachsungen gefolgt wird. Bestehen klinisch aber Stenoseerscheinungen von seiten des Darmes oder tritt bei der Besichtigung das Vorhandensein einer Stenose zutage, so ist der kranke Darm entweder zu resezieren, oder die freie Darmpassage ist durch eine die Verengerung ausschaltende Enteroanastomose wiederherzustellen.

Bei den Eingeweideteilen, die bei Gleitbrüchen und Harnblasenbrüchen einen Teil der Bruchsackwand selbst bilden, läßt sich, wie oben bereits erwähnt, eine Trennung zwischen Bruchsack und Eingeweide nicht darstellen. Jeder Versuch der Trennung von Eingeweide und Bruchsack führt zu flächenhaften Verletzungen oder zum Einriß des Eingeweides oder des Peritoneums. Es bleibt daher nichts anderes übrig, als den vorhandenen Bruchsack lediglich peripher von dem an der Bildung des Bruchsackes beteiligten Eingeweide abzutragen,

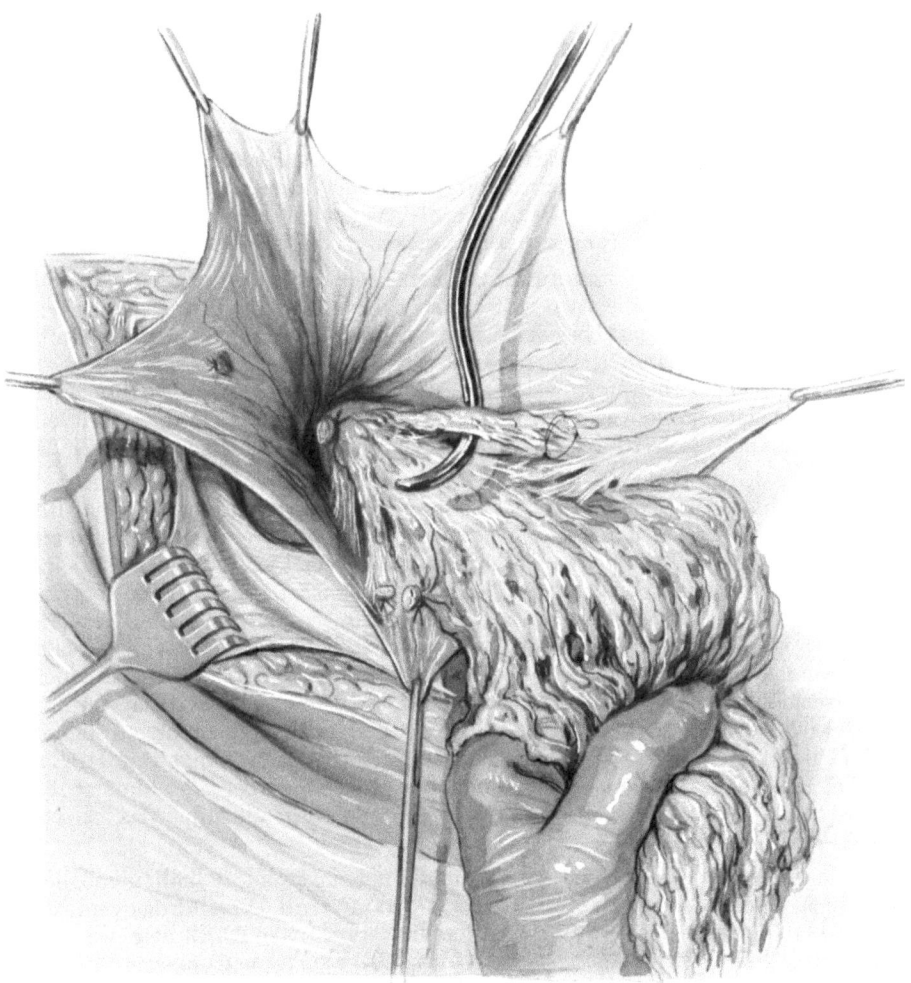

Abb. 14. Abtragung von im Bruchsack gelegenen Netz. Das verdickte und am Bruchsack haftende Netz wird partienweise abgebunden und durchtrennt.

zu verschließen, und das an der Bruchsackbildung beteiligte wandständige Eingeweide mit dem anheftenden Peritoneum viscerale ungetrennt als ein einheitliches Gebilde hinter die Bruchpforte zu lagern (vgl. Abb. 18 u. 19).

Bei Riesenbrüchen (vgl. Abb. 11 u. 12), bei denen ein Teil der Eingeweide „das Bürgerrecht in der Leibeshöhle verloren hat", soll man sich nicht lange mit gewaltsamen Repositionsversuchen aufhalten, wodurch die Bauchhöhle und ihr Inhalt beengt und beleidigt werden. Vielmehr entschließe man sich bald dazu, diejenigen Eingeweide, die sich bei der Operation nicht ohne weiteres in die

Bauchhöhle zurücklagern lassen, zu resezieren. Man bevorzugt hierbei natürlich zunächst diejenigen Gebilde, die für den Körper ohne weiteres entbehrlich sind, und deren Beseitigung einfach ist, also das große Netz. Reicht die hierdurch erzielte Verkleinerung des Bruchinhaltes jedoch nicht aus, so scheue man sich nicht vor einer ausgiebigen Darmresektion. Meistens wird dieses Schicksal den Dünndarm treffen. Der vorgefallene Darm wird derartig gelagert, daß durch den Hals des Bruchsackes nur eine zuführende und eine abführende Darmschlinge zieht. Der zwischen diesen beiden Darmschenkeln gelegene Abschnitt des Darmes wird unter Abbinden und Abtrennen seines Gekröses abgetragen, und zu- und abführende Schlinge werden miteinander leitend vereinigt, wobei in Anbetracht des gegensätzlichen Aneinanderliegens der Darmschenkel zumeist die Vereinigung Seit zu Seit in antiperistaltischem Sinne das gegebene Verfahren ist (vgl. Abb. 27 u. Bd. II, S. 66f.). Bei der Reposition der in die Bauchhöhle zu verlagernden Eingeweide leistet die gürtelförmige Spinalanästhesie mit ihrer von anderen Anästhesierungsverfahren unerreichten Bauchdeckenentspannung unschätzbare Dienste.

Därme und andere Eingeweideteile, deren Zustand eine Gefahr für die Bauchhöhle bildet, im besonderen wenn sie durch eine bestehende oder unmittelbar vorausgegangene Einklemmung in ihrer Ernährung beeinträchtigt sind, dürfen niemals in die Bauchhöhle versenkt werden, sondern sind zu resezieren oder vorzulagern. Genaueres hierüber ist in dem Abschnitt über die Behandlung des eingeklemmten Bruches gesagt.

c) Die Versorgung des Bruchsackes.

Das gebräuchlichste Verfahren der Versorgung des freigelegten und entleerten Bruchsackes ist sein möglichst weit zentral ausgeführter Verschluß und seine Abtragung. Hierbei ist besondere Vorsorge gegen das Abrutschen der Unterbindung von dem in die Tiefe der Bruchpforte zurückgleitenden Stumpf zu treffen. Das geschieht bei schmal gestieltem Bruchsack am besten durch eine Durchstechung, bei umfangreicherem Hals durch eine innere Tabaksbeutelnaht und bei breitbasigem Bruchsack durch eine Anzahl einzelner Verschlußnähte oder durch fortlaufende Naht. Vor dem Verschluß des Bruchsackes empfiehlt es sich, mit dem in die Bauchhöhle eingeführten Zeigefinger die Umgebung seines Halses zu umkreisen, um sich von der Vollständigkeit der Reposition der Brucheingeweide zu überzeugen und eine Hernia interparietalis bilocularis nicht zu übersehen.

Zur Durchstechung wird der weit ausgelöste Bruchsack stark hervorgezogen, und möglichst weit zentral mit Nadel und nicht zu schwachem Zwirnfaden durchstochen, worauf der Faden erst nach der einen Seite um die eine Hälfte des Halses und hierauf nach der anderen Seite um den gesamten Hals fest geknotet wird. Sowohl beim Durchstechen als auch beim Knoten ist sorgfältig darüber zu wachen, daß kein Eingeweideteil in die Unterbindung einbezogen wird. Das kann bei dünner, durchscheinender Bruchsackwand gelegentlich ohne Eröffnung gewährleistet werden, nicht jedoch ohne weiteres bei undurchsichtiger Wandung. Ein nur unvollkommenes Hilfsmittel bildet in dieser Richtung das vorausgeschickte Zusammendrehen des angespannten Bruchsackes und die Durchstechung und Unterbindung bei zusammengerolltem Stiel (vgl. Abb. 15). Der Bruchsack wird zum Zwecke des Zusammendrehens am Fundus mit einer KOCHER-Klemme gefaßt, angespannt und mit ihrer Hilfe bis zum Auftreten eines Widerstandes um die Längsachse gedreht, am Halse durchstochen und abgebunden, wobei die Drehung erst nach dem Knüpfen des Fadens aufgegeben wird. Der überstehende Sack wird abgeschnitten.

Am sichersten ist es, wenn die Abschnürung des Bruchsackes nach seiner Eröffnung unter freier Besichtigung seines Inneren vollzogen wird. Dieses Vorgehen gilt daher als das Verfahren der Wahl. Die Durchstechung wird hierbei unter Leitung des Auges so hoch wie möglich angelegt, damit nicht ein zurückbleibender Peritonealtrichter die fördernde Gelegenheit zur Neubildung eines Bruches abgibt (vgl. Abb. 16). Etwa vorquellende Eingeweide werden beim Durchführen und beim Zuziehen des Fadens mit einem stumpfen Instrument, einer Stieltupferzange, einer geschlossenen anatomischen Pinzette oder einem

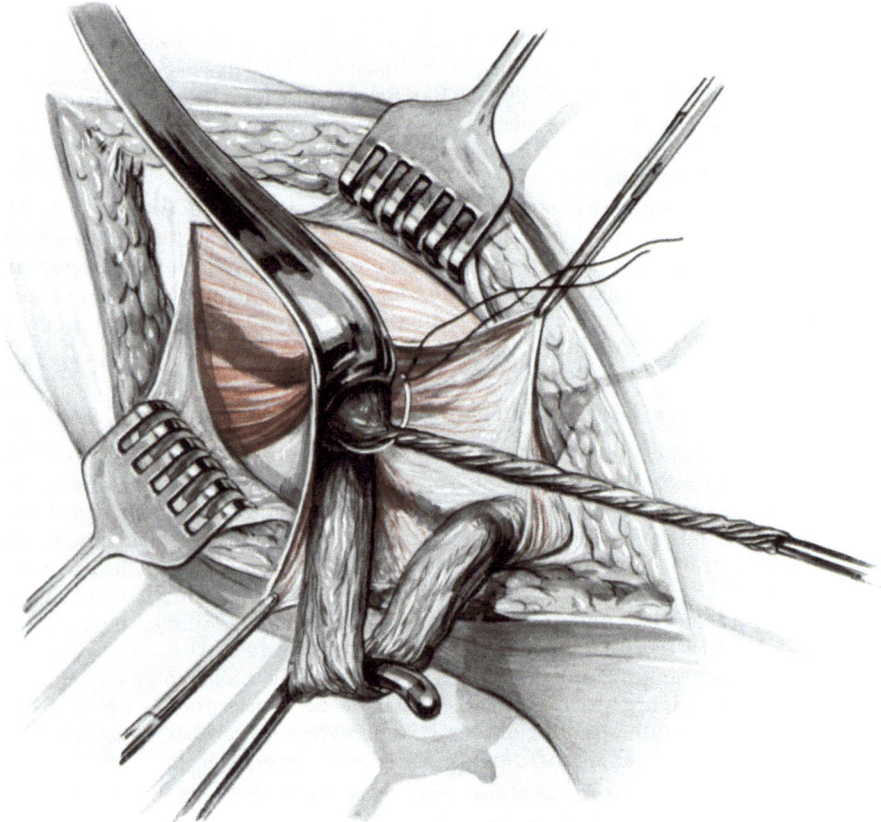

Abb. 15. Geschlossene Versorgung des Bruchsackes. Der leicht entleerbare Bruchsack wird uneröffnet zusammengedreht, durchstochen, abgebunden und abgetragen.

Elevatorium zurückgehalten. Es gilt als Gesetz, den Faden nicht zuzuziehen, ohne das Leerbleiben seiner Schlinge von innen mit dem Auge zu überwachen. Nach dem Abbinden wird der Bruchsack nicht zu kurz abgeschnitten, damit der Unterbindungsfaden nicht trotz der Durchstechung abgleitet, und damit der kräftige, später hinter die Bruchpforte versenkte Bürzel des Stumpfes wie ein Tampon dem Wiederauftreten eines Bruches entgegenwirkt. Vor der Versenkung des Stumpfes ist darauf zu achten, daß er nicht blutet, und daß der Unterbindungsfaden fest sitzt.

Bei größerem Durchmesser des Bruchsackhalses, der sich mit einer einzigen Umschnürung schlecht umgreifen läßt, wählt man als Verschluß besser die innere Tabaksbeutelnaht (vgl. Abb. 18). Nach breiter Entfaltung des

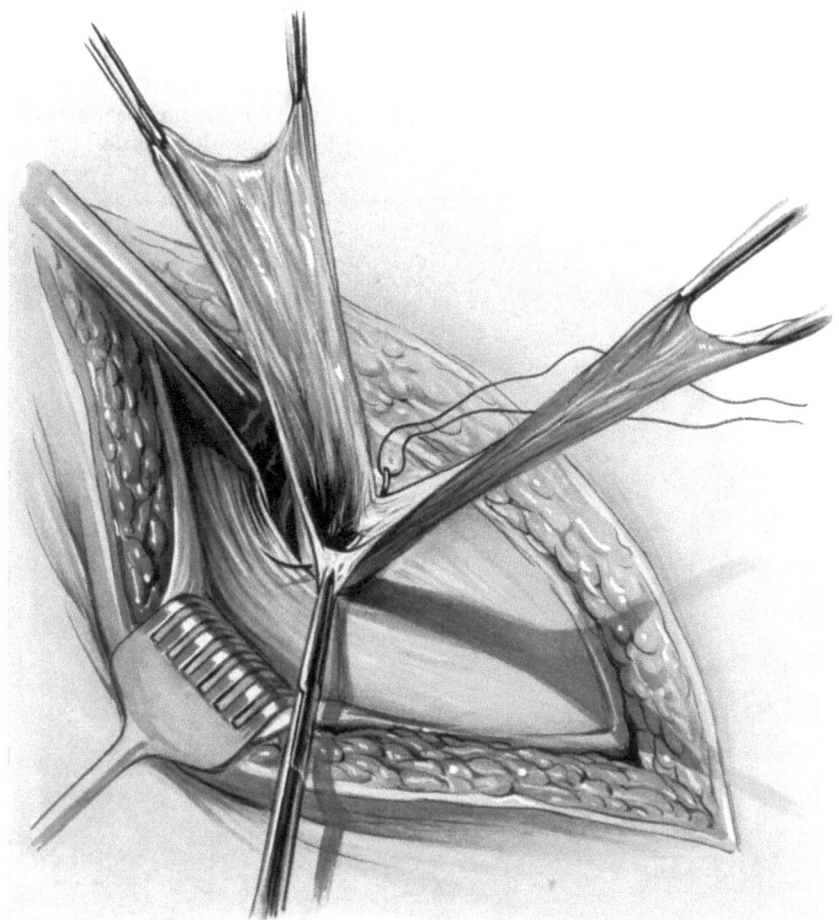

Abb. 16. Offene Versorgung des Bruchsackes durch Abbinden. Der Bruchsack wird aufgeschnitten, stark angezogen, an seiner Basis weit zentral durchstochen, unter Leitung des Auges nach beiden Seiten abgebunden und abgetragen.

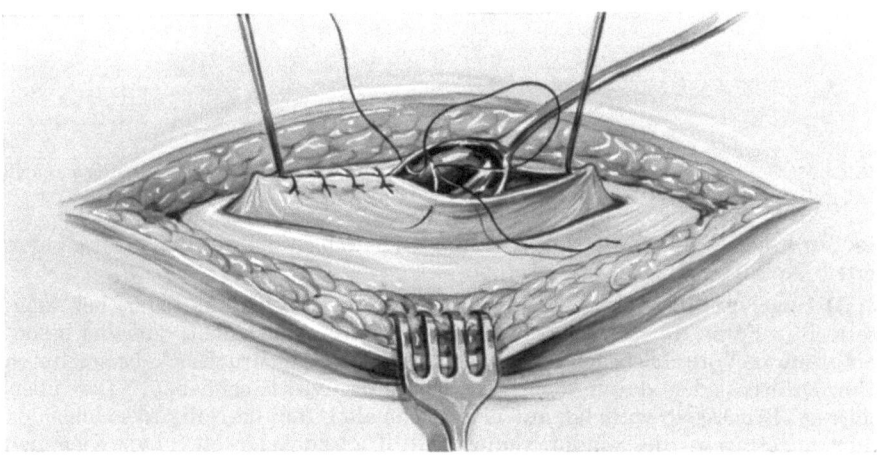

Abb. 17. Verschluß der langgestreckten Öffnung eines Bruchsackes durch Knopfnähte.

eröffneten Bruchsackes wird vom Inneren aus weit zentral am Hals eine Tabaksbeutelnaht angelegt, deren mit krummer Nadel geführte Einzelstiche abwechselnd von innen nach außen und von außen nach innen ziehen. Hierbei sollen die von außen umstochenen Anteile des Bruchsackes breit, die nichtumstochenen Anteile, wo der Faden innen liegt, schmal ausfallen. Die Fadenenden werden im Inneren

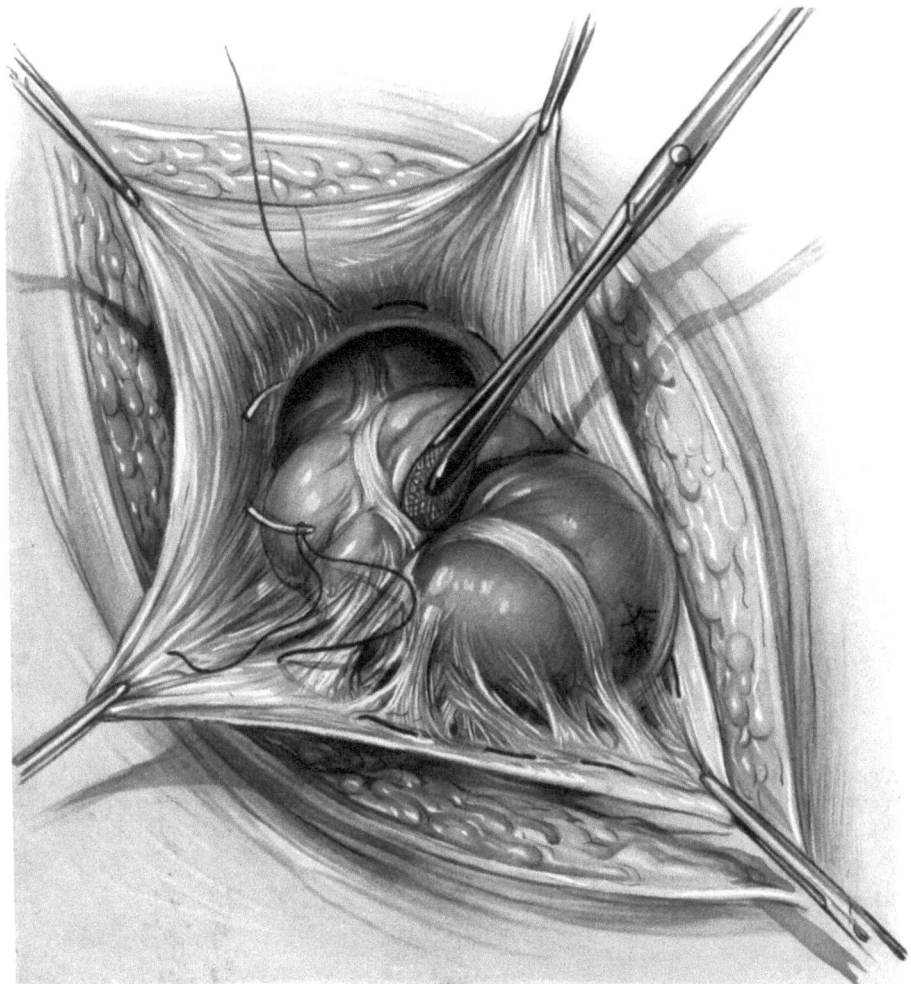

Abb. 18. Verschluß eines Bruchsackes durch innere Tabaksbeutelnaht. Die Tabaksbeutelnaht wird möglichst weit zentral am Bruchsackhals angelegt.

des Bruchsackes geknüpft, wobei vorquellende Eingeweide in der oben geschilderten Weise zurückgedrängt werden.

Bei noch größerem Umfange des Bruchsackhalses oder bei langgestreckter Form, die sich für einen Ringverschluß nicht eignet, oder bei besonders starkem Vorquellen der Eingeweide, läßt sich der Bruchsack besser durch Knopfnähte oder durch eine fortlaufende Naht schließen. Der überschüssige Bruchsack wird bis auf einen schmalen, für die Naht ausreichenden Saum abgetragen, die Ränder werden mit KOCHER- oder MIKULICZ-Klemmen gefaßt, angezogen und nun durch Knopfnähte, oft auch durch eine fortlaufende

Naht, miteinander vereinigt (vgl. Abb. 17). Auch hierbei ist das Anstechen oder das Einbinden von Eingeweiden sorgfältig zu vermeiden.

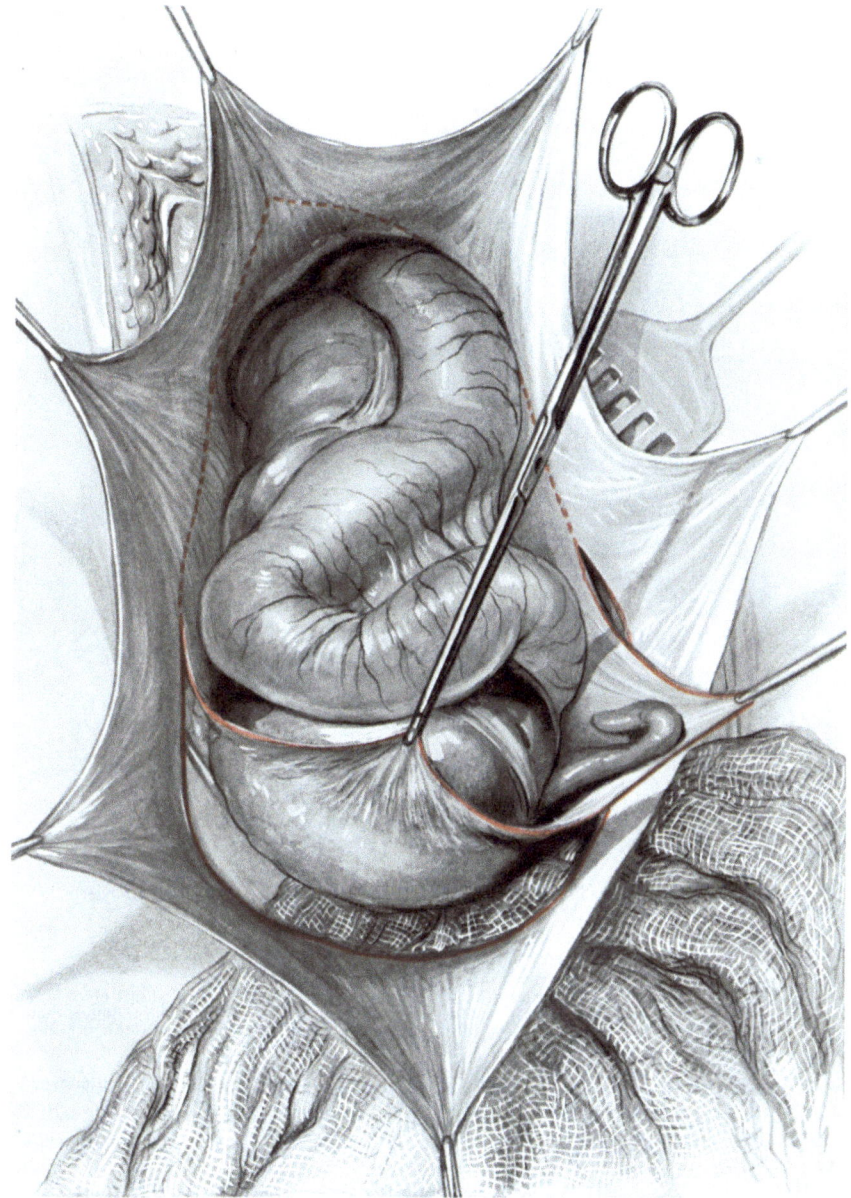

Abb. 19. Abtragung des Bruchsackes eines Gleitbruches möglichst dicht an der beteiligten Darmschlinge und weit zentral am Bruchsackhals.

Da es, wie oben dargelegt, bei einem Gleitbruche unmöglich ist, den Bruchsack von dem beteiligten Eingeweide zu trennen, so müssen der Verschluß und die Abtragung des Bruchsackes peripher von diesem Eingeweide angelegt werden. Hierbei verwendet man am zweckmäßigsten eine innere Tabaksbeutelnaht, die hart peripher von dem anhaftenden Eingeweide, im übrigen aber so weit zentral wie möglich angelegt wird (vgl. Abb. 18). Auch beim Gleitwandbruch kann jedoch der Verschluß nach Abtragung des überschüssigen Bruchsackes mit Knopfnähten oder mit einer fortlaufenden Naht bewerkstelligt werden. Die Abtragung des Bruchsackes erfolgt so weit zentral wie irgend möglich, d. h. dicht an dem adhärenten Eingeweideteil und im freien Anteil des Bruchsackes nahe der Bruchpforte (vgl. Abb. 19).

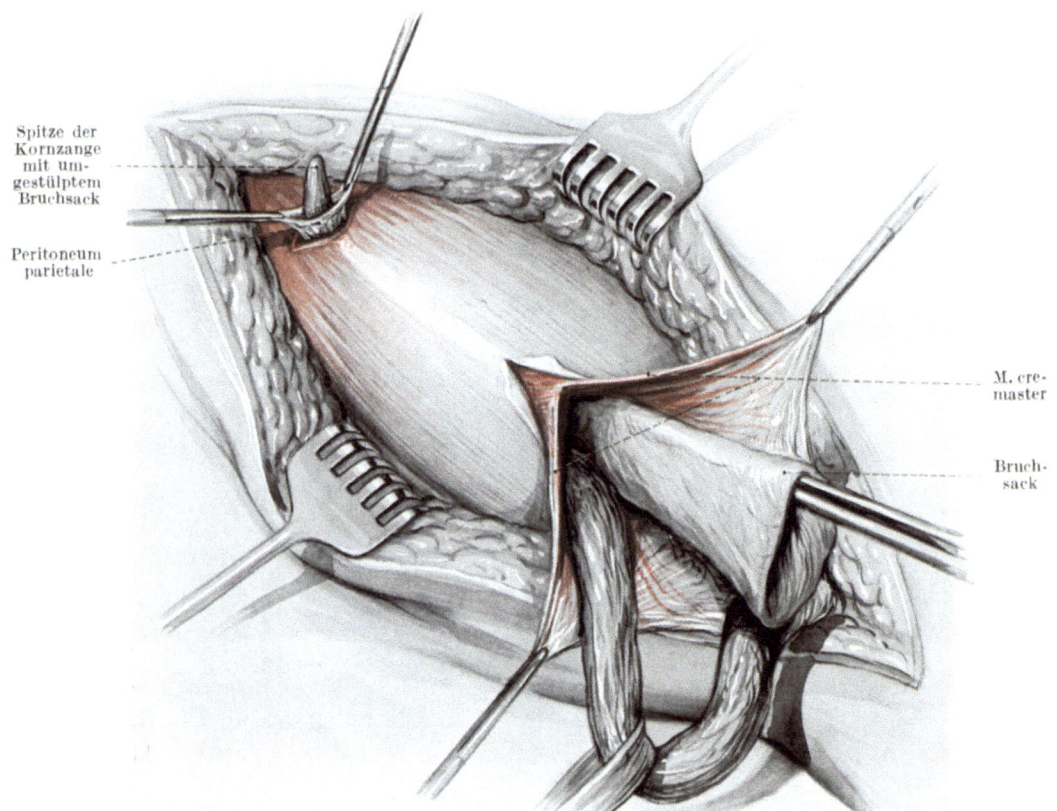

Abb. 20. Verlagerung des Bruchsackes. Der uneröffnete Bruchsack wird mit einer Kornzange handschuhfingerförmig eingestülpt, an entfernter Stelle durch einen Schlitz in den Bauchdecken herausgeleitet, vorgezogen, eingenäht und in seinem überschüssigen Teile abgetragen.

Der abgetragene Teil des Bruchsackes ist in jedem Falle auf etwaige versehentlich abgeschnittene Eingeweideteile, vor allem auf etwaige Bestandteile der Harnblase zu untersuchen. Eine histologische Schnelluntersuchung klärt in dieser Richtung etwa auftretende Zweifel.

Die Verlagerung des gesamten Bruchsackes ohne seine Beseitigung (KOCHER) ist nur bei langem und schmalem Bruchsack, also bei Leisten- und Schenkelbrüchen, und nur dann anwendbar, wenn sich der Bruchsack restlos entleeren läßt. Der Bruchsack wird an seiner Spitze mit einer Kornzange gefaßt, in sich selbst und in die Bauchhöhle handschuhfingerartig eingestülpt, an einer entfernten Stelle durch die von außen eingeschnittenen Bauchdecken von innen nach außen gestoßen, von außen ergriffen und stark hervorgezogen (vgl. Abb. 20). Hart an der Durchtrittsstelle durch die Bauchdecken wird der kräftig vorgezogene

Bruchsack mit Nadel und Faden durchstochen, zugebunden und mit dem gleichen Faden an den Bauchdecken, vornehmlich an den Rändern des Peritoneum parietale festgenäht. Der überstehende Teil wird abgetragen.

Der Vorzug dieses Vorgehens ist die restlose Beseitigung jedes nach der Bruchpforte hin gerichteten, einen Rückfall begünstigenden Peritonealtrichters. Das Verfahren läßt sich nur bei guter Übersicht und bei einfachen anatomischen Verhältnissen anwenden. Auch dann ist aber die Anlegung eines Probeeinschnittes am Fundus des Bruchsackes zur Besichtigung seines Inneren anzuraten.

d) Der Verschluß der Bruchpforte.

Das nächstliegende und einfachste Verfahren des Bruchpfortenverschlusses besteht in der unmittelbaren Nahtvereinigung der Ränder der Bruchpforte, und zwar möglichst getrennt in den einzelnen Schichten der normalen Bauchdecken. Hierbei sollen die Verschlußnähte, um den aneinandergebrachten Gewebsflächen die für das Verwachsen erforderliche Ruhe zu gewähren und ein Auseinanderweichen zu verhindern, nicht unter Spannung angelegt werden, weshalb bei der Freilegung der Bruchpforte mit der etwaigen Wegnahme von Gewebe so sparsam wie möglich verfahren wird. Auf der anderen Seite soll das für den Verschluß bei der Naht verwendete Gewebe möglichst widerstandsfähig und gut ernährt sein, so daß minderwertiges Narbengewebe zu entfernen und im Bedarfsfalle vollwertiges Material entweder aus der Nachbarschaft oder durch freie Verpflanzung zusätzlich herbeizuschaffen ist. Die Rücksicht auf die Lebenskraft des Verschlußgewebes verlangt auch, daß bei der Freilegung der Bruchpforte und ihrer Umgebung Gefäße und Nerven weitgehend geschont werden.

Die unmittelbare Nahtvereinigung der Ränder der Bruchpforte ist in manchen Fällen nicht, nur unvollkommen oder nur schwer durchführbar, und auch dort, wo sie möglich ist, verhindert sie vielfach nicht die Wiederkehr des Bruches. Ist die Bruchpforte z. B. übermäßig groß, oder sind ihre Ränder festgeheftet und unnachgiebig, wie z. B. bei der Schenkelbruchpforte, so kann die lückenlose Naht der Ränder unmöglich sein, oder die Verschlußnähte stehen von vornherein unter einer so starken Spannung, daß mit einer festen Heilung kaum zu rechnen ist. Bisweilen besteht die Umgebung der Bruchpforte in weiter Ausdehnung aus einem minderwertigen Gewebe, das bei der Anlegung von Nähten durchreißt, das sich beim Andrängen der Eingeweide dehnt, oder dessen Fasern mit der Zeit auseinanderweichen, wobei Lücken mit Vorliebe in den Stichkanälen der Verschlußnähte entstehen. Daher kommt man in vielen Fällen mit dem einfachen Nahtverschluß der Bruchpforte nicht aus.

Nur in seltenen Fällen besteht ein so beträchtlicher Überschuß an Verschlußmaterial, daß die minderwertige Umgebung der Bruchpforte ausgeschnitten und der Verschluß der auf diese Weise vergrößerten Bruchpforte durch Vereinigung vollwertigen Materials bewerkstelligt werden kann. Das gelingt gelegentlich nach der Omphalektomie (vgl. Abb. 58) oder nach dem Ausschneiden der dünnen, zwischen den auseinandergewichenen Mm. recti gelegenen Aponeurosenplatte bei der Behandlung der Rektusdiastase (vgl. Abb. 54) oder nach dem Entfernen von Narbengewebe bei der Beseitigung der Bauchnarbenbrüche (vgl. Abb. 59).

In der Regel sucht man die Sicherheit des Verschlusses der einmal gegebenen Bruchpforte entweder durch besondere Nahtverfahren oder durch Heranziehung plastischen Materials zu steigern.

Das Einfalten der ersten Verschlußnaht durch eine zweite Naht entsprechend der LEMBERTschen Darmnaht (vgl. Bd. II, Abb. 31 b u. c) scheitert zumeist am Mangel von Material. Die zweite Naht steht in der Regel unter so starker Spannung, daß sie primär oder sekundär durchschneidet. Das gleiche gilt oft von der Nahtversenkung, bei der die äußere Aponeurose in einiger Entfernung von der ersten Verschlußnaht eingeschnitten und die hierdurch entstehenden inneren und äußeren Ränder über der ersten Naht je miteinander vernäht werden. Die Naht der äußeren Ränder steht hierbei zumeist unter sehr großer Spannung.

Dagegen ist ein vorzügliches Stärkungsmittel einer Bruchpfortennaht die Doppelung einzelner Schichten (vgl. Bd. I, S. 84), z. B. der Aponeurose des M. obliq. abdom. ext. (vgl. Abb. 57, 93 u. 94), oder der gesamten Bauchwand mit Ausnahme der Haut (vgl. Abb. 41 u. 42).

Plastisches Material kann entweder in der Weise verwendet werden, daß die bereits ausgeführte Verschlußnahtreihe einer Bruchpforte zusätzlich verstärkt wird, oder in der Weise, daß die Überbrückung der vorhandenen Lücke allein dem plastischen Material anvertraut wird.

Die Verwendung gestielter Muskellappen, etwa des M. sartorius beim Verschluß der Schenkelbruchpforte, ist für derartige Zwecke wenig aussichtsreich, da weitgehend ausgelöste Muskeln zu atrophieren pflegen. Auch solide Organe, z. B. den Uterus, hat man zum Verschluß von Bruchpforten herangezogen. Besser ist die Verwendung gestielter Aponeurosenlappen, die möglichst breitbasig gebildet, über die Bruchpforte geschlagen und mit zahlreichen Knopfnähten befestigt werden. Entweder werden derartige Lappen nur auf einer Seite oder auf beiden Seiten der Bruchpforte gebildet und dann herübergeschlagen. Das Bestreben, die äußeren Ränder der durch die Bildung der Lappen entstehenden Lücken über den Lappen durch unmittelbare Naht auch ihrerseits zu vereinigen, scheitert zumeist an der übergroßen Spannung. Man muß diese Lücken der Selbstheilung überlassen.

Als frei transplantiertes Material kommt zum Verschluß von Bruchpforten oder zur Verstärkung ihrer Verschlußnähte entweder lebendes körpereigenes oder totes körperfremdes Material in Betracht. Von dem körpereigenen Material hat sich vor allem die von mir zu diesem Zwecke angegebene Faszie bewährt. Von E. REHN wird das Kutisgewebe warm empfohlen. Die Faszie wird in der Regel dem peripheren Abschnitte des Tractus iliotibialis entnommen (vgl. Bd. I, S. 83 und S. 410). Als Pflaster über die Verschlußnähte einer Bruchpforte gesteppt, vermag sie diese Naht zusätzlich zu sichern und die minderwertige Umgebung zu verstärken. Oder man kann ihr, wenn der unmittelbare Nahtverschluß der Bruchpforte unmöglich ist, auch den alleinigen Abschluß der Bauchhöhle anvertrauen. Der Faszienlappen ist reichlich groß zu wählen, damit er in breiter Fläche verwächst und auch die weitere Umgebung der Bruchpforte verstärkt (vgl. Abb. 100). Stets ist er mit zahlreichen Nähten und unter leichter Spannung einzunähen, damit er von vornherein einen Teil des auf eine Sprengung der Bruchpforte hinarbeitenden Zuges aufnimmt. So ist die frei verpflanzte Faszie beim Verschluß der Bruchpforte jeder Hernienart der getreue Helfer in allen Nöten, sei es, daß man mit dem Verschluß der Bruchpforte auf andere Weise überhaupt nicht zu Rande kommt, sei es, daß man nach der schließlich gelungenen Fertigstellung des Verschlusses das unangenehme Gefühl seiner Unzulänglichkeit und der Minderwertigkeit der Nachbarschaft nicht zu unterdrücken vermag.

Von dem körperfremden Material haben sich die früher vielfach beliebten Silberdrahtnetze (WITZEL) nicht bewährt. Sie wurden, sofern sie einheilten, mit der Zeit schadhaft und eiterten heraus, wobei sie die Baucheingeweide des öfteren mit ihren scharfen Spitzen in gefährlicher Weise verletzten.

Wesentlich besser scheinen die Ergebnisse bei der Verwendung von metallenen Ringnetzen (GOEPEL) zu sein, die sich vermöge ihrer Schmiegsamkeit der Form und den Bewegungen des Gewebes anpassen, sich nicht verändern und nicht brechen. Sie werden zur Zeit fabrikmäßig aus Silber verfertigt. Ihre Herstellung aus unangreifbarem Material — z. B. rostfreiem Stahl — ist bisher nicht gelungen. Da das Gewebe durch die Maschen hindurchwächst, so bildet sich im Bereiche des Ringnetzes eine schmiegsame und doch feste Verschlußplatte. Bei Verwendung der Ringnetze ist auf sorgfältige Blutstillung und auf ihre Bedeckung mit vollwertiger Haut besonders zu achten. — Jede Randnekrose der Hautränder kann verhängnisvoll werden, weshalb bei Verwendung in der Mitte des Bauches

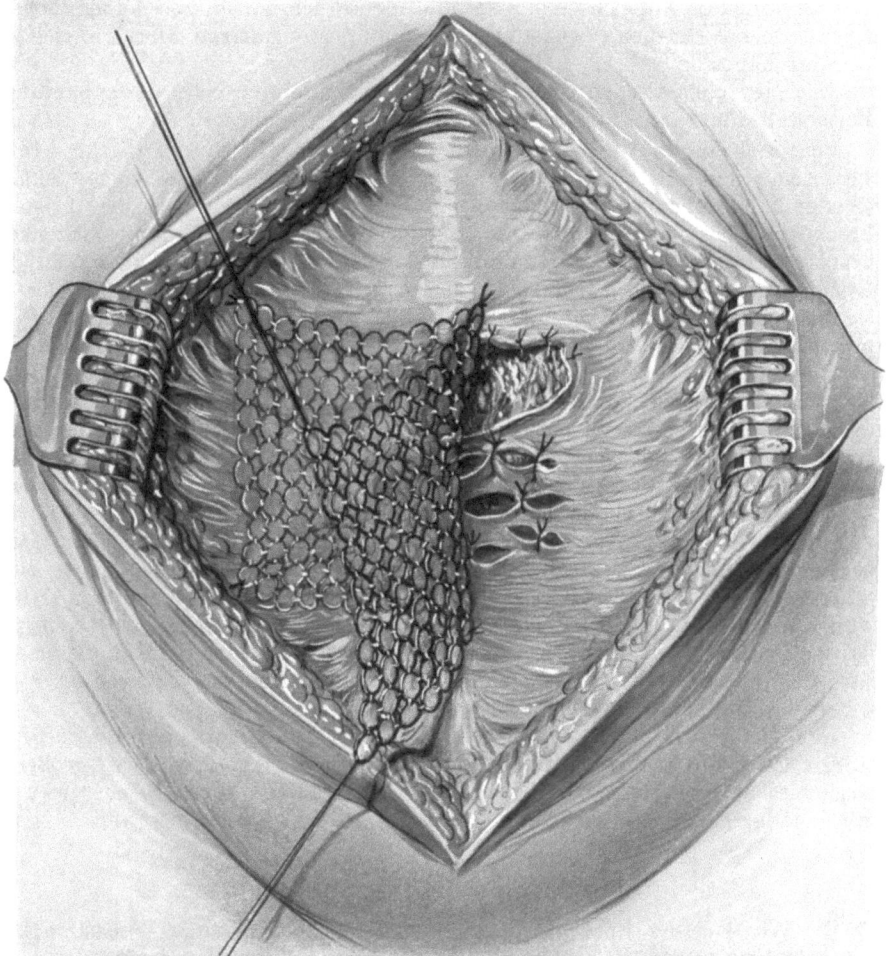

Abb. 21. Verstärkung des Verschlusses einer Bruchpforte und ihrer Umgebung durch Aufsteppen eines Ringnetzes.

ein Längsschnitt und das Ausschneiden aller minderwertigen Hautteile anzuraten ist. Die Bruchpforte selbst soll durch Fasziennaht möglichst geschlossen werden, wobei es nichts ausmacht, wenn einzelne kleine Lücken zurückbleiben. Ist ein Verschluß unmöglich, so ist die Peritonealhöhle wenigstens durch eine aus dem Bruchsack gebildete Pelotte oder durch Einnähen eines Netzpfropfens abzuschließen. Das Ringnetz wird zumeist in rechteckiger Form verwendet (vgl. Abb. 21). Es wird niemals unter die Bruchpforte oder in die Bruchpforte eingespannt, sondern stets außen über der Bruchpforte befestigt, wobei es ihre

Ränder überall um mindestens 5 cm überragen soll. Aus diesem Grunde ist die Umgebung der Bruchpforte in beträchtlichem Umfange freizulegen. Zunächst werden die 4 Ecken des Netzes unter geringer Spannung mit feinen Zwirn- oder Katgutnähten auf der Unterlage befestigt, und hierauf die sämtlichen die äußere Begrenzung des Quadrates bildenden Ringe in gleicher Weise festgeheftet. Das Netz muß der Unterlage vollkommen glatt und unverschieblich aufliegen.

Das Ringnetz soll sich beim Verschluß der Bruchpforten von Nabelbrüchen, epigastrischen Hernien, Leistenbrüchen und postoperativen Hernien vielfach bewährt haben.

Nach jeder plastischen Operation ist die Wunde durch Naht des subkutanen Fettgewebes und der Haut besonders sorgfältig zu schließen.

Schwierig liegen die Verhältnisse dann, wenn die **Bruchpforte nicht vollständig geschlossen werden darf**, weil durch sie strangförmige wichtige Gebilde hindurchziehen, wie das bei der Bruchpforte des schrägen Leistenbruches in Gestalt des Samenstranges oder bei der Bruchpforte des Schenkelbruches in Gestalt der Vasa femoralia der Fall ist. In diesen Fällen kann die Bruchpforte nur weitgehend eingeengt, nicht aber vollständig geschlossen werden. Beim Leistenbruch läuft ein Teil der zur Einengung angegebenen Verfahren darauf hinaus, den Weg des Samenstranges zu mehrfachen Knickungen zu zwingen. Im äußersten Notfalle bleibt der Ausweg, den Samenstrang unter Opferung oder unter Rücklagerung des Hodens in die Bauchhöhle aus dem Bereiche der Bruchpforte zu entfernen; das erstere Verfahren bedeutet den vollständigen Verlust, das letztere Verfahren führt in der Regel zur Atrophie des Hodens. Ähnliche Auswege sind natürlich bei den Schenkelgefäßen nicht gangbar.

Die gewaltigen mechanischen Anforderungen, die in den meisten Fällen, bevor es zu einer organischen Heilung gekommen ist, an die primäre Haltbarkeit der Verschlußnähte einer Bruchpforte gestellt werden, verlangen eine große und lang anhaltende Festigkeit des Nahtmaterials und der Knoten. Daher wird für die Nähte entweder nur Zwirn verwendet, oder Zwirn und Katgut werden in einer bestimmten Reihenfolge gewechselt. Leider führt die Einlagerung des unresorbierbaren Nahtmaterials in einer Reihe von Fällen zum Auftreten von Fadeneiterungen.

Daß die feste Heilung des Verschlusses einer Bruchpforte durch eine über längere Zeit durchgeführte Entspannung und durch das Fernhalten größerer mechanischer Belastungen begünstigt wird, was zumeist durch Bettruhe und zweckmäßige Lagerung zu erreichen ist, wurde oben bereits erwähnt.

e) Der Verschluß der Wunde.

Die Wunde einer Bruchoperation wird, falls nicht in einem Ausnahmefall durch ein besonderes Ereignis eine schwere Verunreinigung stattgefunden hat, **ohne Drainage vollständig geschlossen**. Sorgfältigste Blutstillung ist für das Ausbleiben von Blutansammlungen und für eine ungestörte Heilung von großer Bedeutung. Dicke subkutane Fettgewebsschichten sind daher sorgfältig **in einzelnen Schichten zu vernähen**, wobei die tiefen Nähte mit Vorteil die darunterliegende Faszie mitfassen. Auch pflege ich, um der Hämatombildung zu begegnen, zumeist mit großer Nadel eine weit ausgreifende Naht in beträchtlichem Abstand von den Wundrändern durch die Haut und das Subkutangewebe zu legen, wobei die oberflächliche Faszie mit einem Stich mitgefaßt wird, und die Naht erst nach Vollendung der Hautnaht über einer Gazerolle fest zu knüpfen. Diese Kompressionsnaht wird nach 2×24 Stunden entfernt. Sie ist wirkungsvoller und für die Kranken angenehmer als die vielfach beliebte Belastung der Operationsstelle mit einem Sandsack oder die Anlegung eines großen Kompressionsverbandes. Zur Verhinderung der Senkung eines Blutergusses in den Hodensack nähe ich nach Leistenbruchoperationen den Fundus des Hodensackes mit einem Stich an der vorderen Bauchwand fest, wodurch der Hodensack emporgehoben wird (vgl. Abb. 91).

Für die Hautvereinigung werden dünne Zwirnnähte oder MICHELsche Klammern verwendet. Über der Wunde wird ein Deckverband aus dickem einschichtigen Barchent mit Mastisol befestigt. Um das Benässen des Wundverbandes bei noch unsauberen Kindern zu verhindern, erhalten sie bei in der Nähe der äußeren Geschlechtsteile befindlichen Wunden eine die Bettdecke fernhaltende Reifenbahre, so daß sie den Urin in hohem Bogen entleeren können. Kinder und unruhige Kranke bekommen zum Abhalten ihrer Hände von der Wunde die im Bd. I, S. 251 abgebildeten und beschriebenen Armmanschetten.

Bildet sich im Operationsgebiet ein Hämatom, so wird es am besten von einer gesunden Hautstelle aus durch Punktion entleert. Meist sind wegen Wiederansammlung des Blutergusses mehrere Punktionen erforderlich. Sammelt sich reichlich geronnenes Blut an, so ist ein Teil der Wunde wieder zu öffnen, und die Blutgerinnsel sind auszudrücken. Vereitert die Wunde einer Bruchoperation, so wird dem Eiter zunächst durch Entfernung einiger Nähte Abfluß verschafft. In den meisten Fällen ist es aber besser, mit der vollständigen Wiedereröffnung der Wunde im Bereiche der Haut und des Subkutangewebes nicht lange zu zögern. Nur ganz selten ist eine Wiedereröffnung der Bruchpforte erforderlich. Doch wird man bei eingetretener Infektion und breit klaffender äußerer Wunde nach den sie verschließenden Seidenfäden fahnden müssen, da ohne ihre Entfernung eine fistellose Heilung nicht einzutreten pflegt.

Auch nach primärer Heilung der Wunde einer Bruchoperation können die in der Tiefe liegenden Zwirnnähte später zu Wundstörungen führen und Abszesse und Fisteln hervorrufen. Derartige Fadenfisteln, über deren Behandlung im Bd. I, S. 106f. nachzulesen ist, heilen nicht ohne Entfernung des schuldigen Fadens.

3. Die Behandlung der eingeklemmten Brüche.

a) Vorbemerkungen.

Die Einklemmung eines Bruches kommt entweder dadurch zustande, daß Eingeweideteile, nachdem sie durch eine plötzliche Anspannung der Bauchpresse durch die erweiterte Bruchpforte hindurchgedrückt wurden, durch den beim Nachlassen der Preßwirkung wieder verengten Bruchring elastisch umklammert werden (elastische Einklemmung); oder dadurch, daß eine im Bruchsack gelegene Darmschlinge sich infolge starker Peristaltik plötzlich füllt, wobei die enge Bruchpforte durch Zusammenpressen einen Verschluß des abführenden und später auch des zuführenden Schenkels bewirkt und die Entleerung dieser Darmschlinge verhindert (Koteinklemmung).

Der wichtigste Unterschied zwischen einem eingeklemmten Bruch und einem irreponiblen Bruch liegt darin, daß in dem einen Falle Zirkulationsstörungen an den ausgetretenen Eingeweiden und Behinderungen der Darmpassage auftreten, während derartige Erscheinungen in dem anderen Falle fehlen. Die Beeinträchtigung der Zirkulation führt in kurzer Zeit zur Stauung und zu Ernährungsstörungen des eingeklemmten Gewebes. Die Ernährungsstörung tritt dort am frühesten auf und ist dort am stärksten, wo der Druck auf das Eingeweide am stärksten und das pressende Gewebe am schärfsten und unnachgiebigsten sind: im Bereiche der Bruchpforte. Sie zeichnet auf dem eingeklemmten Eingeweideteil schon frühzeitig einen ernährungsgestörten Schnürring ab, während die übrigen Teile des eingeklemmten Organs noch lebensfähig sein können.

Die Stauung führt in dem durch die Bruchpforte umschnürten und daher von der Bauchhöhle abgeschlossenen Bruchsack zum Austritt einer zunächst klaren und aseptischen Flüssigkeit, des Bruchwassers. Der ernährungsgestörte Bruchinhalt verfällt zunächst der aseptischen Nekrose. Ist aber Gelegenheit zur Infektion vorhanden — und diese Gelegenheit ist bei einem schleimhauttragenden Eingeweideteil, ganz besonders aber beim Darm, stets gegeben — so kommt es früher oder später zur Infektion des abgestorbenen Brucheingeweides, zu seiner Gangrän, das Bruchwasser wird eitrig, und im Bruchsack entsteht eine abgesackte Peritonitis, ein Abszeß. Diese Infektion kann jederzeit einmal auf die freie Bauchhöhle übergreifen, sie kann das andere Mal aber auch die den Bruchsack deckenden Schichten befallen, zu einer Weichteilphlegmone (Kotphlegmone) führen und allmählich nach außen oder in die Nachbarschaft durchbrechen.

Bei der Einklemmung von Darmteilen tritt eine derartige Infektion regelmäßig und frühzeitig ein, zumal da hier in den meisten Fällen das Mesenterium an der Einklemmung beteiligt ist, so daß schon durch die Unterbrechung der Gefäßernährung in wenigen Stunden eine Nekrose der Darmwand und ein Durchwandern der Darmbakterien erfolgen kann. Die durch die Umklammerung begünstigte Thrombosierung der Arterien und Venen des Gekröses kann schnell auf weite, im Bereiche der Bauchhöhle frei liegende Abschnitte der Gefäße übergreifen, namentlich auf das Mesenterium der gestauten zuführenden Schlinge, so daß große, an der Einklemmung nicht beteiligte, in der freien Bauchhöhle gelegene Darmabschnitte absterben und eine Peritonitis herbeiführen können.

Die Einklemmung eines Darmteiles bewirkt aber außer den schnell einsetzenden Erscheinungen der Ernährungsstörung und Infektion in der Regel noch einen anderen, dem Krankheitsbilde seinen charakteristischen Stempel aufdrückenden Zustand, der der Einklemmung anderer Eingeweide fehlt: Die Unterbrechung der Kotpassage, den mechanischen Darmverschluß. Nur dann, wenn der Darm nicht in seinem ganzen Querschnitt, sondern wenn nur ein Zipfel der Darmwand in den Schnürring gerät (Darmwandbruch, vgl. Abb. 8 u. 9), fehlt die Unterbrechung der Kotpassage, und es bleiben die stürmischen Krankheitserscheinungen des Ileus aus. Daher ist die Diagnose einer Teileinklemmung schwieriger als die der Einklemmung des gesamten Darmquerschnittes, und die notwendige Operation wird infolgedessen leichter verzögert. Daher besitzt diese Form der Darmeinklemmung, die mit der Gefahr der Darmwandgangrän im vollen Umfange belastet bleibt, wie oben bereits erwähnt wurde, eine besonders ungünstige Voraussage.

Aus den dargelegten Gründen ist jeder eingeklemmte Bruch sofort von seiner Einklemmung zu befreien. „Findet Ihr eine Einklemmung am Tage, so soll sie bis Sonnenuntergang, findet Ihr sie in der Nacht, so soll sie bis Sonnenaufgang behoben sein", sind die klassischen Worte, mit denen STROMEYER seine Schüler belehrte. Da irreparable Ernährungsstörungen der Darmwand bereits 1 Stunde nach der Einklemmung eingetreten sein können, und da die durch die Umschnürung bereits beeinträchtigten Eingeweide durch Taxisversuche noch weiter geschädigt werden können, so ist — selbst nach kurzer Zeit — die unter Leitung des Auges durchgeführte operative Behebung der Einklemmung in der Regel wesentlich ungefährlicher und sicherer als die im Dunkeln arbeitenden unblutigen Rücklagerungsversuche. Die operative Behandlung ist daher vorzuziehen. Ausnahmen können durch anderweitige Erkrankungen oder durch Umstände, die jeden operativen Eingriff verbieten oder besonders gefährlich machen, bedingt werden.

Das operative Angehen eines eingeklemmten Bruches hat vor der unblutigen Taxis außerdem noch den großen Vorteil, daß an die Herniotomie, sofern das Operationsgebiet noch aseptisch ist, in der Regel sofort die Radikaloperation des Bruches angeschlossen werden kann, so daß der Kranke nicht allein von der augenblicklichen akuten Einklemmung, sondern gleichzeitig auch von seinem chronischen Bruchleiden befreit wird.

Gelegentlich haben die Versuche einer Taxis einen scheinbaren Erfolg, indem die Bruchgeschwulst zum Verschwinden gebracht und die Bruchpforte als leer festgestellt werden kann. Trotzdem bleiben aber die Einklemmungserscheinungen bestehen, ja es treten schnell die Zeichen einer sich ausbreitenden Bauchfellentzündung hinzu. In derartigen Fällen handelt es sich entweder um die Rücklagerung eines bereits gangränös gewordenen Eingeweideteiles in die freie Bauchhöhle oder um eine unter gewaltsamer Gewebstrennung erfolgte Verschiebung des Bruchsackes und der von dem Bruchsackschnürring umklammert gebliebenen Eingeweide durch die Bruchpforte ins Innere des Bauches (Reposition en bloc, vgl. Abb. 22). Beide in höchstem Grade gefährlichen Zustände verlangen die sofortige Herniolaparotomie.

Überhaupt ist der Rat der alten Ärzte auch heute noch beherzigenswert, daß bei allen ileus- oder peritonitisartigen Erkrankungen, sofern ein, wenn auch scheinbar nicht eingeklemmter Bruch vorhanden ist, die Krankheitserscheinungen zunächst mit dieser Hernie in einen ursächlichen Zusammenhang zu bringen sind, so daß die Operation entweder mit Klarlegung der Bruchverhältnisse beginnen oder so angelegt werden soll, daß diese Verhältnisse untersucht werden können.

Die operative Behandlung des eingeklemmten Bruches verfolgt zunächst das Ziel, die beteiligten Eingeweide von der Umschnürung zu befreien, und die befreiten Eingeweide, so weit sie bereits gefährliche Veränderungen erlitten haben, in einen unschädlichen, ihre Funktion nicht beeinträchtigenden Zustand zu versetzen. Diese Maßnahme, die Herniotomie, genügt der einfachsten augenblicklichen Anforderung. Aber darüber hinaus wird man, sofern nicht besondere Gegenindikationen bestehen, stets versuchen, gleichzeitig auch das Bruchleiden endgültig zu beseitigen. Die Verfolgung dieses Zieles liegt um so näher, als die technisch-operativen Maßnahmen zur Beseitigung der Einklemmung zum großen Teil mit dem zur Beseitigung des Bruchleidens erforderlichen Vorgehen zusammenfallen. Man braucht zur Herniotomie nur noch die Rücklagerung des Bruchinhaltes, die Abtrennung und den Verschluß des Bruchsackhalses mit oder ohne Beseitigung des restlichen Bruchsackes und den Verschluß der Bruchpforte hinzuzufügen, und die Beseitigung des Bruches ist vollzogen. Das Bestehenlassen des Bruches nach der Herniotomie würde die Umkehr mitten auf einem bereits größtenteils zurückgelegten Wege bedeuten.

Trotzdem kann in einem Teil der Fälle diese zweite zusätzliche Aufgabe nicht erfüllt werden, ja es ist nicht einmal immer möglich, allen Forderungen auch nur der Herniotomie restlos gerecht zu werden. Kommen die Kranken in einem sehr elenden Zustande zur Operation, der zumeist die Folge eines lange bestehenden Darmverschlusses oder einer fortgeschrittenen Bauchfellentzündung ist, oder besteht im Bereiche des eingeklemmten Bruches eine schwere Entzündung oder Phlegmone (Kotphlegmone), so verbietet sich jede nicht unbedingt notwendige Operation von selbst, und man muß sich mit dem kleinsten, der Indicatio vitalis gerade genügenden Eingriff begnügen. Wegen dieser Verschiedenheiten in dem örtlichen und dem allgemeinen Zustande der verschiedenen Fälle kann die

Behandlung der Kranken mit eingeklemmtem Bruch kein einheitlicher, in seinem Gange und in seinen Zielen ein für allemal festgelegter Eingriff sein, sondern sie muß sich in jedem Falle durch die angetroffenen individuellen Verhältnisse leiten lassen.

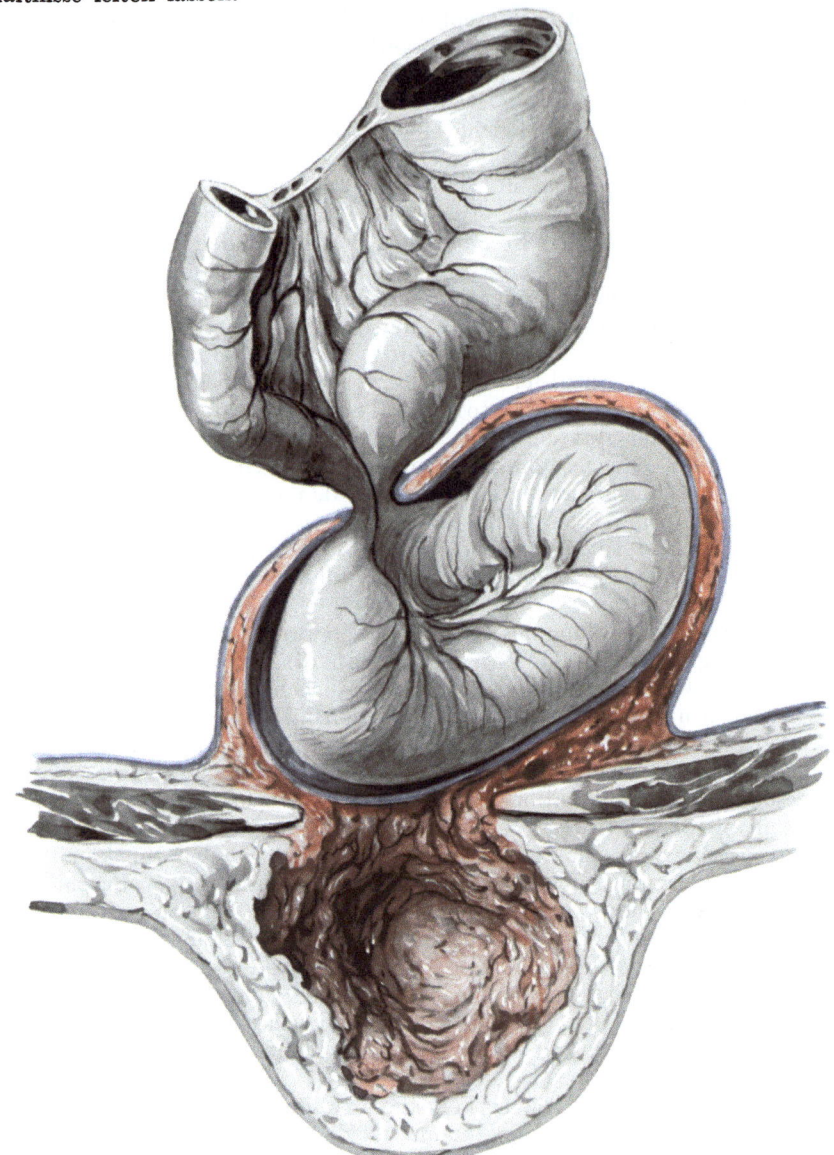

Abb. 22. Reposition en bloc eines eingeklemmten Bruches. Die eingeklemmte Darmschlinge und der sie einschnürende Bruchsackhals sind unter Entleerung der Bruchpforte gewaltsam in die Bauchhöhle verlagert.

b) Die Beseitigung der Einklemmung.

Die Befreiung der eingeklemmten Eingeweide ist stets das erste Ziel des operativen Eingriffes. Zu diesem Behufe wird zunächst der Hals des Bruchsackes unter vorsichtiger Durchtrennung der deckenden Schichten freigelegt.

Ist der gesamte Bruchsack nicht übermäßig groß und fehlen schwere örtliche Entzündungserscheinungen, so wird die Freilegung des Halses in Anbetracht der geplanten Radikaloperation gleichzeitig auf die Auslösung des gesamten Bruchsackes ausgedehnt. Unter Verfolgung des Bruchsackhalses bis zu seinem

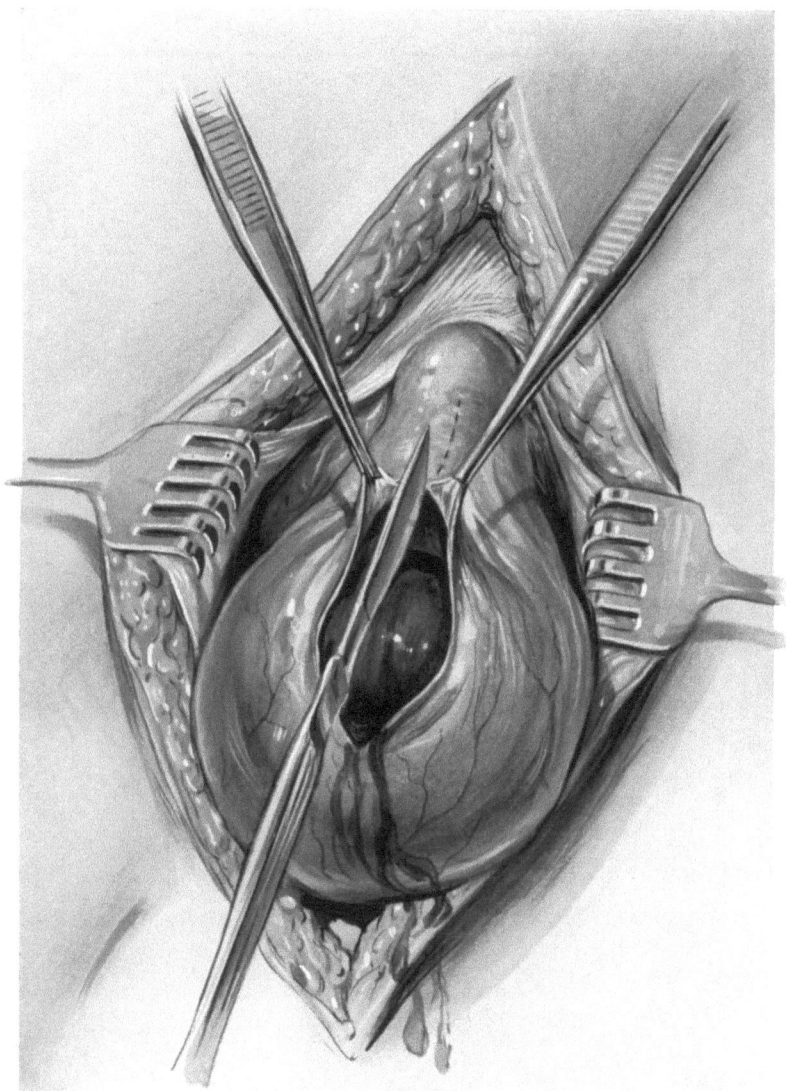

Abb. 23. Eröffnung des Bruchsackes eines eingeklemmten Bruches. Der Bruchsack wird ohne vorherige Lösung der Einklemmung unter Anheben seiner Wand vorsichtig eingeschnitten. In der Tiefe erscheint die eingeklemmte Darmschlinge. Das Bruchwasser fließt ab.

Eintritt in die Bruchpforte werden auch die Bruchpforte und ihre Umgebung dargestellt. Hierbei darf die Bruchpforte jedoch zunächst nicht erweitert werden, damit sich nicht das zunächst immer als infektiös anzusehende Bruchwasser in die Bauchhöhle entleert, und damit nicht die oft ernährungsgestörten Brucheingeweide in die Bauchhöhle zurückschlüpfen.

32   Allgemeine Operationstechnik.

Der Bruchsack wird vorsichtig an einer Stelle, wo voraussichtlich keine Brucheingeweide angewachsen sind, zwischen zwei ihn zart fassenden und anhebenden Pinzetten eingeschnitten (vgl. Abb. 23). Ein sicheres Zeichen der

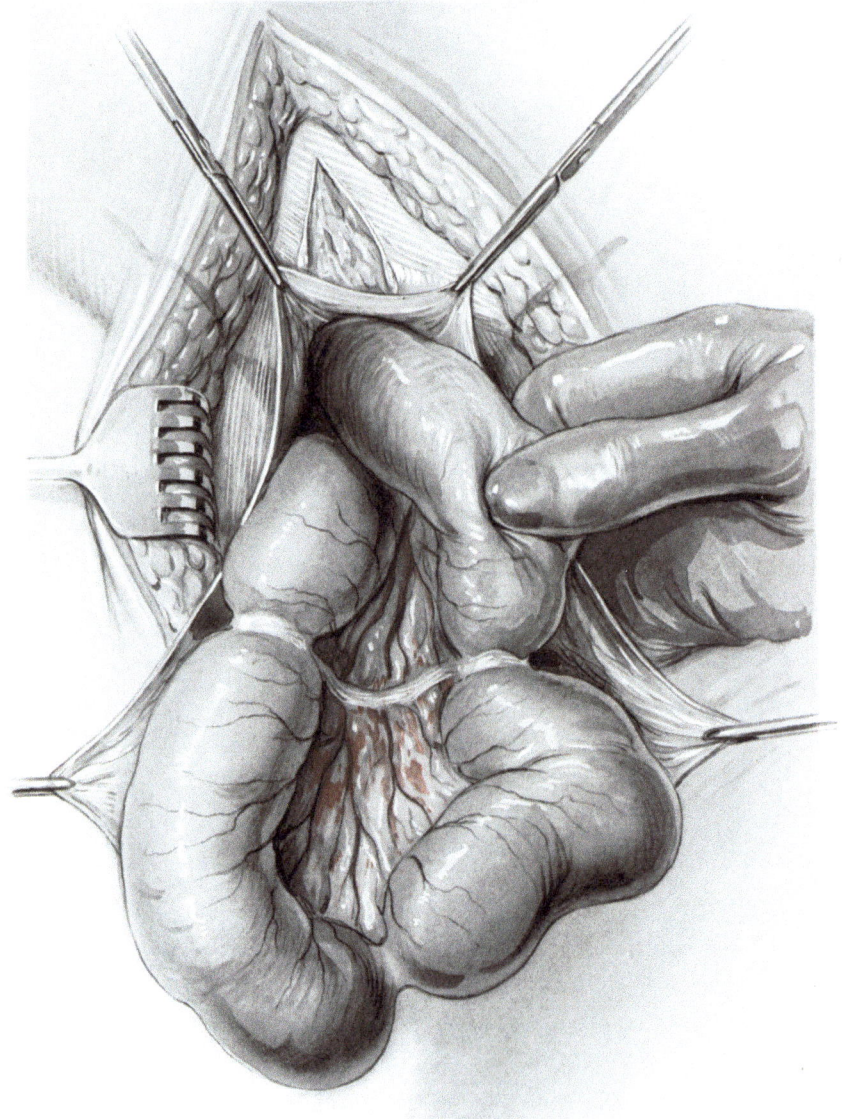

Abb. 24. Vorziehen der eingeklemmt gewesenen Darmschlinge nach scharfer Durchtrennung des einklemmenden Ringes. Man erkennt die durch die Einklemmung am Darm und an seinem Gekröse gesetzten Schnürfurchen.

Eröffnung des Bruchsackes ist das Abfließen von Bruchwasser, das klar, blutig, trübe, eitrig, fibrinflockenhaltig oder jauchig sein kann. Auch das Erscheinen eines Baucheingeweides zeigt die vollständige Durchtrennung der Bruchsackwand an. Verwechslungen zwischen dem Bruchsack und einer Darmschlinge sind beim Einschneiden jedoch leicht möglich. Nach entsprechender

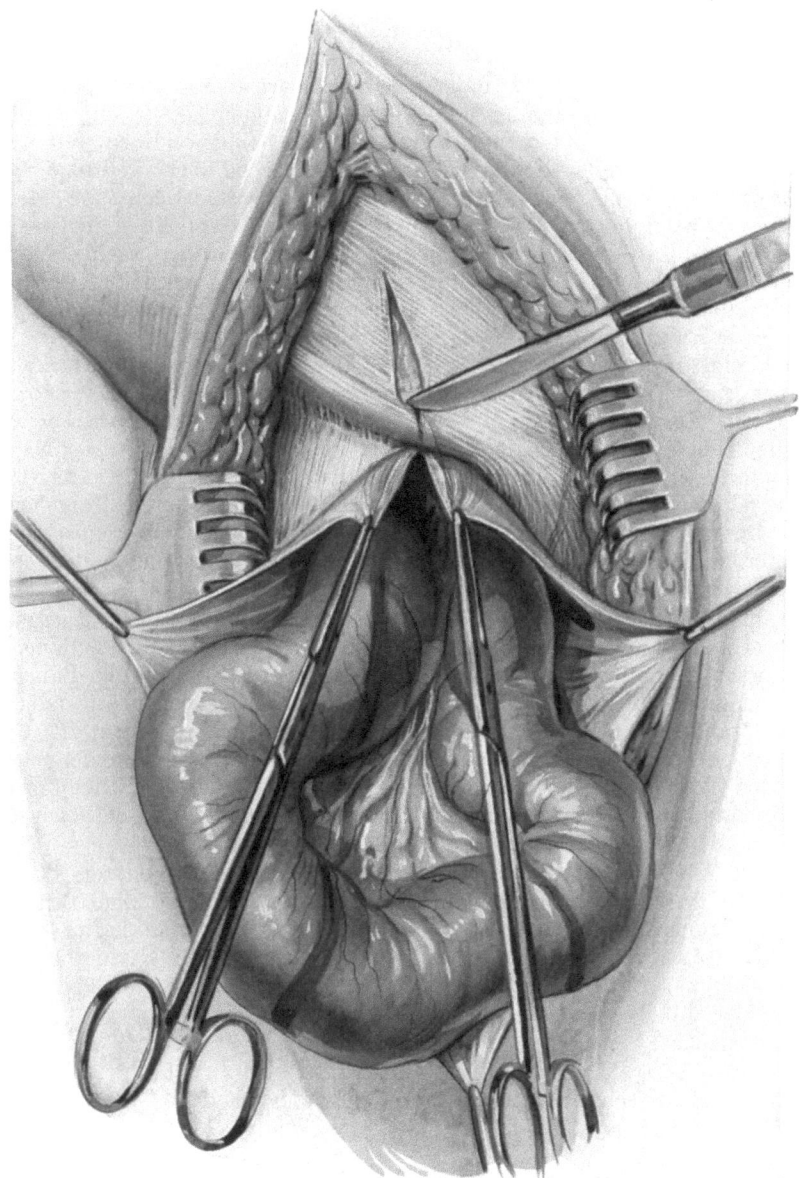

Abb. 25. Herniotomia externa. Äußere Spaltung des Schnürringes unter Leitung des Auges zur Befreiung der eingeklemmten Darmschlinge.

Erweiterung der Öffnung des Bruchsackes wird das Bruchwasser möglichst vollständig abgesaugt und ausgetupft.

In jedem Falle, und zwar auch dann, wenn man sich nach der Eröffnung des Bruchsackes von der anscheinenden Gesundheit der vorliegenden Eingeweide überzeugt hat, müssen die eingeklemmten Eingeweide vollständig besichtigt werden, wozu besonders auch die Prüfung der durch die Umklammerung zumeist hervorgerufenen Schnürfurchen gehört. Denn der Hauptanteil eines eingeklemmten Organs, z. B. einer Darmschlinge, kann noch vollständig gesund sein, während das Organ im Bereiche des Schnürrings bereits nicht mehr ausgleichbare Schädigungen aufweist. Zur genauen Besichtigung der eingeklemmten Teile wird der Bruchsack der Länge nach bis hart an die Bruchpforte aufgeschnitten, wobei seine Ränder mit Kocher-Klemmen gefaßt und angezogen werden. Vorsichtig sucht man das eingeklemmte Eingeweide so weit vorzuziehen, daß es bis über die durch die Umklammerung hervorgerufene Schnürfurche erscheint (vgl. Abb. 24). Zumeist wird es einem derartigen Zuge jedoch zunächst nicht willig folgen. Dann unterlasse man im Hinblick auf die Gefahr des Einreißens jeden gröberen Versuch in dieser Richtung. Vielmehr spalte man von außen nach innen unter Leitung des Auges schrittweise den das Eingeweide einklemmenden Gewebsring (Herniotomia externa, vgl. Abb. 25). Durchaus unzulässig ist es, den einschnürenden Ring etwa von innen nach außen nach Einschieben eines scharfen Instrumentes, wie eines geknöpften Messers, eines Tenotoms, eines „Herniotoms" einzuschneiden (Herniotomia interna)! Denn die Gefahr unbeabsichtigter Nebenverletzungen, im besonderen der Verletzung in dem Bruchsack befindlicher oder in der Nähe der Bruchpforte gelegener Eingeweide oder quer verlaufender Gefäße (Corona mortis bei der Femoralhernie!) ist bei einem derartigen blinden Vorgehen sehr groß. Der von außen nach innen schrittweise zu durchtrennende, einschnürende Gewebsring ist zunächst die Bruchpforte selbst, und es sind weiter oft ringförmige Narbenzüge des Bruchsackhalses.

Während der Spaltung ist der eingeklemmte Eingeweideteil festzuhalten, damit er nach der Befreiung nicht ohne weiteres von selbst in die Bauchhöhle zurückgleitet. Sollte er trotzdem versehentlich zu früh in die Bauchhöhle zurückschlüpfen, so wird er mit Hilfe einer anatomischen Pinzette oder einer Darmfaßzange vorsichtig ergriffen, vorgezogen und genau besichtigt. Gelingt das Vorziehen und die Besichtigung des eingeklemmten Eingeweides nach der einfachen Erweiterung der Umschnürung nicht, so werden die Bruchpforte und der Bruchsackhals weiter bis in die Bauchhöhle gespalten, so daß sich an die bisherige Herniotomie eine Laparotomie anschließt.

Dieser Ausweg der Herniolaparotomie wird überhaupt stets dann eingeschlagen, wenn die vollständige Klärung irgendwelcher mit dem Bruch oder mit den Baucheingeweiden in Zusammenhang stehender krankhafter Zustände oder die Beseitigung festgestellter Erkrankungen durch die Herniotomiewunde allein nicht zu erzielen sind, z. B. auch bei der Reposition en bloc oder bei der retrograden Inkarzeration einer Darmschlinge.

Man mache es sich zum Grundsatz, nach der Rücklagerung der Brucheingeweide den Zeigefinger in die Bruchpforte einzuführen und ihre Umgebung zu umkreisen, um sich von der Vollständigkeit der Reposition der Eingeweide zu überzeugen.

c) Die Versorgung des Bruchinhaltes.

Sobald sich der Zustand der eingeklemmten Eingeweide klar überblicken läßt, ist die Frage ihrer Behandlung zu entscheiden, d. h. ob sie in dem angetroffenen Zustande in die Bauchhöhle zurückverlagert werden können, ob vor ihrer Rücklagerung an ihnen besondere Maßnahmen vorzunehmen sind, ob und in welchem Umfange sie zu beseitigen und in welcher Weise hierdurch etwa herbeigeführte Funktionsstörungen auszugleichen sind, oder ob sie durch die Operationswunde vorzulagern sind.

Im allgemeinen wird diese Frage nach dem Grundsatz entschieden, daß in ihrer Ernährung nicht geschädigte Eingeweide in die Bauchhöhle zurückgelagert, und daß in ihrer Ernährung empfindlich geschädigte Eingeweide beseitigt werden. Da jedoch die Bedeutung der einzelnen Eingeweide und da die Schwierigkeit und die Gefahr ihrer Entfernung verschieden sind, so ist es verständlich, daß man sich bei dem einen Organe leicht, bei dem anderen aber nur schwer zu seiner Beseitigung entschließt, und oft versucht, einen Mittelweg einzuschlagen.

Die Entscheidung ist einfach bei der Einklemmung von Anteilen des großen Netzes. Die Netzresektion vollzieht sich schnell, und in Betracht kommende Gefahren sind hierbei weder im Augenblick noch später vorhanden. Daher werden bei der Herniotomie angetroffene Netzteile nicht allein ohne weiteres dann abgetragen, wenn sie Ernährungsstörungen aufweisen oder vermuten lassen, sondern — wie bei der Radikalbehandlung freier Brüche — auch dann, wenn das Vorhandensein überflüssig großer, abgesetzter oder klumpiger Netzabschnitte lediglich als ein ungewöhnlicher, gelegentliche Störungen ermöglichender Zustand erscheint (vgl. Abb. 14 u. 39).

In der Regel kann der Operateur, ohne eine ernstliche Schädigung der Kranken befürchten zu müssen, in ihrer Ernährung geschädigte oder hinsichtlich ihrer Lebensfähigkeit zweifelhafte Eierstöcke und Eileiter beseitigen, da das Zurücklassen dieser gesunden Organe auch nur einer Seite die Kranken vor Störungen schützt. Die Beseitigung dieser Teile geht schnell und kann als gefahrlos angesehen werden. Wesentlich anders liegen die Verhältnisse, wenn etwa die Adnexe der anderen Seite bereits zu Schaden gekommen sind. Dann wird man die Erhaltung dieser Teile mit allen Mitteln versuchen.

Die parenchymatösen Organe, Leber, Milz und Niere, erleiden nur äußerst selten eine bis zur Ernährungsstörung führende Schädigung. Daher tritt die Frage ihrer Beseitigung unter diesem Gesichtswinkel an den Operateur in der Regel nicht heran. Das gilt auch uneingeschränkt von den im Bruchsack ausnahmsweise angetroffenen Leberlappen. Dagegen kann bei einer Wandermilz und bei der Wanderniere die Erwägung eine Rolle spielen, ob bei der Erhaltung derartig beweglicher Organe eine sichere Befestigung an dem ihnen zukommenden Orte möglich ist, und ob nicht, wenn diese Frage verneint werden muß, der durch ihre Beseitigung bewirkte Funktionsausfall geringer ist als die Störungen und Gefahren durch das in der Bauchhöhle vagabundierende Organ. Läßt sich bei der Wanderniere dann noch eine starke Erweiterung des Nierenbeckens oder eine andere schwere Erkrankung feststellen, so wird sich die Waage der Entscheidung meist in der Richtung der Beseitigung des Organes neigen. Voraussetzung für die Beseitigung einer Niere ist allerdings die Sicherheit des Vorhandenseins und der Funktionstüchtigkeit der anderen Niere, eine Sicherheit, die entweder aus dem funktionsunfähigen Zustande der eingeklemmten Niere, durch palpatorische Feststellung der zweiten, gesund erscheinenden Niere von der Bauchhöhle aus, oder aus dem Ergebnis einer etwa vorausgegangenen urologischen Untersuchung gewonnen werden kann.

Die Beurteilung der Lebensfähigkeit des eingeklemmten Darmes. Während die Entscheidung über den einzuschlagenden Weg bei den bisher genannten Organen den Operateur nur selten in ernstliche Schwierigkeiten bringt, liegen die Verhältnisse bei der Einklemmung von Teilen schleimhauttragender Hohlorgane, vor allem des Magen-Darmkanals, seltener der Harnblase, vielfach äußerst schwierig, ja es lassen uns gelegentlich alle Untersuchungsverfahren im Stich. Auf der einen Seite nimmt die Resektion dieser Hohlorgane eine beträchtliche Zeit in Anspruch und ist wegen der Möglichkeit einer operativen oder durch eine Nahtundichtigkeit vermittelten Infektion des Operationsgebietes oder der Bauchhöhle nicht ungefährlich; diese Überlegung drängt zur Erhaltung des betroffenen Organes. Auf der anderen Seite ist die Gefahr der allgemeinen Bauchfellentzündung bei der Rückverlagerung auch des kleinsten, durchlässig gewordenen Anteiles ungeheuer groß; dieses Bewußtsein fordert, von dem Versenken jedes in seiner Ernährung auch nur irgendwie zweifelhaften Organes in die freie Bauchhöhle unbedingt Abstand zu nehmen. Die richtige Abwägung dieser einander widerstreitenden Belange wird noch dadurch aufs äußerste erschwert, daß die Entscheidung, inwieweit die geschädigte Wand eines eingeklemmten Hohlorganes das Durchwandern von Bakterien mit Sicherheit zu verhindern vermag, und wie weit sie erholungsfähig ist, oft außerordentlich schwer, bisweilen unmöglich ist.

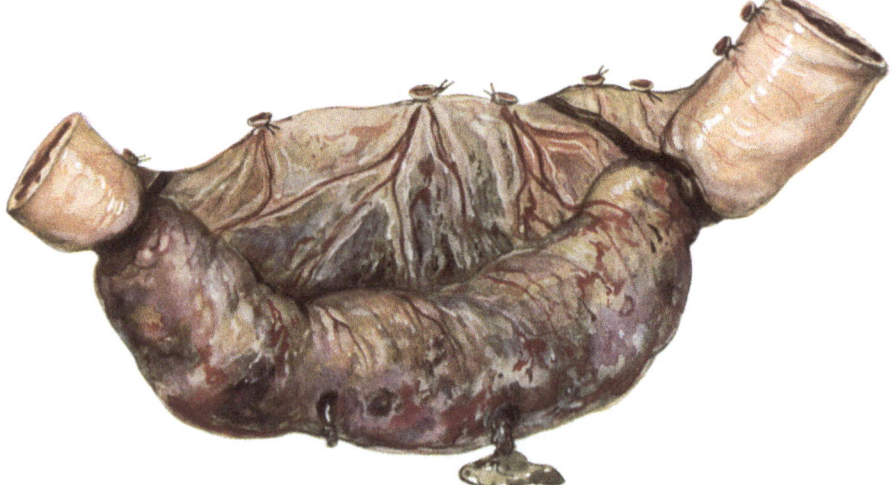

Abb. 26. Durch Einklemmung in einem Bruch abgestorbene Darmschlinge mit Perforationen. Man erkennt die über die Darmwand und über ihr Gekröse verlaufenden Schnürfurchen.

Nicht jede Darmwand, die äußerlich erheblich verändert erscheint, muß ohne weiteres als verloren angesehen werden. Die Beurteilung ist einfach, wenn der Darm gangränös ist (vgl. Abb. 26), oder wenn es sich lediglich um eine Stauung handelt. Hier verschwindet die blaurote Verfärbung im Laufe weniger Minuten, nachdem die Darmschlinge von der Umklammerung befreit ist. Der Operateur hat sein Augenmerk dann nur noch darauf zu richten, ob die Verfärbung auch an den Schnürstellen zurückgeht.

Schwieriger ist es, wenn der Farbunterschied auch nach der Sprengung der Einschnürung bestehen bleibt. Ein gutes Mittel zur Beschleunigung der Erholung ist die Berieselung der Darmschlinge mit Kochsalzlösung von etwa 60° oder das Einschlagen in mit ihr befeuchtete Kompressen. Noch besser ist es, die Schlinge für einige Zeit ins Innere der Bauchhöhle zurückzulagern. Hierbei kann man, um ihr Wiedervorziehen zu erleichtern, mit der DÉSCHAMPSschen Nadel zuvor einen Seidenfaden durch das Mesenterium um den Darm legen; aber auch ohne dieses Hilfsmittel läßt sich die Schlinge jederzeit schnell wieder auffinden und besichtigen. Trotzdem bleibt in vielen Fällen eine Verfärbung einzelner Stellen zurück. Ist die Farbe schwarz, dann ist die Schlinge sicher nekrotisch; ist die Farbe nur dunkelblau, dann kann sie noch lebensfähig sein. Bleibt die Farbe bei Druck unverändert bestehen, so spricht das für einen hohen Grad der Gewebsbeschädigung; ändert sich die Farbe bei der Ausübung oder beim Nachlassen des Druckes, so lebt die Schlinge. Bei dieser Prüfung kann man sich mit Vorteil eines Objektträgers bedienen.

Das wichtigste Zeichen ist die Kontraktionsfähigkeit der Darmmuskulatur. Die unwiederbringlich geschädigte Darmwand hat ihren Gewebsturgor verloren, sie liegt schlaff und leblos da und kann auch durch Reizung nicht zu Bewegungen veranlaßt werden. Zur Anregung der Peristaltik kneift man die zu untersuchende Schlinge, man berieselt sie mit heißer physiologischer Kochsalzlösung oder reizt sie elektrisch, wobei das Optimum der Reizstärke an benachbarten gesunden Schlingen erprobt wird. In der Regel werden hierdurch an den lebensfähigen Abschnitten der eingeklemmt gewesenen Schlinge alsbald lebhafte Wellenbewegungen ausgelöst. Es ist dann darauf zu achten, ob diese Wellen über die verdächtige Stelle hinweggehen, die Muskulatur dieser Stelle also noch Eigenbewegung besitzt, oder ob die Kontraktionsringe immer vor dieser Stelle stehen bleiben. Man darf sich hierbei nicht dadurch täuschen lassen, daß eine aktiv unbewegliche Darmwand durch die Bewegung benachbarter Teile passiv in ihrer Gestalt verändert wird.

Ritzt man die Oberfläche einer verdächtigen Darmwand mit einer Nadel oder mit einem Messer, so deutet ein längere Zeit anhaltender Blutaustritt die Lebensfähigkeit der Schlinge an.

Von Bedeutung ist auch die Dicke der in Rede stehenden Wandung. Fühlt sich die Wand papierdünn an, dünner als die benachbarte gesunde Darmwand, so ist die Schlinge als verloren zu betrachten. Eine normale oder eine sulzigödematöse Beschaffenheit spricht für Erholungsfähigkeit.

Weiterhin sind auch das Gekröse und seine Gefäße zu untersuchen. Ist das Mesenterium auf weite Strecken blaurot oder gar schwarz gefärbt, lassen sich Thromben nachweisen, fehlt die Pulsation in den Arterien, ist das Mesenterium infolge brüsker Repositionsversuche auf eine größere Strecke vom Darm abgetrennt, so spricht das für eine starke Beeinträchtigung der Ernährung in dem abhängigen Darmabschnitt. Besonders verhängnisvoll ist es, wenn derartige Störungen über den eingeklemmt gewesenen Abschnitt des Gekröses hinausreichen. Es ist das das Zeichen eines Fortschreitens der Thrombose, deren Stillstand im Augenblicke oft gar nicht abzusehen ist. Gelegentlich kann man das unaufhaltsame Fortschreiten derartiger Veränderungen während der Resektion eines in seiner Ernährungsstörung zunächst begrenzten Darmabschnittes beobachten, so daß man schrittweise zu immer umfangreicheren Resektionen gedrängt wird, die wegen der Unaufhaltsamkeit des Vorganges letzten Endes doch vergeblich sein können.

Für die Beurteilung der Durchlässigkeit der Darmwand und hiermit zugleich für die Lebenskraft der eingeklemmten Schlinge sind natürlich auch die unmittelbar bei der Eröffnung des Bruchsackes gemachten Wahrnehmungen wichtig. Ein klares und geruchloses Bruchwasser spricht für die Lebenskraft der Schlinge. Je stärker es getrübt ist, je unangenehmer es riecht, desto wahrscheinlicher ist ihre Lebensunfähigkeit. Bei jauchiger Beschaffenheit und kotigem Geruch müssen gangränöse Teile vorhanden sein. Freilich beweist die Klarheit des Bruchwassers und das Fehlen eines unangenehmen Geruchs noch nicht, daß der Darm auch an den Schnürstellen in Ordnung ist. Eiter- und Fibrinauflagerungen sprechen für eine gefährliche Durchlässigkeit der Schlinge. Hat die Infektion bereits das umliegende Gewebe ergriffen, oder ist sie gar in Gestalt einer Kotphlegmone im Fortschreiten begriffen, so liegt das Verhängnisvolle der Sachlage klar zutage.

Durch Zusammenfassen und Gegenüberstellen dieser verschiedenen Merkmale und Prüfungsergebnisse gelingt es in den meisten Fällen, eine klare

Entscheidung über die Durchlässigkeit und über die Lebensfähigkeit des verdächtigen Darmabschnittes zu fällen. Gelegentlich aber kann eine sichere Antwort auf diese bedeutungsvollen Fragen nicht erteilt werden. Dann ist im Hinblick auf die verhängnisvollen Folgen einer zu günstigen Beurteilung stets der für die Darmschlinge ungünstigste Schluß zu ziehen, und die Maßnahmen sind so zu treffen, als wenn der Gewebstod der Schlinge besiegelt wäre.

Besteht an der Gesundheit der eingeklemmten Darmschlinge kein Zweifel, so wird sie in die Bauchhöhle versenkt, und der Eingriff kann in der Regel wie die Radikaloperation eines freien Bruches zu Ende geführt werden. Die Reposition der vorgefallenen Eingeweide wird schonend und systematisch vorgenommen. Steile Beckenhochlagerung, ausreichende Entspannung der Bauchdecken durch Vervollständigung der Anästhesie, die gehörige Erweiterung der in die Bauchhöhle führenden Öffnung und ihre Entfaltung durch Klemmen und Haken sind unterstützend heranzuziehen. Während der Operateur mit den Fingern oder Stieltupfern eine Darmschlinge nach der anderen vorsichtig in die Bauchhöhle schiebt (vgl. Abb. 13), verhindert ein Gehilfe ihr Wiedervorquellen. Man hüte sich, den Darm mit harten Instrumenten, z. B. mit anatomischen Pinzetten, zurückzustopfen. Die gestaute Darmwand reißt äußerst leicht ein. Besondere Mühe macht oft das Zurücklagern der letzten Schlinge, da die Haarnadelschleife doppelte Dicke besitzt.

Die Behandlung einer gangränösen Darmschlinge. Wenn die Schlinge dagegen gangränös oder gangränverdächtig ist, so ist zunächst der erstrebenswerteste Weg die Resektion des kranken Teiles und die Wiederherstellung der Kotpassage durch Enteroanastomose. Wie jedoch bei anderen örtlichen Darmerkrankungen, die im Zustande des mechanischen Ileus oder der Peritonitis zur Operation kommen, z. B. beim Darmkarzinom, diese Ideallösung nicht immer möglich oder zweckmäßig ist, so muß auch bei der Behandlung des Krankheitsbildes der eingeklemmten Hernie gelegentlich ein anderer weniger befriedigender Ausweg eingeschlagen werden.

Zum Zwecke der einzeitigen Resektion wird die kranke Darmschlinge durch die Bruchpforte so weit vorgezogen, daß gesunde Abschnitte des zuführenden und des abführenden Schenkels in ausreichender Länge zugänglich sind. In den meisten Fällen wird zu einer derartigen freien Entwicklung des Darmes eine Erweiterung der Bruchpforte und des Bruchsackhalses erforderlich sein. Entschließt man sich überhaupt zur Darmresektion, so soll man im Hinblick auf die oft weit ausgedehnte Schädigung des Darmes und auf die Bedeutungslosigkeit der Größe des wegfallenden Darmabschnittes nicht sparsam verfahren. Es wird empfohlen, von den Schnürfurchen einen Abstand von mindestens 15 cm einzuhalten. Namentlich die zuführende Darmschlinge ist häufig auf eine unverhältnismäßig große Strecke geschädigt, so daß gelegentlich mehr als 50 cm von der vollständig gangränösen Stelle abreseziert werden müssen. Läßt sich der Darm wegen der Kürze oder wegen des Fehlens eines Mesenteriums nicht ausreichend hervorholen, wie das namentlich beim Dickdarm und bei der untersten Ileumschlinge der Fall sein kann, so wird die Bruchpforte in Form einer Herniolaparotomie entsprechend erweitert. Ein bequemer Zugang zum Operationsfeld ist unter allen Umständen herzustellen. Hierbei kann man im Hinblick auf die Infektiosität des abgestorbenen Darmes gelegentlich den Ausweg wählen, wenigstens die Resektion des ausreichend vorgezogenen gangränösen Darmes noch außerhalb der Bauchhöhle vor der Bruchpforte auszuführen, die beiden endständig verschlossenen Darmenden, deren Verschlußfäden lang bleiben, dann durch die Bruchpforte in die Bauchhöhle zurückschlüpfen zu lassen und die Erweiterung der Bruchpforte im Sinne einer Herniolaparotomie nur für die Herstellung der Enteroanastomose vorzunehmen.

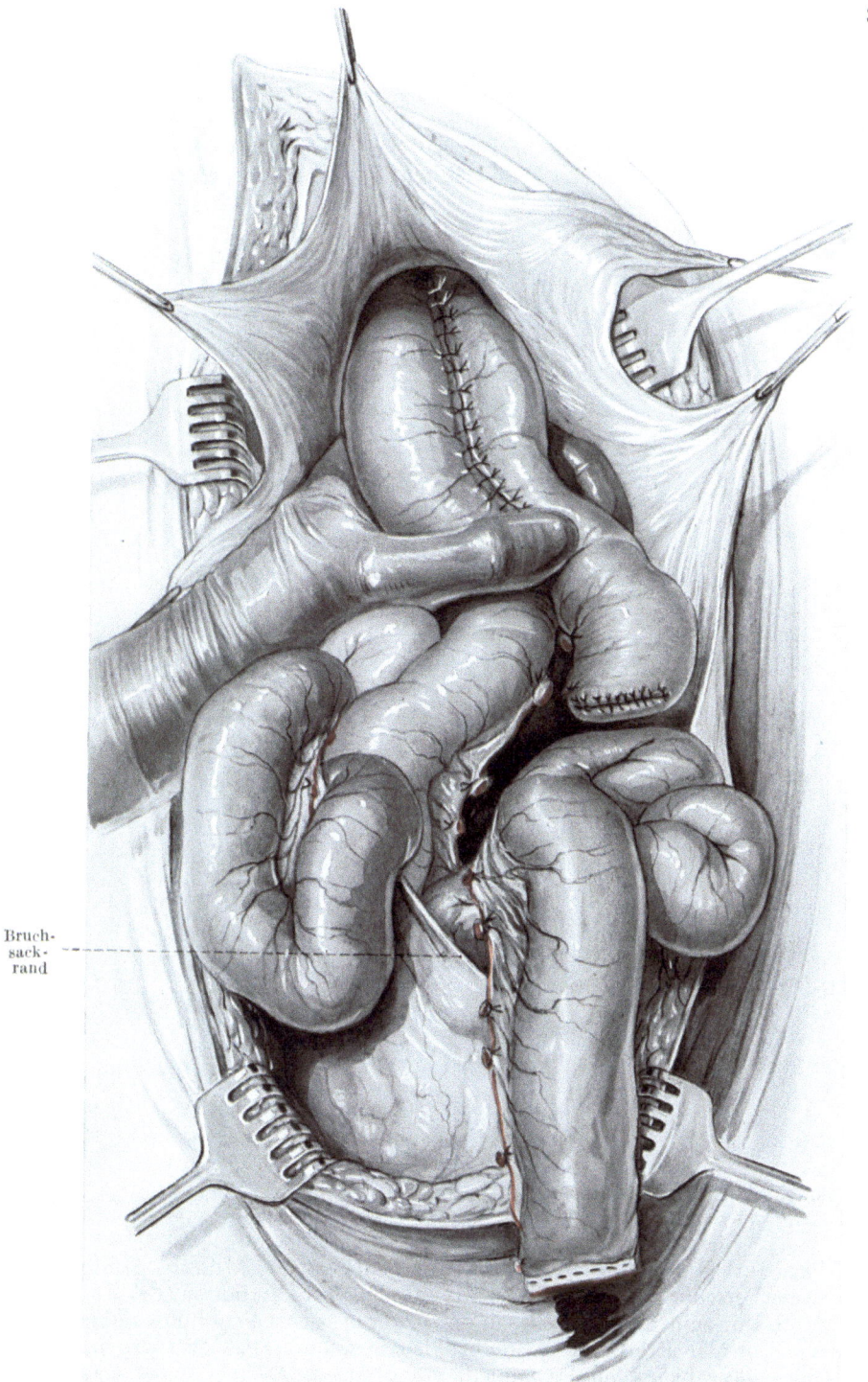

Abb. 27. Einzeitige Resektion einer infolge Einklemmungen nicht mehr lebensfähigen Darmschlinge. Zwischen der zu- und der abführenden Darmschlinge ist in antiperistaltischer Richtung eine Anastomose angelegt. Das Gekröse der in Wegfall kommenden Schlinge ist abgebunden und abgetragen. Der eine Darmschenkel ist abgetragen und endständig geschlossen. Es hat noch die Abtragung und der Verschluß des anderen Darmschenkels zu erfolgen.

Die Art der Resektion und der Wiedervereinigung des Darmes bietet nichts besonderes und erfolgt mit einem der im Bd. II, D, 6, S. 260f. beschriebenen Verfahren, entweder End-zu-End, End-zu-Seit oder Seit-zu-Seit. Da die aus der Bruchpforte hervorgezogenen Darmschenkel ohne weiteres parallel zueinander Wand an Wand liegen, so bildet die Herstellung einer

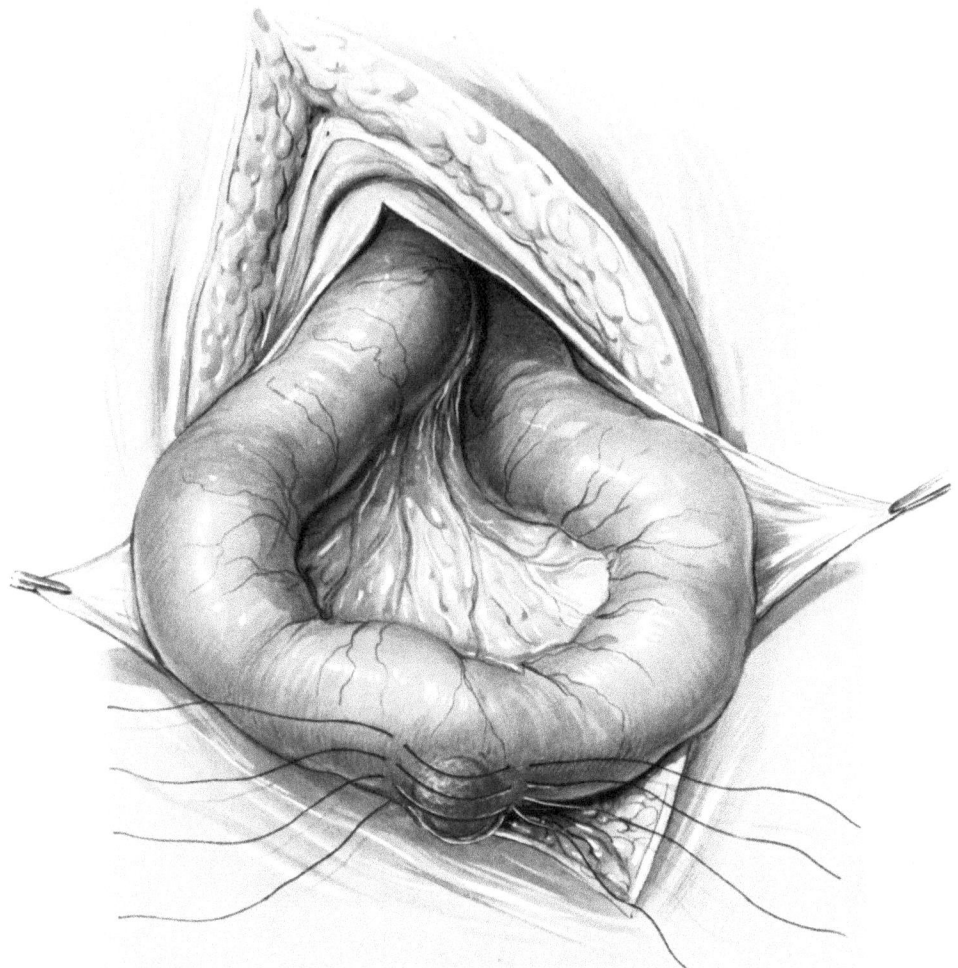

Abb. 28. Versorgung einer kleinen, durch Einklemmung eines Darmwandbruches geschädigten Stelle einer Darmschlinge durch Übernähung.

Seit-zu-Seit-Anastomose in antiperistaltischer Richtung mit endständigem Verschluß beider Schlingen als das einfachste Verfahren (vgl. Abb. 27). Es ist ratsam, zum mindesten die in der Regel beträchtlich gefüllte zuführende Schlinge vor der Eröffnung quer abzuklemmen, um einer Überschwemmung des Operationsgebietes mit Darminhalt vorzubeugen. Da die Anastomose eine beträchtliche Verdickung der vorliegenden Därme bewirkt, so ist zu ihrer schonenden Rücklagerung in die Bauchhöhle eine gehörige Erweiterung der Bruchpforte erforderlich.

Nicht in allen Fällen ist, wenn nur ein Teil der Darmwand nekrotisch ist, eine **vollständige Kontinuitätsresektion** des Darmes unbedingt erforderlich. Gelegentlich ist der abgestorbene Abschnitt des Darmes so klein, daß er mit wenigen Stichen **übernäht** werden kann, wodurch die Gefahr einer

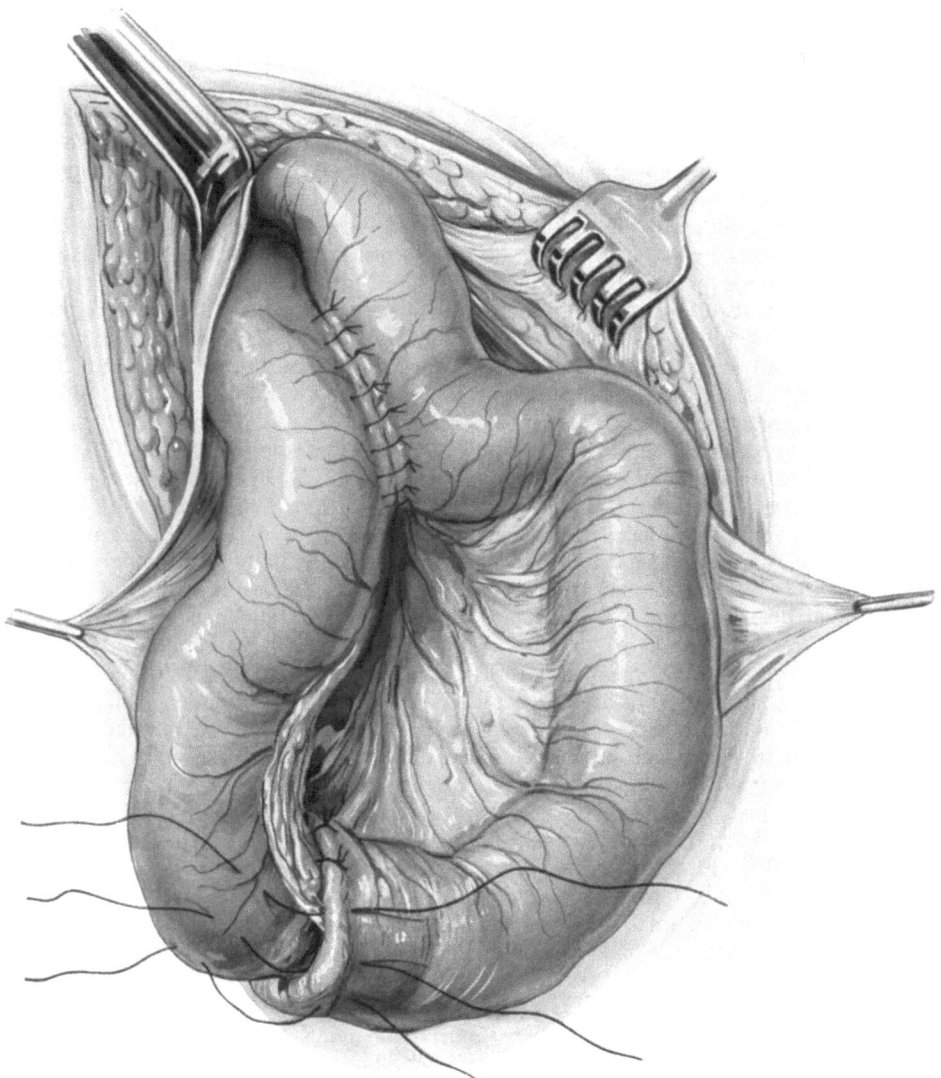

Abb. 29. Versorgung einer durch Einklemmung geschädigten Darmwandstelle durch Invagination. Die durch die Invagination bewirkte Verengerung des Darmes ist durch eine Enteroanastomose umgangen.

Infektion der Bauchhöhle beseitigt erscheint. Das ist z. B. häufig der Fall, wenn sich die Ernährungsstörung lediglich auf den Umfang eines schmalen **Schnürringes** oder bei der LITTRÉschen Hernie auf einen eng begrenzten, **divertikelartigen Abschnitt** der Darmwand erstreckt (vgl. Abb. 28). Aber auch umfangreichere geschädigte Darmabschnitte lassen sich oft ohne Schwierigkeiten einstülpen und durch Invagination (GUINARD) zuverlässig versenken (vgl. Abb. 29).

So bestrickend dieser Ausweg im Hinblick auf seine Schnelligkeit und Einfachheit ist, so sorgfältig ist bei seinem Betreten darauf zu achten, daß er nicht gleichzeitig zu einer **unzulässigen Verengerung des Darmlumens** führt. Besteht in dieser Richtung der geringste Verdacht, so ist zwischen dem zuführenden und dem abführenden Schenkel eine **seitliche Enteroanastomose** anzulegen. Der Ausweg der Übernähung mit einer derartigen Sicherung der Darmpassage besitzt den Vorteil, daß er auf der einen Seite durch Wegfall der Mesenterialabbindung, der queren Durchtrennung und der Versorgung der Querschnitte des Darmes einen ungleich kleineren und ungefährlicheren Eingriff als die Resektion darstellt, und daß er auf der anderen Seite die gleiche Sicherheit der Abdichtung gefährlicher Stellen und der Durchgängigkeit des Darmes wie die Resektion gewährleistet.

Ist ein Kranker mit einer eingeklemmten gangränösen Darmschlinge durch das lange Bestehen des Darmverschlusses, durch die Entwicklung einer Bauchfellentzündung oder aus einem anderen Grunde derartig **geschwächt**, daß ihm die Resektion nicht mehr zugemutet werden kann, ist die Übernähung der kranken Schlinge mit Herstellung einer Enteroanastomose nicht möglich, oder erscheint im Hinblick auf die Schwere des Ileus die sofortige und ausgiebige Entlastung des Darmes notwendig, so kann die kranke Schlinge durch die Bruchpforte vorgelagert und unter sofortiger oder nachträglicher Abtragung zur Bildung eines **künstlichen Afters** verwendet werden (vgl. Abb. 30). Die Technik der einschlägigen Verfahren ist im Bd. II, D, 4, S. 227f. geschildert. Das Anlegen eines Kunstafters gestaltet sich beim eingeklemmten Bruch dadurch besonders einfach, daß die für die Vorlagerung in Betracht kommende Schlinge bereits durch eine schlitzförmige Öffnung des Bauches, nämlich durch die Bruchpforte, nach außen geleitet ist. Man hat es daher nur nötig, die beiden Schenkel der Schlinge im Bereiche der Durchtrittsstelle am **Peritoneum parietale zu befestigen** und heraushängen zu lassen, und den über die Haut hervorragenden Abschnitt sofort oder später abzutragen. Wünschenswert ist es, den späteren Verschluß des auf diese Weise entstehenden künstlichen Afters alsbald durch eine in die Bauchhöhle versenkte **Doppelflintenlaufbildung** oder gar durch eine **seitliche Enteroanastomose** zwischen dem zu- und dem abführenden Schenkel vorzubereiten. Die Verschmutzung des Operationsgebietes kann in den ersten Tagen durch **Einbinden eines Glasoder Gummirohres** in den zuführenden Schenkel und durch Ableitung in ein Auffanggefäß verhindert werden.

Zur Herstellung eines derartigen künstlichen Afters am eingeklemmten Darm wird man sich am **Dickdarm** leichter, am **Dünndarm** aber nur schwerer entschließen, zumal da man in der Regel nicht weiß, um welche Dünndarmschlinge es sich der Höhe nach handelt, und da somit die Gefahr eines hochgradigen **Säfte-, Flüssigkeits- und Nahrungsverlustes** aus dem Kunstafter besteht, ein Ereignis, dem namentlich Kinder häufig schnell erliegen. Gelegentlich kann diesem Übelstande vorübergehend dadurch wirksam begegnet werden, daß die aus dem zuführenden Schenkel austretende Flüssigkeit dem abführenden Schenkel wieder zugeführt wird, entweder durch ein in beide Schenkel fest **eingebundenes Gummirohr** oder durch einen an einen eingebundenen Katheter angeschlossenen **Tropfeinlauf**. Die Prognose eines künstlichen Dünndarmafters bleibt aber immer ungünstig, so daß die Wiederherstellung der Stuhlpassage mit allen Kräften zu erstreben ist.

Die Technik des späteren **Verschlusses** des auf diese Weise entstandenen widernatürlichen Afters ist im Bd. II, D, 5, c, S. 251f. beschrieben.

Vor ähnlich schwere Entscheidungen wie bei der Darmeinklemmung wird der Operateur gelegentlich bei der Einklemmung eines **Harnblasenanteiles** gestellt. Auch hier gilt als Regel, im Zweifelsfalle zuungunsten der Lebensfähigkeit zu entscheiden. Abgestorbene Teile der Harnblase sind zu resezieren,

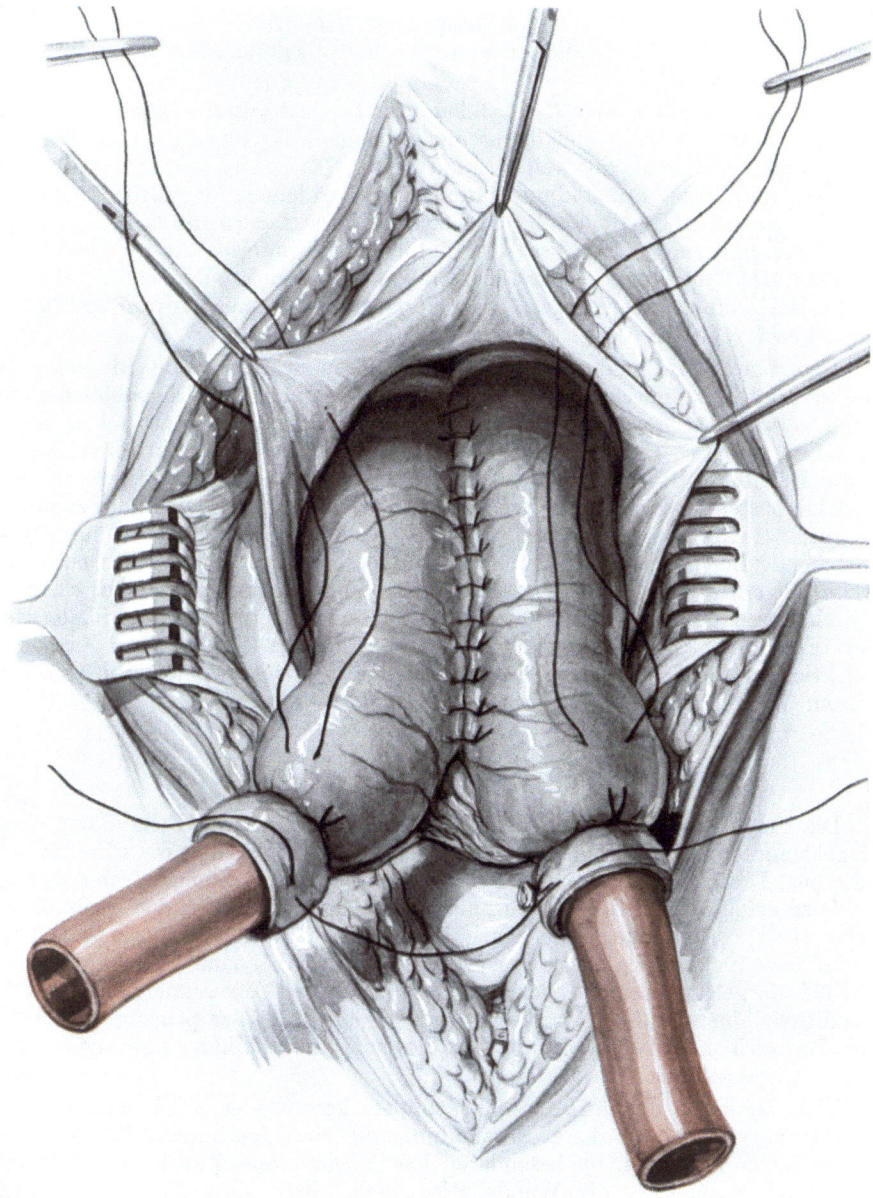

Abb. 30. Zweizeitige Resektion einer infolge Einklemmung nicht mehr lebensfähigen Dünndarmschlinge. Die abgestorbene Schlinge ist abgetragen. Der zu- und der abführende Darmschenkel sind durch eine seitliche Anastomose miteinander verbunden. In jeden der beiden Darmschenkel ist ein Drainrohr eingebunden. Die beiden Darmschenkel werden ringförmig in die Öffnung des Peritoneum parietale eingenäht.

eine Maßnahme, die durch die beträchtliche, oft sackartige Ausweitung des erkrankten Abschnittes erleichtert wird, deren Aussichten aber durch die oft schwere Infektion des Harns getrübt werden. Die Resektion der Harnblase ist an anderer Stelle geschildert. Wie man beim geschädigten Darm gelegentlich zum Auswege des künstlichen Afters, so greift man bei der geschädigten Harnblase bisweilen oft zur Anlegung einer Fistula suprapubica. Beim primären Verschluß einer Blasenwunde ist die Einlegung eines Dauerkatheters nicht zu vergessen.

Außer durch die Gangrän eingeklemmter Brucheingeweide kann eine Peritonitis im Bruchsack auch dadurch entstehen, daß frei im Bruchsack liegende Eingeweide aus einem anderen Grunde in den Zustand der Entzündung geraten, und diese Entzündung dann unter Verklebung des Bruchsackhalses auf den gesamten Inhalt des Bruchsackes übergreift. So kann z. B. die eitrige Entzündung eines im Bruchsack befindlichen Wurmfortsatzes zu einer Entzündung der Umgebung, zu peritonealen Verklebungen im Bereiche des Bruchsackhalses und zu einer abgesackten Peritonitis, zu einer Appendizitis im Bruchsack führen.

Derartige Krankheitszustände sind in ihrem Endzustande klinisch und pathologisch-anatomisch einer mit Infektion verbundenen Brucheinklemmung nahe verwandt, sie werden diagnostisch vielfach irrtümlich als solche angesprochen, und sie erfordern im wesentlichen auch die gleiche Behandlung: unter Eröffnung des Bruchsackes wird die Ursache der Peritonitis im Bruchsack klargestellt, wobei der etwaige Abschluß gegen die freie Bauchhöhle zunächst möglichst aufrecht erhalten wird, und die Quelle der Infektion wird durch entsprechende Behandlung des schuldigen Organes verstopft, wobei also beispielsweise ein erkrankter Wurmfortsatz abgetragen wird. An diese dem akuten Krankheitszustand Rechnung tragenden Maßnahmen wird die radikale Beseitigung des Bruches angeschlossen, sofern die Schwere der örtlichen Infektion und die Minderung des allgemeinen Kräftezustandes des Kranken diesem Vorgehen nicht entgegenstehen.

d) Der Verschluß der Wunde.

Die Frage, inwieweit nach dem Abschluß der operativen Behandlung eines eingeklemmten Bruches ein primärer Verschluß, inwieweit ein Offenbleiben oder eine Drainage der Wunde im Bereiche des Bruches oder auch der Bauchhöhle zu erfolgen hat, richtet sich nach der Schwere und nach der Ausbreitung einer etwa vorhandenen Infektion. Die Grundsätze für den primären Verschluß oder für die Drainage der freien Bauchhöhle sind im Bd. II, D, 8, c, S. 330f. dargelegt. Es wird sich nur in ganz seltenen Ausnahmefällen die Notwendigkeit einer Drainage ergeben. Außer Frage steht der primäre Verschluß der Bauchhöhle, wenn an die Herniotomie die radikale Beseitigung des Bruches angeschlossen wird.

Eine Drainage des äußeren Bruchoperationsgebietes wird immer dann durchgeführt, wenn stärkere Entzündungserscheinungen angetroffen werden. Bei schwerer Infektion, im besonderen bei phlegmonösen Zuständen, wird auf jede Naht verzichtet, die Wunde wird breit offen gelassen, oder sie muß zur Bekämpfung der Infektion sogar über das für die Behebung der Einklemmung erforderlich gewesene Maß noch erweitert werden. Sie wird in derartigen Fällen mit Vioformgaze ausgelegt und der Heilung durch Granulationsbildung überlassen. Nach angeschlossener Radikaloperation wird auch die äußere Weichteilwunde zumeist vollständig geschlossen, und nur in besonders verdächtigen Fällen für 1—2mal 24 Stunden mit einem Drain versehen.

B. Die Beseitigung der Nabelbrüche.
1. Vorbemerkungen.

Der erste Akt der Beseitigung eines Nabelbruches besteht in der übersichtlichen Darstellung der Bruchpforte und des in die Bruchpforte eintretenden Bruchsackhalses. Das zur Erreichung dieses Zieles einfachste Verfahren, den Nabel mit kaudal und kranial in der Querrichtung geführten Hautschnitten in einer wetzsteinförmigen Figur zu umschneiden und von diesem Schnitt aus überall konzentrisch auf die Bruchpforte und den Bruchsackhals vorzudringen, bedingt jedoch den Wegfall des Hautnabels (Omphalektomie, vgl. Abb. 36). Da das Fehlen des äußeren Nabels den Körper aber erheblich verunstaltet, so sucht man, falls die Verhältnisse nicht besonders schwierig oder gefährlich liegen oder die Nabelhaut nicht durch entzündliche oder geschwürige Vorgänge geschädigt ist, den Nabel zu erhalten. Muß der Hautnabel aus den soeben aufgezählten Gründen aber entfernt werden, so wird in der Regel am Ende der Bruchoperation oder später durch eine Plastik ein neuer künstlicher Nabel gebildet (vgl. Abb. 47 u. 48). Zu einer Omphalektomie im wahren Sinne des Wortes, bei der außer dem Hautnabel auch das gesamte, den Bauchdeckennabel begrenzende Gewebe in Wegfall kommt (vgl. Abb. 39 u. 40), besteht nur äußerst selten Veranlassung.

Bei kleineren Nabelbrüchen, wo nach der Radikaloperation ein nennenswerter Hautüberschuß nicht zurückbleibt, wird der Nabel kaudal in einem quergestellten, kranial offenen Bogen umschnitten (vgl. Abb. 31). Da die Bruchpforte und ihre Umgebung von diesem Bogenschnitt aus sowohl seitlich als auch kranial übersichtlich freizulegen sind, so muß der Bogen seitlich reichlich ausladen und an beiden Seiten weit kranial geführt werden. Bei größeren Nabelbrüchen, wo nach der Beseitigung ein beträchtlicher Überschuß an Haut zu erwarten ist, wird in den Hautschnitt ein querer sichelförmiger Bezirk einbezogen (vgl. Abb. 35), der unter Schonung des Hautnabels kaudal von ihm angelegt wird.

Es ist auch bei Schonung des Hautnabels nicht immer notwendig, die Haut und den Hautnabel von dem Bruchsack überall abzupräparieren und hierdurch den Bruchsack als ein einheitliches Gebilde darzustellen. Das bei großen Nabelbrüchen umschnittene, zum Wegfallen bestimmte wetzsteinförmige Hautstück wird, ob es nun den Nabel enthält oder außerhalb von ihm liegt, am Bruchsack belassen, und Haut und Bruchsack werden nur außerhalb dieses Bezirkes bis zur Bruchpforte voneinander getrennt. Der wetzsteinförmige Hautanteil kommt dann mit dem anhaftenden Bruchsack in Fortfall. Aber auch in den Fällen, in denen der Nabel lediglich bogenförmig umschnitten wird, kann die Nabelhaut am Fundus des Bruchsackes, wo sie immer besonders fest haftet, belassen werden (vgl. Abb. 37). Die Nabelhaut wird dann mit dem anhaftenden Bruchsack emporgehoben, und der Hals des Bruchsackes wird, nachdem er und die Bruchpforte unter dem Hautdeckel ringsum freigelegt sind, quer durchtrennt, wodurch der Hautlappen mit dem Hautnabel und dem anhaftenden Bruchsackfundus aufgeklappt werden können. In diesem Falle bleibt also der an der Haut haftende Bruchsackanteil mit der Haut in Verbindung und im Körper zurück. Er verwächst ohne weiteres mit der Umgebung.

Die Freilegung der Bruchpforte und ihrer Umgebung muß großzügig erfolgen, da der Verschluß der Bruchpforte in der Regel nicht einfach ist, und da seine Zuverlässigkeit weitgehend von der guten Übersicht und der freien Zugänglichkeit des Operationsgebietes abhängt. Die Oberfläche der Aponeurose wird daher vom Bruchpfortenrande aus in einem Umkreis von mehreren

Zentimetern sauber freigelegt. Diese Darstellung wird oft dadurch erschwert, daß zahlreiche Gefäße durch die Linea alba und die vordere Rektusscheide ziehen. Werden sie bei der Ablösung des Fettgewebes durchtrennt oder abgerissen, so ziehen sie sich unter die Aponeurose zurück und sind nur schwer zu fassen. Sie sind möglichst vorher doppelt zu unterbinden.

Nur bei kleinen Brüchen und bei zartem Bruchsack, dessen Leersein von außen sicher festgestellt werden kann, darf der Bruchsackhals einmal ausnahmsweise ohne Eröffnung unterbunden, durchtrennt und in seinem zentralen Teil versenkt werden. Die Regel ist, den Bruchsack zunächst an einer Stelle zu eröffnen und etwa vorliegende Brucheingeweide unter Leitung des Auges zu versorgen (vgl. Abb. 32, 33 u. 38). Während das Wiedervorquellen des zurückgelagerten Bruchinhaltes durch vorgelegte Kompressen nach Möglichkeit verhindert wird, wird der Bruchsackhals ringförmig durchtrennt und verschlossen.

Bei größeren Nabelbrüchen sind die Brucheingeweide, an denen das große Netz und das Colon transversum in erster Linie beteiligt sind, häufig irreponibel, indem sie festgewachsen sind oder in einem vielkammerigen Bruchsack durch Stränge und Septen festgehalten werden (vgl. Abb. 38). Die Entwirrung und Befreiung dieser Gebilde durch Lösung der Verwachsungen, durch Ausschälen aus Buchten und durch Trennung von Strängen und Septen kann eine äußerst schwierige und zeitraubende Arbeit sein. Klumpiges Netz wird partienweise abgetragen, der Darm wird nach Möglichkeit ausgelöst. Wegen unentwirrbarer Verwachsungen kann aber auch eine Resektion des Darmes nötig werden.

Der alleinige Verschluß des Bruchsackes ohne Mitfassen der Bauchdecken mißlingt bei größerer Bruchpforte häufig, da das Peritoneum so zart sein kann, daß die Nähte durchschneiden. Es ist dann besser, sich mit derartigen vergeblichen Versuchen nicht lange aufzuhalten, sondern den Verschluß des Bruchsackes und der Bruchpforte, d. h. also des Peritoneum parietale und der Mittelaponeurose, gemeinsam vorzunehmen (vgl. Abb. 41).

Der Umstand, daß der Zug der Bauchmuskeln im wesentlichen in querer Richtung wirkt (Sprengel), macht es ratsam, beim Verschluß der Nabelbruchpforte die körperquere Richtung zu bevorzugen. Dieser Forderung wird in einfachster Weise dadurch genügt, daß die rundliche Bruchpforte durch das Einsetzen je eines einzinkigen scharfen Hakens oder je einer Kocher-Klemme in die Mitte des rechten und des linken Randes zu einem queren Spalt umgeformt wird, und daß der kraniale und der kaudale Rand dieses Spaltes abwechselnd von rechts und von links nach der Mitte zu durch Knopfnähte miteinander vereinigt werden (vgl. Abb. 34).

Die Erfahrung lehrt, daß ein derartiger einfacher Verschluß nicht sehr zuverlässig ist. Die Versuche, durch zusätzliche, die erste Nahtreihe versenkende Nähte eine größere Festigkeit zu erzielen, haben sich nicht sonderlich bewährt. Auch die Verstärkung der einfachen Verschlußnaht durch türflügelartige Lappen aus der benachbarten Aponeurose ist nicht ratsam. Die unmittelbare Aneinanderlagerung der Mm. recti verlangt ihre weitgehende Aushülsung, und die Haltbarkeit der Naht leidet oft an der geringen Festigkeit der Muskulatur gegenüber den sie zusammenziehenden Nähten.

Das beste, eine erhebliche Steigerung der Sicherheit des Verschlusses gewährleistende Verfahren ist die Bauchdeckendoppelung (Mayo, vgl. Abb. 41 u. 42). Sie wird beim Verschluß der Nabelbruchpforte derartig bewerkstelligt, daß die kraniale Wundlippe in einem möglichst großen Queroval ventral über die kaudale Wundlippe gezogen und auf ihr flächenhaft befestigt wird. Gelegentlich kann auch die kaudale Wundlippe ventral über der kranialen befestigt werden. Wenn die kreisförmige Gestalt der Bruchpforte einer derartigen Übereinanderlagerung Schwierigkeiten bereitet, oder wenn sich die Minderwertigkeit des die Bruchpforte umgebenden Gewebes unter beträchtlicher Diastase der Mm. recti weit nach der Seite erstreckt, werden die Ränder der Bruchpforte vor der Doppelung nach rechts und links bis in die Mm. recti eingekerbt.

Gegenüber der Bauchdeckendoppelung treten weitere oft recht umständliche Verschlußverfahren der Nabelbruchpforte stark in den Hintergrund. Das gilt z. B. von der Tabaksbeutelnaht nach LEXER. Hierbei wird nach der Abtragung des Bruchsackes durch alle Schichten eine die Bruchpforte umkreisende Tabaksbeutelnaht mit Aluminiumbronzedraht gelegt, die jederseits den M. rectus mehrmals durchsticht. Nachdem die Bruchpforte durch eine besondere Knopfnaht verschlossen ist, wird sie durch Schnürung der Tabaksbeutelnaht wie eine Pelotte nach innen versenkt.

Vor dem Verschluß der Hautwunde wird ein etwa noch bestehender Überschuß von Haut durch Abtragung beseitigt. An der Haut haftende Reste des Bruchsackes brauchen nicht entfernt zu werden. Die Hautwunde wird primär geschlossen. Mußte der Hautnabel ausgeschnitten werden, so wird ein neuer künstlicher Hautnabel gebildet (vgl. Abb. 47 u. 48).

Schon aus der Darstellung dieser allgemeinen Gesichtspunkte ergibt sich, daß die Beseitigung der Nabelbrüche nicht nach einem einheitlichen Verfahren erfolgt. Es lassen sich vornehmlich zwei Typen des Vorgehens aufstellen: der Operationstypus der kleinen Nabelbrüche, wie sie im besonderen bei Kindern vorkommen, und der Operationstypus der großen Nabelbrüche, wie sie im besonderen bei Erwachsenen vorkommen. Diese beiden Brucharten unterscheiden sich in der Regel auch pathologisch-anatomisch dadurch, daß bei den kleinen Nabelbrüchen die Fascia transversalis den Bruch durch eine Lücke hindurchtreten läßt, während sie bei den großen Nabelbrüchen den Bruchsack als eine Bruchhülle überzieht.

2. Die Beseitigung der kleinen Nabelbrüche.

Kinder erhalten Allgemeinbetäubung. Bei Erwachsenen kann örtliche Schmerzausschaltung angewendet werden, wobei die Hochdrucklokalanästhesie wegen der Schnelligkeit der Einspritzung und wegen der Vollständigkeit und Größe der Schmerzbetäubung besonders zu empfehlen ist. Hierbei ist nicht allein die Haut und das Subkutangewebe des Operationsgebietes zu umspritzen, sondern die Nadel ist auch senkrecht durch die Bauchdecken bis in das properitoneale Fett zu führen, um diesen Gewebsraum mit anästhesierender Lösung zu infiltrieren. Das unter Hochdruck eingeführte Anästhetikum breitet sich von nur 4 Einstichpunkten aus flächenhaft zumeist ausreichend aus. Bei erheblicher Fettleibigkeit oder dort, wo mit starker Spannung der Bauchdecken zu rechnen

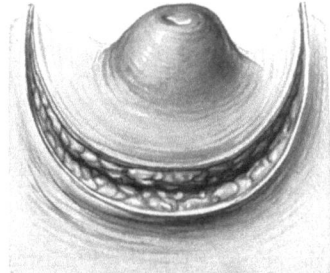

Abb. 31. Kreisbogenförmige Umschneidung der Haut eines kleinen Nabelbruches.

ist, kann die gürtelförmige Spinalanästhesie vorteilhaft sein.

Die Bruchgeschwulst wird in der Ausdehnung von zwei Dritteln eines Kreises umschnitten (vgl. Abb. 31), wobei der Scheitel des kranial offenen Kreisbogens kaudal vom Nabel liegt. Die Größe des Kreises richtet sich nach der Größe des Nabelbruches. Man sei hierbei nicht zu sparsam. Es ist oft recht schwierig, durch die bewegliche, fettunterpolsterte Haut der Nabelgegend einen glatten Schnitt zu führen; man muß sich hierzu die Haut gut spannen lassen. Der Schnitt wird durch das subkutane Fettgewebe überall bis auf die Aponeurose vertieft, wobei in der Regel zahlreiche Gefäße zu versorgen sind. Indem der den häutigen Nabel enthaltende zungenförmige Hautlappen mit scharfem Haken, mit Kocher-Klemmen oder mit einer Muzeux-Zange kranialwärts angehoben wird, wird er von der Kuppe des Bruchsackes abgelöst und

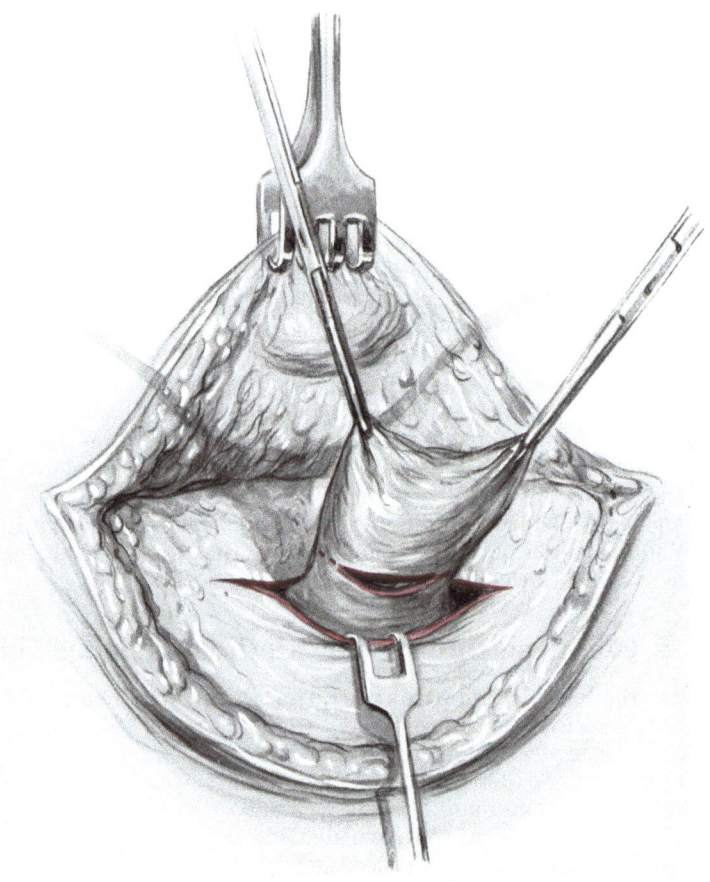

Abb. 32. Beseitigung eines kleinen Nabelbruches. Der deckende Hautlappen ist unter Erhaltung des Hautnabels vom Bruchsack abgelöst. Die Bruchpforte ist durch Querschnitt erweitert, und der vorgezogene Bruchsack ist an seiner Basis eröffnet.

wie ein Türflügel kranialwärts zurückgeschlagen (vgl. Abb. 32). Unter sinngemäßem Einsetzen von scharfen Haken wird auf der einen Seite der Bruchsack mit seinem in die Bruchpforte eintretenden Hals, und es wird auf der anderen Seite die Aponeurose in einem beträchtlichen Umkreis um die Bruchpforte sauber freigelegt, so daß der Bruchsack frei wie ein gestielter Pilz aus der Öffnung des blanken Aponeurosentellers hervorragt.

Läßt sich, was häufig vorkommt, der Hautnabel nicht oder nur schwer vom Fundus des Bruchsackes trennen, so wird der Fundus unter querer Durchtrennung des Bruchsackes am Hautnabel belassen (vgl. Abb. 33). Da jedoch die Eingeweide aus einem derartig frühzeitig eröffneten Bruchsack in störender

Weise vorquellen können, kann man auch zunächst auf die Durchtrennung des Bruchsackes verzichten. Man umfährt ihn alsdann, solange sein Fundus noch am Hautnabel hängt, unter dem Hautdeckel auf der kranialen Seite (vgl. Abb. 33) und faßt ihn vor der Abtragung seiner Kuppe quer mit einer Klemme. Durchschneidet man jetzt den Bruchsack peripher von der Klemme, so lassen sich, während sein zentraler Teil durch die Klemme verschlossen bleibt, der frei gewordene Fundus mit dem Hautlappen zurückschlagen, und die genaue Darstellung auch des kranial von der Bruchpforte gelegenen Aponeurosenabschnittes

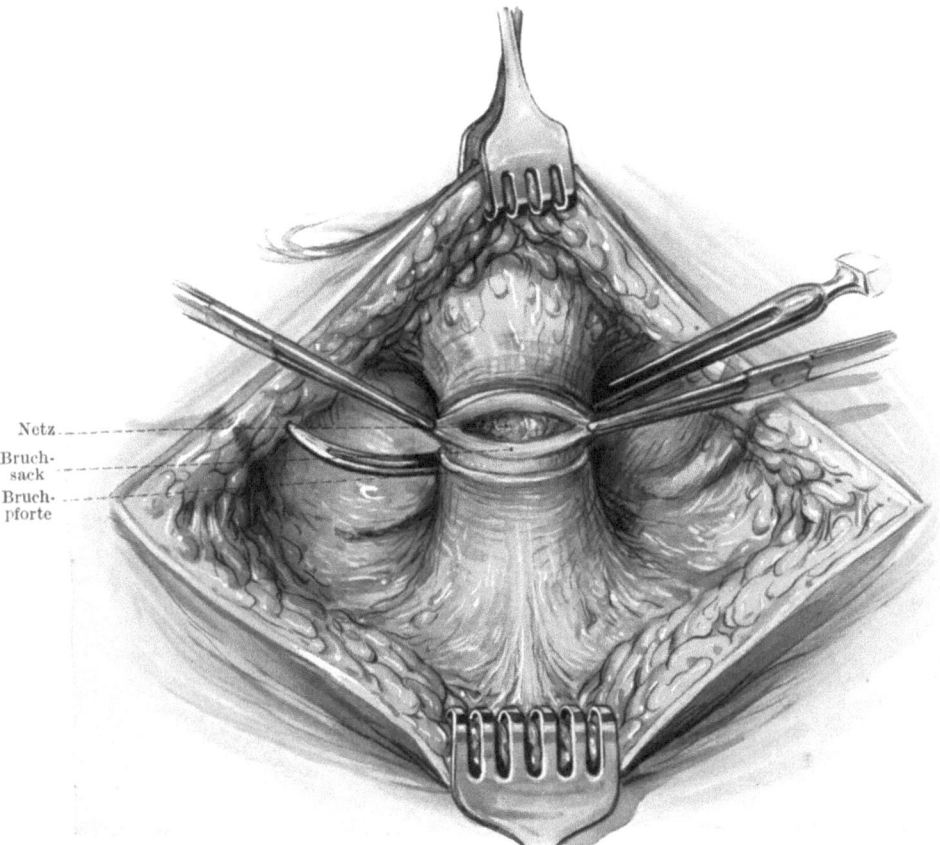

Abb. 33. Beseitigung eines kleinen Nabelbruches. Nach bogenförmiger Umschneidung der Haut des Nabels ist der Hals des Bruchsackes umfahren und auf eine Hohlsonde geladen. Die Bruchpforte ist durch Einschneiden der Aponeurose begrenzt. Der Bruchsack ist durch Querschnitt eröffnet, so daß das den Bruchinhalt bildende Netz erscheint.

kann vollendet werden. Vor dem Abbinden des durch die Klemme quer verschlossenen Bruchsackes wird die Klemme jedoch in der Regel abgenommen, der Rand des Bruchsackes wird mit KOCHER-Klemmen gefaßt, und das Innere des Bruchsackes wird besichtigt, um nicht unbemerkt Eingeweideteile einzubinden.

Nach der Freilegung der Aponeurose und der Bruchpforte wird der Bruchsack, sofern das nicht schon vorher geschehen ist, zumeist eröffnet, und nach entsprechender Versorgung der Brucheingeweide möglichst für sich allein durch Abbindung oder Naht verschlossen (vgl. Abb. 17) und hinter die Bruchpforte versenkt. Ist der Bruchsackstiel so zart, daß er sich nicht allein verschließen läßt, so wird sein Verschluß gemeinsam mit dem Verschluß der Bruchpforte vollzogen. Wenn mit Sicherheit festgestellt werden kann, daß der Bruchsack leer ist, so kann er auch einmal uneröffnet nach oder ohne vorausgeschicktem Zusammendrehen durchstochen, abgebunden und abgetragen werden.

Als Verschluß kleiner Bruchpforten namentlich bei kleinen Kindern genügt die einfache Naht mit Zwirnknopfnähten quer zur Körperlängsachse (vgl.

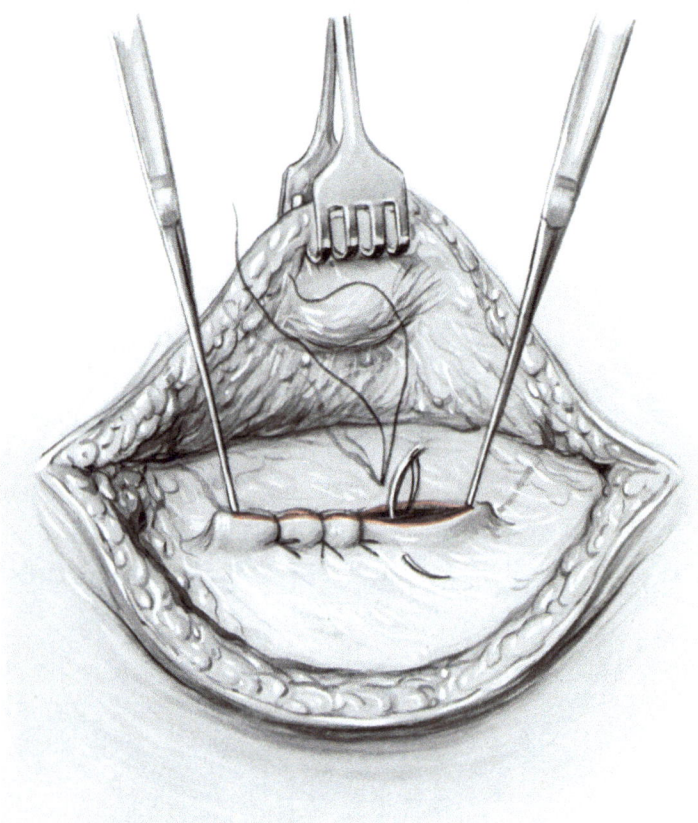

Abb. 34. Verschluß der Bruchpforte eines kleinen Nabelbruches. Nach Verschluß und Versenkung des Bruchsackes wird die in querer Richtung angefrischte Bruchpforte durch Knopfnähte geschlossen. Der durch eine MUZEUXsche Zange emporgehobene Hautnabel ist kenntlich.

Abb. 34). Bei etwas größerer Bruchpforte ist es ratsam, eine **Bauchdeckendoppelung**, wenn auch nur in kleinem Ausmaß, vorzunehmen, wie sie im nächsten Abschnitt bei der Beseitigung großer Nabelbrüche beschrieben ist (vgl. Abb. 41 u. 42). Hierbei kann die vorausgeschickte Erweiterung der Bruchpforte durch seitliche Querschnitte zweckmäßig sein.

Der den Nabel tragende Hautlappen wird zurückgeschlagen, und die den Nabel umkreisende Wunde wird durch subkutane Katgut- und durch Hautseidenknopfnähte geschlossen.

3. Die Beseitigung der großen Nabelbrüche.

Mit der Hochdrucklokalanästhesie können auch sehr umfangreiche Gebiete um den Nabel beherrscht werden. Eine restlose Erschlaffung der

Bauchdecken, wie sie bei der Naht sehr umfangreicher Bruchpforten wünschenswert ist, und völlige Freiheit in der Ausdehnung des Schnittes und in der Versorgung der Baucheingeweide gewährt die gürtelförmige Spinalanästhesie.

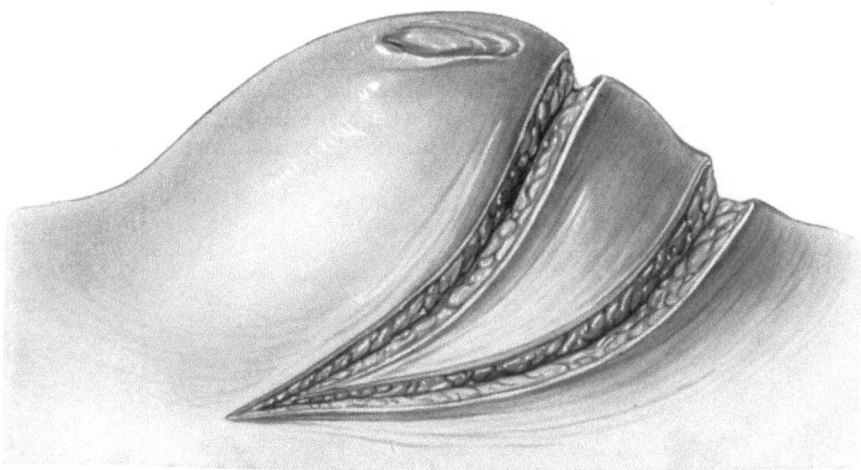

Abb. 35. Halbmondförmiger Hautschnitt unter Erhaltung des Hautnabels zur Beseitigung eines großen Nabelbruches.

Die Freilegung des Bruchsackes und der Bruchpforte. Der Hautschnitt wird in der Regel in einem kranial offenen Bogen kaudal von der Bruchgeschwulst vorbeigeführt, wobei im Hinblick auf den zu erwartenden Hautüberschuß ein wetzsteinförmiger quergestellter Hautanteil umschnitten

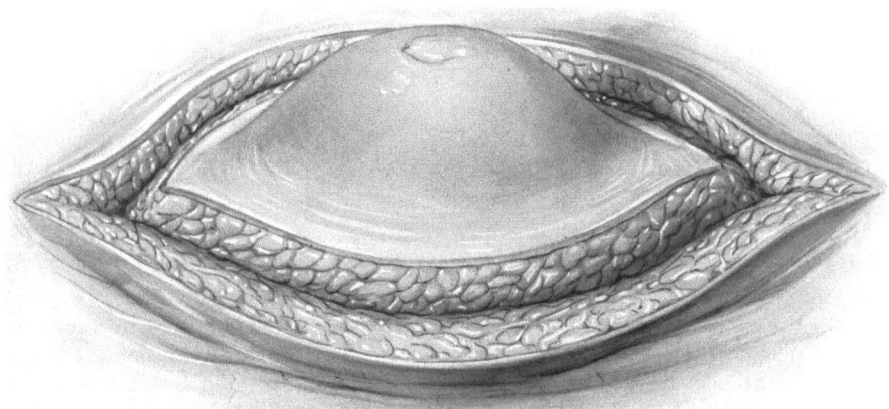

Abb. 36. Wetzsteinförmige Umschneidung eines großen Nabelbruches (Omphalektomie).

werden kann (vgl. Abb. 35). Der kaudale Rand der wetzsteinförmigen Figur kommt hierbei an die Basis der Bruchgeschwulst in den Bereich der hier meist vorhandenen Umschlagsfalte zu liegen, der kraniale Rand zieht hart kaudal vom Hautnabel vorbei. Der Schnitt muß reichlich nach den Seiten ausladen — er wird bisweilen über 30 cm lang —, um eine großzügige Freilegung der Bruchpforte und ihrer Umgebung zu ermöglichen. Nur bei besonders schwierigen Verhältnissen, wenn die Nabelhaut durch entzündliche oder geschwürige Vorgänge geschädigt ist, oder bei eingeklemmten Brüchen wird der Hautnabel selbst in den wetzsteinförmigen Hautbezirk einbezogen (kutane Omphalektomie) (vgl. Abb. 36).

Wird der Hautnabel nicht entfernt, bleibt er also außerhalb der wetzsteinförmigen Figur oder wird er bogenförmig umschnitten, so präpariert man unter starkem Auseinanderziehen der Hautränder zunächst die den Hautnabel enthaltende kraniale Wundlippe von der Oberfläche des Bruchsackes ab, man dringt auf der kranialen Seite entlang dem Bruchsackhals bis an die

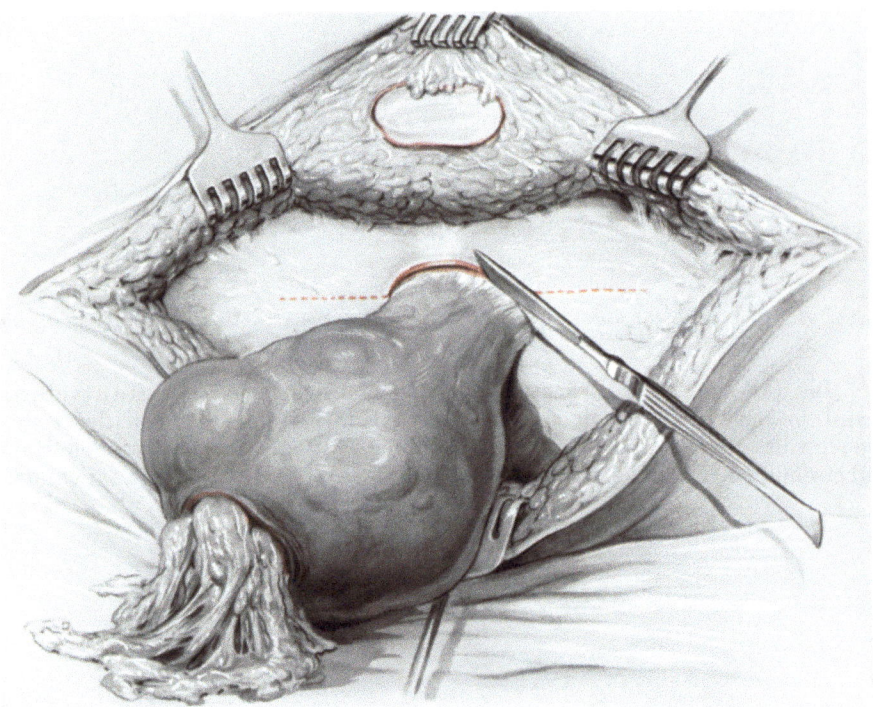

Abb. 37. Beseitigung eines großen Nabelbruches. Die bogenförmig umschnittene Haut ist vom Bruchsack abgelöst, wobei der am Nabel haftende Teil des Bruchsackes zurückgelassen wurde, so daß aus seiner Lücke das den Bruchinhalt bildende Netz vorquillt. Der Bruchsack wird an der Basis umschnitten. Der spätere Querschnitt zur Erweiterung der Bruchpforte ist durch eine punktierte Linie angedeutet.

Bruchpforte vor und legt die die Bruchpforte umschließende Aponeurose in beträchtlicher Breite frei. Läßt sich jedoch der Hautnabel von dem darunter liegenden Bruchsack nicht ablösen, so ist es vorteilhafter, den Bruchsack einzuschneiden und in entsprechender Ausdehnung am Hautnabel belassen (vgl. Abb. 37), als ohne weiteres den Ausweg der Beseitigung des Hautnabels zu wählen. In gleicher Weise wird die Freilegung von Bruchsack und Aponeurose von dem kaudalen Schnitt aus auf der kaudalen Seite durchgeführt. Indem nun auch auf beiden Seiten in gleicher Weise verfahren wird, wird die Verbindung des kranialen und des kaudalen Operationsfeldes hergestellt, so daß am Schluß die sauber freigelegte Bruchgeschwulst mit dem auf ihr etwa zurückgelassenen Hautanteil in der Mitte der großen Wunde wie ein Pilz thront, dessen Stiel in der in weitem Umkreis sauber dargestellten vorderen Bauchwand verschwindet (vgl. Abb. 37). Wenn die Bruchgeschwulst stark entwickelt, die Bruchpforte dagegen sehr eng ist, so ist die Freilegung der vorderen Bauchdeckenaponeurose unter der überhängenden Bruchgeschwulst nicht immer leicht und kann nur durch starkes Ziehen an sinngemäß eingesetzten scharfen Haken bewerkstelligt werden.

Erst wenn die Darstellung von Bruchsack, Bruchpforte und Aponeurose überall sauber vollzogen ist, wird — sofern das nicht schon vorher versehentlich

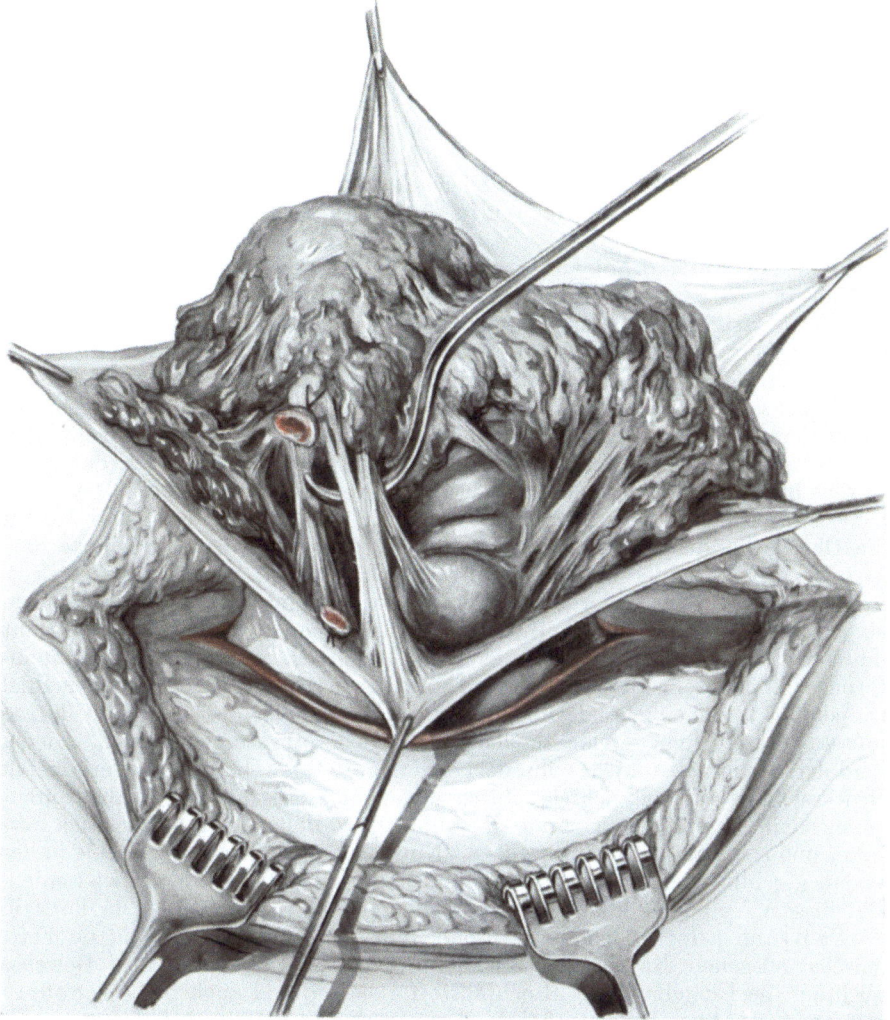

Abb. 38. Versorgung des Bruchinhaltes eines großen Nabelbruches. Das haftende Netz und Colon transversum werden durch doppelte Unterbindung und durch Durchtrennung der haltenden Stränge allmählich befreit.

oder infolge untrennbarer Verwachsungen planmäßig geschah — der Bruchsack an einer freien Stelle durch einen Quer- oder durch einen Längsschnitt oder auch an seiner Basis durch einen Kreisschnitt eröffnet. Seine Ränder werden mit KOCHER- oder MIKULICZ-Klemmen gefaßt. Durch Anheben der Klemmen wird der Bruchsack entfaltet. Der Bruchinhalt läßt sich nunmehr übersehen und beim weiteren Einschneiden vor Verletzungen bewahren. Bei mehrkammerigem Bruchsack entstehen bei der weiteren Eröffnung in der Regel dadurch Schwierigkeiten, daß der Bruchinhalt in den Buchten des Sackes verfilzt und nicht ohne weiteres zu entwirren ist (vgl. Abb. 38). Ist der Bruchinhalt lediglich Netz, so ist das weitere Vorgehen einfach, indem das Netz in der Höhe der Bruchpforte abschnittweise doppelt unterbunden und durchtrennt wird. Bei unübersichtlichen Verhältnissen ist hierbei sorgfältig darauf zu achten, daß nicht etwa ein Stück Darm in eine Unterbindung gerät. Ist dagegen auch Darm — zumeist das Colon transversum — im Bruchsack festgewachsen, so hilft nur seine sorgfältige und mühselige Auslösung, wobei die einzelnen Stränge und Septen des Bruchsackes zur Befreiung der umklammerten Teile schrittweise zu durchtrennen sind. Sind die Verwachsungen untrennbar, so muß der Darm reseziert werden.

Sobald der gesamte Bruchinhalt frei ist, wird er in die Bauchhöhle versenkt und durch eine Rollgaze zurückgehalten. Der Bruchsack selbst wird oberhalb der Bruchpforte ringförmig abgetragen, wobei der zentrale Rand mit Klemmen gefaßt wird.

Muß der Hautnabel entfernt werden (kutane Omphalektomie) — die Gründe für dieses verstümmelnde Vorgehen sind oben bereits genannt — so wird der wetzsteinförmige Hautschnitt symmetrisch um den Nabel als Mittelpunkt geführt (vgl. Abb. 36). Die weitere Darstellung des Operationsgebietes erfolgt nun nicht in der soeben beschriebenen Weise, daß zunächst der Fundus des Bruchsackes und von ihm aus der Bruchsackhals, die Bruchpforte und die vordere Aponeurose exzentrisch freigelegt werden, sondern es empfiehlt sich, den wetzsteinförmigen Schnitt zunächst allseitig senkrecht durch das Fettgewebe bis auf die vordere Aponeurose zu vertiefen, die hierbei in beträchtlicher Entfernung von der Bruchpforte erreicht wird. Von hier aus wird dann die Oberfläche der Aponeurose konzentrisch bis an die Bruchpforte dargestellt, und der hier eintretende Bruchsackhals wird ringförmig freigelegt.

Entweder wird jetzt der Bruchsackhals etwas peripher von der Bruchpforte eingeschnitten und allmählich ringförmig durchtrennt, wodurch das aus Haut und Fettgewebe bestehende, im Inneren den Bruchsack beherbergende wetzsteinförmige Gebilde frei wird und in Fortfall kommt, sofern es nicht noch an einem Stiel irreponibler Brucheingeweide hängt. Ist das letztere der Fall (vgl. Abb. 39), so müssen die Brucheingeweide zunächst befreit oder abgetragen werden. Hierzu wird der Bruchsack und das ihn deckende Hautfettgewebe von dem eröffneten Bruchsackhals aus rücksichtslos durch einen radiären, auch den Nabel durchtrennenden Schnitt gespalten (vgl. Abb. 40), so daß sich der Bruchsack entfaltet und sein Inhalt frei zutage liegt. Nun können die Brucheingeweide in der bereits geschilderten Weise versorgt und in die Bauchhöhle versenkt werden. Bei diesem Vorgehen kommt also lediglich der häutige Nabel in Fortfall.

Man kann jedoch nach der Umschneidung des in der Haut und im Fettgewebe gelegenen Nabels die wetzsteinförmige Durchtrennung des Gewebes auch auf die Umgebung der Bruchpforte fortsetzen, und auch das aponeurotische Gewebe einschließlich des Peritoneum parietale in dieser Weise durchtrennen (totale Omphalektomie, vgl. Abb. 40). Sitzen im Bruchsack keine Eingeweide fest, so fällt das sämtliche Bauchdeckenschichten enthaltende umschnittene Gewebsstück fort und die Bauchhöhle ist in entsprechender Ausdehnung eröffnet. Liegen im Bruchsack Eingeweide fest, so kann das Netz vom Bauch aus abgebunden werden, der Darm dagegen wird in der oben geschilderten Weise nach rücksichtsloser Spaltung des ausgeschnittenen Nabelteiles befreit.

In dem Bestreben, das Peritoneum des Bruchsackes für sich allein zu verschließen und die Bildung eines Bruchsacktrichters zu vermeiden, sucht man die Fortsetzung des Bruchsackes nach der Leibeshöhle, das Peritoneum parietale, in der Nähe der Bruchpforte noch ein Stück von der vorderen Bauchwand im Zusammenhange abzulösen. Wird die Bruchpforte beiderseits seitlich eingekerbt, so erleichtert die hierdurch geschaffene bessere Übersicht und Zugänglichkeit dieses Vorgehen. Läßt sich der Bruchsack im Bereiche seines Halses ohne einzureißen getrennt verschließen, so wird er durch Umschnürung, durch Knopfnähte oder durch Tabaksbeutelnaht geschlossen. Gelingen jedoch die gesonderte Darstellung und der gesonderte

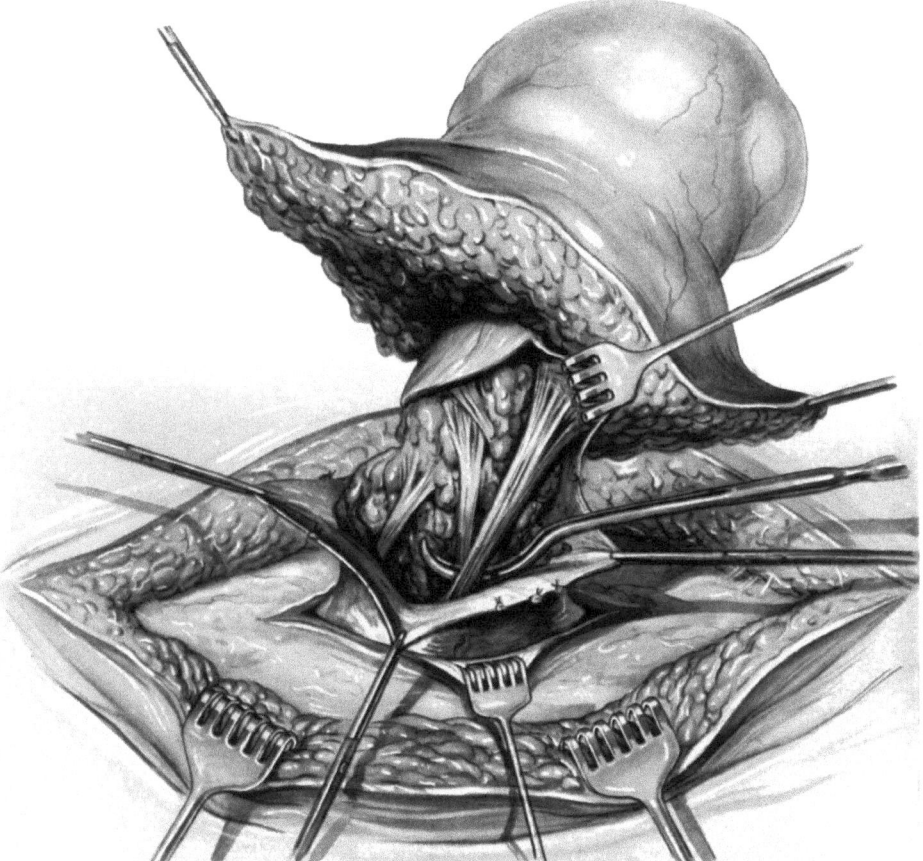

Abb. 39. Beseitigung eines großen Nabelbruches durch Omphalektomie unter Beseitigung des Bruchinhaltes. Die den Nabel tragende Bruchgeschwulst ist allseitig umschnitten. Die freigelegte Bruchpforte ist durch Querschnitte erweitert, und der Bruchsack ist an seinem Halse eröffnet. Das den Bruchinhalt bildende Netz wird partienweise abgebunden und abgetragen, so daß die gesamte Bruchgeschwulst mit Bruchinhalt in Wegfall kommt.

Verschluß des Bauchfells nicht, so werden das Bauchfell des Bruchsackhalses und die Bruchpforte gemeinsam genäht.

Der Verschluß der Bruchpforte durch Bauchdeckendoppelung. Der einfachste Verschluß der Bruchpforte ist die unmittelbare Vereinigung ihrer Ränder durch Knopfnähte. Da jedoch die Umgebung der Bruchpforte zumeist aus minderwertigem Gewebe besteht, so ist die Bauchdeckendoppelung mehr zu empfehlen. Erstreckt sich die Minderwertigkeit des Gewebes auf einen großen Umkreis, so erhöht das vorausgeschickte seitliche Einschneiden der Bruchpforte die Sicherheit des Verschlusses. Das Gewebe wird in querer Richtung nach beiden Seiten bis ins Gesunde, d. h. in den meisten Fällen bis in die Mm. recti eingeschnitten, entweder ohne Durchtrennung des Peritoneum parietale, wenn es sich getrennt darstellen und getrennt verschließen läßt, oder mit Durchtrennung des Peritoneum parietale, wenn es sich nicht getrennt darstellen und nicht getrennt verschließen läßt. Das minderwertige Gewebe

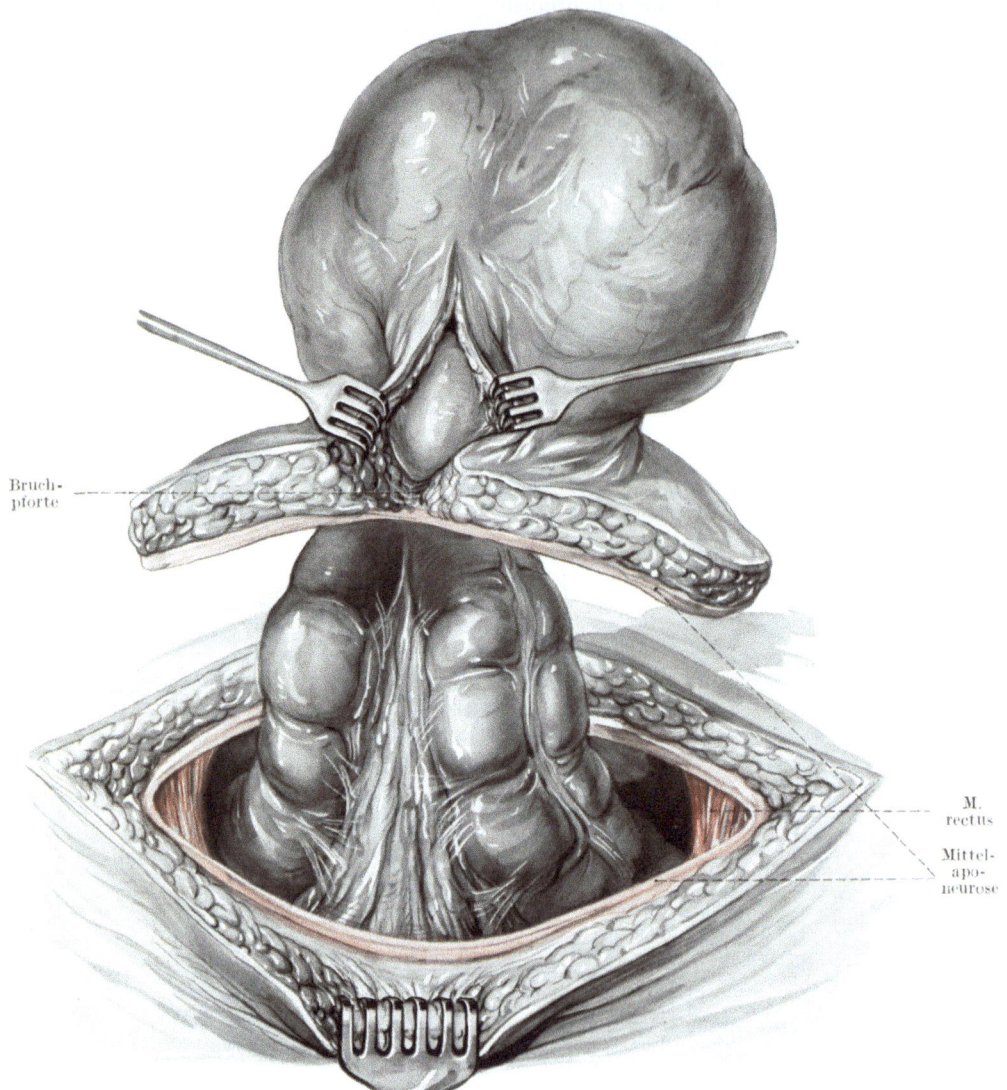

Abb. 40. Beseitigung eines großen Nabelbruches durch Omphalektomie unter Rücklagerung des Bruchinhaltes. Die Bruchgeschwulst, die Bruchpforte und das Peritoneum sind allseitig umschnitten. Die Bruchgeschwulst wird emporgehoben. Das den Bruchinhalt bildende Colon transversum wird durch radiäres Einschneiden der deckenden Schichten aus der Bruchgeschwulst befreit.

der Bruchpfortenumgebung durch das oben geschilderte allseitige Ausschneiden der Bruchpforte in Form der totalen Omphalektomie zu beseitigen, liegt zumeist keine Veranlassung vor, da das zusätzliche Vorhandensein von überschüssigem minderwertigem Gewebe die Sicherheit eines durch vollwertiges Gewebe hergestellten Verschlusses noch steigert.

Bei der Bauchdeckendoppelung wird das Bauchfell in die Verschlußnaht einbezogen, wenn seine gesonderte Naht nicht gelingt, es bleibt außerhalb der Naht, wenn es für sich geschlossen werden kann. Im letzteren Falle muß das Peritoneum parietale auf eine weite Fläche von dem kranialen Rande der Bruchpforte abgelöst werden — ein zumeist schwieriges und oft vergebliches Unterfangen! —, um die Doppelung auf eine entsprechend breite Strecke zu ermöglichen. Auch die Oberfläche der Aponeurose ist auf beiden Seiten in beträchtlicher Breite freizulegen und von jeder Fettauflagerung zu säubern.

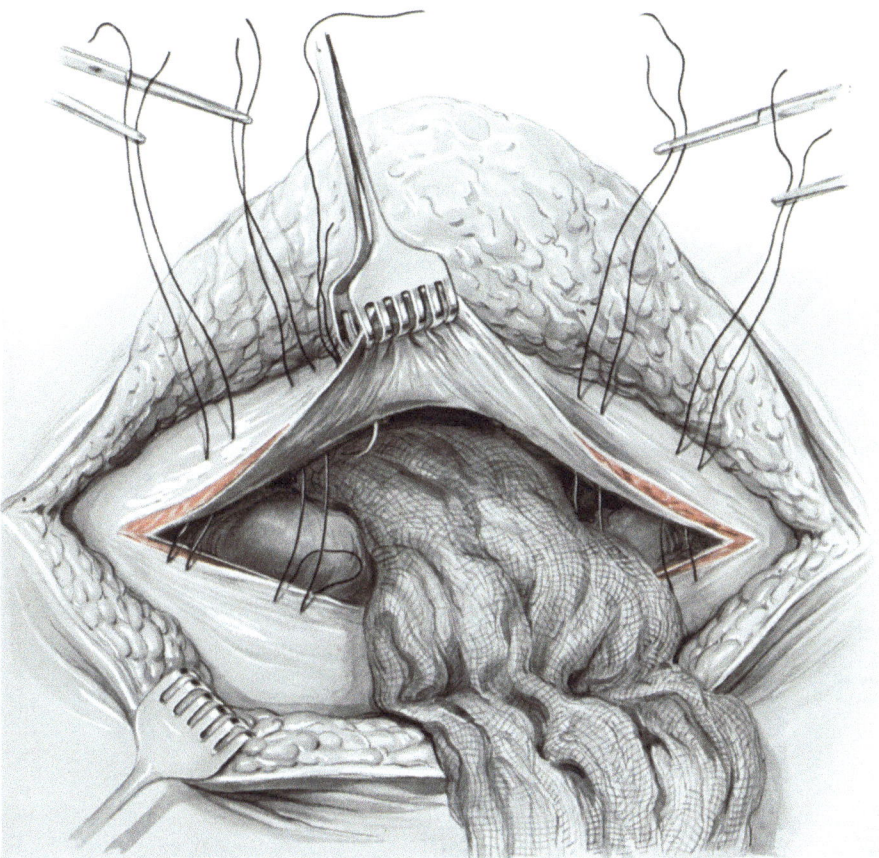

Abb. 41. Verschluß einer Nabelbruchpforte durch Bauchdeckendoppelung. Der kaudale Rand der in querer Richtung erweiterten Bruchpforte wird durch U-Nähte in einer bogenförmigen Linie unter die kraniale Wundseite gezogen.

Die Bauchdeckendoppelung wird mit U-Nähten aus kräftigem Zwirn in folgender Weise bewerkstelligt: Die beiden äußersten seitlichen Punkte der ursprünglichen oder der quer erweiterten Bruchpforte werden mit je einem einzinkigen spitzen Haken oder mit je einer KOCHER-Klemme stark nach außen und in die Höhe gezogen, und die kraniale Wundlippe der Aponeurose wird mit einem mehrzinkigen scharfen Haken oder einer MUZEUXschen Zange ebenfalls angehoben. Die einzelnen U-Nähte werden nun in folgender Weise abwechselnd an der rechten und linken Seite der Bruchpforte nach der Mitte fortschreitend gelegt (vgl. Abb. 41): Am Rande der kranialen Wundlippe wird ein langer Faden von außen nach innen, am Rande der kaudalen Wundlippe ebenfalls von außen nach innen, dicht daneben wieder von innen nach außen und hierauf am Rande der kranialen Wundlippe an entsprechender Stelle von innen nach außen gestochen. Die beiden Fadenenden werden zunächst nicht geknüpft, sondern mit einer Klemme zusammengefaßt. Der zweite Faden wird in gleicher Weise an der anderen Ecke der Wunde gelegt. Der nächste Faden wird neben dem einen Eckfaden nach der Mitte zu durch beide Wundlippen in gleicher

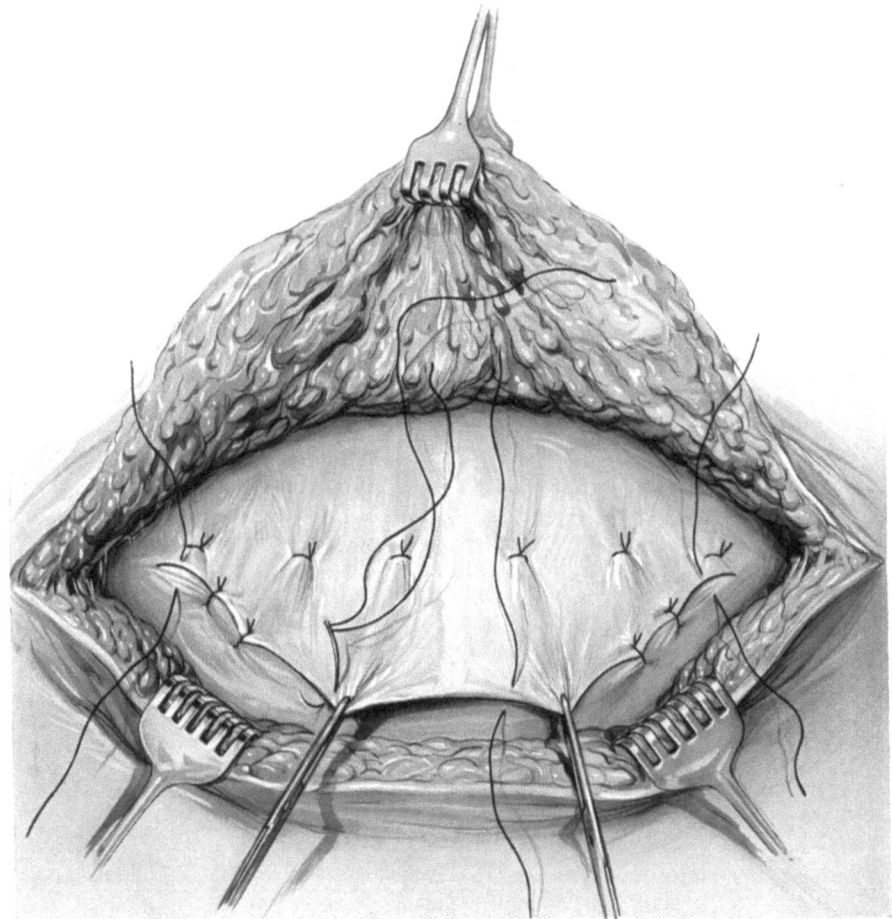

Abb. 42. Bauchdeckendoppelung. Fortsetzung des Zustandes der vorigen Abbildung. Nach Vollendung der tiefen U-Nähte wird der kraniale Rand der Bruchpforte in bogenförmiger Linie auf die kaudale Wundseite gesteppt.

Reihenfolge und Richtung gelegt, doch durchsticht er die kraniale Wundlippe in einer etwas größeren Entfernung von ihrem Rande. So geht es an beiden Seiten abwechselnd nach der Mitte zu fort, bis schließlich die Verbindungslinie aller durch die kraniale Wundlippe gelegten Stiche einen zusammenhängenden, kaudal offenen Bogen bildet, dessen höchster Punkt so weit von dem Rande der kranialen Wundlippe entfernt ist, als es die Spannung der Bauchdecken zuläßt. Nachdem alle Fäden gelegt und mit Klemmen bewaffnet sind, werden sie durch die Assistenten gleichmäßig angezogen, und der Operateur knüpft nun einen Faden nach dem anderen, indem er abwechselnd an den Seiten beginnt und allmählich gegen die Mitte fortschreitet. Bei Einbeziehung des Peritoneum parietale in die Naht ist sorgfältig darauf zu achten, daß keine Eingeweide durch die Verschlußnähte eingeklemmt werden.

Nach der Knotung aller Fäden ist die Bauchhöhle an sich geschlossen. Die kraniale Wundlippe fällt jedoch noch in Gestalt eines freien Lappens über die kaudale Wundlippe. Sie wird an ihrem Rande durch Knopfnähte auf die Oberfläche der kaudalen Aponeurose unter Spannung aufgesteppt (vgl. Abb. 42).

Die Bruchpforte der großen Nabelbrüche läßt sich statt durch die geschilderte Bauchdeckendoppelung auch durch einfache Knopfnähte und auch durch Längsnaht schließen. Ein derartiger einfacher Verschluß kann durch eines der im Allgemeinen Teil, S. 23f., angeführten Verfahren gesichert werden. Für die Sicherung wird bei längsgerichteter Naht vielfach die Bildung eines oder zwei türflügelartiger Lappen aus der vorderen Rektusscheide bevorzugt, wenn nicht die überall verwendbare freie Faszientransplantation oder das Aufsteppen eines Ringnetzes in Anwendung kommen, wie das im Allgemeinen Teil A, 1, d genau beschrieben wurde.

Der Verschluß der Bruchpforte durch Vereinigung der Mm. recti. Die Schwächung der Bauchdecken durch die bei den großen Nabelbrüchen immer vorhandene beträchtliche Rektusdiastase legt bei der Radikaloperation den Gedanken der Vereinigung der beiden inneren Rektusränder nahe. Hierzu ist die Freilegung der Muskelränder und die Aushülsung der Muskelbäuche auf eine weite Strecke kaudalwärts und kranialwärts von der Bruchpforte erforderlich, was oft einen ziemlich blutigen Vorgang darstellt.

Die verschiedenen, nach diesen Grundsätzen arbeitenden Verfahren lehnen sich eng an das von MENGE angegebene Vorgehen an: Zunächst werden der Bruchsack und die Bauchdeckenaponeurose in weiter Umgebung der Bruchpforte von einem großen Querschnitt aus freigelegt, der über die Höhe des Bruchsackes, meist etwas kranial vom Nabel, verläuft. Kommt man mit dem einfachen Querschnitt nicht aus, so kann in der Mittellinie ein Längsschnitt nach oben oder unten aufgesetzt werden. Der Bruchsack wird eröffnet, sein Inhalt wird versorgt, er wird abgetragen und nach Möglichkeit bereits jetzt verschlossen; andernfalls werden die Eingeweide zunächst durch eine eingelegte Kompresse zurückgehalten.

Das nächste Ziel ist, die Mm. recti nach kranial und kaudal so weit, wie eine Diastase vorhanden ist, auszuhülsen, und die vordere und die hintere Rektusscheide der rechten und der linken Seite möglichst als zusammenhängende Platten darzustellen. Zu diesem Behufe wird von der Bruchpforte aus nach rechts und nach links ein Querschnitt durch die vordere Rektusscheide bis an den Außenrand der beiden Mm. recti geführt. Der auf diese Weise gebildete kraniale und der kaudale Lappen werden, ihre rechten und ihre linken Seiten im Zusammenhange, von der Unterlage abgelöst. Im Bereiche der Mm. recti ist die Darstellung der vorderen und auch der hinteren Rektusscheide leicht und erfordert nur an den Inscriptiones tendineae ein scharfes Vorgehen. Im Bereiche der „Linea" alba aber, die unter Auseinanderweichen der geraden Bauchmuskeln meist zu einer breiten Platte ausgezogen ist, läßt sich die Aufspaltung zwischen einer vorderen und einer hinteren „Rektusscheide" jedoch nur schwierig oder überhaupt nicht bewerkstelligen, ja es ist oft schwer genug, wenigstens das Peritoneum als eine gesonderte hintere Schicht von der Aponeurosenplatte zu trennen.

Lassen sich die vordere und die hintere Aponeurosenplatte und das Peritoneum auch im Bereiche des Mittelfeldes trennen, so werden zuerst das Bauchfell in querer Richtung und hierauf die kraniale und die kaudale Lippe der hinteren Aponeurose unter Verschluß der in ihr befindlichen

60 Die Beseitigung der Nabelbrüche.

Bruchpforte in der Längsrichtung geschlossen (vgl. Abb. 43). Hierauf werden die Innenränder der Mm. recti durch eine Längsnaht miteinander vereinigt, wobei zuerst Zwirnknopfnähte durch die Inscriptiones tendineae und hierauf Katgutknopfnähte durch das Muskelfleisch gelegt werden (vgl. Abb. 44). Zum

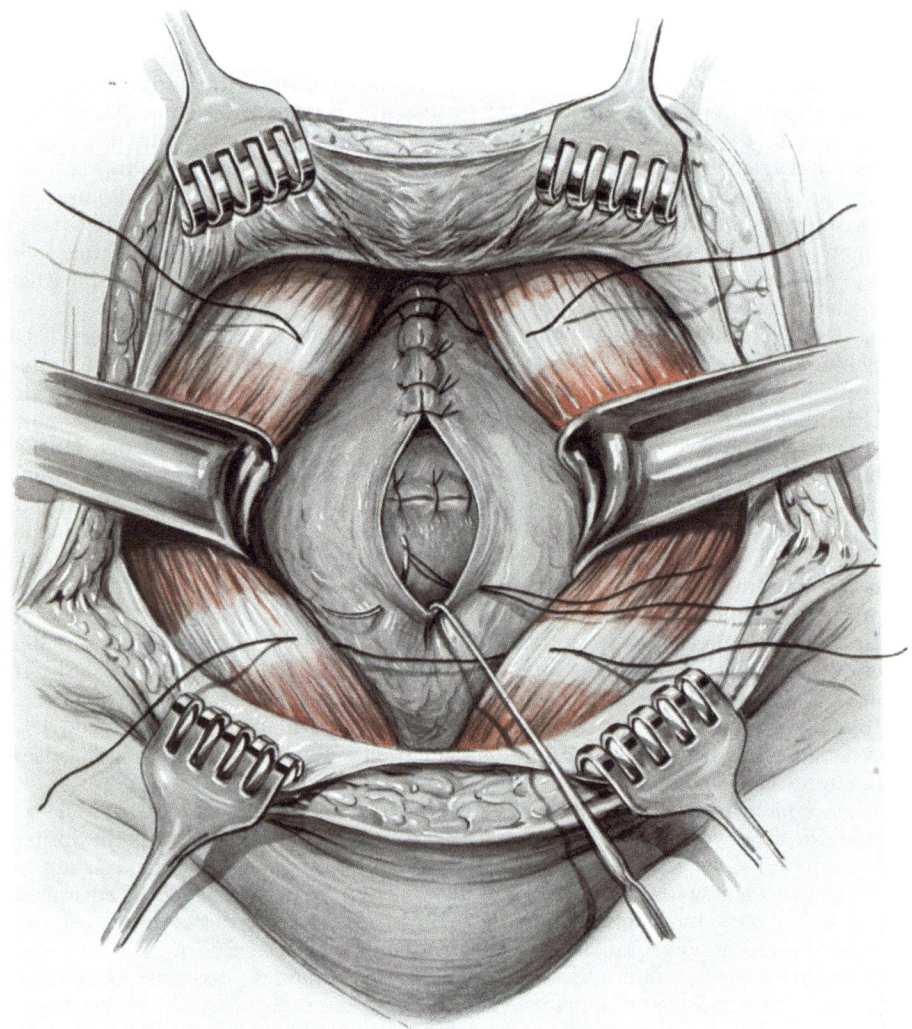

Abb. 43. Verschluß der Pforte eines großen Nabelbruches unter Vereinigung der geraden Bauchmuskeln. Die vordere und die hintere Rektusscheide sind auch in der Mittellinie als zusammenhängende Platten voneinander getrennt. Der Bruchsackhals ist durch quere Knopfnähte geschlossen. Die Ränder der hinteren Rektusscheide werden durch Längsknopfnähte miteinander vereinigt.

Schluß wird die vordere Rektusscheide durch eine quere Nahtreihe geschlossen, wobei gleichzeitig eine Aponeurosendoppelung ausgeführt werden kann (vgl. Abb. 45).

Gelingt die getrennte Darstellung einer vorderen und hinteren Aponeurosenplatte im Bereiche der Mittelaponeurose nicht, so wird entweder nur die vordere oder es wird nur die hintere Rektusscheide als zusammenhängende Platte dargestellt, während in der anderen Rektusscheide im Bereiche des Mittelfeldes eine Lücke zwischen der rechten und der linken Seite entsteht. Das ausfallende Feld wird alsdann durch einen Schnitt entlang dem Innenrande der Mm. recti begrenzt.

Wählt man in einem solchen Falle den zumeist besseren Weg, die vordere Rektusscheide im Zusammenhange darzustellen, so wird nach dem

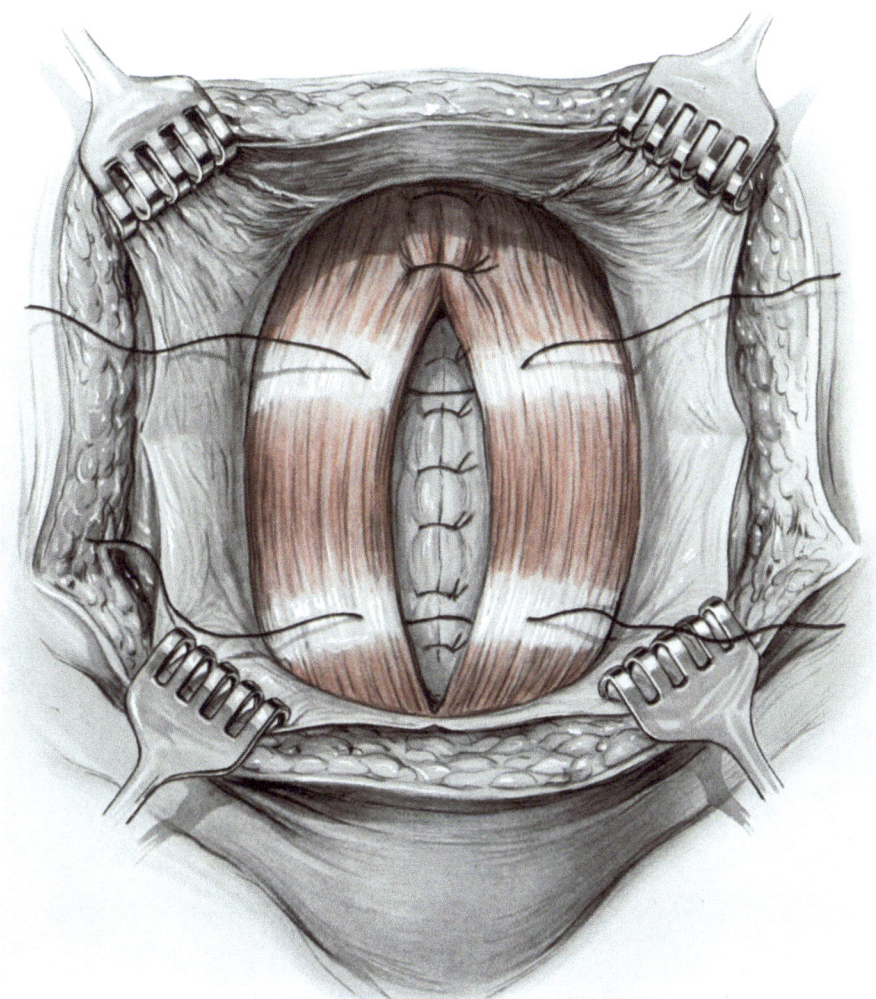

Abb. 44. Vereinigung der geraden Bauchmuskeln. Fortsetzung des Zustandes der vorigen Abbildung. Die Innenränder der Mm. recti werden durch Knopfnähte miteinander vereinigt.

Querschnitt durch die vordere Rektusscheide und die mittlere Aponeurosenplatte die hintere Rektusscheide entlang dem Innenrande des M. rectus auf jeder Seite in der Längsrichtung — am besten mit einer Schere (vgl. Abb. 46) — durchtrennt. In den meisten Fällen wird es nun nicht gelingen, die hierdurch gebildeten weit auseinanderliegenden Ränder der rechten und der linken inneren Rektusscheiden miteinander zu vereinigen, sondern man wird als erste zusammenhängende Schicht über dem geschlossenen Peritoneum parietale die Mm. recti an ihren Innenrändern in der soeben geschilderten Weise miteinander vernähen (vgl. Abb. 44). Hierüber kommt eine sorgfältige Quernaht der vorderen Rektusscheiden, wobei die Aponeurose gedoppelt werden kann (vgl. Abb. 45).

Wird dagegen ausnahmsweise allein die hintere Rektusscheide im Zusammenhange dargestellt, so wird, nachdem der oben geschilderte Querschnitt durch die Seitenteile der vorderen Rektusscheiden gelegt ist, die vordere

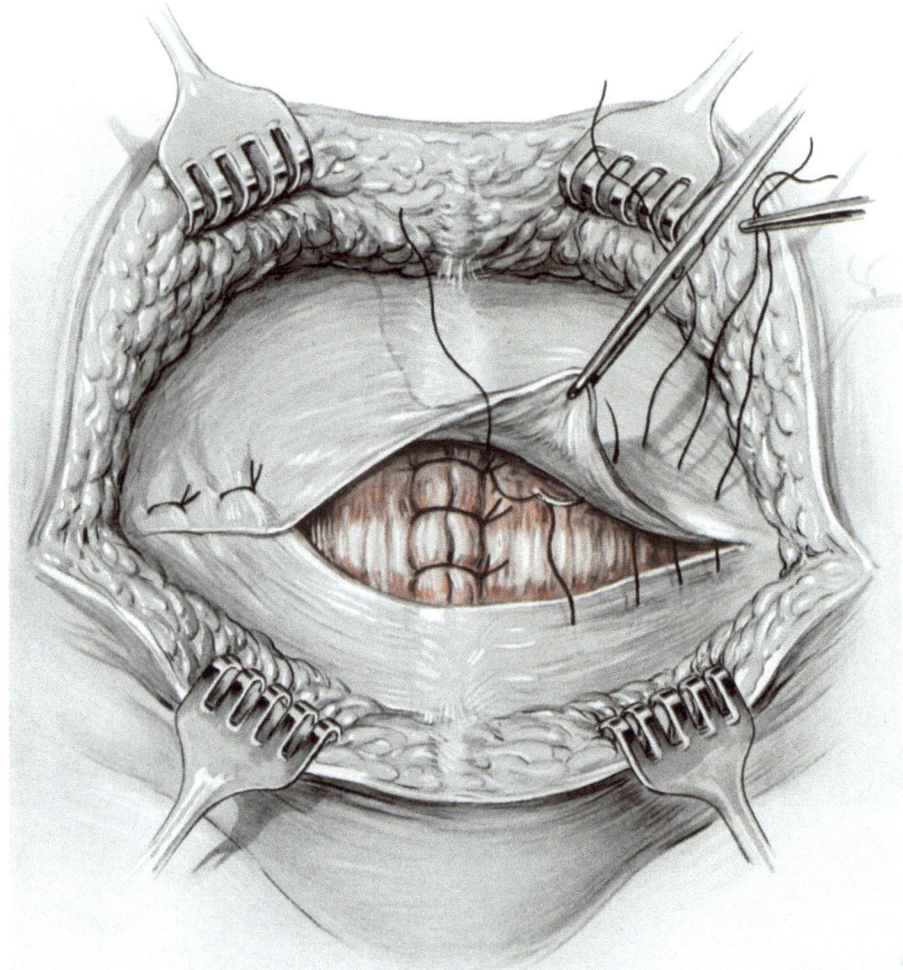

Abb. 45. Vereinigung der geraden Bauchmuskeln. Fortsetzung des Zustandes der vorigen Abbildung. Die vorderen Rektusscheiden werden unter Doppelung vermittels U-Nähten vereinigt.

Rektusscheide auf jeder Seite durch einen entlang dem Innenrande der Mm. recti geführten Längsschnitt durchtrennt. Die auf diese Weise gebildeten 4 Zipfel der vorderen Rektusscheiden werden von den Mm. recti abgelöst. Nachdem auch die Mm. recti von der Unterlage abgehoben sind, bleibt die hintere Aponeurose als eine zusammenhängende Platte zurück, in deren Mitte die Bruchpforte klafft. Die Ränder der Bruchpforte werden durch Quernähte sorgfältig vernäht. Hierüber werden die Innenränder der Mm. recti durch Längsnähte in der oben geschilderten Weise vereinigt. Die 4 Zipfel der vorderen Rektusscheide werden, so gut es geht, miteinander durch Naht zusammengebracht. Eine hier etwa zurückbleibende Lücke kann offen bleiben oder durch eine frei verpflanzte Faszie gedeckt werden.

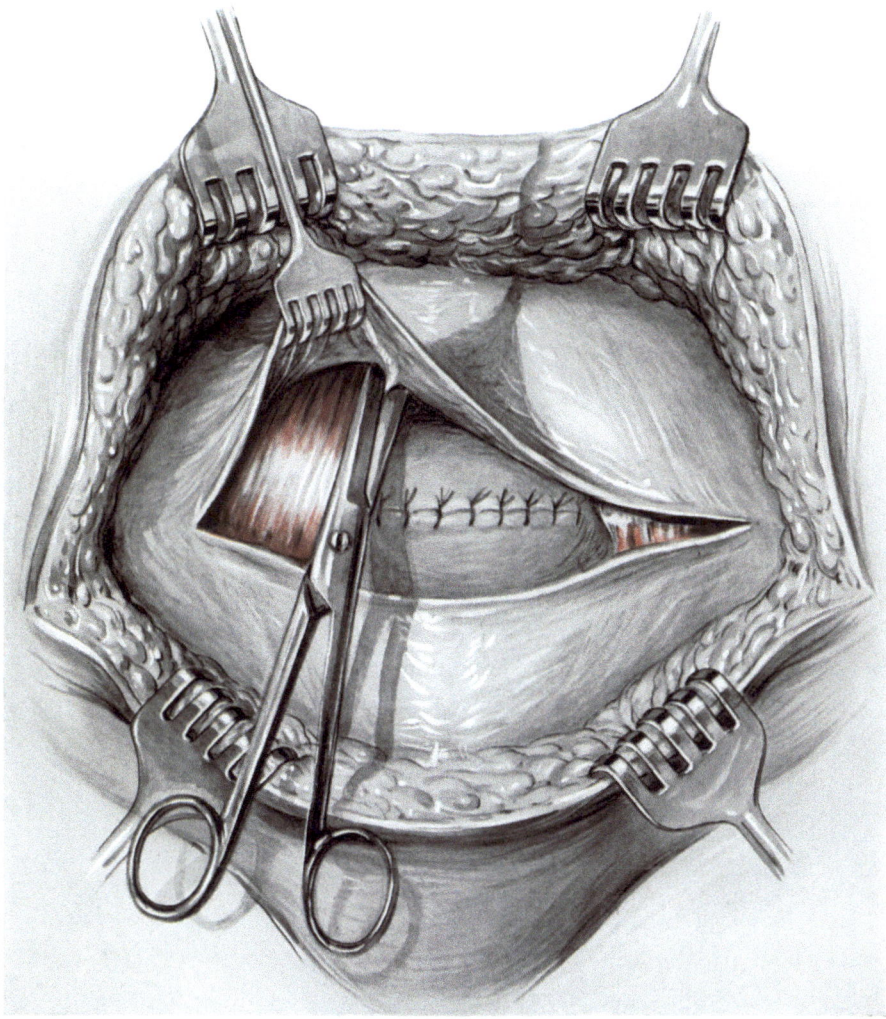

Abb. 46. Verschluß der Bruchpforte eines großen Nabelbruches unter Vereinigung der geraden Bauchmuskeln. Da sich die vordere und die hintere Rektusscheide im Bereiche der Mittelaponeurose nicht voneinander trennen lassen, wird die hintere Rektusscheide entlang dem Innenrande des M. rectus von der Mittelaponeurose mit gerader Schere abgetrennt.

Die Sicherheit jedes auf eine dieser genannten Arten bewirkten Verschlusses einer Nabelbruchpforte kann durch das Aufsteppen eines freien Faszienlappens gesteigert werden.

Das subkutane Fettgewebe wird mit Katgutknopfnähten, die Haut wird mit Zwirnknopfnähten vereinigt, wobei es im Hinblick auf die große Neigung zur Bildung von Blutergüssen bisweilen vorteilhaft ist, einige weitausgreifende Nähte zu legen, die die Haut, das Fettgewebe und auch eine kleine Stelle der vorderen Aponeurose durchstechen und nach Abschluß der eigentlichen Hautnaht über einer Gazerolle geknüpft werden.

Die Hautnabelplastik. Wurde bei einem der geschilderten Operationsverfahren der Hautnabel beseitigt, so wird mit der Hautnaht möglichst sofort eine Hautnabelplastik verbunden. Das kann in doppelter Weise geschehen:

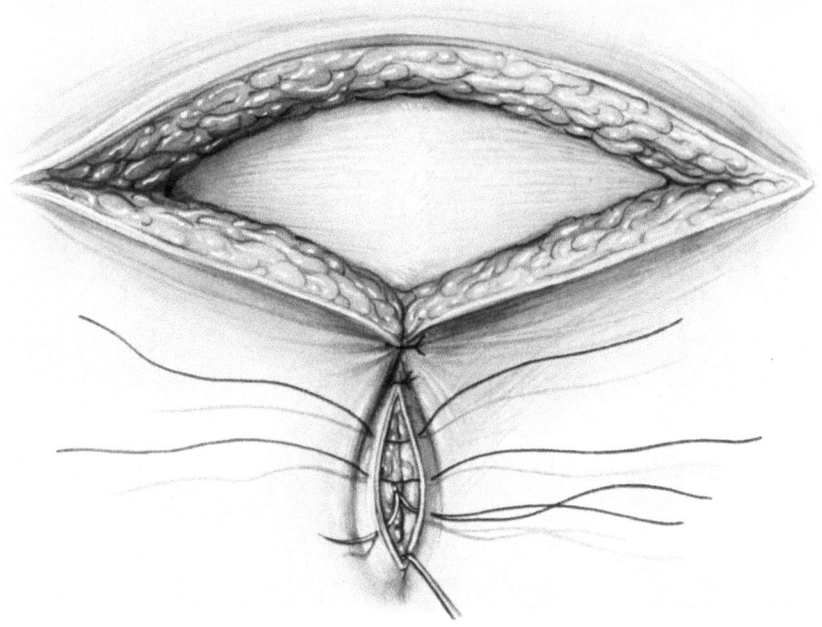

Abb. 47. Hautnabelplastik durch Einfaltung des einen Wundrandes.

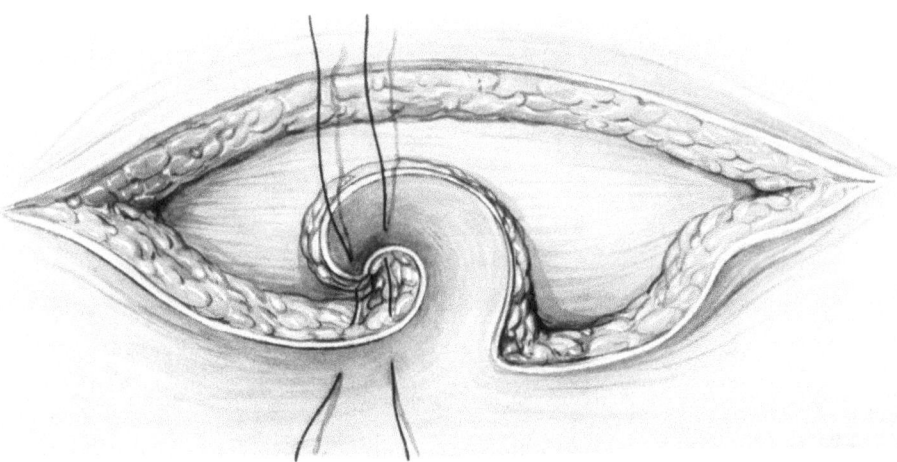

Abb. 48. Hautnabelplastik durch Einrollen eines zungenförmigen Hautlappens.

Die Mitte des einen Hautrandes, meist des kaudalen Hautrandes, wird durch einen einzinkigen spitzen Haken winkelförmig ausgezogen (vgl. Abb. 47). Die beiden Wundränder des Hautwinkels werden auf einige Zentimeter so weit zusammengenäht, wie es die hierdurch entstehende Kürzung des Hautrandes gestattet. Der verkürzte kaudale und der unverkürzte kraniale Hautwundrand werden in der üblichen Weise miteinander vereinigt.

Ein anderes Verfahren der Nabelplastik besteht darin, daß aus der Mitte des einen, meist des kaudalen Wundrandes, ein zungenförmiger, 1—3 cm breiter Hautlappen von derartiger Länge geschnitten wird, daß sich beim Zusammenrollen des Lappens seine Spitze mit seiner Basis vereinigen läßt (vgl. Abb. 48). Diese Form wird durch entsprechende Hautnähte aufrechterhalten. Die Hautwunde wird nunmehr durch Vereinigung des kaudalen und des kranialen Wundrandes geschlossen.

In beiden Fällen ist darauf zu achten, daß sich die Hautrundung trichterförmig nach innen legt und sich nicht etwa kegelförmig nach außen stülpt. Zur Aufrechterhaltung dieser Einstülpung wird auf dem neuen Nabel ein ihn in die Tiefe drückender, entsprechend geformter Tupfer mit Mastisol oder Heftpflaster befestigt.

4. Die Behandlung der eingeklemmten Nabelbrüche.

Die Behandlung der eingeklemmten Nabelbrüche ergibt sich aus der gemeinsamen Berücksichtigung sowohl der allgemeinen, für die Behandlung aller eingeklemmten Brüche, als auch der besonderen, für die Behandlung der freien Nabelbrüche gegebenen Regeln.

In Anbetracht der meist bestehenden akuten Lebensgefahr und der oft vorhandenen Entzündungserscheinungen an der Bruchgeschwulst wird man sich häufig zur Opferung des Hautnabels entschließen, der dann wetzsteinförmig umschnitten wird (vgl. Abb. 39). Die Eröffnung des freigelegten Bruchsackes und die Beseitigung des Bruchwassers wird vor der Lösung der Einklemmung vorgenommen. Nur in seltenen Fällen und in der Regel nur bei lediglich das große Netz betreffenden Einklemmungen kommt man ohne Erweiterung der Bruchpforte aus, wobei dann das große Netz in der Höhe der Bruchpforte zwischen Massenunterbindungen durchtrennt und der zentrale Teil versenkt wird. Besonders sorgfältig ist hierbei darauf zu achten, daß kein unbemerkt vorliegender Darmteil verletzt wird. Ist der Darm an der Einklemmung beteiligt, wobei in erster Linie das Colon transversum in Betracht kommt, so werden die Bruchpforte und der Bruchsackhals beizeiten ausgiebig erweitert (vgl. Abb. 40), um jeder gewaltsamen Behandlung der durch die Einklemmung sehr empfindlich gewordenen Darmwand vorzubeugen. Die Erweiterung der Bruchpforte wird auch hierbei zumeist in der Querrichtung vorgenommen (vgl. Abb. 37), und zwar so umfangreich, daß sich die Eingeweide willig entwickeln lassen.

Erscheint beim Fehlen von Ernährungsstörungen die Rücklagerung des vorliegenden Darmes zunächst angebracht, so können bei alten Brüchen Verfilzung in den Septen eines vielkammerigen Bruchsackes und schwere Verwachsungen seine Befreiung gelegentlich so schwierig machen, daß die Resektion des Darmes schneller, einfacher und schonender erscheint. Wird das Colon transversum aus diesem Grund oder wegen Ernährungsstörungen in größerer Ausdehnung beseitigt, so ist die unmittelbare Vereinigung der an den beiden Kolonwinkeln festgehefteten Darmschenkel infolge Materialmangel gelegentlich unmöglich. In solchen Fällen ist die Anlegung eines Anus praeternaturalis an der zuführenden und der blinde Verschluß der abführenden Schlinge das einfachste, wenn auch wenig befriedigende Verfahren, das aber gelegentlich im Hinblick auf die möglichst schnelle Beendigung der Operation oder auf die sofortige Entlastung des Darmes notwendig wird. Nur in günstig liegenden Fällen wird man sich, wenn die unmittelbare Wiedervereinigung des resezierten Querdarmes nicht möglich ist, primär zur Einpflanzung der untersten Ileumschlinge in den abführenden

Kolonanteil nach Resektion des Darmes vom zuführenden Kolonabschnitt bis zum durchgetrennten Ileum entschließen.

5. Die Beseitigung der Nabelschnurbrüche.

Der Hernia funiculi umbilicalis congenita, einem häufig mit anderen Mißbildungen, z. B. einem Situs viscerum inversus vergesellschafteten Leiden, fehlt in der Regel in beträchtlicher Ausdehnung der Hautschutz, und der Bruch ist dann in diesem Bereiche nach außen nur durch das Peritoneum, die WHARTONsche Sulze und das Amnion abgeschlossen. Die neugeborenen Träger dieses Leidens gehen daher, abgesehen von den Folgen häufiger anderweitiger Mißbildungen, zumeist in kurzer Zeit an einer Durchwanderungsperitonitis zugrunde. Äußerste Eile ist daher für die Operation geboten; sie soll sofort nach der Geburt vorgenommen werden. Der Eingriff hat nur bei sonst gesundem und lebensfähigem Kinde und nur dann Sinn, wenn die Möglichkeit besteht, daß der Bruchinhalt seiner Größe nach in das Innere der Bauchhöhle zurückgelagert und die Ränder der Bruchpforte aneinandergebracht werden können. Das ist überraschenderweise selbst in anfänglich aussichtslos erscheinenden Fällen zumeist möglich. Die luftleeren Därme des Neugeborenen lassen sich unverhältnismäßig leicht zurücklagern. Schwierigkeiten entstehen in der Regel nur, wenn umfangreiche Teile der Leber vorgefallen sind. Auf die Resektion von Darm oder Leber kann man sich natürlich nicht einlassen.

Narkose ist beim Neugeborenen nur oberflächlich erforderlich. Trotzdem pflegen die Kinder kaum nennenswert zu pressen und die Reposition der Eingeweide nicht erheblich zu behindern.

Die Bruchgeschwulst wird an der Basis unter Belassung eines kleinen Hautüberschusses wetzsteinförmig in der Längsrichtung des Körpers umschnitten. Der Schnitt wird gleichzeitig durch den Bruchsack fortgeführt, wobei man etwa angetroffene Flüssigkeit abfließen läßt. Die Brucheingeweide werden in die Bauchhöhle gedrängt, wozu in vielen Fällen eine Erweiterung der Bruchpforte nach oben und nach unten erforderlich ist. Sind die ausgetretenen Eingeweide am Peritoneum des Bruchsackes oder an einer ihr entsprechenden Membran angewachsen, so kann man versuchen, sie an dieser Schicht zu belassen und mit ihr gemeinsam zurückzubringen; andernfalls muß eine präparatorische Trennung erfolgen. Nach der Rücklagerung der Eingeweide wird die Bruchpforte über ihnen so fest wie möglich durch einschichtige Naht geschlossen. Man braucht sich bei der Anlegung der Naht nicht vor der Ausübung großer Gewalt zu scheuen. Die Wunde pflegt trotz stärkster Spannung lückenlos zu heilen. Die Haut wird vernäht.

Um die mit der Eröffnung des Bruchsackes bei den schwachen Neugeborenen verbundene Gefahr der postoperativen Peritonitis zu mindern, hat man versucht, die Eröffnung des Bruchsackes zu umgehen, und die Brucheingeweide in dem uneröffneten Bruchsack in die Bauchhöhle zurückzubringen (OLSHAUSEN). Hierfür ist Bedingung, daß die den Bruchsack umgebende WHARTONsche Sulze noch nicht eingetrocknet ist. In einem derartigen Falle wird die Haut an der Basis der Bruchgeschwulst umschnitten, wobei das Peritoneum des Bruchsackes jedoch nicht durchtrennt wird. Indem man auf den Hautschnitt Hilfsschnitte aufsetzt, versucht man, den Peritonealsack in der Schicht der WHARTONschen Sulze von dem Amnion zu trennen, ohne den Bruchsack zu verletzen. Gelingt die Auslösung, so wird der geschlossene Bruchsack mit seinem Inhalt in die Bruchpforte gestülpt und zurückgedrängt, und die Bruchpforte wird über ihm geschlossen. Zum Schluß kommt die Hautnaht.

C. Die Beseitigung der Brüche und bruchähnlicher Zustände in der Mittellinie des Bauches.

1. Die Beseitigung der epigastrischen Brüche.

Die operative Beseitigung eines einzelnen Bruches im Bereiche der Linea alba vollzieht sich in ähnlicher Weise wie die Beseitigung der kleinen Nabelbrüche. Der Eingriff ist insofern einfacher, als auf die Schonung des Hautnabels hierbei keine Rücksicht zu nehmen ist. Der Schnitt durch die Haut

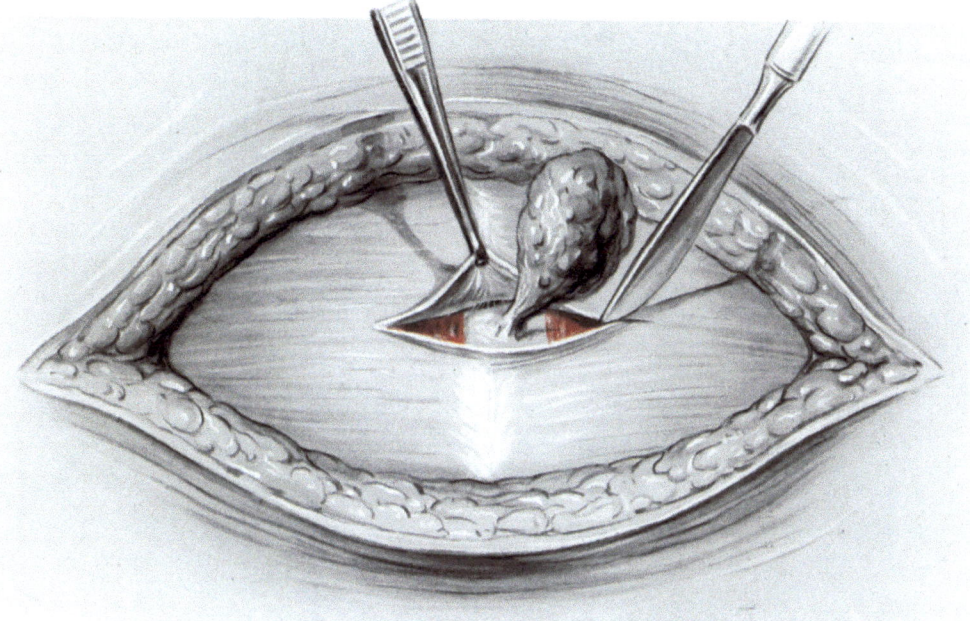

Abb. 49. Beseitigung eines kleinen epigastrischen Bruches. Der Bruchsack ist freigelegt. Die Bruchpforte wird in querer Richtung unter Einschneiden der vorderen Rektusscheide erweitert.

kann als gerader oder bogenförmiger Querschnitt über der Höhe der Bruchgeschwulst geführt werden. Durch starkes Auseinanderziehen der Hautränder werden der Bruchsack, die Bruchpforte und die vordere Bauchaponeurose in entsprechendem Umfange freigelegt (vgl. Abb. 49).

In den meisten Fällen wird der Bruchsack eröffnet, sein Inhalt wird zurückgelagert, und er selbst wird nach oder ohne vorherige Durchstechung abgebunden und abgetragen. Oft ist die epigastrische „Hernie" jedoch insofern kein echter Bruch, als die Bruchgeschwulst lediglich aus properitonealem Fett besteht, diesem Zustande von den wesentlichen Bestandteilen eines Bruches also der Bruchsack und der Bruchinhalt fehlen. In einem derartigen Falle wird die an der Basis in der Regel stielförmig eingeengte Fettraube stark vorgezogen, abgebunden und abgetragen. Auch bei einem echten Bruch kann der Bruchsack in den seltenen Fällen, wo sein Leersein mit Sicherheit festgestellt werden kann, ohne Eröffnung an der Basis abgebunden und abgetragen werden.

Die Bruchpforte wird, sofern sie klein und im wesentlichen quer zur Körperlängsachse gestellt ist, mit Seidenknopfnähten in der Querrichtung geschlossen. Bei dem Verschluß größerer Bruchpforten kann man nach querer Erweiterung der Bruchpforte die Bauchdeckendoppelung (vgl. Abb. 50) — wenn auch in bescheidenem Umfange — heranziehen.

Schwieriger wird die Beseitigung der epigastrischen Hernien dann, wenn die Bruchpforte eine beträchtliche Ausdehnung in der Längsrichtung des Körpers besitzt, wodurch ihr querer Verschluß schwer oder unmöglich wird, oder dann, wenn mehrere in der Längsrichtung nebeneinander liegende Brüche vorhanden sind. Unter derartigen Umständen ist bereits der Hautschnitt in der Längsrichtung anzulegen, schon um in der weiteren Freilegung und Absuchung der Mittellinie nicht beschränkt zu sein.

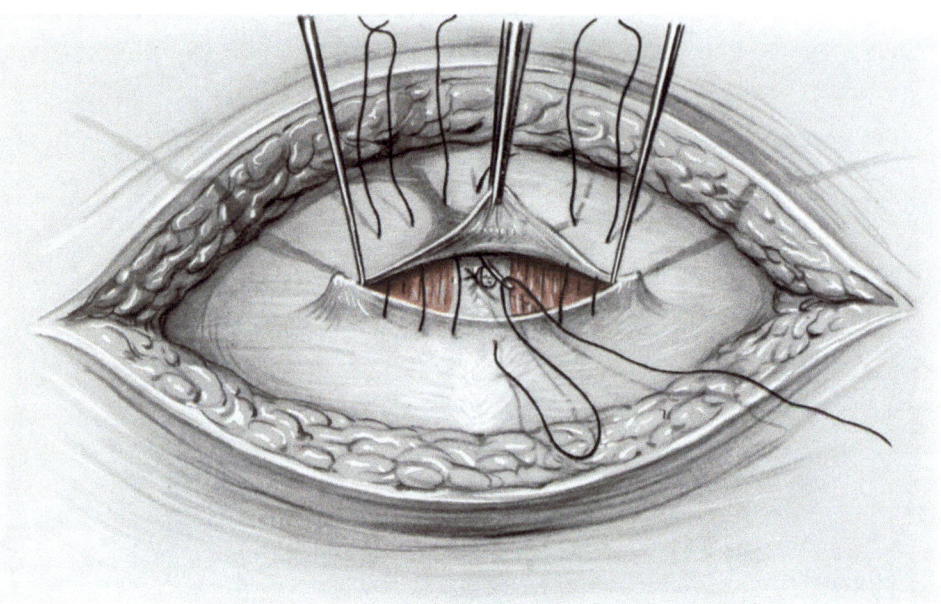

Abb. 50. Beseitigung eines epigastrischen Bruches. Fortsetzung des Zustandes der vorigen Abbildung. Nach Abbindung des Bruchsackes wird die Bruchpforte unter Doppelung der vorderen Rektusscheide vermittels U-Nähten geschlossen.

Ist nur eine einzige, in der Längsrichtung jedoch weit ausgedehnte Bruchpforte vorhanden, so wird auch ihr Verschluß in der Längsrichtung des Körpers ausgeführt. Das geschieht entweder durch einfache Nähte, die durch eines der im allgemeinen Teil angegebenen Verfahren, z. B. durch türflügelartig gestielte oder durch frei verpflanzte Faszienlappen noch gesichert werden können, oder durch Doppelung der Bauchdecken (vgl. Abb. 53), indem die rechte und die linke Wundseite der Aponeurose nach entsprechender Erweiterung der Bruchpforte in der Längsrichtung möglichst weitgehend übereinander genäht werden, wie das im nächsten Abschnitt bei der Behandlung der Rektusdiastase geschildert wird.

Bei mehreren Brüchen der Linea alba (vgl. Abb. 51) oder dann, wenn die Linea alba bei starker Rektusdiastase in eine breite minderwertige Platte verwandelt ist, die an mehreren Stellen von Brüchen oder properitonealen Lipomen durchsetzt ist, ist nach Lage des Falles zu entscheiden, ob jeder einzelne Bruch für sich allein in der geschilderten Weise behandelt und seine Bruchpforte einzeln geschlossen werden soll, oder ob die Bruchpforten der einzelnen

Brüche durch die Aponeurosenbrücken spaltende Schnitte miteinander zu einer einzigen längsgestellten Bruchpforte verbunden werden sollen (vgl. Abb. 52), die dann einheitlich verschlossen wird. Der letztere Ausweg ist im allgemeinen der bessere, da die Vielfältigkeit der Brüche auf eine konstitutionelle Schwäche der Linea alba in weiter Ausdehnung hinweist, so daß das Ziel

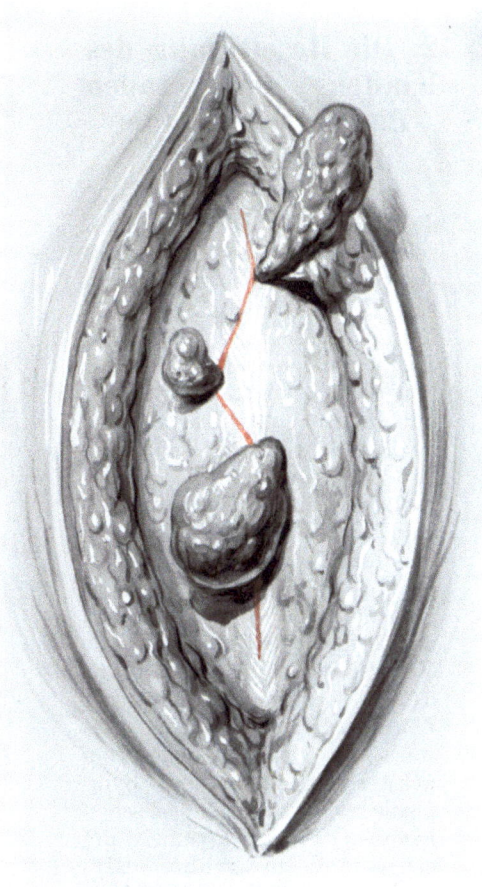

Abb. 51. Beseitigung mehrerer kleiner epigastrischer Brüche. Nach Freilegung der Bruchsäcke werden die Bruchpforten unter Spaltung der trennenden Aponeurosenbrücken miteinander verbunden.

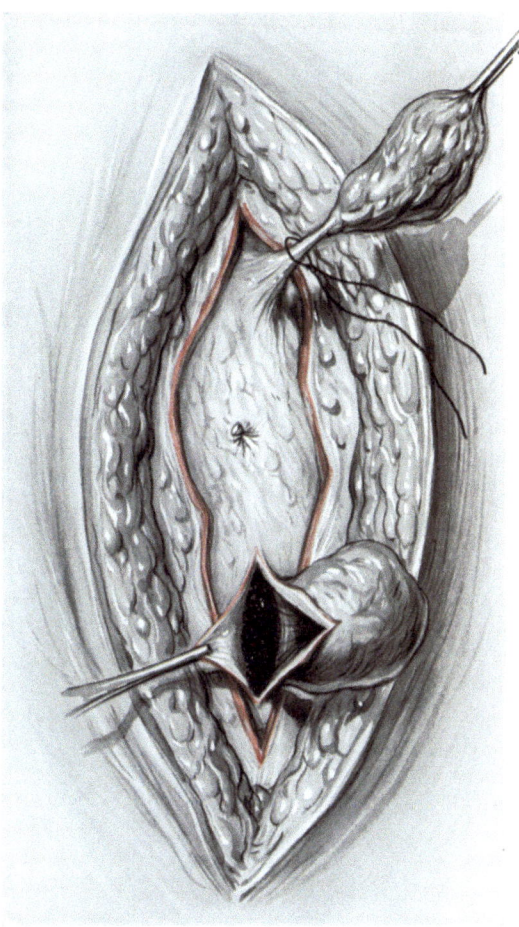

Abb. 52. Beseitigung mehrerer epigastrischer Brüche. Fortsetzung des Zustandes der vorigen Abbildung. Nach Spaltung der Aponeurosebrücken liegt das Peritoneum parietale vor. Properitoneale Lipome mit kleinem leeren Bruchtrichter werden abgebunden, ein größerer Bruchsack ist an seiner Basis eröffnet.

der Operation nicht allein in der Beseitigung der einzelnen manifesten Brüche, sondern auch in der Heilung der latenten Bruchanlagen bestehen sollte. Die einzelnen Bruchsäcke werden in der üblichen Weise einzeln (vgl. Abb. 52) oder gemeinsam versorgt. Das ist am ehesten unter Einengung oder Beseitigung der Rektusdiastase durch die Längsdoppelung der Linea alba in großer Ausdehnung (vgl. Abb. 56) oder durch die unmittelbare Vereinigung der geraden Bauchmuskeln zu erreichen (vgl. Abb. 55). Das Aufsteppen eines frei verpflanzten Faszienlappens oder auch eines Metallringnetzes (vgl. Abb. 21) sichert den erzielten Verschluß.

Derartig zahlreiche in der verbreiterten Mittelaponeurose gelegene Brüche (Gitterbrüche) sind stets mit einer Diastase der Mm. recti verbunden. Daher kommen bei ihrer Behandlung auch die übrigen bei der Beseitigung dieses Leidens im folgenden beschriebenen Verfahren in Betracht.

2. Die Beseitigung des Klaffens der geraden Bauchmuskeln (der Rektusdiastase).

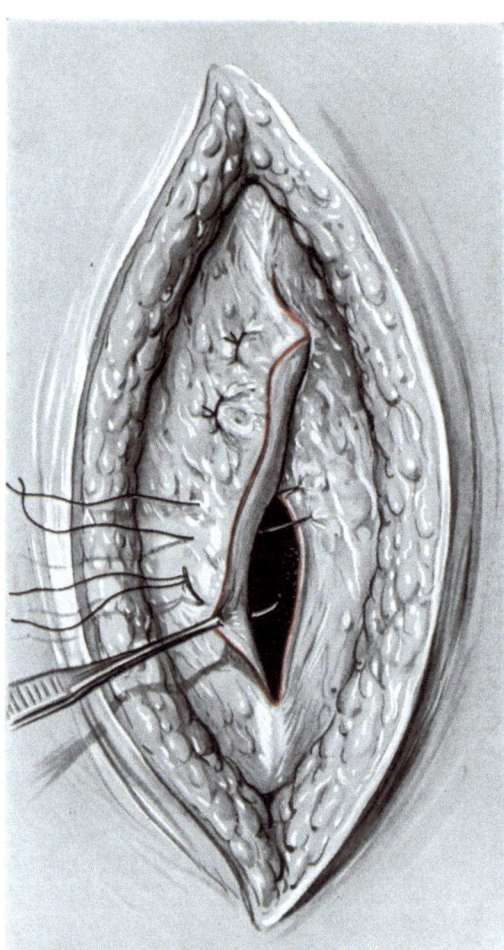

Abb. 53. Beseitigung mehrerer epigastrischer Brüche. Fortsetzung des Zustandes der vorigen Abbildung. Die beiden Ränder der die Bruchpforten enthaltenden Mittelaponeurose werden unter Doppelung vermittels U-Nähten miteinander vereinigt.

Der Zustand der Rektusdiastase besitzt nicht alle kennzeichnenden Merkmale eines echten Bauchbruches, da ihm eine Bruchpforte und ein sackförmiger Bruchsack fehlen. Die Erscheinungen und die Behandlung dieses Leidens haben jedoch mit denen eines Bruchleidens eine weitgehende Ähnlichkeit, so daß die Besprechung an dieser Stelle berechtigt erscheint.

Das Ziel der operativen Behandlung ist die dauernde Beseitigung der minderwertigen Gewebsplatte zwischen den beiden Mm. recti und die Vereinigung der Innenränder dieser Muskeln in ganzer Längsausdehnung. Da die Diastase in vielen Fällen vom Schwertfortsatz bis zur Symphyse reicht, so ergibt sich schon hieraus, daß es sich zumeist um einen räumlich großen Eingriff handelt. Das ausgedehnte Wundgebiet neigt wegen seines Blutreichtums, seiner Haltlosigkeit und seiner ständigen Bewegungen zur postoperativen Blutansammlung und daher auch zu Wundstörungen.

Zur Erzielung einer guten Bauchdeckenentspannung, die zur Herstellung eines festen Nahtverschlusses sehr wichtig ist, ist gürtelförmige Spinalanästhesie der örtlichen Betäubung zumeist vorzuziehen. Lokalanästhesie genügt zwar zur Schmerzausschaltung, führt aber eine völlige Entspannung der Bauchdecken in der Regel nicht herbei. Nach der Operation sind die Kranken mit gut angezogenen Beinen zu lagern.

Zur Freilegung des Operationsgebietes wird in der Mittellinie des Bauches ein Längsschnitt durch die Haut unter Umschneidung des Nabels in der ganzen Ausdehnung der Diastase, also oft vom Schwertfortsatz bis zur Schamfuge geführt. Ist ein beträchtlicher Hautüberschuß zu erwarten, so kann der mittlere Hautanteil auch alsbald in Gestalt eines längsgerichteten Wetzsteines umschnitten werden, wobei man sich die inneren Rektusränder, über die der Schnitt zu liegen kommt, am besten vor dem Abdecken des Operationsfeldes mit unverwaschbarer Farblösung anzeichnet (Bd. I, S. 243). Die Haut und das Subkutangewebe werden vom Mittelschnitt aus von der mittleren Bauchdeckenaponeurose erst auf der einen und hierauf auf der anderen Seite nach außen so weit abgelöst, daß auf jeder Seite der innere Rand der uneröffneten Scheide des zugehörigen M. rectus in ganzer Ausdehnung der Wunde sauber zutage liegt. Nachdem auf diese Weise das Operationsfeld frei zugänglich gemacht ist, sind im wesentlichen folgende Möglichkeiten des weiteren Vorgehens gegeben:

Die einschichtige Längsnaht nach Entfernung der Mittelaponeurose. Die minderwertige mittlere Aponeurosenplatte wird entlang den Innenrändern der Mm. recti ausgeschnitten, und die Innenränder der geraden Bauchmuskeln werden ohne Eröffnung ihrer Scheiden unmittelbar miteinander vereinigt (vgl. Abb. 54). Die Mittelaponeurose und das ihr anhaftende Peritoneum parietale werden neben der inneren Rektuskante zunächst an einer kleinen Stelle durchtrennt, und der Schnitt wird mit der Schere kranialwärts und kaudalwärts entlang der inneren Rektusscheidengrenze, ohne jedoch die Rektusscheide zu eröffnen, in ganzer Länge der Diastase durchgeführt. Mit Vollendung dieses Schnittes auf beiden Seiten kommt die wetzsteinförmige, muskelentblößte Mittelaponeurose in Fortfall. Die beiden auf diese Weise entstandenen Wundränder, die durch die inneren Kanten der rechten und der linken uneröffneten Rektusscheide gebildet werden, werden wie eine mediane Laparotomiewunde miteinander durch Knopfnähte vereinigt, wobei man je nach der Spannung entweder abwechselnd einen Zwirnsfaden und einen Katgutfaden oder einen Zwirnsfaden und zwei Katgutfäden oder einen Katgutfaden und zwei Zwirnsfäden verwendet. Die Haut wird primär geschlossen.

Die schichtweise Längsnaht nach Entfernung der Mittelaponeurose. Man kann die Längsnaht in der Mittellinie des Bauches nach der Ausschneidung der Mittelaponeurose jedoch auch in mehreren Schichten vornehmen, wodurch die Haltbarkeit des Verschlusses offenbar gesteigert wird. Zu diesem Behufe werden die beiden Rektusscheiden nach der oben geschilderten Freilegung des Operationsgebietes entlang ihrer inneren Kante in ganzer Längsausdehnung der Diastase eröffnet (vgl. Abb. 55). Das läßt sich, sobald sie erst an einer Stelle richtig eingeschnitten sind, zwischen je zwei Inscriptiones tendineae leicht mit der Schere bewerkstelligen.

Die vordere Rektusscheide wird nun auf jeder Seite in der ganzen Länge des Schnittes und in einer Breite von etwa 1 cm als zusammenhängendes Band von dem darunter liegenden geraden Bauchmuskel abgelöst, wobei die Trennung im Bereiche der Inscriptiones tendineae scharf erfolgen muß und nur an diesen Stellen gewisse Schwierigkeiten macht. Der hierdurch auf seiner Vorderseite in etwa 1 cm Breite freigelegte Innenrand des geraden Bauchmuskels wird in einem etwa 1 cm breiten Streifen von der hinteren Rektusscheide abgelöst. Die hintere Rektusscheide und das ihr anhaftende Peritoneum parietale werden entlang dem Innenrande der Rektusscheide durchtrennt, so daß nach beiderseitiger Vollendung dieses Eingriffes die mittlere Aponeurosenplatte mit ihrem Peritoneum frei wird, in Wegfall kommt und die Bauchhöhle in der Mittellinie klafft.

72 Die Beseitigung der Brüche und bruchähnlicher Zustände in der Mittellinie des Bauches.

Bei der Naht (vgl. Abb. 55) wird zunächst die hintere Rektusscheide mit dem anhaftenden Peritoneum parietale durch fortlaufende Naht oder durch Knopfnähte von Katgut und Zwirn in verschiedenem Wechsel vereinigt. Hierauf folgt die Naht der geraden Bauchmuskeln. Um ein Durchschneiden der Fäden in der zarten Muskulatur zu verhindern, werden zunächst Zwirnnähte durch die Inscriptiones tendineae gelegt, und erst nach ihrer gemeinsamen

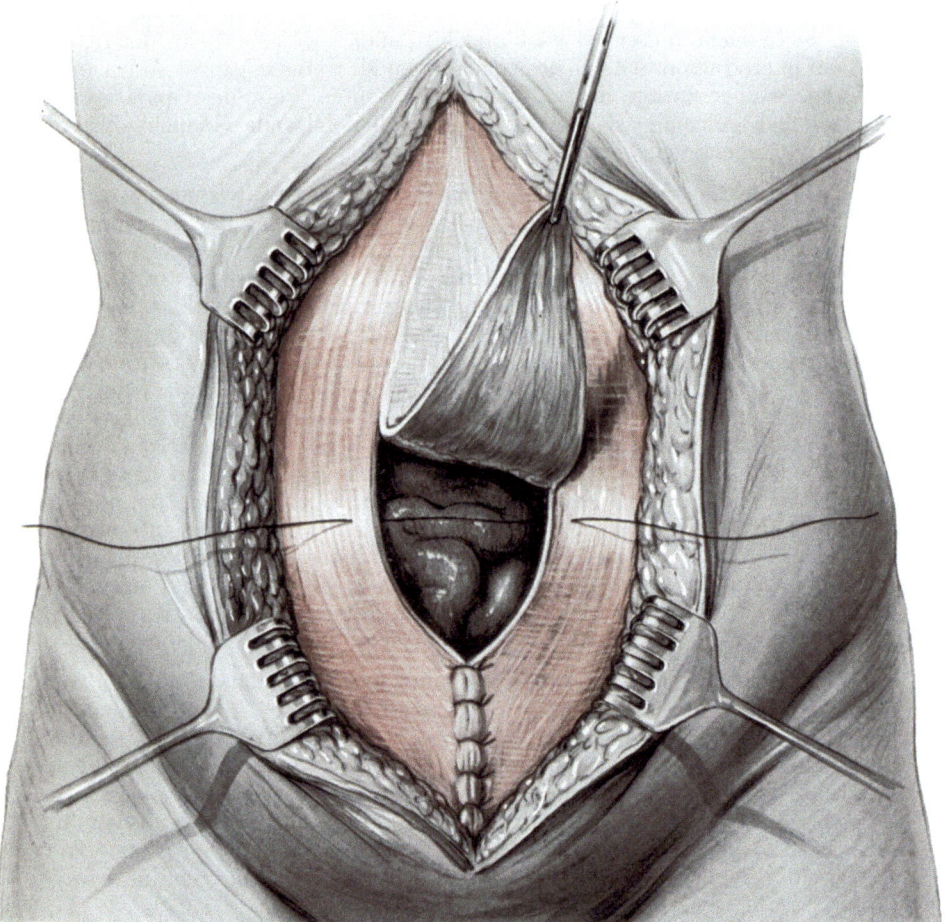

Abb. 54. Beseitigung der Rektusdiastase unter Ausschneiden der Mittelaponeurose durch Längsnaht der uneröffneten Rektusscheiden.

Knüpfung wird das weniger widerstandsfähige Muskelfleisch zwischen diesen Nähten mit Katgutfäden zusammengenäht. Zuletzt wird die vordere Rektusscheide in gleicher Weise wie die hintere genäht. Die Haut wird primär geschlossen.

Die schichtweise Längsnaht nach Aushülsung und nach medialer Verlagerung der Mm. recti. Die Aneinanderlagerung der Innenränder der Mm. recti läßt sich statt unter Ausschneiden der mittleren Aponeurosenplatte und Eröffnung der Bauchhöhle auch dadurch bewerkstelligen, daß — entsprechend dem MENGEschen Verfahren beim Verschluß der Nabelbruchpforte (vgl. Abb. 43 u. 44) — die geraden Bauchmuskeln aus ihren Scheiden ausgehülst und in der

Die Beseitigung des Klaffens der geraden Bauchmuskeln (der Rektusdiastase). 73

Mittellinie über der hinteren Aponeurosenplatte zusammengeschoben werden. Nachdem das Operationsfeld in der oben geschilderten Weise durch Längsschnitt in der Mittellinie und durch seitliche Ablösung der Hautränder freigelegt ist, wird die vordere Rektusscheide jederseits entlang der Innenkante eröffnet. Nun wird die vordere Rektusscheide nicht nur in einem 1 cm breiten Streifen, sondern in ganzer Breite bis an den Innenrand des geraden Bauchmuskels von dem darunter liegenden Muskel und seinen Inscriptiones tendineae

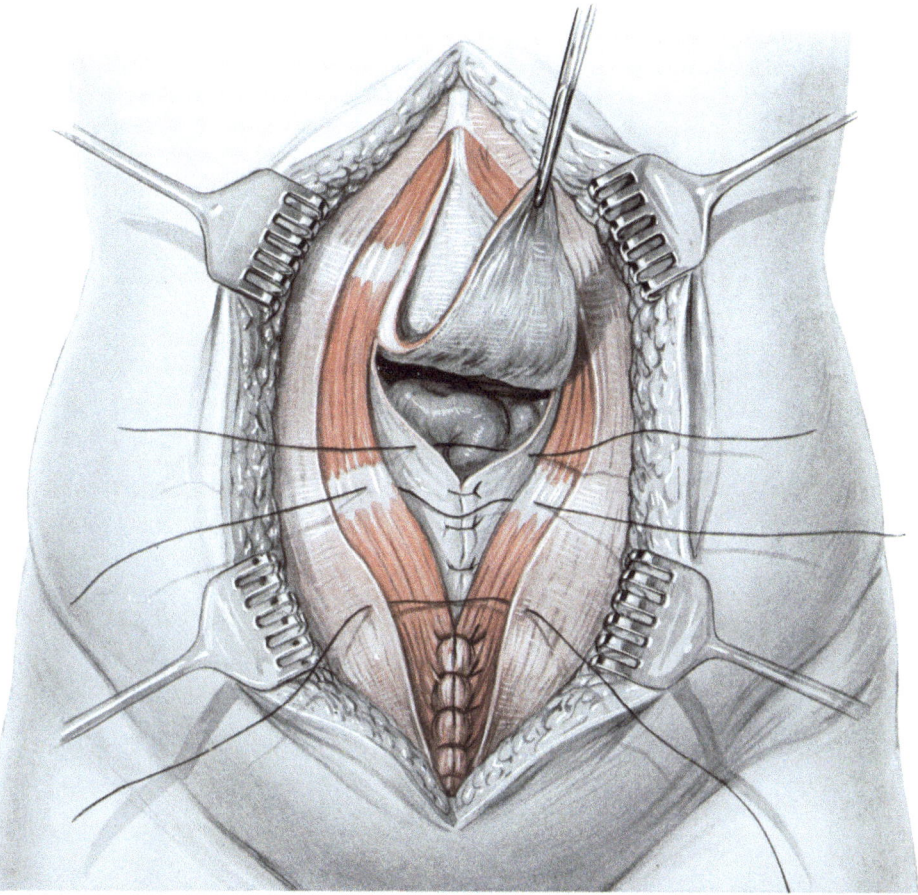

Abb. 55. Beseitigung der Rektusdiastase unter Ausschneiden der Mittelaponeurose und unter Eröffnung der Rektusscheiden. Die hinteren Rektusscheiden, die Mm. recti und die vorderen Rektusscheiden werden schichtweise durch Knopfnähte vereinigt.

abgelöst. Hierauf wird der gerade Bauchmuskel von der inneren Kante aus von seiner Unterlage, also von der hinteren Rektusscheide abgehoben. Das macht an sich keine Schwierigkeiten, doch sucht man die von lateral und von hinten in den Muskel eintretenden Nerven und Gefäße tunlichst zu schonen. Die Auslösung des geraden Bauchmuskels wird auf jeder Seite in der ganzen Länge der Diastase und nach der Seite so weit fortgeführt, daß sich die Muskeln in der Mittellinie zusammennähen lassen. Vor der Muskelnaht sucht man die an der hinteren Rektusscheide haften gebliebenen inneren Ränder der vorderen Rektusscheide durch eine Nahtreihe zu vereinigen, wodurch die hintere Rektusscheide nach innen gefaltet wird. Bei Naht der geraden Bauchmuskeln werden die widerstandsfähigen Inskriptionen zuerst vereinigt, die Naht des Muskelfleisches folgt hinterher. Über dieser Muskelnaht werden die Innenränder der vorderen Rektusscheiden möglichst vereinigt. Ist die Spannung hierfür zu groß, so kann man die vordere Rektusscheide auch an der Linea semilunaris Spigeli scharf von der Unterlage abtrennen und mit dem M. obliqu. abdom. ext. als eine zusammenhängende Platte darstellen, die dann leichter mit der der anderen Seite in der Mittellinie zusammengebracht werden kann.

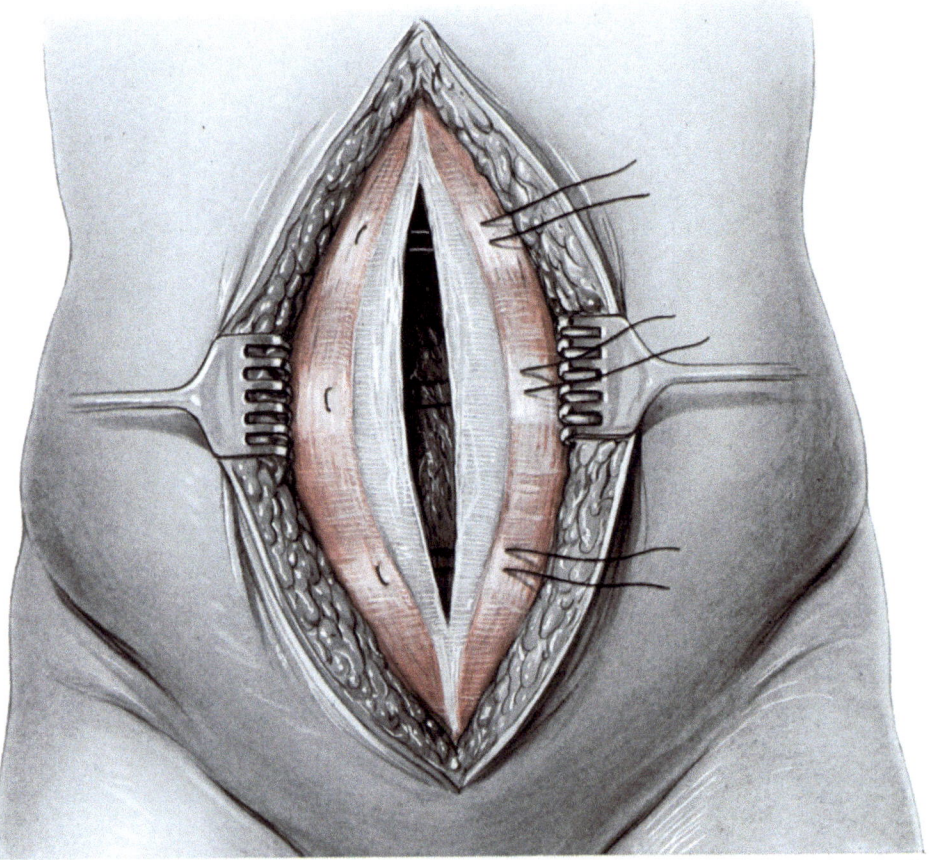

Abb. 56. Beseitigung der Rektusdiastase unter längsgerichteter Bauchdeckendoppelung vermittels U-Nähten.

Andernfalls kann die zwischen der vorderen Rektusscheide klaffende Lücke durch eine frei transplantierte Faszie gedeckt werden.

Dieses Vorgehen besitzt den Nachteil, daß die Blut- und die Nervenversorgung der geraden Bauchmuskeln durch die Mobilisierung zumeist erheblich beeinträchtigt wird, so daß die Haltbarkeit der Vereinigung und die Widerstandskraft der verlagerten Muskeln auf die Dauer in Frage gestellt ist.

Die Längsnaht mit Bauchdeckendoppelung. Das bei den Nabelbrüchen geschilderte Verfahren der Bauchdeckendoppelung läßt sich auch bei der Beseitigung der Rektusdiastase mit Vorteil verwenden, wobei die Doppelung jedoch nicht in der Querrichtung, sondern in der Längsrichtung ausgeführt wird (vgl. Abb. 56). Nachdem die oben beschriebene Freilegung der mittleren Aponeurosenplatte seitlich ein beträchtliches Stück über die Vorderseite der beiden uneröffneten Rektusscheiden fortgeführt ist, werden die Aponeurosenplatte und das ihr anhaftende Peritoneum parietale in der Medianlinie in der ganzen Länge der Diastase durchtrennt, wodurch die Bauchhöhle eröffnet wird. Die rechte und die linke Bauchdeckenseite werden nun so weit übereinandergelagert, daß die geraden Bauchmuskeln mindestens aneinander zu liegen kommen, sich womöglich aber noch ein Stück flächenhaft decken. Stört bei einer derartig weitgehenden Übereinanderlagerung ein Überfluß der mittleren Aponeurosenplatte, so wird von ihr ein Teil abgetragen. In der Regel kann sie jedoch sehr gut zur Sicherung des Bauchdeckenverschlusses verwendet werden.

Die Nähte zur Doppelung der Bauchdecken werden entsprechend dem beim Verschluß der Nabelbruchpforte geschilderten Vorgehen (vgl. Abb. 41 u. 42) angelegt. Die Gesamtrichtung der Nähte erhält bogenförmigen Verlauf, indem die Doppelung in der Nabelgegend am breitesten, an den Enden des Längsschnittes am schmalsten gestaltet wird. Die eine Seite der Bauchdeckenwunde wird mit Muzeux-Zangen in die Höhe gehoben. Die U-Nähte werden abwechselnd an dem kaudalen und an dem kranialen Ende des Schnittes nach der Mitte zu fortschreitend angelegt. Die einzelnen Zwirnsfäden der ersten Nahtreihe werden durch die angehobene Bauchdeckenseite in entsprechender Entfernung vom Rande von außen nach innen, durch die andere Bauchdeckenseite hart am Rande von außen nach innen und in geringer Entfernung wieder von innen nach außen und durch die erste Bauchdeckenseite in gleicher Entfernung vom ersten Stich wieder von innen nach außen geführt (vgl. Abb. 56). Erst nachdem sämtliche Nähte gelegt sind, werden sie durch die Assistenten gemeinsam angezogen und vom Operateur einzeln abwechselnd kaudal und kranial geknüpft. Hierauf wird die freie, von den Muzeux-Zangen befreite Kante der ersten Bauchdeckenseite auf die Oberfläche der anderen Bauchdeckenseite unter Spannung aufgesteppt.

Allen zur Beseitigung der Rektusdiastase angegebenen Verfahren ist gemeinsam, daß sich der durch sie erzielte Verschluß durch Aufsteppen eines frei verpflanzten Faszienlappens sichern läßt.

Nachdem der Verschluß der haltenden Bauchdecken mit einem der genannten Verfahren hergestellt ist, wird, sofern ein ausreichendes Fettpolster vorhanden ist, das Subkutangewebe mit Katgutnähten besonders vereinigt. Die Hautwunde wird primär geschlossen. Wurde der mittlere Hautabschnitt einschließlich des Nabels ausgeschnitten, so kann ein neuer Hautnabel gebildet werden, wie das oben beschrieben wurde (vgl. Abb. 47 u. 48).

3. Die Beseitigung des Hängebauches.

Der Hängebauch ist kein eigentlicher Bauchbruch, sondern besitzt mit ihm nur eine äußere Ähnlichkeit. Pathologisch-anatomisch kann er auf zwei verschiedenen krankhaften Zuständen beruhen, einmal auf einem Überschuß an Haut und an subkutanem Fettgewebe und das andere Mal auf einer beutelförmigen Ausbuchtung der tragenden Bauchdecken. In der Regel sind beide Veränderungen miteinander verbunden.

Die Behebung des Gesamtleidens verfolgt daher zumeist das Doppelziel der Beseitigung der überschüssigen Hautfettmasse und der Verkleinerung und Stärkung der überdehnten Bauchwand. Oft ist der Hängebauch außerdem noch mit einem Nabelbruch oder mit einer Rektusdiastase verknüpft, so daß gleichzeitig noch die Beseitigung dieser Leiden in Frage kommen kann.

Im Hinblick auf die meist gewaltige Größe des Operationsgebietes, auf die Schwierigkeiten der Blutstillung in dem fettreichen Subkutangewebe, auf die durch örtliche Anästhesie gesteigerte Neigung zur Entstehung postoperativer Blut- und Lymphansammlungen und auf die Wichtigkeit der Vollständigkeit der Bauchdeckenerschlaffung beim Verschluß des Bauches wird der Eingriff am besten in einstellbarer Spinalanästhesie vorgenommen. Die Kranke — in den meisten Fällen handelt es sich um Frauen — wird in steile Beckenhochlagerung gebracht.

Die Keilexzision des Hautfettgewebes. Der Eingriff beginnt mit einem großen Querschnitt über den Bauch, der in der Umschlagsfalte des Hängebauches oberhalb der Symphyse von einer Flanke zur anderen Flanke geführt wird, also meist eine gewaltige Ausdehnung hat. Der Schnitt wird durch die Haut und das Fettgewebe bis auf die vordere Bauchdeckenaponeurose vertieft. Die kraniale Wundlippe wird in Gestalt einer mächtigen Schürze kranialwärts bis zum Nabel oder bis über den Nabel zurückpräpariert, so daß die Vorderseite der Bauchdeckenaponeurose in einem großen halbmondförmigen Abschnitt sauber freigelegt wird (vgl. Abb. 57).

Handelt es sich im wesentlichen um einen Fettbauch und fehlt eine nennenswerte Ausbuchtung der tragenden Bauchdecken, so beschränkt man sich auf die Beseitigung des in dieser Weise abgelösten, schürzenförmigen Hautfettlappens. Seine Ablösung wird kranial so weit fortgeführt, daß sich die Wundränder der nach der Ausschneidung entstehenden Lücke gerade noch ohne erhebliche Spannung miteinander vereinigen lassen. Ist die Ablösung der Hautfettschürze so weit fortgeschritten, so werden die beiden in den Flanken gelegenen Endpunkte des ersten, oberhalb der Symphyse vorbeiziehenden Querschnittes durch einen zweiten, dicht kaudal oder kranial vom Nabel vorbeiziehenden Querschnitt an der Basis des abgelösten Hautfettlappens miteinander verbunden, so daß die umschnittene Hautfettmasse in Wegfall kommt. Nach sorgfältiger Blutstillung werden die quergestellten Wundränder des subkutanen Fettes durch Katgutnähte und die Wundränder der Haut durch Seidenknopfnähte miteinander vereinigt.

Die Verkleinerung der Aponeurose des M. obliquus externus. Ist an dem Hängebauch gleichzeitig eine Ausbuchtung der tragenden Bauchdecken in stärkerem Grade beteiligt, so wird das soeben geschilderte, sich lediglich auf eine Ausschneidung von Haut und von Unterhautfettgewebe beschränkende Vorgehen nur einen unbefriedigenden Erfolg haben. Man muß sich alsdann, wenn auch zumeist nicht leichten Herzens, zu dem nicht ganz ungefährlichen Eingriff einer gleichzeitigen Verkleinerung der tragenden Bauchdecken entschließen. Nachdem die Schürze des Hautfettgewebes in der soeben beschriebenen Weise abgelöst und nach oben geschlagen ist, wird die Freilegung der Aponeurose der vorderen Bauchwand in der Richtung auf die Symphyse durch Abpräparieren des kaudalen Hautfettrandes so weit wie möglich fortgeführt. Der M. obliqu. abdom. ext. wird drei Fingerbreiten kranial von dem kaudalen Hautwundrande in körperquerer Richtung durchtrennt. Der Schnitt fällt hierbei seitlich in das Gebiet der Muskulatur, weiter medial in das Gebiet der vorderen Rektusscheide und schließlich vorn in das Gebiet der Aponeurose, der Linea alba (vgl. Abb. 57). Der kraniale Wundrand dieses Schnittes wird in der Richtung auf den Nabel von der Unterlage abgelöst. Das geht seitlich, so lange der M. obliqu. abdom. int. die Unterlage bildet, leicht und meist stumpf vonstatten, im Bereiche der geraden Bauchmuskeln aber ist die Trennung schwierig und ist namentlich am Außenrande der Rektusscheide entlang der Linea semicircularis Spigeli, an den Inscriptiones tendineae und in der Mitte des Bauches in der Linea alba nur scharf möglich. Die Ablösung des M. obliqu. ext. und der Aponeurosenplatten soll auf beiden Seiten tunlichst im Zusammenhange und lückenlos erfolgen. Sie wird kranialwärts so weit fortgeführt, wie überschüssiges Bauchdeckenmaterial vorhanden ist.

Hierauf wird eine quere Doppelung des mit der vorderen Rektusscheide als eine zusammenhängende Platte abgelösten M. obliqu. abdom. ext. mit

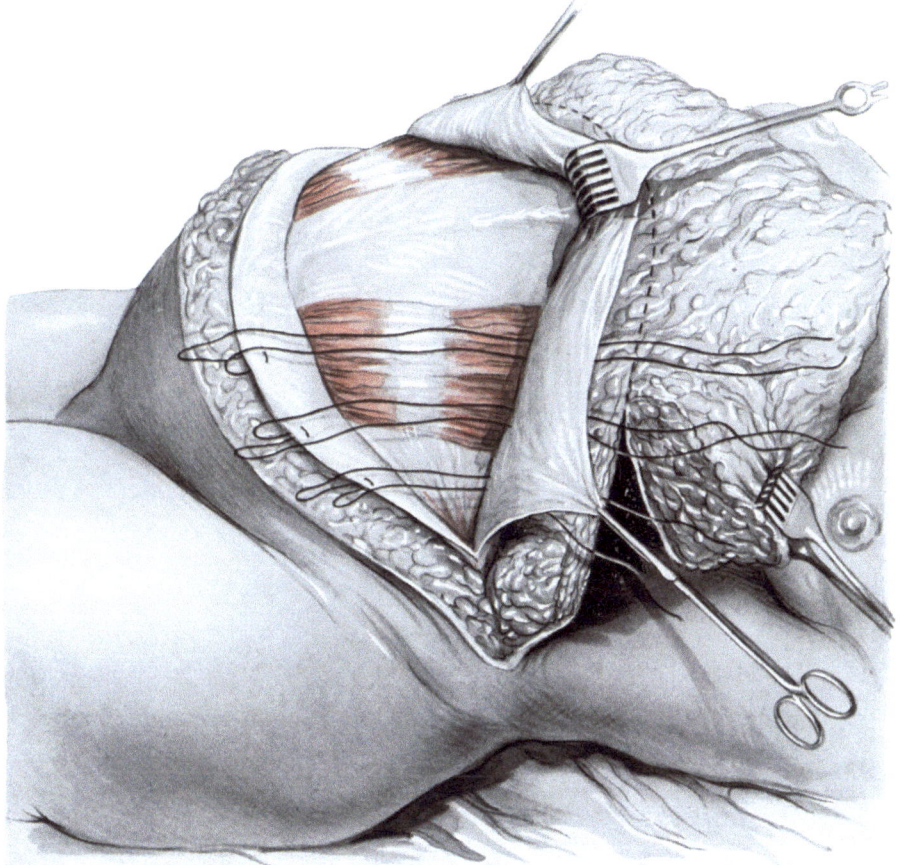

Abb. 57. Beseitigung des Hängebauches durch Keilausschneidung aus der Haut und aus dem Unterhautfettgewebe und durch Doppelung der Aponeurose des M. obliquus ext. Der kaudale Wundrand der Externusaponeurose wird durch U-Nähte unter die kraniale Wundlippe gezogen.

der beim Nabelbruch beschriebenen Technik vorgenommen, indem der kaudale Rand des Querschnittes unter die kraniale Muskelschürze (d. h. dorsal) geschoben und an ihrer Basis durch U-Nähte befestigt wird (vgl. Abb. 57). Nach Vollendung dieser Naht wird der freie Rand der kranialen Muskelaponeurosenplatte auf die Oberfläche der kaudalen Wundseite unter Spannung aufgesteppt.

Die Schürze des subkutanen Fettgewebes und der Haut wird tunlichst verkleinert, und die Wunde wird über den gedoppelten Bauchdecken geschlossen.

Die Verkleinerung aller Bauchschichten. Je stärker die beutelartige Aussackung der vorderen Bauchwand ist, je ähnlicher sie also in ihrer anatomischen Gestalt einem echten Bruche wird, desto näher liegt der Wunsch, die

Verkleinerung nicht nur auf den äußeren Teil der tragenden Bauchwand, auf den M. obliqu. ext. zu beschränken, sondern sie auf die ganze Dicke der tragenden Bauchwand auszudehnen. Zu einem derartig eingreifenden Vorgehen, das in Anbetracht der meist vorhandenen erheblichen Körperfülle und der geringen konstitutionellen Widerstandskraft der Kranken nicht unbedenklich ist, wird man dann gezwungen, wenn mit dem Hängebauch ein Nabelbruch

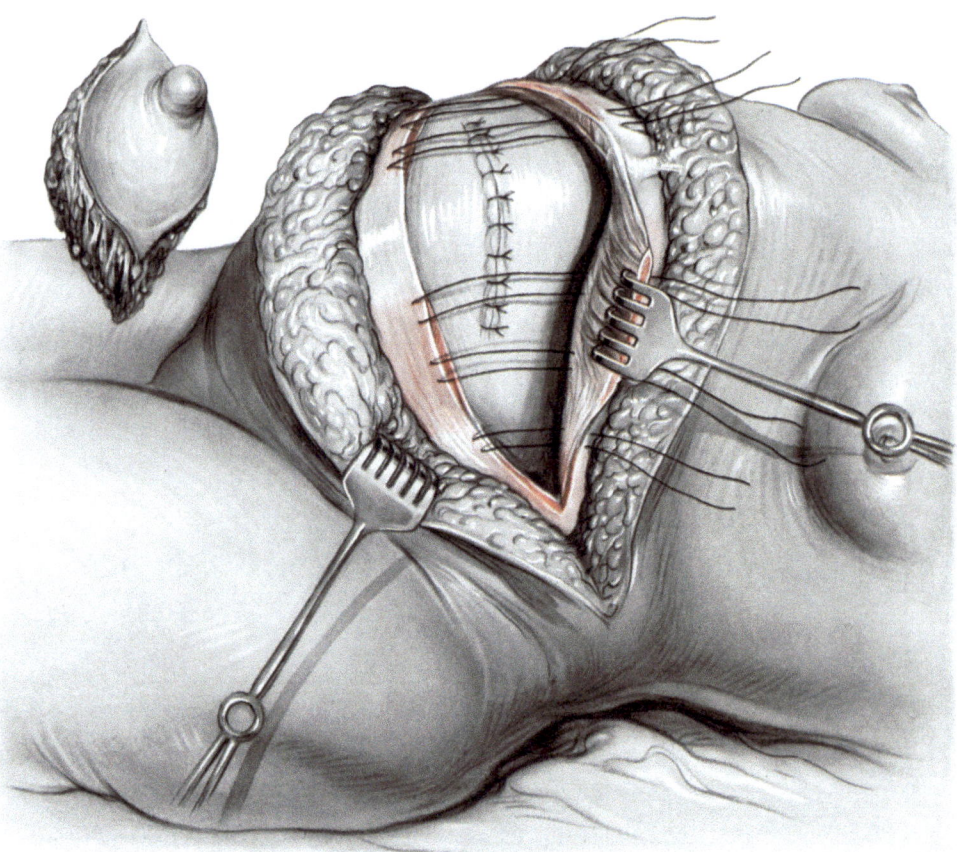

Abb. 58. Beseitigung eines Hängebauches und eines Nabelbruches durch Keilausschneidung des Nabels und großer Abschnitte des Unterhautfettgewebes und durch Verkleinerung aller Bauchwandschichten. Die quer durchtrennten Bauchwandschichten werden unter Doppelung vermittels U-Nähten wieder vereinigt. (Das auf der Abbildung abgebildete, in Wegfall kommende wetzsteinförmige Gewebsstück ist in verkleinertem Maßstab wiedergegeben.)

verbunden ist, der auch seinerseits eine Beseitigung verlangt. In solchen Fällen wird der Eingriff als eine großzügige quere Omphalektomie durchgeführt (vgl. Abb. 58), wobei das in Wegfall kommende, den Nabel einschließende gewaltige Hautfettgewebsstück auf der kranialen Seite durch einen kranial vom Nabel, auf der kaudalen Seite durch einen in der Umschlagsfalte des Hängebauchs geführten Querschnitt begrenzt wird und von einer Flanke des Körpers bis zur anderen Flanke reicht. Das in dieser Weise umgrenzte, wetzsteinförmige Hautfettgewebsstück wird von der Bauchdeckenaponeurose bis an die Nabelbruchpforte und bis an den Hals des Bruchsackes abgelöst. Nach Eröffnung des Bruchsackes wird der Bruchinhalt versorgt und versenkt.

Von der Nabelbruchpforte aus werden sämtliche Schichten der Bauchdecken nach rechts und nach links bis weit in die Flanken quer durchtrennt. Läßt sich hierbei das Peritoneum parietale schonen, so wird man sich diesen Vorteil nicht entgehen lassen. Von dem Querschnitt werden auch die geraden Bauchmuskeln ganz oder teilweise betroffen. Nach sorgfältiger Blutstillung wird die Bauchhöhle unter breiter Doppelung der Bauchdecken geschlossen, so wie das bei der Doppelung der Nabelbruchpforte geschildert ist. Die kaudale Wundlippe wird hierbei stets unter die kraniale Wundlippe gezogen (d. h. dorsal von der kranialen Wundlippe), um die Gefahr einer Verletzung der Harnblase durch die Nähte der ersten Verschlußnahtreihe zu umgehen.

Die Vereinigung der Fetthautwunde erfolgt in der oben geschilderten Weise. Der bei einer derartigen Beseitigung des Hängebauches in Wegfall kommende häutige Nabel kann sofort oder, was die Regel ist, später durch eine der oben geschilderten Nabelplastiken neu gebildet werden.

4. Anhang: Die Beseitigung der Narbenbrüche.

Den Narbenbrüchen des Bauches, die zumeist infolge und im Bereiche einer früher vorgenommenen Laparotomiewunde entstehen, fehlen oft wichtige Bestandteile einer echten Hernie. Häufig ist der „Bruch" nur eine durch Lähmung, Atrophie oder narbige Entartung der Bauchmuskeln bewirkte Vorwölbung der Bauchwand, und nicht immer ist im Bereiche des erkrankten Gebietes eine scharf begrenzte Bruchpforte und ein abgesetzter Bruchsack mit Bruchinhalt vorhanden. Die an der Bruchbildung beteiligten Eingeweide sind zumeist nicht frei beweglich, sondern sie sind im Bereiche der Vorwölbung, im Bruchsack, am benachbarten Peritoneum parietale und untereinander oft mehr oder weniger fest verwachsen, wobei das große Netz meist bevorzugt beteiligt ist. Die narbige Veränderung der Bauchdecken pflegt das Gebiet eines nachweisbaren Bruches erheblich zu überschreiten.

Schon mit Rücksicht auf die Güte des späteren Verschlusses der Operationswunde wird die Hautnarbe möglichst im Gesunden wetzsteinförmig umschnitten. Der Hautschnitt kann zur übersichtlichen Freilegung des Operationsgebietes noch ein Stück über die beiden Spitzen verlängert werden. Der Schnitt wird allmählich überall durch das Fettgewebe bis auf die Oberfläche der ersten haltenden Gewebsschicht vertieft (vgl. Abb. 59), die entweder durch Narbengewebe oder durch das gesunde Muskelfleisch oder die gesunde Aponeurose des M. obliquus abd. externus, gelegentlich auch durch die äußere Scheide des M. rectus gebildet wird. Die Oberfläche der obersten haltenden Schicht wird rings um das Bruchgebiet freigelegt. Sie wird dort, wo sie aus gesundem Gewebe besteht, nach innen in der Richtung auf den Bruch, und sie wird dort, wo sie narbig verändert ist, nach außen so weit verfolgt, bis der Übergang des gesunden Gewebes in das Narbengewebe oder in die Bruchpforte überall dargestellt ist. Ist die freigelegte Schicht narbig verändert, so wird sie an der Grenze zwischen dem gesunden Gewebe und dem Narbengewebe möglichst in der Faserrichtung durchtrennt, wobei der umschnittene, mit dem mittleren Hautstück in Verbindung bleibende Teil schließlich ebenfalls die Gestalt eines Wetzsteins erhält. Ist dagegen die oberste Schicht bis an die Bruchpforte gesund, und enthält sie eine scharf abgesetzte Bruchpforte, so wird die Bruchpforte durch Spaltung der obersten Schicht in der Faserrichtung nach beiden Seiten erweitert. Jedenfalls muß der Außenrand des auf diese Weise in die äußere Schicht geschnittenen Rahmens aus gesundem, nahtfähigem Gewebe bestehen.

80 Die Beseitigung der Brüche und bruchähnlicher Zustände in der Mittellinie des Bauches.

Man versucht nun, auch die tieferen Schichten der Bauchwand rings um den Bruch einzeln in gleicher Weise darzustellen. Da sie zumeist in erheblicher Ausdehnung zugrunde gegangen oder durch postoperative Narbenbildung verändert sind, so begegnet dieses Unternehmen oft erheblichen Schwierigkeiten,

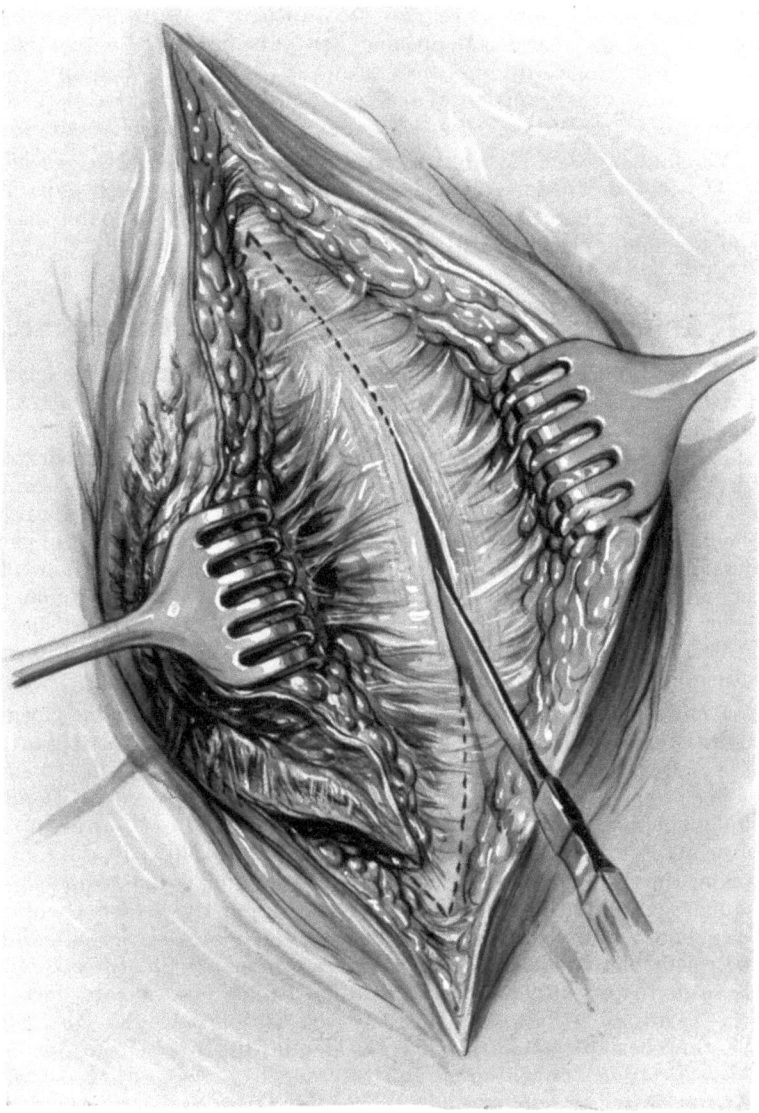

Abb. 59. Beseitigung eines Narbenbruches. Die einzelnen Bauchdeckenschichten werden in unmittelbarer Nachbarschaft der Narbe wetzsteinförmig umschnitten und dargestellt.

oder es läßt sich nicht oder nicht überall durchführen. Zunächst werden die äußeren Wundränder der ersten freigelegten Schicht mit scharfen Haken angehoben, nach außen gezogen und von der darunterliegenden Schicht ringsum auf einige Zentimeter Breite abgelöst, so daß auch die Oberfläche der zweiten, meist vom M. obliqu. int. gebildeten Schicht dargestellt wird. Dann wird auch diese zweite Schicht möglichst in der Faserrichtung wetzsteinförmig durchtrennt oder unter Spalten der Bruchpforte beiderseits eingeschnitten und von der nächsten Schicht, meist vom M. transv. abgelöst. Im ganzen wird die Darstellung, Durchtrennung und Ablösung der einzelnen Schichten so lange fortgesetzt, bis das Peritoneum parietale erreicht ist.

Sobald die tiefste Schicht durchtrennt ist, läßt sich das in der Mitte zurückbleibende, wetzsteinförmig umschnittene Gewebsstück, das aus Narbenhaut, Bruchsack und zumeist aus den narbig veränderten Abschnitten der einzelnen Bauchdeckenschichten besteht, an dem dehnbaren Peritoneum ein beträchtliches Stück emporziehen. Sofern die Peritonealhöhle nicht schon an einer Stelle vorzeitig eröffnet wurde, gelingt es in der Regel, eine von Verwachsungen freie Stelle zu finden, an der das Bauchfell durchtrennt wird, und wo man in die freie Bauchhöhle eindringen kann. Indem die nach außen gelegene Bauchwand an dieser Stelle mit einem scharfen Haken stark emporgehoben wird, bekommt man einen Einblick in die Bauchhöhle (vgl. Abb. 60), und es gelingt, schrittweise, das Peritoneum parietale im ganzen Umkreis des Schnittes unter Leitung des Auges zu durchtrennen, und die etwa adhärenten Eingeweide abzulösen. Ist, wie zumeist, das große Netz im Bereiche des Narbenbruches angewachsen, so wird es abschnittweise abgebunden. Schließlich hängen in der Regel noch einzelne Eingeweide an dem mittleren wetzsteinförmig umschnittenen Gewebsstück oder im Inneren des Bruchsackes fest. Sie werden auch hier vorsichtig freigemacht, wobei man einen etwa vorhandenen Bruchsack der Länge nach aufschneiden kann. Hierdurch kommt das umschnittene Gewebsstück in Fortfall.

Die im Bereiche des Operationsgebietes liegenden Darmschlingen werden einer genauen Prüfung unterzogen, ob bei ihnen durch Verwachsung, Strangbildung oder durch sonstige Veränderungen etwa für später die Gefahr eines Ileus droht. Dieser Gefahr ist durch Lösung der Adhäsionen, durch Durchtrennung der Stränge, durch Enteroanastomose oder im Notfalle durch Resektion von Darmteilen nach Möglichkeit zu begegnen.

Es gelingt, wie oben bereits erwähnt, durchaus nicht immer, alle Schichten der Bauchwand einzeln und im Gesunden darzustellen. Wollte man diese Darstellung in jedem Falle erzwingen, so müßte man bei ausgedehnten Narben unverhältnismäßig große und oft unregelmäßige Lücken in die Bauchwand machen. So weit aber die Schichten der Bauchwand einzeln dargestellt werden konnten, werden sie zumeist auch einzeln vereinigt. Hierbei wird die Sicherheit des Verschlusses durch die Doppelung einzelner Schichten gesteigert.

Konnte die Bauchwand mit Ausnahme der Haut jedoch nur als eine einzige Platte dargestellt werden, so kann auch der Verschluß nur in dieser einzigen Schicht erfolgen. In diesem Falle wird man stets versuchen, eine Doppelung der Bauchwand in der Weise vorzunehmen, wie das beim Verschluß der Nabelbruchpforte genau beschrieben ist. Die Ergebnisse dieser einschichtigen Doppelungen sind so gut, daß man berechtigt ist, diese einfache Art des Verschlusses auch dann anzuwenden, wenn eine getrennte Darstellung der einzelnen Schichten möglich erscheint. Um bei einem derartigen Vorgehen reichlich Material für die Doppelung zur Verfügung zu haben, kann man darauf verzichten, die Bruchpforte in der eben geschilderten Weise im Gesunden zu umschneiden. Es genügt vielmehr, die Bruchpforte darzustellen, sie in der Längsrichtung nach beiden Seiten einzuschneiden, und die beiden Bauchdeckenseiten nach Versorgung der Eingeweide so weit übereinanderzulagern, daß gesunde Bauchdeckenabschnitte aneinander kommen.

Der auf eine dieser Weisen erzielte Verschluß kann durch das Aufsteppen einer frei verpflanzten Faszienplatte gesichert werden. Diese zusätzliche Sicherung empfiehlt sich namentlich bei Rezidivoperationen.

Das Unterhautzellgewebe und die Haut werden durch Nähte geschlossen. Gelegentlich ist die Lücke in den Bauchdecken jedoch derartig umfangreich, daß die unmittelbare Vereinigung der Ränder nicht gelingt oder

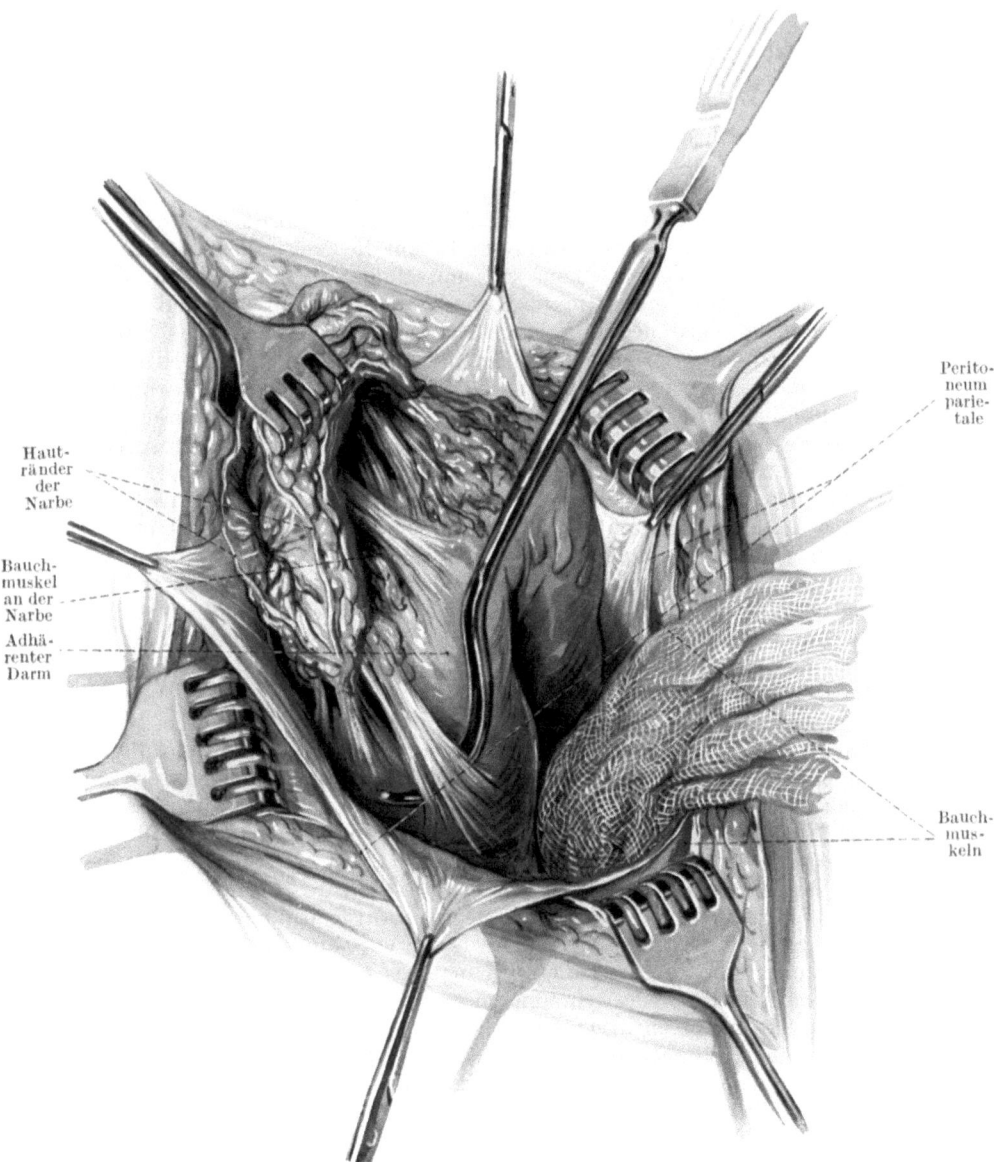

Abb. 60. Beseitigung eines Narbenbruches. Fortsetzung des Zustandes der vorigen Abbildung. Nach Eröffnung der Bauchhöhle werden die mit der Narbe verwachsenen Eingeweide abgetrennt, wobei gefäßhaltige Stränge doppelt unterbunden und durchschnitten werden.

unzuverlässig erscheint, oder es sind so zahlreiche schwache Stellen vorhanden (Gitterbrüche), daß sie nicht alle geschlossen werden können. In solchen Fällen muß man zur Einlagerung von fremdem Material seine Zuflucht nehmen. Die Lücken in den Bauchdecken werden dann, so weit es eben geht, geschlossen. Läßt sich nicht einmal das Peritoneum parietale vollständig schließen, so wird zur Abdichtung der Bauchhöhle ein Netzzipfel in die Öffnung genäht. Über die Lücke oder über das nur unsicher geschlossene Gebiet wird am besten ein **frei verpflanzter Faszienlappen**, gelegentlich wohl auch ein **Ringnetz** (vgl. Abb. 21) in der Weise gesteppt, wie das im Allgemeinen Teil dieses Abschnittes (A, 1, f, S. 24f.) beschrieben wurde.

D. Die Beseitigung der Leistenbrüche.
1. Anatomische Vorbemerkungen.

Die äußeren Leistenbrüche. Die meisten Leistenbrüche des Kindes- und Mannesalters folgen in ihrem Verlaufe dem Samenstrange (vgl. Abb. 61, 62, 63 und 71), indem sie gemeinsam mit ihm im Bereiche der lateral von der Plica epigastrica gelegenen Fovea ing. lat. in den Anulus ing. abdominalis (internus) eintreten, neben ihm — zumeist medial — im Leistenkanal die Bauchwand in schräger Richtung von lateral-kranial nach medial-kaudal durchsetzen, zu dem oberhalb des Leistenbandes gelegenen Anulus ing. subcutaneus (externus) austreten und von der Tunica vaginalis communis umschlossen und geleitet mit dem Samenstrang in den Hodensack hinabsteigen. Diese Brüche werden als äußere, indirekte oder laterale Leistenhernien bezeichnet, im Gegensatz zu den inneren, direkten oder medialen Leistenhernien, die medial von der Plica epigastrica durch die Bauchwand treten (vgl. Abb. 61, 62 u. 82).

Da der Leistenkanal von lateral-kranial nach medial-kaudal verläuft, so muß man in seiner Längsrichtung einen lateral-kranialen und einen medial-kaudalen Pol, und in seiner Querrichtung eine kranial-mediale und eine kaudal-laterale Seite unterscheiden. Lediglich zur Vereinfachung des Ausdruckes werde ich im folgenden diese Richtungen in der Regel jedoch derartig bezeichnen, als wenn der Leistenkanal senkrecht zur Körperlängsachse von lateral nach medial verliefe, so daß ich von seinem lateralen und von seinem medialen Pol und von seiner kranialen und von seiner kaudalen Seite sprechen werde.

Der Samenstrang und somit auch der ihn begleitende Bruchsack eines äußeren Leistenbruches werden am Anulus ing. abdomin. bei ihrem Eintritt in die Bauchwand im Bereiche der Fovea ing. lat. von verstärkten Fasern der Fascia transversalis kaudal und medial in Gestalt eines nach lateral und kranial offenen C umrandet, die von der Gegend der Spin. iliac. ant. sup. über die Plica epigastrica nach der Hinterseite des M. rectus in die Gegend der Plica semilunaris Douglasi ausstrahlen. Der kaudale Schenkel dieser als Lig. interfoveolare Hesselbachi bezeichneten, d. h. zwischen der Fovea ing. lat. und der Fovea ing. med. liegenden Faserzüge, auf dem der Samenstrang und der etwaige Bruchsack gleichsam wie auf einer Sichel reiten (auf Abb. 62 erkennbar, aber nicht bezeichnet), wird als Crus horizontale, der laterale Schenkel als Crus verticale unterschieden. Dorsal und lateral von dem Crus verticale verlaufen in der Plica epigastrica die aus den Vasa iliaca ext. stammenden Vasa epigastr. inferiora interna (vgl. Abb. 62). Die epigastrischen Gefäße liegen von ihrem Ursprung bis zur Kreuzung mit dem äußeren Rektusrande im properitonealen Fettgewebe zwischen der Fascia transversalis und dem Peritoneum. Man muß also, um sie von außen freizulegen, die Fascia transversalis durchtrennen (vgl. Abb. 61, 63, 83 und 88). Im Bereiche der Mm. recti dringen die Gefäße jedoch ins Innere der Rektusscheide ein, so daß sie durch

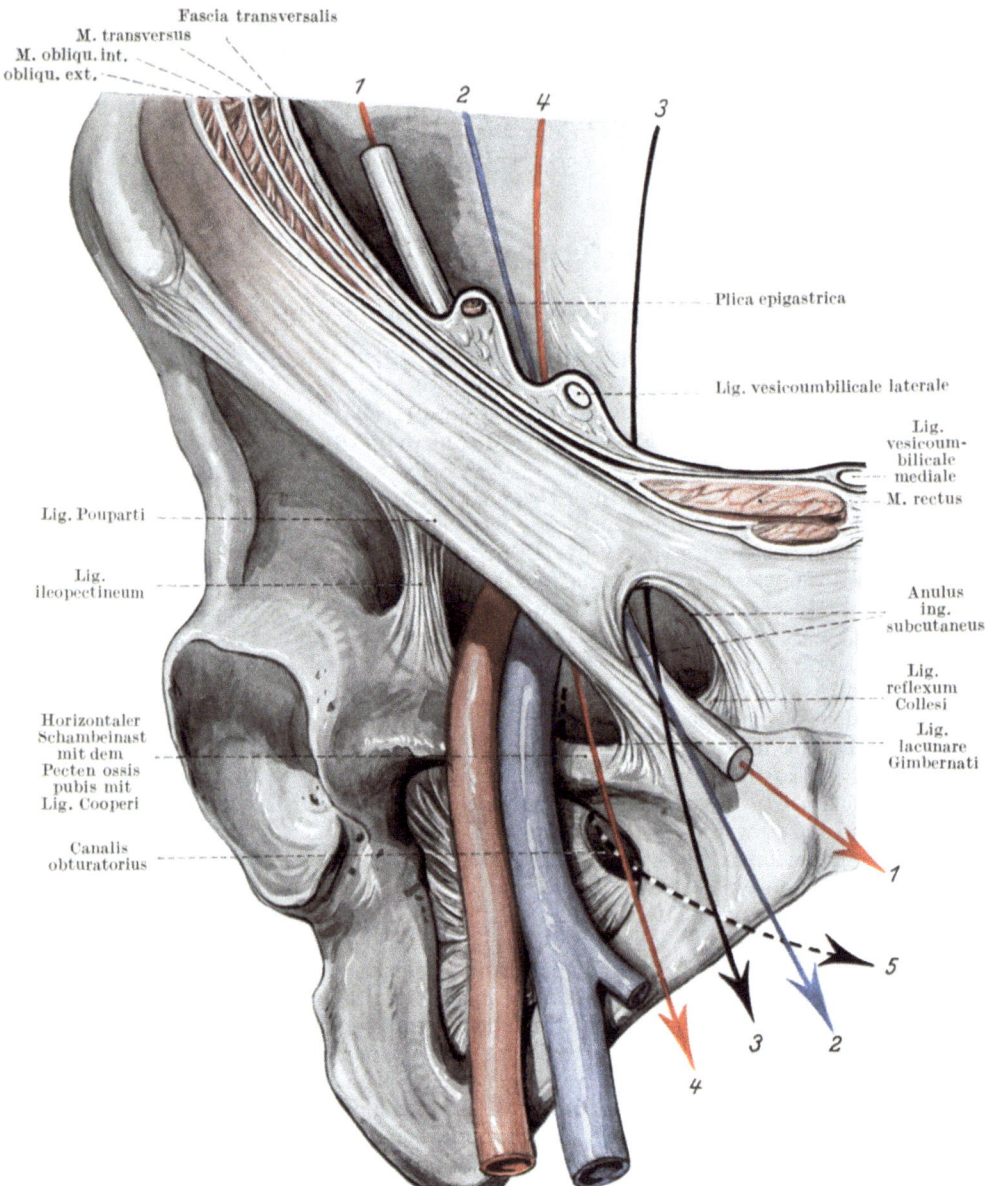

Abb. 61. Topographie der verschiedenen Brucharten in der Gegend der Leisten-
und Schenkelbeuge.

1 Der äußere Leistenbruch: Eintrittsstelle lateral von der Plica epigastrica im Anulus ing. abdominalis, Austrittsstelle im Anulus ing. subcutaneus; der Bruch geht also durch den Leistenkanal. *2* Der innere Leistenbruch: Eintrittsstelle medial von der Plica epigastrica in der Fovea ing. med., Austrittsstelle im Anulus ing. subcutaneus. *3* Der supravesikale Leistenbruch: Eintrittsstelle medial von dem Lig. vesicoumbilicale lat. in der Fovea supravesicalis, Austrittsstelle im Anulus ing. subcutan. *4* Der Schenkelbruch geht durch den Schenkelkanal medial von der Vena femoralis. *5* Die Hernia obturatoria geht durch den Canalis obturatorius.

die hintere Rektusscheide und durch die Fascia transversalis vom Bauchfell getrennt sind. Man gelangt daher im Bereiche der Mm. recti von außen an die epigastrischen Gefäße, ohne die Fascia transversalis zu durchtrennen.

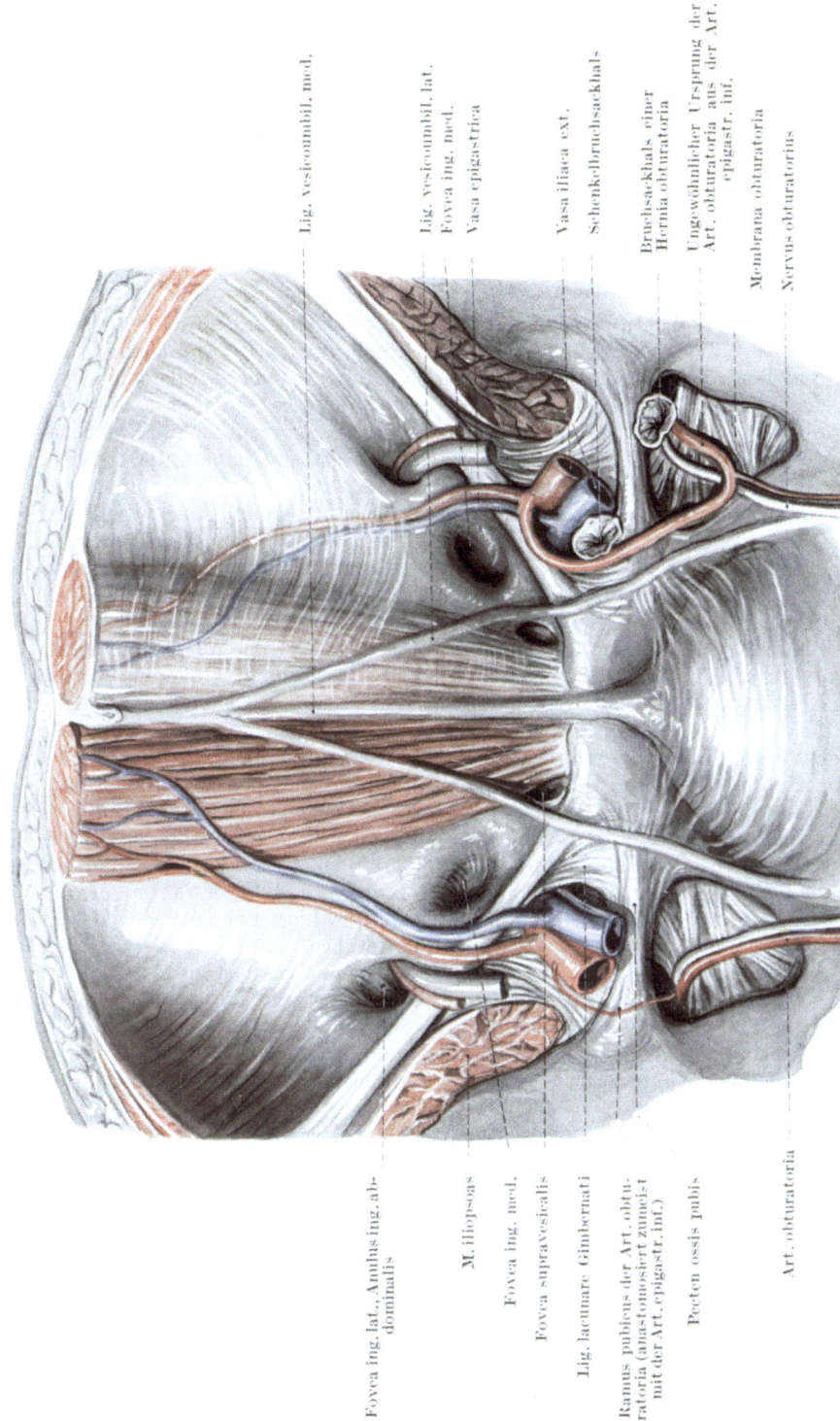

Abb. 62. Blick auf die vordere Bauchwand von innen zur Veranschaulichung der Topographie der verschiedenen Bruchpforten. (Links ist der Ramus pubicus falsch gezeichnet, er verläuft tatsächlich — wie rechts die Art. obturatoria — medial von den Vasa iliaca ext.)

Die Fascia transversalis wird am Anulus ing. abdom. durch den Leistenkanal nicht unterbrochen, sondern sie setzt sich, den Leistenkanal austapezierend und Samenstrang und Bruchsack eines schrägen Leistenbruches gemeinsam umhüllend, als **Processus vaginalis communis** und als **Tunica vaginalis communis** in Form eines geschlossenen Beutels bis in den Hodensack fort, in dem auch der Hoden liegt (vgl. Abb. 63, 64 u. 71). Ohne die Eröffnung dieser Faszie kann man von außen weder zum Samenstrang, noch zum Hoden, noch zum Bruchsack einer schrägen Leistenhernie gelangen. Der festen Wandung dieses Faszienrohres ist es zu danken, daß die schrägen Leistenbrüche im weiteren Verlauf stets zielsicher in den Hodensack und bis zum Hoden gelangen. Der trichterförmige Anfang der Tunica vagin. commun. wird als **Fascia infundibuliformis** bezeichnet.

Die vordere Wand des Leistenkanals wird durch die Aponeurose des M. obliqu. abdom. ext. gebildet, der sich als dreieckiger Spalt im **Anulus ing. subcutan.** öffnet, und dessen als **Crus mediale** und als **Crus laterale** bezeichnete Schenkel neben dem **Tuberculum pubicum** am horizontalen Schambeinast ansetzen (vgl. Abb. 61 u. 84). Die lateral vom äußeren Leistenring quer zur Externusaponeurose verlaufenden Züge werden als **Fibrae collaterales** unterschieden. Andere Fasern des M. abdom. ext., die **Fibrae intercrurales**, runden die Spitze des sehnigen Dreiecks des Anulus ing. subcutan. ab und setzen sich, den Samenstrang gleichsam fächerförmig aufhängend, als **Fascia cremasterica** auf den Samenstrang hodenwärts fort. Besonders nach dem längeren Tragen eines Bruchbandes können diese Fasern verdickt und mit den darunterliegenden Schichten fest verwachsen sein.

Der M. obliqu. abdom. int. reicht mit seinem Ansatze nur bis zur Mitte des POUPARTschen Bandes, besitzt von hier bis zu seinem Übergang in die vordere Rektusscheide also eine Lücke (vgl. Abb. 84 u. 85), die bei der Radikaloperation der Leistenhernien gelegentlich schwer zu schließen ist. Ist die Lücke besonders groß, so spricht man von einem „**Internushochstand**". An sich hat der M. obliqu. internus, dessen freier Rand kranial vom Leistenkanal liegt, mit der Gestaltung des Leistenkanals nichts zu tun. Er spielt bei der Radikaloperation der äußeren Leistenbrüche aber außer der negativen Rolle der Internuslücke dadurch eine wichtige positive Rolle, daß er von lateral Muskelbündel in einem mehr oder weniger geschlossenen Mantel als M. cremaster auf den Samenstrang hodenwärts sendet (vgl. Abb. 85), die hier zwischen der Fascia cremasterica und der Tunica vaginalis communis liegen.

Der M. transversus abdom. reicht mit seinem **muskulären Anteil** bis zur Mitte des Leistenbandes, von da ab mit seinem schwachen aponeurotischen Anteil bis zum Tuberculum pubicum. Im Bereiche des Leistenkanals bildet dieser schwache aponeurotische Anteil zusammen mit der ihm bauchwärts innen anliegenden **Fascia transversalis** die dorsale Wand des kaudal durch das **Lig. Pouparti** abgeschlossenen Leistenkanals (vgl. Abb. 87, 88 u. 89). Das Leistenband, das Lig. Pouparti, ist im Grunde nichts anderes als die im Querschnitt dreistrahlige Vereinigungslinie der Aponeurosen des M. obliqu. abdom. ext., des M. internus, des M. abdom. transv. und der Fascia lata. Die eine dieser drei Rinnen, die entlang dem Leistenbande durch die Vereinigung dieser drei Strahlen geformt werden, und zwar die zwischen der Aponeurose des M. externus und der Aponeurose des M. transversus abdom. liegende Rinne bildet den Leistenkanal und hierdurch zugleich das Lager des Samenstranges und etwaiger schräger Leistenbrüche, wobei die Externusaponeurose die Vorderwand, die Transversusaponeurose die Hinterwand darstellen.

Ventral werden der Samenstrang und der Bruchsack eines äußeren Leistenbruches abgesehen von der Haut und dem subkutanen Fettgewebe demnach bedeckt von der Aponeurose des M. obliqu. abd. externus, von der Fascia cremasterica, von dem M. cremaster und von der Tunica vaginalis communis (vgl. Abb. 63 u. 64). In dem geschlossenen Mantel der Tunica vagin. communis befinden sich, abgesehen von dem Bruchsack einer etwaigen äußeren Leistenhernie als Bestandteile des Samenstranges der Ductus deferens, die aus der Aorta, seltener aus der Art. renalis stammende Art. spermatica interna,

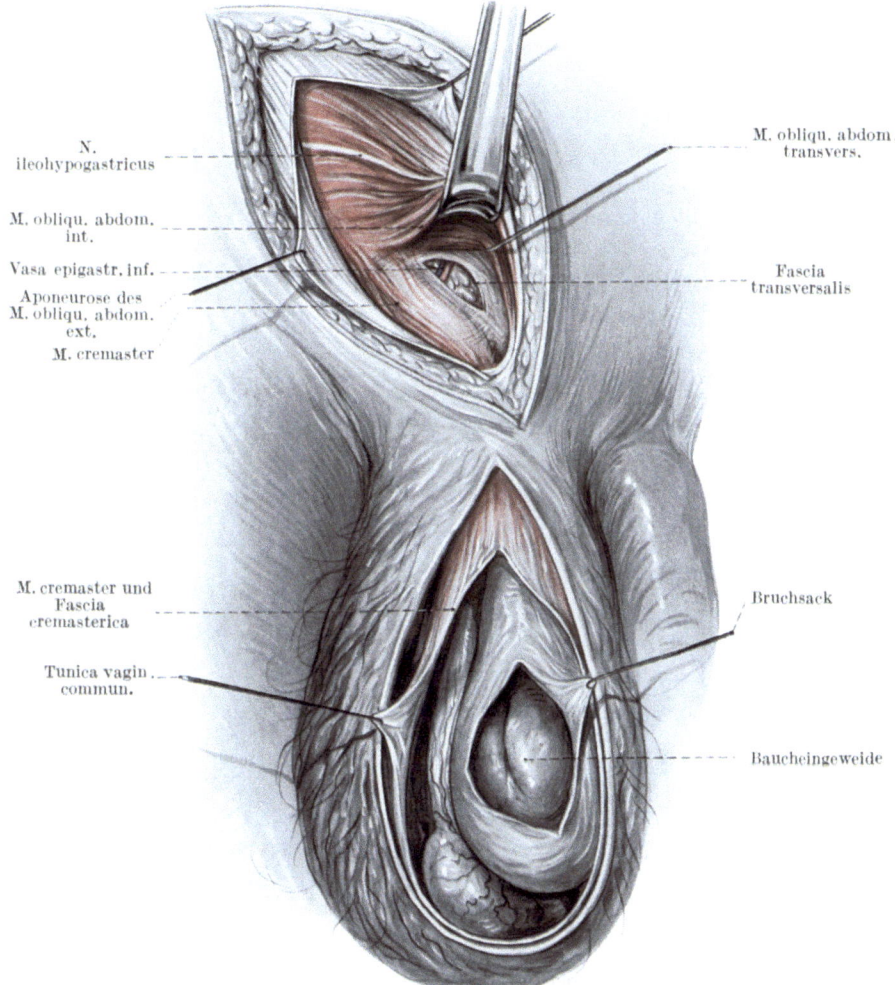

Abb. 63. Topographie des äußeren Leistenbruches.

die aus der Vena cava inf. stammende, zum Plexus pampiniformis ausgebildete Vena spermatica interna und der als Plexus oder als Einzelstrang geformte sympathische N. spermaticus internus. Durch den Leistenkanal gehen außerdem außerhalb der Tunica vag. comm. die aus der Art. und Vena epigastr. inf. stammende Art. und Vena spermatica ext., der N. spermaticus ext. und der N. ilioinguinalis.

Leistenbrüche und Hydrozelen. Der Umstand, daß der Bruchsack einer erworbenen äußeren Leistenhernie aus dem gleichen Gewebe, dem Peritoneum parietale besteht wie der Processus vaginalis, und bei seiner Entwicklung den gleichen Weg einschlägt wie der Processus vaginalis und wie der Hoden bei seinem Deszensus in embryonaler Zeit, daß weiterhin von diesem Processus vaginalis stets regelrechte und oft regelwidrige Gebilde zurückbleiben, und daß schließlich zuweilen embryonale Entwicklungszustände bestehen bleiben, ermöglicht die häufige Entstehung einer Anzahl krankhafter anatomischer Zustände, die teils selbständig, teils mit Leistenbrüchen verbunden vorkommen. Bei dem

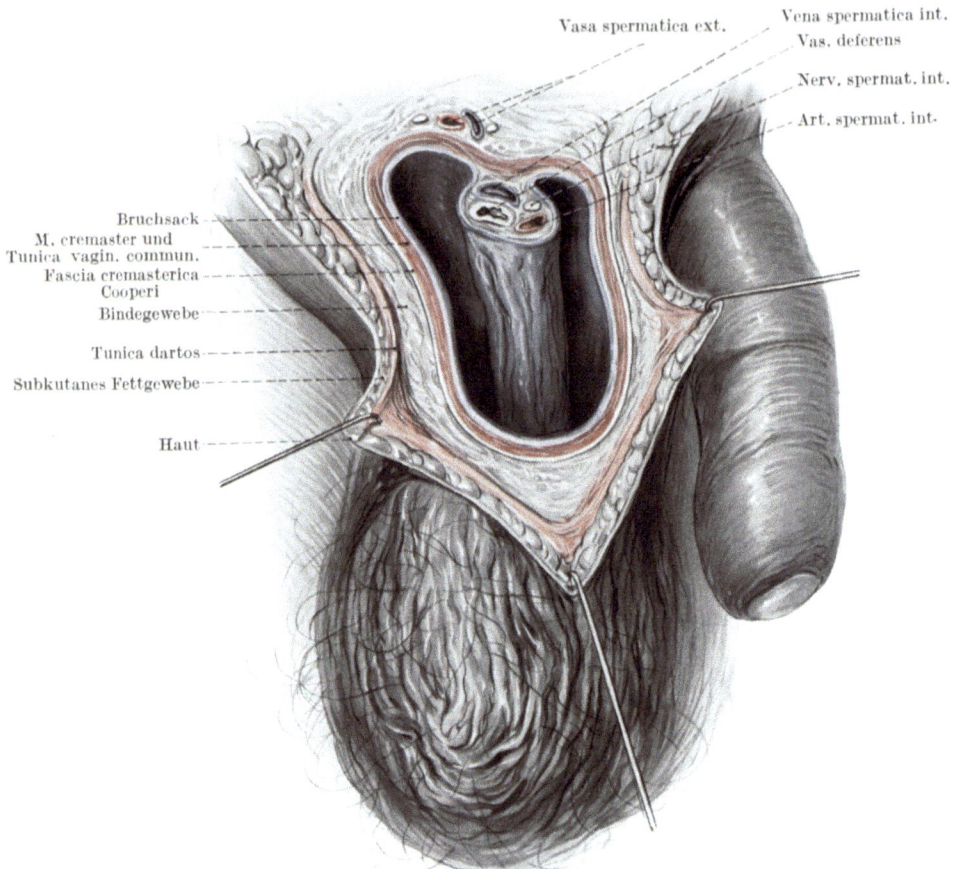

Abb. 64. Gewebsschichten, Nerven und Gefäße im Bereiche des Hodensackes bei einem äußeren Leistenbruch.

im 7. Embryonalmonat beginnenden Descensus testis steigt der retroperitoneal gelegene Hoden durch den Leistenkanal in der Richtung des an seinem unteren Pol befestigten Gubernaculum Hunteri in den Hodensack, wobei ihm eine Ausstülpung des Peritoneum parietale in Gestalt des Processus vaginalis vorausgeht. Er schnürt sich schließlich gegen die Bauchhöhle ab, verwächst und bleibt nur noch als Hodenhülle in Gestalt der Tunica vaginalis propr. erhalten (vgl. Abb. 65). Vor der Abschnürung ist also eine offene Verbindung zwischen der Bauchhöhle und dieser den Hoden kapuzenartig deckenden Peritonealausstülpung vorhanden. Bleiben diese Verhältnisse ganz oder teilweise dauernd erhalten, so besteht der Zustand eines „offenen Processus vaginalis" (vgl. Abb. 66). Hierbei kann der Hoden noch an seiner ursprünglichen

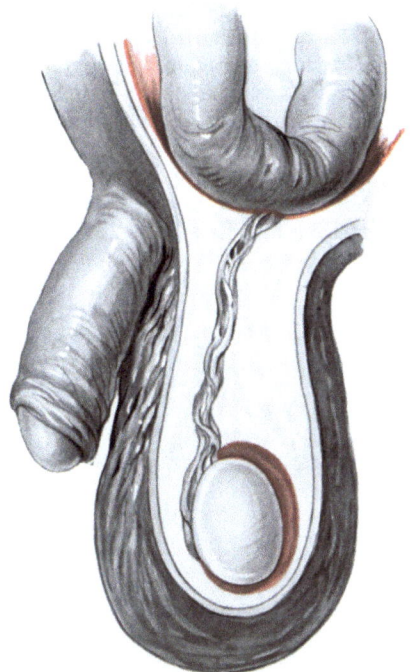

Abb. 65. Vollständiger Abschluß des Peritoneum parietale und der Tunica vaginalis propria ohne Zystenbildung. Normale Verhältnisse.

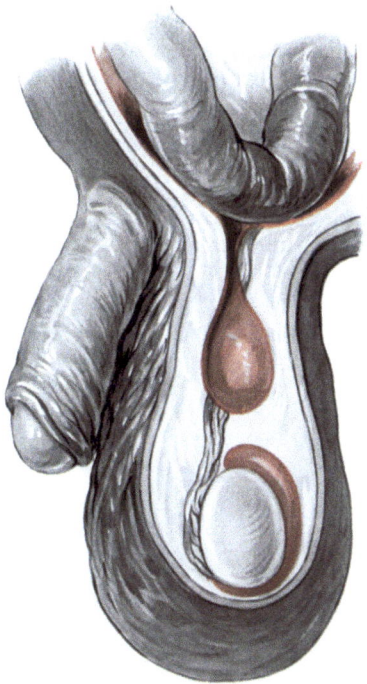

Abb. 66. Offener Processus vaginalis.

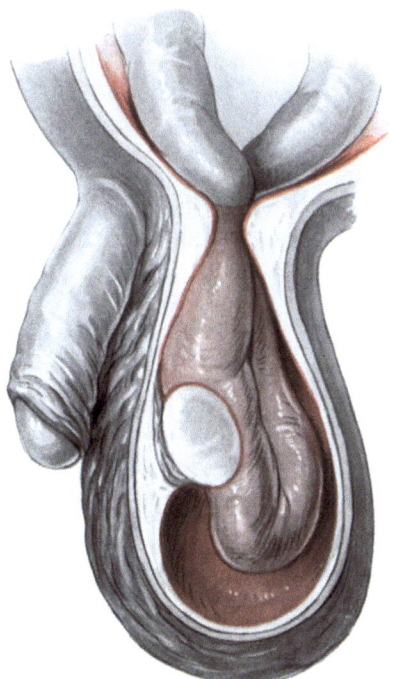

Abb. 67. Angeborener äußerer Leistenbruch.

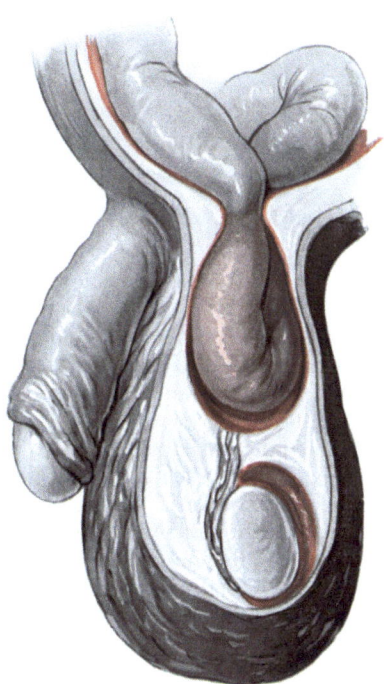

Abb. 68. Erworbener äußerer Leistenbruch.

Stelle in der Bauchhöhle verharren (Kryptorchismus), oder an jeder Stelle auf seinem Wege stehen bleiben (Leistenhoden, Hochstand des Hodens), oder auch regelrecht bis in die Tiefe des Hodensackes gelangen. Sammelt sich in einem offenen Processus vaginalis mit enger Öffnung nach der Bauchhöhle Flüssigkeit an, so entsteht eine Hydrocele communicans, treten bei weiter Öffnung Baucheingeweide in ihn ein, so besteht eine angeborene äußere Leistenhernie (vgl. Abb. 67), wobei man, wenn der gesamte, bis zum Hoden reichende Processus vaginalis offen bleibt, eine Hernia congenita testicularis, und wenn nur der kraniale, unmittelbar am Leistenkanal gelegene

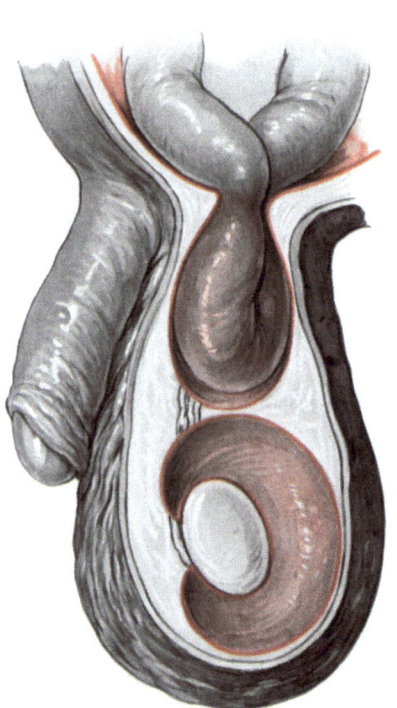
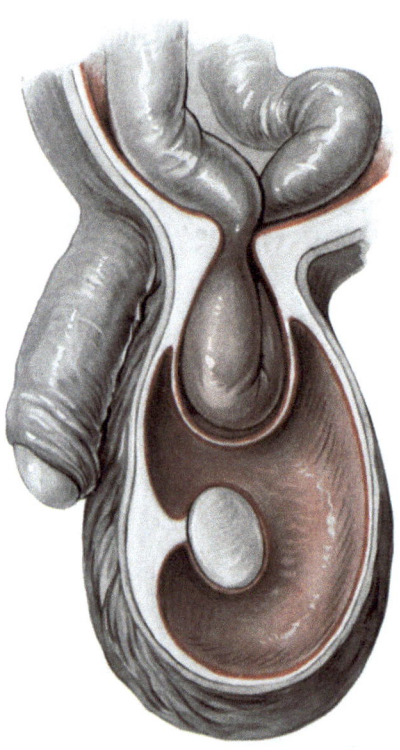

Abb. 69. Erworbener äußerer Leistenbruch und Hydrocele testis. Abb. 70. Hernia encystica falsa.

Teil offen bleibt, der am Hoden gelegene Teil jedoch verödet, eine Hernia congenita funicularis unterscheidet. Der anatomische Unterschied zwischen einem angeborenen und einem erworbenen testikulären Leistenbruch (vgl. Abb. 67, 68 u. 71) ist demnach, daß im ersten Falle der Bruchsack gleichzeitig die Bekleidung des Hodens als Tunica vagin. propria bildet, während im zweiten Falle ein eigener geschlossener Bruchsack und neben ihm eine eigene geschlossene Tunica vagin. propria vorhanden sind (vgl. Abb. 69). Im ersten Falle findet man also nach der Eröffnung des Bruchsackes den Hoden an seinem Fundus, im zweiten Falle endet der Bruchsack oberhalb des Hodens. Schließt sich der Processus vaginalis gegen die Bauchhöhle ab, bleiben jedoch seine einzelnen peripheren Abschnitte als zystische Gebilde erhalten, so entsteht die Hydrocele funiculi spermatici oder die Hydrocele testis. Beide Zustände können nebeneinander bestehen. Vergrößert sich eine Hydrocele testis derartig, daß sie sich mit einem geschlossenen Fortsatz durch den Leistenkanal bis in den

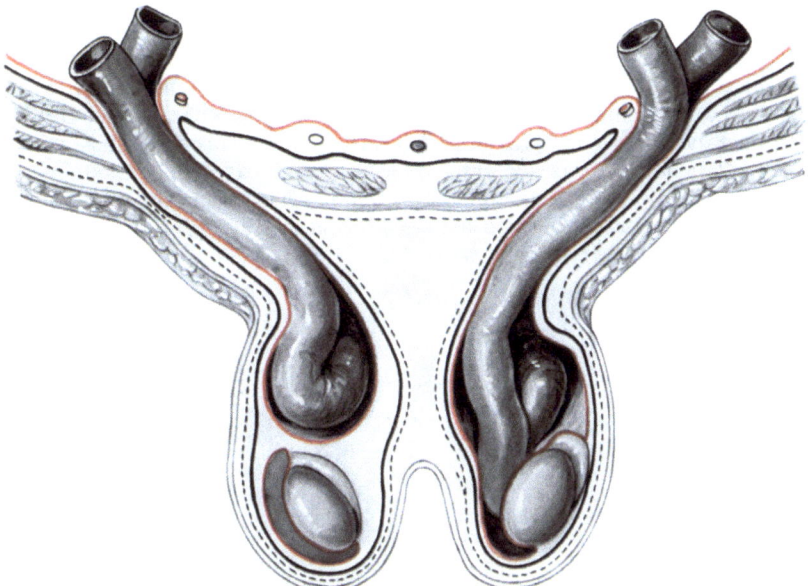

Abb. 71. Linke Bildseite: Erworbener äußerer Leistenbruch, rechte Bildseite: Angeborener äußerer Leistenbruch. (Rote Linie: Peritoneum, schwarze Linie: Fascia transversalis, gestrichelte Linie: Fascia superficialis.)

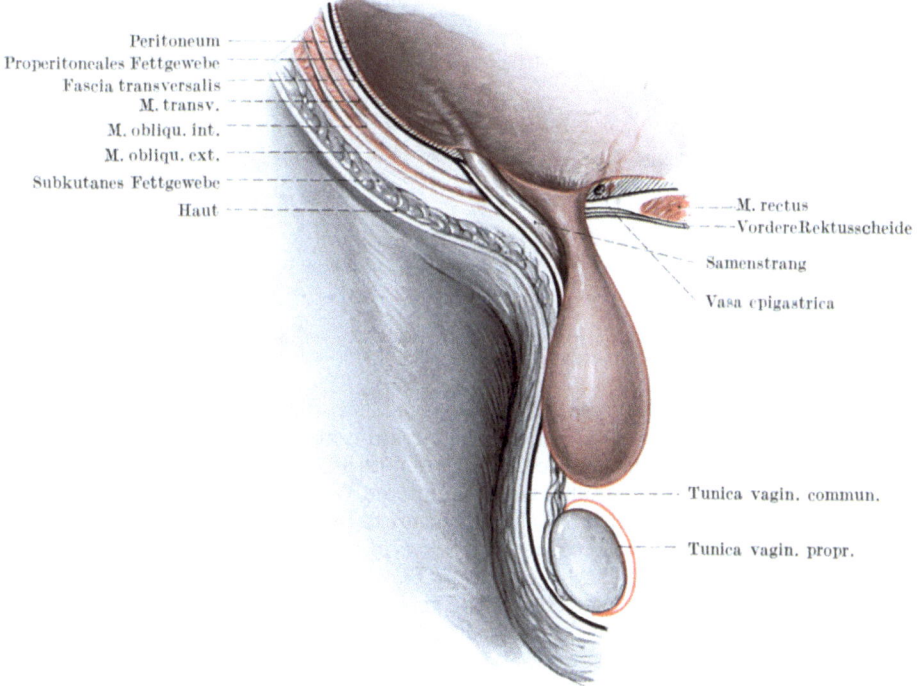

Abb. 72. Hernia inguinalis lateralis.

Bauchraum erstreckt, so entsteht die Hydrocele bilocularis. Gelegentlich kommt eine erworbene äußere Leistenhernie mit einer Hydrozele, im besonderen mit einer Hydrocele testis zusammen vor (vgl. Abb. 69). Der Bruchsack kann, wenn er groß genug ist, alsdann neben dem Hydrozelensack liegen oder ihn wie einen Handschuhfinger einstülpen, ein Zustand, der als Hernia encystica falsa bezeichnet wird (vgl. Abb. 70). Eine Hernia encystica vera ist der Zustand, bei dem sich der Bruchsack eines erworbenen Leistenbruches in einen offenen Processus vaginalis oder in eine Hydrocele communicans entwickelt, so daß die Brucheingeweide vom Hoden nur durch die Bruchsackwand getrennt werden, nicht aber wie bei der Hernia encystica falsa noch außerdem durch die Wand der Hydrocele testis.

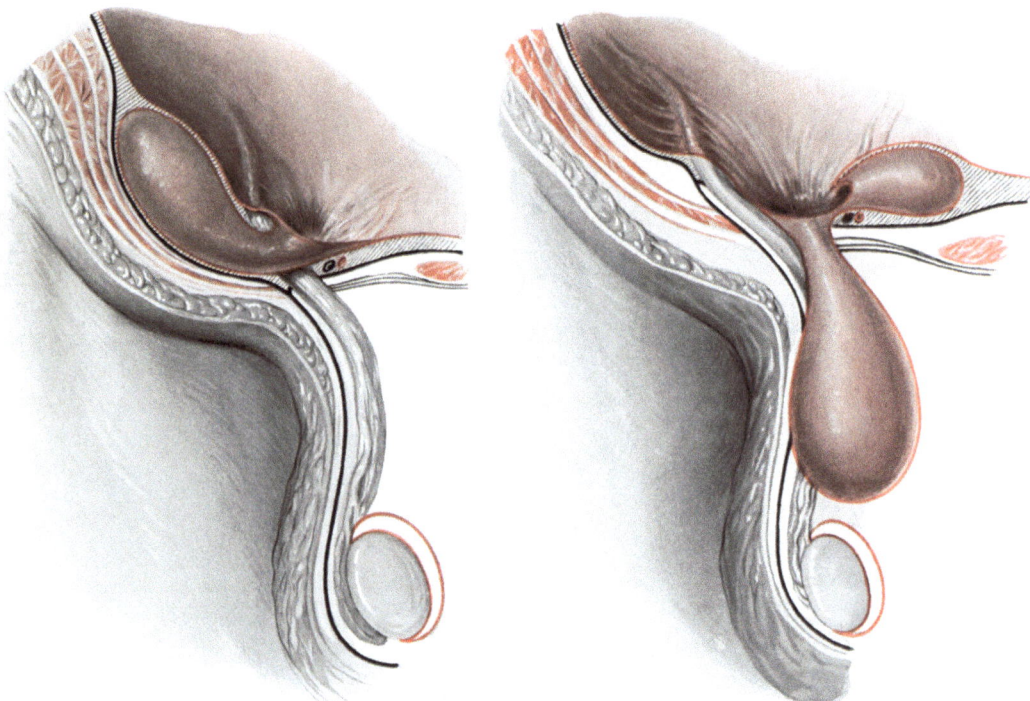

Abb. 73. Hernia inguinalis properitonealis unilocularis lateralis (iliacalis).

Abb. 74. Hernia inguinalis properitonealis bilocularis medialis (praevesicalis).

Die interparietalen Leistenbrüche. Verwickelte, die Operation erschwerende anatomische Verhältnisse entstehen bei der indirekten Leistenhernie, wenn der Bruchsack und die Brucheingeweide nicht den normalen, durch den Leistenkanal und die Tunica vagin. communis vorgezeichneten Weg einschlagen (vgl. Abb. 72), sondern seitlich abirren: Herniae interparietales. Hierbei kann entweder der gesamte Bruchsack als einheitliches Gebilde (vgl. Abb. 73, 75 u. 77) oder nur eine seitliche Ausstülpung (vgl. Abb. 74, 76 u. 78) diesen ungewöhnlichen Weg einschlagen: Unilokuläre und bilokuläre interparietale Hernie. In etwa 50% der Fälle ist mit derartig ungewöhnlich gelagerten Hernien eine Lageanomalie des Hodens (Hodenektopie) verbunden, was die Operation noch weiter erschwert und auf die kongenitale Komponente dieser Bruchform hinweist.

Eine derartige seitliche Abirrung des Bruchsacks kann an jeder Stelle des Durchtrittsweges durch die Bauchdecken erfolgen. So kann sich der Bruchsack vor dem Eintritt in den Anulus ing. abdominalis zwischen dem Peritoneum parietale und der Fascia transversalis in dem properitonealen Fettgewebe ausbreiten: Hernia ing. properitonealis. Bei der unilokulären Form dieser Hernie enthält dann der Leistenkanal keinen Bruchsack (vgl. Abb. 73). Erfolgt die Ausbreitung lateral, so entsteht die laterale oder iliakale Form (vgl. Abb. 73), erfolgt die Ausbreitung medial, so entsteht die mediale oder prävesikale Form (vgl. Abb. 74) der properitonealen Inguinalhernie.

Ist der Bruchsack durch den Anulus ing. abdom. in den Leistenkanal eingetreten, so kann eine seitliche Abirrung zwischen je zwei benachbarten Schichten der Bauchdecken erfolgen: Interstitielle Inguinalhernie. Der Bruchsack

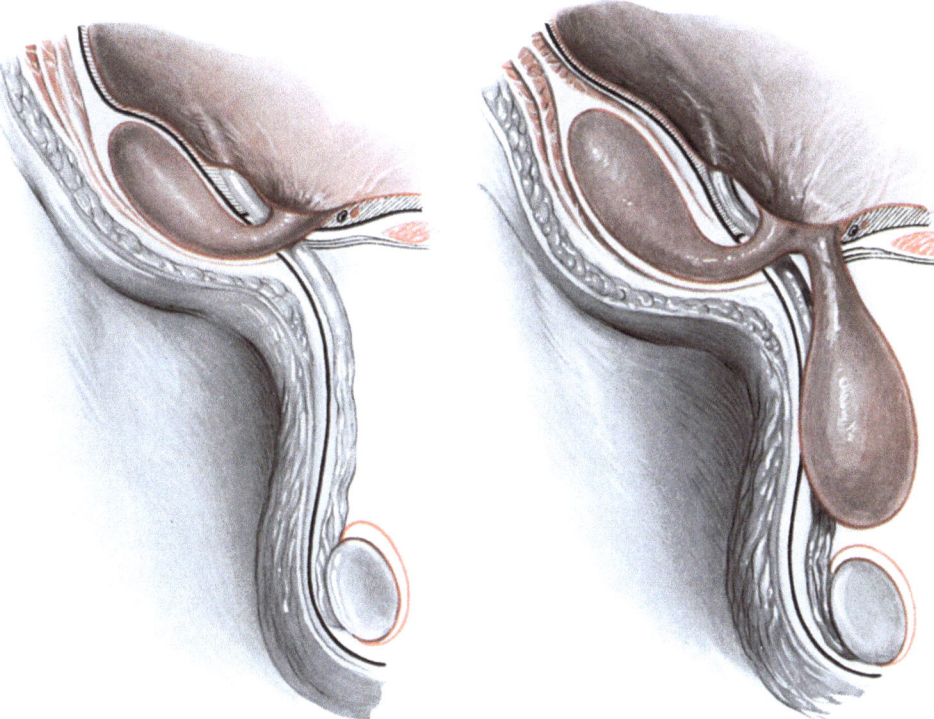

Abb. 75. Hernia inguinalis lateralis interstitialis. Entwicklung des Bruchsackes zwischen Fascia transversalis und M. transversus.

Abb. 76. Hernia inguinalis interstitialis lateralis bilocularis. Entwicklung des interstitiellen Bruchsackes zwischen M. transversus und M. internus.

kann hierbei zwischen der Fascia transversalis und der Aponeurose des M. abdom. transversus (vgl. Abb. 75), zwischen der Aponeurose des Transversus und der Aponeurose des Internus (vgl. Abb. 76), er kann lateral zwischen den Muskelfasern des M. internus, er kann zwischen dem M. obliqu. int. und dem M. obliqu. ext. (vgl. Abb. 77) und er kann schließlich zwischen der Fascia transversalis und der Aponeurose des M. externus liegen (vgl. Abb. 78). In allen diesen Fällen ist der Anulus ing. abdomin. von dem Bruchsack durchzogen, der Anulus ing. subcut. ist aber bei der unilokulären Form dieser interstitiellen Hernien frei. Am häufigsten breitet sich die interstitielle Hernie zwischen dem M. obliqu. ext. und dem M. internus aus.

Schließlich kann sich der Bruchsack, nachdem er auch den Anulus ing. subcutan. richtig passiert hat, in seltenen Fällen statt in den Hodensack hinabzusteigen, auch lateral unter der Haut ausbreiten: Hernia inguinosuperficialis oder inguinosubcutanea. Dieses Leiden ist fast stets mit einer Hodenektopie verbunden.

Die in dem Allgemeinen Teil bereits erwähnten Gleitbrüche (vgl. S. 1f. u. Abb. 6) finden sich fast ausschließlich beim äußeren Leistenbruch und nur selten, in noch nicht 1% ihres Vorkommens, beim rechtsseitigen Schenkelbruch. Auch der Schaukelbruch (vgl. S. 5f. u. Abb. 9 u. 10) wird fast ausschließlich bei der äußeren Leistenhernie angetroffen.

Die Beteiligung der Harnblase. Die Harnblase kann sich in mannigfacher Weise an einem Leistenbruch beteiligen (vgl. auch S. 3f. u. 125f.). Vor der Operation können, sofern ein Verdacht in dieser Richtung auftaucht, Störungen

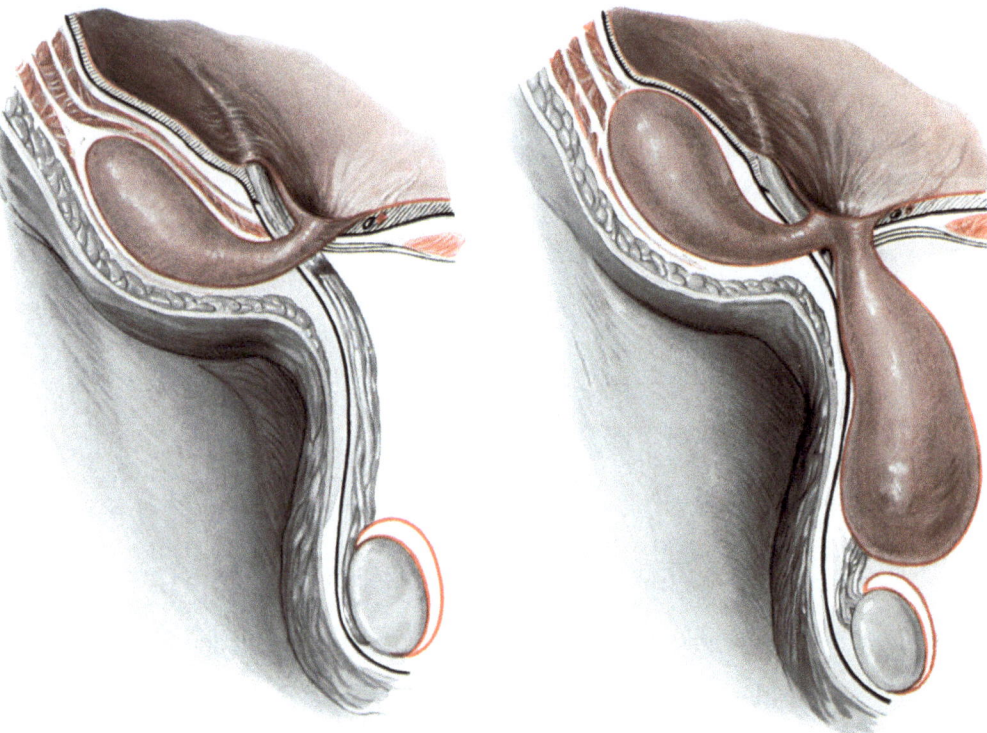

Abb. 77. Hernia inguinalis interstitialis inguinalis. Entwicklung des Bruchsackes zwischen M. obliquus internus und externus.

Abb. 78. Hernia inguinalis interstitialis lateralis bilocularis. Entwicklung des interstitiellen Bruchsackes zwischen Fascia transversalis und M. obliquus externus.

der Urinentleerung, die sorgfältige Palpation, die Auffüllung der Blase, die Untersuchung mit dem starren Katheter, die Zystoskopie und die röntgenologische Darstellung der kontrastgefüllten Blase oft eindeutige Aufschlüsse geben. Bei einer direkten Leistenhernie kann die teilweise von Peritoneum bekleidete Wand der Harnblase entsprechend dem Gleitbruch des Dickdarmes durch die Bruchpforte gleiten und mit zur Bildung des Bruchsackes verwendet werden (intraperitoneale Blasenhernie, vgl. Abb. 79). Gelegentlich wird dieser Zustand erst künstlich bei der Radikaloperation erzeugt, indem bei dem kräftigen Vorziehen des Bruchsackes zum Zwecke seiner hohen Freilegung ein ursprünglich noch in der Bauchhöhle gelegener Blasenzipfel vor die Bruchpforte gezerrt wird (operative Blasenhernie, vgl. Abb. 103).

Entsprechend dem extraperitonealen Schaukelbruch eines Darmabschnittes kann auch die extraperitoneale Vorderwand der Harnblase den alleinigen Inhalt einer direkten Leistenhernie oder einer supravesikalen Hernie bilden

Anatomische Vorbemerkungen.

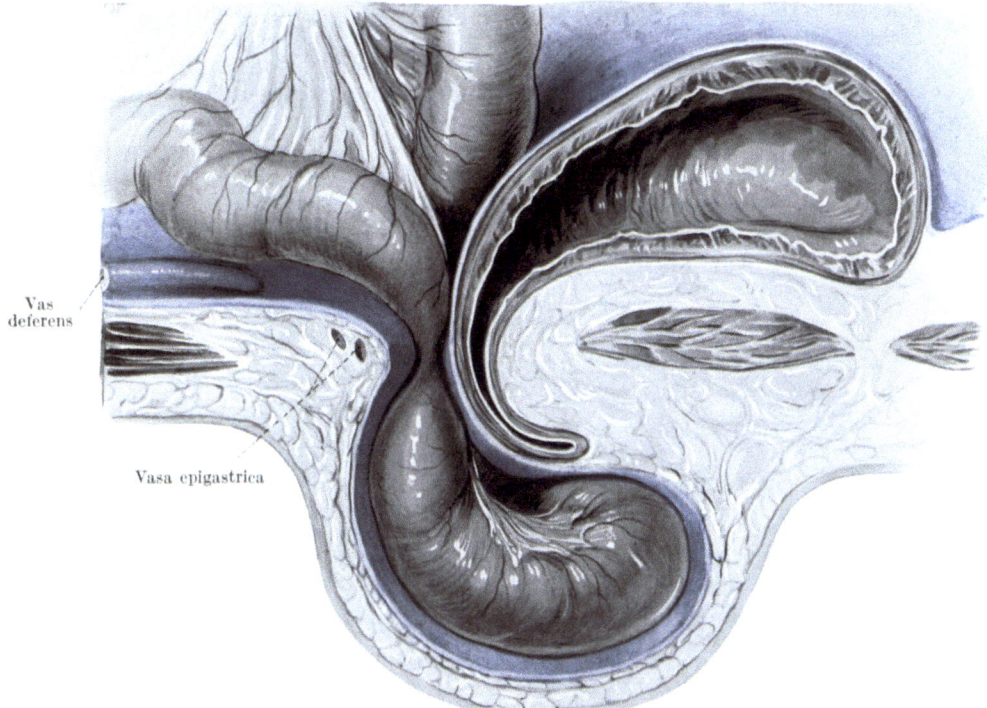

Abb. 79. Intraperitonealer Blasenbruch.

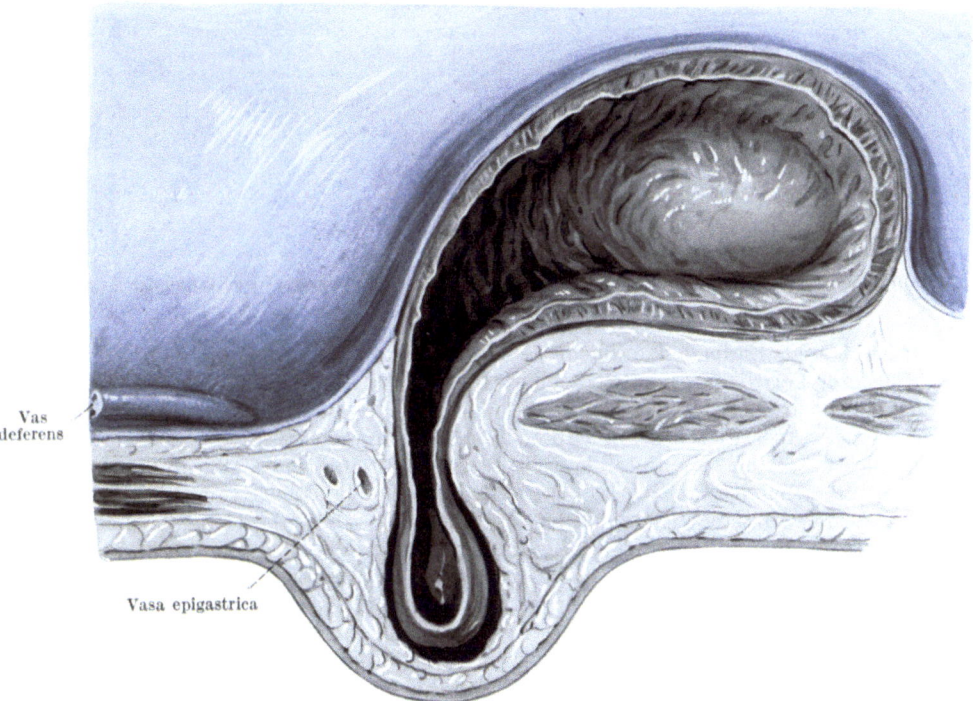

Abb. 80. Extraperitonealer Blasenbruch.

96 Die Beseitigung der Leistenbrüche.

(extraperitoneale Blasenhernie, vgl. Abb. 80). Ein Bruchsack ist dann nicht vorhanden.

Neben einer extraperitonealen Blasenhernie kann gleichzeitig ein lateraler oder ein medialer Leistenbruch mit besonderem Bruchsack und Bruchinhalt vorhanden sein.

Sehr selten gelangt einmal ein divertikelartig ausgezogener, allseitig peritonealbekleideter Abschnitt der Harnblase als freier Bruchinhalt in einen Leistenbruch (vgl. Abb. 81).

Die inneren Leistenbrüche (mediale Leistenbrüche, direkte Leistenbrüche, vgl. Abb. 61, 62 u. 82). Zwischen der die hintere Auskleidung des

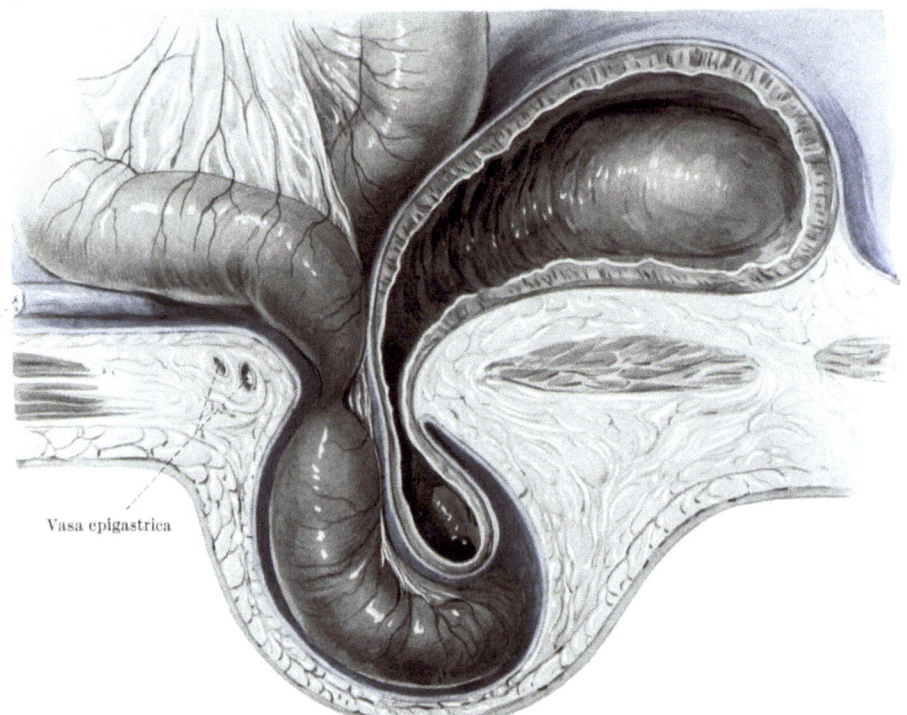

Abb. 81. Innerer Leistenbruch mit einem allseitig peritonealbekleideten freien Zipfel der Harnblase als Bruchinhalt.

Leistenkanals bildenden Aponeurose des M. abdom. transv. und dem mit Fett bedeckten Peritoneum liegt nur noch die Fascia transversalis. Diese schwachen Wandschichten erhalten in ihrem medialen Abschnitt dadurch eine Verstärkung, daß als Fortsetzung des am Tuberculum pubicum ansetzenden POUPARTschen Bandes Faserzüge zur hinteren Rektusscheide bis zur Linea alba in Gestalt des Lig. reflexum (Collesi) (Falx inguinalis) ziehen, die den Samenstrang kaudal und dorsal schalenartig umgreifen (vgl. Abb. 61). Ein entsprechender Faserzug geht als kaudale Fortsetzung des Lig. Pouparti nach dem Oberschenkel und rundet als Lig. lacunare (Gimbernati) den medialen Winkel des Schenkelkanals ab. Das Lig. Collesi und das Lig. Gimbernati sind also nichts anderes als die Fortsetzung und die Ansatzstellen des Leistenbandes am Knochen. Da im übrigen infolge des Auseinanderweichens der Aponeurose des M. externus in Gestalt des Anulus abdom. subcutan. und infolge des Fehlens des M. internus die gesamte haltende Bauchwand lateral vom Lig. reflexum im Bereiche der Stelle des Leistenkanals, die nach innen der Fovea ing. med. entspricht, nur aus der schwachen Aponeurose des M. transv. abdom. und der schwachen Fascia transversalis besteht, so wird diese Stelle leicht in Form der geraden oder direkten oder medialen Leistenhernie vorgetrieben. Diese innere Leistenhernie tritt also medial von der Plica epigastrica und lateral von der Plica vesicoumbil. lat. im Bereiche der Fovea ing. med. in die Bauchwand ein, tritt aus der Bauchwand gleich der lateralen Leistenhernie durch den Anulus ing. subcutan. aus (vgl. Abb. 61, 62, 82 u. 83). Sie liegt demnach außerhalb des Rohres der Tunica

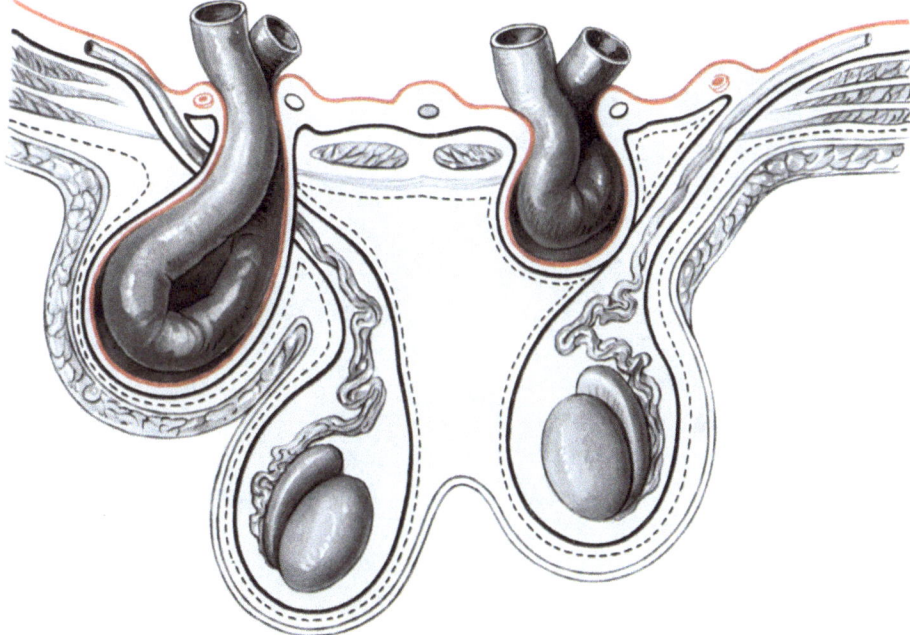

Abb. 82. Linke Bildseite: Innerer Leistenbruch, rechte Bildseite: Supravesikalhernie. (Rote Linie: Peritoneum, schwarze Linie: Fascia transversalis, gestrichelte Linie: Fascia superficialis.)

vaginalis commun. und wird infolgedessen — wenigstens in der Regel — nicht in den Hodensack geleitet, sondern breitet sich im wesentlichen an ihrer Austrittsstelle halbkugelförmig aus.

Die supravesikalen Brüche (vgl. Abb. 62, 82 u. 83). Die drei an der Bauchwand nach innen vorspringenden Falten, die Plica epigastrica, die Plica vesicoumbil. lateralis und die Plica vesicoumbil. med. begrenzen bekanntlich drei Buchten, die Fovea ing. lat., die Fovea ing. med. und die Fovea supravesicalis. Die erste dieser drei Buchten wurde bereits als Eintrittsstelle der äußeren Leistenbrüche und die zweite als Eintrittsstelle der inneren Leistenbrüche erwähnt. Auch im Bereiche der dritten Bucht, der Fovea supravesicalis, können Brüche, die Herniae supravesicales, die Bauchwand durchsetzen.

Der im Bereiche der Fovea supravesicalis gelegene, kaudal von dem Schambein begrenzte Teil der Bauchwand ist an sich durch das Lig. reflexum (Collesi) gesichert (vgl. Abb. 83). Dieses fächerförmige, auch Falx inguinalis genannte Band kann jedoch eine angeborene Lücke aufweisen, durch die sich — wie bei einer epigastrischen Hernie — ein kleines properitoneales Lipom mit einem — stets leeren! — kleinen Bruchsack durcharbeiten kann (mediale supravesikale Hernie). Ja sogar im Bereiche des sehnigen Anteils des M. rectus unmittelbar oberhalb des Schambeins kann sich eine kleine Hernie durchdrängen, die dann als transrektale supravesikale Hernie bezeichnet wird.

Gegenüber diesen beiden medialen Formen der Supravesikalhernie können Brüche im Bereiche der Fovea supravesicalis auch hart am lateralen Rande eines dann schwach entwickelten Lig. reflexum durchtreten. Sie sind in der Regel von beträchtlicher Größe, enthalten häufig Teile der Harnblase und unterscheiden sich von den geraden Leistenhernien, als die sie klinisch zunächst

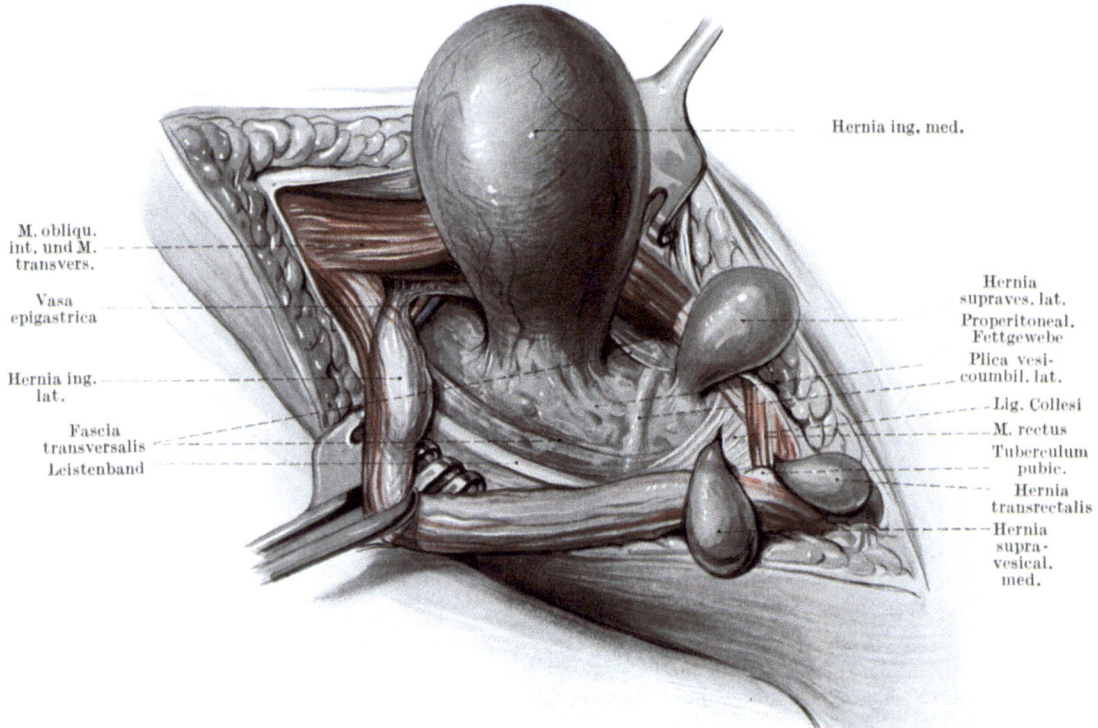

Abb. 83. Die verschiedenen Formen der Leistenbrüche und der Supravesikalhernien. Hernia inguinalis lateralis, Hernia inguinalis medialis, Hernia supravesicalis lateralis, Hernia supravesicalis medialis und Hernia transrectalis.

gedeutet werden, nur durch die in der Regel erst bei der Operation festgestellte anatomische Tatsache, daß sie medial von der Plica vesicoumbil. lat. liegen (vgl. Abb. 83). Sie werden als laterale Supravesikalhernien bezeichnet. Ja es kann eine hernienartige Vorwölbung im Bereiche sowohl der Fovea supravesicalis als auch der Fovea ing. med. liegen, so daß die Plica vesicoumbil. lat. mitten über die Bruchgeschwulst zieht. Ein derartiger Bruch ist entweder als eine mediale Leistenhernie mit medialer Ausladung oder als eine laterale Supravesikalhernie mit lateraler Ausladung oder als eine Mischhernie anzusprechen.

Alle diese Brucharten treten durch den Anulus ing. subcutaneus hervor (vgl. Abb. 83), und ihre abdominale Bruchpforte ist erst nach Spaltung der Aponeurose des M. obliqu. abd. ext. und nach dem Herausheben des Samenstranges aus dem Leistenkanal zu erreichen. Nur die transrektalen Hernien treten medial vom Anulus ing. subuctan. unmittelbar durch die vordere Rektusscheide nach außen.

Die anatomischen Verhältnisse beim Weibe. Ähnlich wie beim Manne liegen die Verhältnisse bei der Frau. Die Anatomie des Leistenkanals entspricht sinngemäß der des Mannes. Entsprechend dem Samenstrange zieht vom Tubenwinkel das Lig. teres oder rotundum durch den Leistenkanal und teilt sich in der großen Schamlippe auf, was dem Endabschnitt dieses Bandes den Namen Lig. labiale verschafft hat. Da die Geschlechtsdrüse, hier das Ovarium, unter regelrechten Verhältnissen nicht durch den Leistenkanal nach außen tritt, so ziehen auch die Vasa spermatica interna nicht durch den Leistenkanal, sondern biegen vorher zum Lig. latum uteri ab. Gelangt das Ovarium regelwidrig in den Leistenkanal oder durch den Leistenkanal nach außen, so kann es fälschlich als „Hoden" gedeutet werden. In der Embryonalzeit wird ebenfalls ein Processus vaginalis (Nuckii) gebildet, dessen Offenbleiben eine angeborene Hydrozele oder eine angeborene äußere Leistenhernie bedingen kann, und dessen Abschnürung bei gleichzeitiger Flüssigkeitsansammlung zu der Hydrocele muliebris führt. Die Bildung der erworbenen äußeren und inneren Leistenhernien und der Supravesikalhernien entspricht den Verhältnissen beim Manne.

Die **Schmerzausschaltung** aller Leistenbrüche erfolgt nach den auf S. 10f. aufgestellten Grundsätzen. Bei der Hochdrucklokalanästhesie genügt es, die 12 cm lange Hohlnadel beim Spritzen von einem Punkte am lateralen Ende des Hautschnittes einmal unter der Aponeurose, das andere Mal im Subkutangewebe bis tief in den Hodensack zu führen.

2. Die Beseitigung der äußeren Leistenbrüche nach dem Verfahren von BASSINI.

Das klassische Verfahren für die Beseitigung der äußeren Leistenbrüche ist das Verfahren nach BASSINI. Es hat seine Vorläufer und ist im Laufe der Zeit vielfach abgeändert worden. Daß Fehlschläge mit dem BASSINIschen Verfahren in Gestalt von Rezidiven oft auf falscher Technik beruhen, ist sicher. Daher wird zunächst im wesentlichen das ursprüngliche BASSINIsche Verfahren beschrieben.

Der Hautschnitt. Die Lage des Hautschnittes bestimmt sich nach der Lage des Anulus. ing. subcutan., der hart lateral und kranial vom Tuberculum pubicum gefunden wird (vgl. Abb. 61). Bei leerer Bruchpforte läßt sich der äußere Leistenring von außen unmittelbar oder durch Einstülpen des Hodensackes abtasten, bei ausgetretener Hernie gibt die Bruchgeschwulst seine Lage an. Der Hautschnitt verläuft in Richtung der Fasern des M. obliqu. abd. ext., also etwas steiler als das Leistenband, und zwar in einer Gesamtlänge von etwa 8—15 cm. Man sei in seiner Längsausdehnung nach dem Skrotum hin nicht übertrieben sparsam. Sein medialer Abschnitt fällt über die Mitte des äußeren Leistenringes und wird entsprechend dem Fettreichtum und der Größe des Bruches noch einige Zentimeter weiter in der Richtung nach dem Hodensack geführt, so daß sich der äußere Leistenring und seine Umgebung ausgiebig darstellen lassen. Das laterale Ende liegt in der Höhe und einige Zentimeter medial von der Spina iliaca ant. sup. Nach Durchtrennung der Haut werden die beiden Hautränder mit je einem scharfen Haken auseinander- und emporgehoben, so daß die in dem gespannten Unterhautzellgewebe quer verlaufenden Gefäße, die im medialen Wundwinkel besonders zahlreich sind, zumeist vor dem Durchschneiden doppelt gefaßt werden können. Sobald die Externusaponeurose erscheint, wird sie ohne unnötig weitgehende Entblößung medial so weit verfolgt, bis die beiden Schenkel des äußeren Leistenringes und das aus ihm hervorkommende, den Samenstrang umschließende Gewebsbündel erscheinen. (vgl. Abb. 84). Macht die Auffindung des Stranges in dem Fett des Schamberges Schwierigkeiten, so befindet man sich fast stets zu weit lateral. Die gefaßten Hautgefäße werden unterbunden. Die Oberfläche der Externusaponeurose darf deswegen nur in beschränktem Ausmaß von dem deckendem Gewebe entblößt werden, weil ihre Unterfläche später in großer Ausdehnung von der

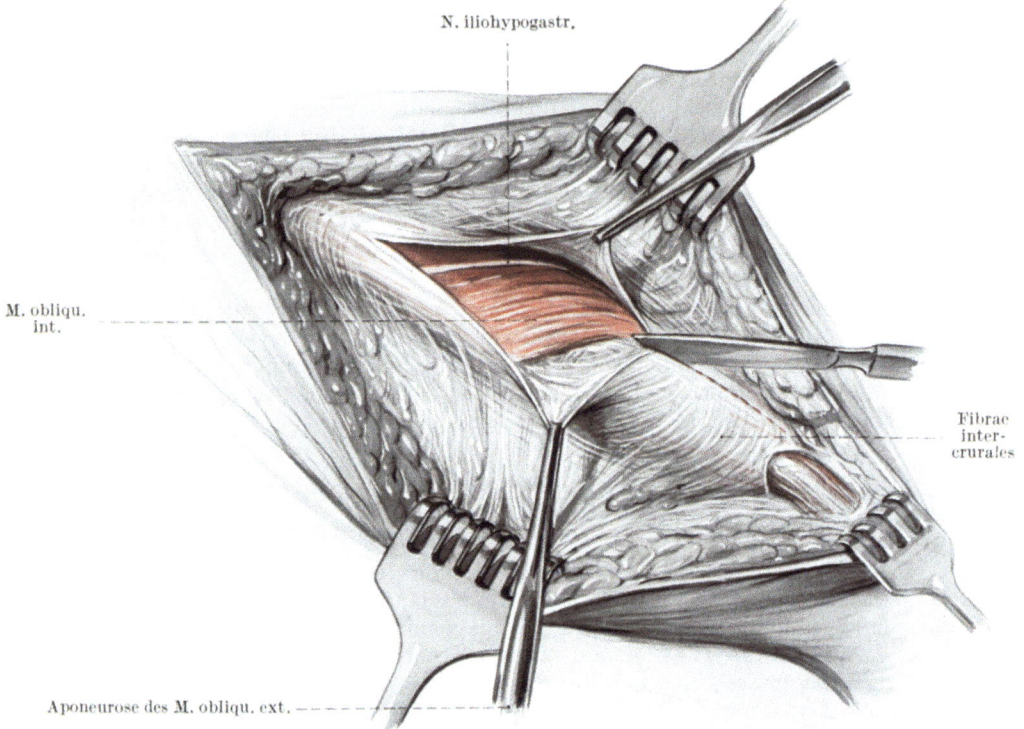

Abb. 84. Beseitigung eines Leistenbruches nach BASSINI. Spaltung der Aponeurose des M. obliqu. ext.

Unterlage abgelöst werden muß, so daß die künftige Ernährung der Aponeurose im wesentlichen von den Gewebsverbindungen ihrer Oberfläche abhängt.

Die Eröffnung des Leistenkanals (vgl. Abb. 84). Die Externusaponeurose wird in der Ausdehnung des Hautschnittes bis in den äußeren Leistenring parallel zum Faserverlauf gespalten. Die Spaltung braucht nicht genau entlang der Mitte des Leistenkanals und des Anulus ing. subcutaneus vorgenommen zu werden, sondern kann etwas weiter kranial erfolgen, so daß der am POUPARTschen Bande verbleibende Rand etwas größer wird. Durch diese kraniale Verlagerung der Schnittlinie läßt sich später die Naht leichter ausführen, und der empfindliche Samenstrang kommt nicht in den Bereich der Narbe, sondern der unversehrten Faszie zu liegen. Die Spaltung wird in der Regel in der Richtung von lateral nach dem Anulus ing. subcutaneus freihändig ausgeführt. Da die Aponeurose im Bereiche des Leistenringes jedoch häufig durch vorausgegangene Entzündungen oder durch das lange Tragen eines Bruchbandes verdickt und mit der Umgebung verwachsen ist, so kann der weniger Geübte die

Spaltung auch so vornehmen, daß er die Aponeurose zunächst im äußeren Wundwinkel an einer kleinen Stelle einschneidet, sie von hier aus mit einer Hohlsonde unterfährt, die Spitze der Sonde zum äußeren Leistenringe herausleitet und alsdann das auf die Hohlsonde geladene Gewebe in einem Zuge durchtrennt.

Zunächst wird der kaudale durch die Spaltung entstandene Aponeurosenlappen mit der Pinzette angehoben und von seiner Unterlage von lateral nach medial gelöst, was zumeist stumpf durch Abdrängen mit der Stieltupferzange möglich ist. Sobald ein schmaler Streifen freigemacht ist, kann die Aponeurose mit einem scharfen Haken emporgehoben werden. Die Ablösung wird in der Richtung von lateral nach medial so weit getrieben, daß das Leistenband, in das die Aponeurose übergeht, in der ganzen Ausdehnung des Aponeurosenschnittes bis zum Tuberculum pubicum klar zutage liegt. Hierbei ist es in der Regel erforderlich, das den Anulus ing. subcutaneus begrenzende Crus laterale der Externusaponeurose scharf von der Unterlage abzupräparieren und durch einen Schnitt zu begrenzen. In ähnlicher Weise wird auch der kraniale Aponeurosenlappen in der Richtung von lateral nach medial von seiner Unterlage abgelöst, bis der Rand und die benachbarte Oberfläche des M. obliqu. abdom. internus übersichtlich freiliegen. Die Freilegung wird zunächst so weit getrieben, daß ein für die spätere Naht genügend breiter und kräftiger Rand des Muskels verfügbar ist. Im medialen Abschnitt muß die Ablösung bis an den lateralen Rand des M. rectus abdominis erfolgen, und der M. rectus selbst wird ohne Eröffnung seiner Scheide bis zu seinem Ansatz am Tuberculum pubicum freigelegt. Bei der Ablösung der Externusaponeurose kann im oberen Wundwinkel noch der N. iliohypogastr. zum Vorschein kommen (vgl. Abb. 84), während der auf dem M. obliqu. internus liegende und mit dem Samenstrang in den Hodensack ziehende, oft in mehrere Äste geteilte N. ilioinguinalis immer deutlich hervortritt. Die Nerven werden sorgfältig geschont. Sie dürfen später bei der Naht nicht umstochen werden, da sonst Neuralgien und Atrophien entstehen können.

Die Trennung des Bruchsackes und des Samenstranges. Durch die Spaltung und Ablösung der Externusaponeurose ist der Leistenkanal eröffnet und die von den Kremasterfasern bekleidete Tunica vaginalis communis freigelegt. Durch Einsetzen eines scharfen vierzinkigen Hakens in den skrotalen Wundwinkel wird ihre Freilegung in dieser Richtung vervollständigt. Um nun an den Samenstrang und an den Bruchsack zu gelangen, ist es nicht notwendig, den vom Kremaster bekleideten geschlossenen Schlauch der Tunica vag. commun. zu umfahren und aus dem Leistenkanal herauszuheben, — wie das Bassini vorschreibt — sondern Kremastermantel und Tunica vag. commun. werden in situ belassen und in der Längsrichtung gespalten. Das geschieht zunächst an einer kleinen Stelle zwischen zwei das zarte Gewebe anhebenden chirurgischen Pinzetten (vgl. Abb. 85). Sobald die Tunica vag. commun. an einer Stelle vollkommen durchtrennt ist, was sich an der spiegelnden Oberfläche des darunter zum Vorschein kommenden Gewebes kenntlich macht, wird die Spaltung nach beiden Richtungen parallel dem Faserverlauf in beträchtlicher Ausdehnung fortgeführt. Von diesem Längsschnitte aus wird die Tunica nach beiden Seiten von dem Inhalt, das sind die Gebilde des Samenstranges und der Bruchsack, teils scharf getrennt, teils abgeschoben. Schließlich lassen sich Samenstrang und Bruchsack aus dem der Länge nach gespaltenen und dorsal gedrängten Tunikamantel zusammenhängend herausheben und auf einen Gummischlauch aufladen, dessen beide Enden mit einer Kocher-Klemme gefaßt werden. Die Trennung der so unterfahrenen Gebilde von der Tunikahülle wird nach medial und nach lateral weitgehend vervollständigt.

Nun erfolgt die Trennung des Bruchsackes vom Samenstrang. Unter Anspannen des Gewebes durch chirurgische Pinzetten oder Kocher-Klemmen werden die oberflächlichen Bindegewebsschichten mit einem scharfen Messer vorsichtig durch feine Längsschnitte einige Zentimeter von der Bruchpforte entfernt eingeritzt, bis entweder der Rand des Bruchsackes oder Bestandteile des Samenstranges hervorschimmern. Sobald eine derartige Grenze kenntlich wird (vgl. Abb. 86), wird sie vorsichtig scharf und stumpf herauspräpariert und nach oben und nach unten verfolgt, bis der Rand des Bruchsackes deutlich hervortritt. Er wird mit KOCHER-Klemmen gefaßt und stark angezogen. Es gelingt dann meist leicht, ihn vom Samenstrang und dem

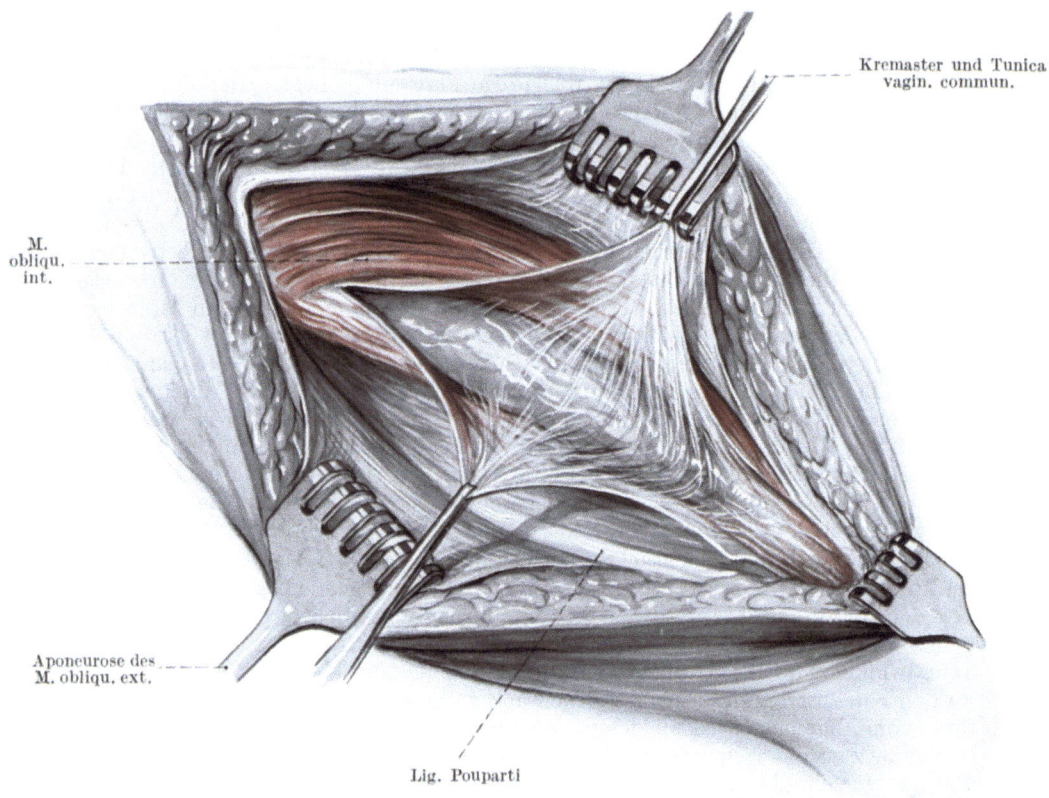

Abb. 85. Beseitigung eines Leistenbruches nach BASSINI. Fortsetzung des Zustandes der vorigen Abbildung. Der Kremastermantel und die Tunica vagin. comm. sind gespalten.

begleitenden Bindegewebe weitgehend mit Messer und Stieltupferzange zu trennen und abzuziehen. Einige kleine Gefäße müssen hierbei in der Regel durchtrennt und versorgt werden. Reißt der Bruchsack ein, so wird der Rand mit einer KOCHER-Klemme gefaßt. Bei der Darstellung des Samenstranges ist daran zu denken, daß das Vas deferens häufig getrennt von den Gefäßen verläuft. Es ist an seiner spulrunden Form, an seiner weißen Farbe und an seiner stricknadelartigen Härte kenntlich. Auch wenn der Samenleiter den Blutgefäßen zunächst unmittelbar angelagert ist, schlägt er oft kurz vor dem Hoden einen getrennten Weg ein und zieht unter abirrender Schlingenbildung zum Testikel. Man muß sich also vor der Durchtrennung eines jeden Stranges eindeutig von der Lage des Vas deferens überzeugen. Leider kommen immer wieder Verletzungen des Samenleiters vor. Wird er durchschnitten, so ist er wie ein

Blutgefäß zu nähen oder auch zu unterbinden, falls nicht besondere Gründe eine Entfernung des Hodens angezeigt sein lassen.

Beim Erwachsenen kann die Darstellung des Bruchsackes durch **bindegewebige Verwachsungen und Schwielen** infolge vorausgegangener Entzündungen oder infolge der mechanischen Reizung durch das lange Tragen eines Bruchbandes erschwert werden. Man beginnt die Auslösung dann am besten in der Gegend des **Bruchsackhalses** und kann sich die weitere Entwicklung des Sackes dadurch erleichtern, daß man den Bruchsack an einer

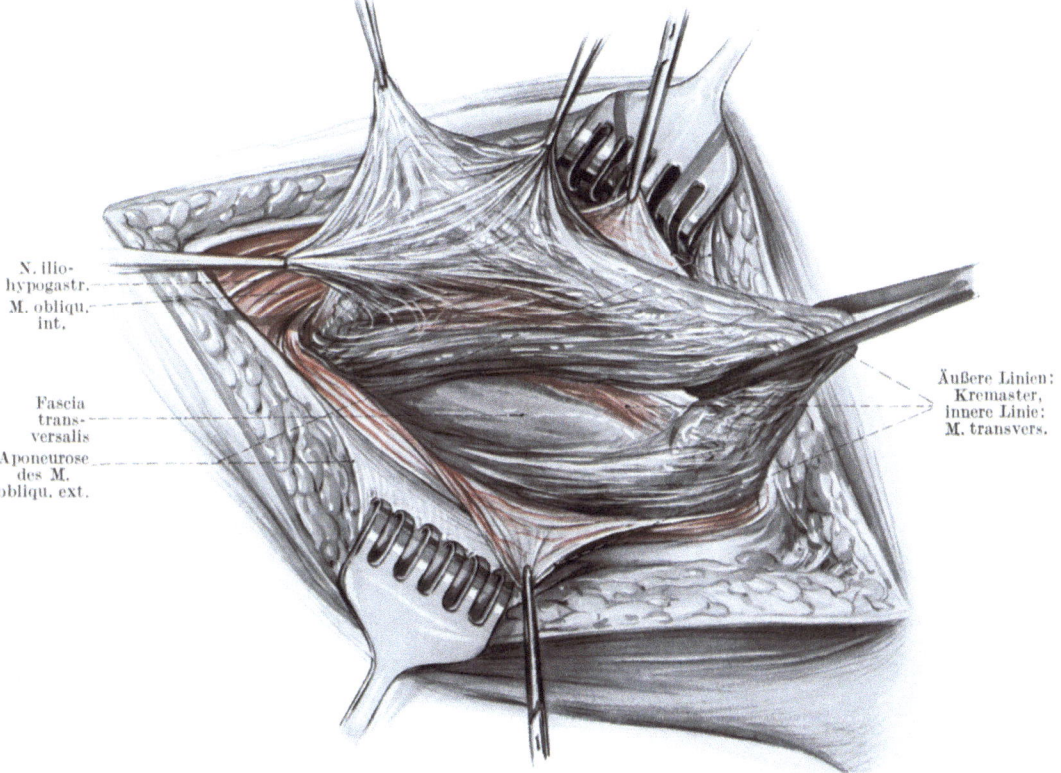

Abb. 86. Beseitigung eines Leistenbruches nach BASSINI. Fortsetzung des Zustandes der vorigen Abbildung. Der Bruchsack wird von den Gebilden des Samenstranges getrennt.

kleinen Stelle eröffnet und seine Ausdehnung und Lage **durch Einführen eines Fingers oder einer Stieltupferzange feststellt**. Des öfteren befindet sich zwischen einer ringförmigen Verdickung am Bruchsackhalse und der Abgangsstelle am Peritoneum parietale noch eine beträchtliche Strecke dünnwandigen Bruchsackes, die freigelegt und vorgezogen werden muß. Erst in ihrem Bereiche darf die Abtragung erfolgen.

Die Trennung des Samenstranges von dem Bruchsack ist namentlich bei **kindlichen und bei angeborenen Hernien** schwierig, da der aufgefaserte Samenstrang den Bruchsack hier geradezu **netzartig umklammern** kann; beim Kind ist der Bruchsack zudem in der Regel **spinnwebendünn**. Bei systematischem Vorgehen kommt man aber stets zum Ziele.

Beim **erworbenen Leistenbruch**, wo der Bruchsack gegen den Hoden in einem geschlossenen Sack abgegrenzt ist, kann er vom Hoden uneröffnet abgelöst werden. Beim angeborenen skrotalen Leistenbruch aber, wo er gleichzeitig die den Hoden bekleidende Tunica vaginalis propria bildet, läßt er sich vom Hoden nicht uneröffnet ablösen. Er muß daher zwischen Bruchpforte und Hoden quer durchtrennt werden, wobei die Trennungslinie zur Minderung der Gefahr einer später entstehenden Hydrocele testis möglichst nahe an den Hoden gelegt und der am Hoden verbleibende Bruchsackrest nicht geschlossen, sondern möglichst ausgekrempelt wird. Der Rand des zentralen Bruchsackanteiles wird mit KOCHER-Klemmen gefaßt und in der üblichen Weise weiter behandelt.

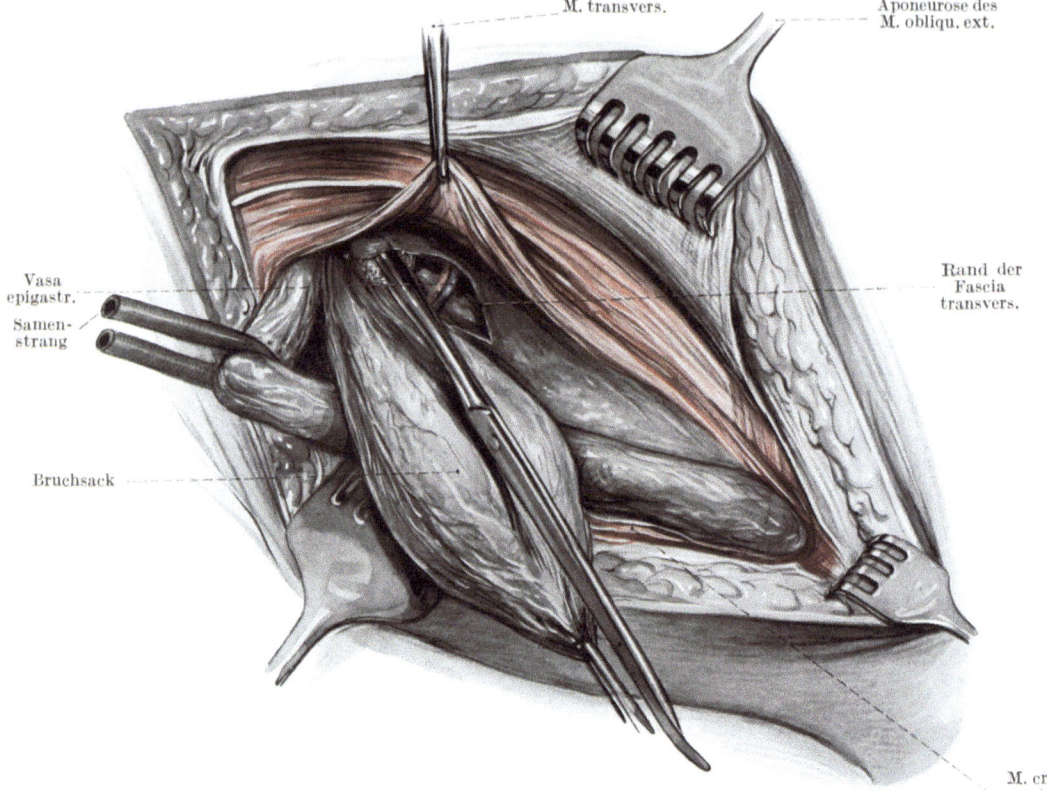

Abb. 87. Beseitigung eines Leistenbruches nach BASSINI. Fortsetzung des Zustandes der vorigen Abbildung. Der von dem Samenstrang getrennte Bruchsack wird nach Spaltung der Fascia transversalis weit nach der Bauchhöhle frei gemacht.

In ähnlicher Weise kann man bei sehr großen Brüchen vorgehen. Es ist dann nicht unbedingt erforderlich, den Bruchsack stets in seiner Gesamtheit auszulösen, sondern es genügt, den Bruchsackhals zu umgehen und quer zu durchtrennen. Der periphere Anteil des Sackes bleibt alsdann im Körper zurück und wird der Verödung überlassen, während der zentrale Anteil in der üblichen Weise geschlossen und versenkt wird.

Die Versorgung des Bruchsackes. Die nächste Aufgabe ist, die Darstellung des Bruchsackes in der Richtung nach der Bauchhöhle möglichst weit fortzusetzen, so daß der Samenstrang vom Bruchsack weit getrennt wird und schließlich der trichterförmige Übergang in das Peritoneum parietale und die an der Innenseite des Bruchsackhalses im properitonealen Fettgewebe liegenden Vasa epigastrica erscheinen. Zu diesem Zweck wird der Rand des

M. obliqu. abdom. int. mit einem Venenhaken, einem scharfen Haken oder einer KOCHER-Klemme kranial und in die Höhe gezogen, und der Bruchsack und der lateral liegende Samenstrang werden sinngemäß nach den verschiedenen Richtungen angespannt. Vor allem ist hierzu aber erforderlich, die **Fascia transversalis**, die am medialen Rande des Bruchsackhalses in Gestalt einer verdickten Falte in die bereits gespaltene Tunica vagin. commun. übergeht, **scharf zu durchtrennen**. Dieser Schnitt durch die Fascia transversalis wird bis zum

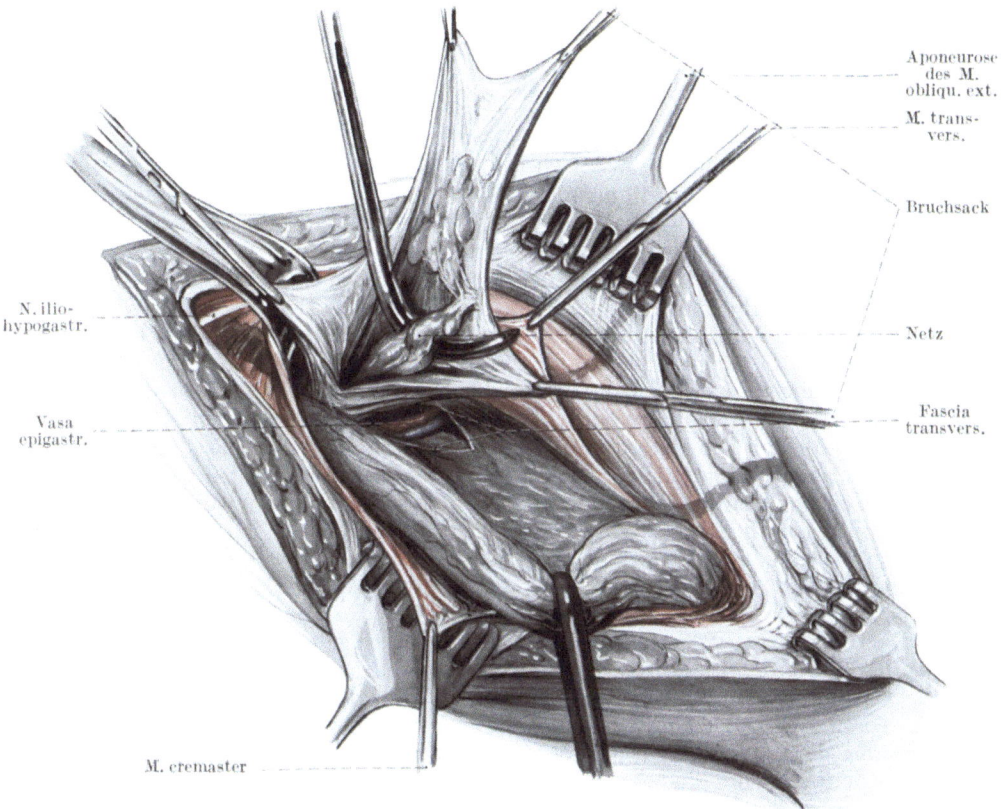

Abb. 88. Beseitigung eines Leistenbruches nach BASSINI. Fortsetzung des Zustandes der vorigen Abbildung. Nach Eröffnung und Entfaltung des Bruchsackes wird der Bruchinhalt versorgt, wobei das angewachsene Netz abgebunden und abgetragen wird.

Tuberculum pubicum fortgesetzt, wobei man sich die Spaltung durch Unterschieben einer Hohlsonde erleichtern kann. Erst nach der Spaltung der Fascia transversalis kommt man auf die im properitonealen Fettgewebe dorsal von der Fascia transversalis verlaufenden epigastrischen Gefäße (vgl. Abb. 87). Die Feststellung der Lage der epigastrischen Gefäße zum Bruchsack bildet das sicherste anatomische Unterscheidungsmerkmal zwischen einem äußeren und einem inneren Leistenbruch.

Entsprechend der Originalvorschrift von BASSINI werden nunmehr die kranialen Ränder 1. der eingeschnittenen Fascia transversalis, 2. des M. transversus und 3. des M. obliquus internus gemeinsam mit einer KOCHER-Klemme oder einem scharfen Haken gefaßt und stark emporgehoben. Der Operateur geht mit seinem Zeigefinger oder mit einer Stieltupferzange in den hierdurch klaffenden properitonealen Fettgewebsraum und löst den Bruchsackhals zunächst in der Richtung auf die Fossa iliaca möglichst weit aus, die Fascia transversalis in der Schicht des properitonealen Fettgewebes unterminierend, so daß zwischen Bruchsackhals und der Fascia transversalis ein beträchtlicher Spalt klafft. In gleicher Weise wird die Ablösung in dieser Gewebsschicht in medialer Richtung bis zum lateralen Rande des M. rectus und zum Tuberculum pubicum vollzogen, so daß auch hier die Fascia transversalis in breiter Fläche von dem Peritoneum parietale getrennt ist.

Der nunmehr hoch hinauf vollständig freigelegte Bruchsack wird, sofern das nicht bereits geschehen ist, im Bereiche des Fundus eröffnet, und der Schnitt wird bis in die Gegend des Halses fortgesetzt. Der Bruchsack ist so weit zu spalten und durch den Zug angelegter KOCHER-Klemmen zu entfalten, daß sein Übergang in das Peritoneum parietale auch im Innern zu erkennen ist (vgl. Abb. 88). Der Inhalt des Bruchsackes wird nach den allgemeinen Regeln versorgt, sein Übergang in das Peritoneum parietale ringförmig mit dem Finger umfahren. Indem durch Emporheben der mit der KOCHER-Klemme oder dem scharfen Haken gefaßten drei Gewebsränder die Bruchpforte erweitert wird, wird der Bruchsack weit zentral, aber peripher von den epigastrischen Gefäßen, durchstochen (vgl. Abb. 16), unter Leitung des Auges nach beiden Seiten abgebunden und abgetragen. Den Stumpf läßt man durch den Anulus ing. abdom. in die Tiefe zurückgleiten. Er muß sich, wurde der Bruchsack richtig mobilisiert, mehrere Zentimeter hinter die Bauchdecken zurückziehen.

Der dorsale Verschluß des Leistenkanals (die tiefe BASSINI-Naht). Die durch den Leistenkanal gebildete Bruchpforte darf mit Rücksicht auf den Durchtritt des Samenstranges nicht vollkommen geschlossen werden, sondern sie darf nur eine Verengerung erfahren. Um aber trotzdem der Wiederausbildung eines Bruches nach Kräften vorzubeugen, wird der Verlauf des Leistenkanals und des Samenstranges derart geändert, daß sie die Bauchdecken nur noch in einem schmalen Spalt und nicht mehr geradlinig, sondern unter Bildung eines rechten Winkels durchsetzen.

Die Hinterwand des neuen Kanales wird dadurch gebildet, daß die Muskelbündel des Internus, die Aponeurose des Transversus und die Fascia transversalis in breiter Fläche an das Leistenband genäht werden. Zur sorgfältigen Ausführung und zur Vermeidung einer übermäßigen Spannung dieser Naht müssen diese drei, in der oben beschriebenen Weise mit einer KOCHER-Klemme oder einem scharfen Haken gefaßten Gebilde zuvor von dem darunter liegenden properitonealen Fett abgelöst werden, wie das oben bereits geschildert wurde. Im Bedarfsfalle wird diese Ablösung jetzt vervollständigt, wobei auch der laterale Rektusrand bis an das Tuberculum pubicum ohne Eröffnung der Rektusscheide freigelegt wird. Die beiden Lappen der Externusaponeurose werden mit scharfen Haken auseinandergehalten, so daß unter dem kranialen Lappen ein breiter Streifen der drei freigelegten Gebilde und der M. rectus, unter dem kaudalen Lappen das Leistenband erscheinen. Man kann, was jedoch unnötig ist, das Leistenband dadurch besonders stark hervortreten lassen, daß es mit je einer KOCHER-Klemme neben dem Tuberculum pubicum und im Bereiche des lateralen Wundwinkels gefaßt wird. Der Samenstrang wird durch Anziehen zweier untergeschobener Gummischläuche in Form eines Rechteckes in die Höhe und kranial gezogen, so daß der an der Außenseite des Kranken stehende Operateur unter ihm an den Rand der kranialen dreischichtigen Gewebsplatte gelangen kann (vgl. Abb. 89).

Zum Anlegen der hinteren BASSINI-Nähte wird der Rand der dreischichtigen kranialen Gewebsplatte mit einer Hohlsonde oder einem schmalen Elevatorium unterfahren und aufgeladen, indem das Instrument zwischen die Fascia

Die Beseitigung der äußeren Leistenbrüche nach dem Verfahren von BASSINI. 107

transversalis und das Peritoneum parietale von lateral nach medial geschoben wird (vgl. Abb. 89). Das Legen der Fäden beginnt im medialen Wundwinkel mittels einer feinen, mit haltbarem Zwirn bewaffneten Nadel. Bei der ersten Naht wird der Faden durch die angehobene Gewebsplatte zuerst in der Richtung Rektus — Fascia transversalis und hierauf 1 cm weiter nach dem Rande ein zweites Mal in der Richtung Fascia transversalis — M. transversus — M. internus geführt (vgl. Abb. 89). Hierauf werden Nadel und Faden unter

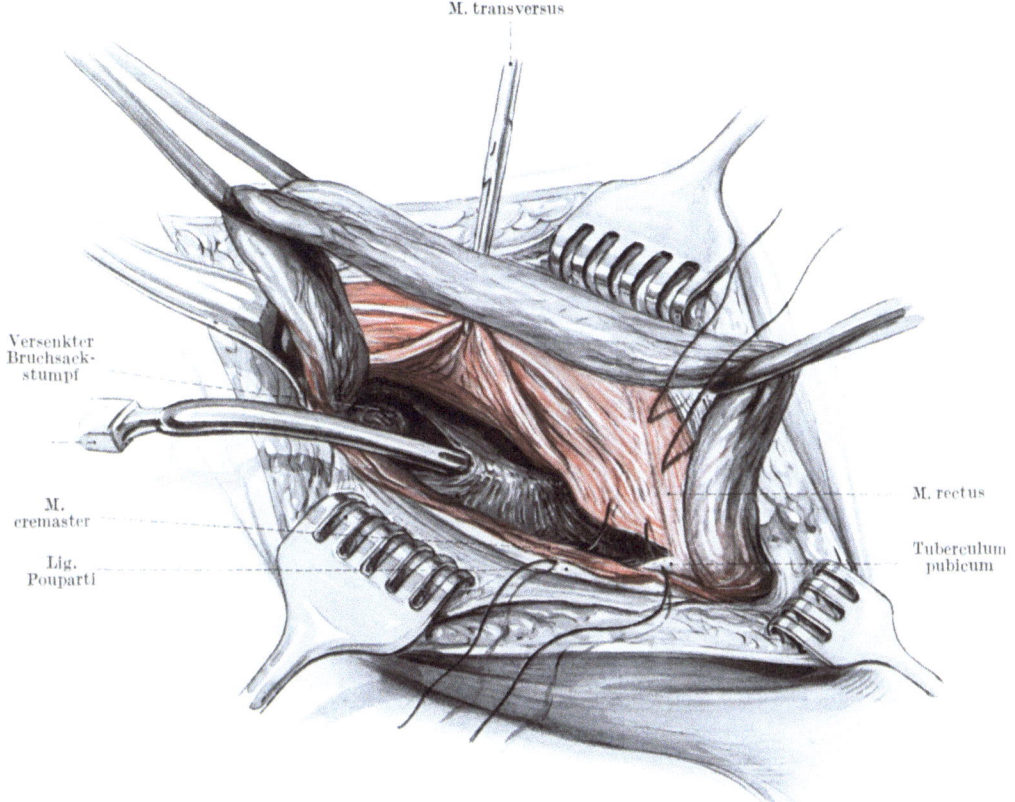

Abb. 89. Beseitigung eines Leistenbruches nach BASSINI. Fortsetzung des Zustandes der vorigen Abbildung. Anlegen der tiefen BASSINI-Nähte unter dem Samenstrang zwischen dem M. rectus, M. transvers., M. intern. und der Fascia transversalis einerseits und dem Lig. Pouparti andererseits. Die Hohlsonde ist zwischen Peritoneum und Fascia transversalis eingeschoben.

dem emporgehaltenen Samenstrang durchgeleitet, durch das Leistenband und durch das Periost des Tuberculum pubicum geführt. Die beiden Enden des Fadens werden unter dem Samenstrang mit einer Klemme zusammengefaßt, ohne zunächst geknüpft zu werden. Der zweite Faden wird in gleicher Weise etwas weiter lateral angelegt. Vom dritten Faden ab wird der M. rectus nicht mehr durchstochen, und das Leistenband ist beim Durchführen der Nadel mit einer chirurgischen Pinzette anzuheben, um einer Verletzung der unmittelbar darunter liegenden Vasa femoralia vorzubeugen. Trotz der in dieser Richtung gebotenen Vorsicht muß der durchstochene Abschnitt des Leistenbandes dick genug sein, um ein Auffasern beim Knüpfen der Fäden zu verhindern. Eine Umstechung des N. ilioinguinalis ist zu vermeiden. Im ganzen sind 5 bis 7 hintere BASSINI-Nähte erforderlich. Der letzte Faden wird so dicht an den Samenstrang gelegt, daß er ihn später beim Knüpfen ein Stück lateral drängt. BASSINI kann in diese Naht den M. cremaster nicht einbeziehen, da er ihn zuvor grundsätzlich im Bereiche des freigelegten Samenstranges reseziert. Diese Resektion erscheint jedoch unnötig. Bleibt der Muskel erhalten, so wird sein kaudaler Anteil bei der tiefen BASSINI-Naht mitgefaßt. Der einzelne Faden wird alsdann durch die kraniale Gewebsplatte, durch den M. cremaster und durch das Leistenband geführt.

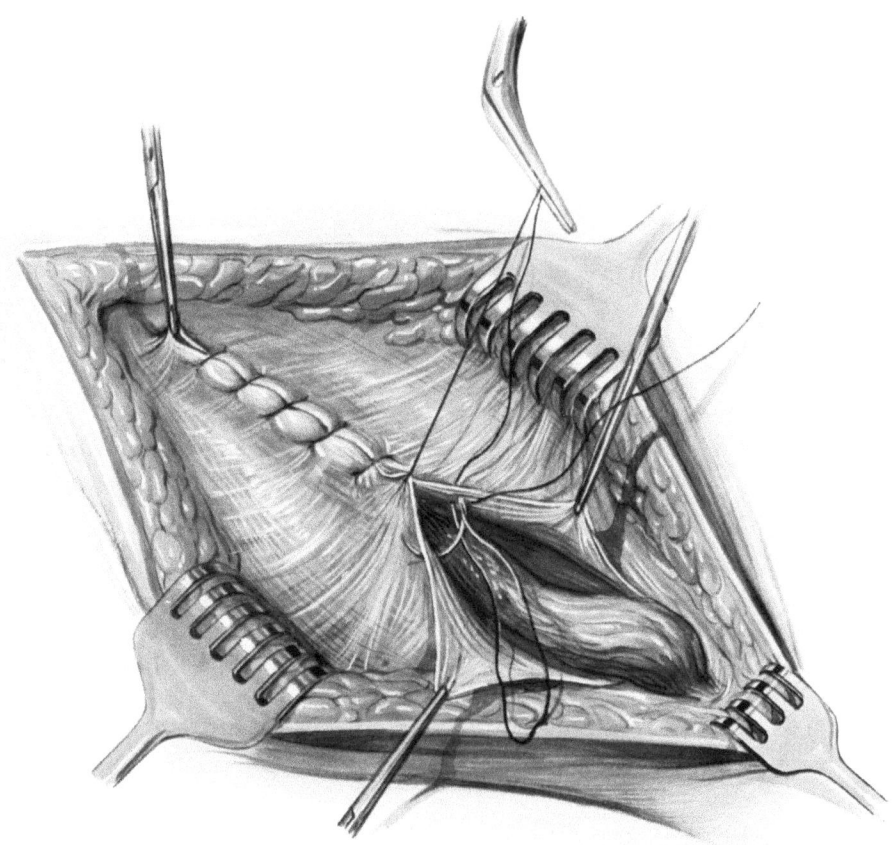

Abb. 90. Beseitigung eines Leistenbruches nach BASSINI. Fortsetzung des Zustandes der vorigen Abbildung. Naht der Aponeurose des M. obliqu. ext. über dem Samenstrang.

Es wird empfohlen, bei beträchtlichem Internushochstand eine Naht zwischen der Muskulatur und dem Leistenband auch lateral vom Samenstrang zu legen, so daß der Samenstrang zwischen zwei Nähten hindurchtritt. Die beiden Nähte müssen voneinander einen ausreichenden Abstand haben, damit der Samenstrang nicht übermäßig geschnürt und die Ernährung des Hodens nicht gestört wird. Bei richtiger Mobilisierung der Muskelplatte und richtiger Anlegung der letzten inneren Naht ist diese immer gefährlich bleibende äußere Naht neben dem Samenstrange jedoch entbehrlich.

Erst nachdem die Fäden sämtlicher „hinterer BASSINI-Nähte" in dieser Weise gelegt sind, werden sie in der Reihenfolge vom inneren Leistenring nach dem Tuberculum pubicum mit chirurgischem Knoten unter dem Samenstrang geknüpft, wobei die lückenlose Anlagerung der Muskelplatte an das Leistenband mit dem Auge überwacht wird. Bei stärkerer Spannung der Nähte empfiehlt es sich, die Hüftgelenke des Kranken etwas zu beugen. Infolge der Art der Stichführung legt sich die dreischichtige Gewebsplatte mit ihrer ventralen Oberfläche breit gegen das Lig. Pouparti, und ihr Rand wird in die Tiefe gedrängt.

Der ventrale Verschluß des Leistenkanals (die Naht der Externusaponeurose). Der Samenstrang wird von den untergeschobenen Gummischläuchen befreit und

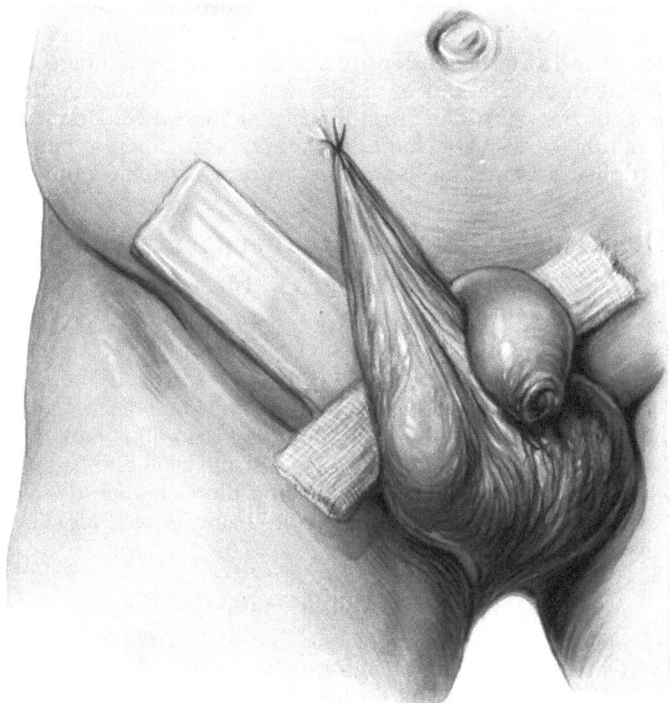

Abb. 91. Hochnähen des Hodensackes zur Vermeidung von Stauung und Blutansammlung nach Beseitigung eines Hodensackbruches.

auf das neu gebildete Muskellager gelegt. Durch Einsetzen eines stumpfen Hakens in den medialen Wundwinkel werden Hoden und Samenstrang möglichst tief in den Hodensack versenkt, und der Samenstrang wird angespannt. Über ihm wird die gespaltene Externusaponeurose vermittels fortlaufender Naht oder Knopfnähten mit Katgut von lateral nach medial in Gestalt der „vorderen BASSINI-Naht" vereinigt (vgl. Abb. 90). Man kann sich die Ausführung dieser Naht, die die Vorderwand des Leistenkanals bildet, durch Einsetzen dreier Klemmen in den lateralen Wundwinkel und in die medialen Ecken der Aponeurose erleichtern. Der den Samenstrang einschließende Kanal soll so eng geformt werden, daß er den Samenstrang fest umschließt, ohne ihn jedoch einzuengen. Der Eingang zum Hodensack, der durch einen in den medialen Wundwinkel der Haut eingesetzten scharfen Haken entfaltet wird, wird durch Weiterführen der fortlaufenden Naht oder auch durch einige zusätzliche quere, subkutane Katgutnähte geschlossen, um das Heraufsteigen des Hodens zu verhindern.

Der Verschluß der Hautwunde. Ich lege, um einer Ansammlung von Blut- und Lymphflüssigkeit vorzubeugen, vor der Hautnaht einen Faden quer durch die Mitte der Wunde, der auf jeder Seite mehrere Zentimeter vom Rande entfernt die Haut durchsticht, durch das Fettgewebe geht und die Externusaponeurose in einer kleinen Falte faßt (vgl. Bd. I, S. 291 und Abb. 295). Der Faden wird erst nach Vollendung der Hautnaht über einer Gazerolle geknüpft, und am 3. Tage nach der Operation entfernt. Das Fettgewebe wird bei starker Entwicklung durch einige Katgutnähte vereinigt. Die Haut wird vollkommen vernäht.

Nach dem Bedecken der Hautwunde mit einem kleinen Mastisolverband aus einem Barchentstreifen wird nach Anlegen einer anästhetischen Quaddel der tiefste Punkt der zugehörigen Hodensackhälfte über einem ausgezogenen Tupfer durch eine Naht an der vorderen Bauchwand festgeheftet (vgl. Abb. 91). Durch dieses Hochnähen des Hodensackes wird der Bildung eines Skrotalhämatoms vorgebeugt. Bei noch nicht bettreinen Kindern wird die Hautwunde zum Schutze gegen den Harn mit einem kleinen Kollodiumverbande bedeckt, und das Deckbett wird durch eine Reifenbahre vom Körper abgehalten, so daß der Urin im Bogen frei entleert werden kann.

3. Die Beseitigung der äußeren Leistenbrüche nach anderen Verfahren.

Auf der einen Seite hat die BASSINIsche Operation Vorläufer in Form einfacherer Verfahren, die auch heute noch praktische Wichtigkeit besitzen, obwohl sie den ausgezeichneten BASSINIschen Gedanken der Eröffnung des Leistenkanals und der Verstärkung seiner Hinterwand noch nicht in die Tat umgesetzt haben. Auf der anderen Seite hat die Erfahrung, daß die BASSINIsche Radikaloperation nicht jeden Leistenbruch auf die Dauer zu beseitigen vermag, zu zahlreichen neuen Vorschlägen geführt, um die Sicherheit des Bruchpfortenverschlusses zu steigern, wobei die Abarten nicht immer als Verbesserungen angesprochen werden können.

a) Die Pfeilernaht von CZERNY.

Einfach, aber auch wenig zuverlässig, ist das CZERNYsche Verfahren, bei dem der Leistenkanal überhaupt nicht eröffnet wird. Es kann höchstens noch für kleine Kinder empfohlen werden, obwohl die kaum ins Gewicht fallende Verkleinerung des Eingriffes und die angebliche Verminderung der Gefahr der Hodenatrophie mit der Unsicherheit des Dauererfolges zumeist zu teuer bezahlt werden. Ohne Spaltung der Externusaponeurose wird der Bruchsack isoliert und nach seiner Entleerung so hoch, wie das ohne Eröffnung des Leistenkanals geht, abgebunden, abgetragen und versenkt, so daß der Stumpf hinter dem äußeren Leistenring verschwindet. Die beiden Sehnenpfeiler des Anulus ing. subcutaneus werden angefrischt und so weit zusammengenäht („Pfeilernaht"), daß der Samenstrang noch gerade ohne Einschnürung durch den Ring hindurchgeht. Auch die Vorderwand des Leistenkanals, die Externusaponeurose, kann durch einige Raffnähte verkleinert werden (vgl. Abb. 92). Im ganzen sind 3—6 Nähte erforderlich.

b) Das Verfahren von KOCHER.

Den offenkundigen Fehler des CZERNYschen Vorgehens, die in abdomineller Richtung beschränkte Isolierung und Verlagerung des Bruchsackes, sucht KOCHER durch die Invagination des Bruchsackes zu umgehen. Nach Freilegung der Externusaponeurose, die auch hier nicht gespalten wird, und nach Isolierung und Entleerung des Bruchsackes wird sein Fundus mit einer Kornzange gefaßt und in den übrigen Bruchsack eingestülpt (vgl. Abb. 20). Die Zange drängt, den handschuhfingerartig eingestülpten Bruchsack vor sich hertreibend, durch den Leistenkanal in die Bauchhöhle. Ihre Spitze wird an der vorderen Bauchwand entlang geführt und lateral und kaudal vom Anulus ing. abdomin. gegen die vordere Bauchwand gedrängt. Auf die Spitze wird von außen eingeschnitten, wobei der M. abdomin. externus, internus und transversus, die Fascia transversalis und zuletzt das Peritoneum parietale durchtrennt oder durchstoßen werden. Die Peritonealränder des

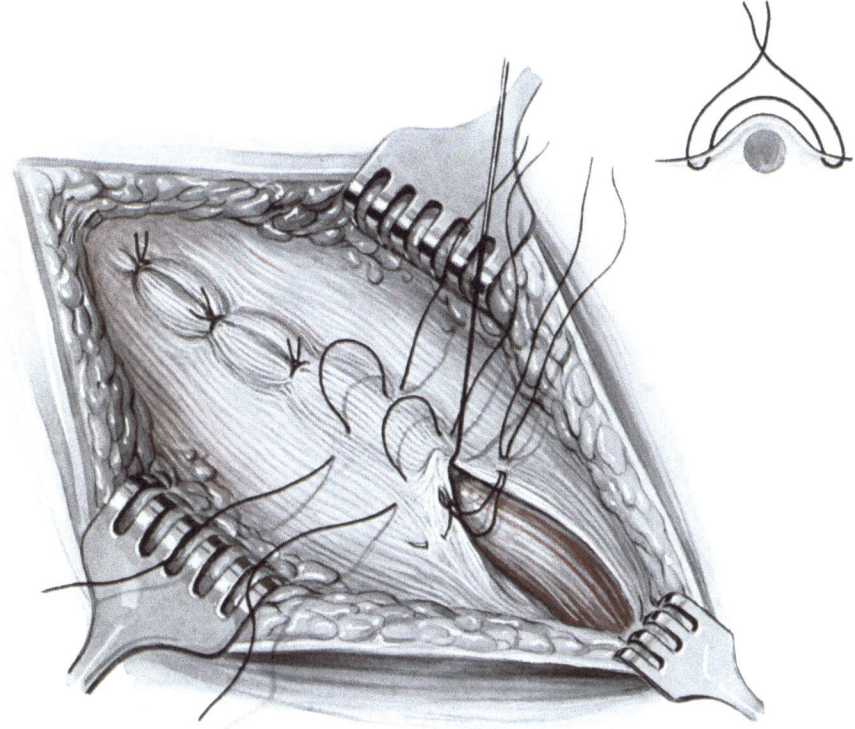

Abb. 92. CZERNYsche Pfeilernaht. Raffung der Aponeurose des M. obliqu. externus.

kleinen Schlitzes werden mit zwei KOCHER-Klemmen gefaßt. Der Fundus des Bruchsackes, der bisher von der Spitze der Kornzange gehalten wurde, wird von außen durch den Schlitz in den Bauchdecken ergriffen und, nachdem die Kornzange ohne Bruchsack zurückgezogen ist, vorgezogen und kräftig angespannt. Der Bruchsack wird zusammengedreht (vgl. Abb. 15), dicht oberhalb seiner Austrittsstelle durchstochen, abgebunden und abgetragen. Die beiden Enden des Unterbindungsfadens werden durch die beiden Ränder des Schlitzes im Peritoneum parietale geführt und verknotet, so daß der Schlitz verschlossen und der Bruchsackstumpf an dieser Stelle festgeheftet wird. Der Schlitz in den übrigen Bauchdecken wird vernäht. Der Anulus ing. subcutan. wird durch CZERNYsche Pfeilernähte verkleinert und die Vorderwand des Leistenkanals durch Aponeurosenähte gerafft.

c) Das Verfahren von HACKENBRUCH.

HACKENBRUCH verzichtet bei der hinteren BASSINI-Naht auf den M. internus und den M. transversus, und verwendet an ihrer Stelle die kraniale Hälfte der gespaltenen Externusaponeurose (vgl. Abb. 93). Die Spaltung der Externusaponeurose erfolgt ziemlich weit kranial, so daß am Lig. Pouparti ein mindestens einfingerbreiter Streifen verbleibt. Nachdem die weitere Operation im Sinne von BASSINI fortgeführt ist, wird als dorsales Lager des Samenstranges lediglich der kraniale Lappen der Externusaponeurose an das Leistenband genäht. Auf dieses Lager legt man den Samenstrang, schlägt den kaudalen Lappen der Externusaponeurose über den Samenstrang nach

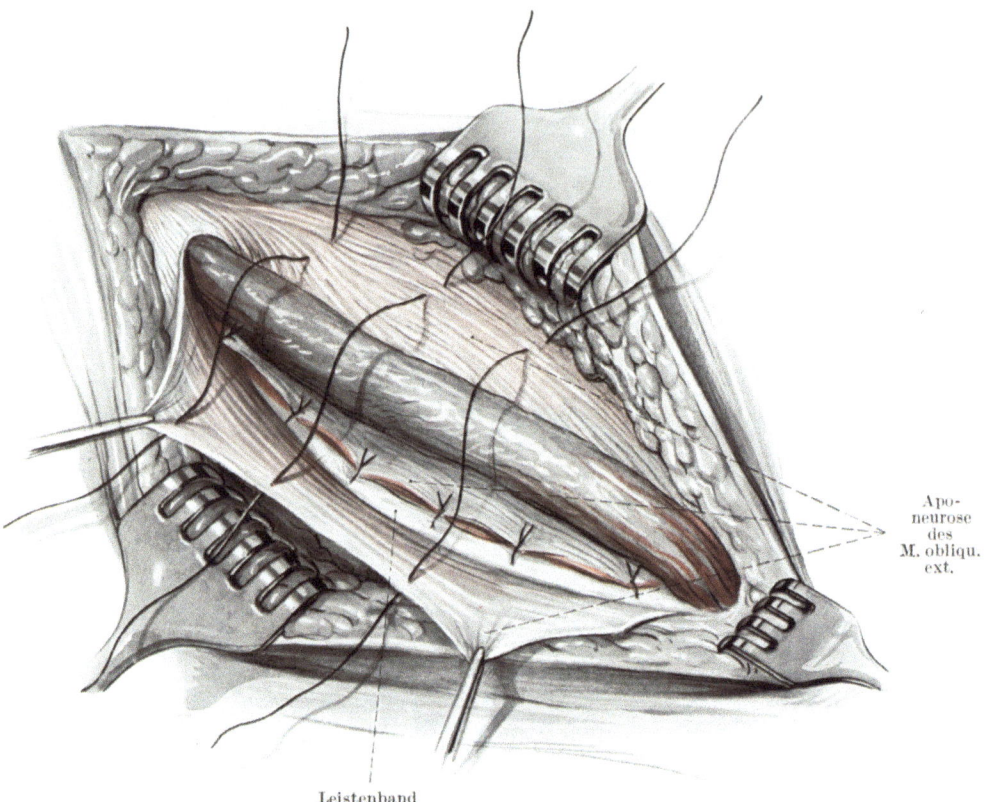

Abb. 93. Beseitigung eines Leistenbruches nach HACKENBRUCH. Der kraniale Rand der gespaltenen Externusaponeurose wird unter dem Samenstrang an das Leistenband, der kaudale Rand wird über dem Samenstrang auf die Oberfläche der kranialen Seite genäht.

kranial und näht seinen Rand auf der Oberfläche des anderseitigen Aponeuroselappens fest. Der BASSINIsche Grundgedanke der Verlagerung des Samenstranges wird also beibehalten, nur wird die Wandung des neuen Leistenkanals auf andere Weise gebildet.

d) Das Verfahren von GIRARD.

GIRARD verlegt die „hintere" BASSINI-Naht vor den Samenstrang (vgl. Abb. 94). Auch hier wird bei der Spaltung der Externusaponeurose auf eine ausreichende Breite des am Leistenband verbleibenden Anteils gesehen. Nachdem die Operation nach den BASSINIschen Vorschriften einschließlich der Versorgung des Bruchsackes vollendet ist, wird der Samenstrang in die Tiefe der Wunde versenkt. Als erste Naht werden der M. obliqu. internus und transversus ventral über dem Samenstrang an das Leistenband genäht. Als zweite, der ersten unmittelbar aufliegende Schicht der Vorderwand wird der Rand des kranialen Externusaponeurosenlappens an das Leistenband geheftet, und als dritte Schicht wird der kaudale Lappen auf die Oberfläche des kranialen Teiles gesteppt.

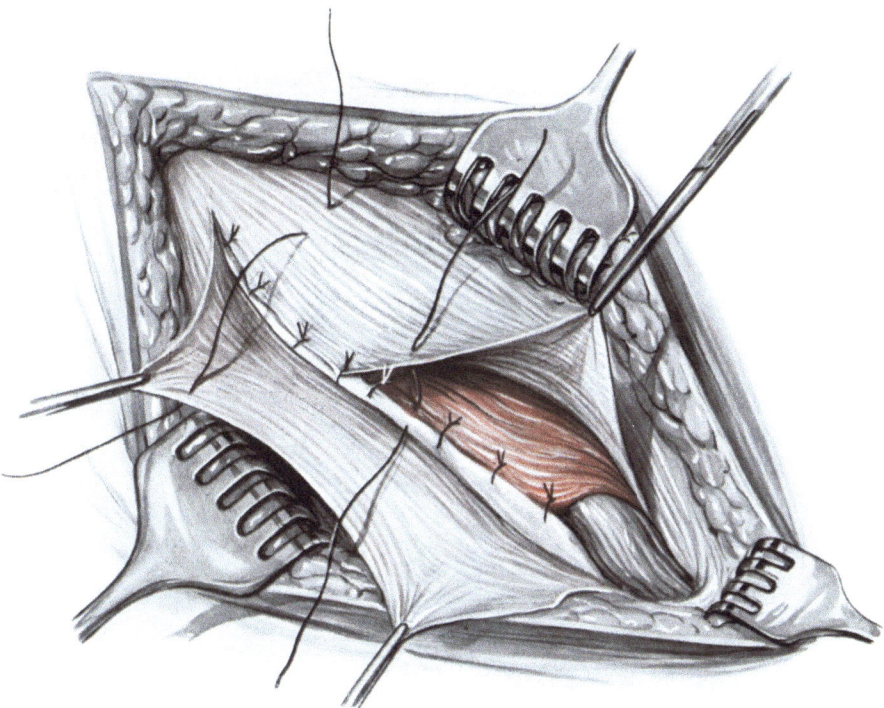

Abb. 94. Beseitigung eines Leistenbruches nach GIRARD. Die Muskelplatte und die kraniale Seite der gespaltenen Externusaponeurose werden über dem Samenstrang an das Leistenband genäht, die kaudale Seite der Externusaponeurose wird auf die Oberfläche der kranialen Seite genäht.

e) Das Verfahren von BRENNER.

Unter den Änderungen der BASSINIschen Operation hat die meisten Anhänger das von BRENNER angegebene Verfahren gefunden. BRENNER näht nach der üblichen Voroperation als hintere BASSINIsche Naht den M. obliqu. int. und transv. nicht an das POUPARTsche Band, sondern an den kaudalen Rand des gespaltenen M. cremaster und der Tunica vagin. commun. (vgl. Abb. 95). Die Externusaponeurose wird derartig gespalten, daß der Schnitt nicht durch die Mitte des äußeren Leistenringes geht, sondern im Bereiche des kranialen Anteils, des Crus mediale ausmündet, so daß der am POUPARTschen Bande verbleibende Anteil mindestens eine Fingerbreite besitzt. Nach Ablösung der beiden Lappen wird im Hinblick auf die spätere bedeutungsvolle Verwendung der kaudalen Kremasterhälfte der Längsschnitt durch den Muskelmantel nicht durch die Mitte, sondern an seine kraniale Seite gelegt, so daß der kaudale Anteil größer als der kraniale Anteil wird. Der M. cremaster und die Tunica communis werden vom Samenstrang und vom Bruchsack in besonders sorgfältiger Weise getrennt, so daß sie nicht zerfasert, sondern als zusammenhängende kräftige Schicht dargestellt werden. Auch ist bei der Ablösung des Kremastermantels darauf zu achten, daß die Verbindung seines kaudalen Anteils mit dem Leistenbande nicht gelockert wird. Nach der Versorgung des

Bruchsackes werden die Ränder des M. abdom. internus und transversus hinter dem angehobenen Samenstrange mit dem Wundrande der kaudalen Kremasterhälfte sorgfältig vereinigt (vgl. Abb. 95), was um so leichter ist, als bei der Schmiegsamkeit des Kremastermantels jede Spannung fehlt. Auf diese Naht wird der Samenstrang gelegt. Über ihm wird die kaudale, am Lig. Pouparti hängende Wundlippe der Externusaponeurose mit der Oberfläche des M. obliquus internus vernäht. Der kraniale Rand der Externusaponeurose wird wie bei dem Verfahren von Girard (vgl. Abb. 94), auf die Oberfläche des kaudalen Aponeurosenlappens aufgesteppt, so daß die Vorderwand des neuen Leistenkanals durch eine gedoppelte Aponeurose gebildet wird.

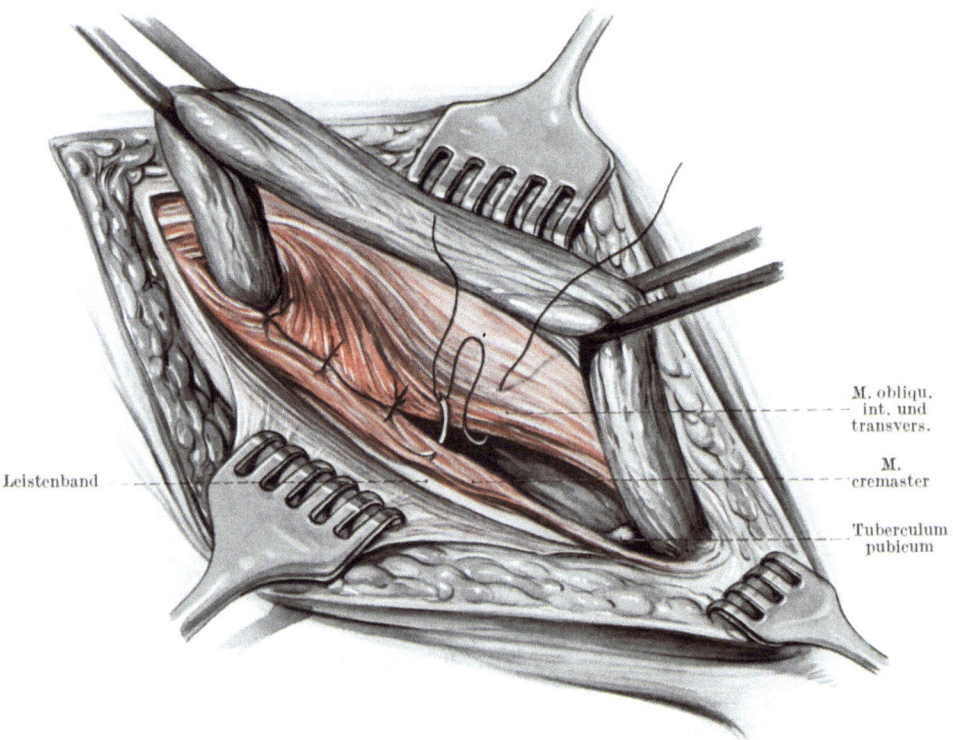

Abb. 95. Beseitigung eines Leistenbruches nach Brenner. Die Ränder des M. transversus und des M. internus werden an den M. cremaster genäht.

f) Das Verfahren von Kirschner.

Ich persönlich wende das Bassinische Verfahren seit mehr als 15 Jahren mit der Abart an, daß ich den Samenstrang nach mehrfachen scharfen Windungen in Form zweier Haarnadelkurven im Bereiche des Anulus ing. abdominalis in das Subkutangewebe verlagere (vgl. Abb. 96), wobei ich den Eindruck einer besonderen Zuverlässigkeit des Verfahrens gewonnen habe. Die Operation wird zunächst nach den Vorschriften Bassinis durchgeführt, wobei ich in die hintere Bassini-Naht auch den kaudalen Rand des Kremastermantels einbeziehe, indem die Nadel durch die Internus- und Transversusmuskelplatte, den Kremasterrand und das Poupartsche Band geführt wird. Die Naht der Externusaponeurose mache ich jedoch nicht über, sondern ebenfalls unter dem in Form einer Schlinge emporgehaltenen Samenstrang (dorsal vom Samenstrang, vgl.

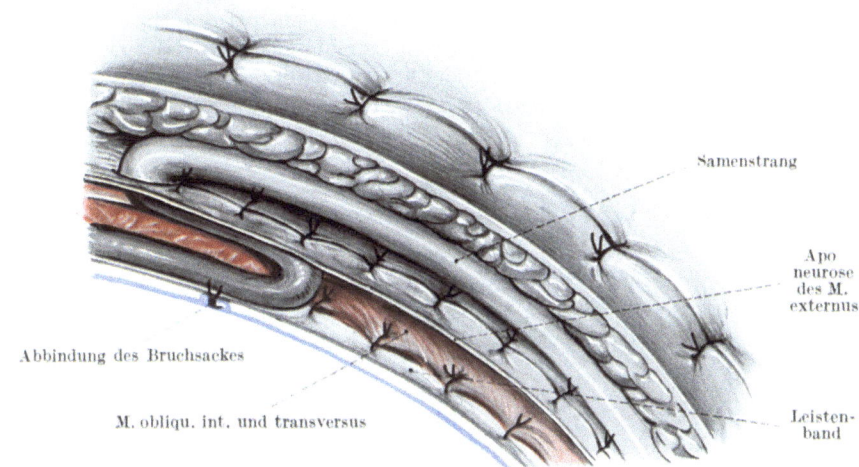

Abb. 96. Schematische Darstellung der Leistenbruchoperation nach KIRSCHNER. Der Samenstrang wird in der Gegend des inneren Leistenringes in zwei scharfen Haarnadelkurven durch die Bauchdecken in das Subkutangewebe verlagert.

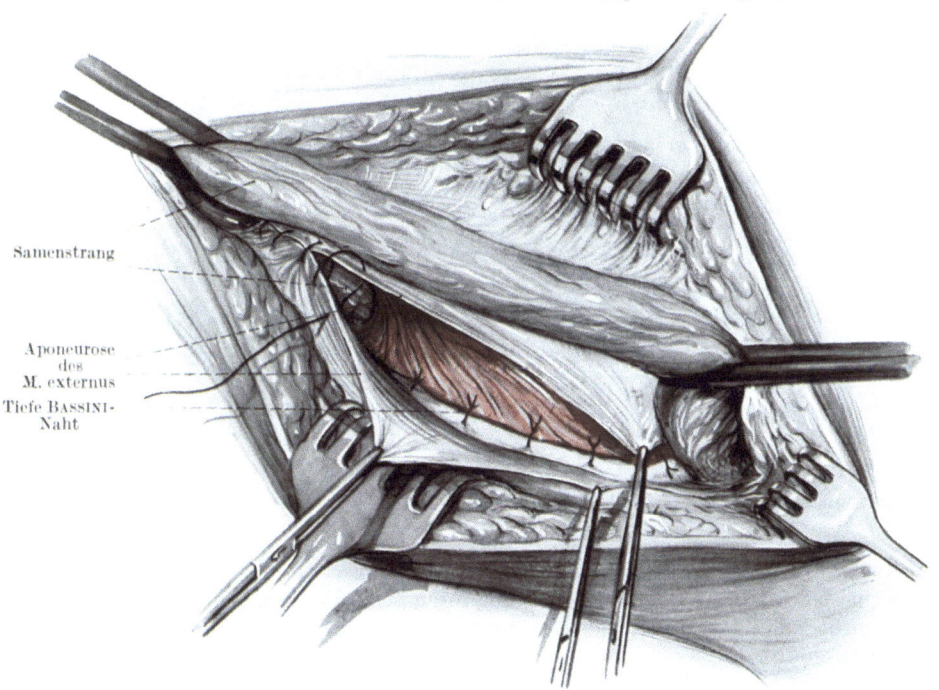

Abb. 97. Beseitigung eines Leistenbruches nach KIRSCHNER. Die gespaltene Aponeurose des M. obliqu. externus wird unter dem Samenstrang derartig vernäht, daß der Samenstrang weit nach lateral gedrängt wird und eine scharfe rückläufige Kurve macht.

Abb. 97), so daß der Samenstrang durch den lateralen Wundwinkel der Externusaponeurose tritt, in das Subkutangewebe verlagert wird und der Anulus ing. subcutan. vollständig geschlossen werden kann. Auf diese Weise läßt sich die gefährdete Austrittsstelle des Samenstranges im Bereiche der „medialen"

8*

Rezidive nicht allein durch die hintere, sondern auch durch die vordere BASSINI-Naht lückenlos verschließen. Um aber auch gegen die „lateralen" Rezidive eine vermehrte Sicherheit zu geben, wird der Samenstrang durch die Externusaponeurose nicht in der gradlinigen Fortsetzung seiner Austrittsrichtung aus der hinteren BASSINI-Naht geleitet, sondern er wird unter Bildung einer **lateral gerichteten rückläufigen Schlinge** weit nach lateral gedrängt, und zwar dadurch, daß die besonders weit gespaltene Externusaponeurose unter dem

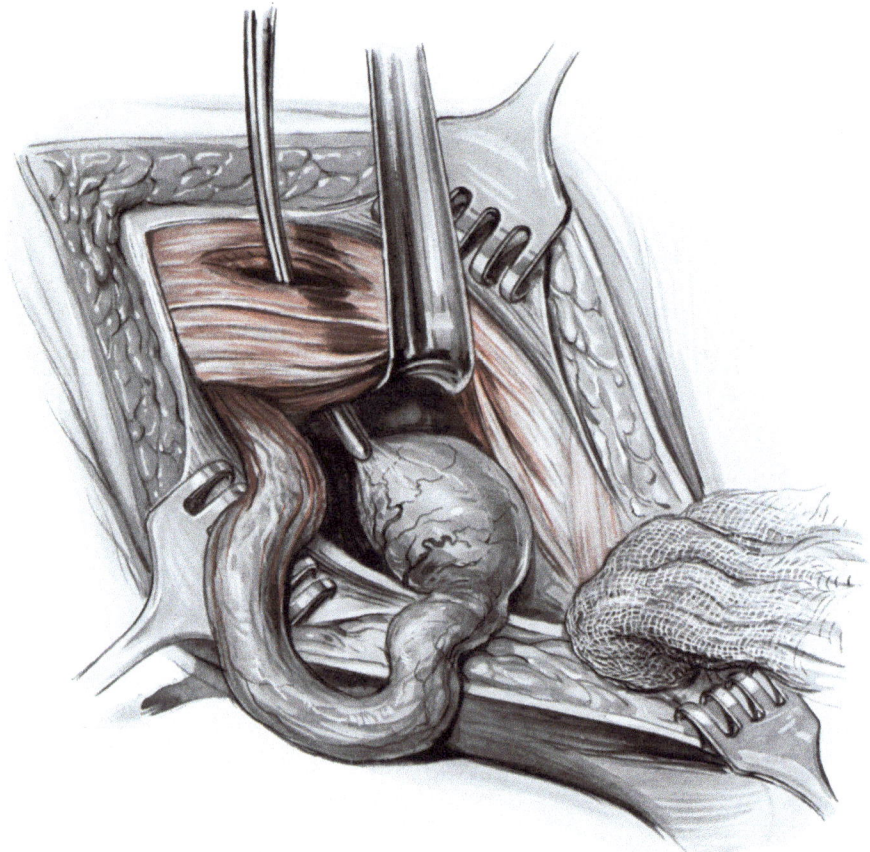

Abb. 98. Beseitigung eines Leistenbruches nach SCHMIEDEN. Der luxierte, nur noch am Samenstrang hängende Hoden wird durch eine Lücke des M. internus und des M. transversus von innen nach außen geleitet.

Samenstrang noch eine Strecke in lateraler Richtung vernäht wird (vgl. Abb. 97). Hierdurch wird der Samenstrang zu mehreren scharfen Knicken gezwungen, die ein ihn begleitendes „laterales" Rezidiv mitmachen müßte (vgl. Abb. 96): Nach dem Durchtritt durch die hintere BASSINI-Naht biegt der Samenstrang unter der vernähten Externusaponeurose rechtwinklig nach lateral um, bildet beim Durchtritt durch den Externusschlitz eine spitze Haarnadelkurve, um dann auf der Oberfläche der Externusaponeurose vom Unterhautzellgewebe bedeckt nach dem Hodensack zu ziehen.

g) Das Verfahren von SCHMIEDEN.

Am eingreifendsten erscheint die Durchzugsmethode von SCHMIEDEN. Nach Spaltung der Externusaponeurose und des Kremaster-Tunica-communis-

Mantels werden in den medialen Wundwinkel scharfe Haken eingesetzt, und der Hoden wird durch Zug am Samenstrang aus dem Hodensack hervorgeholt, so daß er frei am Samenstrang pendelt. Der Bruchsack wird in der üblichen Weise freigemacht und unter Zusammendrehen versorgt, wobei die Möglichkeit, den Samenstrang und den Hoden frei emporzuziehen, eine besonders sorgfältige und hohe Versorgung des Bruchsackes gestattet. Die Ränder des M. internus und des M. transversus werden von der Unterlage, der Fascia

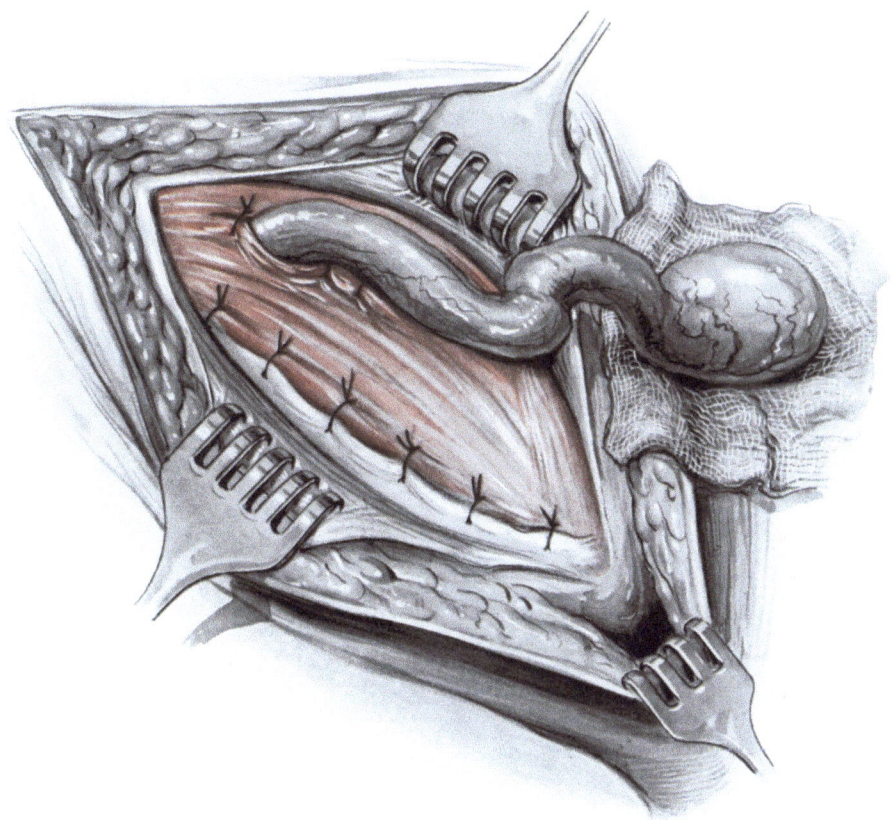

Abb 99. Beseitigung eines Leistenbruches nach SCHMIEDEN. Fortsetzung des Zustandes der vorigen Abbildung. Der Hoden und der Samenstrang sind durch die Muskellücke nach außen geleitet. Die Muskellücke ist durch Nähte verkleinert. Die Bauchmuskelplatte ist vollständig an das Leistenband genäht.

transversalis, abgehoben. Von der Muskelplatte wird durch Einstoßen einer Kornzange ein daumenbreiter Streifen abgesondert (vgl. Abb. 98). Diese zur Größe des Hodens erweiterte Lücke wird durch einen stumpfen Haken entfaltet, der Hoden wird von innen nach außen durchgezogen, und der Samenstrang wird angespannt. Das Knopfloch wird durch Naht derartig verkleinert, daß es den Samenstrang ziemlich fest umschließt. Während der in eine Kochsalzkompresse eingeschlagene Hoden seitlich aus der Wunde herausgelagert wird, werden die Ränder des M. internus und des M. transversus lückenlos an das Lig. Pouparti genäht (vgl. Abb. 99), da ja für den bereits nach außen geführten Samenstrang ein Spalt nicht mehr ausgespart zu werden braucht. Mit der Naht wird am lateralen Wundwinkel begonnen und am medialen Wundwinkel geendet, wo der M. rectus in die Naht einbezogen wird. Nach Rücklagerung des Hodens in den Hodensack wird die Externusaponeurose über dem Samenstrang vernäht, wobei das Knopfloch von dem kranialen Lappen überdeckt wird.

h) Die freie Faszienplastik nach KIRSCHNER.

Von der freien Faszienplastik wird man Gebrauch machen, wenn der Verschluß der Bruchpforte wegen der Minderwertigkeit oder der Geringfügigkeit des vorhandenen Verschlußmaterials unzuverlässig erscheint oder nicht

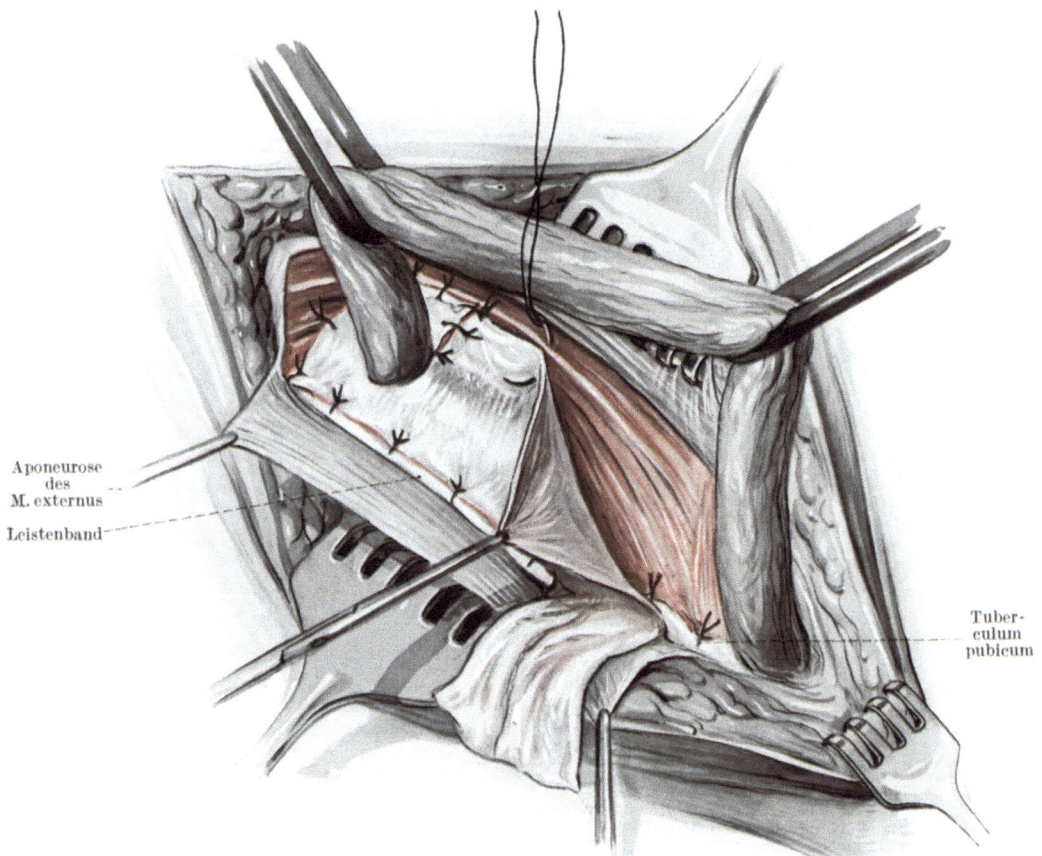

Abb. 100. Verstärkung der hinteren BASSINI-Naht durch einen frei verpflanzten Faszienlappen. Der rechteckige Faszienlappen wird mit einer Seite an das Leistenband, mit der anderen Seite auf die Muskulatur genäht. Der Einschnitt zur Durchleitung des Samenstranges ist durch Nähte geschlossen.

gelingt, Verhältnisse, die oft bei Rezidivoperationen, namentlich bei wiederholten Rezidiven, vorliegen. Die Technik der Faszienplastik an dieser Stelle bietet keine Besonderheiten. Der Verschluß der Bauchwandlücke wird ohne Rücksicht auf die zusätzliche Plastik so sorgfältig wie möglich vorgenommen. Ein der Fascia lata frisch entnommener rechteckiger Lappen von geeigneter Größe wird unter Spannung auf die tiefe BASSINI-Naht gesteppt (vgl. Abb. 100). Das geschieht in der Weise, daß der eine Längsrand des Faszienrechteckes unter der angehobenen Externusaponeurose am Leistenbande befestigt, die anderen Ränder auf den M. obliqu. internus und unter Umständen auch auf den M. rectus geheftet werden. Durch einen seitlichen Einschnitt wird ein Durchgang für den Samenstrang geschaffen. Der Schlitz wird bis auf diese Durchtrittsstelle durch Naht geschlossen. Hierüber werden die Externusaponeurose und die Haut in der üblichen Weise geschlossen.

Gelingt der Verschluß der Bruchpforte durch das an Ort und Stelle angetroffene Material überhaupt nicht, so wird die Faszie wie ein Trommelfell über die Lücke gespannt, wobei auf eine reichliche flächenhafte Berührung mit der Nachbarschaft zu achten ist. Man kann in einem solchen Falle auch zwei Faszienlappen übereinander verwenden, wobei der Samenstrang zwischen beide Blätter gelagert werden kann.

Früher von mir unternommene Versuche, die tiefe BASSINI-Naht statt mit Zwirnknopfnähten mit einer fortlaufenden Naht unter Verwendung eines schmalen Streifens der Fascia lata als Nahtmaterial auszuführen, haben sich nicht bewährt, weil der Faszienstreifen eine Nadel von einer erheblichen Breite verlangt, durch die das Gewebe, namentlich das Lig. Pouparti, unverhältnismäßig stark verletzt wird. Das Verfahren wurde aber von anderer Seite aufgenommen und gelobt.

4. Besonderheiten bei der Beseitigung der äußeren Leistenbrüche.

Der Einfluß des Lebensalters. Beim Kinde ist der Samenstrang im Hinblick auf die Zartheit und auf die gesteigerte Empfindlichkeit seiner den Hoden ernährenden Gefäße mit besonderer Zartheit zu behandeln, und auch die geringste Schnürung des Samenstranges durch die Verschlußnaht ist sorgfältig zu vermeiden. Wiederholt wurden Angaben über postoperative Hodenatrophien beim Kinde gemacht. Es scheint jedoch nicht, als ob — peinlichste Schonung des Samenstranges und seiner Gefäße vorausgesetzt — die in dieser Richtung besonders angeschuldigte BASSINIsche Operation gefährlicher wäre als andere Verfahren der Radikaloperation, z. B. als die beim Kinde aus diesem Grunde vielfach bevorzugte CZERNYsche Pfeilernaht. Es besteht daher offenbar kein Grund, bei der Beseitigung des kindlichen schrägen Leistenbruches grundsätzlich von der BASSINIschen Operation Abstand zu nehmen.

Die Schwierigkeiten bei der Ablösung des Samenstranges vom Bruchsack sind aber nicht allein durch die spinnwebenartige Zartheit des kindlichen Bruchsackes und durch die Feinheit der Samenstranggebilde, sondern auch dadurch bedingt, daß der Samenstrang in seinen einzelnen Bestandteilen netzartig aufgefasert ist, und nur schwer in einem einheitlichen Bündel abgelöst werden kann. Namentlich das Vas deferens pflegt seinen eigenen Weg zu gehen.

Um das Benetzen der Operationsstelle mit Harn in der Rekonvaleszenz bei kleinen Kindern zu vermeiden, wird die Wunde mit einem wasserundurchlässigen Verbande von Collodium elasticum bedeckt, und die Bettdecke wird durch eine Reifenbahre von der Berührung des Körpers ferngehalten.

Der gelegentlich gegebene Rat, bei Männern nach dem 60. Lebensjahre stets den beteiligten Hoden und Samenstrang zu entfernen, kann nicht gut geheißen werden. Er gründet sich auf die Vorstellung, daß bei Greisen zum mindesten der eine Hoden überflüssig sei, und daß die Bruchpforte, wenn eine Lücke für den Durchtritt des Samenstranges nicht ausgespart wird, zuverlässiger und schneller zu verschließen sei. Abgesehen davon, daß die äußere Sekretion des Hodens bei manchen Männern bis ins hohe Alter fortdauert, kann die Bedeutung auch der inneren Sekretion nicht ohne weiteres vernachlässigt werden, und man möchte diese Funktionen durch eine Semikastration ohne zwingenden Grund weder schmälern noch auf zwei Augen stellen. Die Beseitigung des Hodens ist daher auch im Alter nur unter besonders schwierigen Verhältnissen berechtigt, so bei erheblichem Mangel an Verschlußmaterial für die Bruchpforte, bei ungewöhnlichen Schwierigkeiten der Trennung von Samenstrang und Bruchsack, bei Darmgangrän infolge Einklemmung und ähnlichen Zufällen. Bei jüngeren Menschen wird man sich nur im äußersten Notfalle zu einem derartigen verstümmelnden Eingriff entschließen.

Die Beseitigung der Hernia inguinalis permagna. Die Sonderbehandlung der Hernia permagna (vgl. Abb. 11), die fast ausschließlich beim äußeren Leistenbruch beobachtet wird, wurde bereits im Allgemeinen Abschnitt besprochen (vgl. S. 11), im besonderen in der Richtung, daß die Resektion der des Heimatrechts in der Bauchhöhle verlustig gegangenen Eingeweide dem gewaltsamen Hineinstopfen in die Bauchhöhle unbedingt vorzuziehen ist.

Häufig kann man dem Kranken die Ausschälung und die Beseitigung des gesamten Bruchsackes ersparen. Nachdem der Bruchsack im Bereiche des Halses umgangen und vom Samenstrange getrennt ist, wird er — ähnlich wie beim angeborenen Bruch — quer durchtrennt. Nur der zentrale Teil wird ordnungsmäßig versorgt, während der periphere Fundusteil im Körper zurückbleibt und seinem Schicksal, der Verödung, überlassen werden kann. Durch dieses Vorgehen werden nicht allein Zeit und Blut gespart, sondern es wird vor allem die Bildung einer übermäßig großen Wundfläche in dem lockeren Gewebe des Hodensackes verhindert, wodurch dem gefürchteten Hodensackhämatom begegnet wird.

Die Vergesellschaftung der Leistenbrüche mit Hydrozelen. Eine bei der Operation eines äußeren Leistenbruches angetroffene Hydrozele wird selbstverständlich gleichzeitig in der üblichen Weise beseitigt. Hierbei ist, sofern der Schnitt nicht von vornherein weit genug nach dem Hodensack geführt wurde, seine entsprechende Verlängerung erforderlich. Die Leistenbruchoperation selbst wird durch die Hydrozelenbeseitigung nicht beeinflußt.

Die Beseitigung besonderer Bruchformen. Die Behandlung der fast ausschließlich beim äußeren Leistenbruch angetroffenen Gleitbrüche und Schaukelbrüche wurde bereits im Allgemeinen Abschnitt geschildert (vgl. S. 12f.). Der Verschluß der Bruchpforte selbst bietet, nachdem der Bruchsack in der früher besprochenen Weise versorgt ist, nichts Besonderes.

Die Schwierigkeiten bei der Behandlung der interparietalen und der properitonealen Hernien (vgl. S. 92f.) liegen weniger in der Technik der Operation als in der Erkennung und Klarstellung der anatomischen Verhältnisse. Wenn man, was bei allen Brucharten als unumstößliche Regel zu gelten hat, auch hier auf der vollständigen und klaren Darstellung des Bruchsackes besteht, wird die anatomische Lage auch bei anfänglich verwickelten Verhältnissen schließlich erkannt werden. Besteht nach der Eröffnung eines Bruchsackes der Verdacht einer bilokularen Hernie, so schafft die umkreisende Abtastung des durch den Bruchsack in die Bauchhöhle eingeführten Fingers zumeist Klarheit. Im übrigen darf man vor einer weitgehenden, das übliche Maß überschreitenden Spaltung der den Bruchsack deckenden Schichten nicht zurückschrecken. In vielen Fällen wird diese meist in der Richtung nach der Spin. iliac. ant. sup. fortgeführte Spaltung auf eine Herniolaparotomie hinauslaufen. Bei sehr ausgedehnten properitonealen Hernien ist zur restlosen Klärung der Verhältnisse gelegentlich sogar das beste Mittel die zusätzliche mediane Laparotomie. Nach der umfangreichen Durchtrennung der Bauchdecken ergibt sich die Notwendigkeit, die auf diese Weise stark erweiterte oder in eine

Laparotomiewunde umgewandelte Bruchpforte unter Wiederherstellung der durchschnittenen Bauchwandschichten sorgfältig zu schließen. Zur Stärkung derartig umfangreicher Verschlußnähte kann die freie Faszienverpflanzung bisweilen mit Vorteil herangezogen werden.

Trifft man bei der Freilegung der Bruchpforte sowohl auf einen äußeren als auch auf einen inneren Leistenbruch, so werden die Bruchsäcke einzeln abgebunden, sofern sie auch an der Basis voneinander getrennt sind. In vielen Fällen handelt es sich aber eher um einen einheitlichen Bruchsack, der sich sowohl lateral als auch medial von den epigastrischen Gefäßen vorstülpt. In einem solchen Falle sind die epigastrischen Gefäße zwischen zwei Unterbindungen zu durchtrennen, wodurch der Bruchsack in ein einheitliches Gebilde verwandelt und als solches bei der Abtragung und bei dem Verschluß behandelt wird.

Die Behandlung des eingeklemmten Leistenbruches. Die Operation des eingeklemmten oder des irreponiblen äußeren Leistenbruches wird nach den allgemeinen Grundsätzen der Herniotomie begonnen (vgl. S. 27f.) und, wenn es die Kräfte des Kranken, die Sauberkeit des Operationsfeldes und der Zustand der eingeklemmt gewesenen Eingeweide gestatten, als Radikaloperation beendet. Der Hautschnitt wird zuerst vornehmlich über die Höhe der Bruchgeschwulst, also wesentlich weiter nach dem Hodensack als bei der freien Hernie geführt, um zunächst den Bruchsack freizulegen. Erst nach der Eröffnung des Bruchsackes, nach der Beseitigung des oft infektiösen Bruchwassers und nach der Besichtigung der eingeklemmten Eingeweide wird die Einklemmung unter Eröffnung des Leistenkanals und unter Durchtrennung weiterer einschnürender Stränge beseitigt. Ist nach dem Vorziehen und der Versorgung der eingeklemmt gewesenen Eingeweide die Radikaloperation angängig, so weicht ihre Durchführung in nichts von der bei einer im freien Intervall operierten Leistenhernie ab.

Zur Klarlegung der Verhältnisse des eingeklemmten Leistenbruches ist häufig die Erweiterung der Bruchpforte in Form einer Herniolaparotomie erforderlich. Hierbei wird ein Schnitt senkrecht durch den kranialen Teil der Externusaponeurose in der Richtung und bis zum Außenrande des M. rectus geführt, und auch der M. internus und transversus werden, wenn sie sich nicht ausreichend zur Seite ziehen lassen, in der Richtung dieses Schnittes bis zur Linea semilunaris gespalten. Bevor das Peritoneum ebenfalls durchtrennt wird, müssen die im properitonealen Fett verlaufenden Vasa epigastrica inf. doppelt unterbunden und durchschnitten werden. Ist eine weitere Vergrößerung der auf diese Weise geschaffenen Bauchöffnung erforderlich, so wird der Schnitt in kranialer Richtung als pararektaler Kulissenschnitt fortgeführt.

Die Beseitigung der Bruchrezidive. Die Rezidive, namentlich nach der BASSINIschen Radikaloperation, entwickeln sich entweder im äußeren Winkel der hinteren BASSINI-Naht, also an der Durchtrittsstelle des Samenstranges zwischen dem M. internus und dem M. transversus und dem POUPARTschen Bande, wobei dann der neue Bruchsack in seiner Fortentwicklung mit dem Samenstrang unter der Aponeurose des M. abdom. externus entlang geht und durch den Anulus ing. subcutan. austritt („laterales" oder „oberes" Rezidiv); oder sie entwickeln sich im inneren Winkel der hinteren BASSINI-Naht hart lateral vom Tuberculum pubicum („mediales" oder „unteres" Rezidiv); oder es wölbt sich die Bauchwand im Bereiche der gesamten Bauchnarbe hernienartig vor (Gesamtrezidive). In der Regel läßt sich vor der Operation feststellen, ob es sich um ein „laterales" Rezidiv, um ein „mediales" Rezidiv oder um ein „Gesamtrezidiv" handelt.

In zunächst ungeklärten Fällen, bei einem Gesamtrezidiv und dann, wenn sich bei einem lateralen Rezidiv der Bruchsack entlang dem Samenstrange unter der Externusaponeurose entwickelt hat, verfolgt die Operation den gleichen Weg wie die Erstoperation des Leistenbruches, d. h. man

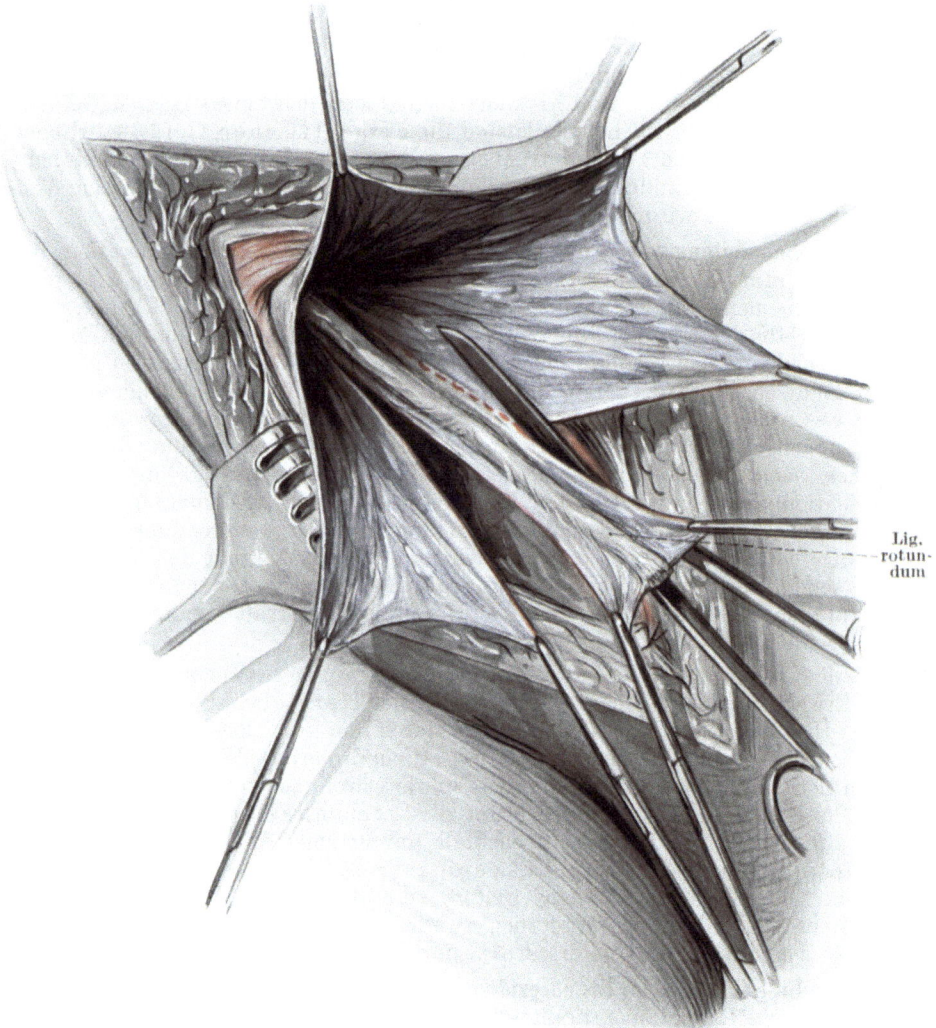

Abb. 101. Beseitigung eines Leistenbruches beim Weibe. Das Lig. rotundum und der ihm bei der angeborenen Hernie fest anhaftende Bruchsackanteil werden durch zwei Parallelschnitte von dem übrigen Bruchsack getrennt.

versucht, die einzelnen Schichten der Bauchwand, das Leistenband, den Samenstrang und den Bruchsack voneinander zu trennen und einzeln darzustellen. Das kann außerordentlich schwierig sein, und nicht immer läßt sich die Verletzung der in Narben eingebetteten strangartigen Gebilde vermeiden. Namentlich der Samenstrang ist gefährdet. Hierbei gesetzte schwere Verletzungen des Samenstranges können die Semikastration verlangen. Ein regelrecht abgesetzter **Bruchsack** wird in der üblichen Weise versorgt und abgetragen. Die **Bruchpforte** wird möglichst nach dem BASSINIschen Verfahren verschlossen. Läßt sich, wie häufig, wegen unentwirrbarer anatomischer Verhältnisse die Naht der einzelnen Schichten nicht durchführen, so werden die Ränder der Bruchpforte rings um den Samenstrang möglichst gut miteinander vernäht, wobei für den Samenstrang eine entsprechende Lücke ausgespart wird. Bei Mangel an kräftigem Verschlußmaterial, bei Greisen, bei völliger Gesundheit des anderen Hodens und bei wiederholtem Rezidiv kann die Semikastration in Betracht kommen, um die Bauchdecken wenigstens lückenlos schließen zu können.

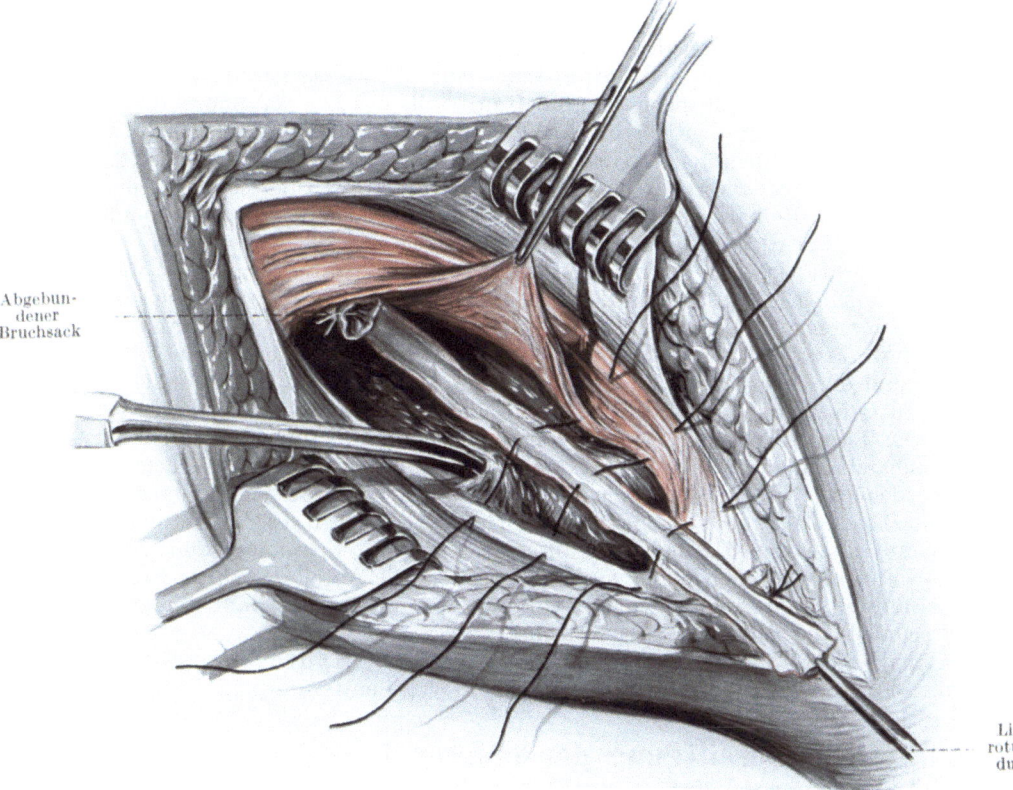

Abb. 102. Beseitigung eines Leistenbruches beim Weibe. Fortsetzung des Zustandes der vorigen Abbildung. Das Lig. rotundum wird in die hintere BASSINI-Naht einbezogen.

Hat der Hauptanteil der alten Verschlußnaht jedoch gehalten, und hat sich das Rezidiv nur an einer kleinen Stelle im Bereiche ihres medialen oder ihres lateralen Winkels in Gestalt eines aus einer umschriebenen Bruchpforte hervortretenden Bruchsackes entwickelt, so ist die Eröffnung des gesamten früheren Operationsgebietes unnötig. Es werden lediglich der Bruchsack, die Bruchpforte und ihre Umgebung mit den benachbarten Abschnitten des Samenstranges dargestellt. Nach der Abtragung und dem Versenken des Bruchsackes wird dann die Bruchpforte wie jede andere Bauchwandlücke, z. B. die einer postoperativen oder einer epigastrischen Hernie geschlossen, wobei bei ausreichendem Material die Doppelung der Bauchdecken als ein besonders zuverlässiges Verfahren erstrebt wird.

Die Beseitigung der äußeren Leistenbrüche beim Weibe. Das Vorgehen bei der Beseitigung des weiblichen Leistenbruches schließt sich eng an das beim

Manne geübte Verfahren an. Nach Freilegung der Externusaponeurose und ihres meist gut ausgebildeten Anulus ing. subcut. wird die Aponeurose in der üblichen Weise gespalten, und ihre beiden Seiten werden von der Unterlage abgelöst. Die Tunica vag. comm. wird mit ihren begleitenden Muskelfasern in der Längsrichtung eingeschnitten und nach beiden Seiten abgelöst. Die nächste Aufgabe ist, den Bruchsack und das Lig. rotundum darzustellen. Die getrennte Darstellung beider Gebilde ist möglich bei den selteneren erworbenen Brüchen, sie ist unmöglich bei den häufigeren angeborenen Brüchen. Gelingt die getrennte Darstellung des runden Mutterbandes, so wird der Bruchsack so hoch wie möglich vom Mutterband und von der Umgebung getrennt. Der Bruchsack wird in der beim Manne üblichen Weise versorgt. Gelingt die getrennte Darstellung des Mutterbandes jedoch nicht, so wird der Bruchsack eröffnet, und im Bereiche der Anheftungsstelle des Lig. rotundum, die als Verdickung besonders deutlich bei durchfallendem Lichte kenntlich ist, in Form eines längsgerichteten Streifens möglichst weit bauchwärts eingeschnitten (vgl. Abb. 101). An dieser Stelle wird der Bruchsack, zumeist durch eine innere Tabaksbeutelnaht, verschlossen, und sein loser, nicht am Lig. rotundum haftender Teil wird abgeschnitten.

Nunmehr ist das Lig. rotundum im Bereiche der Operationswunde zu verankern, um dem Uterus hier einen festen Halt zu geben. Die Verankerung kann derartig vorgenommen werden, daß das Band in die hintere BASSINI-Naht einbezogen wird (vgl. Abb. 102). Jeder Stich, der durch den M. internus und transversus und die Fascia transversalis geführt ist, faßt zunächst in einer kleinen Falte auch das etwas angestraffte Lig. rotundum und geht erst dann durch den kaudalen Rand des dem Kremaster entsprechenden Gewebes und durch das Leistenband. Macht man den BRENNERschen Verschluß, so wird statt des Leistenbandes lediglich der zumeist gut entwickelte kaudale Rand des dem Kremaster entsprechenden Gewebes durchstochen. Beim Durchstechen des Lig. rotundum ist darauf zu achten, daß das Band unter einer gewissen Spannung steht. Nach dem Knüpfen der tiefen Fäden wird der überstehende Anteil des Mutterbandes abgeschnitten. Externusaponeurose, Unterhautzellgewebe und Haut werden in der beim Manne üblichen Weise versorgt.

Auch bei der Frau kann mit dem Leistenbruch eine Hydrozele verbunden sein. Die Zyste wird alsdann in der üblichen Weise entfernt.

5. Die Beseitigung der inneren Leistenbrüche und der supravesikalen Brüche.

Die Freilegung und die Versorgung des Bruchsackes. Die Operation verläuft in weitgehender Anlehnung an das Vorgehen beim äußeren Leistenbruch. Nach der Spaltung der Externusaponeurose werden ihre beiden Wundlippen von der Unterlage so weit abgelöst, daß kaudal das Leistenband und kranial der Rand des M. internus freiliegen. Hierbei erscheint bereits der außerhalb des M. cremaster und der Tunica vag. comm. liegende Bruchsack, so daß die bei der Operation des äußeren Leistenbruches erforderliche Spaltung des Kremastermantels nicht erforderlich ist. Die weitere Isolierung des Bruchsackes von dem lateral gelegenen, von dem Kremastermantel umschlossenen Samenstrang pflegt daher leicht zu gelingen. Der Bruchsack ist entweder von der Fascia transversalis bedeckt oder durch eine Lücke dieser Faszie hindurchgetreten. In jedem Fall wird die Faszie wie bei der Operation der äußeren Leistenbrüche gespalten. Es erscheinen dann die zwischen dem Bruchsackhals und dem Samenstrang im properitonealen Fett verlaufenden Vasa epigastrica (vgl. Abb. 103), durch deren Lage lateral vom Bruchsackhals das sinnfälligste

Unterscheidungsmerkmal zwischen einem inneren und einem äußeren Leistenbruch erbracht wird.

Der Bruchsack des inneren Leistenbruches oder der supravesikalen Hernie bildet entweder nur eine schalenförmige von der verdünnten Fascia transversalis bedeckte Vorwölbung und geht dann breitbasig und ohne scharfe Grenze in das Peritoneum parietale über, oder er hat bereits eine deutlich abgegrenzte sackförmige Gestalt angenommen (vgl. Abb. 83). Im ersteren Fall wird auf die

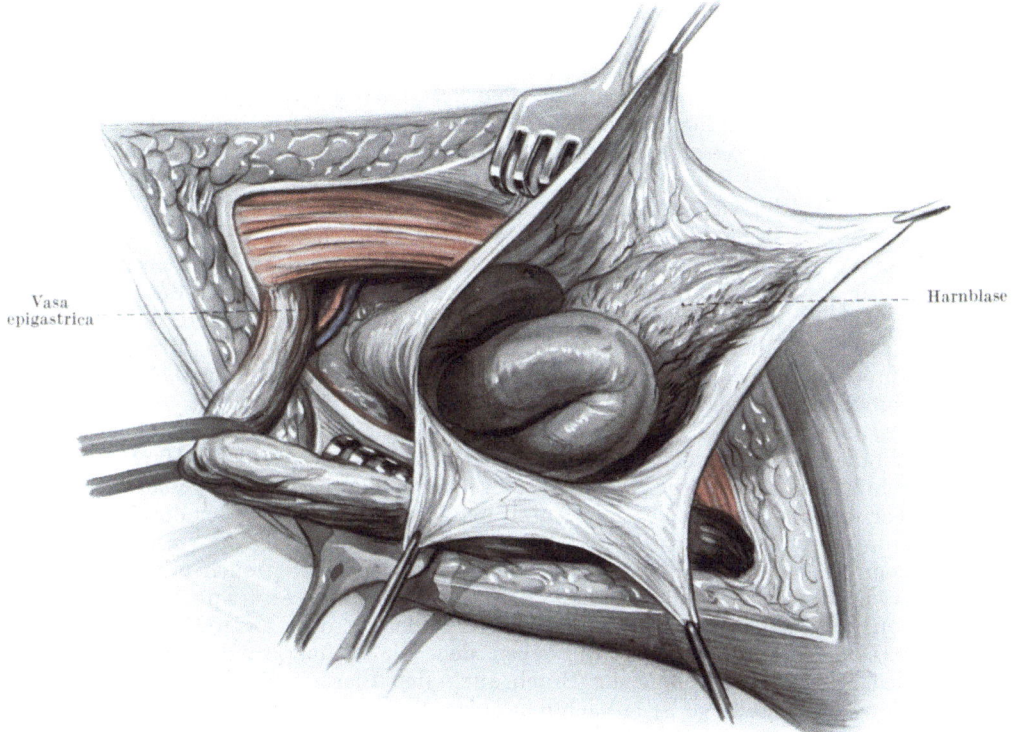

Abb. 103. Beseitigung eines inneren Leistenbruches. Der Bruchsack ist allseitig freigelegt und eröffnet. Die Bruchpforte liegt medial von den Vasa epigastrica. Durch den starken Zug wird die an der Basis des Bruchsackes befindliche Harnblase vorgezogen.

Eröffnung und auf die Verkleinerung des Bruchsackes verzichtet, er wird vielmehr in geschlossenem Zustande hinter die Bruchpforte zurückgedrängt. Ein sackförmiger Bruchsack wird dagegen abgetragen, eine Maßnahme, der im Hinblick auf die Möglichkeit der Beteiligung der Harnblase und auf die Schwierigkeit, diese Beteiligung ohne weiteres festzustellen, seine Eröffnung und seine Besichtigung von innen unbedingt vorauszugehen hat (vgl. Abb. 103). Die Wand wird an einer dünnen und lateral gelegenen Stelle vorsichtig eingeschnitten. Sobald man sich davon überzeugt hat, daß man in der Bauchhöhle ist, und daß für die Harnblase keine Gefahr besteht, wird die Öffnung unter Leitung des Auges so ausgiebig erweitert, daß sich die Verhältnisse gut übersehen lassen. Es ist besonders darauf zu achten, daß beim Entwickeln des Bruchsackes nicht etwa die Harnblase künstlich vorgezogen wird (operative Blasenhernie, vgl. S. 3f., 94f. u. Abb. 103). Aber auch ohne mithelfenden Zug kann eine intraperitoneale Blasenhernie an der Bildung des Bruchsackes beteiligt sein (vgl. Abb. 79). Wird die Anwesenheit der Blasenwand festgestellt, so wird der

Bruchsack wie bei einer Gleithernie peripher von der Blasenwand abgetragen und vernäht. Mit Rücksicht auf die Breite des Überganges des Bruchsackes in das Peritoneum parietale wird die Beseitigung des überschüssigen Bruchsackes am besten durch regelrechtes Umschneiden unter Leitung des Auges bewerkstelligt, und der hierdurch entstandene Bauchfellschlitz wird besser durch Knopfnähte als durch Massenunterbindung nach Durchstechung geschlossen.

Stets ist, auch wenn die Harnblase bei der Operation nicht gesichtet wird, der abgetragene Bruchsack auf etwaige Harnblasenbestandteile genau zu untersuchen, wobei sich etwaige Zweifel leicht durch das Mikroskop klären lassen. Nach Abschluß der Operation weist das Auftreten von Blut im Urin auf eine Blasenverletzung hin. Im Zweifelsfalle deckt die Zystoskopie den Sachverhalt auf. Die Wunde ist bei der nachträglichen Feststellung einer Blasenverletzung sofort wieder zu eröffnen, die Blasenverletzung ist aufzusuchen und durch doppelte Naht zu versorgen, worauf der Bruchsack distal von der Blase verschlossen wird. Die Einlegung eines Dauerkatheters mit angeschlossener Saugleitung darf nicht versäumt werden.

Schwieriger liegen die Verhältnisse, wenn die Bruchgeschwulst lediglich aus der vorgebuckelten Harnblasenwand besteht, wenn also ein extraperitonealer Harnblasenbruch vorliegt (vgl. Abb. 80) und ein mit der freien Bauchhöhle in Verbindung stehender peritonealer Bruchsack fehlt. Hier ist die Gefahr groß, daß beim Einschneiden in das vorliegende, irrtümlich als Bruchsack angesprochene Gewebe die Harnblase eröffnet wird. Sie ist an der Dicke ihrer Wandung, an der Auskleidung mit Schleimhaut, an der Begrenztheit des Hohlraumes, an dem als Urin erkennbaren Inhalt und im Notfalle an dem Erscheinen eines in die Urethra eingeführten Katheters zu erkennen. Wird die Harnblase angeschnitten, so wird die Öffnung sofort durch doppelte Naht geschlossen. Der vor der Bruchpforte liegende Anteil der Harnblase wird später durch den Verschluß der Bruchpforte in die Bauchhöhle zurückgedrängt.

Wenn neben einem medialen oder einem lateralen Leistenbruch mit besonderem Bruchsack und Bruchinhalt gleichzeitig eine extraperitoneale Blasenhernie besteht, so liegt der Schwerpunkt der operativen Behandlung dieser Doppelerkrankungen darin, neben dem die Aufmerksamkeit zunächst auf sich ziehenden gewöhnlichen Bruch auch den Blasenvorfall zu erkennen. Ist er erst festgestellt, so ist er nach den obigen Gesichtspunkten ohne nennenswerte Schwierigkeiten zu beseitigen.

Der Verschluß der Bruchpforte eines inneren Leistenbruches und einer Supravesikalhernie erfolgt im wesentlichen wie beim äußeren Leistenbruch. Auch hier ist das BASSINIsche Verfahren richtunggebend. Bei dem zumeist vorhandenen Mangel an Verschlußmaterial besteht aber oft das Bedürfnis nach Abweichungen von dem klassischen Vorgehen und nach dem Herbeiziehen von zusätzlichem Verschlußmaterial.

Die Ränder des M. internus, des M. transversus und der Fascia transversalis werden in der beim äußeren Leistenbruch beschriebenen Weise unter dem emporgehobenen Samenstrang mit dem Leistenbande vernäht. Nicht zu empfehlen ist die Befestigung dieser Muskeln an dem uneröffneten Kremaster nach dem Vorschlage BRENNERS. Dagegen kann bei Materialmangel das HACKENBRUCHsche Verfahren zur Überbrückung der Bruchpforte wertvolle Dienste leisten, wobei der kraniale Rand der gespaltenen Externusaponeurose an das Leistenband genäht wird. Besonders schwierig ist bei der hinteren BASSINI-Naht oft der Verschluß des medialen Wundwinkels, wo der M. rectus genügend heranzuziehen ist. Hierbei können die Rektusscheide durch weiteres Ablösen der Externusaponeurose eröffnet und die kaudalen Anteile des Muskels beweglich gemacht werden.

Oft wird man zur Sicherung der erzielten Naht oder zur Überbrückung einer zurückbleibenden Lücke die freie Faszienverpflanzung mit Vorteil heranziehen. Die einschlägige Technik ist beim äußeren Leistenbruch S. 118 f. beschrieben.

Der Schlitz der Externusaponeurose wird wie beim äußeren Leistenbruch über dem auf die tiefe Naht gelegten Samenstrang verschlossen. Die Aponeurosenränder können jedoch auch hier nach KIRSCHNER unter dem Samenstrang vereinigt werden (vgl. S. 114f. u. Abb. 97), so daß die Aponeurose ohne Zwischenlagerung des Samenstranges unmittelbar auf die tiefe BASSINI-Naht zu liegen kommt. Die Festigkeit des Bruchpfortenverschlusses wird gerade beim direkten Leistenbruch durch diese unmittelbare Auflagerung und durch das lückenlose Verwachsen der Externusaponeurose mit der tiefen Verschlußnaht offensichtlich gesteigert.

Die Naht des Unterhautzellgewebes und der Haut weicht von dem Vorgehen beim äußeren Leistenbruch nicht ab.

E. Die Beseitigung der Schenkelbrüche.
1. Anatomische Vorbemerkungen.

Der zwischen dem Leistenbande und dem Becken gelegene bogenförmige Raum wird durch das Lig. iliopectineum in die Lacuna musculorum und in die Lacuna vasorum geteilt (vgl. Abb. 61, 62 u. 105). Das Lig. iliopectineum stellt einen verstärkten Streifen der Fascia iliopectinea dar, die den M. iliopsoas und den M. pectineus bedeckt und mit dem lateralen Abschnitt des Lig. Pouparti innig verwebt ist. Der M. iliopsoas füllt in Gemeinschaft mit dem N. femoralis die Lacuna musculorum aus. Der vom Leistenbande und vom horizontalen Schambeinast gebildete spitze Winkel der Lacuna vasorum wird durch das Lig. Gimbernati abgerundet. Als eine Art Fortsetzung des Lig. Gimbernati zieht an der Innenseite des knöchernen Beckens unmittelbar auf dem Pecten ossis pubis ein dicker Bindegewebsstreifen zu der Eminentia iliopectinea und zum Lig. iliopectineum, das Lig. pubicum Cooperi (vgl. Abb. 61, 62 u. 112). Es ist gleichsam der stark verdickte Rand der Fascia pectinea und des Periostes des Schambeins und bildet hierdurch den hinteren (dorsalen) Rand der Eingangspforte der Lacuna vasorum und des Schenkelkanals. Durch die Lacuna vasorum gelangen die im properitonealen Bindegewebe gelegenen Vasa iliaca ext. — lateral die Arterie, medial die Vene (vgl. Abb. 61, 104 u. 105) — als Vasa femoralia auf den Oberschenkel. Die im medialen Abschnitt der Lacuna vasorum zwischen Vena femor., Lig. Gimbernati, Lig. pubicum, horizontalem Schambeinast und Leistenband verbleibende, mit lockerem, als Septum crurale bezeichnetem Bindegewebe, mit Fett und oft mit der ROSENMÜLLERschen Lymphdrüse gefüllte Lücke bildet den inneren Schenkelring (Anulus femoralis abdominalis oder internus). Er ist kranial unmittelbar von dem Peritoneum bedeckt, das sich als Bruchsack in den Schenkelkanal ausstülpen kann (vgl. Abb. 62). Beim weiteren Vordringen durch den Schenkelkanal gelangt der Bruchsack im Bereiche des Oberschenkels in einen allseitig von Muskelfaszien umschlossenen Raum. Die Hinterwand (dorsale Wand) bildet die Fascia iliopectinea (vgl. Abb. 105), die hier den am horizontalen Schambeinast entspringenden M. pectineus deckt, die Vorderwand (ventrale Wand) bildet die in ganzer Länge des Leistenbandes entspringende Fascia lata. Beide Faszien hängen sowohl medial wie auch lateral miteinander zusammen, so daß sie geradezu als zwei Blätter einer einzigen Faszie, als oberflächliches und als tiefes Blatt der Fascia lata, bezeichnet werden können. Der mediale

Vereinigungsstreifen liegt dicht medial vom Schenkelkanal. Der laterale Vereinigungsstreifen liegt am medialen Rande des M. Sartorius, wohin das tiefe Blatt der Fascia lata, die Fascia iliopectinea hinter, das vordere Blatt der Fascia lata vor den Schenkelgefäßen zieht, so daß die großen Gefäße und ein etwaiger Bruchsack zwischen den beiden Faszienblättern liegen.

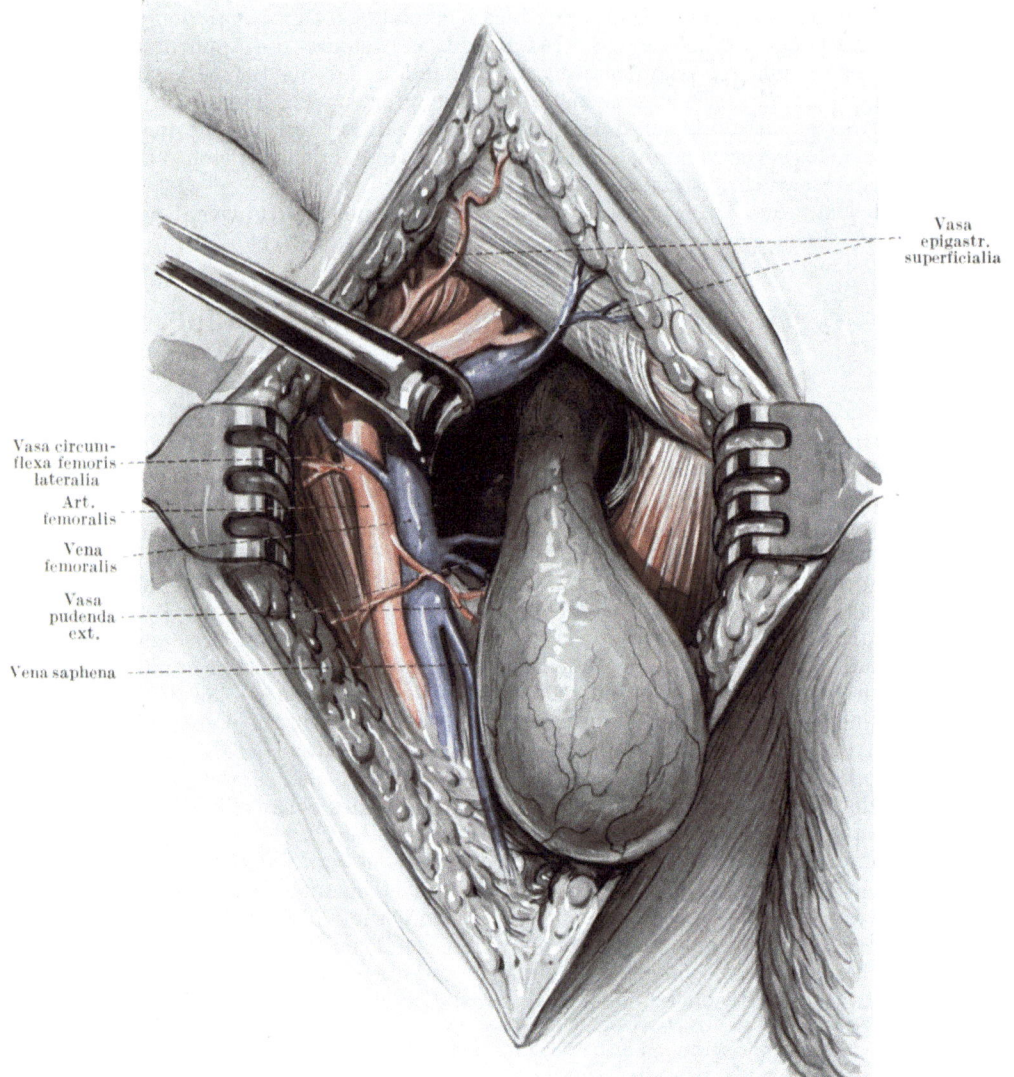

Abb. 104. Topographie des Schenkelbruches.

Dieser geschlossene Faszienraum hat in seiner durch die Fascia lata gebildeten Vorderwand im Bereiche der Fossa ovalis die als Fascia cribrosa bezeichnete, verdünnte und gegitterte Stelle, die schließlich zur Austrittsstelle der Schenkelbrüche, zum Anulus femoralis subcutaneus oder externus wird. An dem sichelförmigen, lateral scharf begrenzten Rande der Fossa ovalis wird das Crus superius und das Crus inferius unterschieden. Die die Fossa ovalis ausfüllende Lamina cribrosa oder ihre nächste Umgebung dient mehreren Gefäßen zum Durchtritt, die sämtlich Äste der Arteria und Vena femoralis sind (vgl. Abb. 104). Von distal kommt die Vena saphena, kranial liegen die Art. und Vena epigastr. infer. superficiales, medial die Art. und Vena pudenda ext. und lateral die Art. und Vena circumflex. femoris ext. Die Anwesenheit dieser zahlreichen Gefäße kann die operative Darstellung des Bruchsackes einer Schenkelhernie erschweren. Glücklicherweise liegen die Gefäße jedoch zumeist lateral vom Längsschnitt. Praktisch wichtig ist ein kleiner, als Ramus pubicus bezeichneter Ast der aus der Art. iliaca int. stammenden Art. obturatoria (vgl. Abb. 62). Er zieht am kranialen ventralen Rande des Lig. Gimbernati von medial nach lateral und anastomosiert mit dem Ramus pubicus der aus der Art. iliaca ext. stammenden Art. epigastrica inferior profunda. Die Anastomose liegt also medial und ventral vom Halse des Bruchsackes einer Schenkelhernie, und muß bei gründlicher Einkerbung des den Bruchsackhals umschnürenden Bruchringes durchtrennt werden. Dieser Ramus pubicus kann schwach oder stark entwickelt sein, ja er kann im äußersten Fall den alleinigen Ursprung der Art. obturat. bilden, die dann nicht aus der Art. hypogastr., sondern aus der Art. epigastr. inf. kommt (vgl. Abb. 62). Diese in etwa 10% der Fälle angetroffene Anomalie wird in Hinblick auf die verhängnisvollen Folgen, die eine ohne Leitung des Auges vorgenommene, das Gefäß durchtrennende Erweiterung der Bruchpforte haben kann, als Corona mortis bezeichnet.

Der Bruchsack eines Schenkelbruches wird entsprechend den bisherigen Ausführungen von folgenden Schichten bedeckt: 1. Haut, 2. Unterhautzellgewebe, 3. Lamina cribrosa oder Fascia lata oder Lig. Pouparti und 4. properitoneales Fett. Oft sind aber die Bruchhüllen stark verdünnt oder überhaupt zugrunde gegangen, so daß der Bruchsack unmittelbar unter der Haut im Unterhautzellgewebe angetroffen wird. Dagegen besitzt der Bruchsack zumeist eine aus dem properitonealen Raum oder aus dem Schenkelkanal stammende starke Fettbekleidung. Der Inhalt einer Schenkelhernie besteht in der Regel aus Dünndarm oder aus Netz oder aus Dünndarm und Netz.

Abarten der Schenkelbrüche. Außer an der beschriebenen, medial von den großen Schenkelgefäßen gelegenen klassischen Stelle kann sich ein Schenkelbruch zwischen dem Leistenbande und dem knöchernen Becken ausnahmsweise noch an mehreren anderen Stellen nach dem Oberschenkel begeben oder eine andere Lage zu den Schenkelgefäßen einnehmen (vgl. Abb. 105):

1. Der Bruchsack geht ordnungsmäßig durch den Anulus femoralis abdominalis hindurch, gelangt dann aber statt vor (ventral), unter die Fascia pectinea (dorsal von ihr) zwischen diese und den Muskel oder sogar in das Muskelfleisch des M. pectineus: Hernia femoralis pectinea Cloqueti.

2. Der Bruchsack ist gegabelt. Der eine Teil nimmt den ordnungsmäßigen Weg durch den Schenkelkanal, während der andere oft größere Abschnitt sich zwischen der Fascia transversalis und dem Peritoneum im properitonealen Fett in dorsaler Richtung nach der Gegend des Foramen obturatorium ausbreitet: Hernia femoralis properitonealis.

3. Der Bruchsack geht durch den Schenkelkanal, lagert sich jedoch ventral von den Schenkelgefäßen: Hernia femoralis praevascularis.

4. Der Bruchsack geht durch den Schenkelkanal, lagert sich jedoch dorsal von den Schenkelgefäßen: Hernia femoralis retrovascularis.

5. Der Bruchsack geht durch den Schenkelkanal, lagert sich jedoch unmittelbar lateral neben die Schenkelgefäße: Hernia femoralis laterovascularis.

6. Der Bruchsack tritt nicht durch den Schenkelkanal, sondern durch einen Spalt im Lig. Gimbernati: Hernia Lig. Gimbernati.

130 Die Beseitigung der Schenkelbrüche.

7. Der Bruchsack kann sogar durch die Lacuna musculorum gehen und sich auf der Oberfläche des M. iliopsoas ausbreiten: **Hernia femoralis lateralis oder externa.**

Die verschiedenen Operationsverfahren. Die operative Beseitigung der Schenkelbrüche erfolgt entweder auf dem **kruralen (femoralen)** oder auf dem **inguinalen Wege.** Jedes dieser beiden Verfahren hat seine Vorteile und seine

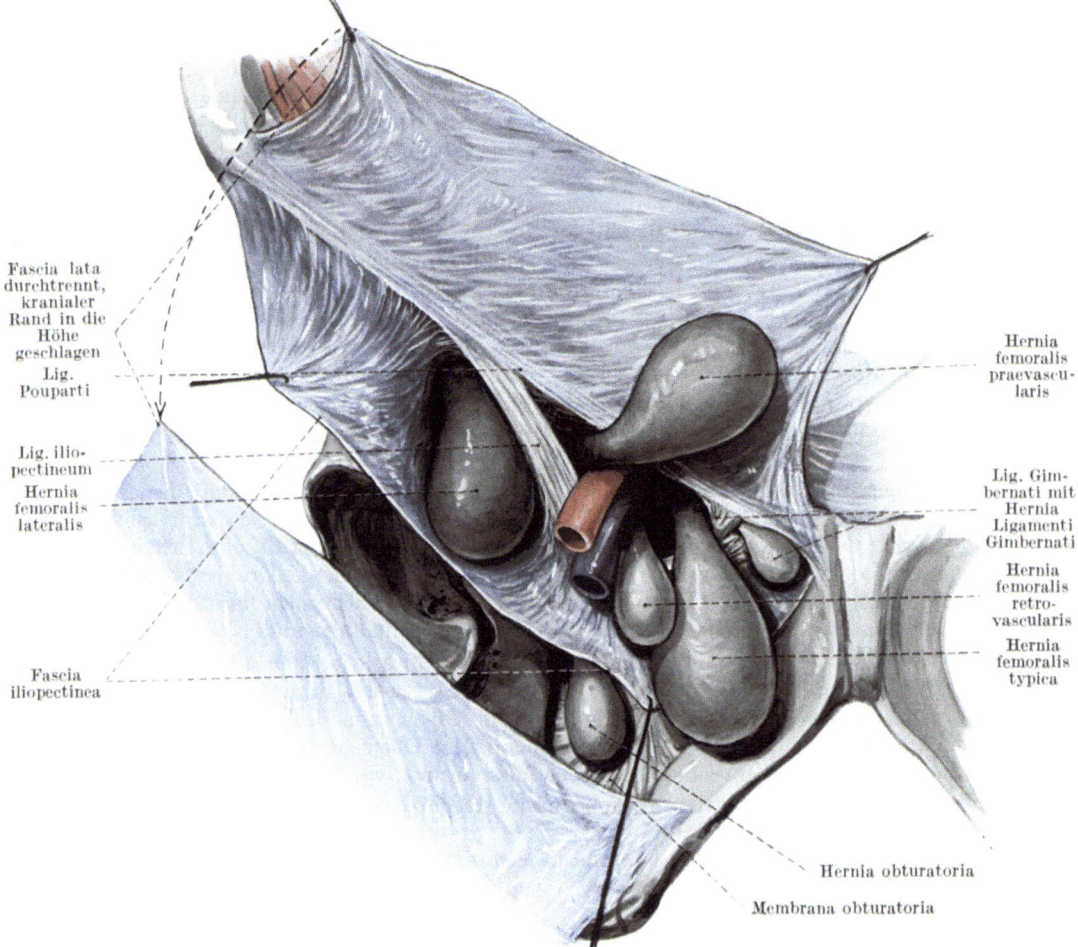

Abb. 105. Die verschiedenen Abarten des Schenkelbruches. Die Faszien und Bänder in der Schenkelbeuge.

Nachteile. Die Schwierigkeiten bei der Radikaloperation liegen erstens darin, den Bruchsack genügend hoch abzubinden und keinen, einem Rückfall die Wege ebnenden Peritonealtrichter zurückzulassen. Die Beseitigung dieser Schwierigkeit ist auf dem inguinalen Wege ohne weiteres, auf dem femoralen Wege aber nur unter Durchtrennung des Lig. Poupartii möglich, wodurch eine Schwächung der vorderen Bauchwand bewirkt wird. Die zweite Schwierigkeit besteht in dem zuverlässigen Verschluß der Bruchpforte, wobei es weniger auf den Verschluß des Ausganges als auf den des Einganges des Schenkelkanals ankommt. Die Unnachgiebigkeit des horizontalen Schambeinastes und des Leistenbandes, die Unzugänglichkeit, der Mangel an plastischem Material im Bereiche des abdominalen Schenkelringes und schließlich die Notwendigkeit, den großen Schenkelgefäßen einen ausreichenden Durchgang zu lassen, bilden hierbei erhebliche Hindernisse, die am ehesten auf dem inguinalen Wege überwunden werden. Der Nachteil des inguinalen Verfahrens sind die Beschränktheit des Zuganges zum Fundusteil des Bruchsackes und die Schwächung einer schon an sich nicht sehr widerstandsfähigen Stelle der Bauchdecken, des Leistenkanals.

Der inguinale Weg gestattet es, von dem gleichen Operationsgebiete aus außer einem Schenkelbruch gleichzeitig auch einen Leistenbruch zu beseitigen. Er ist daher bei dem gleichzeitigen Bestehen beider Brucharten vorzuziehen.

Die **Schmerzausschaltung** erfolgt nach den auf S. 10f. aufgestellten Grundsätzen. Mit der Hochdrucklokalanästhesie läßt sich das gesamte Operationsgebiet von wenigen Einstichstellen aus beherrschen.

2. Das krurale Verfahren.

Die Freilegung und die Versorgung des Bruchsackes. Die Lage des Hautschnittes richtet sich nach der Schenkelbruchpforte (vgl. Abb. 104). Die Lage des Schenkelkanals entspricht einer Linie, die über die Höhe der Bruchgeschwulst parallel zur Längsachse des Oberschenkels nach dem Leistenband zieht. Bei fehlender Bruchgeschwulst findet man den Schenkelkanal im Bereiche des Leistenbandes $1^1/_2$—2 cm medial von der Stelle, wo der Puls der Arterie zu fühlen ist.

Der Hautschnitt verläuft entweder parallel zum POUPARTschen Bande und zwar etwa 1 Fingerbreite distal von ihm, wobei die Mitte des Schnittes über den Schenkelkanal zu liegen kommt, oder man macht, was im Hinblick auf die unbegrenzte kraniale Erweiterungsmöglichkeit des Schnittes und auf die kosmetische Belanglosigkeit der entstehenden Narbe vorzuziehen ist, einen Schnitt in der Längsrichtung des Oberschenkels, der mitten über die Bruchgeschwulst zieht und zunächst 1—2 cm kranial vom Leistenbande endet. Beim Fehlen einer Bruchgeschwulst verläuft der Längsschnitt in entsprechender Länge über den Schenkelkanal. Die Hautränder werden mit scharfen Haken stark angehoben, damit das fettreiche Unterhautzellgewebe mit seinen zumeist quer verlaufenden Gefäßen, namentlich den Venen, angespannt wird. Man dringt unter sorgfältiger Versorgung aller quer verlaufenden Gefäße auf den Bruchsack vor, der in der Regel unmittelbar unter der Haut im Fettgewebe liegt. Nur selten ist eine siebartig durchlöcherte Fascia cribrosa zu durchtrennen, oder es erscheint das Foramen ovale. Sobald der häufig von eine dicken properitonealen Fettschicht bekleidete Bruchsack an einer Stelle erreicht ist, wird er zunächst medial und später — wegen der Nachbarschaft der Vena femoralis mit besonderer Vorsicht! — auch lateral freigemacht, so daß er mit Ausnahme seines unter dem Leistenbande verschwindenden Stieles vollständig umfahren werden kann. Oft kann der Bruchsack in der richtigen Schicht mit dem Finger stumpf in einem Zuge ausgelöst werden. Der kraniale Abschnitt des Hautschnittes wird durch das Fettgewebe und durch die etwa erkennbare Fascia lata so weit vertieft, daß der Hals des Bruchsackes, das Leistenband und die angrenzende Externusaponeurose klar zutage treten und sauber dargestellt werden können. Im besonderen muß man den Hals des Bruchsackes deutlich unter dem Leistenbande verschwinden sehen. Der Bruchsack wird vorsichtig an einer kleinen Stelle eröffnet (vgl. Abb. 23), wobei häufig eine starke Fettschicht zu durchtrennen ist. Unter Anschiebern der Ränder wird der Schnitt auch durch den Hals so weit fortgeführt, daß der Bruchinhalt sachgemäß versorgt werden kann. Der entleerte Bruchsack wird kräftig vorgezogen, sein Hals wird unter dem mit einem zweizinkigen scharfen Haken emporgehobenen POUPARTschen Bande so weit wie möglich aus der Umgebung gelöst, durchstochen, abgebunden und abgeschnitten. Der zentrale Stumpf wird versenkt und mit einer Stieltupferzange unter dem Leistenbande möglichst weit in die Bauchhöhle zurückgedrängt.

Der Verschluß der Bruchpforte. Bevor der Verschluß der Bruchpforte in Angriff genommen wird, wird die Vena femoralis im Bereiche der Lacuna vasorum freigelegt. Falls die Vene nicht bereits bei der Freilegung des Bruchsackes an einer Stelle zum Vorschein gekommen ist, wird das Fettgewebe auf der lateralen Seite der durch die Beseitigung des Bruchsackes entstandenen Gewebslücke vorsichtig zwischen zwei Pinzetten durchtrennt, bis die dunkelblaue Venenwand erscheint. Etwa angetroffene venöse Seitenäste weisen den Weg zum Hauptgefäß. Operiert man, was als Regel zu gelten hat, in Beckenhochlagerung, so kann die Vene vollständig leer sein; sie ist dann schwer zu finden. Es empfiehlt sich daher, mit einem Stieltupfer das Gewebe, in dem die Vene ihrer Lage nach enthalten sein muß, von Zeit zu Zeit gegen das Pecten ossis pubis pressen zu lassen, wodurch die Vene gestaut wird und dann hervortritt. Erst wenn die Vena femoralis unter dem Leistenbande deutlich erkennbar ist, wird der Verschluß der Bruchpforte begonnen. Hierbei wird die Vene, um sie vor Verletzungen zu schützen, von einem Assistenten mit einem Venenhaken oder mit einem LANGENBECKschen Haken lateral gezogen, und der Assistent übernimmt hiermit gleichzeitig die Verpflichtung, während der Naht der Bruchpforte ununterbrochen auf den Schutz der Vene zu achten.

Der Verschluß der Bruchpforte wird in einfachster Weise dadurch bewerkstelligt, daß der dreieckige Spaltraum zwischen dem Leistenbande und dem Pecten ossis pubis vom Lig. Gimbernati bis an die Vena femoralis durch Nähte geschlossen wird, die das Leistenband an den periostalen und bindegewebigen Überzug des Pecten ossis pubis heften. Die Anlegung dieser Nähte geschieht am besten mit Hilfe der PAYRschen Griffnadel (vgl. Abb. 106). Die mit einem nicht zu dünnen Zwirnfaden bewaffnete Nadel wird dicht neben dem GIMBERNATschen Bande von ventral nach dorsal durch das Leistenband geführt, die Nadelspitze gleitet ins Innere des Beckens, und ihre Spitze sucht, sich hart am Knochen wieder nach außen bewegend, den bindegewebigen und periostalen Überzug des Pecten ossis pubis, das Lig. pubicum, zu unterfahren, wobei sie schließlich auch durch den Ursprung des M. pectineus und die ihn überziehende Fascia pectinea nach kaudal und ventral dringt. Der Griff der Nadel beschreibt hierbei fast einen halben Kreisbogen und liegt schließlich, mit dem Handgriff kopfwärts zeigend, der Bauchoberfläche an. Sobald die Nadelspitze vor der Fascia pectinea erscheint, wird der Faden mit einer anatomischen Pinzette oder einem Nervenhäkchen gefischt und festgehalten, und die Nadel wird zurückgezogen. Der Faden wird zunächst nicht geknüpft, seine beiden Enden werden durch eine Gefäßklemme zusammengehalten. Hierauf werden die lateral anschließenden Fäden in gleicher Weise gelegt. Zum Verschluß der Bruchpforte sind je nach ihrer Größe zwei, drei oder auch vier Fäden erforderlich. Der letzte, am weitesten lateral gelegene Faden wird dicht neben die durch den Haken geschützte Vena femoralis gelegt. Er muß von ihr so weit entfernt bleiben, daß die Vene beim Knüpfen nicht stärker eingeengt wird, was durch versuchsweises Anziehen des ungeknüpften Fadens erprobt wird. Sobald alle Fäden liegen, werden sie nacheinander in der Reihenfolge von medial nach lateral geknüpft. Das Leistenband wird durch diese Nähte dem Pecten ossis pubis unmittelbar angelagert. Zum Schluß wird die Störungslosigkeit der Venenentleerung noch einmal nachgeprüft.

Wurde bei der Freilegung des Bruchsackes ein gesondertes Blatt der Fascia lata angetroffen, so kann sein Rand auf die Fascia pectinea gesteppt werden, um die Festigkeit des Verschlusses zu steigern. Das Fettgewebe wird mit subkutanen Katgutnähten vereinigt oder mit einer oder zwei weit ausgreifenden REVERDIN-Nähten zusammengezogen, die erst nach Schluß der Hautwunde geknüpft werden.

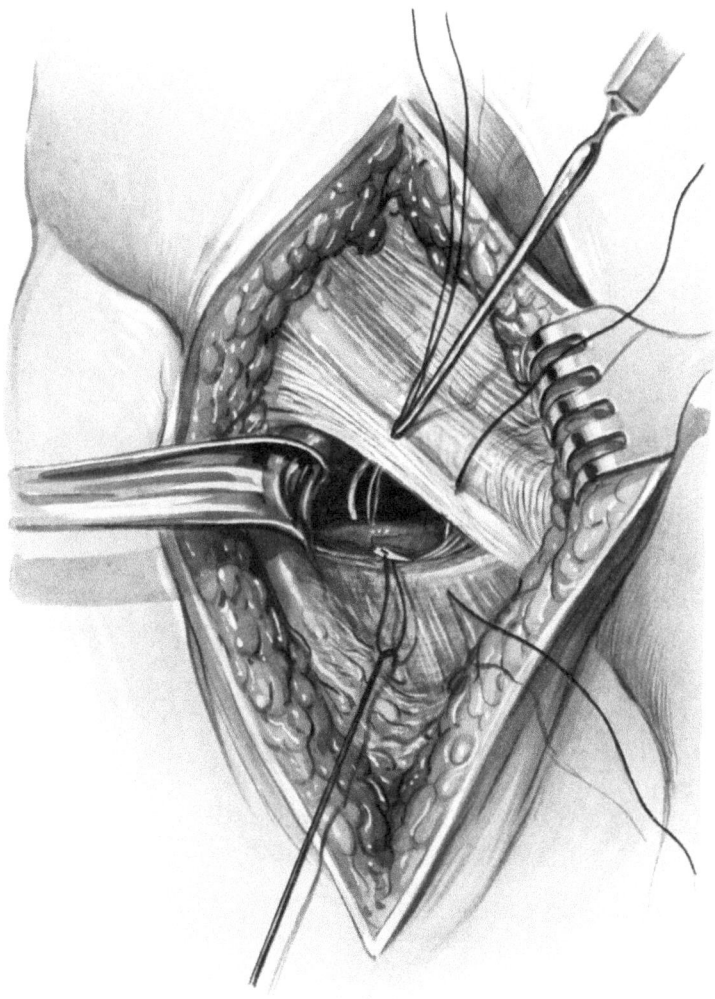

Abb. 106. Beseitigung eines Schenkelbruches auf dem kruralen Wege. Verschluß der Bruchpforte durch Annähen des Leistenbandes an den Überzug des horizontalen Schambeinastes. Die Vena femoralis wird durch einen Haken zur Seite gehalten.

Abarten des einfachen kruralen Verfahrens. Bisweilen treten schon während der Operation technische Unzulänglichkeiten des geschilderten einfachen femoralen Verfahrens hervor, bisweilen aber zeigen sich seine Unvollkommenheiten erst nach der Operation in Form eines Rezidivs. Es gibt daher zahlreiche Verbesserungsvorschläge des kruralen Vorgehens. Oft bilden derartige Abänderungen jedoch mehr gelegentliche Notbehelfe in besonderen Fällen als von vornherein planmäßig angewendete Operationsverfahren.

In dem Bestreben, den Bruchsackstumpf möglichst weit kranial zu verlagern und der Neubildung eines Peritonealtrichters vorzubeugen, empfahl KOCHER seine bereits bei der Leistenbruchoperation geschilderte Bruchsackverlagerung auch für die Schenkelbruchoperation. Nach der Unterbindung und Durchtrennung des Bruchsackhalses werden die beiden Enden des Verschlußfadens

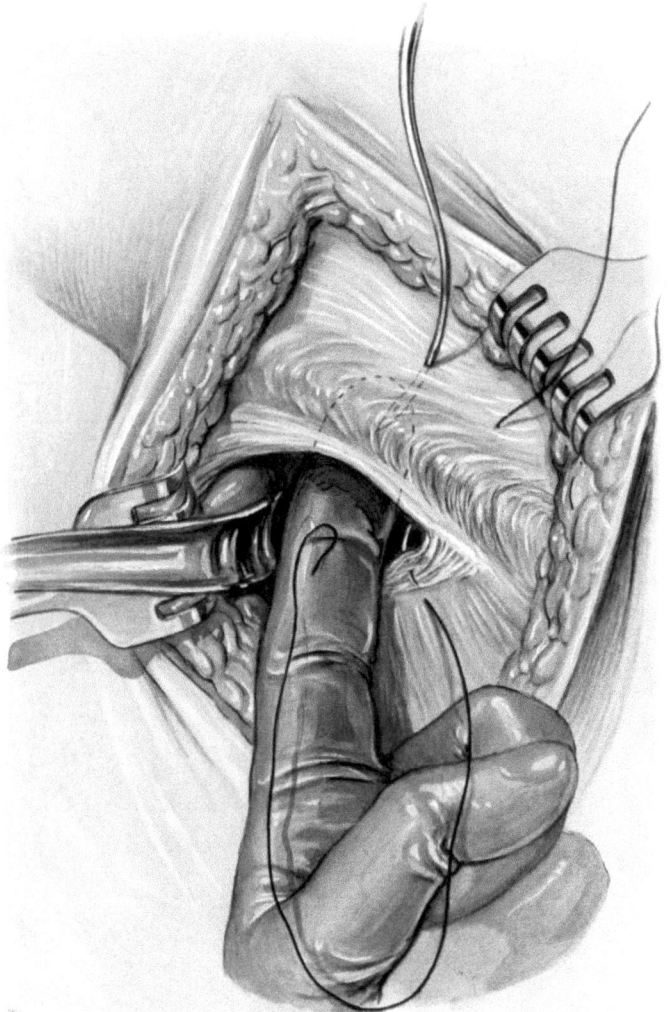

Abb. 107. Beseitigung eines Schenkelbruches auf dem kruralen Wege nach KUMMER. Die vorderen Bauchdecken werden durch eine U-Naht an dem Überzug des horizontalen Schambeinastes befestigt.

nicht abgeschnitten, sondern sie werden einzeln mit einer gewöhnlichen großen Nadel oder mit der REVERDIN-Nadel durch den Schenkelkanal unter Schonung des Peritoneums in die Bauchhöhle und von innen durch die vorderen Bauchdecken nach außen geleitet, wo sie dicht nebeneinander aus der freigelegten Externusaponeurose hervorkommen. Werden sie jetzt unter Spannung geknüpft, so wird der Stumpf des Bruchsackes weit in die Bauchhöhle gezogen und an der vorderen Bauchwand befestigt.

Die meisten Verbesserungsvorschläge des einfachen femoralen Verfahrens laufen auf eine Verstärkung des Verschlusses der Bruchpforte hinaus. Eine nicht empfehlenswerte Maßnahme ist in dieser Richtung das Einschneiden des Lig. Pouparti an seinen beiden Haltepunkten, um die Anlagerung des

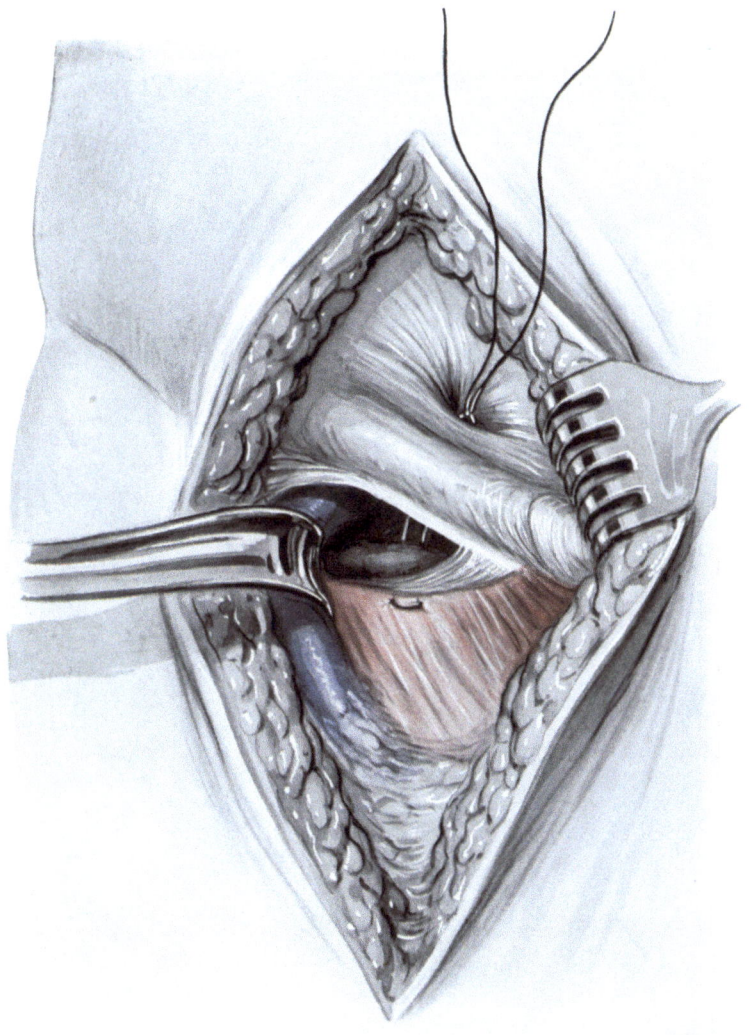

Abb. 108. Beseitigung eines Schenkelbruches nach KUMMER. Fortsetzung des Zustandes der vorigen Abbildung. Die U-Naht wird geknüpft, wodurch die Bauchdecken trichterförmig an den horizontalen Schambeinast gezogen werden.

hierdurch entspannten Bandes an das Pecten ossis pubis zu erleichtern. Denn durch derartige Einschnitte wird die hauptsächlichste Stütze der vorderen unteren Bauchwand empfindlich geschwächt. Entweder wird hierbei das Leistenband im Bereiche des Lig. Gimbernati am Tuberculum pubicum, oder es wird der Ansatz der Fascia lata am Leistenbande vom Schenkelkanal bis zum Tractus iliotibialis, oder es werden beide Ansätze durchschnitten oder eingekerbt (FABRICIUS).

Roux ersetzte den Nahtverschluß der Bruchpforte durch die Befestigung des POUPARTschen Bandes am Schambein mit Hilfe von U-förmig gestalteten Nägeln. Der Vorschlag scheint keine größere Nachahmung gefunden zu haben.

Der KUMMERschen Operation liegt der Wunsch zugrunde, den Schenkelkanal möglichst weit kranial zu verschließen. Nach der üblichen Versorgung

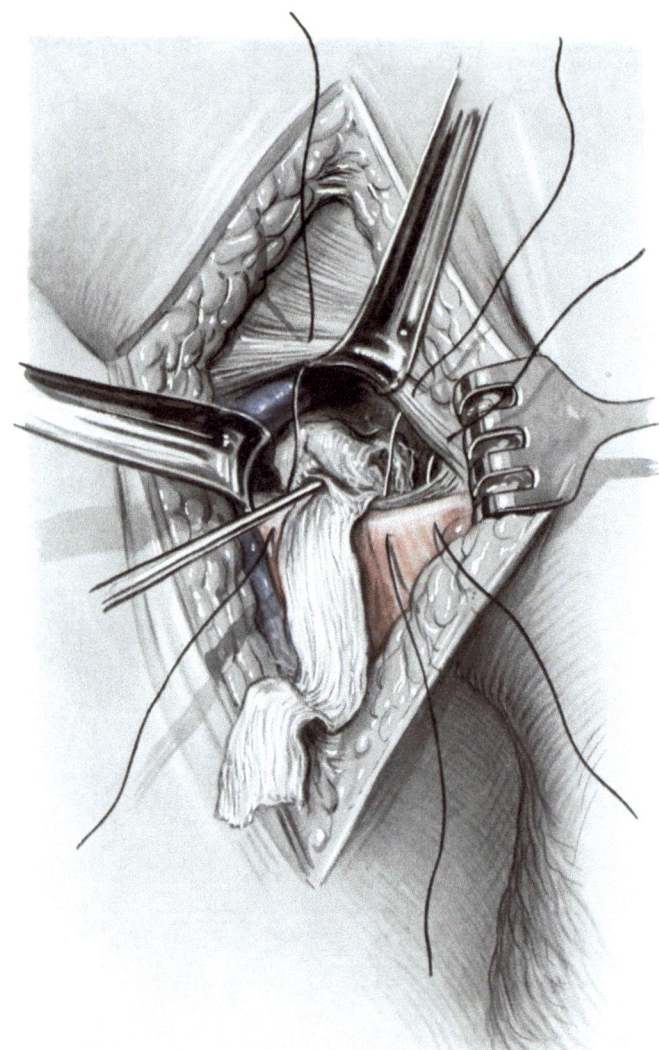

Abb. 109. Beseitigung eines Schenkelbruches auf dem kruralen Wege nach KIRSCHNER. Der Bruchkanal wird mit einem frei entnommenen Faszienstreifen austamponiert, und hierüber wird das Leistenband an den Überzug des horizontalen Schambeinastes genäht.

des Bruchsackes, seinem Versenken in die Tiefe des Schenkelkanals und Freilegung der Vena femoralis wird die Externusaponeurose im Bereiche des äußeren Leistenringes und seiner näheren Umgebung übersichtlich freigelegt. Die Spitze des unter dem Leistenbande durch den leeren Schenkelkanal geführten linken Zeigefingers wird von innen nach außen etwas medial und kranial vom Anulus ing. abdominalis gegen die vordere Bauchwand gedrängt (vgl. Abb. 107).

Nachdem man sich davon überzeugt hat, daß im Bereiche der Fingerkuppe an der vorderen Bauchwand keine Gefäßpulsation zu fühlen ist — besonders gefährdet ist die Art. epigastr. inf. prof. —, wird eine REVERDINsche, mit einem Faden bewaffnete Nadel von außen nach innen durch die Bauchdecken gegen die Fingerkuppe gestochen, wobei die Fingerspitze darüber wacht, daß die Nadelspitze das Peritoneum nicht durchdringt, sondern nach dem Durchstoßen des M. internus und des M. transversus im präperitonealen Raum verbleibt. Der Zeigefinger leitet die Nadelspitze in diesem Raum zur Innenseite des horizontalen Schambeinastes, wo die Nadel das Lig. pubicum, das Periost, das bandartige Bindegewebe und weiter nach vorn den Musculus pectineus und seine Faszie dicht medial von der Vena femoralis durchsticht. Sobald die Nadelspitze im Schenkelkanal erscheint, wird der Faden gefischt und aus dem Öhr hervorgezogen. Die zurückgezogene leere REVERDIN-Nadel wird ein zweites Mal etwa $1^1/_2$ cm weiter medial und etwas kaudal vom ersten Einstich in der gleichen Weise durch das Gewebe geführt, und sobald sie durch den Schenkelkanal hervortritt, mit dem anderen Ende des ersten Fadens bewaffnet und zurückgezogen. Werden jetzt die beiden Fäden auf der Oberfläche der Externusaponeurose fest miteinander verknüpft (vgl. Abb. 108), so wird die vordere Bauchwand unter nabelförmiger Einziehung gegen das Pecten ossis pubis gezogen, und der Eingang in den Schenkelkanal wird in wirkungsvoller Weise verlegt.

Zum plastischen Verschluß des Ausganges des Schenkelkanals läßt sich ein am POUPARTschen Band gestielter Lappen der Externusaponeurose verwenden, der über das Leistenband nach abwärts geschlagen und mit dem GIMBERNATschen Bande und der Fascia pectinea vernäht wird. Das Verfahren besitzt den Nachteil, die vordere Bauchwand zu schwächen und die Bruchpforte nicht an ihrem Eingang, sondern an ihrem Ausgang, und auch dort nur mangelhaft zu verschließen.

Ähnliches gilt zunächst von der Verwendung frei verpflanzter Faszienlappen, die am besten aus der Fascia lata gewonnen werden. Sie werden am Leistenbande, am GIMBERNATschen Bande und an der Fascia pectinea unter Spannung festgenäht. Immerhin haben sie gegenüber den gestielten Lappen der Externusaponeurose den Vorteil, eine Schwächung der vorderen Bauchwand zu vermeiden. Will man den Fehler, den Schenkelkanal nur an seinem Ausgang zu verschließen, vermeiden, so kann man nach meinem Vorschlage einen langen Faszienstreifen wie einen Tampon in den Schenkelkanal stopfen (vgl. Abb. 109), so daß der Faszienpfropfen den Bruchsack bauchwärts vor sich herdrängt und mit seiner Spitze innerhalb des Beckens zu liegen kommt. Das periphere Ende des Faszienzylinders wird in die das Lig. Pouparti und Gimbernati mit der Fascia pectinea verbindenden Nähte einbezogen und befestigt. Dem Faszientampon wird hierbei eine ähnliche Aufgabe zugewiesen, wie sie POLYA dem zentralen, in den Schenkelkanal gestopften Ende des querdurchtrennten M. sartorius zumutet.

Frei verpflanzte Faszienlappen können in der geschilderten Weise auch mit Vorteil als zusätzliche Sicherung eines auf dem gewöhnlichen Wege hergestellten Bruchpfortenverschlusses Verwendung finden.

3. Das inguinale Operationsverfahren (LOTHEISSEN, REICH).

Die Freilegung und die Versorgung des Bruchsackes. Die Operation beginnt wie die BASSINIsche Operation der Leistenbrüche. Der Hautschnitt wird in der Faserrichtung der Externusaponeurose über die Mitte des äußeren

138   Die Beseitigung der Schenkelbrüche.

Leistenringes geführt. Der äußere Leistenring wird freigelegt. Die Externusaponeurose wird über dem Leistenkanal gespalten, und die beiden Aponeurosenblätter werden von der Unterlage abgelöst, so daß auf der einen Seite der Rand der Muskulatur des Internus und auf der anderen Seite das POUPARTsche

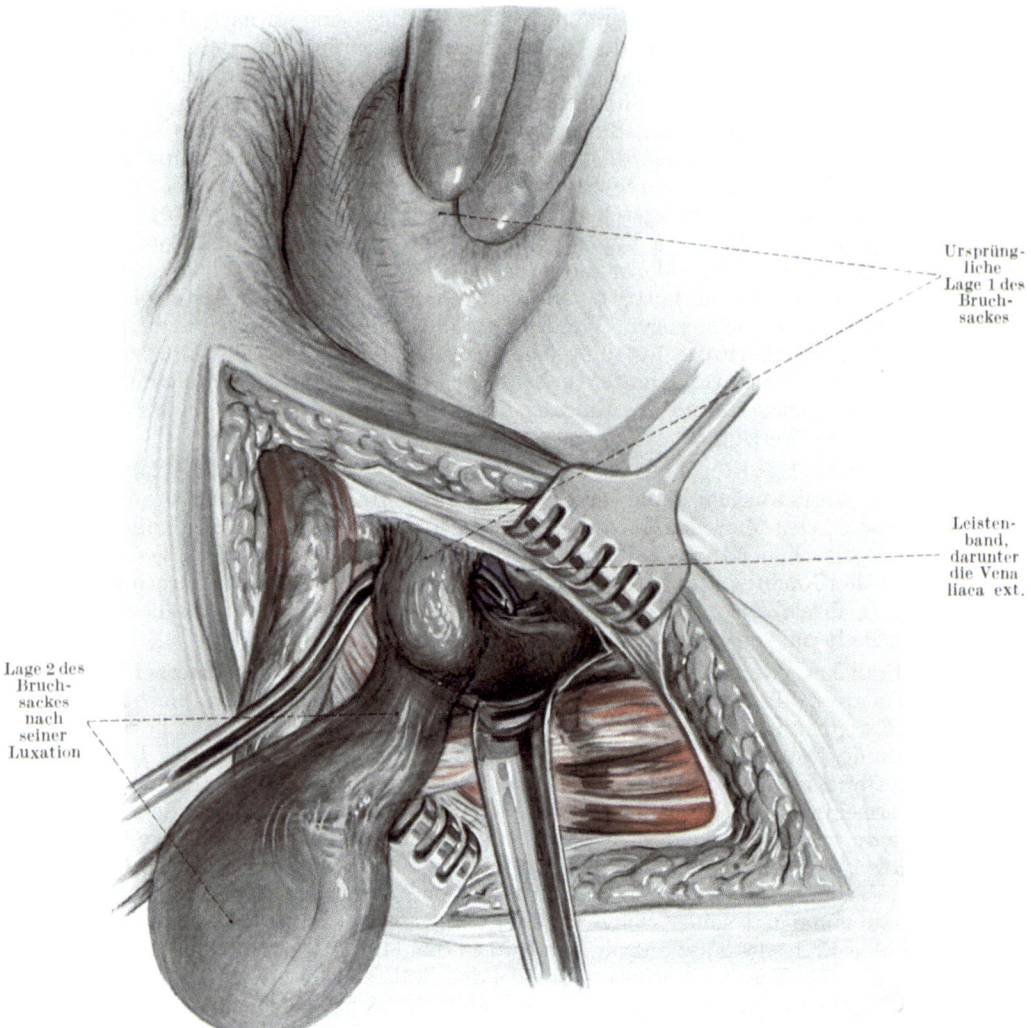

Abb. 110. Beseitigung eines Schenkelbruches auf dem inguinalen Wege. Im Bereiche des Leistenkanals ist der properitoneale Raum eröffnet. Der Hals des in der ursprünglichen Lage 1 unter dem Leistenbande verschwindenden Bruchsackes ist freigelegt und umgangen. Durch Druck und Zug wird der Bruchsack luxiert und in die Lage 2 gebracht.

Band, und zwar bis ans Tuberculum pubicum freigelegt werden. Beim Manne wird der vorliegende Samenstrang, ohne aus seinem Kremaster-Tunicavaginalis-Mantel befreit zu werden, von der Unterlage abgehoben, so daß er sich wie bei der BASSINIschen Operation in Form einer langen Schlinge weit kranial verlagern läßt. Bei der Frau wird das Lig. rotundum ausgelöst und an seinem Ansatz abgeschnitten, so daß sich sein freies Ende kopfwärts schlagen läßt. Indem der kaudale Rand der Externusaponeurose stark in die Höhe gehoben wird, wird die Fascia transversalis am dorsalen Rande des Leistenbandes vorsichtig in der Richtung des Leistenbandes eingeschnitten, so daß der properitoneale Raum und die hier unter dem Leistenbande schenkelwärts ziehenden großen Gefäße zugänglich werden (vgl. Abb. 110). Man unterrichtet sich über die Lage der Vena iliaca ext. durch Feststellung der Pulsationsstelle der Art. iliaca ext. Mit Rücksicht auf die leichte Verletzlichkeit der Vene wird die Präparation der unter dem Leistenbande nach dem Oberschenkel ziehenden Gebilde am Lig. Gimbernati begonnen. Sobald hier der Hals des

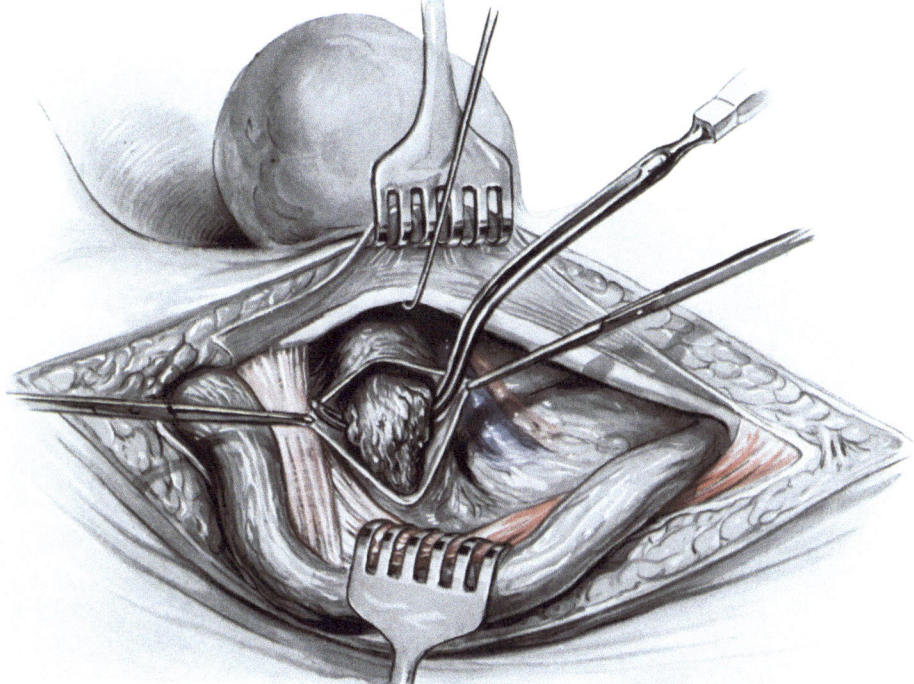

Abb. 111. Beseitigung eines Schenkelbruches auf dem inguinalen Wege. Der Hals des unter dem Leistenbande verschwindenden Bruchsackes ist freigelegt und eröffnet. Das den Inhalt des Bruches bildende Netz wird abgetragen.

Bruchsackes festgestellt ist, wird er halb scharf und halb stumpf umgangen. An seinem lateralen Rande wird vorsichtig die Vena iliaca ext. freigelegt. Nachdem die Bruchpforte durch Eingehen mit dem Zeigefinger neben dem Bruchsack vorsichtig stumpf erweitert ist, versucht man durch gleichzeitigen Zug am Bruchsackhalse und durch Druck auf die Bruchgeschwulst am Oberschenkel den Bruchsack aus seiner Umgebung auszulösen, unter dem Leistenbande hervorzuziehen und in das Operationsfeld zu verlagern (vgl. Abb. 110), was in den meisten Fällen ohne Schwierigkeiten gelingt. Der vor die Wunde gelagerte Bruchsack wird in der üblichen Weise eröffnet, und die Eingeweide werden versorgt und zurückgelagert. Der entleerte Bruchsack wird möglichst hoch umstochen, zugebunden und abgeschnitten, sein zentraler Stumpf wird versenkt. Oder man führt die beiden Enden des am Bruchsackstumpf befindlichen Abbindungsfadens von innen nach außen durch den M. internus und verlagert hierdurch beim Knüpfen den Stumpf weit kranial.

Gelingt die stumpfe Vorlagerung des Bruchsackes nicht, so stehen zwei weitere Möglichkeiten offen. Der erste Weg besteht darin, den Bruchsack von außen freizulegen und unter Leitung des Auges scharf auszulösen (Inguino-krurales Verfahren), worauf sich der Bruchsack zumeist bimanuell durch den Schenkelkanal in das kraniale Operationsgebiet bringen läßt. Zu einer derartigen Freilegung des Bruchsackes wird entweder der kaudale Wundrand des bisherigen Hautschnittes von der Unterlage bis über die Bruchgeschwulst abgelöst, oder es wird an dem medialen Ende des ersten Hautschnittes ein zweiter Schnitt in der Richtung der Bruchgeschwulst winklig angesetzt, oder man legt einen von dem ersten Hautschnitt getrennten Schnitt am Oberschenkel an.

Beim Beschreiten des zweiten Weges verzichtet man zunächst auf die Luxation des Bruchsackes und eröffnet ihn im Bereiche seines freigelegten

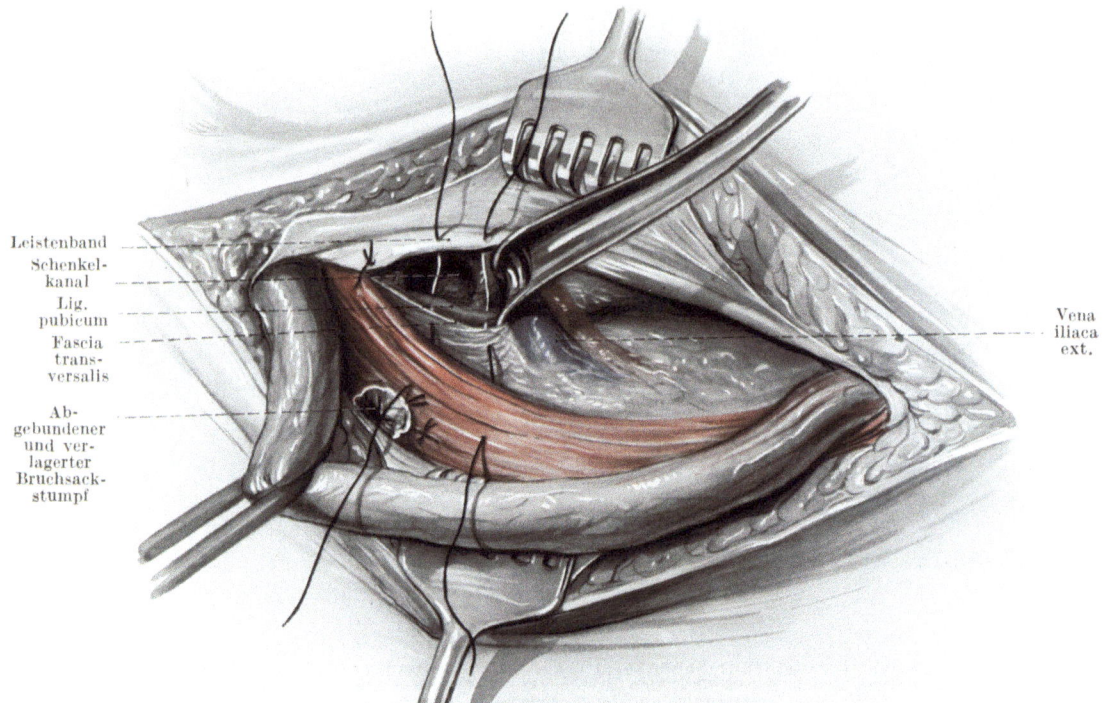

Abb. 112. Beseitigung eines Schenkelbruches auf dem inguinalen Wege. Nach Abtragung des Bruchsackes wird die Bruchpforte durch Nähte verschlossen, die das Leistenband, das Lig. pubicum und die Bauchmuskeln fassen.

Halses (vgl. Abb. 111). Die im Bruchsack liegenden Eingeweide werden vorgezogen und versorgt, zumeist also in die Bauchhöhle zurückverlagert, vom Netz werden häufig Teile abgetragen. Der auf diese Weise entleerte Bruchsack läßt sich nunmehr zumeist leicht stumpf auslösen, hervorholen und versorgen. Man kann jedoch auf seine Auslösung überhaupt verzichten, indem man den Bruchsackhals vollständig durchtrennt, den zentralen Stumpf verschließt und versenkt, und den peripheren Anteil des Sackes im Körper zurückläßt.

Der Verschluß der Bruchpforte. Auf die Versorgung des Bruchsackes folgt der Verschluß der Bruchpforte, der sich bei dem inguinalen erheblich besser als bei dem femoralen Vorgehen bewerkstelligen läßt (vgl. Abb. 112). Indem beim Manne der Samenstrang, bei der Frau das runde Mutterband zur Seite gehalten wird, wird erstens der Rand des M. internus und des M. transversus wie bei der BASSINIschen Operation durchstochen, zweitens wird die Nadel durch das Lig. pubicum und die übrige bandartige und periostale Bekleidung des horizontalen Schambeinastes geführt, wobei die Nadelspitze auf dem Knochen schleifen soll, und drittens wird die Nadel wie beim BASSINIschen Verfahren durch das Leistenband gestochen. Die erste Naht wird unmittelbar neben der mit einem LANGENBECKschen Haken lateral gehaltenen und geschützten Vena femoralis gelegt. Es folgen nach medial noch ein oder zwei gleichartige Nähte, so daß der Anulus femor. abdomin. bis an das GIMBERNATsche Band vollständig überbrückt wird. Die Nähte werden in der Reihenfolge von medial nach lateral geknüpft, wobei darauf zu achten ist, daß sich die Muskulatur und das Leistenband an den horizontalen Schambeinast innig anlagern, und daß die Vena iliaca ext. nicht unzulässig eingeengt wird.

Nach Rücklagerung des Samenstranges oder des Lig. rotundum werden die Aponeurose des M. externus und die Haut in der beim BASSINIschen Verfahren üblichen Weise vernäht.

Sind der M. internus und der M. transversus nur schwach entwickelt, so daß sie für die Herstellung eines sicheren Verschlusses der Schenkelbruchpforte offensichtlich allein nicht genügen, so kann hierzu die kraniale Seite der gespaltenen Externusaponeurose mit herangezogen werden, indem ihr Rand — entsprechend der Leistenbruchoperation nach HACKENBRUCH — ebenfalls unter dem Samenstrang oder dem Lig. rotundum an die innere Bekleidung des horizontalen Schambeinastes und an das POUPARTsche Band genäht wird. Nach Rücklagerung des Samenstranges oder des Mutterbandes wird dann der am Leistenband hängende kaudale Aponeurosenanteil über diesem Gebilde auf der Oberfläche des kranialen Anteils festgeheftet.

4. Besonderheiten bei der Beseitigung der Schenkelbrüche.

Das inguino-krurale Verfahren. Das inguinale Verfahren läßt sich mit dem kruralen Verfahren von vornherein planmäßig dadurch verbinden, daß an dem medialen Ende des queren Hautschnittes, der kranial vom POUPARTschen Bande den Externusfasern parallel läuft, ein Längsschnitt in der Oberschenkelachse über die Höhe der Bruchgeschwulst angesetzt wird, so daß der gesamte Hautschnitt einen Winkel bildet. In typischer Weise wird im kranialen Bereiche der Wunde das inguinale Verfahren ausgeführt, während im kaudalen Wundanteil die Oberfläche des Lig. Pouparti und der Bruchsack freigelegt werden. Auf diese Weise kann im kaudalen Wundbereich der Bruchsack unter Leitung des Auges vollständig ausgelöst und unter dem Leistenbande hindurch ohne sonderliche Schwierigkeiten in den kranialen Wundbereich luxiert werden. Auch ist es möglich, bei Vorliegen einer Einklemmung den Bruchsack im Bereiche des Fundus vor der Luxation in situ zu eröffnen. Das Verfahren gibt ausgezeichneten Überblick und Zugang und kann als Normalverfahren sowohl beim freien als auch beim eingeklemmten Bruch empfohlen werden.

Das abdominelle Verfahren (LAWSON TAIT). Die planmäßige Beseitigung einer Schenkelhernie vom Inneren der Bauchhöhle aus nach vorausgeschickter Laparotomie ist als selbständiges Verfahren im allgemeinen nicht zu empfehlen, da es eine eigene Laparotomie zur Voraussetzung hat, und da die Güte der Arbeit durch die Beeinträchtigung des Zuganges und der Übersicht in Frage gestellt wird. Das Verfahren kommt daher nur in Betracht, wenn die Bauchhöhle unter einer Fehldiagnose eröffnet wird, oder wenn gelegentlich einer aus anderen Ursachen ausgeführten Laparotomie eine Schenkelhernie als

Nebenbefund gesichtet wird. In dieser Richtung sollte man möglichst bei jeder den Bruchpforten benachbarten und bei nicht übermäßig schwerer Erkrankung vorgenommenen Laparotomie Ausschau halten.

Nach der etwa notwendigen Verlängerung des Laparotomieschnittes werden die benachbarten Bauchdecken stark emporgezogen, um das Arbeiten „um die Ecke" möglichst zu vermeiden, und die Bruchpforte wird von innen aufgesucht. Die Brucheingeweide werden — wenn erforderlich, nach stumpfer Dehnung der Bruchpforte mit den Fingern — vorgezogen und versorgt. Man versucht nun, den mit Klemmen gefaßten Bruchsack vorzuziehen und umzukrempeln. Er wird an seiner Basis durchstochen, abgebunden und abgetragen, oder man bildet aus ihm durch Zusammennähen ein die Bruchpforte verschließendes Polster. Läßt sich der Bruchsack nicht hervorziehen, so wird er in seiner Lage belassen. Die leere Bruchpforte wird von innen durch Nähte geschlossen, indem das innen besonders deutlich hervortretende Lig. pubicum mit dem Lig. inguinale vereinigt wird. Zur Erleichterung dieser Naht kann der Operateur nach dem Vorschlage von OEHLECKER den Daumen seiner linken Hand in den Rektusrand einsetzen und sich die Bruchpforte von außen mit den übrigen 4 Fingern entgegendrücken. Eine Verletzung der Vena iliaca ext. ist bei der Naht sorgfältig zu vermeiden. Läßt sie sich durch das Peritoneum nicht erkennen, so ist sie freizulegen. Die Nähte werden entweder durch das die Bruchpforte bekleidende Peritoneum hindurchgelegt, oder das die Bruchpforte umgebende Peritoneum parietale wird vorher durchtrennt, und es werden die hierdurch angefrischten Gewebe vernäht. Im letzteren Falle ist die Lücke im Peritoneum nachträglich zu schließen.

Die Beseitigung des Rezidivs eines Schenkelbruchs. Bei der Rezidivoperation ist die übersichtliche Darstellung der anatomischen Verhältnisse der schwierigste und zunächst wichtigste Teil des operativen Vorgehens. Der Hautschnitt wird in der Regel entsprechend dem kruralen Verfahren über die Höhe der Bruchgeschwulst gelegt, und wird auf die Oberfläche der Externusaponeurose fortgeführt. Zunächst wird der Bruchsack ausgelöst und in der Richtung seines Ursprungs bis zum Peritoneum parietale verfolgt. Hierbei wird der entsprechende Anteil des Lig. Pouparti, soweit er nach dem früheren Eingriff noch vorhanden ist, dargestellt. Zur Klarlegung der anatomischen Verhältnisse ist die Durchtrennung des Leistenbandes in der Regel nicht zu vermeiden. Der Schnitt wird auf den Anfang der Externusaponeurose fortgesetzt. Hierdurch wird der properitoneale Raum zugänglich, von dem aus die Darstellung der Ränder des M. internus und transversus versucht wird. Der Bruchsack wird eröffnet, sein Inhalt wird in der üblichen Weise versorgt, und der Bruchsack wird möglichst hoch abgetragen.

Vor dem Verschluß der Bruchpforte ist die Vena iliaca ext. freizulegen, was in Anbetracht des meist reichlich vorhandenen Narbengewebes schwierig sein kann.

Zum Verschluß der Bruchpforte wird von dem benachbarten Gewebe herangeholt, was vorhanden ist und haltbar erscheint, so die Bauchmuskeln einschließlich des M. rectus, die Aponeurose des M. externus, das POUPARTsche Band und die periostale, bindegewebige und muskulöse Bekleidung des horizontalen Schambeinastes. Von der freien Faszientransplantation wird man im Hinblick auf den sonst immer unsicher bleibenden Verschluß gerade hier besonders gern Gebrauch machen.

Die Behandlung des eingeklemmten Schenkelbruches. Im allgemeinen wird bei der Operation des eingeklemmten Schenkelbruches der krurale Weg bevorzugt, obwohl es auch hier Verfechter des inguinalen Vorgehens gibt.

Das krurale Vorgehen unterscheidet sich beim eingeklemmten Bruch bis zu der Eröffnung des Bruchsackes, die vor Lösung der Einklemmung vorzunehmen ist, in nichts von dem Verfahren bei der freien Schenkelhernie (vgl. Abb. 23). Das häufig infektiöse Bruchwasser wird sorgfältig aufgetupft. Die eingeklemmten Eingeweide sind unter allen Umständen so weit vorzuziehen, daß auch der Schnürring besichtigt werden kann (vgl. Abb. 24), weil die scharfen Ränder gerade der Schenkelbruchpforte oft eine eng begrenzte Drucknekrose herbeiführen, ohne daß der periphere Teil des eingeklemmten Teiles schwerere Ernährungsstörungen aufweisen müßte. In der Regel ist das Vorziehen des eingeklemmten Eingeweides ohne blutige Erweiterung der Bruchpforte nicht möglich. Jedenfalls hüte man sich vor jedem gewaltsamen Versuche, da der eingeklemmte Darm an dem ernährungsgestörten Schnürringe leicht einreißt und dann seinen Inhalt in die Bauchhöhle entleert. Die Erweiterung der Bruchpforte erfolgt in Anbetracht der im anatomischen Teil beschriebenen Gefäßverteilung (vgl. S. 129) ausschließlich durch Spaltung des Schnürringes von außen nach innen unter Leitung des Auges, und zwar mit Rücksicht auf die Lage der Vena femoralis stets mehr an der medialen Seite. Zunächst versucht man hierbei ohne Spaltung des Leistenbandes auszukommen und richtet seine Schnitte gegen das Tuberculum pubicum, wobei die Fasern des Lig. Gimbernati eingeschnitten werden. Das Leistenband wird hierbei mit einem kleinen scharfen Doppelhaken in die Höhe und bauchwärts gezogen, so daß die Gewebsteile bei der Durchtrennung dem Blicke zugänglich werden. Oft beruht die Einklemmung nicht auf einer übermäßigen Enge der Bruchpforte, sondern auf einer strangartigen Verdickung des Bruchsackhalses, die dann durchtrennt wird. Genügt jedoch die Durchschneidung des Lig. Gimbernati und des unter dem Leistenbande vorgezogenen Bruchsackhalses nicht, so wird das Leistenband Schicht für Schicht von außen nach innen vorsichtig durchtrennt (vgl. Abb. 25), wobei jedes quer verlaufende Gefäß sorgfältig versorgt wird. Oft ist die Durchtrennung noch ein Stück auf die Externusaponeurose fortzusetzen. Der Hals des Bruchsackes wird in entsprechender Ausdehnung ebenfalls eingeschnitten, bis das Eingeweide von der Einklemmung befreit ist, wobei ein vorzeitiges Zurückschlüpfen des Bruchinhaltes durch Festhalten zu verhindern ist. Die Eingeweide werden vorgezogen, besichtigt und nach den allgemein giltigen Regeln versorgt (vgl. S. 34f.).

Der Verschluß des Bruchsackes, der Bruchpforte und der Haut bieten gegenüber dem Vorgehen bei der freien Schenkelhernie keine Besonderheiten.

Gelingt die Klarstellung der angetroffenen Verhältnisse und die restlose Aufhebung der Einklemmung auf diese Weise nicht, so wird der Schnitt durch die Haut und durch die Externusaponeurose bauchwärts entsprechend verlängert, bis die Gegend des äußeren Leistenringes erreicht ist. Hierdurch findet das Operationsgebiet seinen Anschluß an das einer Leistenbruchoperation und kann durch die beim BASSINIschen Verfahren geübte Eröffnung des Leistenkanals erweitert werden. Eine noch umfangreichere Durchtrennung der Bauchdecken erfolgt in der bei dieser Operation angegebenen Herniolaparotomie (vgl. S. 121).

Wird ein eingeklemmter Schenkelbruch auf dem inguinalen Wege angegangen, so wird am besten von vornherein der oben beschriebene Winkelschnitt gemacht. Nachdem der Bruchsackhals kranial und der übrige Bruchsack kaudal vom Leistenbande in der oben geschilderten Weise freigelegt und ausgelöst sind, wird der Bruchsackhals zentral von der Einklemmung eröffnet. Die Bauchhöhle wird in der Umgebung abgestopft, um das etwa austretende Bruchwasser aufzufangen.

Sind die eingeklemmten Eingeweide sicher gangränös, so kann ihre Resektion und es kann der Verschluß des Peritoneum parietale beim inguinalen Vorgehen vor der Lösung der Einklemmung vorgenommen werden, was die Gefahr der Infektion der Bauchhöhle herabsetzt. In den meisten Fällen wird man aber zunächst die Einklemmung lösen müssen, um sich von dem Zustande der eingeklemmten Teile durch Augenschein zu überzeugen und hiernach seine Entscheidung zu treffen. Hierbei ist es ratsam, den Bruchsack vor der Lösung der Einklemmung zu eröffnen, um das infektiöse Bruchwasser abfließen zu lassen. Erst dann wird der Schnürring entweder von der inguinalen oder von der femoralen Seite aus schrittweise unter Leitung des Auges durchtrennt. Die weitere Behandlung der Eingeweide erfolgt nach den allgemeinen Vorschriften für die Versorgung eingeklemmter Brüche, und die Durchführung der Radikaloperation weicht grundsätzlich in nichts von der bei den freien Schenkelhernien ab.

Besteht im Bruchsack eine schwere Infektion, so kann auf seine Auslösung verzichtet werden. Er wird breit eröffnet und im Bereiche des femoralen Schnittes nach außen drainiert. Dagegen wird die Peritonealhöhle auch in einem solchen Falle meist vollständig geschlossen.

F. Die Beseitigung seltener Brüche.
1. Die Beseitigung der Hernia obturatoria.

Anatomische Vorbemerkungen (vgl. Abb. 61, 105 u. 113). Die Hernia obturatoria verläßt die Bauchhöhle durch den Canalis obturatorius, der im kranialen Abschnitte des im übrigen von der Membrana obturatoria verschlossenen Foramen obturatorium liegt. Gleichzeitig gehen durch den Canalis obturatorius der Nerv, die Arterie und die Vene gleichen Namens. In der Regel liegen diese Gebilde lateral von dem Bruchsack, doch ist auf dieses Lageverhältnis kein unbedingter Verlaß. Der unmittelbaren Nachbarschaft des Nervus obturatorius verdankt das ROMBERGsche Symptom bei der Einklemmung einer Hernia obturatoria seine Entstehung, das in äußerst quälenden, an der Innenseite des Oberschenkels gegen das Knie ausstrahlenden Schmerzen besteht, und zusammen mit der Zwangsstellung des Oberschenkels in Beugung, Adduktion und Außenrotation eines der wichtigsten diagnostischen Hilfsmittel bildet. Der unmittelbar dorsal vom horizontalen Schambeinast austretende Bruch gelangt unter den M. pectineus und die Fascia pectinea, deren Festigkeit in der Regel die Entstehung einer umfangreicheren Bruchgeschwulst verhindern, und die Vorwölbung in der für gewöhnlich von den Schenkelbrüchen eingenommenen Gegend festhält. Daher wird die Hernia obturatoria häufig mit einem Schenkelbruch verwechselt. Wichtig ist, daß zugleich eine Hernia cruralis und eine Hernia obturatoria vorhanden sein können.

Der Bruchinhalt besteht in der Regel aus einer Dünndarmschlinge, und zwar des öfteren in Form eines Darmwandbruches, oder aus Netz. Auch das Kolon oder die Harnblase können, dann meist in Form eines Gleitbruches, beteiligt sein. Nur äußerst selten liegen zwei verschiedene Eingeweide gleichzeitig im Bruchsack.

Die Beseitigung der Brüche. Es gibt drei Möglichkeiten der operativen Behandlung der Hernia obturatoria: das krurale Verfahren, die Laparotomie und das aus beiden kombinierte Verfahren. Oft wird die Frage des Operationszuganges zunächst dadurch entschieden, daß der Krankheitszustand unter der irrigen Annahme eines Schenkelbruches mit einem hierfür bestimmten äußeren Schnitt oder unter der Annahme eines Ileus unbekannter Art durch eine Laparotomie angegangen wird. Zumeist wird dann nach Klärung der Sachlage die Operation in das kombinierte Verfahren übergeleitet, das auch bei ursprünglich richtiger Beurteilung der Sachlage in der Regel als das Normalverfahren angesehen wird.

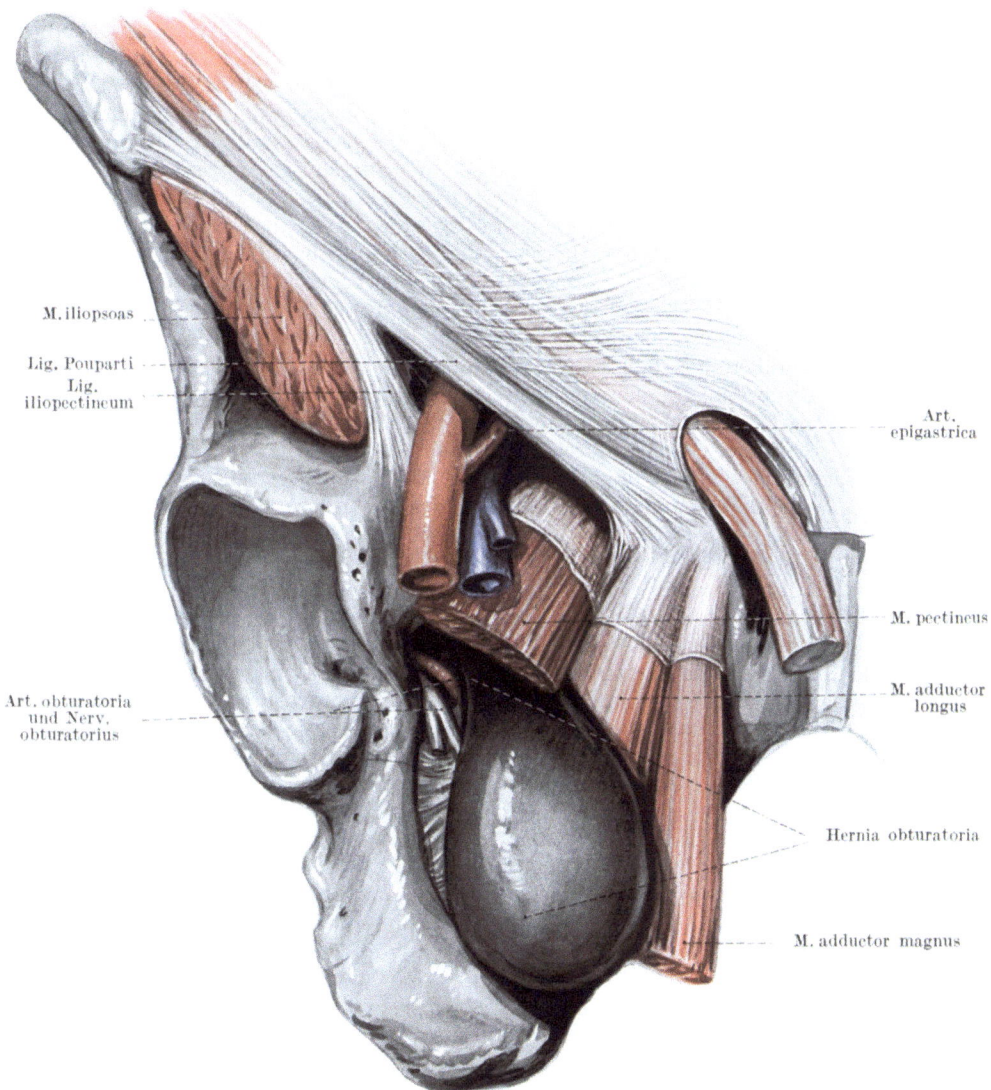

Abb. 113. Topographie der Hernia obturatoria.

Der Hautschnitt des kruralen Vorgehens entspricht dem Längsschnitt des Schenkelbruches und verläuft, etwas kranial vom Leistenbande und etwa eine Fingerbreite lateral vom Tuberculum pubicum beginnend, in der Längsrichtung des Oberschenkels in einer Länge von mindestens 12 cm. Nach Spaltung des Fettgewebes erscheint der von der Fascia pectinea bedeckte M. pectineus. Entweder gelingt es, am medialen Rande dieses Muskels, der gemeinsam mit der Vena femoralis stark nach lateral gezogen wird, in den Spalt zwischen ihm und dem M. adductor auf den Bruchsack vorzudringen, oder der M. pectineus wird, was zur Erzielung einer besseren Übersicht zumeist zu empfehlen ist, scharf durchtrennt. Der vorliegende Bruchsack wird stumpf aus der Umgebung gelöst.

Handelt es sich um einen eingeklemmten Bruch, wo mit der Gangrän einer Darmschlinge zu rechnen ist, so ist es bei ungenügender Zugänglichkeit ratsam, nunmehr zunächst die Bauchhöhle zu eröffnen. Das kann durch den meist empfohlenen medianen Längsschnitt geschehen. Zweckmäßiger erscheint es jedoch, den Hautschnitt entlang dem äußeren Rektusrande zu verlängern und in die Bauchhöhle durch den tiefen Pararektalschnitt einzudringen, wobei die das Operationsfeld kreuzenden epigastrischen Gefäße unterbunden werden. Bei steiler Beckenhochlagerung macht es in der Regel keine Schwierigkeiten, innen die Bruchpforte und den eintretenden Eingeweideteil unterhalb des horizontalen Schambeinastes zu finden. Eingeklemmtes Netz kann mit einiger Gewalt hervorgezogen oder es kann abgebunden werden. Ist aber Darm eingeklemmt, so ist seine Befreiung zumeist recht schwierig. Zunächst wird die Bauchhöhle gut abgestopft. Bei Druck von außen auf den Bruchsack und Zug von innen am Darm, ebenso wie beim stumpfen Dehnen der Bruchpforte kann der Darm einreißen. Die scharfe Erweiterung der Bruchpforte aber ist bei ihrer schweren Zugänglichkeit und bei der Gefahr, durch blindes Einschneiden vom kruralen Operationsfelde oder vom Bauche aus die Art. obturatoria zu verletzen, äußerst bedenklich. Man muß sich hierbei auch an den ungewöhnlichen Abgang der Art. obturatoria aus der Art. epigastrica denken (vgl. S. 129). Am ungefährlichsten erscheinen noch kleine multiple Einkerbungen in medialer Richtung. Man wird mit größter Vorsicht bald die eine, bald die andere Maßnahme versuchen, bis sich die Darmschlinge entwickeln läßt. Sie wird in ordnungsmäßiger Weise versorgt, wobei die Vorlagerung einer gangränösen Dünndarmschlinge wegen der schlechten Endergebnisse nicht zu empfehlen ist.

Gelingt die Freilegung des Bruchsackes auf dem kruralen Wege bis an seine Basis, so kann er von hier in der üblichen Weise verschlossen und abgetragen werden. Oft muß man jedoch versuchen, ihn nach Laparotomie durch Druck von außen und durch Zug von innen mit einer seine Kuppe fassenden Kocher-Klemme in die Bauchhöhle einzustülpen und umzukrempeln. Dann wird er vom Bauche aus umstochen, abgebunden und abgetragen, wobei man aus dem überschüssigen Bruchsack ein Polsterkissen zum Verschluß der Bruchpforte zusammenfalten kann. Gelingt die Ausstülpung des Bruchsackes in die Bauchhöhle nicht, so wird er in seiner Lage belassen, und sein Eingang wird von der Bauchhöhle aus nach vorheriger oder ohne vorherige Umschneidung durch Nähte verschlossen.

Der Verschluß der Bruchpforte selbst ist bei ihrer versteckten Lage und bei dem Mangel an Material zumeist nur unvollkommen möglich. Der Verschluß kann nach Umschneidung oder ohne Umschneidung des Peritoneums am Bruchsackeingange vorgenommen werden. Man legt Nähte, so gut es eben geht, und man holt von Gewebe heran, was sich erreichen läßt. Den besten Halt bietet auf der ventralen Seite der Bruchpforte das nach innen stark hervortretende Lig. pubicum. Die freie Faszienverpflanzung kann sich gelegentlich als Retter in der Not erweisen, und zwar vornehmlich durch Einstopfen eines Faszientampons in die Bruchpforte. Gundermann empfiehlt den Verschluß der Bruchpforte durch einen dem horizontalen Schambeinast entnommenen, gestielten Periostknochenlappen. Rezidive sind aber häufig.

Die Bauchhöhle und die Hautwunde werden in der üblichen Weise geschlossen.

2. Die Beseitigung der Hernia ischiadica.

Anatomische Vorbemerkungen (vgl. Abb. 114). Unter dem Namen der Hernia ischiadica werden drei aus dem Foramen ischiadicum austretende Brucharten zusammengefaßt: 1. die Hernia suprapiriformis, die oberhalb (kranial) des M. piriformis und unterhalb (kaudal) des oberen Knochenrandes der Incisura

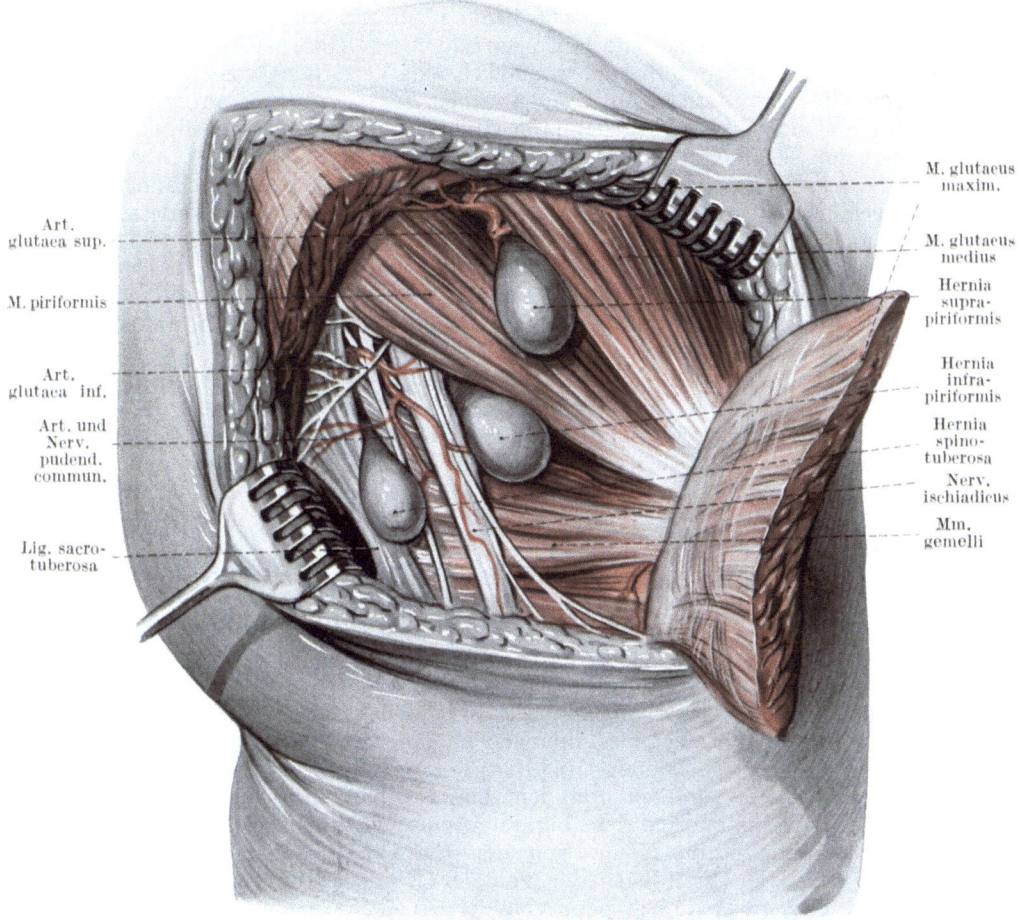

Abb. 114. Topographie der Herniae ischiadicae, d. h. der Hernia suprapiriformis, der Hernia infrapiriformis und der Hernia spinotuberosa.

ischiadica zusammen mit der Art. glutaea sup. und dem N. glutaeus sup. austritt, 2. die Hernia infrapiriformis, die unterhalb (kaudal) des M. piriformis und oberhalb (kranial) des Lig. sacrospinosum zusammen mit der Art. glutaea inf., der Art. pudenda comm. und dem Nervus ischiadicus austritt, und 3. die Hernia spinotuberosa, die zusammen mit der ins Becken zurückkehrenden Art. pudenda communis zwischen dem Lig. sacrospinosum und dem Lig. sacrotuberosum hervortritt. Alle drei Bruchformen haben gemeinsam, daß sie sich unter dem M. glutaeus maximus entwickeln und schließlich an seinem distalen Rande zum Vorschein kommen.

Die Beseitigung der Brüche. Der Hautschnitt wird in beträchtlicher Länge in der Faserrichtung des M. glut. maxim. von der Spina iliaca post. sup. bis zur hinteren Begrenzung der Mitte des Trochanter maior gelegt. Der **M. glutaeus maximus** wird entweder an seinem unteren Rande aufgesucht und kranialwärts gezogen, oder in der Faserrichtung gespalten, oder quer zu seiner Faserrichtung mehr oder weniger vollständig durchtrennt. Der vorliegende Bruchsack wird freigelegt und bis an die Bruchpforte verfolgt. Läßt sich der Bruchsack **entleeren**, so kann er nach seiner Eröffnung zumeist leicht abgebunden und abgetragen werden. Sind jedoch Eingeweide **eingeklemmt**, und wird eine Erweiterung der Bruchpforte und womöglich eine Versorgung von gangränösem Bruchinhaltes erforderlich, so können große Schwierigkeiten auftreten. Die Erweiterung der Bruchpforte kann im Hinblick auf die durch die Bruchpforte austretenden Gefäße nur unter Leitung des Auges erfolgen, wobei in Anbetracht der meist kranial liegenden Glutaealarterien die **kaudale** Schnittrichtung noch am ungefährlichsten erscheint. Man sei sich aber stets bewußt, daß Verletzungen der Glutaealgefäße infolge der Unsicherheit, das zurückgeschlüpfte Gefäß zu fassen, tödlich ausgehen können.

Gelingt die sachgemäße Versorgung einer gangränösen Darmschlinge von außen nicht, so bleibt nichts anderes als eine zusätzliche **mediane Laparotomie** in starker Beckenhochlagerung übrig.

Auch der **Verschluß der Bruchpforte** ist schwierig. Man versucht, ihn durch Zusammennähen der Ränder zu bewerkstelligen. Unter Umständen kann aus der Glutaealmuskulatur ein gestielter **Lappen** gebildet oder es kann eine **frei verpflanzte Faszie** zum Verschluß verwendet werden.

Der M. glutaeus maximus wird zurückgelagert, und seine Ränder werden, sofern er eingeschnitten wurde, zusammengenäht. Die Hautwunde wird geschlossen.

3. Die Beseitigung der Beckenbodenbrüche (Hernia perinealis).

Anatomische Vorbemerkungen. Die Brüche des Beckenbodens sind umschlossen von peritonealen Ausstülpungen im Bereiche des im wesentlichen von dem M. levator ani gebildeten **Diaphragma pelvis**, wobei sich der Bruchsack zwischen dem vorderen und dem hinteren oder zwischen dem hinteren Anteil des Levator ani und dem Lig. sacrospinosum durcharbeiten kann. Der Bruchsack nimmt beim Manne von der **Excavatio rectovesicalis** (vgl. Abb. 115), bei der Frau entweder von der **Excavatio rectouterina** als **hinterer Beckenbodenbruch** oder von der **Excavatio vesicouterina** als **vorderer Beckenbodenbruch** (vgl. Abb. 116) seinen Ausgang. Der Bruchsack bildet meist eine schalenartige Ausbuchtung der Bauchhöhle, kann aber auch namentlich beim vorderen Beckenbodenbruch der Frau lang gestielt sein. Der Bruch verbreitet sich entweder vornehmlich in der **Fossa ischiorectalis** als **Hernia ischiorectalis** (vgl. Abb. 117 u. 118). Er kommt dann am Damm zum Vorschein. Die vordere Beckenbodenhernie der Frau gelangt zumeist in die große Schamlippe, und wird dann auch als **Hernia labialis posterior** (vgl. Abb. 119) bezeichnet, im Gegensatz zu der **Hernia labialis anterior**, die lediglich ein in die große Schamlippe eingetretener äußerer Leistenbruch ist. Oder der Bruch wölbt die Wand des Mastdarmes (**Hernia rectalis**) oder der Scheide (**Hernia vaginalis**) vor, kann von diesen Gebilden aus gut getastet werden und hat hierdurch schon wiederholt zu verhängnisvollen Verwechslungen mit einem Polypen oder einem Douglasabszeß geführt.

Die Beseitigung der Brüche. Aussicht auf Dauererfolg hat die operative Behandlung eines Beckenbodenbruches nur dann, wenn eine enge Bruchpforte vorhanden ist, so daß ihr Verschluß technisch möglich ist. Bei einer schalenartigen Erweiterung der Bauchhöhle ist diese Möglichkeit nicht gegeben, weshalb diese Bruchformen besser überhaupt nicht operativ behandelt werden.

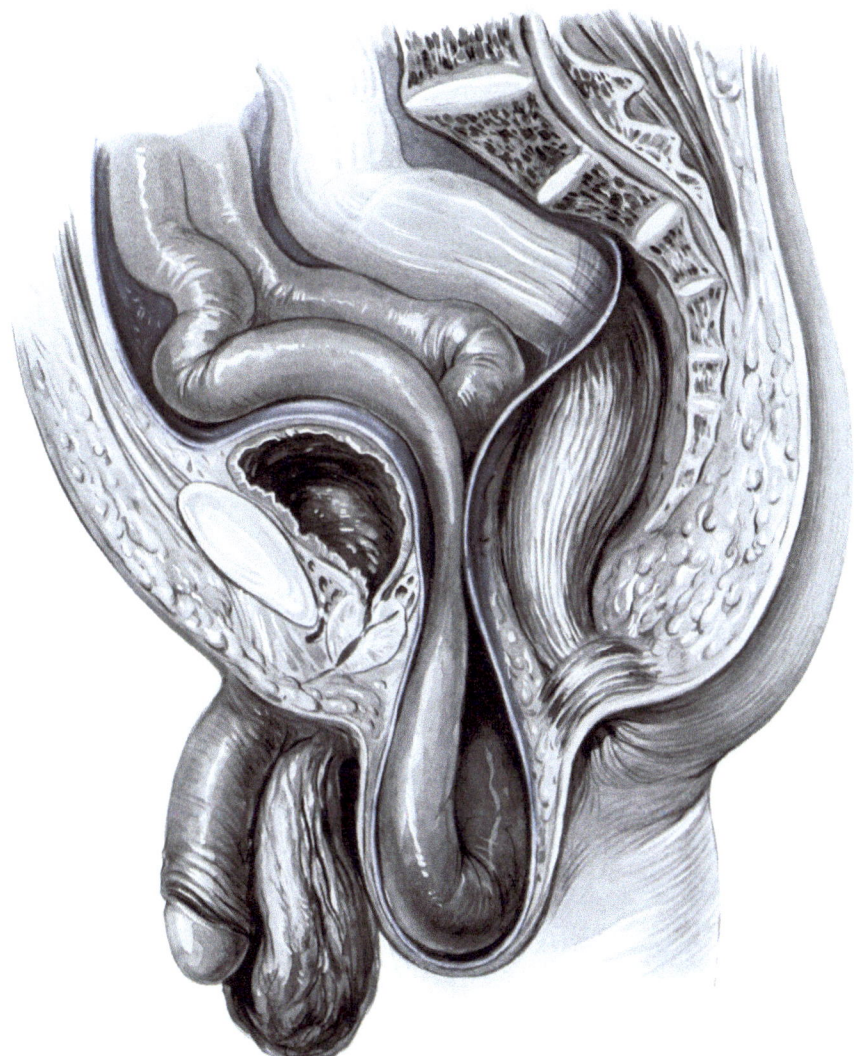

Abb. 115. Hernia perinealis der Excavatio rectovesicalis.

Einklemmungen, die unbedingt zu einem operativen Vorgehen zwingen, kommen nur bei enger Bruchpforte vor.

Ein Beckenbodenbruch kann von außen, er kann durch Laparotomie und er kann auf kombiniertem Wege angegangen werden.

Bei einem eingeklemmten Bruch wird sich in Anbetracht der Schwierigkeit, die Bruchpforte von außen übersichtlich darzustellen, und die eingeklemmten Eingeweide von außen sachgemäß zu versorgen, stets der Beginn des Eingriffes durch Laparotomie empfehlen. Sie wird in der für die kombinierte Mastdarmausrottung beschriebenen Weise (vgl. Bd. II, S. 443f.) begonnen, wobei nach künstlicher Entleerung der Harnblase der Beckenboden in steiler Beckenhochlagerung durch einen tiefen Mittellinienschnitt übersichtlich freigelegt wird.

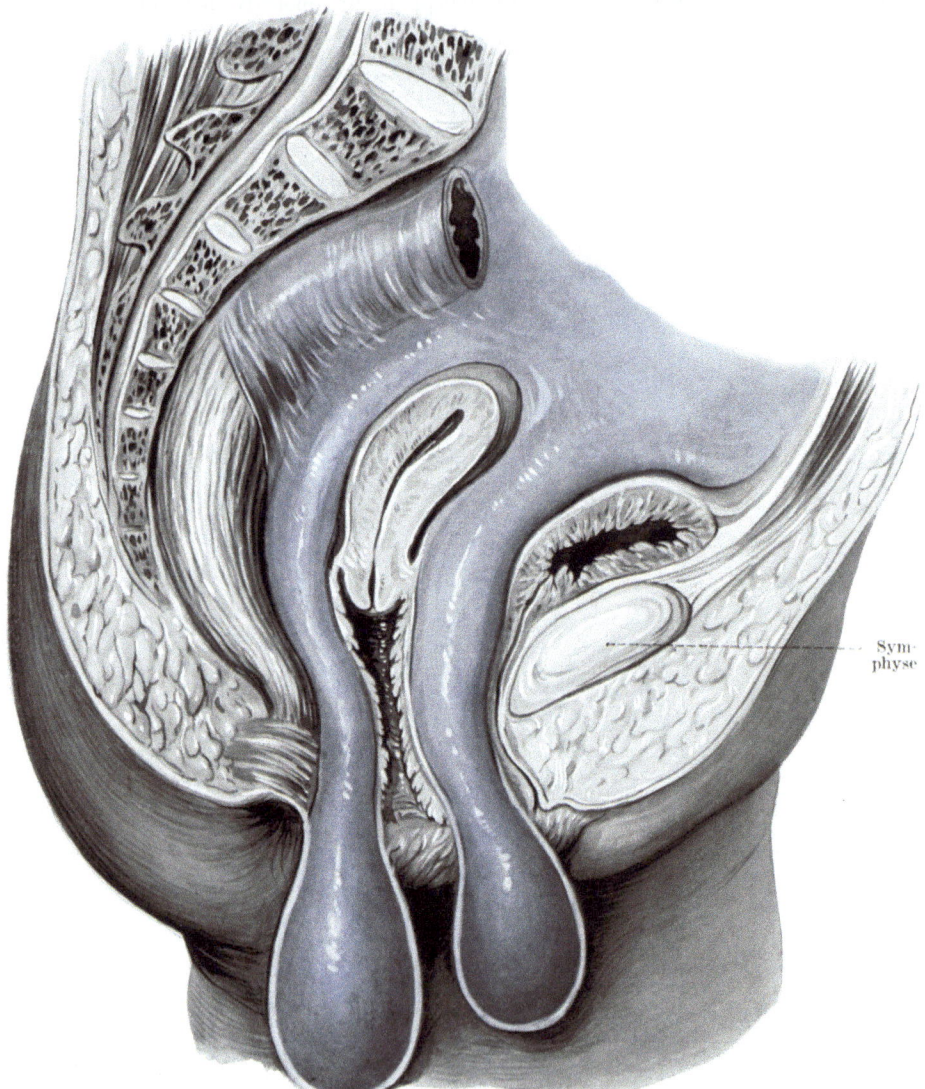

Abb. 116. Herniae perineales der Excavatio rectouterina und der Excavatio vesicouterina.

Das eingeklemmte Eingeweide wird verfolgt, durch Einkerbung des Bruchringes von seiner Umklammerung befreit, vorgezogen und sachgemäß versorgt. Auf eine Auslösung des Bruchsackes muß man bei der eingeklemmten Hernie in der Regel verzichten. Ist der Bruchsack infiziert, so wird er mit Hilfe einer von innen nach außen durchgestoßenen Kornzange nach außen drainiert. Der Bruchsack wird an seinem Halse umschnitten, und sein Eingang wird durch Nähte verschlossen. Für den Verschluß der Bruchpforte bildet bei der Frau der Uterus, gelegentlich auch einmal ein Eierstock, das gegebene Material. Beim Manne liegen die Verhältnisse schwieriger, und man wird sich bisweilen mit der Harnblasenwand als Verschlußmaterial behelfen müssen. Die Möglichkeit des Verschlusses durch eine freie verpflanzte Faszie ist immer gegeben.

Kommt man in die Lage, einen **nicht eingeklemmten** Beckenbodenbruch mit engem Bruchsackeingang operativ anzugehen, so wird die Operation in der Regel **von außen** begonnen, wobei der Hautschnitt parallel zur Medianebene

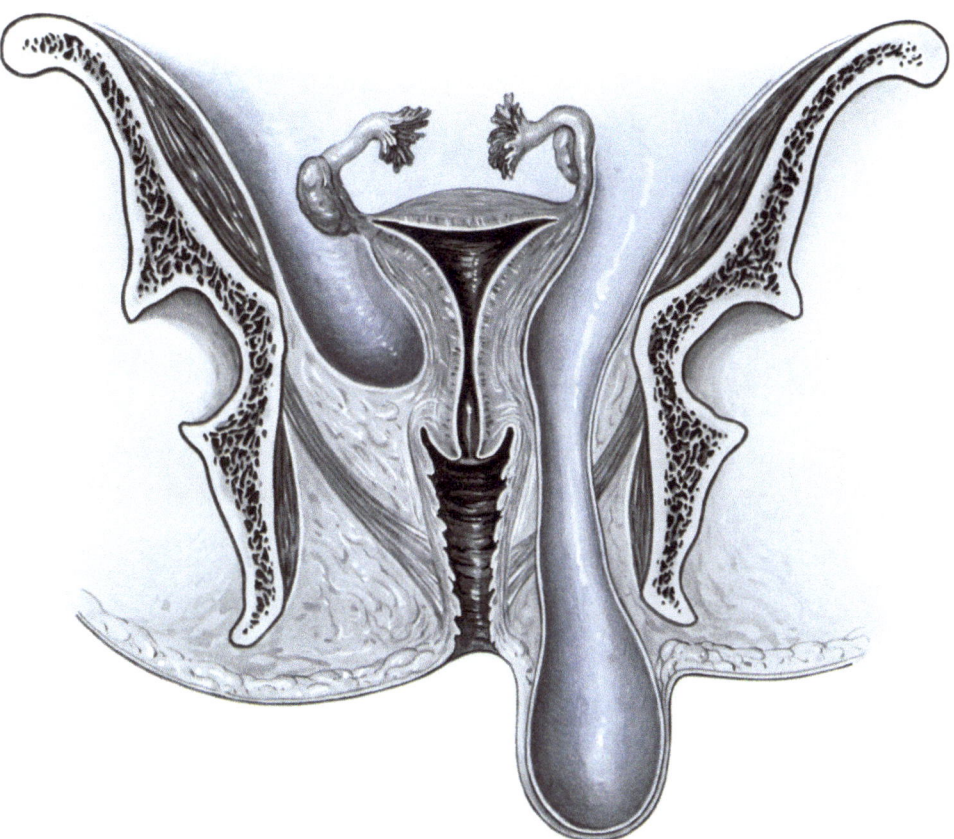

Abb. 117. Hernia ischiorectalis beim Weibe.

über die Höhe der Bruchgeschwulst gelegt wird. Er wird unter **Vordringen in die Fossa ischiorectalis** jeweils in der Richtung verlängert und vertieft, in die die Verfolgung des Bruchsackes leitet. Die hierbei zu berücksichtigenden anatomischen Verhältnisse sind bei der sakralen und perinealen Operation des **Rektumkarzinoms** und der **Prostatahypertrophie** beschrieben. Unter Umständen wird man zur genügenden Freilegung des Operationsgebietes selbst vor einer Resektion des Steißbeines und der letzten Kreuzbeinwirbel nicht zurückschrecken. Gelingt die Darstellung der Bruchpforte auf diesem Wege von außen, so wird die Radikaloperation von hier aus zu Ende geführt. Andernfalls wird durch einen Bauchschnitt zum **kombinierten Verfahren** übergegangen. Die Laparotomie wird in der oben gekennzeichneten Weise vorgenommen. Wurde der Bruchsack von außen bereits genügend freigelegt, so wird er sich nunmehr oft in die Bauchhöhle einstülpen lassen. Er wird dann abgebunden, abgetragen, oder sein Überschuß wird wie eine Pelotte mit zum Verschluß der Bruchpforte verwendet. Im übrigen wird der Eingriff in der bei der Behandlung des eingeklemmten Beckenbodenbruches beschriebenen Weise beendet.

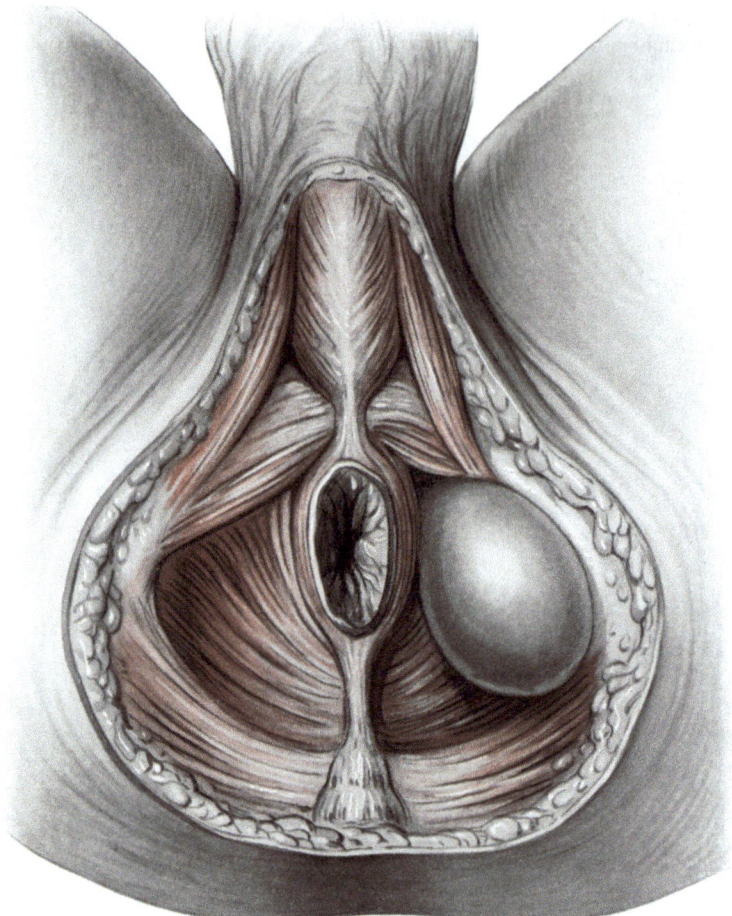

Abb. 118. Hernia ischiorectalis beim Mann.

4. Die Beseitigung der Brüche der Linea Spigeli.

Anatomische Vorbemerkungen. Die Ursache und die anatomische Gestalt der seltenen Brüche der Linea Spigeli zeigen mit den entsprechenden Verhältnissen der epigastrischen Brüche eine weitgehende Ähnlichkeit. Daher lehnt sich auch die Technik ihrer Beseitigung eng an die der Brüche der Linea alba an.

Im Bereiche der Linea Spigeli wird bekanntlich die Aponeurose des M. transversus abdom. zur Rektusscheide, kranial von der Linea Douglasii zur hinteren, kaudal von ihr zur vorderen Rektusscheide tretend, und entspricht der lateralen Grenze des geraden Bauchmuskels. An dieser Stelle bilden sich, vielfach unter Benutzung der durch die Interkostalnerven und Interkostalgefäße geschaffenen schwachen Stellen, Lücken, durch die anfangs properitoneale Fetttrauben, später kleine und schließlich auch größere Bruchsäcke austreten können. Der Bruchsack kann von der Austrittsstelle in gerader Richtung bis unter die Haut gelangen, er kann aber auch eine kleinere oder größere Strecke unter dem M. internus und dem M. externus entlang wandern, so daß er von außen nur schwer festzustellen ist oder an einer entfernten Stelle unter der Haut hervortritt.

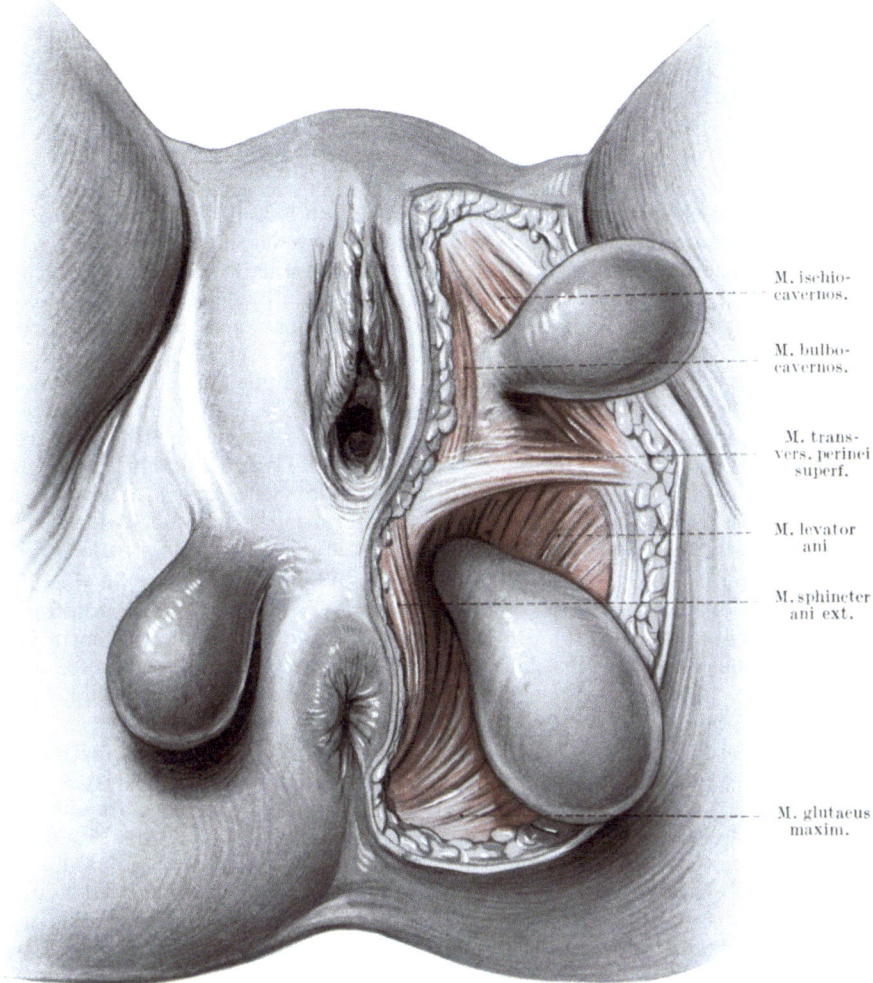

Abb. 119. Hernia perinealis anterior und Hernia perinealis posterior beim Weibe.

Die Beseitigung der Brüche. Die Freilegung des Bruchsackes erfolgt durch einen Schnitt über die Höhe der Bruchgeschwulst, in der Quer- oder Längsrichtung des Körpers. Hat sich der Bruchsack ein Stück unter den äußeren Bauchmuskeln entlang geschoben, so werden die deckenden Schichten, möglichst in ihrer Faserrichtung, so weit gespalten, daß der Stiel des Bruchsackes und hiermit zugleich die Bruchpforte allseitig freigelegt werden. Zur einwandsfreien Darstellung des Überganges des Bruchsackhalses in das Peritoneum parietale wird die Bruchpforte durch zwei seitliche Einschnitte erweitert. Der Bruchsack wird eröffnet, und die Eingeweide werden schulmäßig versorgt. Ein schmal gestielter Bruchsack wird durchstochen, abgebunden und abgeschnitten, ein breitbasiger wird abgetragen, und die entstandenen Wundränder werden durch Knopfnähte vereinigt. Die Abtragungsstelle wird in die Tiefe versenkt.

Die Bruchpforte wird durch schichtweise Vereinigung der einzelnen Bauchdeckenschichten geschlossen, wobei im Bedarfsfalle eine Doppelung vorgenommen wird. Erscheint der hierdurch erzielte Verschluß nicht ausreichend, so kann seine Sicherheit durch eine frei verpflanzte Faszie gesteigert werden.

Das Unterhautzellfettgewebe und die Haut werden in der üblichen Weise geschlossen.

5. Die Beseitigung der Lendenbrüche.

Anatomische Vorbemerkungen. In der Lumbalgegend können Brüche an zwei Stellen durch die Bauchwand treten: entweder im Bereiche des oberen Lumbaldreieckes (Trigonum costolumboabdominale) oder im Bereiche des unteren Lendendreiecks (Trigonum Petiti). Beide Dreiecke weisen mit ihren Spitzen gegeneinander und liegen unmittelbar oder mittelbar am Außenrande des mächtigen M. sacrospinalis. Das obere größere Lendendreieck (vgl. Abb. 120) grenzt mit seiner Basis an die 12. Rippe, seine innere Seite bildet der M. sacrospinalis und seine äußere Seite der M. obliqu. internus. Es wird überdeckt von dem M. latissimus dorsi. Das untere kleinere Lendendreieck (vgl. Abb. 120) grenzt mit seiner Basis an den Darmbeinkamm, seine äußere Seite bildet der M. obliqu. ext. und seine innere Seite der M. latissimus dorsi. Es wird ausgefüllt durch den M. obliqu. internus. Den Boden beider Dreiecke bildet die Fascia lumbodorsalis und der M. quadratus lumborum.

Die durch diese Lendendreiecke hervortretenden Bestandteile der Bauchhöhle bestehen entweder lediglich aus properitonealem Fettgewebe, oder das benachbarte Colon ascendens oder Colon descendens liegen in Gestalt eines bruchsacklosen Schaukelbruches oder eines Gleitbruches vor, oder es ist ein freier, irgendwelche freie Eingeweideteile beherbergender Bruchsack vorhanden.

Die Beseitigung der Brüche. Der Hautschnitt wird in Anbetracht der Mächtigkeit der begrenzenden Muskulatur, die übersichtlich dargestellt und oft weit zur Seite gezogen werden muß, groß angelegt. Er verläuft mitten über die Bruchgeschwulst am besten in der Längsrichtung des Körpers und weicht im kranialen Teile entsprechend dem Faserverlauf des M. latissimus dorsi nach ventral ab. Die den Bruchsack deckende Muskeln werden entweder zur Seite gezogen oder in der Faserrichtung durchtrennt, nur im Notfalle werden sie quer durchschnitten, wobei im Hinblick auf ihren Blutreichtum das elektrische Messer wertvolle Dienste leistet. Auf diese Weise wird der Bruchsack allmählich freigelegt und bis an seinen Austritt aus der Bruchpforte verfolgt. Die Bruchpforte wird ausreichend erweitert, um die Verhältnisse im Bereiche des Bruchsackhalses gut übersehen zu können.

Hat sich lediglich ein properitoneales Lipom durch die Muskellücke gearbeitet, so wird es abgetragen, wobei an die Möglichkeit eines im Fett verborgenen ausgezogenen Peritonealtrichters zu denken ist. Läßt sich feststellen, daß das vorliegende Gebilde das des peritonealen Überzuges entbehrende Kolon ist, so wird der Darm zurückgelagert. Als freier Bruchsack angesprochenes Gewebe wird mit Rücksicht auf die Möglichkeit einer Verwechslung mit dem Darm unter größter Vorsicht eingeschnitten. Wird ein freier Bruchsack angetroffen, so werden er und sein Inhalt in der üblichen Weise versorgt.

Die Bruchpforte wird nach Möglichkeit durch Naht der einzelnen Muskelschichten geschlossen. Bei ungenügendem Material kann man sich zur Sicherung des Verschlusses mit Vorteil die freie Faszienverpflanzung bedienen. Unterhautfettgewebe und Haut werden primär vereinigt.

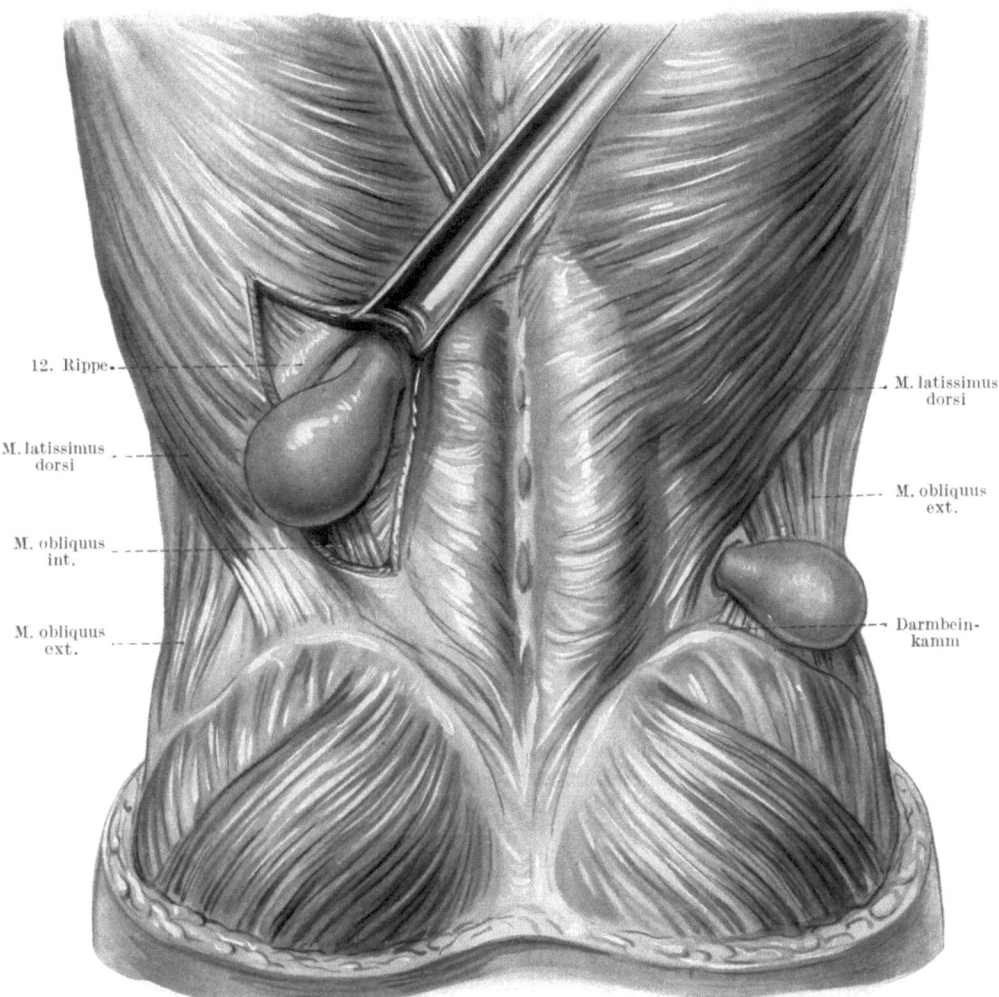

Abb. 120. Hernia lumbalis superior und Hernia lumbalis inferior.

G. Die Beseitigung der inneren Brüche.

Die operative Behandlung der Hernien, deren Bruchpforten im Inneren der Leibeshöhle liegen, und die nicht nach außen hervortreten, erhält gegenüber der Behandlung der äußeren Brüche dadurch eine besondere Note, daß der Angriff auf den Bruch nur nach der Eröffnung der Bauchhöhle oder auch der Brusthöhle begonnen werden kann. Schon hierin liegt eine erhebliche Erschwerung der Gesamtoperation und eine Verschlechterung der Heilungsaussichten. Es kommt hinzu, daß die genaue Diagnose eines inneren

Bruches nur in seltenen Fällen vor der Operation gestellt werden kann, und daß auch nach der Eröffnung der Bauchhöhle die Verhältnisse keineswegs ohne weiteres klar zutage liegen, sondern vielfach erst durch umfangreiches und zeitraubendes Suchen geklärt werden müssen. Günstig ist, daß die inneren Brüche nur selten zu einer Einklemmung und zu einem akuten Darmverschluß führen, so daß sie meist infolge allmählich zunehmender Bauchbeschwerden im kalten Zustande angegangen werden.

1. Die Beseitigung der Zwerchfellbrüche.

Anatomische Vorbemerkungen. Die Hernien des Zwerchfells können angeboren oder sie können, was meist der Fall ist, erworben sein. Angeborene Brüche sind häufig mit Mißbildungen, z. B. einem Situs viscerum inversus vergesellschaftet. Bei den erworbenen Brüchen führt in der Regel eine unmittelbare Verletzung des Zwerchfells durch Stich oder Schuß, selten eine mittelbare Verletzung zur Spaltbildung im Zwerchfell. Zumeist handelt es sich um falsche Brüche, d. h. es fehlt ein Bruchsack, indem zwischen Bauchhöhle und Brusthöhle eine vollständige, des peritonealen Überzuges entbehrende Öffnung zum Durchtritt von Eingeweideteilen benutzt wird. Nur ausnahmsweise, bei den wahren Brüchen, werden das die Lücke überziehende Peritoneum parietale und die Pleura parietalis als Bruchsack vorgetrieben.

Infolge des mechanischen Schutzes des rechten Leberlappens sitzen die Zwerchfellhernien meist auf der linken Seite. Ihr Inhalt ist vorwiegend der Magen oder auch das Colon transversum und das an ihm haftende große Netz und die Milz. Die Brüche kommen im frischen Zustande bei Verletzungen oder nach längerem Bestehen in freiem oder in eingeklemmtem Zustande zur Operation. In der Regel hat man es mit einem linksseitigen, durch eine direkte Verletzung entstandenen, falschen, Teile des Magens enthaltenden Zwerchfellbruch zu tun.

Die Brüche des Zwerchfells können entweder von der Brusthöhle oder von der Bauchhöhle oder auf dem kombinierten Wege operativ angegangen werden. Der von der Brusthöhle aus begonnene Eingriff wird entsprechend der Ausdehnung des Krankheitsprozesses stets zur transpleuralen Laparotomie, der von der Bauchhöhle aus begonnene Eingriff zur transperitonealen Thorakotomie. Das kombinierte Verfahren legt dagegen beide Operationsgebiete sowohl durch einen die Brusthöhle als auch die Bauchhöhle von außen eröffnenden Schnitt frei. Von welcher Seite aus man den Eingriff auch beginnt, stets wird man gut tun, von vornherein dafür Sorge zu tragen, daß bei im Laufe der Operation eintretenden Schwierigkeiten das Einschwenken in das kombinierte Verfahren möglich ist, damit die Vorteile auch des das Operationsgebiet von der anderen Seite erschließenden Weges wahrgenommen werden können. Allen diesen Anforderungen genügt am besten mein Angelhakenschnitt, wie er auf S. 21 f., Bd. II der Operationslehre beschrieben und abgebildet ist. Denn er gestattet es nicht allein, den Eingriff nach Belieben entweder von der Brusthöhle oder von der Bauchhöhle aus zu beginnen und es hierbei bewenden zu lassen, sondern er ermöglicht es auch jederzeit, den anderen Weg zusätzlich teilweise oder vollständig zu beschreiten. Außerdem gibt der Angelhakenschnitt einen ausgezeichneten Überblick gerade über die unteren Abschnitte der Brusthöhle und über die oberen Abschnitte der Bauchhöhle und über die beiden Seiten des im Mittelpunkt der Operation stehenden Zwerchfells. LANDOIS bezeichnet den Angelhakenschnitt daher als das Verfahren der Wahl, „wodurch das Problem der Schnittführung gelöst ist".

Man zeichnet sich den Angelhakenschnitt von vornherein in seiner ganzen Ausdehnung mit unverwaschbarer Farblösung an, führt zunächst aber nur entweder den die Bauchhöhle oder den die Brusthöhle eröffnenden Teil aus. In beiden Fällen kann man dann zunächst vermittels der Durchtrennung des Rippenbogens, aber ohne Eröffnung der anderen Körperhöhle, weiter Platz schaffen, und schließlich kann man auch den Schnitt in ganzer Ausdehnung unter Eröffnung auch der anderen Körperhöhle durchführen. Bei Eröffnung der Brusthöhle wird entsprechende Druckdifferenz eingeschaltet.

Die immer noch strittige Frage, mit der Eröffnung welcher Körperhöhle man den Eingriff beginnen und zunächst durchzuführen versuchen soll, möchte ich unter dem Gesichtswinkel beantworten, daß die Laparotomie zumeist ein wesentlich harmloserer Eingriff als die Thorakotomie ist. Daher fährt der Kranke, falls die Eröffnung nur einer Körperhöhle zur Durchführung der Operation ausreicht, mit der alleinigen Laparotomie besser als mit der alleinigen Thorakotomie. Kann aber, was allerdings häufig der Fall ist, die operative Aufgabe nur durch eine Thorakotomie gelöst werden, muß man also aus der Laparotomie in das kombinierte Verfahren übergehen, so erscheint die vorausgeschickte Laparotomie als eine unerhebliche Komplikation, die, wenn sie auch nicht unbedingt nötig war, immer zur Erleichterung des Gesamteingriffes beiträgt. Ich rate daher, sofern nicht im Einzelfalle besondere Umstände für die Thorakotomie sprechen, den Eingriff im Bereiche des Angelhakenschnittes mit der Laparotomie zu beginnen, und zwar mit dem selbstverständlichen Vorsatz, ihn im Bedarfsfalle durch die Thorakotomie zu ergänzen.

Die Beseitigung der Brüche. Es ist ratsam, den N. phrenicus der erkrankten Zwerchfellhälfte durch eine am Hinterrande des M. sternocleidomastoideus auf den M. scalenus anticus gemachte Novokainsuprareninjeinspritzung vorübergehend zu lähmen, um den Tonus und die ständigen Bewegungen des Zwerchfells während der Operation zu beseitigen. Man benötigt zumeist Allgemeinbetäubung. Der Kranke liegt — bei der meist linksseitigen Zwerchfellhernie — in rechter Halbseitenlage mit erhöhtem Oberkörper, damit die Därme auf die andere Seite und kaudal fallen.

Beim freien Zwerchfellbruch sucht man nach der Eröffnung der Bauchhöhle zunächst festzustellen, welche Eingeweide an der Bruchbildung beteiligt sind. Der erste Griff ist nach dem Colon transversum, ob es frei in der Bauchhöhle liegt oder an dem Zwerchfell festgeheftet ist. Der gleichen Feststellung wird der Magen unterworfen. Hier ist die Untersuchung insofern schwieriger, als der Fundus des Magens auch unter regelrechten Verhältnissen dem Zwerchfell unmittelbar anliegt. Man muß daher die Unterseite des Zwerchfells abtasten oder besichtigen. Macht das Schwierigkeiten, so wird zunächst der Rand des Brustkorbes im Bereiche des Angelhakenschnittes ohne Eröffnung der Pleura durchtrennt. Durch Anheben der beiden Wundränder läßt sich dann das Zwerchfell zumeist gut einstellen.

Sind auf diese Weise die an der Bruchbildung beteiligten Eingeweide herausgefunden, und ist die Bruchpforte ermittelt, so wird der Bruchinhalt in die Bauchhöhle zurückverlagert. Folgen die Eingeweide einem sanften Zuge nicht willig, so ist die Bruchpforte zu erweitern. Das geschieht zunächst durch stumpfe Dehnung, indem man einen Finger nach dem anderen in die Zwerchfellücke schiebt. Genügt das nicht, so kann die Bruchpforte, sofern sie sich deutlich einstellen läßt, durch radiäre Schnitte scharf erweitert werden. Mißlingt trotzdem die Entwicklung der in die Brusthöhle verlagerten Eingeweide, so halte man sich nicht lange auf, sondern eröffne die Brusthöhle, um die Befreiung der Eingeweide jenseits des Zwerchfells vorzunehmen. Häufig sind die Eingeweide hierbei aus Verwachsungen mit dem Herzbeutel, der Lunge, der Brustwand oder dem Zwerchfell zu lösen, was sich unter Leitung des Auges zumeist bewerkstelligen läßt. Nur gelegentlich werden hierbei Unterbindungen stärkerer Stränge notwendig. Vielfach ist aber auch eine umfangreichere Erweiterung der Bruchpforte erforderlich, was bei der Vorzüglichkeit der Übersicht vom Brustraum aus leicht durchzuführen ist. Hierbei braucht man sich vor einer vollständigen radiären Spaltung des Zwerchfelles vom Bruchring bis zum Zwerchfellansatz am Brustkorbschnittrande nicht zu scheuen. Die Spaltung gibt einen umfassenden Zugang und Überblick, und gestattet es, den in der Brusthöhle und den noch in der Bauchhöhle befindlichen Teil der Eingeweide im Zusammenhange zu überblicken und darzustellen.

Ist der Bruchinhalt nach der etwa notwendigen Versorgung in die Bauchhöhle zurückverlagert, so wird die Bruchpforte geschlossen. Die Naht des Zwerchfells ist, selbst wenn große Lücken vorhanden sind, zumeist leicht, da das Diaphragma äußerst dehnbar ist. Nur wenn es infolge chronisch-entzündlicher Vorgänge kallös verändert ist, können Schwierigkeiten entstehen. Wurde die für den Beginn der Operation angeratene temporäre Ausschaltung des N. phrenicus durch Novokaineinspritzung am Halse versäumt, oder führte sie nicht zur genügenden Erschlaffung des Zwerchfelles, so kann, sofern die kraniale Seite des Zwerchfells freigelegt ist, der Nerv jetzt dicht oberhalb seines Übertritts auf das Zwerchfell zwecks Entspannung dieses Muskels durchschnitten werden. Die Haltbarkeit der Zwerchfellnaht wird erhöht, wenn die schmalen Zwerchfellränder nicht einfach aneinander genäht, sondern unter flächenhafter Berührung ein Stück übereinander gesteppt werden. Nur ausnahmsweise ist der plastische Ersatz einer Zwerchfellücke oder die Verstärkung einer Zwerchfellnaht durch eine frei verpflanzte Faszie erforderlich.

Es folgt der Verschluß der Wunde. Wurde der Rippenbogen durchtrennt, so wird er durch eine kräftige Zwirnnaht oder durch eine Drahtnaht wiederhergestellt. Die Bauchhöhle und die Brusthöhle werden in Etagen sorgfältig geschlossen, wobei der Interkostalraum durch eine perikostale oder perkostale Naht zusammengezogen wird. Vor dem Verschluß der Brusthöhle wird die Druckdifferenz entsprechend gesteigert. Die Haut wird vernäht. Es empfiehlt sich, die stets in der Brusthöhle verbliebene Luft durch nachträgliche Punktion abzusaugen.

Die Operation des eingeklemmten Zwerchfellbruches vollzieht sich in entsprechender Weise. Zur Vermeidung einer Verbreitung der von dem eingeklemmten Bruchinhalt etwa ausgehenden Infektion ist die Abdeckung der übrigen Bauchhöhle oder Brusthöhle besonders sorgfältig durchzuführen. Gangränöse Eingeweideteile sind entsprechend zu versorgen, wobei zu bemerken ist, daß Ernährungsstörungen des fleischigen und ausgezeichnet durchbluteten Magens bisher niemals beobachtet wurden. Dagegen besteht häufig eine meist schwer entwirrbare Achsendrehung oder ein Volvulus des Magens. Das eingeklemmte Colon transversum wird häufig gangränös. Der abgestorbene Abschnitt wird vorgelagert oder primär reseziert, wobei entweder die beiden Stümpfe miteinander vereinigt werden, oder die zuführende Schlinge als Anus praeternaturalis nach außen geleitet wird.

Eine frische Verletzung des Zwerchfells mit einem frischen falschen Zwerchfellbruch ist oft mit einer Verletzung der Thoraxwandung und der Lunge verbunden. Trotzdem ist hiermit noch nicht ohne weiteres gesagt, daß das Operationsfeld durch Verfolgung des Verletzungskanales aufzuschließen ist. Die Thorakotomie wird man primär nur dann wählen, wenn der Zustand der Thoraxorgane von sich aus eine operative Behandlung verlangt. Stehen dagegen — was zumeist der Fall ist — die Erscheinungen von seiten der Bauchorgane im Vordergrund, so ist auch hier zunächst die Bauchhöhle zu eröffnen, um an das Hauptarbeitsgebiet bequem heranzukommen, und um das Eindringen einer mit der Verletzung der Bauchorgane zumeist verbundenen Infektion in den Brustraum nicht zu begünstigen. Grundsätzliche Unterschiede in der Durchführung des Eingriffes sind gegenüber der Behandlung einer chronischen Zwerchfellhernie nicht vorhanden.

2. Die Beseitigung der Brüche der Gegend der Flexura duodenojejunalis.

In der Gegend der Flexura duodenojejunalis können infolge von Störungen der hier in embryonaler Zeit stattfindenden Drehungen und Verlagerungen des Darmes und seines Mesenteriums innere Hernien auftreten, die in drei Richtungen zu unterscheiden sind: 1. Die Hernia recessus duodenojejunalis, 2. die Hernia mesenterico-parietalis dextra mit Rechtsposition des Duodenums, 3. die Hernia mesenterico-parietalis dextra mit Linksposition des Duodenums.

1. **Die Hernia recessus duodenojejunalis**, die klassische TREITZsche Hernia retroperitonealis (Abb. 121). Man könnte sie auch als Hernia mesenterico-parietalis sinistra bezeichnen. Der Recessus duodenojejunalis, der auch als linker oder oberer Recessus bezeichnet wird, liegt links neben der Wirbelsäule. Man macht ihn sich zugänglich, wenn man das Mesocolon transversum kranial und die oberste Jejunumschlinge kaudal zieht und mit dem Finger von kranial nach kaudal unter die Peritonealduplikatur fährt, die von der Wurzel des Mesokolon zur Flexura duodenojejunalis verläuft und die Vena mesenterica inferior in Gestalt des TREITZschen Gefäßbogens enthält. Die Vene zieht an der lateralen Seite der Bruchpforte von kaudal nach kranial. Ihre Unterbindung ist im Hinblick auf die hierbei auftretenden Ernährungsstörungen des Darmes nicht gestattet. Der Bruchsack liegt auf der linken Seite der Wirbelsäule zwischen der hinteren Bauchwand und zwischen dem abgehobenen Mesocolon descendens, dessen Gefäße also über die Vorderseite der Bruchgeschwulst verlaufen. Er entwickelt sich von der Flexur aus in kaudaler Richtung. Der Inhalt einer sich in dieser Tasche entwickelnden, sehr seltenen TREITZschen Hernie wird durch eine obere Dünndarmschlinge gebildet, so daß die Bruchpforte von zwei Darmschenkeln, dem zuführenden und dem abführenden Jejunumschenkel passiert wird.

Bei der Erweiterung der Bruchpforte muß eine Verletzung der Gefäße und des Mesocolon descendens und vor allem des an der Außenseite die Randarkade bildenden TREITZschen Gefäßbogens vermieden werden. Genügt die stumpfe Dehnung der Bruchpforte nicht, so wird sie unter Schonung der Gefäße an der Innenseite längs der linken Seite des Duodenums erweitert.

2. **Die Hernia mesenterico-parietalis dextra mit Rechtsposition des Duodenums** (Abb. 122). Die bei weitem häufigste Hernie jener Gegend ist der früher als Hernia duodenojejunalis dextra, heute als „Hernia mesentericoparietalis dextra mit Rechtsposition des Duodenums" bezeichnete innere Bruch. Er verdankt seine Entstehung dem Umstand, daß bei einem Mesenterium commune das Mesocolon ascendens bei seiner fetalen Drehung und Lagerung nach rechts die rechts von der Wirbelsäule verbliebene Flexura duodenojejunalis überdeckt, so daß der gesamte Dünndarm sich in eine rechts neben der Wirbelsäule gelegene Tasche entwickelt, die hinten durch die hintere Bauchwand und vorne durch die abgehobene Platte des Mesocolon ascendens mit ihren Gefäßen

gebildet wird. Die Tasche öffnet sich nach kaudal und rechts, wo die unterste Dünndarmschlinge mit ihrem Mesenterium den vorderen Bogen der Bruchpforte bildet.

Auf der Vorderwand des Bruchsackes, die wie gesagt durch das Mesocolon ascendens gebildet wird, verlaufen die Verzweigungen der Arteria mesenterica superior, in der Nähe der Randarkade zumeist die Arteria ileocolica.

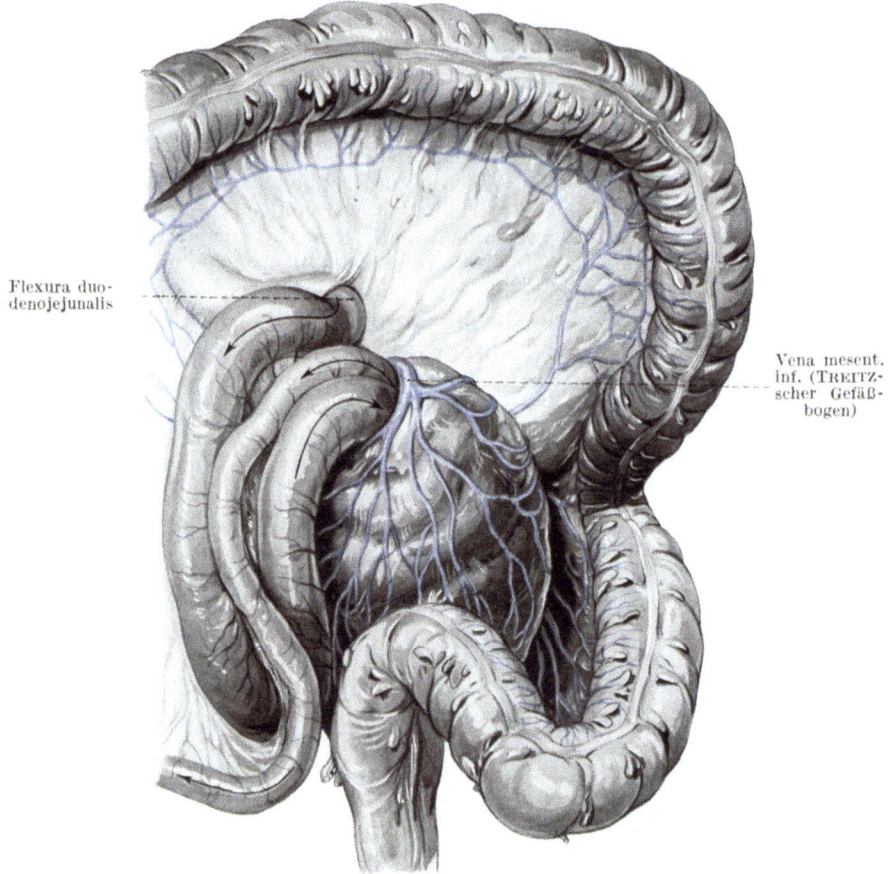

Abb. 121. Hernia recessus duodenojejunalis (TREITZsche Hernie). Ein Teil des an der Flexura duodenojejunalis ordnungsmäßig hervorkommenden Dünndarmes befindet sich im Bruchsack, dessen Vorderwand durch das Mesocolon descendens gebildet wird. Die Bruchpforte wird durch die Vena mesenterica inferior umrahmt.

Nahezu der gesamte Dünndarm pflegt im Bruchsack zu liegen, so daß man bei der Eröffnung der Bauchhöhle im wesentlichen nur den Magen, den Dickdarm und eine große, glatte, wie aus Opalglas bestehende Kugel antrifft. In dieser Kugel versteckt sich der zusammengepreßte Dünndarm, der nur mit einem Darmende, der untersten, die Randarkade bildenden Ileumschlinge, aus dieser Kugel herauskommt. Die letzte Dünndarmschlinge wird in der geschilderten Weise stets zur Bildung der Bruchpforte benutzt. Der zuführende Dünndarmschenkel wird durch das im Innern des Herniensackes versteckt einmündende Duodenum gebildet. Es kommt jedoch vor, daß eine mehr oder minder lange Schlinge im Verlauf des Dünndarmes aus der Bruchpforte heraushängt, so daß sie mit einem Schenkel aus- und mit dem anderen Schenkel eintritt.

Die Beseitigung der Brüche der Gegend der Flexura duodenojejunalis.

In Anbetracht der erwähnten Gefäßverhältnisse und der Lage der letzten Dünndarmschlinge kommt eine scharfe Erweiterung des Bruchsackausganges nicht in Frage. Auch läßt sich der Dünndarm wegen seines kurzen Mesenteriums nicht hervorziehen. Ist eine Freilegung des Dünndarmes wegen Ileuserscheinungen unerläßlich, so könnte das nur in der Weise geschehen, daß das Coecum und Colon ascendens durch einen an der Außenseite geführten Schnitt mobilisiert und mit ihrem die Vorderwand der Hernie bildenden

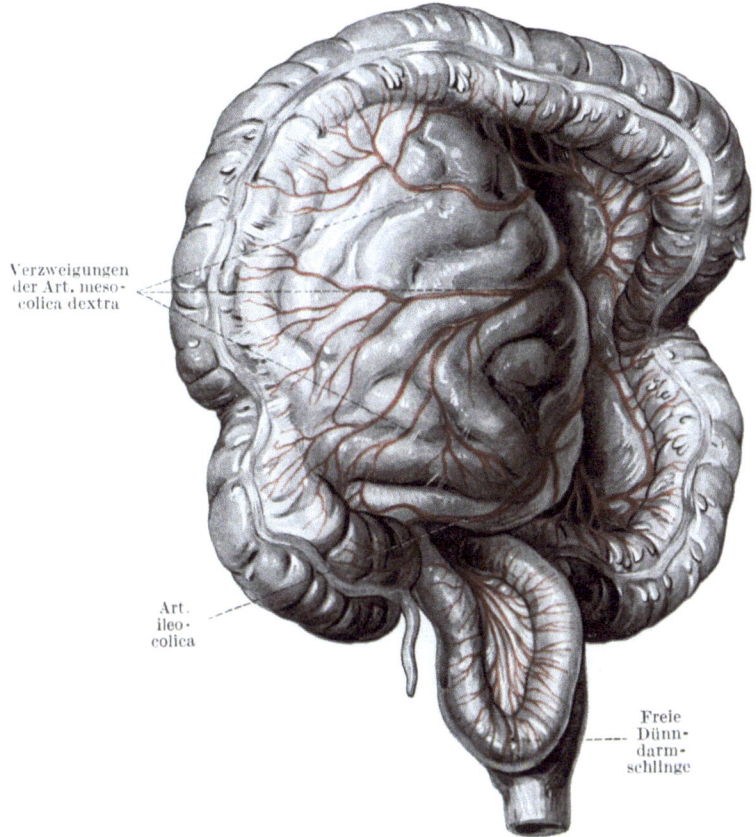

Abb. 122. Hernia mesenterico-parietalis dextra mit Rechtsposition des Duodenums. Nahezu der gesamte Dünndarm befindet sich in dem rechts von der Mittellinie gelegenen Bruchsack, dessen Vorderwand durch das Mesocolon ascendens gebildet wird. Auf dem Bruchsack verlaufen die Verzweigungen der Vasa mesocolica dextra. Die Arteria ileocolica bildet die Randarkade der Bruchpforte. Aus der Bruchpforte hängt frei eine Dünndarmschlinge heraus.

Mesenterium nach links herübergewälzt würden, wodurch der Bruchsack breit eröffnet würde.

3. Die Hernia mesenterico-parietalis dextra mit Linksposition des Duodenums (Abb. 123). Dieser äußerst seltene und des öfteren mit der TREITZschen Hernie verwechselte innere Bruch entsteht, nachdem sich das Duodenum in normaler Weise nach links über die Wirbelsäule gelegt hat, und sich die ersten Dünndarmschlingen frei entwickelt haben, dadurch, daß eine Dünndarmschlinge unter Abhebung des Mesocolon ascendens zwischen dieses Blatt und die hintere Bauchwand gelangt, so daß die Bruchgeschwulst von der hinteren Bauchwand und von der die Gefäße enthaltenden Platte des Mesocolon ascendens gebildet wird. Man gelangt in die Bruchöffnung nach

Hochheben des Mesocolon transversum von links nach rechts. An dieser Stelle tritt der freie Dünndarm mit seinem Mesenterium in die Bruchöffnung und aus der Bruchöffnung, und verläuft von hier ab in normaler Weise nach dem Coecum. Die Bruchöffnung läßt sich unter Schonung der Gefäße zumeist durch Einschneiden erweitern.

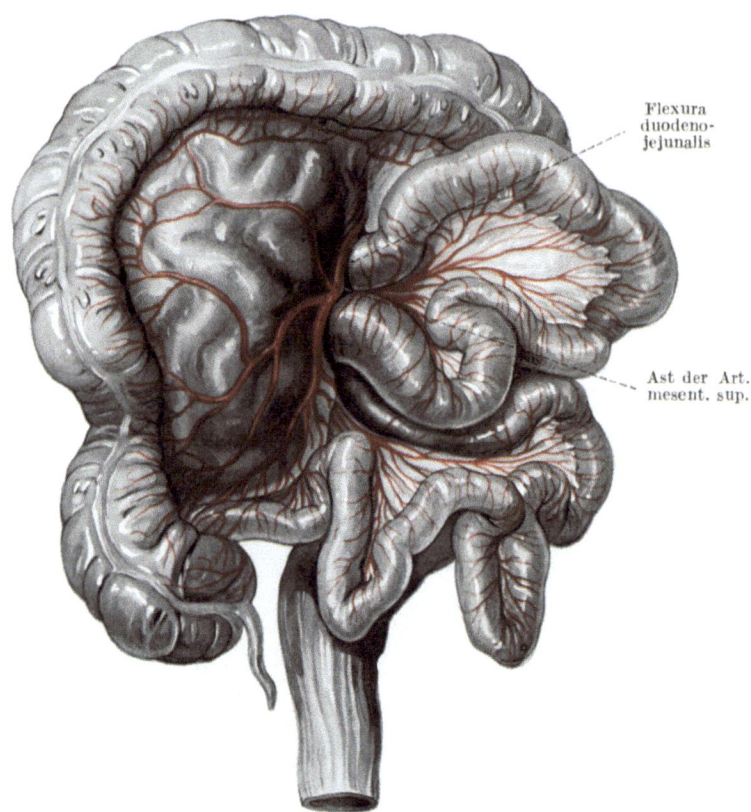

Abb. 123. Hernia mesenterico-parietalis dextra mit Linksposition des Duodenums. Ein großer Teil des an der Flexura duodenojejunalis ordnungsmäßig hervorkommenden Dünndarmes befindet sich im Bruchsack, dessen Vorderwand von dem Mesocolon ascendens gebildet wird. Auf dem Bruchsack verlaufen die Verzweigungen der Vasa mesocolica dextra. Ein arterieller Hauptast der Art. mesent. sup. bildet die Randarkade der Bruchpforte.

3. Die Beseitigung der Brüche der Bursa omentalis.

Die Hernien der Bursa omentalis im engeren Sinne sind daran kenntlich, daß eine zuführende und eine abführende Dünndarmschlinge das Foramen Winslowii passieren und mit einer hinter dem Magen liegenden Bruchgeschwulst in Verbindung stehen (vgl. Abb. 124). Die Anwesenheit der Bruchgeschwulst kann bei genügender Größe hinter dem Magen, dem Lig. gastrocolicum, dem Querdarm, dem Mesocolon transversum und hinter dem kleinen Netz festgestellt werden. Da das Foramen Winslowii auf der ventralen Seite durch das von der Leberpforte nach dem Duodenum ziehende Lig. hepatoduodenale mit seinen drei lebenswichtigen Bestandteilen (Ductus choledochus, Vena portae, Art. hepatica), und da es auf der dorsalen Seite durch die von der Vena cava bedeckte unnachgiebige Wirbelsäule begrenzt wird, so ist die Möglichkeit seiner Erweiterung durch scharfes Einschneiden nicht gegeben. Macht die Entwicklung des im Bruchsack gelegenen Darmes Schwierigkeiten, so wird zunächst vorsichtig die unblutige Dehnung der Bruchpforte versucht. Gelingt die Befreiung des Darmes hierdurch nicht, so wird die Bursa

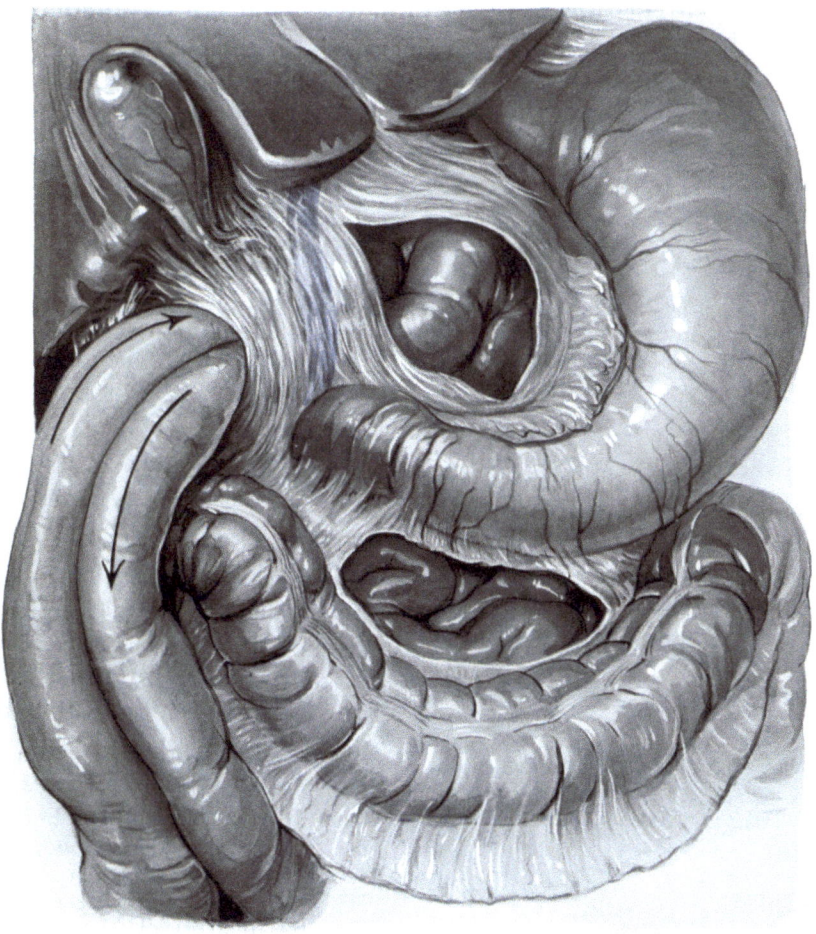

Abb. 124. Hernia bursae omentalis. Ein beträchtlicher Teil des Dünndarmes ist durch das Foramen Winslowii in die Bursa omentalis eingetreten. In das Lig. hepatogastricum und in das Lig. gastrocolicum sind Fenster geschnitten, um den Bruchinhalt zu veranschaulichen.

omentalis eröffnet, indem das Lig. gastrocolicum zwischen Doppelunterbindungen durchtrennt wird. Man versucht nun, eine Darmschlinge nach der anderen zweihändig durch Druck und Zug durch die Bruchpforte zu bringen. Ist auch das nicht möglich, so wird der Darm eröffnet und entleert. Der zusammengefallene Darm läßt sich dann zumeist in die freie Bauchhöhle zurückbringen. Die Bruchpforte wird geschlossen. Die Bauchwunde wird vernäht.

Des öfteren werden in der Bursa omentalis auch Dünndarmschlingen angetroffen, die nicht durch das Foramen Winslowii, sondern durch eine angeborene Lücke des Mesocolon transversum eingedrungen sind. Auch der Bruchsack der Hernie des Recessus mesocolicus kann sich in die Bursa vorstülpen, bildet aber zunächst eine geschlossene Ausbuchtung der Mesenterialplatte. Allerdings kann die Wand dieser Ausbuchtung mit der Zeit durchbrochen werden. Über die Bildung der Transhaesio intestini supracolica und supragastrica vgl. Abschnitt 6.

4. Die Beseitigung der Brüche der Recessus ileocoecales.

Die in den Recessus ileocoecalis superior oder in den Recessus ileocoecalis inferior entwickelten Brüche (vgl. Abb. 125) enthalten in der Regel nur kleine Teile des Dünndarmes. Zumeist ist die Entwicklung des Darmes aus dem Bruchsack leicht. Ergeben sich trotzdem Schwierigkeiten, so darf nur bei der unteren Ileozökalhernie der Eingang des Bruchsackes rücksichtslos eingeschnitten werden, weil der Rand der oberen Ileozökalhernie die für die Ernährung des unteren Dünndarmes und des oberen Dickdarmes wichtige Art. ileocolica enthält. Nach der vollständigen Entwicklung des Darmes werden etwa zurückbleibende Peritonealtaschen vernäht. Die Bauchhöhle wird geschlossen.

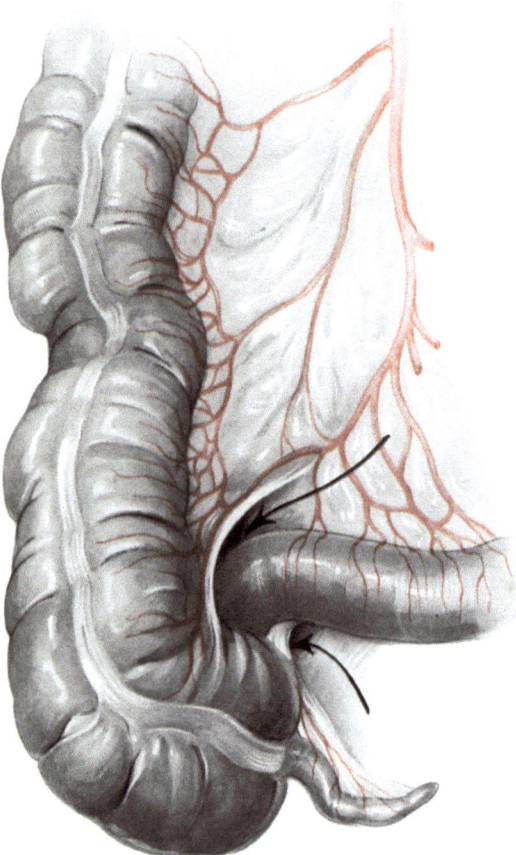

Abb. 125. Recessus ileocoecalis superior und Recessus ileocoecalis inferior.

5. Die Beseitigung der Brüche des Recessus intersigmoideus.

Der seltene Recessus intersigmoideus liegt im Bereiche der Basis des Mesosigmoideum. Der Eingang befindet sich auf der linken Seite dieser Mesenterialplatte (vgl. Abb. 126). Die Entwicklung der im Bruchsack angetroffenen Dünndarmschlingen kann unter scharfer Erweiterung des Bruchsackeinganges oder selbst unter vollständiger Durchtrennung seiner Vorderwand vorgenommen werden, so daß Schwierigkeiten in der Regel nicht entstehen. Die Blätter des gespaltenen Rezessus werden nach der Befreiung des Darmes derartig vernäht, daß eine offene Tasche nicht zurückbleibt. Die Laparotomiewunde wird geschlossen.

6. Die Beseitigung der Brüche des Recessus mesocolicus.

Das Mesocolon transversum kann in seinem mittleren Anteil eine taschenartige Ausbuchtung aufweisen, die von der kaudalen Seite aus zugänglich ist und sich entlang der hinteren Bauchwand in der Richtung nach dem Zwerchfell ausbuchten (vgl. Abb. 127). Die Bauchpforte ist meist von den beiden Hauptästen der Art. colica med. eingerahmt. In diese Taschen können Teile des Dünndarmes eintreten.

Die Bruchpforte dieser Hernien wird durch Emporschlagen des Colon transversum zugänglich. Die Entwicklung des im Rezessus liegenden Darmes

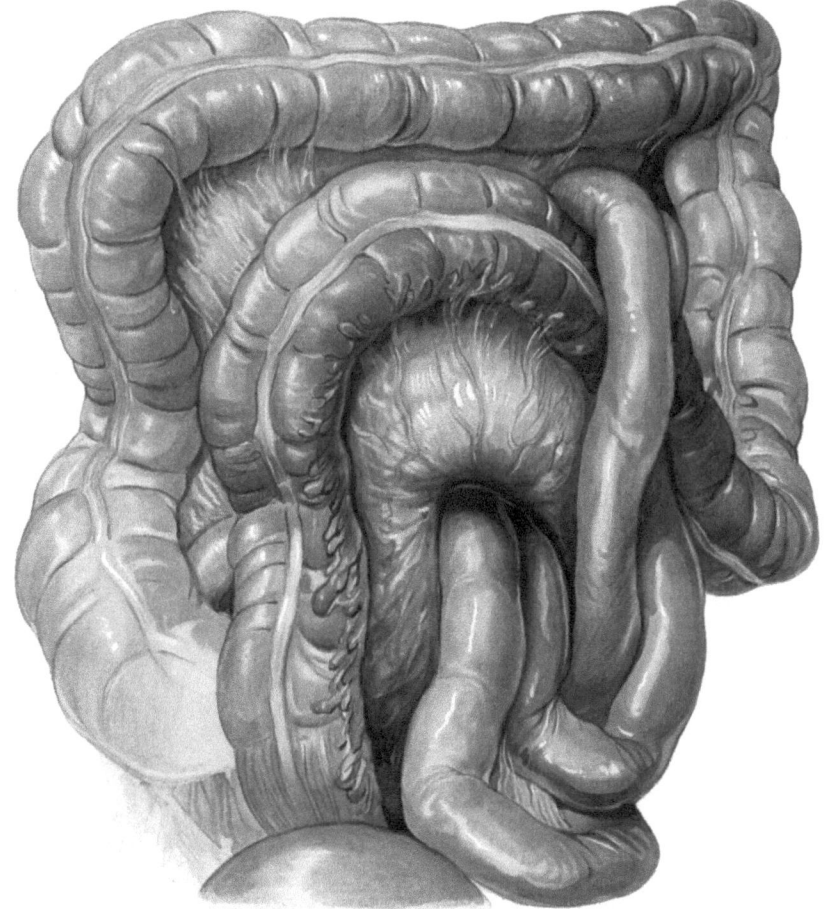

Abb. 126. Hernia recessus intersigmoidei. Eine Dünndarmschlinge ist in eine an der Basis des Mesosigmoideums befindliche Tasche eingetreten.

wird zunächst durch sanften Zug versucht. Kommt man hiermit nicht zum Ziele, so wird die Bruchpforte stumpf erweitert. Gewinnt man auch hierdurch nicht genügenden Spielraum, so kann der einschnürende Ring in sagittaler Richtung gespalten werden, wobei der Verlauf der Gefäße des Mesokolon zu berücksichtigen ist. Seitenäste können unterbunden werden, nur die Hauptstämme, namentlich die Art. colica med., sind zu schonen, da sonst Nekrosen des Colon transversum eintreten. Der Verschluß der Bauchpforte und der Bauchhöhle erfolgt in der üblichen Weise.

Wird das ausgebuchtete Mesocolon transversum durch die vordrängenden Dünndarmschlingen durchbrochen, so gelangen die Därme in die Bursa omentalis, und können hier zunächst als eine echte Hernie des Netzbeutels angesprochen werden (vgl. S. 163). Ausschlaggebend für die Diagnose der Art des Bruches ist die Feststellung der Leere des Foramen Winslowii und der Lücke im Mesocolon transversum. Gelegentlich kommen durch Gefäßbögen begrenzte Peritonealtaschen auch an anderen Stellen des Mesokolons vor.

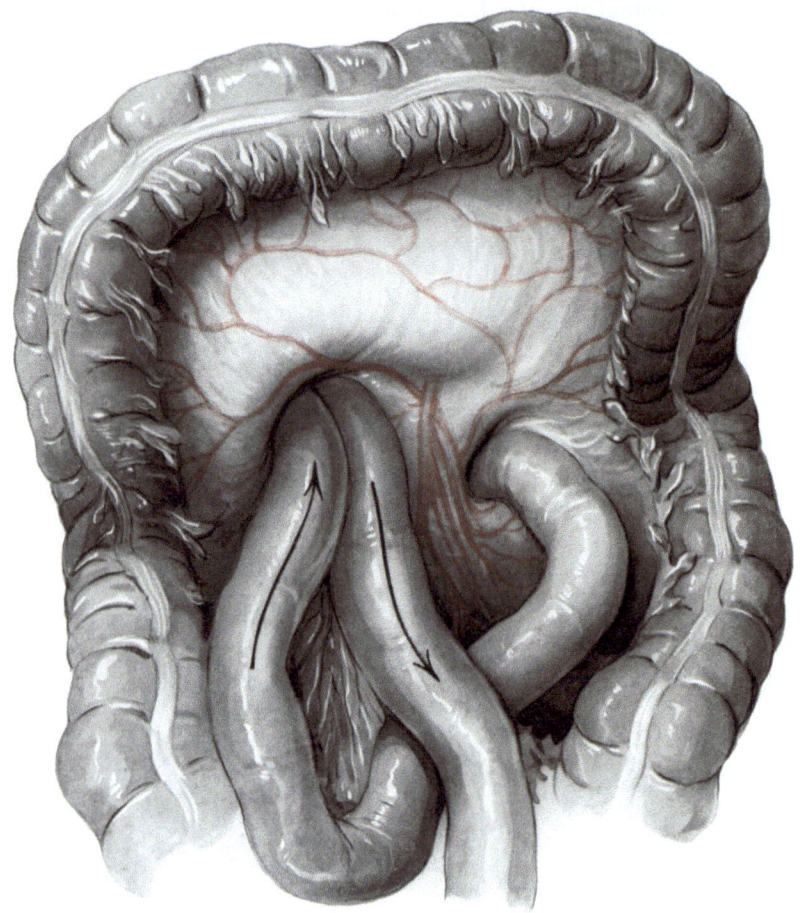

Abb. 127. Hernia Recessus mesocolici. Eine Dünndarmschlinge ist in eine an der Basis des Mesocolon transversum befindliche Tasche eingetreten. (Die Zeichnung ist in sofern fehlerhaft, als der Eingang des Recessus mesocolicus in der Regel von den beiden Hauptästen der Arteria mesocolica umrahmt wird.)

Auch in diese Taschen können Dünndarmschlingen schlüpfen. Sie sind meist leicht zu befreien.

Die in die Bursa omentalis gelangten Dünndarmschlingen können das Lig. gastrocolicum oder das Omentum minus durchbrechen und wieder in die freie Bauchhöhle gelangen, wodurch das Krankheitsbild der Transhaesio intestini supracolica oder der Transhaesio intestini supragastrica (SCHUMACHER) entsteht. Die operative Klarlegung derartiger Verhältnisse kann sehr große Schwierigkeiten bereiten.

Die Eingriffe an den weiblichen Geschlechtsorganen.

Von

G. A. WAGNER-Berlin.

Mit 177 Abbildungen.

Allgemeine Vorbemerkungen.

In dem folgenden Abschnitte sollen nur jene gynäkologischen Operationen abgehandelt werden, welche nicht eine ganz speziell gynäkologische Fachausbildung voraussetzen. Nach dem Gedanken des auf einzelne Fachgebiete erweiterten KIRSCHNERschen Lehrbuches sollen hier vor allem den ausgebildeten Chirurgen, namentlich jenen, welche als Leiter chirurgischer Krankenhäuser, an denen Fachvertreter der anderen operativen Disziplinen fehlen, öfters gezwungen sind, neben anderen auch gynäkologische wie auch die chirurgischen geburtshilflichen Operationen, zumal in dringlichen Fällen, auszuführen, Anweisungen gegeben werden für die Wahl und die Ausführung bewährter Operationsmethoden. Diese Chirurgen werden, trotzdem ihnen ihre allgemeine operative Ausbildung auch in den benachbarten Fachgebieten sehr zustatten kommt, natürlich niemals die ganze operative Gynäkologie und vor allem nicht die ganze geburtshilfliche operative Therapie beherrschen können und — wenn sie es mit ihrem schon so vieles umfassenden Berufe ernst nehmen — auch gar nicht wollen. Für diese ernst zu nehmenden Chirurgen ist der folgende Abschnitt der ,,Speziellen chirurgischen Operationslehre" geschrieben, für sie, die ihre gründliche chirurgische Ausbildung und ihre Stellung schon emporhebt über jene ,,Auchchirurgen", die sich stolz ,,Frauenarzt und Chirurg" nennen und denen meist zu beidem noch viel fehlt.

A. Gynäkologische Operationen.

Von dem Allgemeinchirurgen werden die abdominalen gynäkologischen Operationen mit Recht bevorzugt werden, weil die Operationen per vaginam doch eine besondere, eingehende gynäkologische Ausbildung voraussetzen. Trotzdem sollen die weniger komplizierten vaginalen Operationsmethoden in diesem Lehrbuch besprochen werden, namentlich solche, die durch keine abdominale Methode ersetzt werden können.

Ist für manche Operationen der vaginale Weg der einzig mögliche oder der einzig vernünftige (z. B. die Operationen am Gebärmutterhalse, bei Descensus vaginae und bei Prolaps, den meisten Harn- und Kotfisteln der Scheide), so gibt es andere, die ebensogut durch abdominale Operationen ersetzt werden können (die unkomplizierte Exstirpation des Uterus u. a.). Doch bietet in den einfachen Fällen die Operation ohne Leibschnitt so viele Vorteile, daß auch der Allgemeinchirurg in manchem Falle auf den ihm mehr zusagenden und bequemeren Weg per laparotomiam im Interesse der Kranken zugunsten des vaginalen Vorgehens verzichten sollte. Diese Vorteile sind mannigfach. Fast alle abdominalen Operationen an den Generationsorganen der Frau spielen sich in der Tiefe des kleinen Beckens ab und erfordern darum eine Anästhesierung, die eine gründliche Erschlaffung des Bauches gewährleistet, weil nur dann das Operationsgebiet frei von den die Sicht behindernden Darmschlingen ist. Bei den vaginalen Operationen genügt eine viel weniger tiefe Narkose. Und eine oberflächliche Narkose bietet auch gegenüber der von uns bevorzugten Lumbalanästhesie, welche das Idealverfahren der Anästhesierung bei den abdominalen gynäkologischen Operationen ist, viele Vorteile. Bei den typischen vaginalen Operationen kann auf die Beckenhochlagerung verzichtet werden. Bei der

Eröffnung der Bauchhöhle von unten her ist der Operationsshock weitaus geringer als nach der Laparotomie, die postoperativen Beschwerden sind weitaus milder, und die Gefahr der Dehiszenz der Wunde mit Eingeweidevorfall und später der Hernienbildung in der Narbe ist gänzlich ausgeschaltet.

Diese Vorteile werden den in seiner Spezialtechnik wohlgeschulten Gynäkologen auch in manchem Falle, in dem die abdominale Operation technisch leichter und für ihn bequemer wäre, den vaginalen Operationsweg bevorzugen lassen. Die oft bedeutend größeren technischen Schwierigkeiten, die manchmal nur durch besondere Tricks gemeistert werden können, sollten aber in allen nicht ganz einfach liegenden Fällen den Allgemeinchirurgen veranlassen, auf die Vorteile der vaginalen Operation zu verzichten, die natürlich verloren gehen, wenn er den technischen Schwierigkeiten nicht gewachsen ist und nicht mehr Herr der Situation bleibt.

So soll in dem folgenden Abschnitte die vaginale Operation der Myome, der Ovarialtumoren, der entzündlich erkrankten Adnexe und auch die vaginale Radikaloperation des Karzinoms des Collum uteri und manche andere vaginale Operationsmethode gar nicht beschrieben werden, mögen manche von ihnen auch — vollkommene Beherrschung der vaginalen Operationstechnik vorausgesetzt — ihre besonderen Vorzüge haben.

Wenn dem Chirurgen in einzelnen Fällen die Wahl des Operationsweges offen ist, dann soll er sich, wie dies auch der gewissenhafte Gynäkologe machen muß, durch exakte Untersuchung erst Gewißheit schaffen, daß keine unvorhergesehenen Komplikationen die vaginale Operation unerwartet erschweren. Die glatte Durchführung einer Exstirpation des Uterus per vaginam hängt viel weniger davon ab, daß er nicht zu groß ist, als davon, daß er **frei beweglich** ist. Bei Fixation des Uterus oder bei entzündlichen Veränderungen seiner Anhänge ist die abdominale Operation auch für die meisten Gynäkologen der vaginalen vorzuziehen.

Voraussetzung für gutes Operieren ist, wie überall in der Chirurgie, abgesehen von der Veranlagung und dem Talent und von der Beherrschung der allgemeinen Operationstechnik — die beim Allgemeinchirurgen vorausgesetzt werden darf —, die Vertrautheit mit der topographischen Anatomie des Operationsgebietes. Da aber bei jedem operativen Eingriff der Erfolg nicht nur von dem rein physikalischen lokalen Effekt abhängt, sondern abgesehen von richtiger Indikationsstellung und zutreffender Diagnose von der Vermeidung von Schäden, so muß der an den weiblichen Genitalorganen Operierende mit ihren **Funktionen** so weit vertraut sein, daß er wohl abzuwägen weiß, welche lokalen und allgemeinen Störungen durch die Störung oder Beseitigung dieser Funktionen zu erwarten sind.

Wir haben **zweierlei Arten der Funktion der weiblichen Genitalorgane** voneinander zu trennen: die rein generative Funktion von der enkretorischen. Die generative Funktion der Ovarien besteht in der Reifung der Eizellen zur Befruchtungsfähigkeit, in der Freigabe der Eizellen aus den sie einschließenden Follikeln. Die Funktion der Eileiter ist die Aufnahme der Eier und ihr Transport zur Gebärmutter. Die generative Funktion der Gebärmutter ist die Bebrütung des Eis, seine Ernährung und Beherbergung, und schließlich, wenn die Zeit gekommen ist, seine Ausstoßung. Die Funktion der Scheide ist im wesentlichen die des Kopulationsorganes; unter der Geburt verhält sie sich passiv als dehnbarer Durchtrittsschlauch.

Eine enkretorische Funktion ist bisher mit Sicherheit nur nachgewiesen von den Eierstöcken. Die Frage, ob der Uterus selbst auch Enkrete in die Blutbahn abgibt, ist noch durchaus unentschieden. Von den Eileitern ist eine enkretorische Funktion bisher nicht bekannt.

Störungen der Funktion können durch Erkrankungen verursacht werden, schon bevor durch destruierende Operationen die Organe ausgeschaltet werden. Je schwerer die Erkrankung war, die zur Funktionsstörung geführt hat, desto geringer wird der Einfluß der destruierenden Operation sein, und umgekehrt! Unter den destruierenden Operationen steht in dieser Hinsicht an der Spitze die Entfernung der Eierstöcke, weil durch sie die für die geschlechtsreife Frau sehr bedeutsame enkretorische Funktion der Ovarien ausgeschaltet wird. Früher glaubte man, daß die Ausschaltung nur bei jungen Frauen die bekannten nicht nur lästigen, sondern oft wahrhaft quälenden „Ausfallserscheinungen" zur Folge habe; heute wissen wir, daß auch die Kastration von Frauen über 40 Jahren, die also dem klimakterischen Alter schon näher sind, meist sehr schwere Ausfallserscheinungen zur Folge hat.

Der Ausfall sowohl der generativen als der enkretorischen Funktion der Genitalorgane hat für die Frau aber noch eine andere besondere Bedeutung. Der Verlust der Fruchtbarkeit stellt für manche Frau ein allerschwerstes psychisches Trauma dar, und schon der Verlust der regelmäßigen Menstruationsblutungen, denen im Volke immer noch eine besondere Bedeutung beigemessen wird („monatliche Reinigung"!), trifft viele Frauen außerordentlich schwer. Dazu kommt bei manchen Frauen das Gefühl der Minderwertigkeit, wenn sie ihre Menstruationsblutungen nicht mehr haben. Das gewaltsam vorzeitig herbeigeführte Klimakterium hat nicht selten neben den physischen schwere psychische Beschwerden zur Folge. Schon der Fettansatz, der in einem hohen Prozentsatz nach der Entfernung der Keimdrüsen sich einstellt, ist für manche Frau äußerst quälend, auch wenn ihre natürliche weibliche Eitelkeit nicht übertrieben ausgebildet ist. Denn der Schönheitsbegriff der Frau ist heute ein anderer als der eines Rubens.

Die Genitalorgane der Frau sind nicht lebensnotwendige Organe. Darum entschließt sich mancher Arzt, und gerade der in das Wesen der Frauenkunde nicht genügend vertiefte Operateur, allzu leicht zu radikalen destruktiven Eingriffen, die er sonst, da er an lebensnotwendigen Organen zu arbeiten gewohnt ist, unter Aufbietung größter Kunst und intensivster Geistesarbeit zu vermeiden bestrebt ist. Aber es sind, wenn auch nicht lebens**notwendige,** so doch lebens**wichtige** Organe. Ihre Beseitigung, ja schon die Vernichtung ihrer zum Teil vielseitigen physiologischen Funktionen kann schweren Schaden anrichten. Die erfahrenen Frauenärzte kennen nur zu gut die schweren körperlichen und seelischen Leiden vieler Frauen, bei welchen leichtfertig, weil ohne zwingenden Grund, ein unbedenklicher Operateur die in vielfacher Hinsicht so wichtigen Organe entfernt oder verstümmelt hat. Bei aller Hochachtung vor der ungeahnten Entwicklung unserer Hormontherapie, trotz aller beachtlichen Leistungen einer gediegenen Psychotherapie sollen wir die Folgen dieser Verstümmelungen stets vor Augen haben und die größte Zurückhaltung in der Indikationsstellung zur operativen Behandlung überhaupt und zur Art und Durchführung dieser Behandlung üben. Darum sei sich jeder Operateur der tiefen Bedeutung der Generationsorgane und ihrer intakten Funktion für die Frau in der Zeit ihrer Geschlechtsblüte und -reife stets bewußt. Die Beseitigung pathologischer Veränderungen, die Beseitigung körperlicher Leiden ist mit dauernden schweren seelischen Schäden zu teuer erkauft, es sei denn, daß die Art und Schwere der Erkrankung, die Schädigung des Gesamtorganismus, die Beeinträchtigung der Arbeitsfähigkeit und der Lebensfreude durch die Krankheit das Opfer erzwingen. Die Verschiedenheit der Empfindlichkeit der Frauen und ihrer psychischen Einstellung zu den Erkrankungen der Generationsorgane erfordert große Erfahrung. Im allgemeinen kann man sagen: Je weniger schwer die örtlichen Beschwerden und die

Fernwirkung der Erkrankung der Genitalorgane war, desto schwerer sind die Folgezustände der destruierenden Operation. Je größer das Mißverhältnis zwischen jenen und diesen, desto beklagenswerter das Schicksal der Kranken nach der Operation. So mancher operativ tätige Arzt kommt im Hinblick auf seine glänzenden technischen Erfolge leicht zu einer gewissen Robustheit in seinem ärztlichen Denken und übersieht es dann, daß der technische Erfolg der Operation doch nicht immer ein idealer Heilerfolg ist, ja daß im Gegenteil eine technisch vollendet gelungene Operation erst die Ursache von Leiden sein kann, viel schwerer als es diejenigen waren, derentwegen die Operation unternommen worden ist. Der technisch tadellose Schnitt, durch den er den kleinen Teufel vertrieb, ermöglicht es dem viel schlimmeren Beelzebub, sich einzuschleichen. Darum die Mahnung an alle, die Operationen an den Generationsorganen ausführen, sich der möglichen Folgen bei der Indikationsstellung wie bei der Durchführung der Eingriffe bewußt zu sein. Dort, wo ein destruierendes Vorgehen nicht streng indiziert ist, ist es eo ipso kontraindiziert.

1. Topographisch-anatomische Vorbemerkungen.

a) Die inneren Geschlechtsorgane.

Der **Uterus** besteht aus dem Korpus und dem Kollum, dessen unterer Anteil als Portio vaginalis frei in die Vagina ragt. Das Corpus uteri liegt, in seiner ganzen Ausdehnung — bis auf einen schmalen, funduswärts immer schmäler werdenden Streifen zwischen dem Ansatz der beiden Blätter des Ligamentum latum von Serosa überzogen — im Peritonealkavum. Das Collum uteri tritt nur mit einem Teil seiner Rückwand, und zwar vom kaudalen Ende des Korpus bis zum Ansatz des hinteren Scheidengewölbes, in Beziehung zum Bauchfellraum; seine Vorderwand wie seine Seitenwände liegen extraperitoneal, vorn durch teils lockeres, teils zu dünnen viszeralen Faszienblättern verdichtetes Bindegewebe mit der Harnblase in Verbindung, seitlich an das Parametrium, den zum Collum uteri gehörenden Teil des Beckenbindegewebes, grenzend.

Von den Ecken des Fundus uteri gehen die **Eileiter** ab, die gewöhnlich seitlich an der Hinterwand der Gebärmutter herabhängen. Die als Ala vespertilionis an ihnen ansetzenden kranialsten Anteile des breiten Mutterbandes, zwischen dessen Blättern die zarten Gefäße in dem hauchdünnen Mesogewebe an das Tubenrohr treten, gewähren ihnen eine außerordentliche Beweglichkeit. Etwas weniger beweglich als die Eileiter sind die **Eierstöcke,** deren Hilus an dem hinteren Ligamentblatt haftet. Ihre beiden Pole sind durch das straffere Ligamentum ovarii proprium etwas dorsal vom Tubenabgang am Fundus uteri und das die „spermatikalen" Gefäße führende längere Ligamentum infundibulo- oder ovario-pelvicum (Ligamentum „suspensorium ovarii") gegen die Linea terminalis des Beckens zu angeheftet. Auch die Ovarien liegen nicht quer im Becken, wie das oft fehlerhaft dargestellt wird und bei der Verschiebung der Ovarien durch die bimanuelle Untersuchung erscheint, sondern hängen schräg nach abwärts, mit ihrem uterinen Pol ein wenig gegen die Mittellinie zu. Ihr „lateraler" Pol ist mehr ihr oberer Pol. Sind die Ovarien nicht krankhafterweise mit ihrer Oberfläche an die Serosa der seitlichen Beckenwand fixiert, so lassen sie sich von unten her meist unschwer so weit herabziehen, daß man auch von der Scheide her an das gefäßführende Ligamentum ovariopelvicum sehr wohl herankommt.

Die **normale Lage des Uterus,** oder besser seine Ideallage, ist die Anteversion mit leichter ventraler Abbiegung des Korpus gegen das Kollum (s. Abb. 1). Normal aber ist vor allem seine Fähigkeit, seine Lage zu verändern, seine Beweglichkeit. Man kann darum eigentlich gar nicht von einem „Fixationsapparat" des Uterus sprechen. Die Lage des Uterus etwa in der Mitte des kleinen Beckens wird durch verschiedene Mechanismen garantiert: 1. Seine Beziehungen zu den Nachbarorganen, 2. den Unterstützungsapparat und 3. den Aufhängeapparat.

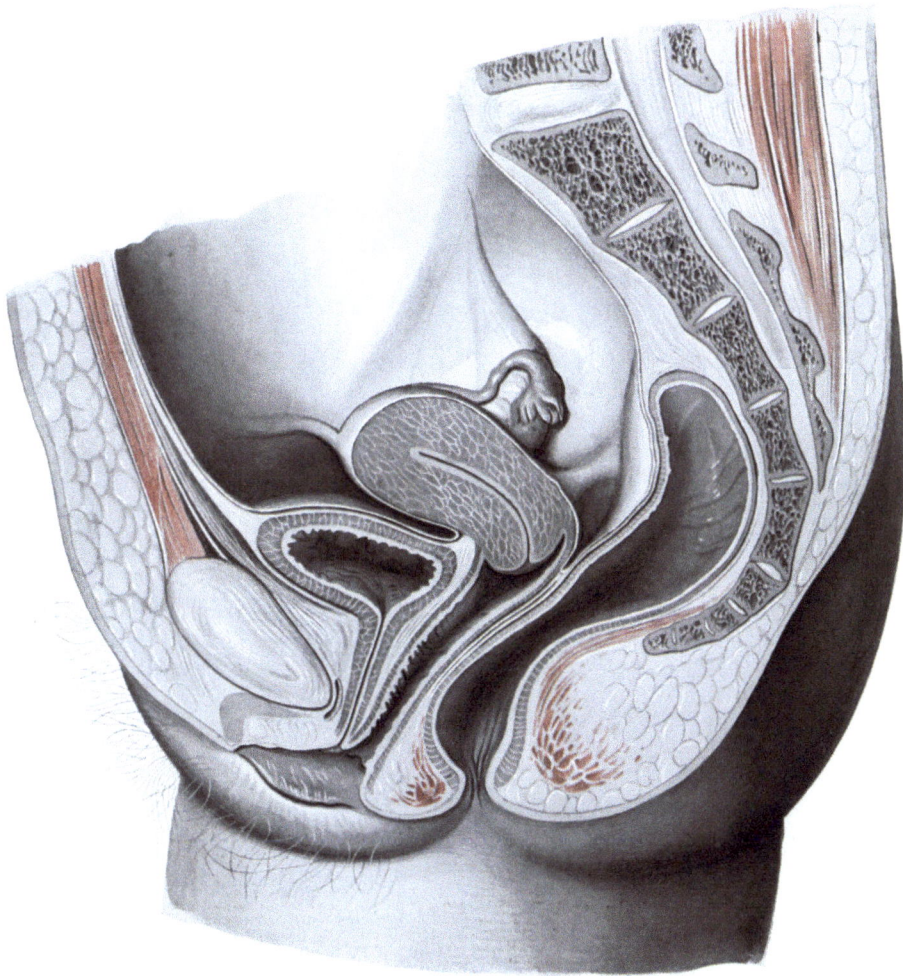

Abb. 1. Die Beckenorgane im Sagittalschnitt. Die Blase steht mit der Vorderfläche des Collum uteri in Verbindung. Die vordere Douglastasche reicht nur bis zur Grenze zwischen Korpus und Collum uteri herab. Die hintere Douglastasche reicht viel tiefer herab. Das Peritoneum geht hier bis auf das Scheidengewölbe herunter.

Der Körper der Gebärmutter liegt normalerweise der Blase unmittelbar an, so daß die Excavatio vesico-uterina nicht eigentlich eine Höhle, sondern ein Spaltraum ist. In der Douglastasche dagegen liegen normalerweise Darmschlingen. Bei normaler Beschaffenheit der den Bauchraum begrenzenden mächtigen Platte quergestreifter Muskulatur — die Rumpfmuskulatur, nach oben das Zwerchfell, nach unten das Beckenzwerchfell (Diaphragma pelvis) — bildet der gesamte Inhalt des Bauchraumes eine nur durch kapilläre Spalte getrennte Masse. Durch das Aneinanderliegen der Organe stützen sie sich gegenseitig. Je nach dem Füllungszustand seiner Nachbarorgane wird dabei der Uterus vor- und rückwärts bewegt, vermag er in die Höhe zu steigen und wieder an seine normale Stelle zurückzusinken.

Das Wesentliche des **Unterstützungsapparates,** welcher dafür sorgt, daß der vom Druck des Eingeweideblockes dauernd belastete Uterus nicht durch den Beckenausgang hinabsinkt, ist das Beckenzwerchfell, jener kräftige quergestreifte Muskel, welcher nebenbei auch die Funktion hat, den Anus zu heben, von

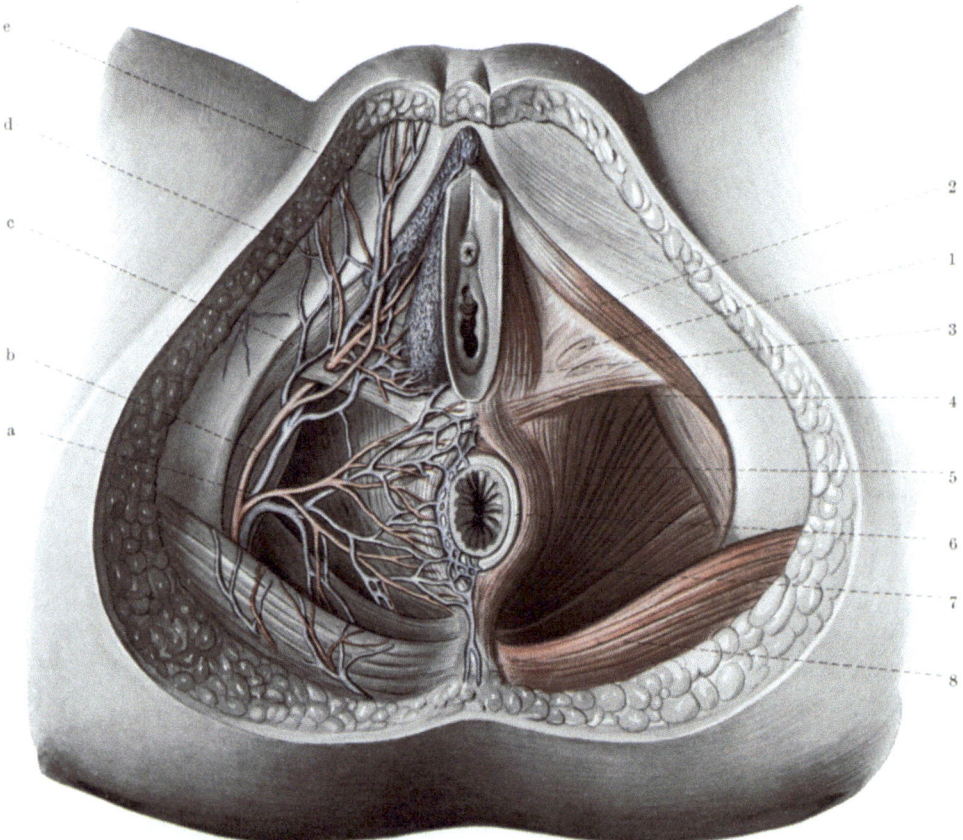

Abb. 2. Muskeln und Blutgefäße der Schamdammgegend.
I. Muskeln: 1 Diaphragma urogenitale, 2 M. ischiocavernosus, 3 M. bulbocavernosus, 4 M. transversus perinei superf., 5 M. levator ani, 6 M. sphincter ani int., 7 M. sphincter ani ex., 8 M. glutaeus max.
II. Blutgefäße: a Art. haemorrhoidal. inf., b Art. pudenda int., c Art. perinei, d Art. pudenda ext. inf., e Art. pudenda ext. sup.

welcher nebensächlichen Funktion er den Namen Levator ani bekommen hat (Abb. 2, 5). Der Beckenbodenmuskel hat in einer kranialen und einer kaudalen Faszie eine wesentliche Verstärkung. Der Uterus liegt aber dem Levator ani auch bei der stehenden Frau nicht direkt auf, er schwebt vielmehr über dem Beckenboden, auf den er nur bei stärkerer Wirkung der Bauchpresse herabgedrängt wird. Bei der normalen Anteversionslage des Uterus kommt dann das breitere Korpus über den Levatorspalt zu liegen, dessen Ränder ihn nun auffangen, wenn der Levatorspalt nicht zu breit und der Uterus nicht zu klein ist. Im vorderen Anteil wird der Beckenboden noch durch die Faszie und schwächeren Muskel des Diaphragma urogenitale verstärkt (Abb. 2, 1—4).

In der schwebenden Lage oberhalb des Beckenbodens wird der Uterus durch den **Suspensionsapparat** gehalten. An dessen Aufbau beteiligen sich alle Muskel-

und Bindegewebszüge, welche an den Uterus herantreten. Das Collum uteri erscheint eingespannt in den transversal im Becken liegenden Block des Bindegewebes, das in seinem tieferen Anteil glatte Muskelfasern und derbere Bindegewebszüge enthält, die diesem Teil des Beckenbindegewebes den Namen der Ligamenta cardinalia eingetragen haben. Wichtiger für die lockere Aufhängung des Uterus sind die von der Hinterwand des Uterus unterhalb des Korpus abgehenden **Sakrouterinligamente,** welche so reichlich glatte Muskelfasern enthalten, daß der ihnen von dem Anatomen LUSCHKA gegebene Name ,,Musculi retractores uteri" nicht unberechtigt erscheint. Diese Bänder ziehen, das Douglasperitoneum zu den Plicae Douglasii emporhebend, um den Mastdarm an die Vorderfläche des Kreuzbeins, um dort kaudal und kranial ausstrahlend sich zu verankern. Dadurch, daß sie am unteren Teil des Uterus ansetzen, ziehen sie diesen nach hinten, wodurch durch Hebelwirkung der frei in der Bauchhöhle liegende Körper des Uterus normalerweise nach vorn zu liegen kommt (Abb. 1). Keinerlei Bedeutung für die Aufhängung des Uterus im kleinen Becken haben die **Ligamenta rotunda** (Abb. 1), ja nicht einmal die Anteversionslage des Uterus wird durch sie bestimmt, verlaufen sie doch in einem Bogen zur vorderen Beckenwand, so daß sie einen Zug gar nicht ausüben können. Freilich werden diese Bänder durch verschiedene Arten ihrer Kürzung zu antefixierenden Operationen benutzt. Durch diese Eingriffe werden aber durchaus anatomisch nicht korrekte Verhältnisse geschaffen.

Kaum irgendeine Bedeutung für die Aufhängung des Uterus kommt seinem Peritonealüberzug zu. Auch eine Fixation durch die an der Beckenwand fixierten Adnexe kommt nicht in Frage.

Aber auch die als wesentliche Suspensionsapparate anzuerkennenden Ligamenta cardinalia und die Sakrouterinligamente sind sehr dehnbar. Findet der Uterus bei stärkerer Belastung durch den Eingeweideblock keine Unterstützung von unten, dann geben diese Bänder allmählich nach, wodurch es zum Hinabgleiten des Uterus kommt. Die Dehnbarkeit aller am Suspensionsapparat beteiligten Gewebe gestattet es, bei abdominalen Operationen den Uterus in sehr beträchtlicher Weise emporzuziehen, falls sie ihre normale Beschaffenheit haben; ebenso läßt sich infolge dieser Dehnbarkeit bei vaginalen Operationen der Uterus genügend weit herabziehen, so daß in vielen Fällen die Portio vaginalis bis in den Scheideneingang vorgezogen werden kann.

Dadurch wird der Weg von unten her an den Uterus und seine Anhänge nicht zu weit. So lassen sich die Operationen auf vaginalem Wege unter normalen Verhältnissen oft ohne große Schwierigkeiten und stets unter Kontrolle des Auges exakt durchführen. Dazu kommt als ein wesentlicher Faktor, daß die Vagina, die einen queren Spalt darstellt, physiologischerweise sehr dehnbar ist. Dies ist nicht nur der Fall bei Frauen, die schon geboren haben. Namentlich bei genügender Anästhesierung, bei entsprechend tiefer Narkose wie bei einer gelungenen Lumbal- oder Lokalanästhesie, dehnt sich der Scheideneingang und die Scheide normalerweise genügend weit im Laufe der Operation, so daß man in vielen Fällen, wenn man nur im Anfang etwas Geduld hat, auf Erweiterungsschnitte verzichten kann. Die Scheide tritt an der oberen Grenze ihres unteren Drittels durch den Levatorspalt hindurch. Auch die beiden Kulissen des Levators, welche hier gegen die Scheide vorspringen, erschlaffen bei guter Anästhesie und ermöglichen ein bequemes Operieren. Nur in bestimmten Fällen ist es notwendig, den Rand des Introitus vaginae, die Scheidenwand und eventuell auch den Beckenboden zu durchschneiden.

Von Wichtigkeit für die vaginale Operationstechnik und auch für manchen Eingriff von oben her ist das **Verhalten des Bauchfelles** zu den inneren Generationsorganen (Abb. 1). Das Bauchfell schlägt sich in der Mittellinie, von der Hinterwand der Blase kommend, in der Gegend des inneren Muttermundes — also an der Grenze zwischen Korpus und Collum uteri — auf die Vorderwand des Uterus über, geht an seiner Hinterwand bis an den Ansatz des hinteren Scheidengewölbes und liegt dem hinteren Scheidengewölbe unmittelbar an, um sich dann nach hinten auf die Vorderwand des Rektums emporzuschlagen. Seitlich geht die Serosa von der Blase etwas tiefer herab, schlägt sich dann als vorderes Ligamentblatt empor, das vor der Tube durch das Ligamentum rotundum etwas emporgehoben wird, überzieht das Tubenrohr und geht als hinteres Ligamentblatt in die Tiefe der seitlichen Douglastasche.

Wichtig für den Operateur ist, daß man vom hinteren Scheidengewölbe nach Durchtrennung der Scheidenwand direkt in die freie Bauchhöhle gelangen kann, ohne irgendein Organ abpräparieren zu müssen, daß dagegen der Weg vom vorderen Scheidengewölbe in die vordere Douglastasche (Excavatio vesicouterina) ein längerer ist, da in der Strecke zwischen der Umschlagsfalte des Peritoneums und dem Scheidengewölbe die Harnblase mit der Vorderwand des Collum uteri in Verbindung ist (Abb. 1).

Unter **Parametrium** verstehen wir denjenigen Teil des Beckenbindegewebes, welcher seitlich an das Collum uteri herantritt, nach außen zu gegen die Beckenwand kaudalwärts sich rasch verbreiternd, wodurch die Ligamentblätter nach unten zu auseinanderweichen. Das Parametrium aber ist nicht ein besonderer abgegrenzter Anteil des Beckenbindegewebes, sondern geht ohne jede Grenze über in den vorderen Anteil des Beckenbindegewebes, welcher die Blase umspinnt, unter den Sakrouterinligamenten nach hinten in das Paraproktium, retroperitoneal nach aufwärts links in das Zellgewebe des Mesosigma und dorsal entlang den großen Gefäßen in das retroperitoneale Bindegewebe bis an das Nierenlager, endlich entlang den Gefäßen und Nerven durch die verschiedenen Lücken aus dem Becken heraus, so auch durch die Lacuna vasorum gegen die Oberschenkel zu. In dem Beckenbindegewebe treten die Arterien an den Uterus heran, ziehen die Venen und Lymphgefäße von ihm fort. Die erwähnten Verdichtungen des Beckenbindegewebes dienen als Ligamente der lockeren Aufhängung des Uterus.

b) Die Blutgefäße.

1. Die Arterien. Die Hauptgefäße der Genitalorgane der Frau sind die Art. ovarica (interna), fälschlich auch „spermatica" genannt, und die Art. uterina (Abb. 3). Die Art. ovarica stammt aus der Aorta abdominalis, von der sie unterhalb der Nierenarterie abgeht, zieht steil nach unten und etwas außen und gelangt, den Ureter oberhalb seines pelvinen Anteiles schräg kreuzend, in das Ligamentum ovario-pelvicum. An dieser Stelle liegen die Gefäße dem Ureter sehr nahe. Gegen die Mittellinie schräg einbiegend gelangt die Arterie in die Mesosalpinx und gibt von dort aus ihre Äste zur Tube und zum Hilus ovarii ab, um schließlich direkt überzugehen in einen der Endäste der an der Uteruskante emporsteigenden Art. uterina. Die Art. „spermatica" externa ist ein kleines Gefäß, das aus der Art. epigastrica ext. kommt und dem Ligamentum rotundum entlang zum Uterus verläuft.

Die Art. uterina entspringt aus der Art. iliaca interna (hypogastrica) nicht stets an gleicher Stelle. Sie zieht im basalen Anteil des Parametriums über den Ureter hinweg zur Uteruskante, die sie etwa in der Höhe des Isthmus, also an der Grenze zwischen Kollum und Korpus erreicht (Abb. 3 und Abb. 59, 4, 6). Sie teilt sich hier, selten schon im Parametrium, in einen kaudal ziehenden

Ramus cervico-vaginalis, der das Collum uteri und den oberen Anteil der Vagina versorgt, und in den stärkeren Ramus uterinus. Dieser zieht geschlängelt, bei

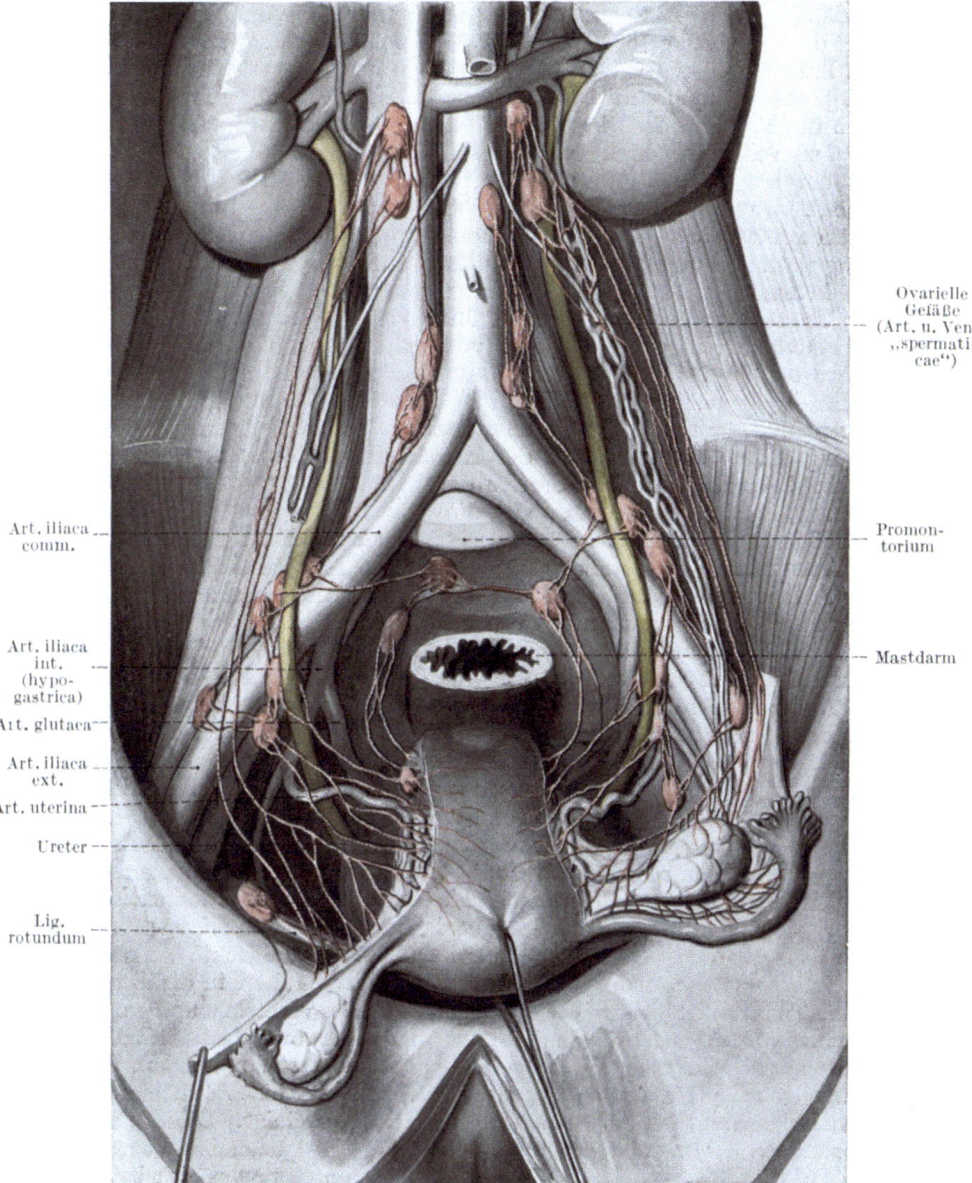

Abb. 3. Die Blut- und Lymphbahnen des weiblichen Genitales. Topographie der Ureteren. (Nach KELLY.)

Pluriparen oft in korkzieherartigen Windungen, dicht an der Uteruskante gegen den Tubenwinkel, zahlreiche Äste in die Wand des Uterus entsendend. Die Art. uterina teilt sich schließlich in mehrere Äste, deren einer in den Fundus uteri eintritt, während die anderen in die Arterien der Mesosalpinx, des

Ligamentum ovarii proprium und des Ligamentum rotundum übergehen, wodurch sich eine ausgiebige Kommunikation des Stromgebietes der Art. uterina mit den Gefäßen der Art. ovarica interna und externa ergibt.

Die **Vagina** wird in ihrem obersten Teil aus dem Ramus cervico-vaginalis der Art. uterina versorgt, der übrige Teil aus Ästen der Art. vaginalis, welche als eine Endverzweigung der Art. hypogastrica aufzufassen ist, nachdem diese die Art. gluteaalis sup. und inf. abgegeben hat. Sie zieht im Beckenbindegewebe oberhalb des Beckenbodens in mehreren Ästen an die seitliche Scheidenwand, diese bis zum Introitus hinab versorgend.

Aus der als Ligamentum umbilicale laterale in leichtem Bogen ventral ziehenden Art. umbilicalis gehen die den Scheitel und Körper der **Harnblase** versorgenden Arteriae vesicales sup. ab, die manchmal auch aus der Art. uterina entspringen. Der Fundus der Blase wird von der direkt aus der Art. hypogastrica kommenden Art. vesicalis inf. versorgt.

Der **Ureter** wird von zahlreichen feinen Arterien versorgt, die aus den Gefäßen stammen, in deren Nähe er vorbeizieht (Art. renalis, Art. ovarica, Art. iliaca communis und interna, Art. uterina, Art. vesicalis inf.). Alle diese Gefäßchen bilden ein Rankenwerk um den Harnleiter, in seiner zarten bindegewebigen Hülle verlaufend und untereinander anastomosierend. Die Blutversorgung des pelvinen Anteiles des Harnleiters wird darum nicht gestört, wenn man bei Freilegung des Ureters die an ihn herantretenden Gefäßchen durchtrennt, insofern man nur darauf achtet, ihn nicht von seiner Adventitia zu entblößen, in welcher die erwähnten Gefäßranken verlaufen (Abb. 60).

Die **Art. pudenda**, die nach dem Abgange der Art. gluteaalis sup. und inf. mit der Art. vaginalis als Endstück der Art. hypogastrica anzusehen ist, tritt durch das Foramen ischiadicum minus in das kleine Becken, das sie durch das Foramen ischiadicum maius verlassen hatte, und kommt so unter den Beckenboden und in die Fossa ischio-rectalis. Sie versorgt (Abb. 2a—e), nachdem sie die Art. haemorrh. inf. abgegeben hat, im Bogen an der Innenseite des aufsteigenden Sitzbeinastes emporziehend, mit einem Ast (Art. perinei) die Haut und die Muskeln des Dammes und teilt sich dann in mehrere Äste, die Art. pudenda ext. inf. und sup. Diese versorgen, sich weiter verästelnd, die Labia maiora und minora, die Bulbi vestibuli und Crura clitoridis.

2. Die **Venen** entsprechen zwar in der Hauptsache dem Verlaufe der Arterien; sie bilden aber vielfach reich entwickelte Geflechte, so den Plexus utero- und vesicovaginalis, die wieder untereinander kommunizieren, und den entlang der Art. ovarica ziehenden Plexus pampiniformis, der sich erst ziemlich weit kranial zu einer Vena ovarica („spermatica") vereint (Abb. 3). Die rechte Vena ovarica mündet in die Vena cava nahe der Vena renalis ein, die linke in die Renalvene selbst. Die das Beckenbindegewebe durchziehenden vesikalen und vaginalen Venen sammeln sich meist in einer an der Beckenwand dorsal-kranial verlaufenden starken Vene, der Vena iliaca media, die manchmal schon vor der Einmündung der Vena iliaca int. (intima) in die Vena iliaca ext. einmündet, manchmal sich mit dieser zur Vena hypogastrica vereinigt. Die Vena iliaca intima sammelt das Blut aus den die Art. uterina begleitenden Venen. Die Venen des kleinen Beckens sind meist dünnwandig und, namentlich bei fetten Frauen, zerreißlich. Sie sind — wie auch die ovariellen Venen — bei Frauen, welche Schwangerschaften durchgemacht haben, weit; in der Schwangerschaft selbst sind sie mächtig erweitert.

Die für die Operationsanatomie wichtigen **Lymphknoten** (Abb. 3). Die Lymphgefäße der **Vulva** und des **unteren Drittels der Vagina** münden in die äußeren inguinalen Lymphdrüsen, von denen die Lymphbahnen zu den inneren inguinalen und hypogastrischen Lymphdrüsen ziehen. Dagegen haben die inguinalen Lymphknoten nichts zu tun mit den inneren Genitalorganen, dem Uterus und den oberen zwei Dritteln der Vagina. Diese sind das Quellgebiet der Lymphknoten, welche an den großen Beckengefäßen liegen. Neben der Art. uterina liegt eine kleine Lymphdrüse, die bei Erkrankungen des Genitales gelegentlich beteiligt ist. Die erste größere Station ist in dem Gefäßwinkel zwischen den äußeren und inneren Iliakalgefäßen gelegen, doch finden sich bei Erkrankungen des Collum uteri häufig auch Lymphknoten im distalen Verlauf der äußeren Iliakalgefäße, dorsal von ihnen, so besonders auch in der Gegend des Nervus obturatorius. Die nächste Station sind die Drüsen entlang der Art. iliaca communis, dann folgen die paraaortalen Lymphknoten. Entlang den Sakrouterinligamenten gehen Lymphbahnen an die vordere Kreuzbeingegend, wo einzelne kleine Lymphknoten liegen. Die Lymphgefäße, welche vom Uterusfundus und den Adnexen kommen, münden, entlang den „spermatikalen" Gefäßen verlaufend, erst hoch oben in die Lymphdrüsen am Nierenhilus.

c) Die Nachbarorgane.

1. Die Harnblase. Die Blase ragt mit ihrem Scheitel in die Peritonealhöhle. Ihre Hinterwand ist im oberen Teil mit Peritoneum bedeckt. Der Blasengrund ist mit der Vorderwand des Collum uteri in Verbindung und seitlich eingehüllt in den vorderen Anteil des parametranen Zellgewebes, das hier als Parazystium in das die Blase umspinnende Gewebe direkt übergeht. Die Gegend des Trigonum liegt bereits der vorderen Scheidenwand an, welche weiter kaudal mit der Urethra in Verbindung steht. Alle diese Organe sind in ihr eigenes viszerales Faszienblatt eingehüllt, die Faszienblätter miteinander durch eine lockere Faserschicht in Verbindung.

2. Die wichtigsten Beziehungen kommen den **Harnleitern** (Abb. 3) zu. Denn diese Organe sind es, welche dem in gynäkologischen Operationen weniger Bewanderten Schwierigkeiten machen können, und deren Nähe zu den Genitalorganen auch dem geübten Operateur gelegentlich Schwierigkeiten bereitet. Verletzungen und unbemerkte Unterbindung eines Ureters können bei ungenügender Kenntnis der topographisch-anatomischen Verhältnisse und bei unvorsichtigem Operieren zustande kommen. Sie führen fast immer zur Bildung von Harnleiterfisteln. Der Ureter liegt am Eingang ins kleine Becken, nahe der Gefäßserosafalte, welche als Ligamentum ovario-pelvicum bezeichnet wird. Höher oben hat er die Gefäße an deren lateraler Seite gekreuzt. In seinem pelvinen Anteil unterscheiden wir die Pars retroarteriosa von der Pars praearteriosa, deren erste bis zur Kreuzungsstelle mit der Art. uterina reicht, die zweite bis zur Einmündung in die Blase. Der Ureter verläuft, ins Becken eingetreten, unter dem Peritoneum der Fossa ovarica, zieht schräg abwärts in die Tiefe des Beckens von der Beckenserosa bedeckt, durch welche hindurch er bei mageren Frauen oft zu sehen ist. Dann biegt er gegen die Kollumkante des Uterus ein und zieht, bald näher, bald etwas weiter von dieser entfernt, unter der Art. uterina hindurch. Der Anfangsteil der Art. uterina flankiert den Ureter. Der Ureter ist hier in ein Venenpaket eingebettet. Die Kreuzung des Harnleiters und der Art. uterina erfolgt gewöhnlich in der Höhe des inneren Muttermundes, wobei die Entfernung des Harnleiters vom Collum uteri sehr wechselt, oft um einen bis mehrere Zentimeter. Distal von der Kreuzung verläuft der Harnleiter durch das venenreiche Zellgewebe des Parametrium, unter dem Boden der Excavatio vesicouterina gegen die Mittellinie strebend. In der Höhe des Os externum uteri tritt er seitlich vorn an die Wand der Scheide heran und erreicht die Harnblase in der Höhe des oberen Drittels der vorderen Scheidenwand.

Der **Gefahrenzonen für den Ureter,** d. h. jene Stellen, an welchen er bei gynäkologischen Operationen verletzt werden kann, gibt es einige. Schon bei der Unterbindung der Gefäße des Ligamentum ovario-pelvicum kann der Ureter bei unvorsichtiger Führung der Unterbindungsnadel gefaßt werden (Abb. 35). Ist das Ovarium in der Fossa ovarica gegen das Peritoneum parietale zu durch Adhäsionen fixiert, dann ist durch die häufig begleitende subseröse Infiltration der hier knapp unter dem Peritoneum liegende Ureter auch daran fixiert und kann hier verletzt werden. Am häufigsten wird der Ureter verletzt bei Unterbindung der Art. uterina, unter der er an der Kreuzungsstelle ganz knapp hinwegzieht. Aber auch in der Pars praearteriosa kann er bei Durchtrennung des venenreichen Zellgewebes lädiert werden. Hier kann er, wenn eine Blutung aus diesen Gefäßen durch Umstechungen gestillt werden muß, wenn man nicht an seine Nähe denkt, unbemerkt mit der Nadel verletzt oder gar mitgefaßt werden. Wird bei der Freilegung der Uteruskante von oben her der Uterus stark kranial gezogen, dann wird der vesikale Anteil des Ureters beträchtlich disloziert und liegt dann an Stellen, wo der Operateur ihn nicht vermutet. Namentlich wenn man den Harnleiter bis über die Uterinakreuzung hinab freigelegt hat, so daß er in diesem Teile hinabsinken kann, wird beim Hochziehen des Uterus und damit des Scheidengewölbes sein vesikales Endstück, das durch das paravaginale Gewebe verhüllt und noch an die Scheide geheftet ist, mit dieser mitgenommen und kann so bajonettartig im Winkel nach vorn innen abgeknickt werden.

Dasselbe gilt für das Herabziehen des Uterus bei den vaginalen Operationen. Zieht man die Portio gegen den Scheideneingang herab, so bleibt die Uretermündung mit dem Trigonum in situ. Der Ureter verschiebt sich dann zwar etwas gegen den Uterus, doch wird er durch das Mitherabziehen der kranial von ihm an die Uteruskante tretenden Art. uterina an der Kreuzungsstelle herabgezogen und bildet dann eine Schlinge nach abwärts. Oberhalb der Kreuzungsstelle liegt dann die Pars retroarteriosa des Ureters der Art. uterina parallel.

Die Topographie des Ureters wird in stets wechselnder Weise gestört durch Geschwülste, welche sich subperitoneal im Beckenbindegewebe ausbreiten, besonders intraligamentär entwickelte Myome und Ovarialtumoren. Der Ureter kann dann oberhalb der Linea terminalis des Beckens verlaufen, kann bajonettartig abgeknickt sein. Man muß bei der Operation solcher Tumoren ständig an den Ureter denken und muß ihn, um seine Verletzung mit Sicherheit verhüten zu können, meist freilegen. Auch durch Infiltrationen des Beckenbindegewebes wird seine Lage zum Uterus und zur Scheide oft ganz wesentlich beeinflußt.

3. Der Mastdarm steht an keiner Stelle mit dem Uterus selbst in Verbindung (Abb. 1). Er tritt erst unterhalb des Scheidengewölbes an die hintere Scheidenwand. Der vordere Anteil des Paraproktiums geht in den seitlichen hinteren Anteil des Parametriums direkt über. Die Ampulla recti liegt der hinteren Scheidenwand an und entfernt sich von ihr erst gegen den Introitus zu. Auch hier stehen die viszeralen Faszienhüllen beider Organe miteinander durch Zellgewebe in Verbindung. Sie bilden das Septum rectovaginale.

2. Allgemeinzustand (Menstruation, Schwangerschaft).

Wie bei allen Operationen, so hat auch bei den gynäkologischen der Operateur sich stets zu fragen, ob ein als notwendig befundener Eingriff mit Rücksicht auf den Allgemeinzustand auch durchgeführt werden kann. Das Alter der Patientin wird den Entschluß zur Operation und die Art des durchzuführenden Eingriffes gerade bei gynäkologischen Operationen nicht unwesentlich beeinflussen. Große Eingriffe werden bei alten Frauen wegen der Gefahr des Eingriffes an sich und der Anästhesierung für den meist nicht mehr intakten Herzmuskel manchmal nicht mehr riskiert werden können. So wird ein Vorfall bei Greisinnen über 70 Jahre wenn irgendmöglich durch Pessare behandelt werden. Doch kann eine weniger eingreifende Operation, wie z. B. die Prolapsoperation nach NEUGEBAUER-LEFORT, in Lokalanästhesie auch bei Frauen von mehr als 70 Jahren gelegentlich noch durchgeführt werden. Schwierige Operationen sind besser zu unterlassen. Für die sehr eingreifende WERTHEIMsche Operation des Kollumkarzinoms sehen wir im allgemeinen mit WERTHEIM als die oberste Altersgrenze 65 Jahre an. Doch soll man sich im allgemeinen bei der Indikationsstellung nicht nur nach der Anzahl der Jahre richten; denn manche Frau ist schon vor dieser Altersgrenze greisenhaft, während manche andere in ihren Organen noch auffallend frisch und rüstig ist. Bei Frauen, welche nahe dem Klimakterium sind, wird man radikale Eingriffe, die den Verlust des Uterus und gar der Ovarien mit sich bringen, eher machen als bei jüngeren Frauen. Je jünger die Frau, desto konservativer wird man bei der Indikationsstellung und Auswahl des Operationsverfahrens sein. Operationen, welche zur Unfruchtbarkeit der Frau führen, werden am besten unterlassen, solange die Frauen noch im gebärfähigen Alter sind und eine Nachkommenschaft von ihnen zu erwarten und erwünscht ist.

Krankheiten des Herzens und des Gefäßsystemes werden ebenfalls mit ausschlaggebend sein bei Beantwortung der Frage, ob ein größerer operativer Eingriff riskiert werden darf. Unter dem Schutze der Lumbalanästhesie oder der Lokalanästhesie können einfachere Eingriffe, wenn sie dringend indiziert sind, auch in schweren Fällen gewagt werden. Die Fettsucht spielt eine besondere Rolle. Bei ihr ist die Beschaffenheit des Herzens meist schlecht, die Operationen im kleinen Becken werden aus technischen Gründen bedeutend schwieriger, die Venen sind meist zerreißlicher und die Beherrschung der Blutung in dem im allgemeinen sehr tief liegenden Operationsgebiet ist schwieriger; so wird man jedesmal die zu erwartenden Schwierigkeiten und die anzunehmende längere Dauer der Operation in solchen Fällen wohl abwägen müssen. Wir werden z. B. bei einer Frau mit einem Karzinom des Gebärmutterhalses, wenn sie sonst gesund und mager ist, die Radikaloperation noch unternehmen, auch wenn das Karzinom auf die Umgebung übergegriffen hat; wir werden aber die Operation ablehnen müssen bei kranken, besonders bei fetten Frauen, auch wenn das Karzinom sonst lokal vielleicht noch operabel wäre.

Wichtig ist bei den gynäkologischen Operationen die **Wahl des Zeitpunktes der Operation.** Hier ist besonders zu achten auf die **Menstruation.** Wird schon bei jeder anderen Operation, die nicht dringlich ist, die Wahl des Operationstages so fallen, daß die Operation im Intervall zwischen zwei Menstruationen ausgeführt wird, so ist dies für die meisten gynäkologischen Operationen selbstverständlich. Denn abgesehen von dem schlechteren Allgemeinzustande während der Menstruation, der Herabsetzung der Bakterizidie des Blutes u. a., wirkt sich die Hyperämie der Beckenorgane, die schon in den letzten Tagen vor Eintritt der Menstruationsblutung sehr beträchtlich ist, störend aus und kann zu unangenehmen Komplikationen führen und den postoperativen Verlauf stören. Dies gilt für alle Arten konservativer Operationen. Nur dort, wo der Uterus mitentfernt werden muß, werden wir in Fällen, in welchen Eile besser als Abwarten ist, gelegentlich auch zur Zeit der Menstruation operieren. Sonst wird man am besten während der Menstruation und schon 3—4 Tage vorher und 2 Tage nach Abschluß der Periode nicht operieren.

Auf die **Schwangerschaft** muß besondere Rücksicht genommen werden, da es einerseits durch den operativen Eingriff leicht zur vorzeitigen Ausstoßung des Eies kommen kann, andererseits bei Schwangerschaft die Hyperämie noch beträchtlich größer ist als bei der Menstruation. Die vaginalen Operationsmethoden fallen schon bei junger Schwangerschaft fort. Es ist bekannt, daß Operationen an der Vulva, der Scheide und der Portio vaginalis häufig Veranlassung zum Abortus geben. Per laparotomiam ausgeführte Operationen werden besser vertragen. Man kann sogar aus der Wand der schwangeren Gebärmutter Myome ausschälen, ohne daß es zur vorzeitigen Wehentätigkeit kommt, wenn man nur bei der Operation die Gewebe zart behandelt.

Außer den seltenen Fällen, in welchen bei Einklemmung des graviden Uterus infolge von Retroversion oder Retroflexion einmal die Laparotomie gemacht werden muß, wird man Lageveränderungen während der Schwangerschaft nicht operativ behandeln.

Die Operation von Ovarialtumoren kann den Verlauf der Schwangerschaft erheblich stören dadurch, daß unbemerkt mit dem Ovarialtumor das Corpus luteum graviditatis mitentfernt wird. Dies hat in den späteren Monaten der Schwangerschaft keine größere Bedeutung, in den ersten 2—3 Monaten aber kommt es nach Entfernung des Corpus luteum fast regelmäßig zur Blutung aus dem Uterus und damit zum Abortus. Denn das Corpus luteum hat in der ersten Zeit eine wichtige protektive Funktion für den Fortgang der Schwangerschaft, da es den Eintritt einer Blutung aus der dezidual umgewandelten Uterusschleimhaut verhütet. Diese Funktion übernimmt später das Ei selbst, nur ausnahmsweise schon in den ersten Wochen. Aus diesem Grunde wird man bei dem Nachweis eines Ovarialtumors, wenn keinerlei Zeichen dafür sprechen, daß es sich um einen malignen Tumor handelt, die Operation des Ovarialtumors lieber auf einen späteren Termin der Schwangerschaft verschieben, wenn möglich nicht vor dem 4. Monat der Schwangerschaft operieren. Ist man gezwungen, bei einer Schwangerschaft zu operieren, dann wird man durch Mittel, welche die glatte Muskulatur ruhig stellen, den vorzeitigen Eintritt von Wehen zu verhindern trachten.

3. Instrumentarium.

Für die **abdominalen Operationen** brauchen wir die dem Chirurgen geläufigen Instrumente. Einige für die gynäkologischen Operationen besonders zweckmäßige Instrumente sollen besonders erwähnt werden.

So verwenden wir zur Abklemmung der Parametrien und des Parakolpiums in der Tiefe des Beckens nicht gerade Klemmen, sondern Klemmen mit gebogenem Maul (WERTHEIMS Parametriumklemmen, Abb. 4). Sie legen sich bei der radikalen Ausschneidung der Parametrien der gekrümmten Beckenwand besser an und erleichtern außerordentlich das Anlegen der Ligaturfäden in der Tiefe des Beckens. Sie sind 25 cm lang und sehr kräftig gebaut. Die Innenseite des Maules ist gerieft. Nahe der Spitze kann, wie bei der SÉGONDschen Klemme, ein stumpfer Sporn angebracht sein, der ein Herausgleiten des gefaßten Gewebes sicher verhütet.

Die Vorteile der krummen Klemme nützen wir auch bei weniger tiefer Arbeit aus. Für diese Zwecke sind Klemmen von weniger massivem Bau, von einer Länge von 22 cm, ausreichend.

Lange gerade Klemmen nach COLLIN ohne Kralle oder mit dem SÉGONDschen Sporn benutzen wir zum Fassen einzelner Gefäße. Für ihre Verwendung in der Tiefe des Beckens müssen sie eine Länge von 24 cm haben. Leichtere, 18 cm lange Klemmen, die wir als „mittlere" Klemmen bezeichnen, brauchen wir zum Fassen nicht zu tief liegender Gefäße und zum Fassen zarteren Gewebes. Die kurzen, 14 cm langen feinen Klemmen ohne Sporn, „Klemmchen" benannt, verwenden wir bei der oberflächlichen Blutstillung und dort, wo wir ein Abreißen feiner Gefäße, wie in der Mesosalpinx, vermeiden wollen. Bei der Absetzung der Adnexe und Ligamenta rotunda legen wir sie, um eine retrograde Blutung zu vermeiden, uteruswärts an. Durch ihre Kürze stören sie am wenigsten, wenn der Uterus hin- und herbewegt wird.

Lange Klemmen (25 cm lang) mit Krallen brauchen wir als „Scheidenfaßzangen" zum Fassen des durchschnittenen Scheidenrohres. Mit ihnen — eventuell

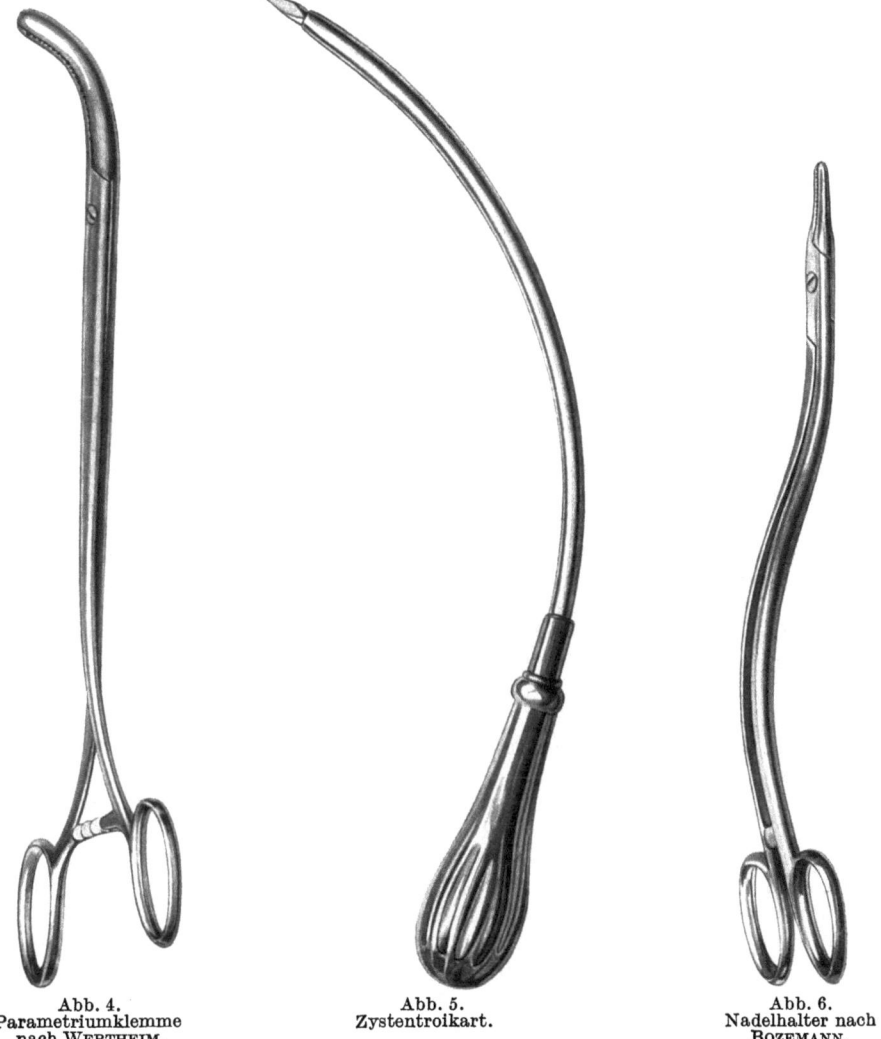

Abb. 4.
Parametriumklemme
nach WERTHEIM.

Abb. 5.
Zystentroikart.

Abb. 6.
Nadelhalter nach
BOZEMANN.

in breiterer Ausführung — fassen wir auch den Balg einer durch Punktion entleerten Eierstockszyste, um ihn aus der Bauchhöhle durch den verhältnismäßig kleinen Schnitt herauszuziehen.

Zur Punktion und Entleerung der Zysten verwenden wir einen langen gebogenen Troikart (Abb. 5) oder einen kurzen, im rechten Winkel abgebogenen sehr weitkalibrigen Troikart (Abb. 67, S. 258) ohne Mandrin, der mit einem langen Gummischlauch armiert ist, um den Inhalt großer Ovarialzysten in einen Eimer abfließen lassen zu können.

Zum Fassen des Uterus wird, wenn er erhalten werden soll, eine MARTINsche Kugelzange verwendet. Soll er entfernt werden, dann kann sein Fundus mit der kräftigen, ihn fester haltenden MUSEUxschen Doppelhakenzange gefaßt werden.

Die Pinzetten, anatomische und chirurgische, müssen lang genug sein, um in der Tiefe das Gewebe bequem fassen zu können, ohne daß die das Instrument haltende Hand den Einblick in die Tiefe behindert. Sie sind 21 cm lang. Bei Operation sehr fetter Frauen, bei denen das Arbeitsfeld unerquicklich tief liegt, verwenden wir 25 cm lange Pinzetten.

Als Nadelhalter verwendet man bei den gynäkologischen Operationen am besten den von BOZEMANN angegebenen (Abb. 6). Durch die geschickte Abbiegung seines Griffes stört er am wenigsten den Einblick in die Tiefe. Er ist zart und schmal und nimmt so wenig Raum weg. Seine Länge ist 19 cm. Bei dicken Frauen brauchen wir gelegentlich einen längeren von 22 cm.

Für feine Nähte mehr an der Oberfläche wird ein leichter offener Nadelhalter verwendet.

Gerade Scheren brauchen wir fast gar nicht. Die sanft gebogenen Scheren sind für die Präparation besser geeignet. An leicht zugänglichen Stellen arbeiten wir mit der 14 cm langen „kurzen" COOPERschen Schere mit stumpfen Branchen. Zum Arbeiten in größerer Tiefe ist die zarte, schlanke, 18 cm lange „Präparierschere" (s. Abb. 57, S. 242) ausgezeichnet. Ein besonders langes Exemplar (22 cm) brauchen wir dort, wo wir die ganz langen Pinzetten nötig haben. Zur Durchtrennung der Scheide und Parametrien, die oft schwielig verdickt sind, müssen wir eine massive gebogene Schere haben, die 22 cm lang ist. Auch sie hat stumpfe Branchen. Sie führt den Namen „Parametriumschere".

Als Unterbindungsinstrument verwenden wir eine wenig gekrümmte, schlank zulaufende DÉSCHAMPsche Nadel von 24 cm Länge.

Die bei der Uteruskarzinomoperation nach WERTHEIM gebrauchte, von diesem angegebene große Winkelklemme zum Verschließen des Vaginalrohres vor seiner Durchtrennung ist S. 249 dargestellt.

Ein für gynäkologische Operationen zweckmäßiges Rahmenspatel nach G. SCHUBERT für die Bauchwunde ist S. 191 abgebildet.

Für die **vaginalen Operationen** sind Scheidenspatel verschiedener Form, Länge und Breite notwendig.

Zum Entfalten der Scheide verwendet man „hintere Rinnen" nach SIMS (Abb. 7) und flache „vordere Blätter" nach BREISKY (Abb. 9), die beide in verschiedenen Größen bereitgehalten werden müssen. Namentlich von den vorderen Blättern müssen für den Gebrauch während der Operation verschiedene Ausführungen (schmal, breit, kurz, lang) zur Hand sein.

Während der Operation wird die „hintere Rinne", weil sie das hintere Scheidengewölbe zu weit nach aufwärts drängt und dadurch das Herabziehen der Portio verhindert, besser durch das kürzere, dazu die Analöffnung abdeckende MARTINsche Spatel ersetzt (Abb. 20 u. 21). Dort wo Mangel an Assistenten ist, wird ein selbsthaltendes hinteres Spatel verwendet. Am besten hat sich das von SCHERBAK angegebene Modell mit Gewichtszug bewährt (Abb. 8). Es ist besser als die starr fixierten und fixierenden Scheidenspateln, welch letztere höchstens bei kleinen Eingriffen verwendet werden, da sie die bei vaginalen Operationen sehr wesentlichen Bewegungen an den Organen behindern. Der Griff des SCHERBAKschen Spatels hat eine so glückliche Verlegung des Schwerpunktes, daß es, auch wenn die Patientin sich etwas bewegt, nicht aus der Scheide herausfällt. An dem Griff lassen sich sowohl SIMssche Rinnen wie MARTINsche Blätter verschiedener Länge und Breite anbringen.

Es ist nicht zweckmäßig, allzu breite Spekula zu verwenden. Dadurch wird der Ring der Vulva wie die Scheide allzu starr gespannt, was bei der Operation hinderlich ist. Der Zugang zum inneren Genitale wird dadurch nicht erleichtert, sondern erschwert. Während der Operation nimmt die Erschlaffung des Dammes, der Levatoren und die Dehnsamkeit der Scheide allmählich zu. Daher begnüge man sich anfangs mit etwas schmäleren Blättern und wende erst später, wenn es dann überhaupt noch notwendig ist, breitere an. Wer anfangs Geduld hat, braucht auch für die typischen vaginalen Operationen am inneren Genitale keinen Scheiden-

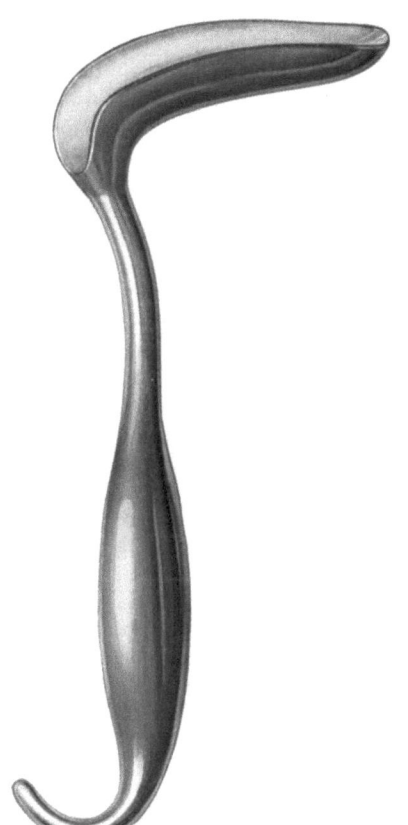
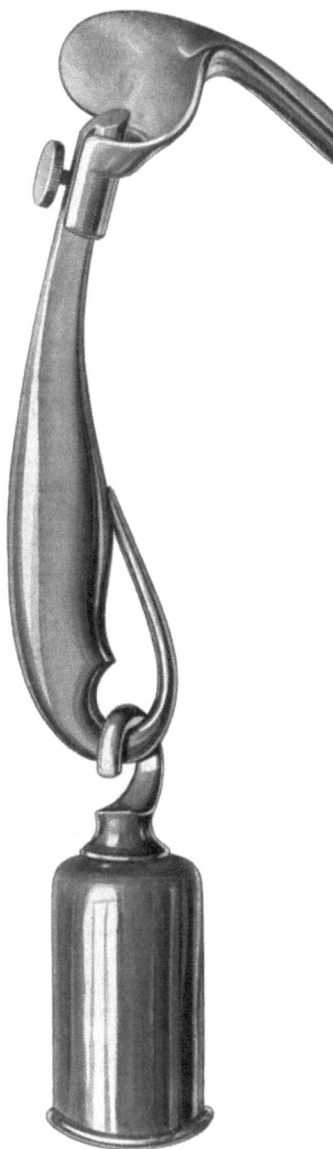

Abb. 7. Hinteres Scheidenspaltel nach SIMS.

Abb. 8. Selbsthaltendes hinteres Operationsscheidenspatel nach SCHERBAK. Der Griff ist noch nicht ganz in das MARTINsche Blatt hineingesteckt.

dammschnitt. Der Nichtgynäkologe wählt bei Virgines wie bei Nulliparen mit engem Introitus und enger Vagina zu den Eingriffen am inneren Genitale doch wohl lieber den abdominalen Weg.

Kugelzangen müssen in genügender Zahl bereit liegen. Mit ihnen bewegen wir den Uterus hin und her. Ein geschicktes Bewegen des Uterus, ein beständiges

Wechseln der Scheidenspekula sind das Um und Auf bei der Ausführung der Operationen durch die Scheide, sollen diese, wie es unerläßlich ist, stets unter exakter Kontrolle des Auges durchgeführt werden.

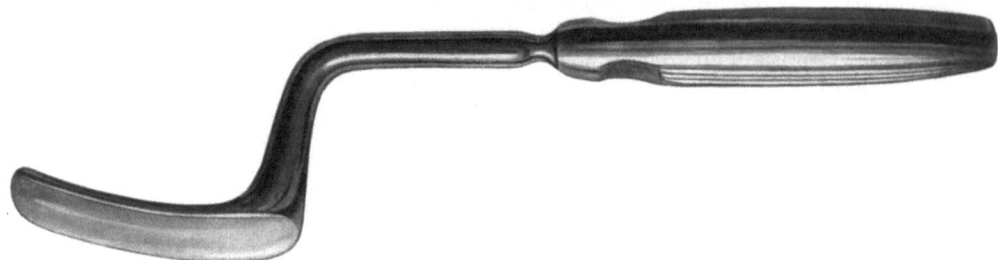

Abb. 9. Vorderes Scheidenspatel nach BREISKY.

Bei den Operationen am Damm und an der deszendierten Scheide kommen wir mit den kleinen „Klemmchen" aus. Neben den glattmauligen Gefäßklemmen brauchen wir aber auch gezahnte „Krallenklemmchen" zum Halten der Scheidenwundränder. Sie sind ebensolang wie die „Klemmchen". Zur präventiven Blutstillung bei Operationen am inneren Genitale werden „mittellange Klemmen" benötigt. Auch hier bieten gekrümmte Klemmen besondere Vorteile. Sie müssen aber viel zarter und kürzer sein als die bei den abdominalen Operationen verwendeten. Ausgezeichnet sind die nach dem Modell der WERTHEIMschen Parametrienklemmen von WEIBEL angegebenen Klemmen (Abb. 10). Sie sind 18 cm lang, leicht gebaut und werden mit glattem Maul oder auch mit dem SÉGONDschen Sporn versehen verwendet.

Zum Durchtrennen des in der krummen Klemme gefaßten Gewebes kann eine die gleiche Krümmung aufweisende, also stark gekrümmte Schere verwendet werden, die aber sehr empfindlich ist. Sonst verwenden wir die auch bei den abdominalen Operationen gebrauchte kleine COOPERsche Schere und die schlanke leicht gekrümmte längere „Präparierschere". Bei ihrer Verwendung ist die Hand genügend weit entfernt vom Operationsgebiet und benimmt so nicht den Blick. Aus dem gleichen Grunde benutzt man am besten lange Pinzetten und mit besonderem Nutzen den geschweiften BOZEMANNschen Nadelhalter.

Eine kürzere sehr kräftige Schere braucht man zum Durchschneiden der Parametrien.

Um den Uteruskörper anzuhaken und vorzuziehen, verwendet man, wenn er entfernt werden soll, Kugelzangen. Diese verwunden ihn aber nicht unbedenklich. Darum fassen wir den Uteruskörper, wenn er nur vorübergehend in oder vor die Vaginalwunde geholt werden soll, besser mit den sehr feinen „Kletterhäkchen" (Abb. 11). Sie haben einen leichten Griff, sind 21 cm lang. Die Biegung des scharfen Häkchens selbst muß sanft sein. Sie darf nicht einen Halbkreis darstellen, sondern höchstens einen Drittelkreis, da sonst wegen der geringen Exkursionen, die man dem Instrument geben kann, die Spitze am Uterus entlang gleiten würde. Der Zug an dem Häkchen muß zart und gleichmäßig sein. Unter Verwendung von zwei solchen Häkchen klettert man an

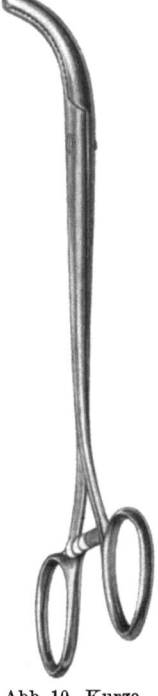

Abb. 10. Kurze krumme Klemme nach WEIBEL.

der Uteruswand, eines immer oberhalb des anderen einsetzend und so den Uterus rotierend, bis an den Fundus oder zur Tubenecke.

Zur präventiven Unterbindung der Gefäße verwenden wir die DÉSCHAMPsche Nadel. Hat man größere Gewebspartien (Sakrouterinligamente, Parametrien) mit der Unterbindungsnadel unterfahren, dann ist das Vorziehen des Fadens oft nicht leicht, weil die Nadel bei der vaginalen Operation keine sehr große

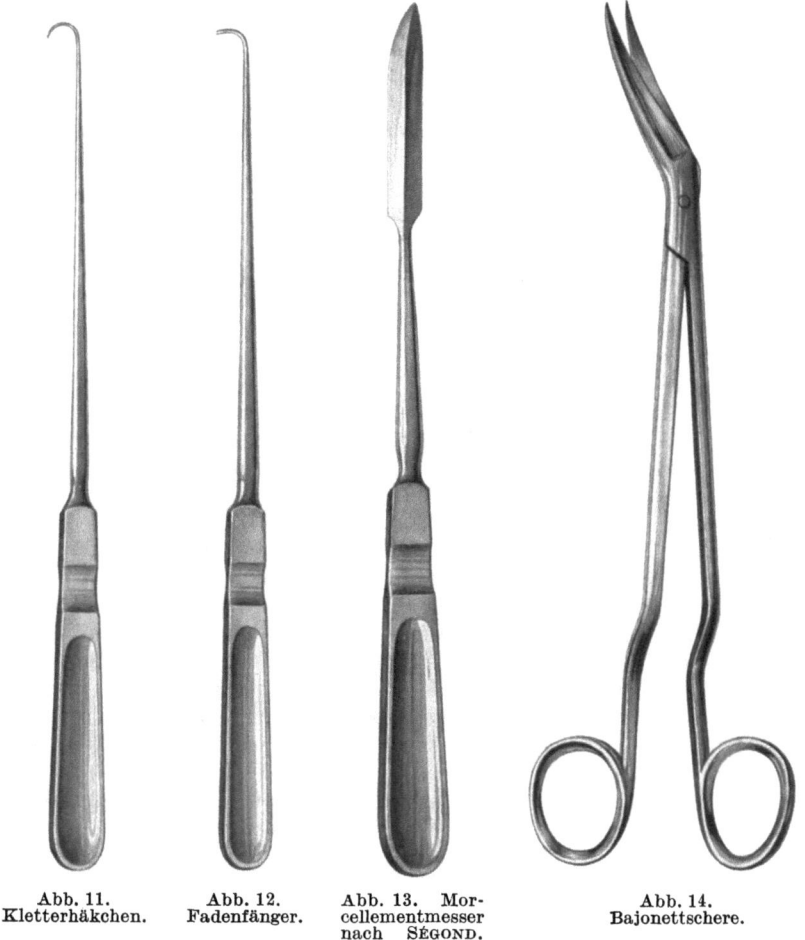

Abb. 11. Kletterhäkchen.   Abb. 12. Fadenfänger.   Abb. 13. Morcellementmesser nach SÉGOND.   Abb. 14. Bajonettschere.

Bewegungsfreiheit hat. Am besten wird er mit dem „Fadenfänger", einem langen Instrument mit rechtwinklig abgebogenen aber nicht gekrümmten stumpfen Haken (Abb. 12) vom Öhr der DÉSCHAMPschen Nadel abgenommen und vorgezogen.

Ist der Uteruskörper zu groß, um unzerkleinert durch die Scheidenwunde vorgeholt werden zu können, dann muß er vorher durch Ausschneidung eines oder mehrerer Stücke aus seiner Muskelwand verkleinert werden. Dazu eignet sich am besten das SÉGONDsche Messer (Abb. 13).

Einige Schwierigkeiten macht mitunter das Entfernen von Nähten aus der Tiefe der Scheide längere Zeit nach der Operation. Nach Entfaltung der Scheide mit Spekulis werden die Nähte, um die sich oft Granulationen gebildet haben, mit langer anatomischer Pinzette gefaßt und mit einer besonders konstruierten

Bajonettschere (Abb. 14), die den Einblick vollkommen freigibt, durchschnitten. Bei langer enger Vagina gibt es auch da noch Schwierigkeiten, weil die die Pinzette haltende Hand noch „im Licht" ist. Dann faßt man zunächst das freie Fadenende mit einer langen schlanken Gefäßklemme. Die Finger, die nun am Griff der Klemme ziehen, behindern dann nicht mehr den Blick in die Tiefe des Scheidenendes.

4. Anästhesierungsverfahren in der Gynäkologie.

Neben den gebräuchlichen Allgemeinnarkosen — Äther, Avertin usw. — kommt bei abdominalen gynäkologischen Operationen die Lumbalanästhesie bevorzugt zur Anwendung. Diese Operationen stellen geradezu das ideale Anwendungsgebiet für die Lumbalanästhesie dar. Die Entspannung der Bauchdecken, die Zusammenziehung des Dünndarmes gestattet eine gute Zugänglichkeit zur Tiefe des kleinen Beckens. Die Unannehmlichkeiten der Lumbalanästhesie — gelegentliches Erbrechen und Pressen — lassen sich durch Darreichung von Atropin u. dgl. leicht fernhalten oder doch meistens auf ein wenig störendes Maß zurückbringen. Unangenehm wirkt gelegentlich die Erweiterung der Gefäße des kleinen Beckens, welche durch die auf dem Wege der Rami communicantes vor sich gehende Lähmung der Nervi splanchnici bei gelungener Lumbalanästhesie notgedrungen zustande kommt. Diese Gefäßerweiterung kann gefährlich werden, wenn sie bei Lumbalanästhesie bei Hochschwangeren mit der gewaltigen Schwangerschaftserweiterung der Beckenvenen zusammentrifft. Von den Todesfällen, die die Gynäkologen bei Lumbalanästhesie erleben, entfallen die meisten auf hochschwangere Frauen. Aus diesem Grunde wenden wir die Lumbalanästhesie bei Operationen am Ende der Schwangerschaft, dem Kaiserschnitt und anderen, nicht an. Wir können auf sie verzichten, da die Narkose von schwangeren Frauen besonders gut vertragen wird und bei Gegenindikation gegen eine Allgemeinnarkose die meisten Operationen, besonders die Schnittentbindung, in Lokalanästhesie durchgeführt werden können.

Die Vermehrung der Peristaltik durch die Lumbalanästhesie macht es notwendig, vor der Operation Opium oder dergleichen zu geben, um den Darm ruhigzustellen, da sonst während der Operation Stuhlentleerungen erfolgen können, wodurch namentlich bei vaginalen Operationen die Aseptik in der gefährlichsten Weise gestört wird.

Bei den vaginalen Operationen hat die Lumbalanästhesie einen kleinen Nachteil. Während die Anästhesie bei den oberflächlichen vaginalen Operationen meistens vollkommen ist, ist sie bei der vaginalen Entfernung des Uterus und besonders seiner Adnexe oft nicht ausreichend. Um an die Adnexe oder gar an die ovariellen Gefäße heranzukommen, müssen wir einen stärkeren Zug am Uterus und den Adnexen anwenden. Dieser Zug setzt sich auf Partien des Peritoneum parietale fort, welche oberhalb der Anästhesierungsgrenze liegen, so daß beim Vorziehen des Fundus uteri und beim Herabholen der Adnexe bei sonst ausgezeichneter Lumbalanästhesie Schmerzen ausgelöst werden, welche vorübergehende Darreichung von Äther notwendig machen können. Da wir bei vaginalen Operationen aber selten eine sehr tiefe Narkose brauchen, weil ja hier ein Zurückweichen der Darmschlingen vom Operationsgebiet nicht gefordert wird, ist die Lumbalanästhesie bei diesen Operationen meist durch die Inhalationsnarkose zu ersetzen, wie wir auch bei abdominalen Operationen die Lumbalanästhesie zweckmäßig besonders dann anwenden, wenn in der Tiefe des kleinen Beckens präpariert werden muß. Für solche Präparationen wäre eine besonders tiefe und damit schon nicht mehr ungefährliche Narkose notwendig. Die Lumbalanästhesie tritt also mit der Inhalationsnarkose besonders dann in Konkurrenz, wenn eine besonders tiefe Narkose für die klare Durchführung der Operation notwendig ist. Die Technik der Lumbalanästhesie ist im I. Bande dieses Lehrbuches, S. 202 genau geschildert.

Manche Operateure bevorzugen die Sakralanästhesie, die geringere Gefahren als die Lumbalanästhesie bietet und für vaginale Operationen oft vollkommen ausreicht. Über die Technik dieser Anästhesie s. Band I, S. 210.

Die Lokalanästhesie ist bei einer Reihe von Operationen zweckmäßig. Bei den plastischen vaginalen Operationen ist sie oft störend, weil durch die Infiltration des Gewebes die Grenzen so verschoben werden können, daß die für Plastiken besonders genaue Schnittführung dadurch gestört wird. Sollen größere Eingriffe von der Scheide her in Lokalanästhesie ausgeführt werden, dann wird zuerst die Dammhaut infiltriert, dann von dem seitlichen Scheidengewölbe mit längerer feiner Hohlnadel das Parametrium beiderseits infiltriert, und schließlich rechts und links vom hinteren Scheidengewölbe die Pars posterior des Parametriums, also die Gegend der Sakrouterinligamente, und dann die Douglasserosa.

Vielfach findet auch die Pudendusanästhesie Anwendung. Um den Nervus pudendus entsprechend zu anästhesieren, muß eine lange Hohlnadel von 12—15 cm Länge verwendet werden. 1—1$^1/_2$ Finger breit innen vom Tuber ossis ischii wird die Nadel in der Richtung auf die Spina ossis ischii, die der in die Scheide eingeführte Finger stets leicht als scharfe Knochenzacke tastet, eingestochen. Man schiebt dann die Nadelspitze noch 1—2 cm weiter vor und kommt so in die Gegend des Nervus pudendus. Nun werden 10—15 ccm der anästhesierenden Lösung deponiert. Wenn man genügend lange auf die Wirkung der Anästhesierung wartet, ist die Schmerzlosigkeit für Operationen am unteren Teile des Genitales meist genügend. Die parasakrale Unterbrechung der Nerven nach BRAUN ist in Band I, S. 189 beschrieben.

Die Durchführung großer gynäkologischer Operationen per laparotomiam in Lokalanästhesie mit Infiltration des Nervus hypogastricus im Ligamentum sacrouterinum und im Parametrium sowie des Nervus spermaticus im Ligamentum ovarii pelvicum, welche von der Laparotomiewunde aus vorgenommen wird (FRIGYESI), bietet gegenüber der Lumbalanästhesie wegen ihrer etwas komplizierteren Technik keine wesentlichen Vorteile.

5. Die Lagerung der Patientin.

Für abdominale gynäkologische Operationen, bei welchen während des Eingriffes gelegentlich die Scheide auch von der Vulva her zugängig sein muß, ist die Patientin auf dem Operationstisch so zu lagern, daß das Gesäß am unteren Rande des Tisches sich befindet und die Beine in Beinhalter gelagert werden. Am besten werden sie ganz wenig im Hüftgelenk gebeugt und leicht gespreizt, so daß der zweite Assistent zwischen den Oberschenkeln der Operierten stehen kann. Der Operateur steht, wenn er Rechtshänder ist, am besten an der linken Seite der Patientin, weil er so am besten in der Tiefe des kleinen Beckens mit der rechten Hand arbeiten kann.

Bei den vaginalen Operationen liegt die Patientin am besten in Steinschnittlage, das Gesäß gerade am Tischrande. Ragt es zu weit über den Rand hinaus, so entsteht eine unnötige Spannung der Dammgegend, welche namentlich bei plastischen Operationen sehr störend sein kann. Ist dagegen das Gesäß nicht tief genug über dem Rande des Operationstisches, dann lassen sich die Spatel, welche die hintere Scheidenwand herabhalten sollen, nicht gut einsetzen und halten. Durch Schulterstützen wird dafür gesorgt, daß die Patientin während der Operation ihre Lage nicht verändert. Die Beine der Operierten werden dadurch gehalten, daß die Füße in den aufgestellten Beinhaltern fixiert werden. Nicht die Knie sollen in ihnen liegen, da sonst die Füße die beiden rechts und links stehenden Assistenten zu sehr behindern; die Knie müssen vielmehr möglichst weit kranial emporgeschlagen werden. Für die Assistierenden am besten und durchaus nicht unbequem ist es, wenn von der Benutzung von Beinhaltern überhaupt Abstand genommen wird und die Beine gespreizt auf die Rücken der beiden Assistierenden gelegt werden; nur dürfen die Assistierenden nicht zu weit nach rückwärts treten, weil sonst wieder eine zu starke Spannung der Dammgegend zustande kommt.

6. Vorbereitung zur vaginalen Operation.

Die Schamhaare werden am besten am Abend vor dem Operationstage mit dem Rasierapparat sorgfältig entfernt. Für kleinere vaginale Eingriffe (Ausschabungen der Gebärmutter, Entfernung von Polypen u. dgl.) genügt es, die Labien und die Haut vor der Symphyse zu rasieren; die Haare am Mons veneris können stehenbleiben. Für alle größeren Eingriffe aber ist auch dieser zu rasieren. Nach Entleerung des Darmes durch Klistier badet die Patientin. Am Tage der Operation darf kein Einlauf gemacht werden, da sonst während des Eingriffes noch eine Entleerung von Kot erfolgen könnte, wodurch die Aseptik nicht nur gestört, sondern zerstört würde.

Einlegen von Gazestreifen mit desinfizierender Lösung für die Nacht vor der Operation ist nicht gestattet, da die Scheidenschleimhaut dadurch geschädigt wird.

Die Desinfektion hat unmittelbar vor der Operation zu erfolgen, am besten nach Einleitung der Narkose oder nach Durchführung der Lumbal- oder Lokalanästhesie. Nach Entleerung der Harnblase wird die Scheide mit einer nichtätzenden Desinfektionslösung gereinigt. Die Ausspülung mit einem Mutterrohr genügt nicht. Es ist besser, ein vorderes Scheidenspatel einzusetzen und die Scheide mit der Desinfektionslösung berieseln zu lassen und mit Stieltupfern die Portio vaginalis und die Scheidenwände unter sanftem Scheuern zu reinigen. Das die Scheide entfaltende Spatel muß beständig seinen Platz wechseln, damit kein Teil der Scheidenwand ungereinigt bleibt. Die Desinfektionslösung wird mit trockenen Stieltupfern sorgfältig entfernt. Die zur Desinfektion verwendeten Instrumente werden für die Operation nicht gebraucht. Die Desinfektion des äußeren Genitales, des Dammes und Hinterdammes, der Haut des Unterbauches und der Innenseite der Oberschenkel erfolgt am besten nach der Desinfektion der Vagina. Wir verwenden zur Hautdesinfektion das völlig reizlose Dijozol. Da es farblos ist, kann leicht eine Hautstelle unbestrichen bleiben. Wir lassen darum dem Dijozol einen Farbstoff (Methylenblau oder dgl.) zusetzen. Ist die Patientin zu einem kleinen, ohne Anästhesierung auszuführenden Eingriff erst unmittelbar zuvor rasiert worden, so verursacht auch das Dijozol ein leichtes Brennen in der eben rasierten Haut, freilich bei weitem nicht so wie die Jodtinktur.

7. Die Zugänglichmachung der weiblichen Generationsorgane.

a) Der abdominale Weg.

Die gebräuchlichen Schnitte sind der Längsschnitt in der Mittellinie und der Faszienquerschnitt oberhalb der Symphyse (PFANNENSTIEL).

1. Der Längsschnitt hat den Vorteil, die geringsten Gewebswunden zu setzen und jederzeit leicht verlängert werden zu können. Er gestattet viel rascher als der kompliziertere Querschnitt die Bauchhöhle zu eröffnen. Bei sehr großen Tumoren kommt er fast stets allein in Frage. So sollte er auch bei großen Ovarialzysten dann Anwendung finden, wenn es vorher nicht feststeht, ob eine Verkleinerung des Tumors durch Punktion zulässig und möglich ist, und wenn innige Verwachsungen zwischen seiner Oberfläche und dem Bauchfell oder Organen der oberen Bauchhöhle anzunehmen sind. Hat man in der Tiefe des Beckens zu präparieren, dann soll der Schnitt durch die Haut und durch

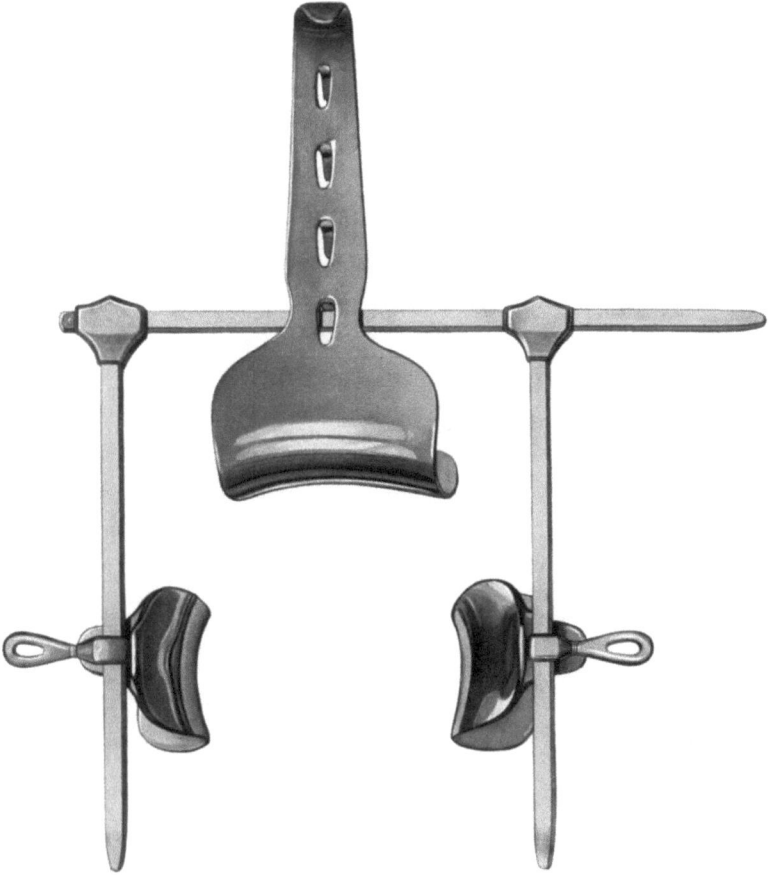

Abb. 15. Bauchdeckenhalter nach G. SCHUBERT (s. das Instrument in situ Abb. 33).

die Faszie bis ganz nahe an die Symphyse geführt werden. Jeder Zentimeter mehr symphysenwärts gibt besseren Einblick und bessere Zugänglichkeit in die Tiefe. Das Peritoneum wird möglichst weit von der Symphyse eröffnet. Große im Becken fixierte Genitaltumoren sind nicht selten subperitoneal entwickelt. Sie können die Harnblase hoch emporrängen, die dann handbreit und mehr der vorderen Bauchwand präperitoneal anliegt. Ein zu nahe symphysenwärts geführter Schnitt, der das Peritoneum durchtrennen soll, kann in solchem Falle versehentlich die Harnblase treffen.

Zum Spreizen der Bauchdecken verwendet man die in der Chirurgie üblichen Bauchdeckenhalter. Ein selbsthaltendes Rahmenspatel macht zwei Assistentenhände frei. Das Rahmenspatel von C. FRANZ oder das von G. SCHUBERT (Abb. 15) ist vorzüglich. Die an ihm zu befestigenden Bauchwandhalter sind

192 Die Zugänglichmachung der weiblichen Generationsorgane.

auswechselbar und je nach Dicke der Bauchdecken in verschiedener Größe und Breite vorhanden.

2. Der Faszienquerschnitt nach Pfannenstiel (Abb. 16—18). Er wird nicht nur wegen der bei Frauen nicht unwichtigen Kosmetik ausgeführt, welchem Zwecke der verlassene Küstnersche Hautquerschnitt auch diente, sondern außerdem zur Verhütung postoperativer Bauchbrüche. Die Haut wird womöglich

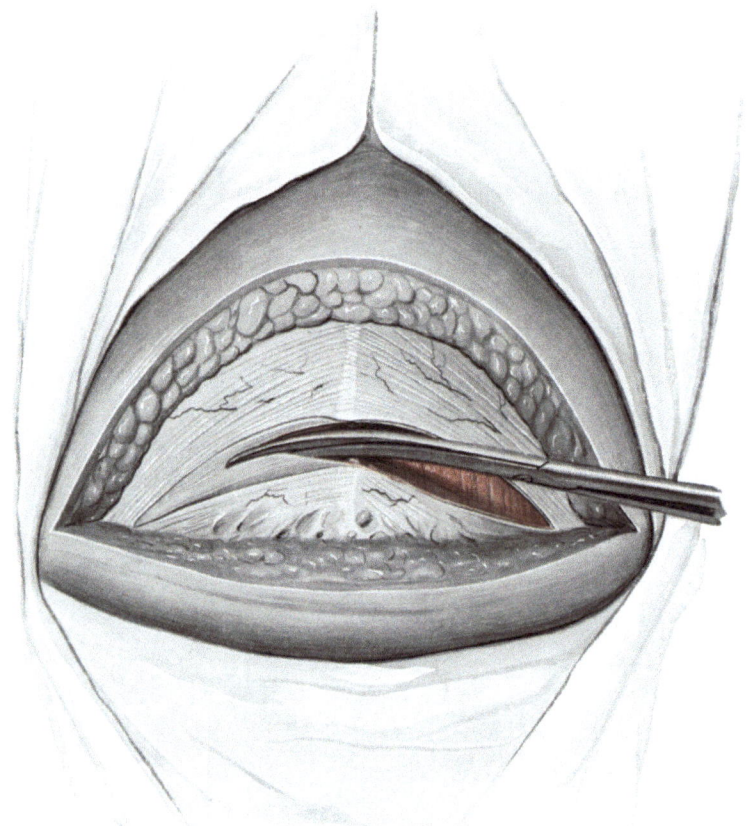

Abb. 16. Faszienquerschnitt nach Pfannenstiel. Haut- und Unterhautgewebe nahe der Symphyse durchtrennt. Die Faszie mehrere Zentimeter weiter kranialwärts quer eingeschnitten. Mit der Präparierschere wird der Faszienschnitt nach beiden Seiten verlängert.

in der feinen queren Falte oberhalb des Mons veneris in sanftem Bogen durchschnitten. Je näher der Symphyse, je mehr im Gebiet der Pubis crinosa, desto besser der kosmetische Effekt. Die Faszie aber soll nicht so nahe der Symphyse durchschnitten werden. Ein weiter von der Symphyse entfernt geführter Querschnitt durch die Faszie vermehrt die Dehnbarkeit der gesetzten Wunde und damit die Zugänglichkeit des Operationsgebietes. Darum durchschneidet man das Unterhautfettgewebe schräg nach aufwärts oder präpariert es bei mageren Frauen nabelwärts etwas von der Faszie ab und legt den Faszienschnitt parallel dem Hautschnitt, aber 3—4 cm höher (Abb. 16). Dann wird symphysenwärts wie nabelwärts die Faszie von der Muskulatur abgelöst. In der Linea alba muß das scharf geschehen (Abb. 17), seitlich kann mit der geschlossenen Schere die Faszie von den Rekti abgedrängt werden, wobei sich anspannende Gefäße in den lateralen Abschnitten geschont, die näher der Mittellinie gelegenen unterbunden und durchtrennt werden. Entsprechend dem voraussichtlich benötigten Raum wird der Querschnitt genügend lang und die Ablösung der Faszie weit genug nabelwärts ausgeführt. Die Faszienlappen werden mit scharfen Rechenhaken abgehalten, so daß nun in der freigelegten

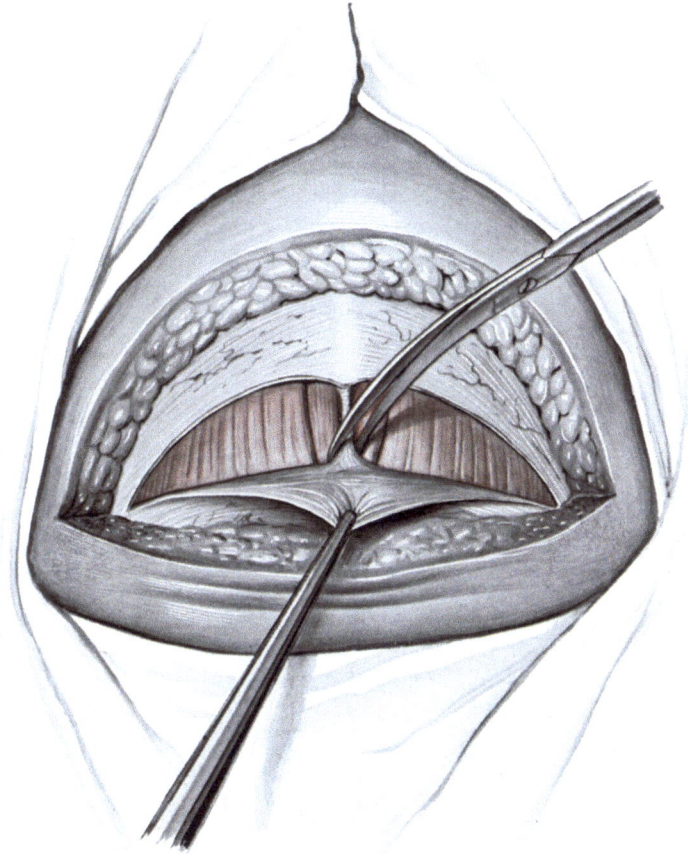

Abb. 17. Faszienquerschnitt. Abpräparieren der Faszie von den M. recti. Scharfe Durchtrennung in der Linea alba.

Partie durch Trennung der beiden M. recti voneinander und Schnitt durch das Peritoneum die Bauchhöhle längs eröffnet werden kann (Abb. 18).

Den erwähnten Vorteilen des Querschnittes stehen zwei Nachteile entgegen. Der Schnitt läßt sich nicht wie der Längsschnitt beliebig verlängern. Durch die Ablösung der Faszie von den M. recti wird ein großer Wundspalt gebildet. Die Möglichkeit einer Infektion der Wunde ist größer als bei dem einfacheren Längsschnitt und die Entwicklung eines Exsudates unter der Faszie unangenehm. Darum ziehen wir den Längsschnitt dem Faszienquerschnitt vor, wenn es sich um nicht sicher aseptische Eingriffe handelt, also besonders bei der Operation der entzündeten oder vereiterten Gebärmutteranhänge.

194 Die Zugänglichmachung der weiblichen Generationsorgane.

Den Verschluß der Bauchwunde macht jeder Operateur je nach seiner Gewohnheit in Schichten oder mit durchgreifenden Nähten. Bei dem Faszienquerschnitt, namentlich dem von uns bevorzugten, kommen 1—2 Nahtreihen auf den Längsschnitt der tiefen Schichten und zwei quere auf Faszie und Haut.

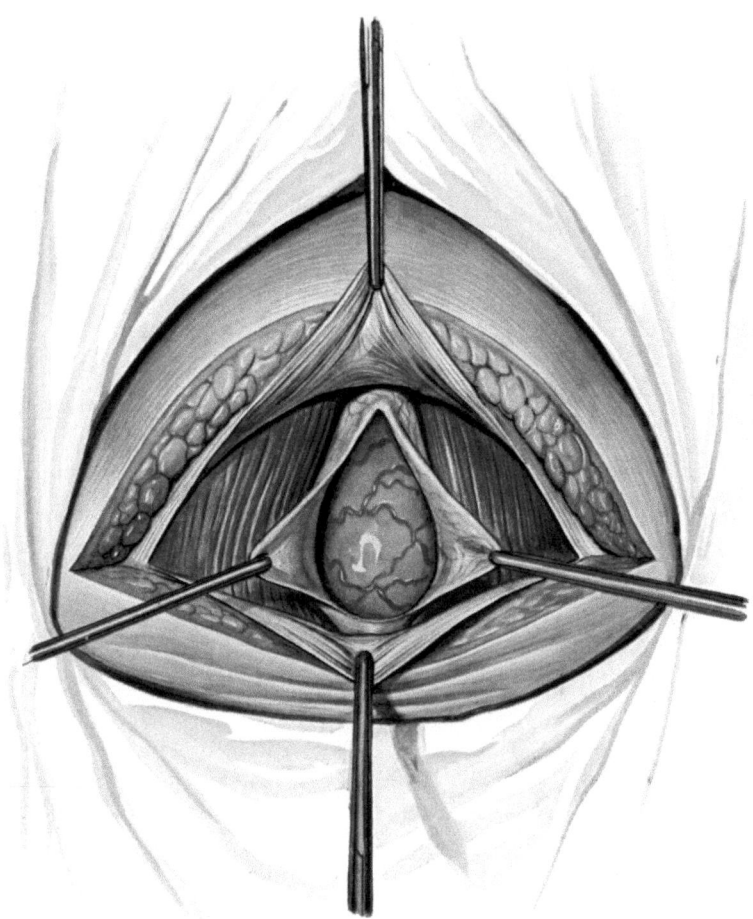

Abb. 18. Faszienquerschnitt. Die Faszie ist kranial- und kaudalwärts abpräpariert. Die Rekti sind auseinandergedrängt, die Peritonealhöhle durch Längsschnitt eröffnet. Es stellt sich die Oberfläche einer Ovarialzyste ein.

b) Der vaginale Weg.
α) Coeliotomia anterior.

Die Scheide wird durch Spatel entfaltet und die Portio vaginalis eingestellt. Die vordere Muttermundslippe wird angehakt und möglichst bis in den Introitus vaginae, wenn es geht bis vor die Vulva und etwas dammwärts gezogen. Das vordere Scheidenspatel hebt die vordere Vaginalwand energisch an. An der Stelle des Scheidengewölbes, an der sich — bei weniger gespannter Scheidenwand — diese mit der Pinzette von der Portio eben abheben läßt, wird ein nach unten leicht konkaver Bogenschnitt durch die Scheidenwand geführt, deren

Wunde sofort etwas klafft. Dadurch, daß der Assistent mit dem vorderen Scheidenspatel die vordere Vaginalwand energisch hochdrängt, klafft die Wunde noch weiter.

Die Hakenzange, die die vordere Muttermundslippe gefaßt hatte, wird nun neuerlich so eingehakt, daß der eine Zahn wie vorher die Innenseite der Lippe, der andere den vaginalen Wundrand faßt (vgl. Abb. 51, S. 215). Dadurch spannt sich das präzervikale Gewebe besser und seine Durchschneidung zwecks Abpräparierens der Harnblase vom Uterus erfolgt leichter und mit geringerer

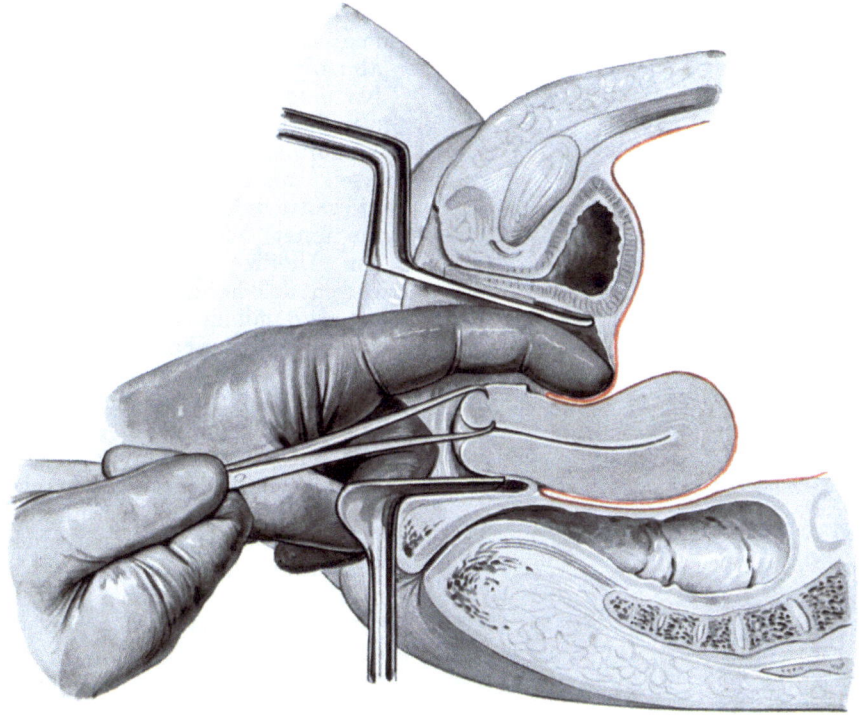

Abb. 19. Kolpocoeliotomia anterior. Herableiten der geschlossenen Plica vesicouterina mit dem Zeigefinger. (Modifiziert nach WEIBEL.)

Gefahr. Es ist wichtig, hier in der richtigen Schicht vorzugehen. Einerseits muß die Verletzung der Blasenwand vermieden werden, andererseits soll man nicht in das Gewebe des Collum uteri geraten. Der Anfänger wird immer wieder mit der Steinsonde oder dem Katheter die Blasengrenze feststellen, um in der richtigen Schicht zu bleiben. Rohes Abschieben der Blase kann zu einer stumpfen und damit nicht so leicht zu versorgenden Blasenverletzung führen.

Zum Abpräparieren der Blase vom Collum uteri verwendet man die leichte kurze gekrümmte Schere mit stumpfen Enden, deren Krümmung dem Uterus zugekehrt ist (s. Abb. 42, S. 216). Der spannende Druck des vorderen Scheidenspatels muß etwas nachgelassen werden. Der Operateur faßt den Scheidenwundrand mit einer Hakenpinzette, und indem er ihn vom Collum uteri abhebt, spannen sich die Verbindungsfasern zwischen Kollum und Harnblase und bieten sich selbst der Durchtrennung mit der Hohlschere an. Die Pinzette faßt nun, während das vordere Scheidenblatt die schon gelöste Partie weiter emporhebt, an der Blasenwand selbst nach und spannt so die zu durchtrennenden Fasern immer neu, bis die Blase vom Kollum in der Mittellinie ganz abgelöst ist.

13*

Bei atrophischem und bei senilem Uterus ist das Kollum oft sehr schlank. Man halte sich dann beim Abpräparieren der Blase genau in der Mittellinie. Denn kommt man seitlich vom Kollum ab, können leicht uterine Venen verletzt werden, was zu einer sehr störenden Blutung führt, deren Stillung durch Umstechung wegen der Nähe des Harnleiters nicht ungefährlich für diesen ist.

Ist die Blase genügend weit abgelöst, dann sieht man meist — und zwar viel besser nach scharfem Abpräparieren als nach stumpfem Abschieben — die bogenförmige Falte der Plica vesicouterina des dünnen Peritoneums. Das Scheidenspatel drängt sie oft mit der Blase ab, so daß sie zunächst nicht sichtbar ist. Darum muß das Spatel ziemlich locker gehalten, bei engen Verhältnissen durch ein schmäleres ersetzt werden. Der Finger tastet die glatte dünne Falte gut und kann sie unter leichtem Druck gegen den Uterus meist unschwer ins Gesichtsfeld herunterholen (Abb. 19). Sie wird mit zwei Hakenpinzetten, die senkrecht zur Falte beide genau in der Medianlinie angesetzt werden, hochgehoben und mit einem Scherenschlag durchtrennt (Abb. 43, S. 216). Unter Kontrolle des Auges wird der Schnitt nach beiden Seiten verlängert. Der Wundrand der Blasenserosa wird mit 1—3 Nähten an dem vorderen Scheidenwundrand angenäht, so daß die Harnblase vollkommen abgedeckt wird. Nun wird das vordere Scheidenblatt in die Peritonealhöhle eingeführt, worauf der untere Teil der Vorderwand des Corpus uteri sichtbar und zugänglich wird.

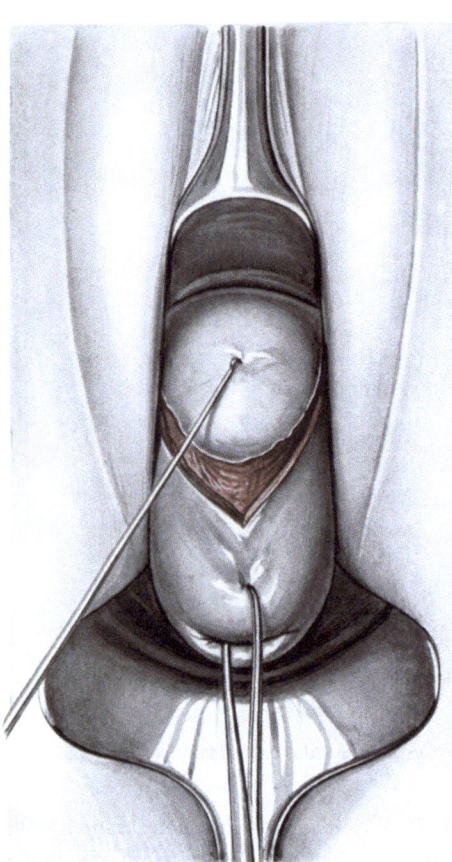

Abb. 20. Kolpocoeliotomia anterior. Vorholen des Corpus uteri. I. Akt. Die Plika ist eröffnet, die Blase mit einem Spatel zurückgehalten. Das nun sichtbar werdende Corpus uteri wird mit einem Kletterhäkchen gefaßt.

Oft ist das Kollum so verlängert, die Plika dadurch so hoch, manchmal auch der Spaltraum der Plika durch Adhäsionsbildung verödet, daß die Eröffnung des Peritoneums Schwierigkeiten macht. Nachdem man sich durch Betastung des Kollum davon überzeugt hat, daß man tatsächlich in der Mittellinie und nicht seitlich abgekommen ist, setzt man in solchen Fällen zweckmäßig höher oben, d. h. näher gegen das Corpus uteri, eine Kugelzange in die Vorderwand des Kollum ein, entfernt die erste Faßzange von der Muttermundslippe und macht sich durch Herabziehen des oberen Teiles des Kollum die Umschlagsfalte des Bauchfells leichter zugänglich. Wenn der Uterus exstirpiert werden soll, so versteift man sich in solchen Fällen am besten nicht darauf, die Peritonealhöhle programmgemäß jetzt schon zu eröffnen, sondern verschiebt diesen Akt der Operation auf einen späteren Zeitpunkt, d. h. nach der hinteren Zöliotomie und nach der Durchtrennung der hinteren und seitlichen Parametrien.

Ist unglücklicherweise die Harnblase verletzt worden, so kommt alles darauf an, daß man die Verletzung sofort erkennt und daß der Operateur bemerkt, daß er statt der Bauchhöhle die Blase eröffnet hat. Das Peritoneum ist dünn und spiegelglatt, nach seiner Eröffnung tastet der Finger den glatten Serosaüberzug des Uterus und seine Adnexe; Netz, Appendices epiploicae oder Darm werden sichtbar. Bei Verletzung der Blase fließt, auch wenn die Blase vor Beginn der Operation entleert worden war, stets etwas klare Flüssigkeit (Harn) ab. Die Blasenschleimhaut ist rötlich und dicker, der in den falschen Hohlraum geführte Finger tastet sie samtartig und durch sie hindurch zwar den Uterus, nie aber die Adnexe. Im Zweifelsfalle wird durch die Harnröhre ein Katheter

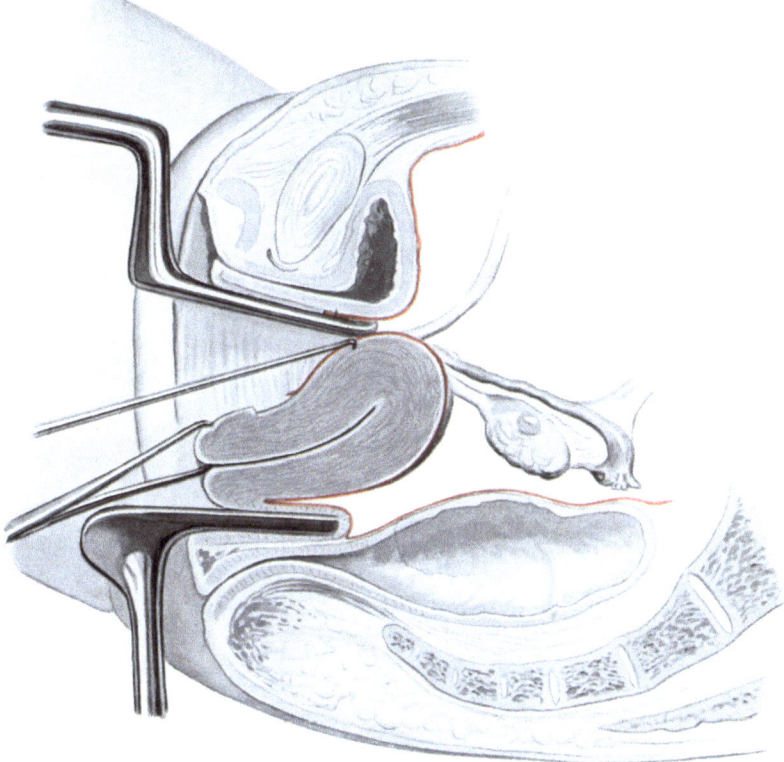

Abb. 21. Kolpocoeliotomia anterior. Derselbe Akt im Sagittalschnitt. Der Uterus durch das Herabziehen an der Kornzange noch in Retroversion. Mit dem eingesetzten Kletterhäkchen soll das Korpus gegen den Introitus gebracht werden. (Modifiziert nach WEIBEL.)

eingeführt, dessen Spitze sich durch die Wunde herausleiten läßt. Ist die Verletzung festgestellt, so wird die Wunde sofort versorgt in der Weise, daß die Blasenmuskulatur ohne Mitfassen der Schleimhaut mit dichtstehenden feinen Katgutknopfnähten vernäht wird. (Zur Technik der Blasennaht s. S. 328.)

Sollen der Fundus uteri oder seine Ecken eingestellt werden, dann muß der Uterus in maximale Anteversion gebracht werden. Dabei die Portio mit den Hakenzangen krampfhaft festzuhalten und herabzuziehen, ist falsch. Denn bei antevertiertem Uterus liegt die Portio gegen das Kreuzbein zu gerichtet. Man muß darum, sobald man die sichtbare Vorderwand des Korpus mit einem Kletterhäkchen fixiert hat (s. Abb. 20, 21), die Hakenzange von der Portio abnehmen und diese nach hinten zu stauchen (Abb. 22, 23). Dadurch kommt der Fundus ganz von selbst entgegen und läßt sich, indem man mit den Häkchen weiter am Korpus emporklettert, meist mühelos vorholen und vor die Kolpotomiewunde halten. Zieht man aber, wie es Anfänger gern machen, die Portio

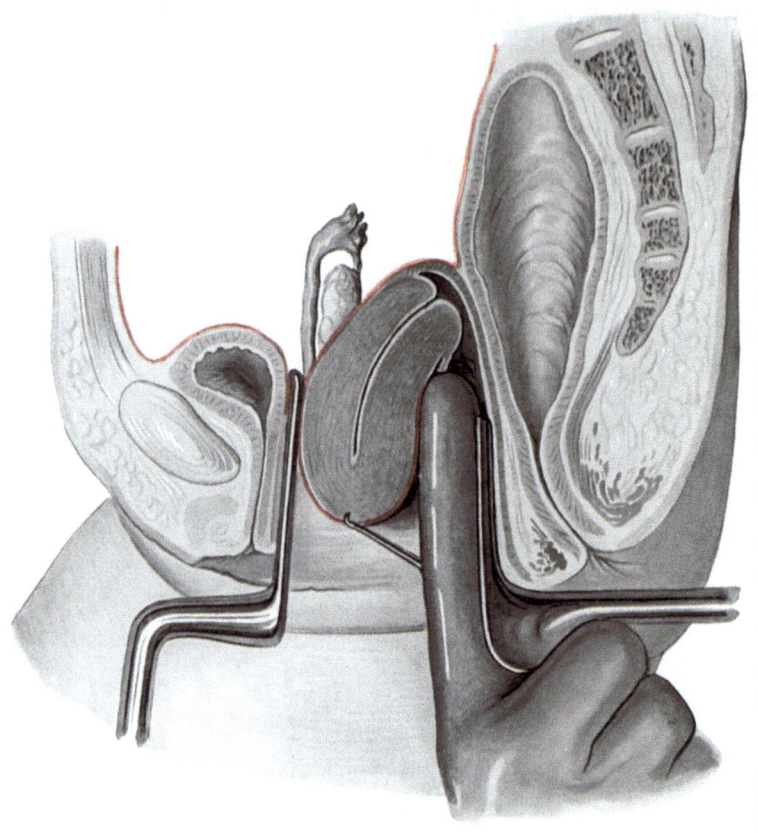

Abb. 23. Kolpocoeliotomia anterior. Derselbe Akt im Sagittalschnitt. Der Uterus nun bereits vollkommen antevertiert, indem der Zeigefinger die Portio sakralwärts staucht. (Modifiziert nach WEIBEL.)

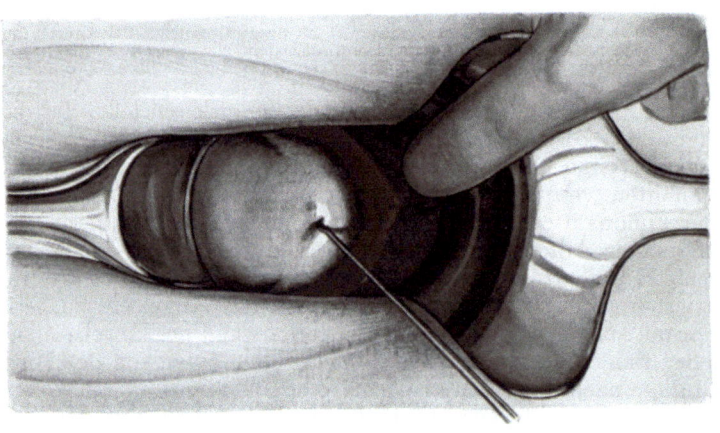

Abb. 22. Kolpocoeliotomia anterior. (Fortsetzung zu Abb. 20). II. Akt. Mit dem höher eingesetzten Häkchen ist der Fundus uteri selbst gefaßt. Damit er nach vorn kommen kann, muß die Portio kreuzbeinwärts geschoben werden. Die Kugelzange ist vorher abgenommen worden.

dauernd nach vorn, so kann der Uteruskörper nur durch eine ihm mühsam aufgezwungene spitzwinklige Abknickung nach vorne gebracht werden, aus welcher Zwangsstellung er dauernd zurückzuschnellen trachtet.

Zum Einstellen des Corpus uteri sind die feinen langen Kletterhäkchen besser als die Kugelzange, weil diese den Uterus viel mehr lädieren als die sehr dünnen Enden der Häkchen.

β) Coeliotomia posterior.

Die Eröffnung der Bauchfellhöhle vom hinteren Scheidengewölbe ist viel einfacher und führt kaum zu einer Nebenverletzung. Die topographisch-anatomischen Verhältnisse (s. Abb. 1, S. 173) machen diesen Akt der Operation, wenn nicht eine ausgesprochene Elongation des Kollum oder eine entzündliche Verödung des Douglas vorliegt, meist leicht. Man muß nur die Durchtrennung der Scheide an der richtigen Stelle, d. h. genau im **hinteren Scheidengewölbe**, vornehmen, wo dieses vom Bauchfell überzogen ist. Handelt es sich nicht um eine Exstirpation des Uterus, in welchem Falle das Scheidengewölbe rundum durch einen zirkulären Messerschnitt durchtrennt wird, so genügt es, nach nicht zu forziertem Hochziehen der mit der Hakenzange gefaßten hinteren Muttermundslippe eine Sagittalfalte der Scheidenwand nahe der Portio mit der Hakenpinzette aufzuheben und diese mit einem queren Scherenschnitt zu durchtrennen (Abb. 24). Der Schnitt durchtrennt meist zugleich das Peritoneum, dessen Wunde dann nach

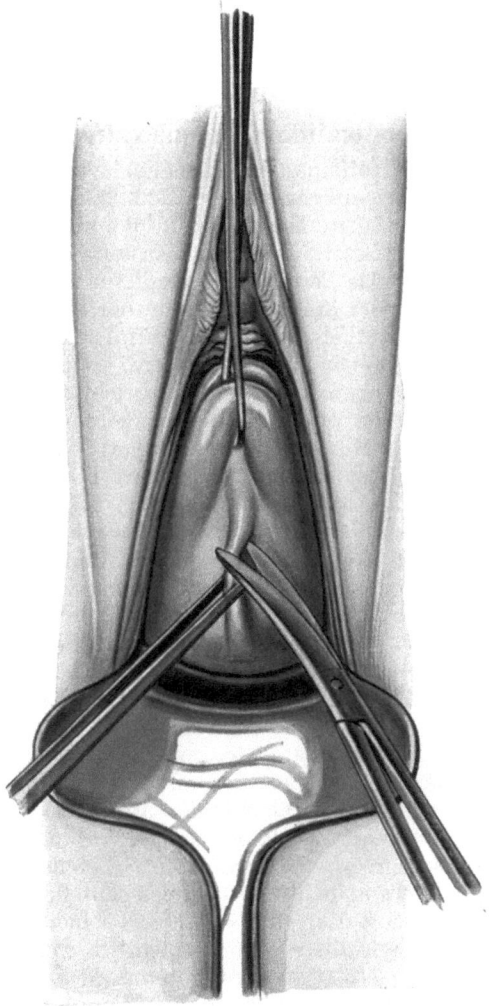

Abb. 24. Hintere Kolpocoeliotomie. (Nur die hintere Muttermundslippe ist angehakt. Die Präparierschere schneidet die mit einer Hakenpinzette aufgehobene Längsfalte der Scheidenwand im hinteren Scheidengewölbe ein.)

beiden Seiten erweitert wird. Der Serosawundrand (Douglasperitoneum) wird mit 1—3 Nähten an den Scheidenwundrand fixiert, um bei der weiteren Arbeit den subserösen Wundraum nicht unnötig zu erweitern und zu vertiefen.

Würde man zu weit von der Portio, von der sich die Schleimhaut nicht abheben läßt, also nicht im Scheidengewölbe selbst, sondern in der hinteren Scheidenwand die Falte aufheben und hier keck einschneiden, dann freilich würde man die Mastdarmwand verletzen können (s. Abb. 1, S. 173).

Bei der Coeliotomia posterior hakt man zweckmäßig nur die hintere Muttermundslippe an und soll die Faßzange sogleich nach Eröffnung des

Peritoneums abnehmen. Das Scheidenspatel drängt die Portio genügend symphysenwärts, und das Loslassen ermöglicht es, sie hinter der Symphyse verschwinden zu lassen, wodurch der Uterus sich leicht und unbehindert in genügende Retroversion bringen läßt, so daß der Fundus uteri wie die Adnexe viel leichter erreichbar werden.

8. Die Entfernung der Gebärmutter durch Bauchschnitt.
a) Die abdominale Uterusexstirpation mit Belassung der Adnexe.

Nach Eröffnung der Bauchhöhle und Wegdrängen der Darmschlingen wird der Fundus uteri mit einer MUZEUXschen Zange gefaßt und energisch kranialventral gezogen. Dadurch wird die ursprünglich spaltförmige Excavatio vesicouterina entfaltet. Nun faßt man mit einer langen chirurgischen Pinzette in der Mittellinie das Peritoneum gerade im Grunde der Exkavatio, d. h. dort, wo die Harnblase der Stelle anliegt, an der das Korpus in das Collum uteri übergeht. Die Pinzette hebt eine sich sagittal stellende Falte empor, die mit der langen, sanft gebogenen Präparierschere eingeschnitten wird. Die Krümmung der Schere ist gegen den Uterus zu gerichtet (s. Abb. 57, S. 242). Der Schnitt durch das Bauchfell wird nach beiden Seiten in der Richtung auf die Abgangsstellen der runden Mutterbänder verlängert. Dann faßt man die Blase selbst mit der Pinzette, hebt sie vom Collum uteri symphysenwärts ab, wobei durch gleichzeitigen Zug am Fundus uteri sich die Fasern des Parametrium anterius, d. h. jene kurzen Bindegewebsfasern anspannen, die die Harnblase an den Gebärmutterhals fesseln. Diese Fasern werden mit vorsichtigen kurzen Schnitten durchtrennt, wobei die geschlossene Schere immer wieder mit zartem Druck die Harnblase vom Collum uteri abhebt, wodurch sich die zu durchtrennenden strafferen Fasern besser anspannen. So wird die Harnblase vom Uterus und den angrenzenden Parametrien scharf abgelöst. Venen der Blasenwand und der seitlich vorn vom Kollum liegenden Parametrien weicht die stumpfe Scherenspitze vorsichtig aus.

Wir ziehen das zarte, gewebeschonende scharfe Präparieren dem brüsken stumpfen Abschieben vor. Je rücksichtsvoller das Gewebe behandelt wird, desto geringer die Gefahr des Angehens einer Gewebsinfektion.

Die wenige Zentimeter lange Verbindung der Harnblase mit dem Uterus ist rasch gelöst. Wenige zarte Scherenschnitte legen auch noch die vordere Scheidenwand in ihrem obersten Anteile frei.

Nun wird das Corpus uteri aus seinen Verbindungen gelöst. Ist der Uterus durch Geschwülste sehr beträchtlich vergrößert und läßt sich zunächst der Grund der Excavatio vesicouterina nicht leicht zugänglich machen, so beginnt man die Operation mit der Absetzung der Adnexe vom Fundus uteri und der Durchtrennung der Ligamenta rotunda, worauf der Uterus sich dann leichter durch die Bauchwunde vorziehen läßt. So kommt man besser an die Plica vesicouterina heran und löst bequemer die Blase vom Collum uteri ab.

Ligamentum ovarii proprium und Tube werden durch eine Ligatur, die mit der DÉCHAMPschen Nadel unter ihnen nicht allzu nahe am Uterus durchgeführt worden ist (Abb. 25), abgebunden und innen von der Ligatur durchschnitten. An der Uterusecke wird ein Klemmchen angelegt, damit nicht durch retrograde Blutung das Operationsgebiet mit Blut besudelt wird. Man kann die Absetzung der Adnexe auch nach vorheriger Abklemmung gegen den Uterus vornehmen, wodurch das Anstechen erweiterter Venen im oberen Teile des Ligamentum latum sicher vermieden wird.

Dann wird das Peritoneum bis an das Ligamentum rotundum durchschnitten. In dem Bande verläuft eine Arterie. Es muß darum vor seiner Durchschneidung, die nahe am Uterus erfolgt, mit einer Klemme gefaßt oder primär mittels DÉCHAMPscher Nadel abgebunden werden. Auch hier wird uteruswärts ein Klemmchen angelegt. Der Assistent hebt nun mit dem Unterbindungsfaden das Ligamentum rotundum hoch und nach außen. Dadurch spannt sich die

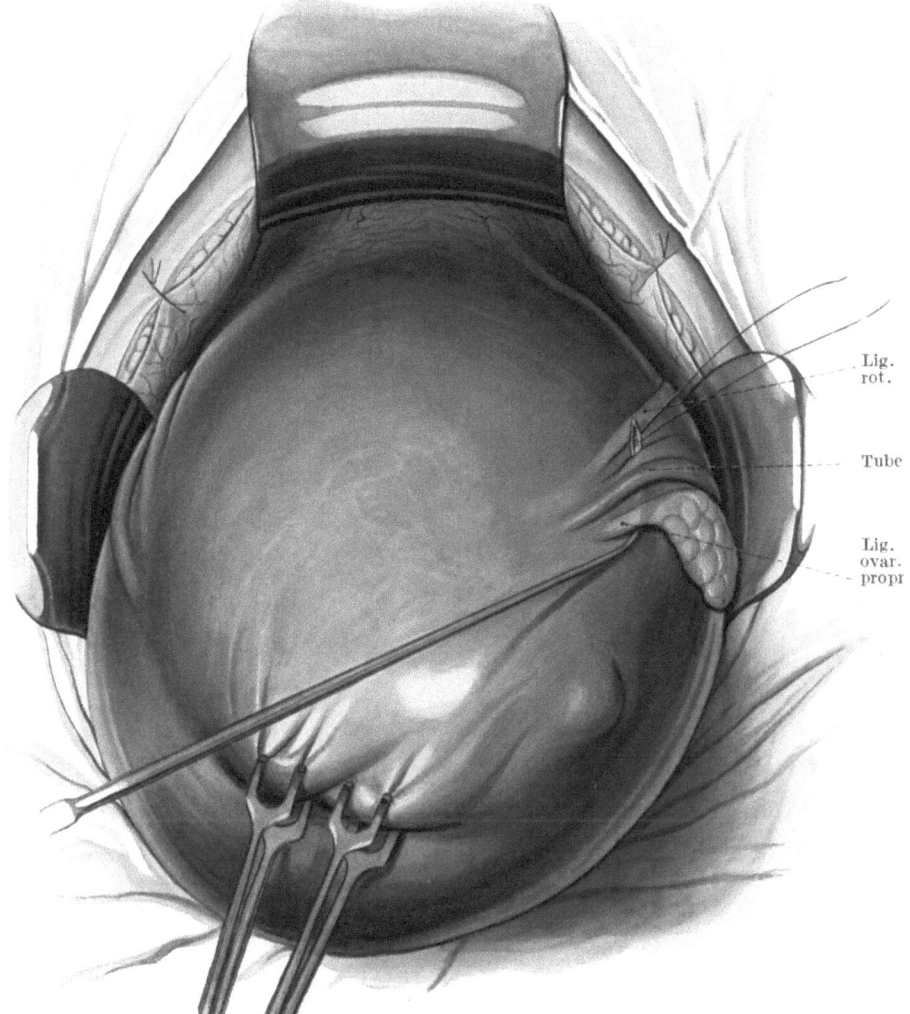

Abb. 25. Abdominale Uterusexstirpation (Myom) mit Belassung der Adnexe. Absetzung der rechten Adnexe vom Uterus.

hier etwas derbere Bindegewebsplatte zwischen dem Ligament und der Uteruskante („Mesorotundum") und läßt sich nun leicht in Richtung auf die Uteruskante bis an die uterinen Gefäße heran durchschneiden.

Ist nicht schon als erster Akt die Blase vom Collum uteri abgelöst worden, so wird das nun gemacht, nachdem man vom Stumpfe des Ligamentum rotundum aus das vordere Blatt des Ligamentum latum, das in die seitliche Blasenserosa übergeht, mit der Schere gespalten und die beidseitigen Schnitte im Grunde der Excavatio vesicouterina vereinigt hat (Abb. 26).

Nun spaltet man unter vorsichtiger Schonung der knapp darunter liegenden uterinen Gefäße das hintere Blatt des Ligamentum latum in Richtung auf die Sakrouterinligamente, sich hart am Uterus haltend (Abb. 27).

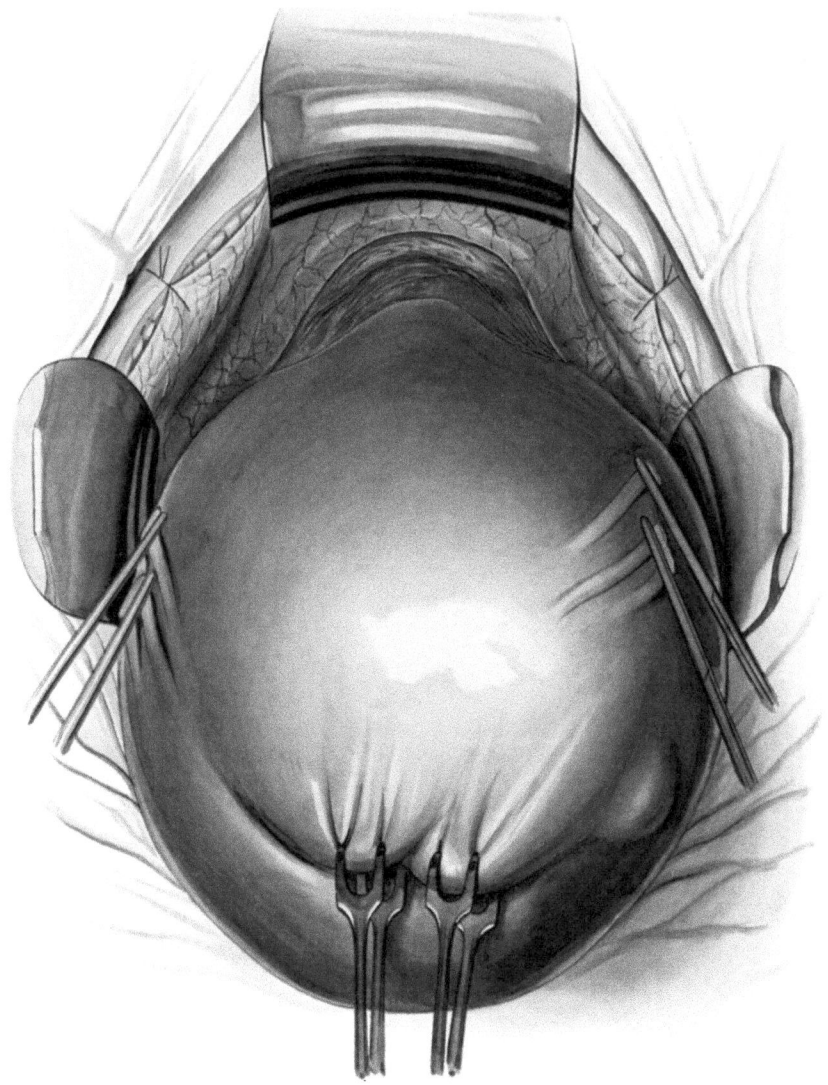

Abb. 26. Abdominale Exstirpation des myomatösen Uterus (Fortsetzung zu Abb. 25). Adnexe und Ligamenta rotunda sind vom Uterus abgesetzt, das Peritoneum der Plica vesicouterina durchtrennt, die Harnblase vom oberen Teil des Kollum abpräpariert.

Ist der Uteruskörper freigemacht, so erfolgt die Auslösung des Collum uteri aus seinen seitlichen Verbindungen. Die Parametrien mit den in ihnen an den Uterus herantretenden Gefäßen müssen nun durchschnitten werden.

Die uterinen Gefäße werden entweder nach präventiver Abbindung mit DÉSCHAMPscher Nadel oder besser nach Abklemmung mit einer langen gebogenen Klemme (WERTHEIMS Parametriumklemme, Abb. 4) hart an der Uteruskante

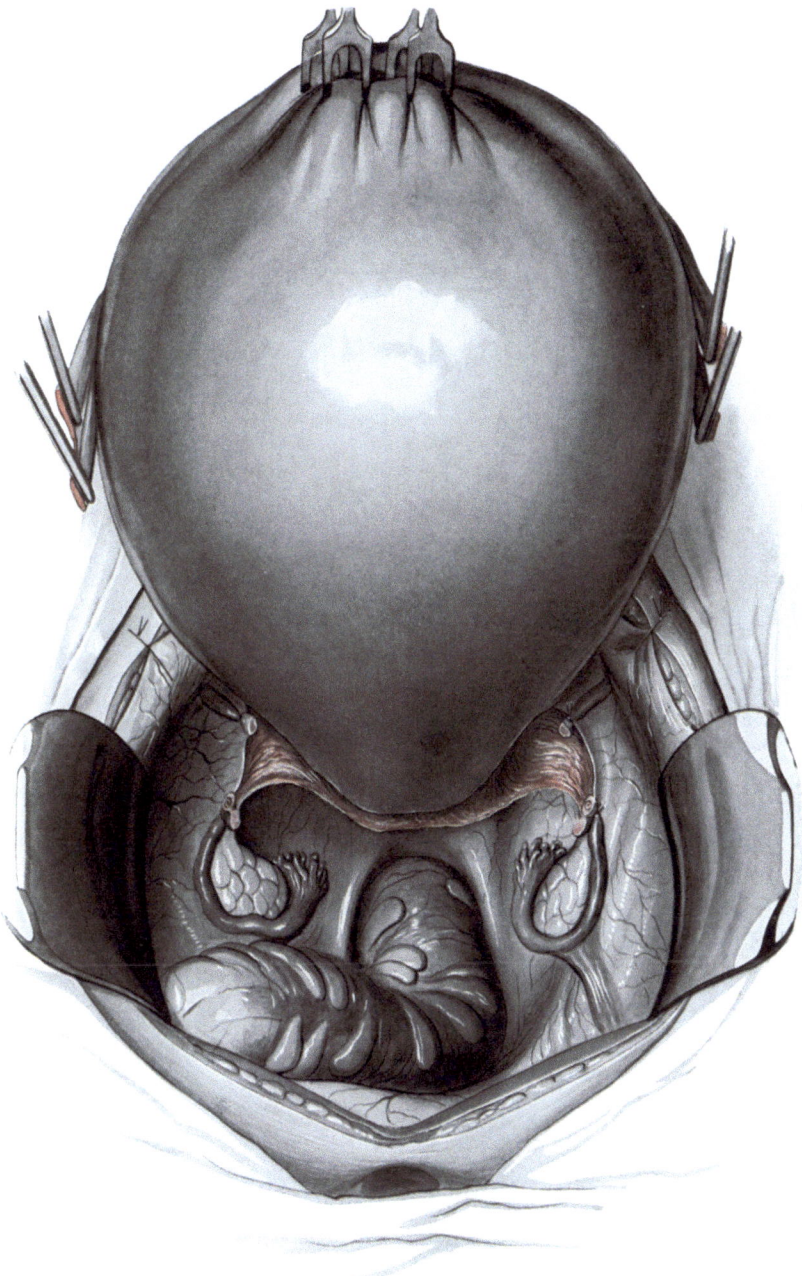

Abb. 27. Abdominale Exstirpation des myomatösen Uterus (Fortsetzung zu Abb. 26). Hinteres Blatt des Ligamentum latum und Serosa der hinteren Uteruswand durchschnitten.

durchtrennt. Bei diesem Akt der Operation denke man daran, daß der Harnleiter nur 1—2 cm von der Uteruskante entfernt knapp unter der Uterina, mit dieser durch Gewebe verbunden, vorbeizieht. Beim Anlegen der Klemme verfährt man zum Schutze des die Uterina dort kreuzenden Ureters am besten so, daß der Klemmengriff nach der anderen Bauchseite liegt, der Schaft der

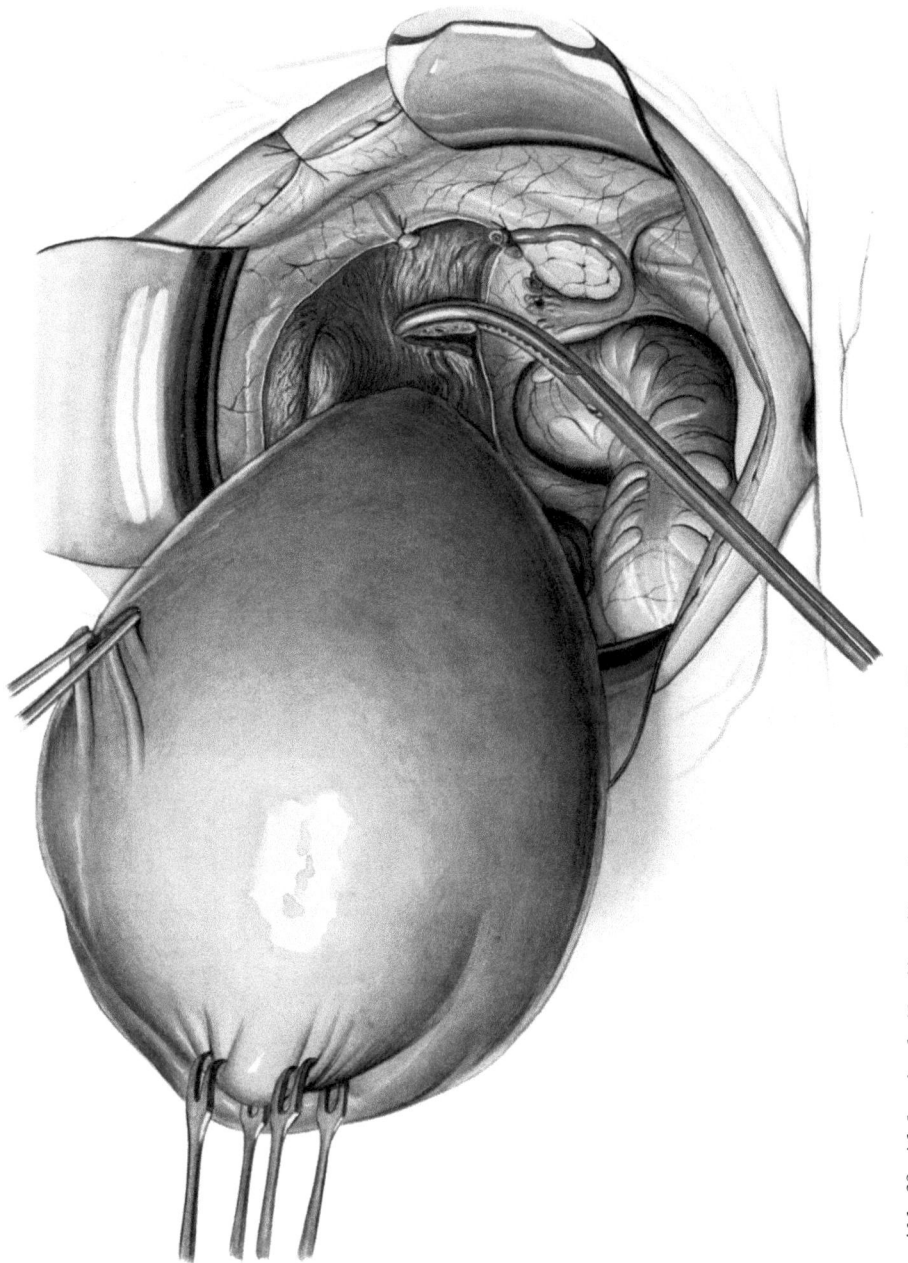

Abb. 28. Abdominale Exstirpation des myomatösen Uterus (Fortsetzung zu Abb. 27). Abklemmung und Durchtrennung des Parametrium mit den uterinen Gefäßen.

Klemme die Vorderwand des Uterus schräg kreuzt und das abgebogene Klemmenende parallel knapp an die Uteruskante gelegt wird (Abb. 29). Nach der Durchschneidung des Gewebes läßt man die Klemme nach außen fallen (Abb. 30).

Die abdominale Uterusexstirpation mit Belassung der Adnexe. 205

Die kräftige Schere, die das Gefäßpaket durchschneidet, schiebt — wieder geschlossen — Klemme und Gefäße etwas nach außen abwärts. Nun wird mit ein oder zwei Klemmen — allzu massige Stümpfe sind zu vermeiden — der tiefer liegende Anteil des seitlichen vorderen Parametrium (Ligamentum cardinale) präventiv gefaßt und durchtrennt, wobei wieder unter beständiger Sorge für die naheliegende Pars praearteriosa des Ureters die Klemmen knapp neben

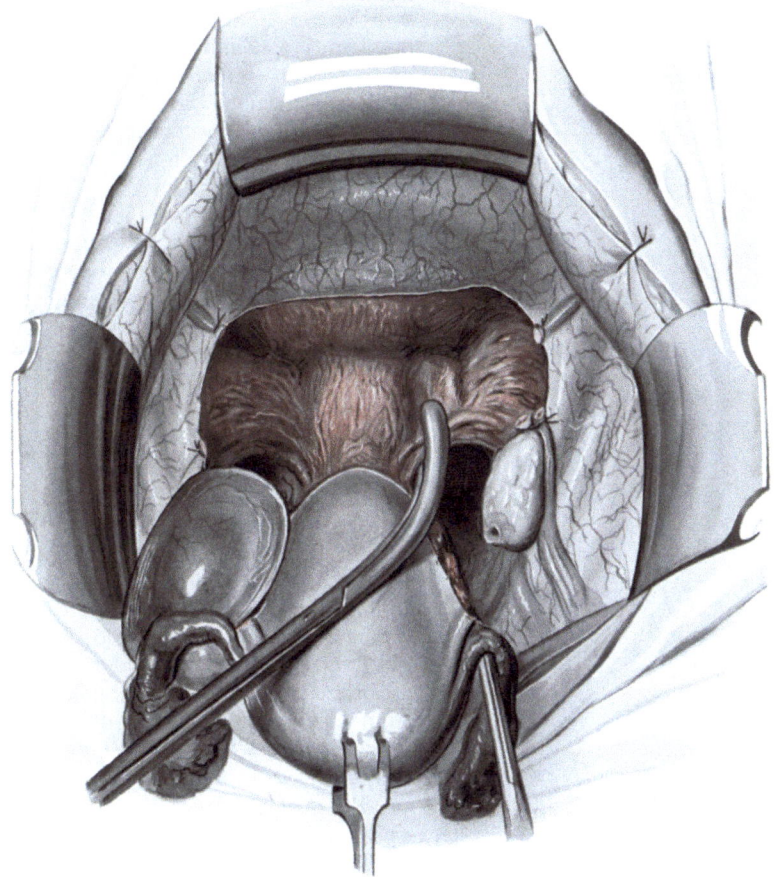

Abb. 29. Abdominale Exstirpation des Uterus. Um den Ureter mit der ausladenden krummen Klemme nicht zu gefährden, wird das Maul der Klemme knapp an der Uteruskante und parallel zu ihr angelegt, der Griff der Klemme kreuzt den Uterus.

Kollum und Scheidengewölbe angelegt werden. Ist der Uterus vorn und seitlich ausgelöst, dann faßt eine Klemme die Pars posterior des Parametrium mit dem Sakrouterinligament, die nun durchtrennt wird. Wenn auf der anderen Seite in gleicher Weise vorgegangen ist, hängt der Uterus nurmehr an der Scheide, deren hinteres Gewölbe von Peritoneum überzogen ist. Der Mastdarm steht normalerweise mit dem Uterus nicht in Verbindung. Er muß also nur dann abgelöst werden, wenn ein Stück der hinteren Scheidenwand mitgenommen werden soll oder wenn er pathologischerweise an der Hinterwand des Kollum fixiert ist.

Um die Scheide zu durchtrennen, deren Wand durch den stets gleichmäßigen Zug, den die Faßzange auf den Uterus ausübt, gestreckt ist, hakt man am besten die Vorderwand des Kollum tief unten mit einer Kugelzange an und zieht es kranial ventral, wodurch die vordere Muttermundslippe durch die Scheidenwand leicht erkennbar wird. Durch einen queren Schnitt wird dann unterhalb der Hakenzange die vordere Scheidenwand in dem vorher von der Blase entblößten Gewölbe eingeschnitten (Abb. 31), der Schnitt zirkulär fortgesetzt, und damit der Uterus „total" exstirpiert. Der Scheidenwundrand wird bei der Durchschneidung der Scheide schrittweise mit langen Krallenklemmen gefaßt.

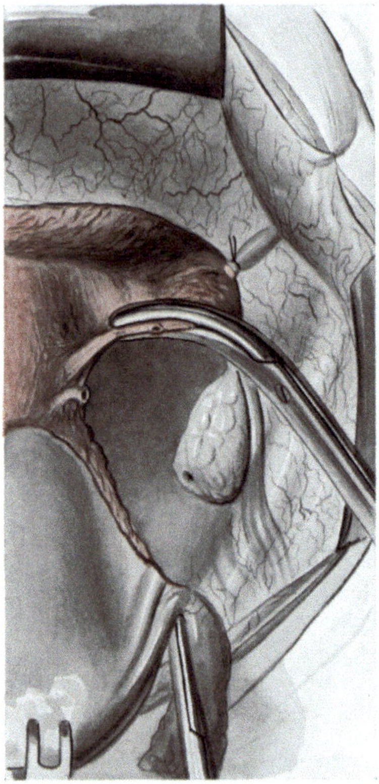

Um ein Eindringen von Scheideninhalt in die Bauchhöhle zu verhindern, wird gleich nach Eröffnung der Scheide und Anhaken des vorderen Wundrandes ein kurzer Gazestreifen durch die Wunde in die Scheide eingelegt. Die Pinzette, die ihn einführte, darf bei der Operation nicht mehr verwendet werden. Das Streifchen wird später, bevor der definitive Scheidentampon eingelegt wird, vom Assistenten von unten her entfernt.

Nun wird der Scheidenwundrand mit Katgutfäden umstochen, die lang gelassen werden, um als Zügel zu dienen. Je blutreicher die Scheidenwand ist, desto mehr Umstechungen sind notwendig.

Ist die Blutstillung im obersten Parakolpium und in den Parametrien nicht durch präventive Umstechungen gemacht worden, so werden nun die langen Parametriumklemmen durch Katgutligaturen ersetzt. Sie können — ein angenehmer Vorteil der gekrümmten Klemmen — meist frei angelegt werden. Man kann sie auch mit spulrunden Nadeln knapp unter der Klemmenspitze durchführen.

Abb. 30. Abdominale Exstirpation des Uterus (Fortsetzung zu Abb. 29). Nach Durchschneidung der Uterina läßt man die Klemme nach außen fallen.

Bei Anlegen und Knüpfen der Ligaturen denke man beständig daran, daß nicht weit hinter ihnen der Harnleiter liegt! Gleitet der Faden beim Knüpfen in dem oft gedehnten parametranen Gewebe zu weit von der Klemme weg nach außen, so kann die Ligatur in gefährliche Nähe des Ureters kommen. Um das mit Sicherheit zu vermeiden, faßt man etwa $1/2$ cm außerhalb der Parametriumklemme den obersten Rand des von ihr gefaßten Gewebes mit einem kleinen Klemmchen und legt den Faden zwischen beide Klemmen. So wird einerseits der Stumpf nicht so kurz, daß die Ligatur abgleiten könnte, andererseits wird er nicht zu massig und der Harnleiter bleibt ungefährdet (Abb. 32).

Mitunter gibt es noch eine kleine venöse Blutung zwischen den Ligaturen. Sie muß durch vorsichtige Umstechungen sorgfältig gestillt werden.

Der subperitoneale Wundraum, in dem die Ligaturstümpfe liegen (Abb. 33), wird nun gegen die Bauchhöhle exakt abgeschlossen, indem man mit fortlaufender Naht oder mit Knopfnähten die Peritonealwundränder aneinandernäht. Man fixiert zweckmäßig zunächst in der Mittellinie die Blasenserosa an die Serosa der vorderen Rektumwand oder an die Douglasserosa und versenkt alle Ligaturstümpfe extraperitoneal, indem man seitlich die Serosa außerhalb der Stümpfe faßt.

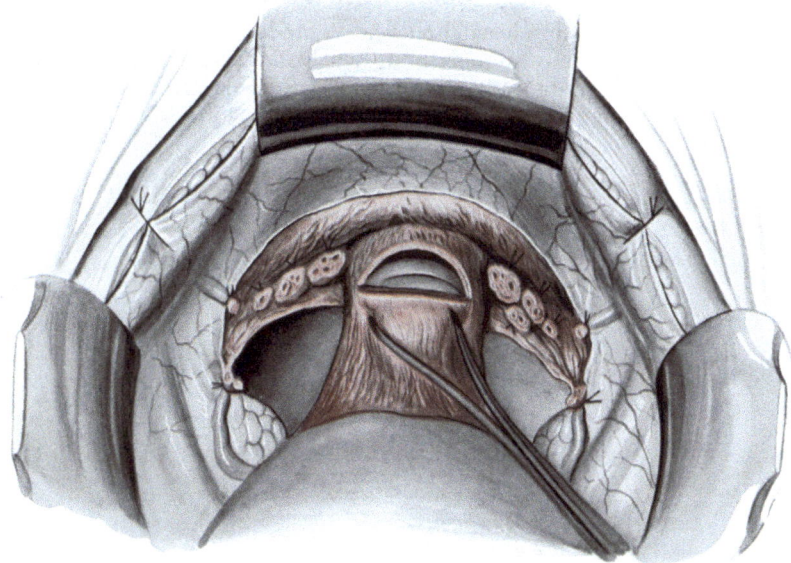

Abb. 31. Abdominale Exstirpation des Uterus (Fortsetzung zu Abb. 28). Das untere Ende des Kollum ist mit einer Kugelzange angehoben, die vordere Scheidenwand eingeschnitten. Parametrien und oberes Parakolpium sind unterbunden.

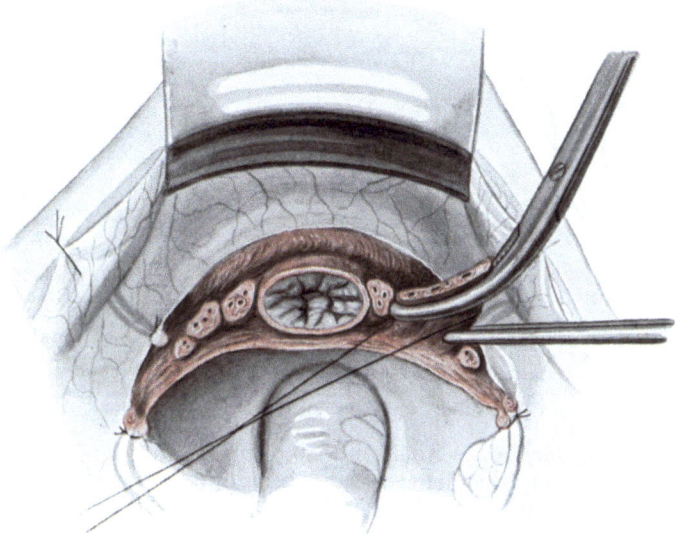

Abb. 32. Abdominale Exstirpation des Uterus. Um die Ligatur bei der Unterbindung der Parametrien nicht zu weit nach außen gleiten zu lassen, wird lateral von der Parametriumklemme ein Arretierungsklemmchen angelegt. Zwischen beiden Klemmen wird die Ligatur geknüpft.

Die Scheide bleibt zur Drainage des subperitonealen Wundraumes offen. Um sie genügend weit zu halten und zugleich das Eindringen von Keimen in den Wundraum zu verhüten, wird vor Beginn der Peritonealabschlußnaht ein Gazestreifen von oben her in die Vagina eingeführt, der den oberen Scheidenwundrand eben nur überragt. Er wird in den nächsten Tagen nach der Operation je nach Größe des Wundraumes im ganzen oder allmählich entfernt.

War die Operation durch entzündliche Veränderungen in der Umgebung des Uterus kompliziert, dann drainiert man den DOUGLASschen Raum, in dem sich ein Exsudat bilden könnte, präventiv durch die Scheide. In diesem Falle werden

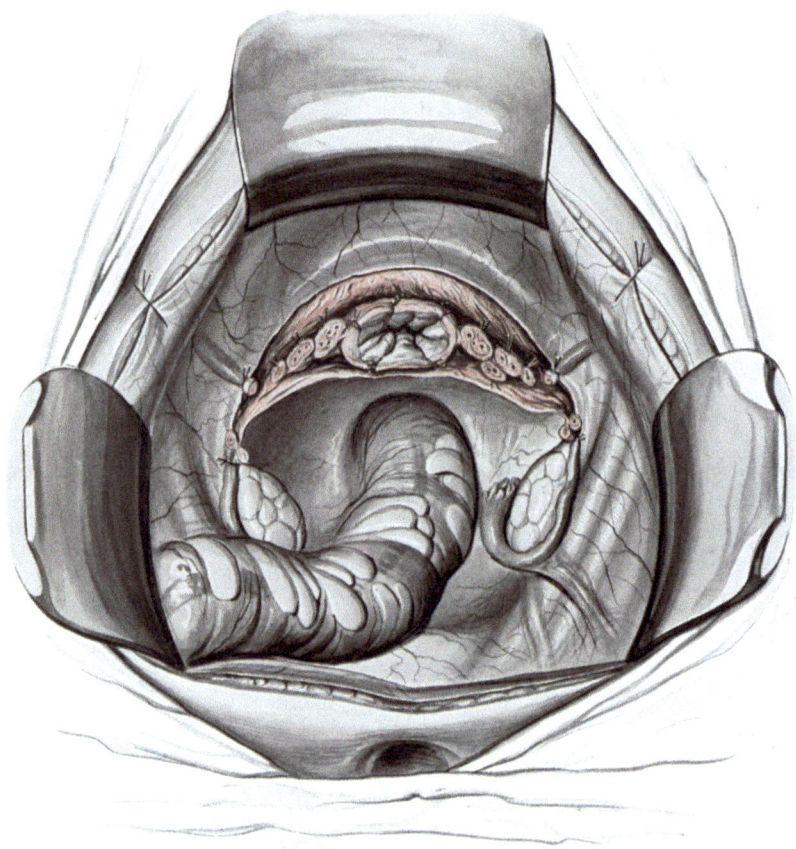

Abb. 33. Abdominale Exstirpation des Uterus mit Belassung bei der Adnexe (Fortsetzung zu Abb. 31). Das Scheidenrohr bleibt offen. Sein Wundrand mehrfach umstochen. In die Scheide ist von oben her ein Gazestreifen eingeführt worden. Nun wird der vordere Serosawundrand (Blasenperitoneum) an den hinteren (Peritoneum des DOUGLASschen Raumes) genäht.

die Serosawundränder nur seitlich miteinander vereinigt. Die Blasenserosa wird an den vorderen Scheidenwundrand genäht und die Douglasserosa mit dem hinteren Scheidenwundrand vereinigt (Abb. 35). Ein großkalibriges, aber nicht zu steifes Drainrohr und ein Gazestreifen werden von oben her durch die Scheide nach außen geleitet. Dadurch erübrigt sich auch in Fällen, in welchen das Operationsgebiet mit Eiter beschmutzt worden war, eine Drainage durch die Bauchwunde. Die Bauchwunde wird nach Herableiten des Netzes in jedem Falle in typischer Weise exakt geschlossen.

b) Die abdominale Exstirpation des Uterus mit den Adnexen.

Die Durchtrennung des Peritoneums der Excavatio vesicouterina und die Ablösung der Harnblase ist erfolgt, wie im vorigen Abschnitt beschrieben. Sollen und dürfen die Adnexa uteri mit dem Uterus mitgenommen werden, so werden zunächst die ovariellen Gefäße in ihrer Bauchfellfalte (Ligamentum ovariopelvicum) mittels Déschampscher Nadel abgebunden und durchtrennt. Bei der Anlegung der Ligatur zieht die Faßzange den Uterus kräftig nach der

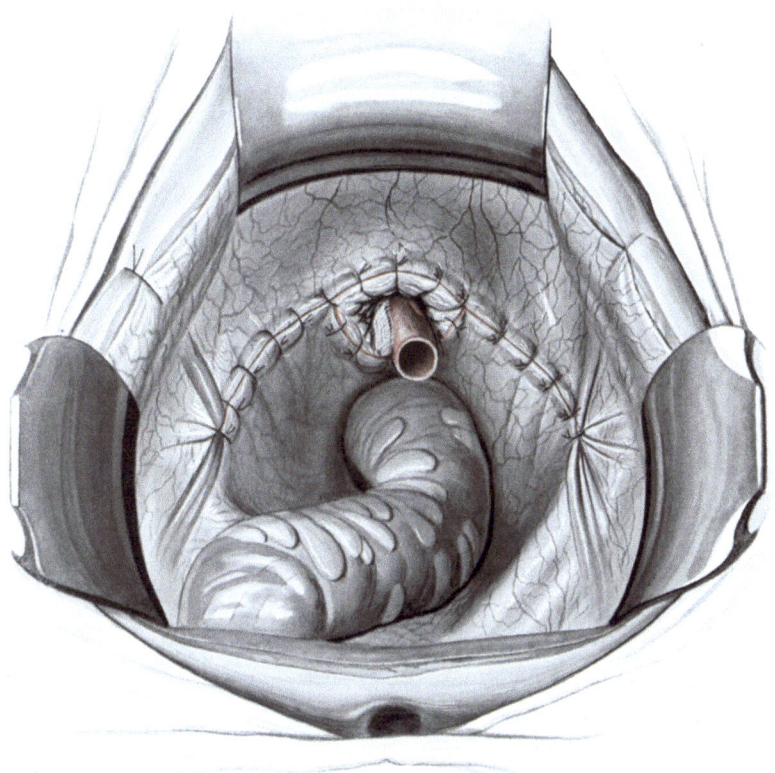

Abb. 34. Abdominale Exstirpation des Uterus und beider Adnexe. Zum Zwecke der Drainage der Douglashöhle bleibt das Vaginalrohr offen. Blasen- und Douglasserosa sind an den vorderen und hinteren Scheidenwundrand genäht, seitlich sind die Serosablätter vereinigt. Die Stümpfe der Adnexe, der Ligamenta rotunda und der Parametrien sind durchwegs extraperitoneal verlagert.

anderen Seite und etwas ventralwärts. Die stumpfe Spitze der Ligaturnadel geht nicht zu tief unter den Gefäßen durch, die dadurch von ihrer Unterlage und damit von dem unter ihnen vorbeikreuzenden Harnleiter abgehoben werden, daß man Eileiter und Eierstock mit zwei Fingern recht gut emporhebt. Bei leichtsinniger Umfahrung der ovariellen Gefäße kann der Ureter mitgefaßt und unversehens durchschnitten werden (Abb. 35). Die medianen Gefäßstümpfe werden, am besten vor der Durchschneidung, mit kleinen Klemmen gefaßt, um eine Besudelung des Operationsgebietes mit Blut zu verhüten. Der Schnitt, der das Ligamentum ovariopelvicum durchtrennte, spaltet zugleich die Serosa bis an das Ligamentum rotundum, das dann unterbunden und durchtrennt wird. Der Gang der weiteren Operation unterscheidet sich in nichts von der einfachen Exstirpation des Uterus ohne Adnexe. Bei der Peritonealabschlußnaht liegen die seitlichen oberen Endpunkte über den Stümpfen der ovariellen Gefäße (Abb. 36), die zwischen die Serosablätter versenkt werden.

c) Die abdominale Entfernung der Gebärmutter mit den Eileitern unter Belassung der Eierstöcke.

Sind nur die Eileiter erkrankt, dann werden sie mit dem Uterus mitgenommen. Die Ovarien werden zurückgelassen. Bei der Erkrankung beider Adnexe

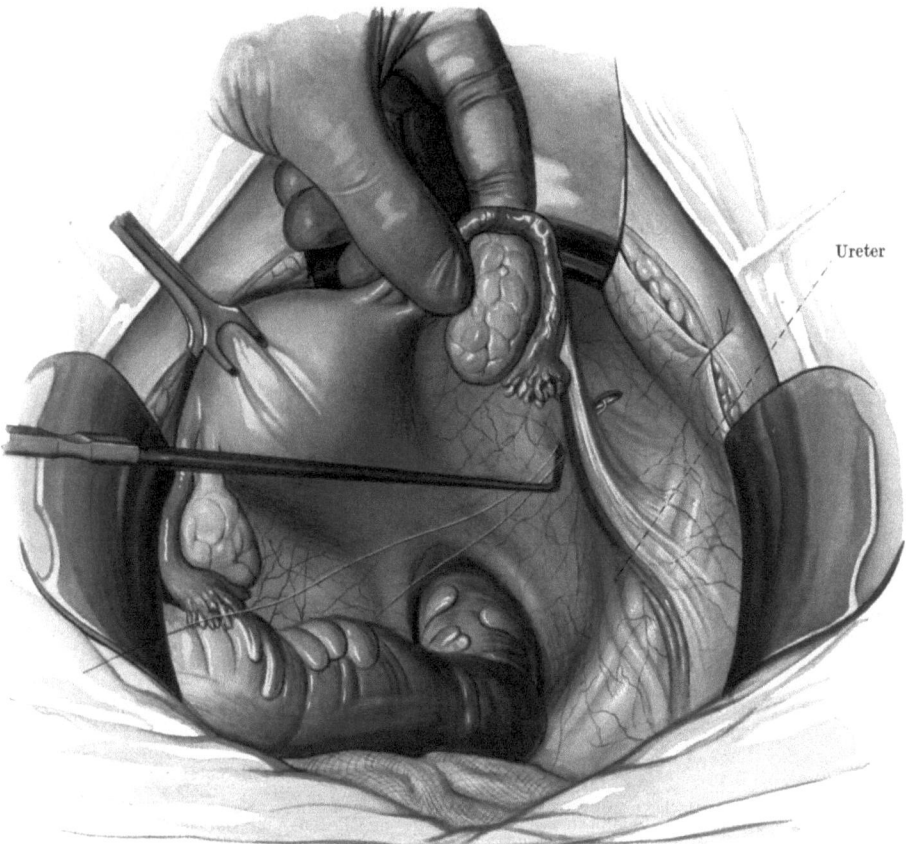

Abb. 35. Bei der Unterbindung der ovariellen Gefäße in der Peritonealfalte des Ligamentum ovariopelvicum (Lig. suspens. ovarii) achte man auf den darunterliegenden Ureter.

genügt es, ein Ovarium, ja auch nur einen Teil eines Ovariums zurückzulassen, um die weitere Produktion der lebenswichtigen Enkrete zu erhalten.

In diesem Falle wird nach Ablösung der Harnblase das Ligamentum ovarii proprium am Uterus nach Abklemmung oder Abbindung durchtrennt. Dann wird vom Fimbrienende der Tube, von der Fimbria ovarica, beginnend (vgl. Abb. 72, S. 269), die Mesosalpinx nach Abklemmung durchschnitten. Die feinen Gefäßchen in ihr werden mit kleinen Klemmen nahe der Tube präventiv gefaßt. Die ovariellen Gefäße, die im Ligamentum ovariopelvicum verlaufen, dürfen nicht abgeklemmt werden. Man muß vielmehr sorgfältig vermeiden, daß die

Gefäßversorgung der Ovarien oder des zu erhaltenden Ovarialrestes Schaden leidet; denn dies hat fast stets eine frühzeitige Involution des Ovariums zur Folge. Bleibt dagegen die Blutversorgung des Eierstockes unbeschädigt, dann bleibt auch seine enkretorische Funktion normal lange erhalten. Bei solchen Frauen treten die lästigen Ausfallserscheinungen, die nach einer Kastration fast regelmäßig sich bemerkbar machen, nicht auf, sondern zeigen sich erst zu der Zeit, in welcher dem Alter nach bei diesen Frauen physiologischerweise der Wechsel eintritt.

Bei der Peritonealabdecknaht wird mit den Ligaturstümpfen der Mesosalpinx auch der Stumpf des Ligamentum ovarii proprium extraperitoneal verlagert. Auch bei dieser Naht ist sorgfältig darauf Bedacht zu nehmen, daß die Hilusgefäße des Ovariums in keiner Weise geschädigt werden. Die Versenkung des zurückgelassenen Ovariums zwischen die Blätter des Ligamentum latum, die von manchen Operateuren geübt wird, ist unnötig und unzweckmäßig.

d) Die supravaginale Amputation des Uterus.

Die Operation wird vorwiegend bei Myomen des Corpus uteri ausgeführt und ist darum bei vielen Operateuren beliebt, weil sie ein bißchen einfacher ist und kürzer dauert als die totale Exstirpation des Uterus. Da die Uterusmyome nur selten im Kollum entwickelt sind, genügt ja eigentlich auch, falls sich das Korpus nicht nach Enukleation der Myomknoten erhalten läßt, die Entfernung des Corpus uteri. Man hat dem Collum uteri als Stütze der Scheide und wegen des Sekretes, das die Zervixdrüsen liefern, eine besondere Bedeutung beigemessen und diese Funktionen der Zervix mit ins Treffen geführt, um die Zervix zu erhalten. In Wirklichkeit besteht der Vorteil der Operation darin, daß gerade der Teil des Uterus, in dessen Nähe die Harnleiter vorbeiziehen, nicht

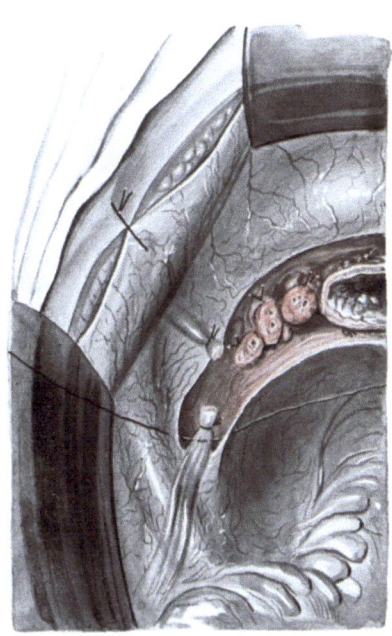

Abb. 36. Abdominale Exstirpation des Uterus mit den Adnexen. Versenkung des Stumpfes der ovariellen Gefäße. Ein feiner Katgutfaden faßt den inneren Serosawundrand, dann ganz oberflächlich die Serosa oberhalb der Ligatur, und endlich den äußeren Serosawundrand. Durch Knüpfen des Fadens kommt der Gefäßstumpf extraperitoneal zu liegen.

entfernt wird, so daß jede Gefahr für den Harnleiter vermieden wird. Bei elongiertem Kollum nimmt die Aushülsung der Zervix einige Zeit in Anspruch und die Blutstillung ist komplizierter, als wenn man das Kollum zurückläßt. Diesen Vorteilen, die dem in gynäkologischen Operationen weniger Erfahrenen die supravaginale Amputation besonders beliebt machen, stehen Nachteile gegenüber. Es kann zu Nachblutungen aus der Amputationsfläche des Kollums kommen. Hämatome und Exsudate zwischen den Ligamentblättern sind darum bei der supravaginalen Amputation des Uterus häufiger als nach der totalen Exstirpation. Und endlich kommt es, wenn auch nicht häufig, doch ab und zu zur Entwicklung eines Karzinoms in dem Uterusrest, eines Karzinoms, das leicht hätte vermieden werden können, wenn man den überflüssigen Zervixstumpf mit dem Corpus uteri entfernt hätte.

Mehr Berechtigung hat die Belassung des Collum uteri bei jüngeren Frauen, wenn es gelingt, außer ihm noch ein Stück des Korpus mit Schleimhaut zu erhalten, die genügt, um eine monatliche, wenn auch schwache Menstruationsblutung zu erhalten. Der psychische Wert dieser konservierenden Operation ist nicht zu unterschätzen.

Die Technik der Operation. Das Peritoneum der Excavatio vesicouterina wird wie bei der Totalexstirpation des Uterus durchtrennt. Doch braucht man die Blase, wenn man ein Stück des Korpus erhalten kann, gar nicht,

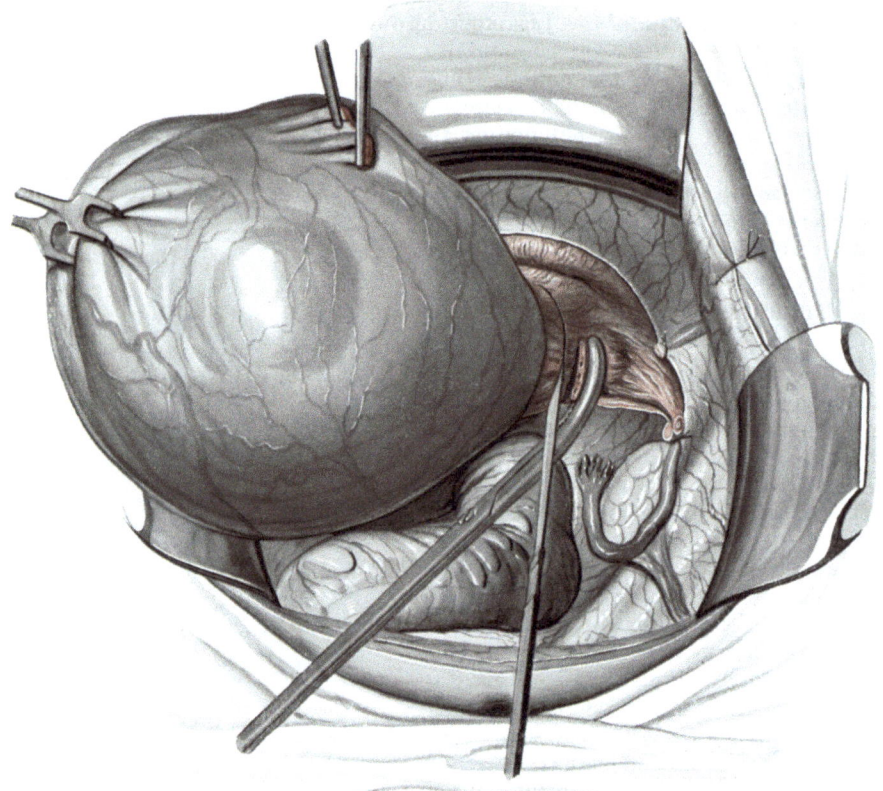

Abb. 37. Supravaginale Amputation des myomatösen Uterus. Die Adnexe sind vom Uterus abgesetzt, das Ligamentum rotunda durchtrennt. Die Art. uterina ist nach Abklemmung durchschnitten. Durchschneidung des Collum uteri mit dem Messer.

anderenfalls nur kaum fingerbreit vom Kollum abzulösen. Dann erfolgt die Freilegung des Corpus uteri, je nachdem ob die Adnexe erhalten werden sollen oder nicht, in der gleichen Weise wie bei der Totalexstirpation. Nach Durchtrennung der Ligamenta rotunda wird dann, je nachdem ob etwas vom unteren Teile des Corpus uteri erhalten werden kann oder nicht, das Paragewebe des Uterus höher oben oder erst neben dem oberen Ende der Cervix uteri abgebunden oder abgeklemmt und durchschnitten (Abb. 37). Die Arteria uterina muß im letzteren Falle in ihrem Hauptstamme gefaßt und ligiert werden. Nachdem so die wesentlichen das Corpus uteri versorgenden Gefäße durchtrennt sind, wird der Uterus energisch kranialwärts gezogen und mit dem Skalpell in seinem untersten Anteil durchschnitten. Der zurückbleibende Stumpf ist gleich nach dem ersten von vorn geführten Schnitt mit einer Kugelzange gefaßt worden. Meist blutet es trotz der präventiven Unterbindung der beiden Art. uterinae aus mehreren kleinen Arterien des Stumpfes. Die Blutung wird durch quergelegte Partiennähte gestillt (Abb. 38). Je eine Naht geht rechts und links durch die äußerste Schicht des Kollum nahe der Amputationsfläche. In sie wird die schon vorher unterbundene Art. uterina noch einmal hineingeknüpft.

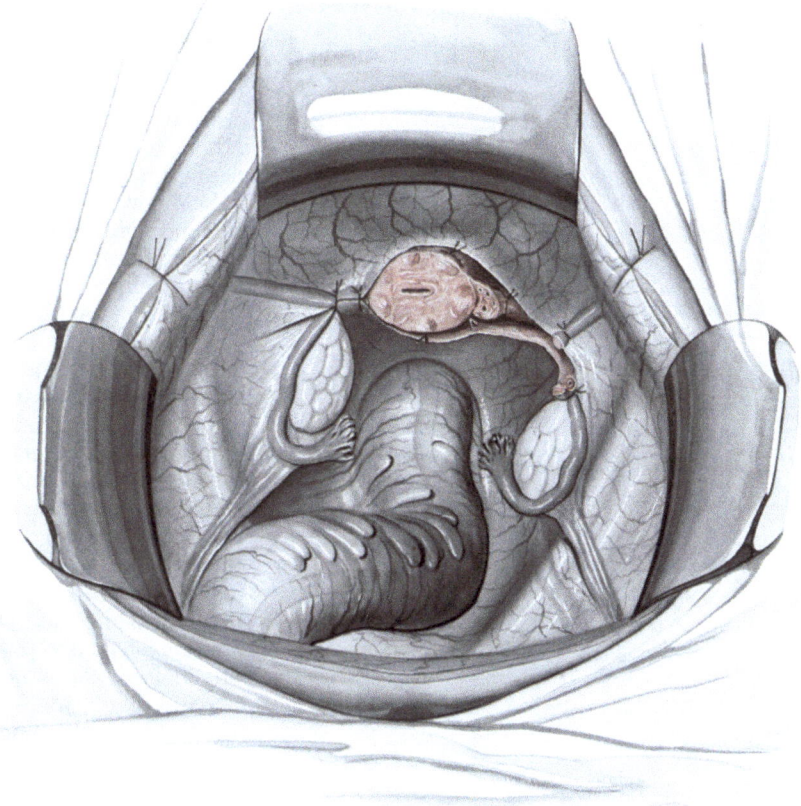

Abb. 38. Supravaginale Amputation des Uterus (Fortsetzung zu Abb. 37). Der Kollumstumpf, mehrfach umstochen, wird subperitoneal versenkt, indem vorderer und hinterer Serosawundrand miteinander vernäht werden. Dabei werden alle Ligaturstümpfe extraperitoneal versenkt (dies ist hier erst links geschehen).

Der Zervixstumpf, um dessen beste Versorgung in früheren Jahren sich die Gynäkologen viel gemüht haben, wird subperitoneal versenkt. Der Zervikalkanal bleibt offen. Die Blasenserosa wird über die Amputationsfläche hinweg an die Serosa der hinteren Kollumwand oder die Douglasserosa genäht. Alle Stümpfe werden durch Verschluß der seitlichen Peritonealwunden wie bei der Totalexstirpation des Uterus extraperitoneal versenkt. Man kann die Stümpfe der Adnexe oder ihrer Ligamente wie die Rotundastümpfe an den Zervixstumpf seitlich annähen (s. Abb. 38).

Kann man ein Stück vom Corpus uteri erhalten, so schneidet man das Korpus keilförmig aus. Nach sorgfältiger Umstechung spritzender Gefäße mit feinen Katgutfäden wird dann die Wundfläche der hinteren Uteruswand mit kräftigen bis an den Schleimhautrand durchgeführten Katgutnähten an die vordere Wundfläche genäht (vgl. Abb. 75, S. 278 u. 76, S. 279). Zur Sicherung der Naht

9. Die Entfernung der Gebärmutter durch die Scheide.

In Fällen, in welchen der Uterus gut beweglich und nicht allzu groß ist, läßt er sich meist ohne besondere Schwierigkeiten ohne Eröffnung des Bauches von oben her durch die Scheide entfernen. Ein MARTINscher Spatel drängt den Damm und die hintere Scheidenwand nach abwärts. Mit einem vorderen Scheidenblatt wird die vordere Scheidenwand emporgehalten und die Portio vaginalis angehakt, indem beide Muttermundslippen mit Kugelzangen in der Mittellinie gefaßt werden. Bei der anästhesierten Patientin läßt sich dann meist durch allmählich zunehmendem Zug die Portio vaginalis bis gegen den Scheideneingang herabziehen. Besteht ein Fluor aus der Cervix uteri oder blutet es aus dem Uterus, dann wird, um eine Beschmutzung des Operationsgebietes zu vermeiden, ein kleines Gazestreifchen in das Collum uteri eingeführt (Abb. 39) und die Muttermundsöffnung durch einige kräftige Nähte verschlossen (Abb. 40). Die Sicherung des eingeführten Gazestreifens ist notwendig, damit er bei den späteren Manipulationen, namentlich wenn die Portio vaginalis in den Dougalsraum gestaucht wird, nicht herausfällt und dort verloren geht.

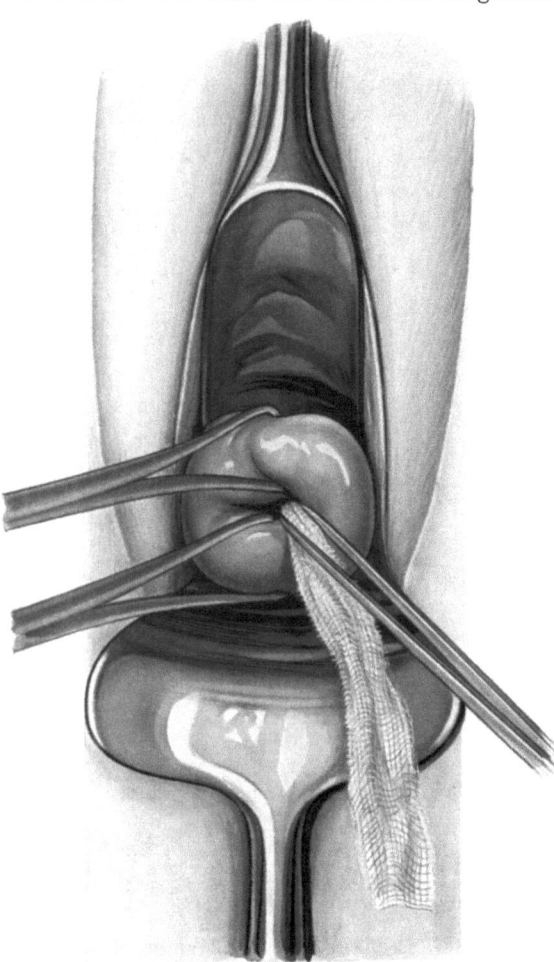

Abb. 39. Vaginale Uterusexstirpation. Beide Muttermundslippen sind mit Kugelzangen gefaßt. Um die Beschmutzung des Operationsgebietes durch heraussickerndes Blut oder Sekret zu verhüten, wird in den Zervikalkanal ein Gazestreifchen eingeführt.

kann die Blasenserosa hinter der Nahtreihe mit einigen feinen Katgutnähten an die Hinterwand des neuen „Fundus" angeheftet werden (vgl. Abb. 77, S. 280).

Das Gewebe der Portio ist sehr hart; man muß kräftige, gut schneidende Nadeln verwenden und ihnen beim Nähen die durch ihre Krümmung vorgeschriebene Richtung geben, um das Abbrechen der Nadeln zu verhüten.

Die Exstirpation beginnt man mit der Umschneidung der Portio vaginalis. Die Scheidenwand wird nahe dem Ansatz der Scheide an der Portio vaginalis mit einem Zirkelschnitt oder mit einem querstehenden wetzsteinförmigen Schnitt rundum durchtrennt. Der Schnitt muß durch die

Schleimhaut und Muskelwand der Scheide gehen. Die Kugelzange, welche die vordere Muttermundslippe gefaßt hatte, wird abgenommen und neuerlich so eingesetzt, daß nun die eine Branche den Scheidenwundrand mitfaßt (Abb. 41). Dies erleichtert nicht unwesentlich die nun folgende Ablösung der Harnblase vom Collum uteri. Sie wird scharf präparierend ausgeführt (Abb. 42), wie das

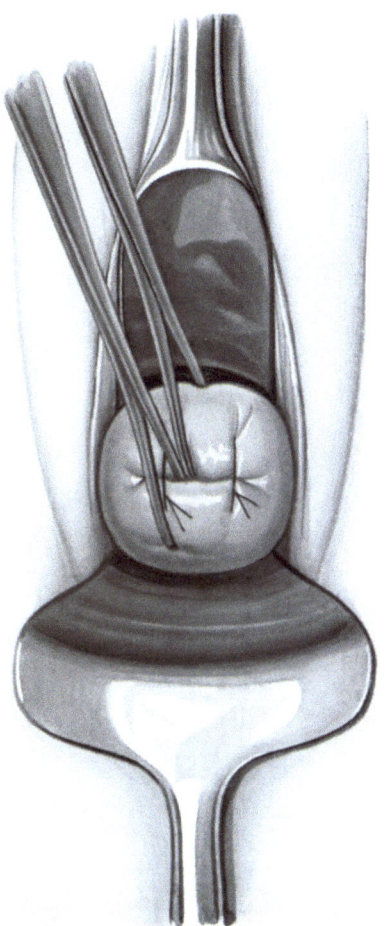
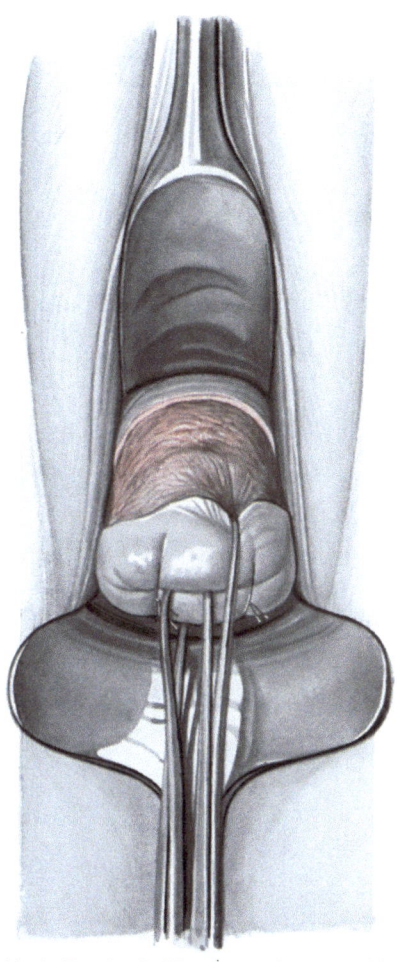

Abb. 40. Vaginale Uterusexstirpation. Damit das Gazestreifchen nicht während der Operation verloren geht, wird der Muttermund zugenäht.

Abb. 41. Vaginale Uterusexstirpation. Nach zirkulärer Durchtrennung der Scheidenwand rund um die Portio faßt die vordere Kugelzange den Wundrand mit.

S. 195 genau beschrieben worden ist. Es ist zweckmäßig, nun die seitliche Blasenpartie und den Ureter stumpf ein wenig abzuschieben, damit dieser bei Unterbindung des Parametriums nicht in Gefahr kommt. Der Operateur zieht selbst mit den Kugelzangen den Uterus sich entgegen, während er mit der Zeigefingerspitze oder einem kleinen Stieltupfer von der durch Präparation gewonnenen Wunde aus ein kleines Stück neben dem oberen Teil des Kollum schräg aufwärts und auswärts vordringt.

Die Umschlagfalte des Peritoneums (Plica vesicovaginalis) wird nun meist sichtbar. Bei Schwierigkeiten verfahre man wie bei der Beschreibung der

Coeliotomia anterior (S. 196) angegeben. In der dort beschriebenen Weise wird unter Kontrolle des Auges das Peritoneum durchschnitten (Abb. 43). Der Wundrand der Blasenserosa wird an den vorderen Scheidenwundrand mit 1—3 feinen Katgutnähten angesäumt (s. Abb. 45). Die Fäden werden lang gelassen, mit einer Klemme gefaßt und diese auf den Bauch der Patientin

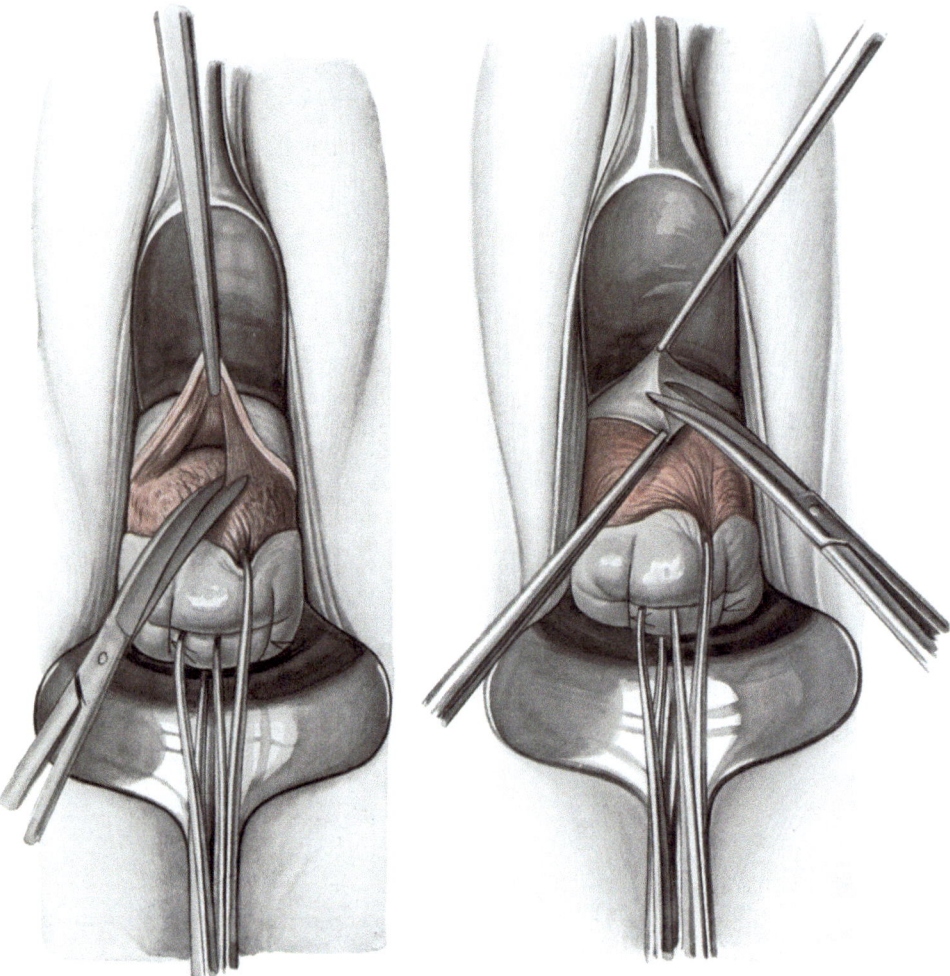

Abb. 42. Vaginale Uterusexstirpation (Fortsetzung zu Abb. 41). Scharfes Durchtrennen des Parametrium anterius, dadurch Ablösen der Harnblase vom Collum uteri.

Abb. 43. Vaginale Uterusexstirpation (Fortsetzung zu Abb. 42). Eröffnung der Peritonealhöhle (Plica vesicouterina).

gelegt. Dann wird unter Hochziehen der Portio die Douglastasche eröffnet und in gleicher Weise wie das Blasenperitoneum der Wundrand der Douglasserosa an den hinteren Scheidenwundrand genäht. Auch diese Fäden werden, lang gelassen, in eine Klemme gefaßt, die man herabhängen läßt.

Die **Exstirpation des Uterus** kann dann auf zweifache Weise durchgeführt werden: entweder vom Fundus her, indem der Uteruskörper mit Kletterhäkchen und Kugelzangen hervorgeholt wird und zunächst die Adnexe vom Uterus abgesetzt, dann die Ligamenta rotunda und lata sowie die Parametrien nach Abklemmung an der Uteruskante durchtrennt werden, oder von unten her.

Wir ziehen das letztere Verfahren vor. Man beginnt die Uterusexstirpation mit der Durchtrennung der hinteren Teile des Beckenbindegewebes mit den Sakrouterinligamenten (Abb. 44). Die Portio vaginalis wird mit den beiden Kugelzangen stark symphysenwärts etwas nach der anderen Seite zu gehoben, der in den Douglas eingeführte Zeigefinger lädt das Sakrouterinligament auf, und mit der DÉSCHAMPschen Nadel wird ein Faden durch diese Gewebspartie durchgestochen, in den DOUGLASschen Raum und wieder herausgeleitet. Die Ligatur wird genügend weit vom Uterus angelegt, damit nach Durchschneidung des Gewebes der Stumpf lang genug ist, um das Abgleiten der Ligatur zu verhindern. Während des Knüpfens muß jeder Zug an der Portio vaginalis unterlassen werden. Nach Knüpfen der Ligatur wird vom Assistenten die Portio wieder stark symphysenwärts, der Faden nach der entgegengesetzten Seite mäßig stark gezogen; auf dem in den Douglas wieder eingeführten Zeigefinger durchschneidet nun der Operateur mit kräftiger Schere das Gewebe nahe am Uterus, genügend weit von der Ligatur entfernt. In gleicher Weise werden dann die seitlichen Anteile des Parametriums schrittweise unterbunden und durchtrennt (Abb. 45). Die Uterina muß nicht isoliert unterbunden werden, sondern kann mit dem umgebenden Gewebspaket gefaßt werden.

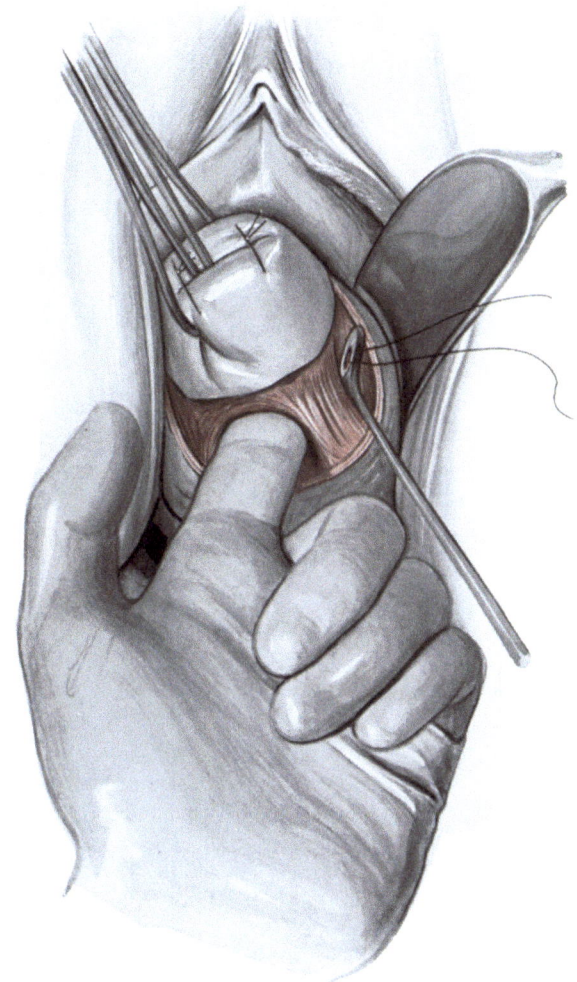

Abb. 44. Vaginale Uterusexstirpation (Fortsetzung zu Abb. 43). Nach Eröffnung des Cavum Douglasii wird die Pars posterior des Beckenbindegewebes (Sakrouterinligament) unterbunden und dann durchschnitten.

Bei Unterbindung der Uterina darf die Unterbindungsnadel nicht zu weit nach außen gelegt werden, damit der Ureter nicht mitgefaßt wird. Bei diesem Akt der Operation wird die Portio vaginalis mit den Hakenzangen mehr dammwärts gezogen. Bei der Unterbindung des oberen Teiles des Parametrium, in dem die Arteria uterina verläuft, nimmt die DÉSCHAMPsche Nadel zweckmäßig den ventralen und dorsalen Serosarand neben der Uteruskante mit (Abb. 46). Dadurch wird der parametrane Wundraum vor unnötiger Erweiterung während der folgenden Manipulationen geschützt. Ist auf der einen Seite das Parametrium bis an das obere

Ende des Kollum durchtrennt, dann wird das gleiche auf der anderen Seite durchgeführt.

Bei gut beweglichem Uterus kann man nun bei dauerndem, kräftigem aber nicht zu brutalem Zug an der Portio vaginalis bis an den Fundus uteri

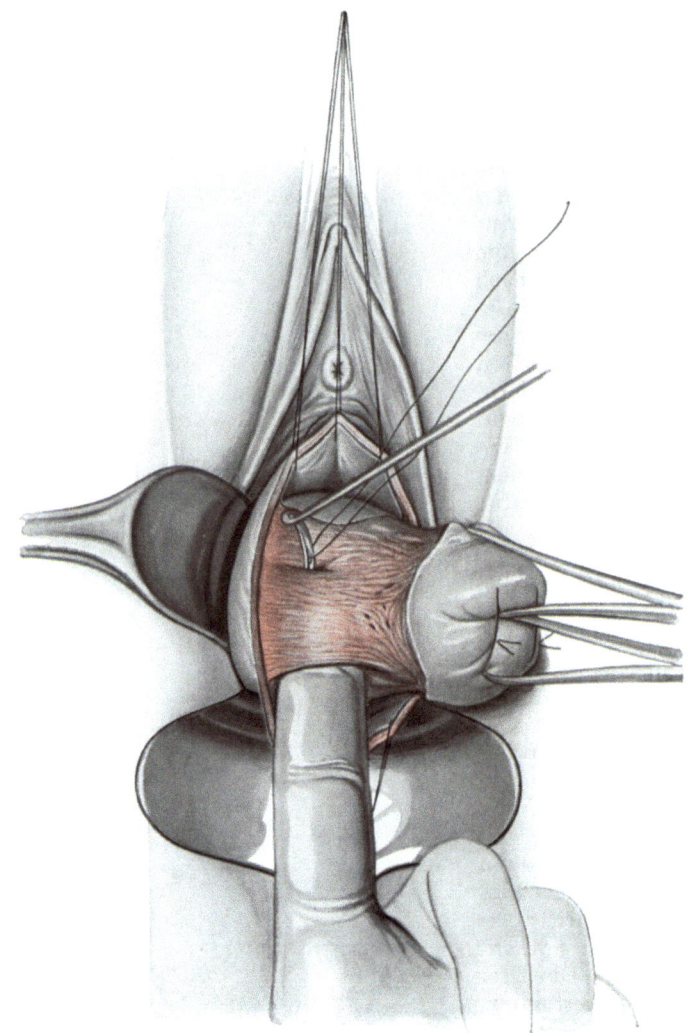

Abb. 45. Vaginale Uterusexstirpation (Fortsetzung zu Abb. 44). Unterbindung und Durchtrennung des unteren Teiles des Parametriums.

herankommen. Der eingeführte Zeigefinger holt den Ansatz der Adnexe herab (Abb. 47).

Nach Anlegung kleiner krummer Klemmen werden die Adnexe abgesetzt, das Ligamentum rotundum durchtrennt und schließlich noch die obersten, bisher nicht versorgten Teile des Parametriums in eine Klemme gelegt und durchschnitten. Ist so die eine Uteruskante freigelegt, dann läßt sich der Uterus leicht vorziehen, und das Anlegen der Klemmen an der anderen Seite macht keine Schwierigkeiten mehr.

Kommt man durch Zug an der Portio nicht leicht an den Abgang der Adnexe, dann wird der Uterus, nachdem das Kollum vollständig freigemacht ist, gestürzt, indem die Hakenzangen von der Portio abgenommen werden und die Portio in die Douglastasche gedrängt wird, worauf sich das mit einer

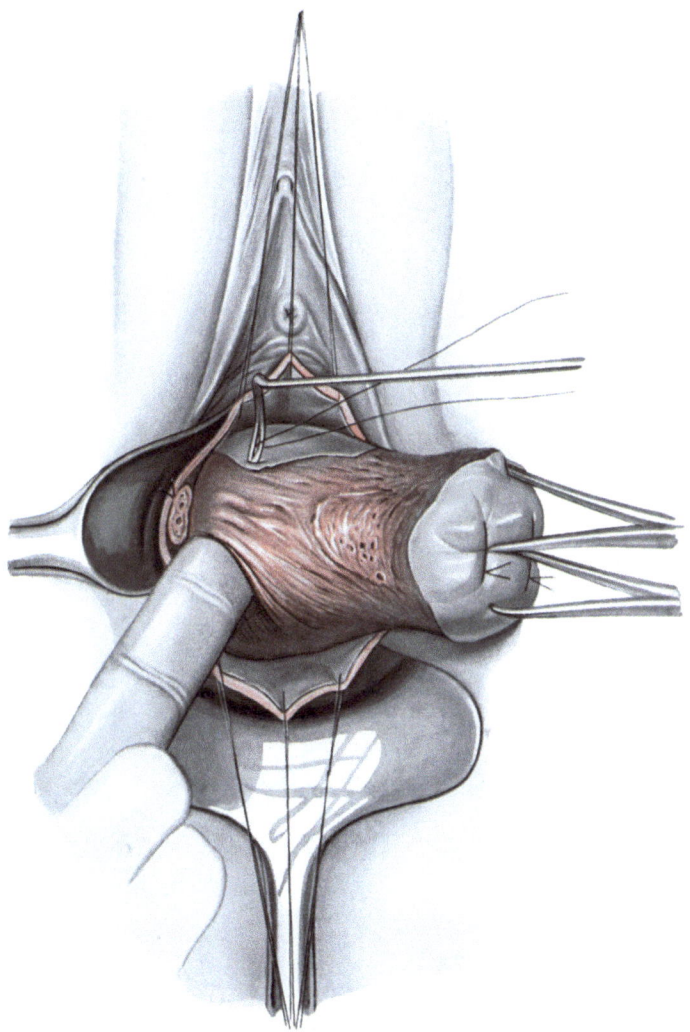

Abb. 46. Vaginale Uterusexstirpation (Fortsetzung zu Abb. 45). Unterbindung des oberen Anteiles des Parametriums mit den uterinen Gefäßen (die Serosa wird beiderseits mitgefaßt).

Kugelzange am Fundus gefaßte Korpus hervorholen läßt (Abb. 48). Ist das Kollum lang und war es nicht notwendig, die Zervix zu tamponieren, dann kann die Portio zweckmäßigerweise mit einem Skalpell abgetragen werden, wodurch sich das Vorholen des Korpus unter der Symphyse viel leichter gestaltet. Dann werden in der gleichen Weise, wie oben beschrieben, unter Anlegung krummer Klemmen die Adnexe vom Uterus abgesetzt, die Ligamenta rotunda und der oberste Teil des Parametriums durchtrennt und der Uterus exstirpiert.

Ist der Uteruskörper groß und läßt er sich nicht leicht vorziehen, dann kann — sofern man sicher ist, daß sein Kavum keimfrei ist — nach erfolgter Durchtrennung der Parametrien aus seiner Wand ein größeres Stück der Muskulatur mit dem Messer herausgeschnitten werden, worauf sich dann der Fundus entwickeln läßt. Oder man spaltet ihn vom Muttermund her in der Mittellinie mit einer kräftigen geraden Schere, deren eine Branche in den Halskanal,

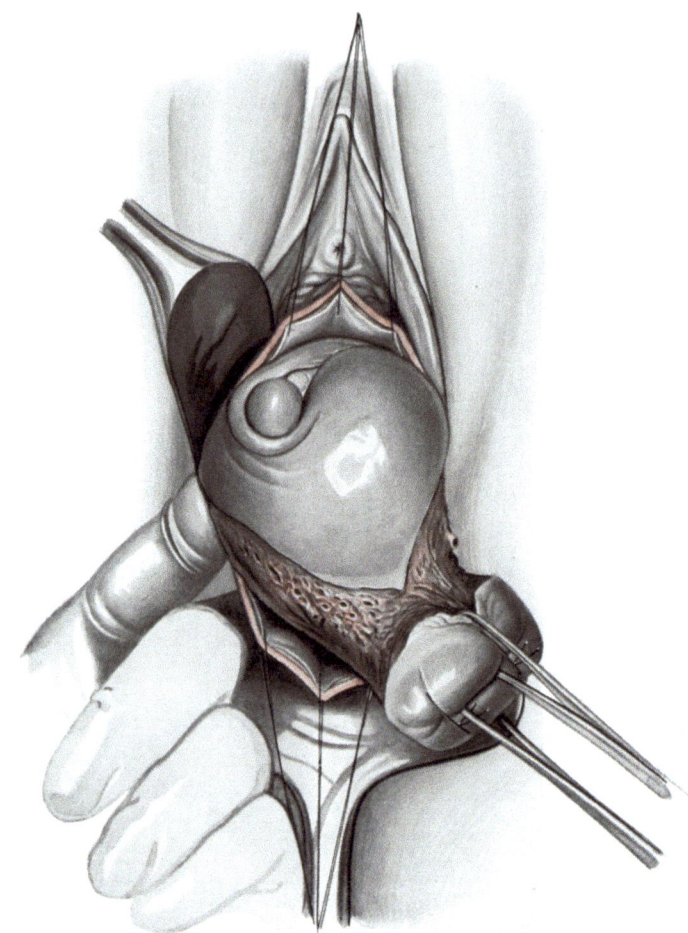

Abb. 47. Vaginale Uterusexstirpation (Fortsetzung zu Abb. 46). Ligamentum rotundum und Adnexe werden eingestellt und können nun nach Abklemmung abgesetzt werden. Uterus nicht „gestürzt" (I. Methode).

später in das Cavum uteri eingeführt wird, bis an den Fundus und ebenso seine Hinterwand. Die eine der beiden Hälften wird dann mit einem kräftigen Seidenfaden angeschlungen und unter Herausleitung dieses Zügels in die Bauchhöhle versenkt. Die andere Hälfte wird in der Vorder- und Hinterwand des Korpus mit je einer Hakenzange gefaßt und vorgezogen. So kommt man unschwer an den Abgang der Adnexe und an die Ligamenta rotunda heran. Nach Exstirpation der einen Hälfte des Uterus wird die andere Hälfte mit dem Zügel vorgezogen und in gleicher Weise exstirpiert.

Bevor man die Adnexe vom Uterus absetzt, soll man sie revidieren. Sind die Tuben erkrankt (Abb. 48) oder die Ovarien krankhaft verändert, dann sollen die erkrankten Teile mitgenommen werden. Man faßt dann die Tube, sie allmählich mit Pinzetten vorziehend, mit einem Krallenklemmchen nahe am Fimbrienende und kann so das Ligamentum infundibulo-pelvicum, falls es lang und dehnbar genug ist, bis in das Operationsgebiet herabziehen. Kleine krumme Klemmen werden nun an die Gefäße des Ligamentes angelegt und die Adnexe auf diese Weise mit dem Uterus exstirpiert. Ist es möglich und notwendig, die Ovarien oder wenigstens ein Ovarium zu erhalten, dann erfolgt die Abklemmung nur in der Mesosalpinx, während die ovariellen Gefäße sorgfältig geschont werden.

Oft ist es zweckmäßig, zunächst einmal den Uterus allein zu exstirpieren, nachdem man die Adnexe von ihm abgesetzt hat, und nachträglich erst die Adnexe zu entfernen. Namentlich wenn das Ligamentum ovario-pelvicum kurz ist oder die Adnexe am Ligamentblatt fixiert sind, ist die Zugänglichkeit zu ihnen dann wesentlich besser.

Die Ligaturen des Parametriums, an den Ligamenten und den Adnexen werden zweckmäßig mit nicht zu dicker Seide vorgenommen. Die Seide schnürt sich besser als Katgut, und da bei der zu beschreibenden Technik alle Ligaturen am Schluß der Operation so liegen, daß sich die Stümpfe mit den Fäden abstoßen können, ist es gleichgültig, ob resorbierbares oder nichtresorbier-

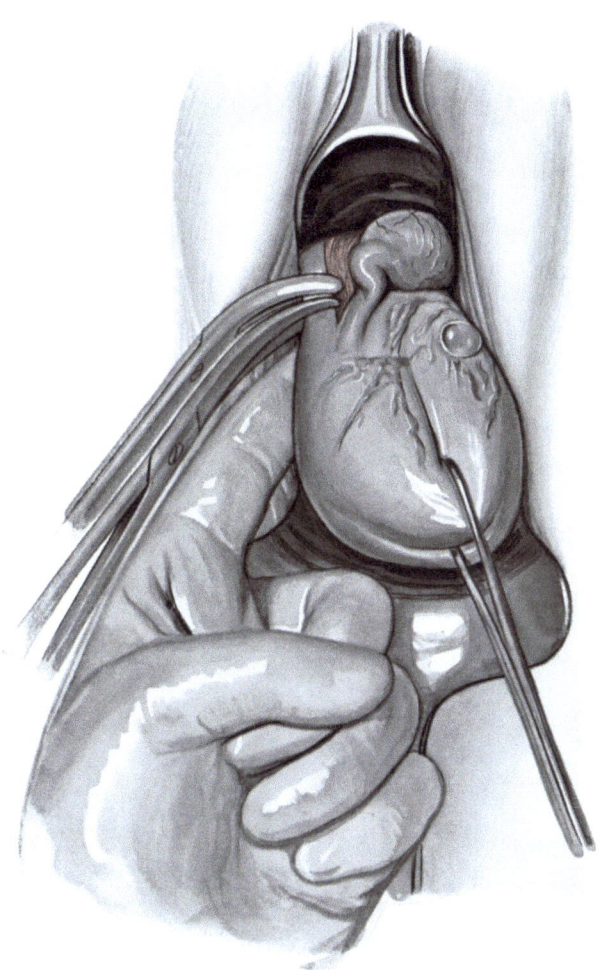

Abb. 48. Vaginale Uterusexstirpation (Fortsetzung zu Abb. 46). Der Uterus ist „gestürzt" worden (II. Methode), d. h. die Portio vaginalis wurde nach hinten gestaucht, der Fundus uteri vorgezogen. Das Ligamentum rotundum ist abgeklemmt und wird durchschnitten. Die Adnexe werden mit dem Uterus, der perimetritische Veränderungen zeigt, entfernt.

bares Naht- und Unterbindungsmaterial verwendet wird. Die Ligaturen an den Parametrien sind stets sofort durchschnitten worden. Die Ligaturen an den Ligamentis rotundis und den Adnexen werden zunächst lang gelassen, um bei dem nun folgenden Akt der **Herausnähung aller Ligaturstümpfe** diese mit sanftem Zug vorziehen zu können. Mit einer Nadel, die den Scheidenwundrand seitlich symphysenwärts durchstochen hat, werden die Adnexe oder deren Ligamente knapp hinter der Ligatur aufgeladen, die Blasenserosa vorn seitlich noch einmal gefaßt und der Stumpf so an den Scheidenwundrand genäht, daß er ihn überragt. In gleicher Weise wird das Ende des Ligamentum rotundum an den Scheidenwundrand herausgenäht und dann werden unter Spannung der Nähte,

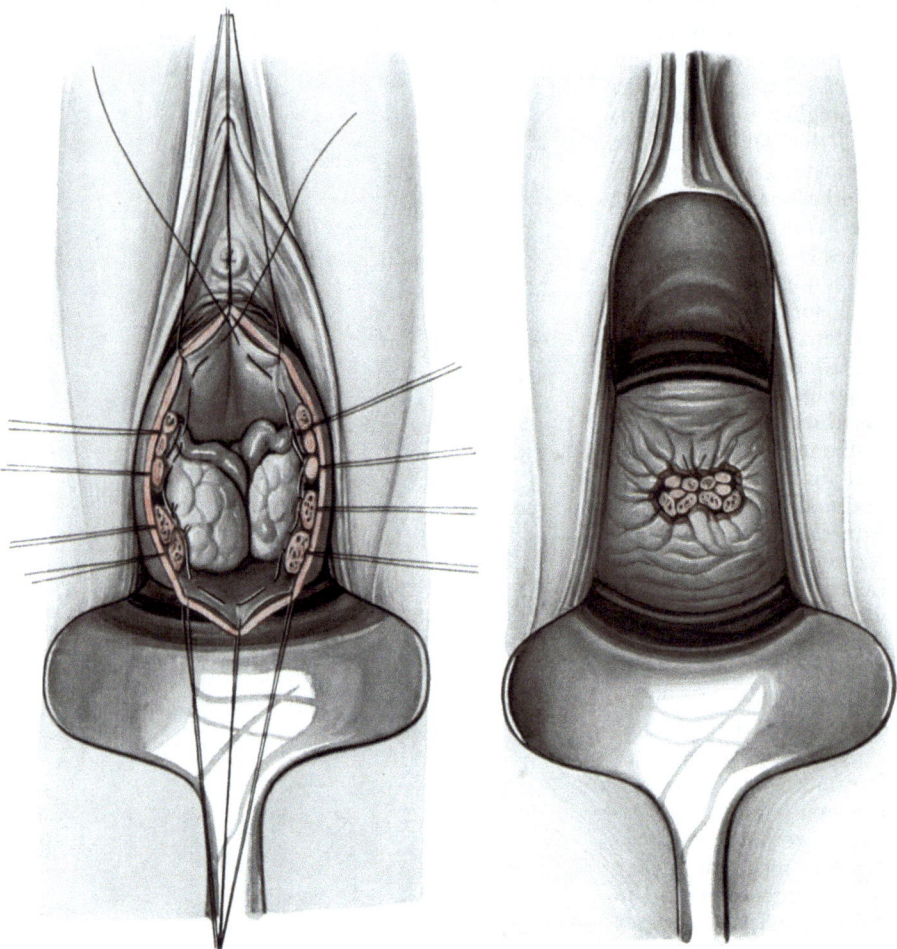

Abb. 49. Vaginale Uterusexstirpation (Fortsetzung zu Abb. 48). Der Uterus ist exstirpiert, die normalen Adnexe sind belassen worden. Die Stümpfe der Adnexe, der Ligamenta rotunda und der Parametrien sind an den Scheidenwundrand genäht. Blasen- und Douglasserosa sind schon zu Beginn der Operation an den entsprechenden Scheidenwundrand gesäumt worden. Nun wird ein Faden durch die Serosa der Blase, die Beckenserosa hinter den Stümpfen links, die Serosa des Douglas, der rechten Beckenseite und schließlich wieder der Blase durchgeführt.

Abb. 50. Vaginale Uterusexstirpation (Schlußbild). Die Schnürnaht (Abb. 49) ist zugezogen und geknüpft worden. Alle Ligaturstümpfe sind dadurch extraperitoneal gelagert. Die Scheidenwunde bleibt offen, damit die Stümpfe sich abstoßen können.

welche die Douglasserosa an die hintere Scheidenwand fixiert haben, schrittweise auch die Stümpfe des Parametriums vorgenäht. Dabei soll vermieden werden, die Arteria uterina proximal von ihrer Unterbindung anzustechen. Meist wird freilich die dadurch entstehende Blutung durch das feste Knüpfen der Naht, die den Stumpf an den Scheidenwundrand herausnäht, sofort wieder gestillt. Die seitlichen Nähte müssen sich nahe den Ligaturen halten, damit der Ureter nicht nachträglich noch gefährdet wird. In gleicher Reihenfolge werden auf der anderen Seite die Stümpfe an den Scheidenwundrand vorgenäht. Diese Nähte besorgen zugleich die Blutstillung in der Scheidenwand. Da sie durch das Gewebe durchgehen und sich nicht abstoßen können, dürfen sie nicht mit Seide ausgeführt werden; hier ist nicht zu dickes Katgut zu verwenden. Drängen sich Netz oder Darmschlingen hervor und stören das Herausnähen der Stümpfe, dann werden sie mit einem schmalen Gazestück, das mit einem von einer Klemme gefaßten Seidenfaden armiert ist, zurückgehalten. Zum Schluß wird dieser Tampon entfernt und ein Spatel in den Peritonealraum eingesetzt. Es wird kontrolliert, ob die Blutung restlos gestillt ist und alle Stümpfe gut nach außen genäht sind.

Zum Schluß wird die Peritonealhöhle geschlossen (Abb. 49). Wir machen den Verschluß mit einer Schnürnaht, welche zuerst die Blasenserosa faßt, dann an dem Adnexstumpf, am Ligamentum rotundum und latum die Serosa proximal von der Ligatur faßt, dann das seitliche Peritoneum (zur Vermeidung einer Verletzung der Gefäße sehr oberflächlich) aufladet, dann durch die Douglas- oder Mastdarmserosa geführt wird, auf der anderen Seite wieder durch das hintere Ligamentblatt, Rotundum, Adnexstumpf und Blasenserosa. Zu dieser Naht wird die Patientin für kurze Zeit in mäßige Beckenhochlagerung gebracht. Nachdem eventuell vordringendes Netz mit einer glatten Pinzette zurückgeschoben ist, wird die Schnürnaht geknüpft, so daß alle Stümpfe nach außen zu liegen kommen (Abb. 50). Würde man vom Bauchraum aus nun den Abschluß sehen, so wäre hier auf einen Punkt die Serosa zusammengezogen, ohne daß ein Fadenknoten in die Peritonealhöhle hineinragt. Auch zu dieser Naht verwenden wir Katgut. Alle Nähte werden nun abgeschnitten. Die Scheidenwunde wird nicht vernäht. Ein Gazestreifen wird locker vorgelegt.

Waren um den Uterus entzündliche Veränderungen vorhanden, so daß die Möglichkeit einer Exsudatbildung in der Douglastasche nicht mit Sicherheit ausgeschlossen werden kann, dann verzichtet man auf die Abschließung der Peritonealwunde. Die Schnürnaht wird nicht ausgeführt, die Operation ist mit dem Vornähen aller Stümpfe beendet. In den DOUGLASschen Raum wird ein breiter Gazestreifen locker eingelegt; ein Gazestück füllt die Vagina. Der Vaginaltampon wird nach 24 oder 48 Stunden entfernt. Der intraperitoneal eingelegte Streifen wird frühestens vom 4. Tage an allmählich gekürzt, damit der Raum zwischen den um ihn verklebten Darmschlingen sich allmählich verkleinern kann. Ein Prolaps von Darmschlingen nach nicht zu früher Entfernung des Streifens ist nicht zu befürchten.

War das Peritoneum durch Naht verschlossen worden, dann wird der vaginale Streifen nach 24 Stunden entfernt. In den nächsten Tagen beginnt die Nekrose der Ligaturstümpfe, welche sich in den folgenden Wochen mitsamt den Seidenfäden abstoßen. Vom 5. Tage an werden Spülungen mit einer schwachen Desinfektionslösung gemacht, eventuell zweimal am Tage, um den übelriechenden Fluor möglichst zu beseitigen. Nach 2 oder 3 Wochen wird revidiert, ob alle Nähte sich abgestoßen haben. Sollten einige Seidennähte noch nicht abgegangen sein, dann lassen sie sich meist leicht mit einer Pinzette herausziehen. Andernfalls werden sie mit der Schere entfernt. Dazu wird zweckmäßig eine das Gesichtsfeld vollkommen freigebende bajonettförmig geformte Schere verwendet (Abb. 14).

Bleiben Nähte längere Zeit liegen, dann bilden sich um sie herum Granulationen, welche Blutungen veranlassen und dadurch die Frauen beunruhigen, namentlich wenn sie wegen Gebärmutterblutungen operiert worden sind. Diese harmlosen Granulationen werden von Ärzten, die den Gang der Operation nicht kennen, gelegentlich für Rezidive eines Neoplasmas gehalten. Die Granulationen werden nach Entfernung des schuldtragenden Fadens mit Lapis touchiert. Sind alle Nähte entfernt, dann zieht sich die Narbe des Scheidenendes rasch zusammen. Die anfangs granulierende Fläche ist alsbald mit Epithel bedeckt.

10. Abdominale Operationen an der Gebärmutter.
a) Die Operation der Retroversio uteri.

Indikationsstellung. Die Ideallage des Uterus ist die Anteversion. Darum ist aber die Retroversion oder Retroflexion noch nicht als Krankheit anzusehen, die in jedem Falle beseitigt werden muß. Die kritiklose Behandlung jeder Rückwärtsneigung der Gebärmutter ist abzulehnen. Die wilde Polypragmasie der Gynäkologen in der operativen Behandlung der Retrodeviation des Uterus gehört einer wenig ruhmreichen Geschichte an — oder sollte ihr wenigstens angehören. Aber nicht nur in jenen Fällen ist die Behandlung der Retroversio uteri zu unterlassen, wo sie zufällig entdeckt wird und keinerlei Symptome bestehen, die mit einiger Berechtigung auf die Lageanomalie zurückgeführt werden können, sondern auch in der Mehrzahl der Fälle, in denen über solche Beschwerden geklagt wird. Die Retroversion und Retroflexion kann Kreuzschmerzen auslösen, sie kann an Koitusbeschwerden schuld sein, sie kann Ursache atypischer Blutungen und von Sterilität und wiederholtem Abortus sein. Aber weitaus in der Mehrzahl sind diese Störungen mit der Rückwärtsverlagerung der Gebärmutter in keinerlei kausalem Zusammenhang. Der Uterus liegt in solchen Fällen oft ganz zufällig in Retroversion, oder die Retroversion ist eine Folge einer übergeordneten Krankheit, die auch die Beschwerden verursacht, z. B. einer Asthenie, die dann häufig Ursache von Kreuzschmerzen und abnormen Blutungen ist. Findet man bei einer Kranken, die über Kreuzschmerzen klagt, den Uterus zurückgesunken, dann darf man nicht früher die abnorme Lage des Uterus als Ursache für die Schmerzen ansehen, bevor man nicht die viel häufigeren anderen Ursachen (Erkrankungen der Wirbelsäule und ihrer Gelenke, rheumatische Zustände, Asthenie, entzündliche Erkrankungen u. a.) mit Sicherheit ausschließen kann, namentlich wenn der Uterus nicht in Retroversionslage fixiert ist. In letzteren Fällen aber ist oft die den Uterus fixierende chronisch adhäsive Peritonitis Ursache der Beschwerden. Bei beweglichem Uterus gibt es ein recht einfaches Verfahren, zu erkennen, ob der abnormen Lage des Uterus für die Entstehung der Beschwerden eine Rolle zukommt. Man bringt den Uterus durch bimanuelle Handgriffe in Anteversion und fixiert ihn in dieser Lage durch ein geeignetes Pessar. Wird er durch das Pessar gut in Anteversion gehalten und verschwinden die Beschwerden, was aber nur recht selten der Fall ist, dann darf ein Kausalzusammenhang mit ziemlicher Sicherheit angenommen werden. Oft bleibt der Uterus dauernd in Anteversion, wenn einige Monate lang das Pessar getragen wurde. Doch gibt es Fälle, in denen zwar die Pessartherapie die Beschwerden restlos beseitigt, das Tragen eines Pessars aber von der Patientin oder ihrem Ehemann abgelehnt wird, oder wo es als Fremdkörper lästigen Fluor macht oder einen bestehenden Fluor noch vermehren würde. In solchen Fällen, wie auch dann, wenn der Uterus trotz des gut liegenden Pessars immer wieder nach hinten fällt, oder wo ein Pessar nicht eingelegt werden kann (Virgo!), ist die operative Behandlung der Retroversion angezeigt, immer vorausgesetzt, daß ein kausaler Zusammenhang zwischen den Störungen und Beschwerden mit der Lageanomalie sicher erwiesen ist oder doch mit gutem Grunde angenommen werden kann.

Technik der Operation. Die Operationen sollen so ausgeführt werden, daß sie den Eintritt und normalen Verlauf einer Schwangerschaft und die Geburt nicht behindern. Darum muß der Uteruskörper selbst frei bleiben von allen antefixierenden Maßnahmen. Die Ligamenta rotunda, welchen ja eigentlich keine besondere Bedeutung für die Verankerung des Uterus und seine normale Anteversionslage zukommt, werden in vielfacher Form dazu benutzt, den Uterusfundus nach vorn zu halten. Dadurch werden zwar anatomisch nicht korrekte

Verhältnisse geschaffen, der Effekt der Operation ist aber vielfach ein so guter, daß von ihr bei gegebener Indikation unbedenklich Gebrauch gemacht werden kann.

Es gibt mehrere Methoden, die Verkürzung der Ligamenta rotunda und die Fixierung des Fundus uteri mittels dieser Ligamente von der Scheide her auszuführen. Dem speziell gynäkologischen Operateur geben diese sehr effektvollen Operationen oft ausgezeichnete Resultate, die den Vorteil haben, den Bauchschnitt bei besonderen Erschlaffungszuständen der Bauchdecken zu vermeiden. Die Auswahl der für diese vaginalen Operationsmethoden geeigneten Fälle erfordert aber bedeutende Erfahrung; wird sie nicht sehr genau und mit dem richtigen Einfühlen gemacht, so sind Versager häufig. Bei Frauen, die noch nicht geboren haben, bei welchen es sich vorwiegend um angeborene Retroversion des Uterus handelt, üben wir die vaginale Methode nicht aus; denn bei allen vaginalen Antefixationen handelt es sich darum, daß nach dem Vorholen und Antefixieren des Korpus die Portio vaginalis auch entsprechend gut nach hinten ausweichen kann, da sonst der Uterus nicht in Anteversion liegen bleibt. Bei der kongenitalen Retroversion aber ist die vordere Vaginalwand, d. h. die Entfernung zwischen Introitus vaginae und dem Ansatz der vorderen Scheidenwand am Collum uteri zu kurz, so daß ein nach hinten Ausweichen der Portio vaginalis gar nicht möglich ist. Der Uterus wird durch die vaginale Antefixation in solchen Fällen nicht antevertiert, sondern nur zwanghaft anteflektiert, d. h. das Kollum behält seine falsche Stellung, die es vor der Operation hatte, und das Korpus wird im Winkel nach vorn gegen das Kollum abgeknickt. Diese Abknickung läßt sich durch den Zug der Rotunda auf die Dauer nicht halten, so daß der Uteruskörper wieder nach hinten zurückkehrt.

Die abdominalen Methoden haben den Vorteil, daß sie ohne Rücksicht auf die Beschaffenheit der Scheide und die primäre Stellung der Portio vaginalis den Uteruskörper nach vorn bringen und halten können. Wegen der eingangs erwähnten Bedenken lehnen wir die Fixation des Corpus uteri selbst in die Bauchdecken ab, wenn noch die Möglichkeit einer Schwangerschaft besteht. Da bei älteren Frauen aber die Retroversion des Uterus allein kaum jemals einen operativen Eingriff indiziert, so kommen die den Uterus selbst fixierenden Methoden auch nicht weiter in Betracht. — Von den den Uterus mittels der Ligamenta rotunda auf abdominalem Wege antefixierenden Operationen sind unter den zahllosen Methoden am gebräuchlichsten und gut bewährt die von ALEXANDER-ADAMS, OLSHAUSEN, DOLÉRIS-GILLIAM und BALDY.

α) **Die Operation von** ALEXANDER-ADAMS besteht in der Aufsuchung der Ligamenta rotunda nach ihrem Austritt aus der Bauchhöhle durch den Leistenkanal, worauf sie vorgezogen, gekürzt und ihre Enden dann an der Bauchfaszie fixiert werden. Diese Operation hatte ihre besondere Begründung und Berechtigung in einer Zeit, in welcher die Eröffnung der Bauchhöhle allein schon mit Gefahren verbunden war. Diese Gefahren bestehen heute nicht mehr. Es liegt darum für uns kein Grund mehr vor, eine Methode anzuwenden, welche einen kleinen Leibschnitt zu vermeiden trachtet, dafür aber den Nachteil hat, daß sie einen Einblick in die Bauchhöhle nicht oder nur unvollkommen gestattet. Die Technik der Methode ist folgende: Nachdem man sich vorher durch genaue Untersuchung überzeugt hat, daß der Uterus frei beweglich ist und daß keine entzündlichen Veränderungen an seinen Adnexen bestehen, wird ein 5 bis 6 cm langer Schnitt durch die Haut etwa fingerbreit oberhalb des Ligamentum Puo partii, mit diesem gleich laufend, gemacht, dessen unteres Ende über dem äußeren Leistenring liegt. Der Leistenring wird freigelegt. Das Ligamentum rotundum, das aus ihm austritt, wird leicht erkannt, es zieht symphysenwärts und strahlt gegen den Mons veneris aus. Die Faszie wird nun vom Leistenring nach außen aufwärts gespalten (Abb. 51), wozu man sich auch einer durch den Leistenring eingeführten Hohlsonde bedienen kann. So wird das Ligamentum rotundum auf eine längere Strecke freigelegt und kann nun, nachdem es aus seiner Verbindung gelöst ist, gefaßt und energisch vorgezogen werden (Abb. 52).

Es wird dann abgeschnitten und sein Ende an der Faszie fixiert; oder es wird, nachdem es vorgezogen ist, nach aufwärts umgeschlagen und unter Mitfassen der Faszie bei deren Naht fixiert. Bei kräftigem Vorziehen des Bandes wird der Peritonealkegel durch den inneren Leistenring herausgezogen. Manche Operateure eröffnen ihn, um von hier aus eine Abtastung der Beckenorgane vornehmen zu können, worauf das Peritoneum wieder verschlossen wird. Zur Fixation

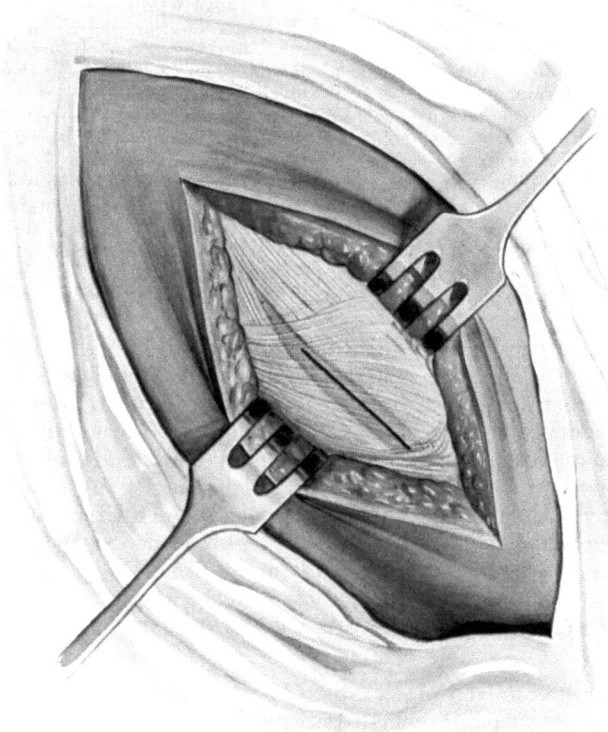

Abb. 51. Operation nach ALEXANDER-ADAMS. Die Haut ist durchtrennt, die Faszie des Musc. obliquus freigelegt. Die schwarze Linie zeigt die Richtung an, in welcher sie eingeschnitten wird.

des Rotundums an die Faszie werden zweckmäßigerweise feine Seidennähte verwendet. Die Faszienwunde wird mittels Katgutnaht geschlossen.

β) **Die Methode von OLSHAUSEN.** Durch einen kleinen Faszienquerschnitt oder kleinen Längsschnitt oberhalb der Symphyse wird die Bauchhöhle eröffnet. Die Beckenorgane werden revidiert. Eventuelle Verwachsungen können unter Leitung des Auges durchschnitten werden. Erst wenn der Uterus vollkommen frei beweglich ist, wird er mittels der Ligamenta rotunda an die Bauchwand fixiert. Eine mit einem starken, schwer resorbierbaren Katgut- oder mit feinem Seidenfaden armierte spulrunde Nadel wird durch die Faszie, den M. rectus und das Peritoneum nahe der Symphyse durchgestochen, dann unter dem uterinen Ende des Ligamentum rotundum durchgeführt und 1—2 cm von der Einstichstelle durch Peritoneum, Muskel und Faszie wieder ausgestochen. Nachdem die gleiche Naht auf der anderen Seite angelegt ist, werden nun die Nähte, bevor sie geknüpft werden, energisch nach vorn gezogen, wodurch der Fundus uteri ganz an die Bauchwand herankommt. Auge und Finger kontrollieren, daß nicht Netz oder eine Darmschlinge zwischen Uterus und Bauchwand zu liegen kommt. Um dies bei der weiteren Präparation zu vermeiden, hält der Assistent beide Fäden dauernd gespannt, während der Operateur die Peritoneal-, Muskel- und Faszienwunde schließt. Nun erst werden die beiden Fixationsnähte geknüpft und die Unterhaut- und Hautwunde geschlossen. Die Operation ist in wenigen Minute durchzuführen. Da die Fäden aber durch das Ligamentum rotundum

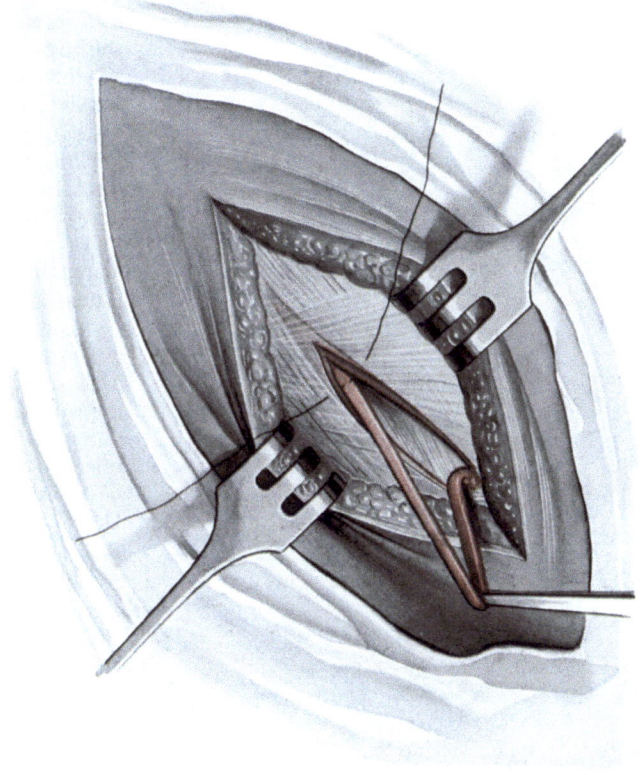

Abb. 52. Operation nach ALEXANDER-ADAMS (Fortsetzung zu Abb. 51). Der Leistenkanal ist eröffnet, das Ligamentum rotundum mit einer Klemme gefaßt und vorgezogen. Eine Naht ist angedeutet, die das vorgezogene Ligamentum rotundum an die Faszie fixiert.

durchschneiden können, sind andere Modifikationen der Anheftung des Uterus an die Bauchwand mittels der Ligamenta rotunda angegeben worden.

γ) **Die Methode von DOLÉRIS-GILLIAM** scheint gegenwärtig die größte Verbreitung zu haben. Kleiner Längs- oder Querschnitt oberhalb der Symphyse durch Haut und Unterhautzellgewebe. Durchtrennung der Faszie. Nach Auseinanderdrängung der Rekti Eröffnung des Peritoneums. Nun wird an der Stelle, an der bei der OLSHAUSENschen Operation die Fixationsnaht durch die Bauchwand gelegt wird, ein nicht ganz 1 cm langes Loch in die Faszie geschnitten, durch welches eine geschlossene schlanke Klemme stumpf durch den Musculus rectus gestoßen wird, deren Spitze entweder stumpf durch das Peritoneum gebohrt oder nach Anlegung eines kleinen Schnittchens in der Serosa in die Bauchhöhle geleitet wird. Diese Klemme faßt das Ligamentum rotundum der gleichen Seite 4—6 cm von der Uterusecke entfernt und zieht es durch den Wundkanal vor die Faszie (Abb. 53). Das gleiche geschieht auf der anderen Seite. Der Assistent hält die durch die Bauchdecken gezogenen Rotundumschlingen während des nun folgenden Verschlusses der Serosa-, Muskel- und Faszienwunde gespannt und so den Uterusfundus gegen die Bauchwand. Dann werden die beiden durch die Faszie heraussehenden Rotundaschlingen in der Mittellinie miteinander durch 1 oder 2 feine Seidennähte vereinigt (Abb. 54). Das Durchschneiden der Nähte und Zurückschlüpfen der Rotundaschlingen kann noch dadurch verhindert werden, daß die nun quer auf der Faszie verlaufenden Rotunda an die Faszie mit einigen Katgutnähten fixiert wurden. Darauf Verschluß der Unterhaut- und Hautwunde.

Alle Methoden, welche so den Uterusfundus an die Bauchwand heranbringen, haben den Nachteil, anatomisch unrichtige Verhältnisse zu schaffen. Der Uterusfundus steht viel höher und viel weniger frei beweglich, als es der Norm entspricht. Aus diesem Grunde wurden verschiedene Operationsverfahren angegeben, bei welchen die Rotunda verkürzt und auf dem Uteruskörper fixiert werden, ohne daß der Uterusfundus an die Bauchwand herangezerrt wird.

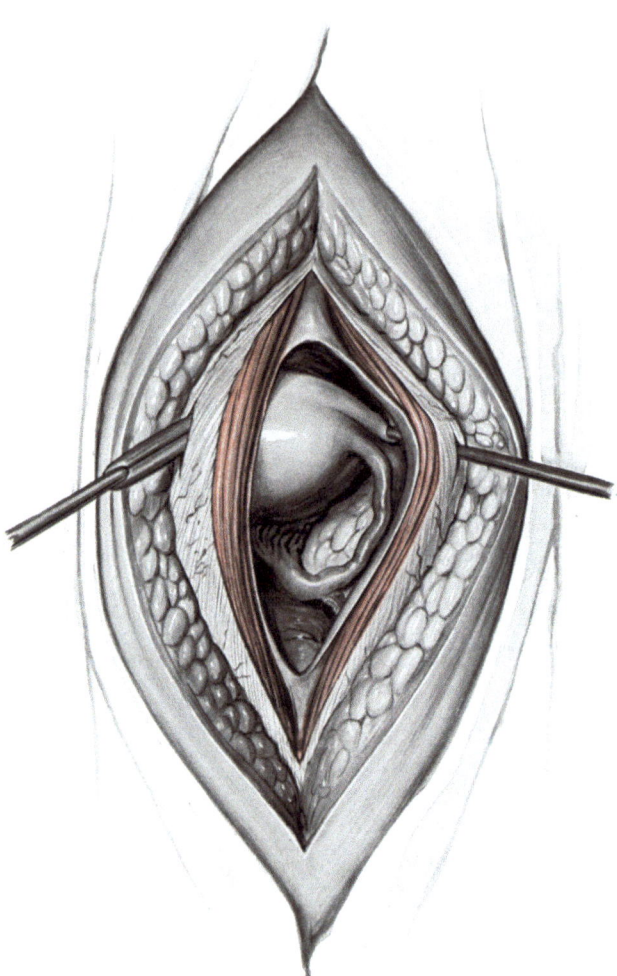

Abb. 53. Operation nach DOLÉRIS-GILLIAM. Rechts wird das runde Mutterband mit einer Klemme gefaßt, links ist es schon durch Bauchfell, Muskel und Faszie durchgezogen. (Der Bauchschnitt kann viel kleiner gemacht werden!)

d) **Das Verfahren von** BALDY ist unter diesen Methoden gut bewährt. Nach Eröffnung des Bauches mittels Längs- oder Querschnittes wird der Uterusfundus mit einer Hakenzange etwas hochgehoben. Eine geschlossene schlanke Klemme geht nun durch die Mesosalpinx nahe der Uteruskante durch, wobei die Verletzung von Gefäßen zu vermeiden ist. Die Klemme, die das vordere Ligamentblatt durchstoßen hat, faßt dann von hinten her das Ligamentum rotundum (Abb. 55 rechte Seite), das ja bei jeder Retroversion verlängert ist, 3—4 cm von seinem uterinen Ende und zieht es mitsamt seiner Peritonealduplikatur durch die Wunde hindurch, so daß die durchgezogene Schlinge auf die Hinterwand des Korpus fixiert werden kann (Abb. 55 linke Seite). Nachdem dies auf der anderen Seite in gleicher Weise geschehen ist, werden die beiden mit den Klemmen gehaltenen Rotundaschlingen etwa in der Mitte zwischen Fundus und Isthmus auf der Hinterwand des Uterus miteinander vereinigt und durch feine Nähte an die Uterushinterwand selbst angenäht. Dadurch wird der Uterus in der Schlinge, welche die beiden nun gestrafft miteinander vereinigten Rotunda bilden, mit seinem Korpus gut nach vorn gehalten. Es entstehen keine gefährlichen Taschen, in welche Abdominalorgane sich einklemmen können.

Nach allen Operationen, welche den Uterus mittels der Ligamenta rotunda antefixieren, kann das Aufsteigen des Fundus uteri im Falle einer Schwangerschaft ungestört erfolgen, weil ja die Ligamenta rotunda in der Schwangerschaft sich unbehindert verlängern können.

b) Die operative Behandlung der Myome.

Die Myome sind an sich durchaus gutartige Geschwülste. Sie sitzen weitaus in der Mehrzahl der Fälle im Gebärmutterkörper und sind dort am häufigsten in der Muskelwand entwikkelt (intramurale Myome) oder unter dem Bauchfellüberzug (subseröse Myome) oder unter der Schleimhaut (submuköse Myome). In einer großen Anzahl der Fälle machen die Myome keinerlei Störungen und Beschwerden und sollen in solchen Fällen darum auch

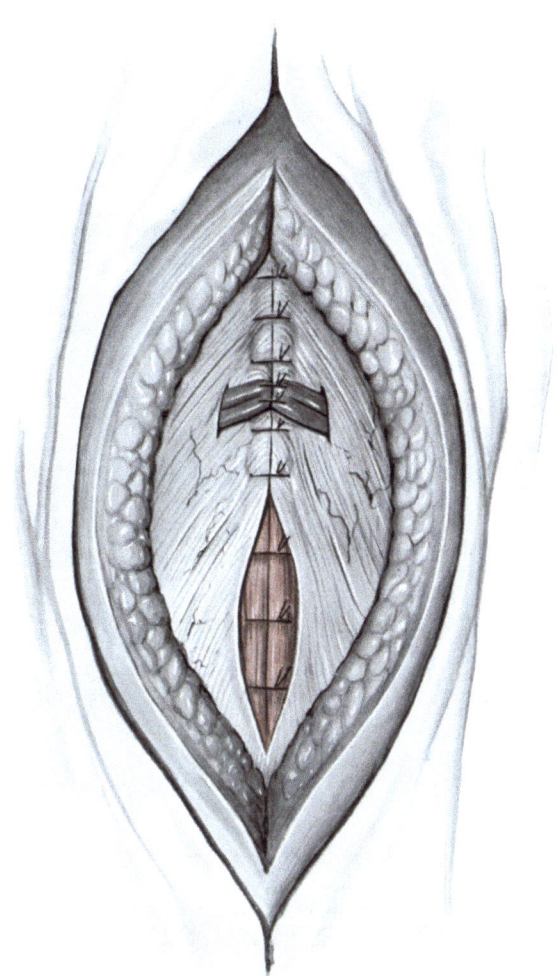

Abb. 54. Operation nach DOLÉRIS-GILLIAM. Die Bauchwunde (bis auf die Hautdecke) geschlossen. Die runden Mutterbänder sind durch die Faszienlücken herausgeleitet, die Enden der Ligamentschlingen miteinander und mit der Faszie in der Mittellinie vernäht.

überhaupt nicht behandelt werden. Eine Behandlung wird erst notwendig und damit berechtigt, wenn die Myome, sei es durch ihre Größe oder ihre besondere Lage, Erscheinungen machen, oder wenn sie rasch wachsen. Erfordern so durchaus nicht alle Myome gleich eine Behandlung, so erfordern doch alle, falls nicht die Behandlung indiziert ist, eine dauernde und wiederholte Kontrolle, schon aus dem Grunde, weil — wenn auch nur in einem geringen Prozentsatz — aus dem Myom ein Sarkom werden kann.

Die **Beschwerden und Störungen,** derentwegen ein Myom erst als Krankheit gewertet werden kann, sind im wesentlichen die folgenden:

1. Durch besondere Größe der Geschwulst treten Verdrängungserscheinungen auf, die Hochdrängung des Zwerchfells macht Beklemmungsgefühle, die Frauen klagen über das Gefühl der Schwere und Völle im Leib.

2. Schmerzen werden bei den Myomen seltener beobachtet. Sie treten hauptsächlich auf in Form von richtigen Wehenschmerzen in jenen Fällen, in

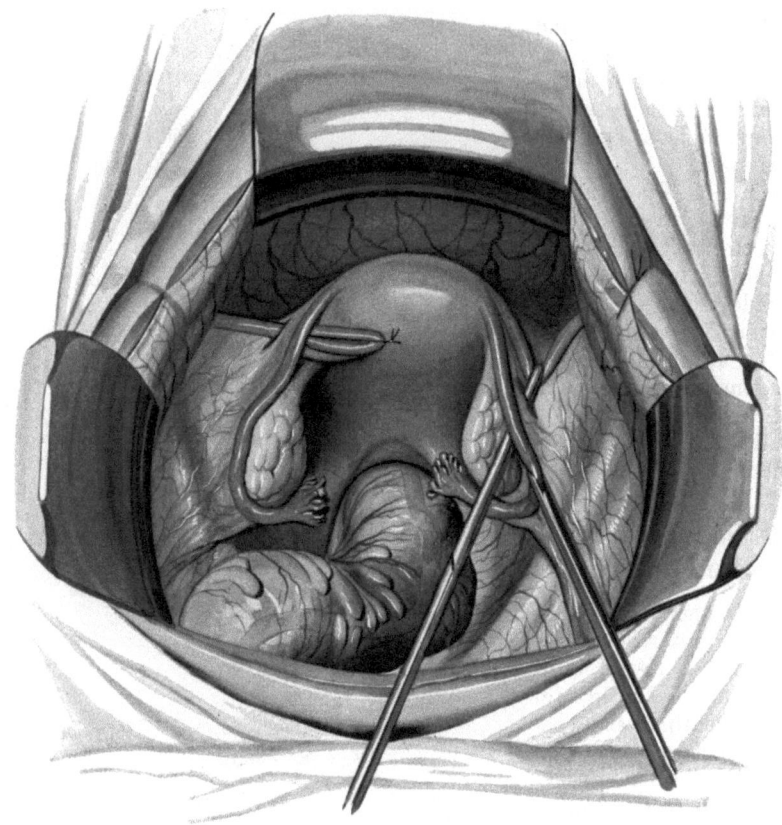

Abb. 55. Operation nach BALDY. Rechts wird das runde Mutterband mit einer Klemme gefaßt, die durch einen kleinen Schlitz in der Mesosalpinx durchgesteckt wurde. Links ist das Band schon durch den Schlitz dorsalwärts durchgezogen und an die Hinterwand des Corpus uteri nahe der Mittellinie aufgenäht.

denen ein submuköses Myom, die Schleimhaut vor sich herstülpend, in das Uteruskavum hineingewachsen ist und nun als Fremdkörper unter Kontraktionen der Uteruswand allmählich ausgestoßen wird. Gelegentlich ist die Menstruation schmerzhaft oder es wird ein schmerzhafter Druck auf die Umgebung des Uterus ausgelöst, besonders bei Einklemmung oder intraligamentärer Entwicklung von Myomen. Oft sind die Schmerzen bedingt nicht durch das Myom selbst, sondern durch gleichzeitige entzündliche Erkrankungen der Adnexe des Uterus, die bei Myomen nicht selten beobachtet werden. Eine Bedeutung kommt den plötzlich auftretenden Schmerzen bei raschem Wachstum des Myoms zu, die immerhin sehr verdächtig auf maligne Entartung des Myoms zu einem Sarkom sind. Auch das rasche Wachsen der Myome bei Schwangerschaft kann unerträgliche Schmerzen auslösen.

3. Die Belästigung der Nachbarorgane des Uterus durch Druck der Myome. An erster Stelle steht hier die Harnblase. Oft können kleine Myomknoten, die in der Vorderwand des Uterus am Isthmus oder im Kollum sitzen einen quälenden Harndrang verursachen, der sich besonders im Prämenstruum, wenn der Uterus und mit ihm das Myom hyperämisch und angeschwollen ist, beträchtlich steigern kann. Größere Myome der genannten Gegend des Uterus können zur Erschwerung der Harnentleerung, ja zu ihrer völligen Behinderung führen. Auch Myome der Hinterwand, die das Collum uteri gegen die Symphyse pressen, können, wenn sie größer werden, die gleichen Erscheinungen hervorrufen. Seltener wohl wird der Darm durch Myome, die das kleine Becken ausfüllen, bedrängt. Ernste Bedeutung kommt der Kompression eines oder beider Harnleiter zu, die besonders bei intraligamentärer Entwicklung größerer Myomknoten beobachtet wird.

4. Ausfluß. Dieser ist seltener Folge des Myoms. Er wird besonders bei submukösen Myomen beobachtet und hat dann eine ganz charakteristische Beschaffenheit. Er ist außerordentlich reichlich, bernsteingelb gefärbt, ziemlich klar und etwas fadenziehend wässerig. Dieser sehr charakteristische Ausfluß ist ein wichtiges diagnostisches Hilfsmittel, um den submukösen Sitz eines Myoms festzustellen, welche Feststellung für die einzuschlagende Therapie von großer Wichtigkeit ist.

5. Die häufigste und bedeutungsvollste Folge der Myome sind abnorme Blutungen. Sie treten in zweierlei Form auf. Am häufigsten handelt es sich um eine Verstärkung und Verlängerung der im normalen Rhythmus wiederkehrenden Menstruationsblutungen (Menorrhagien). Diese Form der abnormen Blutung wird hauptsächlich beobachtet bei intramural entwickelten und bei den noch nicht ins Kavum vorgewachsenen submukösen Myomen. Die Blutung ist hier stärker, weil durch das Wachstum des Uterus infolge der in seiner Wand entwickelten Myomknoten auch die Uterushöhle und damit die Blutungsfläche bei der menstruellen Abstoßung der Schleimhaut größer wird. Dazu kommt häufig noch eine besondere prämenstruelle Stauung des Blutes im Uterus. Die Blutung dauert länger, weil der Uterus am Ende der Menstruation infolge der Einschaltung der Myomknoten sich nicht normal fest zusammenziehen kann. Metrorrhagien, d. h. vom Menstruationszyklus unabhängige, unregelmäßige, rein mechanisch bedingte Blutungen sind die Folge von submukösem Sitz der Myome. Namentlich bei Myomen, welche aus dem Uterus geboren werden, kann die Blutung eine lebensbedrohende Stärke annehmen.

Die Folge der Metrorrhagien, besonders aber der sich oft durch Jahre hinziehenden zunehmenden starken Menstruationsblutung ist eine beträchtliche Anämie, die große Mattigkeit und lästige Herzbeschwerden zur Folge haben kann. Die Anämie des Herzmuskels ist die wesentlichste Ursache für diese Herzbeschwerden, doch kommen solche auch bei Frauen mit großen Myomen vor, bei denen die Blutungen nicht abnorm stark sind. Man hat deswegen von einem „Myomherz" gesprochen, ohne daß es aber bisher gelungen ist, irgendein charakteristisches anatomisches Substrat für diese Herzbeschwerden bei Myomträgerinnen zu finden.

6. Es kann keinem Zweifel unterliegen, daß in manchen Fällen von Sterilität Myome die Schuld tragen. Beweis dafür ist der nicht seltene rasche Eintritt von Schwangerschaft nach Entfernung der Myome nach jahrelanger steriler Ehe. Besonders submukös entwickelte Myome können die Weiterentwicklung einer eingetretenen Schwangerschaft stören, zu Abortus führen.

Alle die genannten Erscheinungen fordern eine Behandlung der Myome. Die Behandlung kann operativ und nicht operativ sein. Gerade bei der Behandlung der Myome hat die Strahlentherapie ihre schönsten Erfolge gezeigt, besonders bei den Fällen mit Menorrhagien. Es handelt sich dabei nicht um eine Strahlenbehandlung der Myome, sondern um eine Bestrahlung der Ovarien, welche zur Zerstörung aller Follikel führt, deren Folge völlige Amenorrhoe ist. Da die Menorrhagien nichts anderes als starke Menstruationsblutungen sind, so bleiben diese infolge der Zerstörung der generativen Anteile der Eierstöcke aus. Gelegentlich beobachtet man dann auch, wie nach dem normalen Klimakterium oder nach operativer Kastration, ein Kleinerwerden des Uterus, und da die Myome Fleisch vom Fleische des Uterus sind, schrumpfen auch sie häufig ein. Der Ausfall der hormonalen Eierstocktätigkeit hat aber neben diesen beiden gewünschten und beabsichtigten Folgen bei jüngeren Frauen zwangsläufig auch höchst unangenehme Erscheinungen zur Folge; das sind die schweren **Ausfallserscheinungen**, die bei Frauen auftreten, wenn die Tätigkeit der Ovarien, die voll aktiv waren, plötzlich ausgeschaltet wird.

Nun tritt bei Myomträgerinnen, offenbar infolge einer besonderen Aktivität der Ovarien, das Klimakterium später auf als bei anderen Frauen, so daß der Erfolg der Bestrahlung durch die quälenden Beschwerden allzu teuer erkauft ist. Aus diesem Grunde ist bei Frauen unter 45 Jahren die Strahlenbehandlung besser zu unterlassen. Es ist vernünftiger, den myomkranken Uterus zu exstirpieren und die gesunden, ja überaktiven Eierstöcke zu erhalten, als diese zu zerstören und den Uterus zu erhalten. Bei Frauen, welche keine Menstruation mehr haben, ist die Myombehandlung durch Bestrahlung der doch schon zur Ruhe gegangenen Ovarien vollkommen sinnlos. Bei großen Myomen ist die Lage der Eierstöcke kaum festzustellen. Gehen die Myome vom Fundus uteri aus, dann können die Ovarien tief im kleinen Becken liegen. Sitzen die Myome unterhalb der Ansatzstelle der Ovarialligamente, dann werden diese beim Wachsen des Myoms aus dem Becken hoch herausgehoben. Aus diesem Grunde ist es bei großen Myomen nicht leicht, die Ovarien sicher mit den Strahlen zu treffen, und es ist nicht zu verwundern, wenn der Erfolg dann ausbleibt.

Indikationsstellung. Die operative Behandlung der Myome ist angezeigt:

1. In allen Fällen, in denen die Diagnose Myom nicht vollkommen sicher ist (Sarkome, Ovarialtumoren, sonstige intraabdominale Tumoren).

2. Bei Menorrhagien bei Frauen unter 45 Jahren.

3. Bei unregelmäßigen Blutungen. Unregelmäßige Blutungen können hervorgerufen werden erstens durch submukösen Sitz des Myoms. Diese Blutungen verhalten sich gegen die Bestrahlung refraktär. Man würde nur die noch funktionierenden Ovarien zerstören, ohne einen Heileffekt zu erzielen. Metrorrhagien können aber zweitens auch bedingt sein durch ein Karzinom, das sich in der Schleimhaut des myomatösen Uterus entwickelt hat. Das Karzinom kann im Korpus und kann im Kollum des Uterus sitzen. Ist das Karzinom in der Korpusschleimhaut entwickelt, dann wird der operative Eingriff in gleicher Weise gemacht, als ob nur die Myome vorhanden wären, d. h. es wird die Exstirpation des myomatösen Uterus durchgeführt. Nur in den Fällen der Entwicklung des Karzinoms im Collum uteri würde dieser Eingriff unzulänglich sein. Es müßte dann die erweiterte Uterusexstirpation wie bei jedem anderen Kollumkarzinom ausgeführt werden. Aus diesem Grunde soll man grundsätzlich bei unregelmäßigen Blutungen bei Uterusmyomen, wenn es nicht sicher ist, daß sie durch den submukösen Sitz des Myoms bedingt sind, zunächst eine diagnostische Ausschabung **nur** des Collum uteri vornehmen. Auf die Ausschabung des Korpus kann man aus dem oben angegebenen Grunde verzichten. Sie ist außerdem in vielen Fällen, wo das Uteruskavum durch vorspringende Myomknoten verformt ist, gar nicht exakt genug durch-

führbar und kann durch Läsion der Kapsel eines submukösen Myoms zur Infektion führen.

4. Dort, wo der submuköse Sitz der Myome mit Sicherheit nachgewiesen ist, ist die Operation indiziert.

5. Große, über den Nabel hinausreichende Myome, namentlich aber solche, bei denen ein rascheres Wachstum festgestellt ist, werden unverzüglich operiert.

6. Myome, welche Schmerzen auslösen oder die Nachbarorgane durch Druck belästigen, sind operativ zu behandeln.

7. Bei wiederholtem Abortus oder bei Sterilität sollen vorgefundene Myome aus dem Uterus entfernt werden.

Die **Art der Operation** richtet sich nach dem Sitz und der Entwicklung der Geschwulst, nach dem Alter der Patientin und danach, ob es sich um solitäre oder multiple Myome des Uterus handelt.

Submukös entwickelte Myome, die bereits aus dem Muttermund in die Scheide geboren sind, die man als „fibröse Polypen" des Corpus uteri bezeichnet, sind häufig solitär, d. h. es ist ein einziges Myom vorhanden. Ist sein Stiel dünn, so kann es in einfacher Weise durch Durchtrennung des Stieles mit der gebogenen Schere abgetragen werden, oder es wird „abgedreht". Der derbe Polyp wird mit einer Hakenzange gefaßt und diese in einer Richtung dauernd weitergedreht, bis der Stiel mit den Gefäßen vollkommen abgedreht ist. Ist der Stiel breiter, dann muß er dem Auge zugänglich gemacht und scharf durchtrennt werden. Dabei muß vermieden werden, an dem Myom zu stark zu ziehen; es könnte vom Fundus uteri ausgegangen sein und durch den zu starken Zug der Uterus invertiert werden. Der Schnitt, der den Myomstiel treffen soll, würde dann die Uteruswand selbst treffen und eventuell zu einer penetrierenden Verletzung des Uterusfundus führen. Um an den Stiel heranzukommen, wird gelegentlich nach vorangegangener querer Kolpotomie und teilweiser Ablösung der Harnblase die Vorderwand der Zervix gespalten werden müssen.

Ist das Myom noch nicht durch den äußeren Muttermund, sondern erst bis in die Zervix hineingeboren, in welchen Fällen die Zervix ballonartig aufgetrieben ist, dann wird zunächst der Muttermundsaum und die vordere Zervixwand — nach vorderer Kolpotomie — eingeschnitten und so die Basis des Myoms an der Uteruswand dem Auge zugänglich gemacht. Gelegentlich muß der Schnitt bis in das Korpus fortgesetzt werden. Zweckmäßig wird dann die Plica peritonei nicht eröffnet, sondern die geschlossene Plika vom Uteruskörper abpräpariert. Hat man die Mukosa des Uterus an der Basis des Myoms etwas eingeschnitten, dann läßt sich das Myom meist leicht, indem man es mit der Krallenzange hin- und herbewegt, aus seinem Bett teils scharf, teils stumpf ausschälen. Die Blutung ist im allgemeinen gering und durch Tamponade zu stillen. Die Uteruswunde wird wieder vernäht.

Alle diese Operationen gestielter submuköser Myome sind ziemlich einfach, aber nicht ungefährlich. Das durch die zunehmende Stielung und Herauspressung aus dem Uteruskörper in seiner Ernährung gestörte Myom wird bald nekrotisch und kann infiziert werden. Die Infektion kann unbemerkt schon bis in die Uteruswand gelangt sein oder durch den operativen Eingriff in diese hineingebracht werden. Tödliche Sepsis nach solchen scheinbar harmlosen Eingriffen gehört nicht zu den Seltenheiten. Darum soll, wenn die konservative Operation durchgeführt ist, die Patientin auf das genaueste beobachtet werden. „Mit dem Messer in der Hand" wird sorgfältig kontrolliert, ob nicht Fieber, Schmerzen u. dgl. eine erfolgte Infektion der Uteruswand anzeigen. In diesem Falle ist der Uterus so rasch als möglich per vaginam zu entfernen.

In Fällen, in welchen das Myom sehr breit der Uteruswand aufsitzt, namentlich wenn das Myom beträchtliche Größe hat, ist das entstandene Wundbett zu groß und kann, da es in das Cavum uteri hineinragt, zu leicht infiziert werden, als daß man den Uterus erhalten könnte. In diesen Fällen wird darum der Uterus zugleich mit dem Myom entfernt.

Intramurale Myome. Ist der Uterus durch die Myomknoten nicht wesentlich vergrößert und dabei, was das Wesentlichste ist, gut beweglich, dann kann die Operation dieser Myome, die in der Entfernung des Uterus mitsamt den Myomen besteht, auch auf vaginalem Wege unschwer durchgeführt werden. Geübte Operateure können auf diesem Wege auch noch Myome von sehr beträchtlicher Größe, deren obere Grenze die Nabelhorizontale überschritten hat, entfernen. Die Exstirpation des Uterus erfolgt in der gleichen Weise wie bei einem Uterus ohne Myome; nur muß das Korpus durch Ausschneidung eines oder mehrerer Stücke aus seiner Wand und Entfernung der Myome soweit zerkleinert werden, daß es sich durch die relativ kleine Zöliotomieöffnung vorziehen läßt. Es ist zweckmäßig, zunächst das Peritoneum vorn und hinten zu eröffnen und die Parametrien, besonders die Arteriae uterinae zu unterbinden, weil die Operation sich dadurch viel blutleerer gestaltet.

Im allgemeinen wird der nicht speziell gynäkologisch ausgebildete Operateur die abdominale Operation vorziehen. Diese kommt allein in Frage bei sehr großen Myomen und bei Myomen, welche — sei es durch Adhäsionsbildung, sei es durch intraligamentäres Wachstum — fixiert sind.

Die Operation intramural entwickelter Myome kann eine konservierende und eine destruierende sein (s. u.).

Subseröse Myome werden, wenn der Uterus sonst gesund ist, abgetragen. Ist der Stiel dünn, wird er abgeklemmt oder unterbunden und durchtrennt; ist er breiter, wird er exzidiert und die Exzisionswunde der Uteruswand durch Vernähung verschlossen.

Aber auch intramural entwickelte Myomknoten lassen sich unter Erhaltung des Uterus durch Ausschälung (Enukleation) aus der Gebärmutterwand entfernen. Namentlich bei jüngeren Frauen, ganz besonders natürlich bei denjenigen, bei welchen man den operativen Eingriff wegen der Sterilität ausführt, wird man auch bei großen Myomen den Uterus erhalten, auch wenn mehrere Myomknoten vorhanden sind. Sind sehr zahlreiche Myomknoten vorhanden, dann riskiert man es freilich, daß noch andere, nicht erkennbare Myomknötchen im Uterus vorhanden sind, die nach Entfernung der bereits größer gewordenen Myomknoten nun oft rasch wachsen.

Die konserviernde Operation (Enukleation). Die Operation gestaltet sich folgendermaßen: Über der Kuppe der Geschwulst wird ein Schnitt geführt. Bei sehr großen Tumoren kann ein wetzsteinförmiger Schnitt angelegt werden. Doch muß man darauf achten, daß genügend von der Uterusoberfläche zurückbleibt, um die Wunde später exakt schließen zu können. Der Schnitt dringt mit feinen Messerzügen bis auf die durch ihre eigentümliche Faserung und blasse Farbe meist gut erkennbare Geschwulst vor, die nun mit einer Krallenzange gefaßt und angezogen wird. Das Myom wird dann mit der gekrümmten Schere aus der Uteruswand enukleiert, indem man sich stets knapp an seine Oberfläche hält. Oft klaffen dabei große Venen in der Kapsel des Myoms. Sie sollen sofort abgeklemmt werden, um eine Luftembolie zu verhüten. Ist das Myom vollständig ausgeschält, dann muß zuerst die Blutung in dem oft großen Wundbett durch Umstechungen sorgfältig gestillt werden. Dann erst wird das Wundbett durch versenkte Nähte in 1 oder 2 Schichten so exakt verschlossen, daß nirgends eine Wundtasche übrigbleibt. Eine Reihe ziemlich dichtstehender Katgutnähte schließt dann die Wunde in der Uterusoberfläche. Die Nähte fassen Serosa und oberflächliche Muskellage. Wenn möglich, soll über diese Naht noch eine Serosaserosanahtlinie gelegt werden.

Diese konservativen Myomoperationen sind auch bei bestehender Schwangerschaft ausführbar. Die Blutung ist hier begreiflicherweise beträchtlicher und erfordert oft langwierige Umstechungsarbeit. Bei zarter Behandlung der Gewebe während der Enukleation des Myoms, das in der Schwangerschaft sich viel leichter ausschälen läßt als aus der derben Uteruswand der Nichtgraviden, und bei der Blutstillung im Myomlager kann die Schwangerschaft sehr wohl erhalten bleiben, auch wenn das Myom bis an die dezidual umgewandelte Uterusmukosa herangegangen ist. Die Uterusnaht muß in solchen Fällen besonders exakt ausgeführt werden, da der Uterus ja oft wenige Monate später die Frucht auszustoßen hat.

Hat man den Uterus bei der Operation nicht genügend zart behandeln können, dann ist es besser, ihn durch Eröffnung seiner Höhle vom Bauche her zu entleeren und auf eine normal verlaufende spätere Schwangerschaft zu hoffen.

Ist ein Myom mehr gegen die Uteruskante zu entwickelt, dann wird eine exakte Blutstillung in der Schwangerschaft oft unmöglich. Der Uterus läßt sich dann nicht erhalten.

In allen Fällen, wo mit Rücksicht auf das Alter der Patientin oder auf Komplikationen die Erhaltung des Uterus nicht angezeigt ist, wird besser die Entfernung des Uterus **(Totalexstirpation)** oder wenigstens seines Korpus **(supravaginale Amputation)** durchgeführt. Das Zurücklassen des durch die Enukleation der Myomknoten oft beträchtlich verwundeten Uterus garantiert weniger sicher einen glatten Heilungsverlauf, als seine Entfernung. Die Operationen werden in der auf S. 200f. geschilderten Weise durchgeführt. Sind intraligamentär entwickelte Myomknoten vorhanden, dann ist bei ihrer Ausschälung besonders auf den Harnleiter zu achten, der irgendwo mit der Wand des extraperitoneal entwickelten Geschwulstknotens in Verbindung steht. In diesen Fällen soll stets der ganze Uterus entfernt werden, da das oft große subperitoneale Wundbett genügend ausgiebig durch die Vagina drainiert werden muß.

Die Ovarien werden bei allen Myomoperationen, wenn es sich nicht um Frauen im Postklimakterium handelt, erhalten.

c) Das Sarkom des Uterus.

Es handelt sich in der Mehrzahl der Fälle um sarkomatös degenerierte Myome, seltener um Sarkome der Muskelwand der Gebärmutter. In allen Fällen — sofern sie überhaupt noch operabel sind — wird die Radikaloperation, d. h. die totale Entfernung der Gebärmutter und beider Eierstöcke und Eileiter ausgeführt. Eine „Erweiterung" der Exstirpation im Sinne der WERTHEIMschen Operation ist nicht notwendig, weil das Sarkom sich nicht auf dem Lymphwege ausbreitet, sondern durch die Blutbahn. Aus diesem Grunde muß aber eine Verschleppung von Geschwulstmaterial auf dem Blutwege durch die Manipulationen am Uterus während der Operation verhütet werden. Man beginnt darum die Operation, ohne den Uterus anzuhaken und an ihm zu ziehen, mit der Unterbindung der ovariellen („spermatikalen") Gefäße. Auch die Ligamenta rotunda werden — genügend weit vom Uterus entfernt — abgesetzt. Dann erst wird der Uterus gefaßt, aber nur vorsichtig und zart bewegt, um die Plica vesico-uterina zu durchtrennen, die Blase abzupräparieren und die Parametrien mit den uterinen Gefäßen abzuklemmen und zu durchtrennen. Blutete es zur Zeit der Ausführung der Operation aus dem Uterus, dann wird die Blase weiter hinab abgelöst und das Rektum von der Scheide abpräpariert, das obere Parakolpium nach Abklemmung durchschnitten und die Scheide erst nach Abschließung mit der großen WERTHEIMschen Winkelklemme (s. S. 249) durchtrennt. Anderenfalls Eröffnung und Durchschneidung der Scheide wie bei der gewöhnlichen „Totalexstirpation". — Die supravaginale Amputation ist ebenso falsch wie die Operation durch die Scheide. Intensive Röntgennachbestrahlung mit harten, penetrierenden Strahlen ist in jedem Falle angezeigt.

d) Das Adenomyom des Uterus (Endometriose).

Diese eigentümliche und nach den neueren Erfahrungen häufige Erkrankung des Uterus ist charakterisiert durch Wucherungen, welche histologisch das Bild

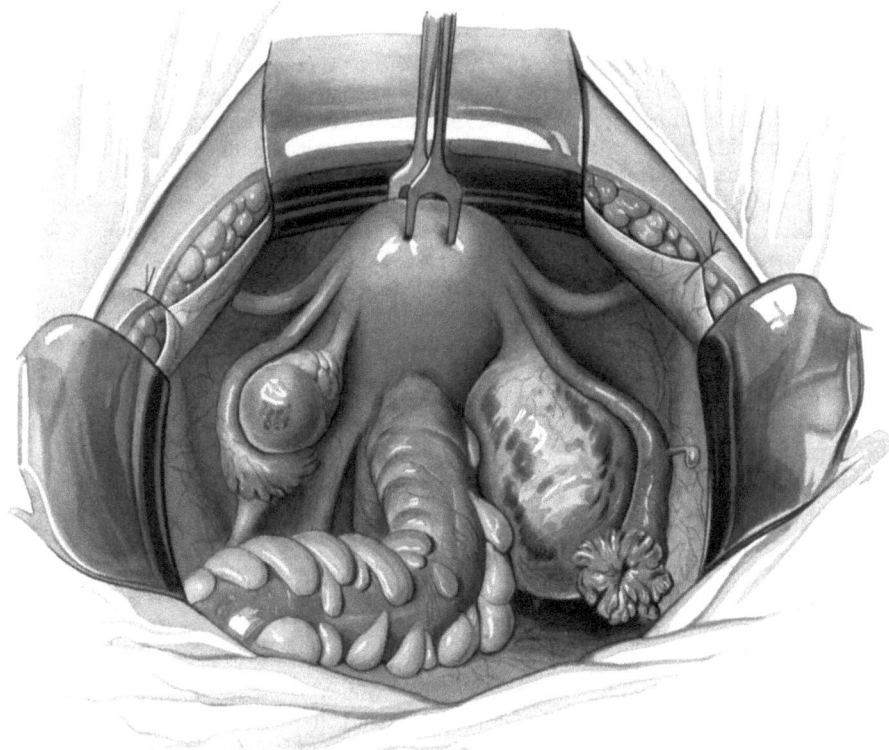

Abb. 56. Endometriose des Uterus, übergreifend auf die Vorderwand des Rektum. Das Rektum dadurch an die hintere Kollumwand fixiert. Teerzysten der Ovarien.

der Uterusmukosa, der Korpusdrüsen mit Schleimhautstroma, aufweisen, die die Muskelwand des Uterus durchsetzen. Sie sind histologisch als durchaus gutartige Wucherungen zu bezeichnen, haben mit den malignen Tumoren aber gemein, daß sie in ihrem Wachstum die Organgrenzen nicht respektieren, sondern die Uteruswand überschreitend sowohl in das Zellgewebe als in die Wand der Nachbarorgane eindringend, manchmal auch in entfernte Organe wachsen. Seltener wird die Blase, viel häufiger die vordere Wand des Mastdarmes infiltriert. Die Geschwulst greift von der Hinterwand des Kollum entlang den Sakrouterinligamenten auf die Mastdarmwand über und kann in dieser nun tumorartig wachsen, einen Rektumtumor vortäuschend. Fast immer finden sich schwere Veränderungen der Ovarien, meist in Form von Zysten mit eigentümlich verändertem blutigem Inhalt („Teerzysten, Schokoladenzysten"), die mit der Umgebung meist schwer verwachsen sind. Die Tuben hingegen sind weitaus in der Mehrzahl der Fälle normal (Abb. 56).

Es steht fest, daß diese tumorartigen Wucherungen unter hormonalem Einfluß stehen. Werden die Ovarien durch Bestrahlung ausgeschaltet, dann hört auch das weitere Wachstum des Adenomyoms auf, ja die Geschwülste bilden sich meist allmählich zurück. Bei jüngeren Frauen wird man den operativen Eingriff vorziehen. Die Ovarien werden aus ihren schweren Verwachsungen gelöst, wobei die brüchige Wand häufig einbricht, und werden bis auf einen Rest, der normal erscheint, entfernt. Dann wird der Uterus exstirpiert. Schwierigkeiten macht hauptsächlich die Ablösung des durch die vordringende Geschwulst an der Hinterwand breit und fest fixierten Mastdarmes. Man hält sich bei der Präparation zweckmäßig nahe am Uterus, um den Mastdarm nicht zu lädieren. Eine Resektion des Mastdarmes ist nur in solchen Fällen indiziert, in welchen bereits eine hochgradige Stenosierung des Darmlumens durch die in das Paraproktium vorgedrungene Geschwulstwucherung vorhanden ist. Meist kann die Darmresektion vermieden werden. Nach Entfernung des Uterus bildet sich in der Mehrzahl der Fälle die tumorartige Verdickung in der Rektumwand wieder zurück.

e) Die Radikaloperation des Uteruskarzinoms.

Das Karzinom des Uterus ist entweder im Corpus uteri oder in der Zervix oder endlich an der Portio vaginalis lokalisiert. Klinisch haben Zervix- und Portiokarzinom die gleiche Bedeutung. Man faßt beide Gruppen zusammen unter der Bezeichnung des „Kollumkarzinoms". Das seitlich in das lockere Zellgewebe eingebettete Collum uteri gestattet dem Karzinom viel rascher eine Ausbreitung in die Umgebung, als das von einer Serosakapsel umhüllte Corpus uteri. Darum ist das Korpuskarzinom günstiger und läßt sich durch einfachere Eingriffe heilen als das Kollumkarzinom.

α) Die Operation des Korpuskarzinoms.

Beim Korpuskarzinom genügt, so lange es nicht auf das Kollum übergegriffen hat, die einfache Exstirpation des Uterus mit seinen Adnexen. Diese Operation kann auf abdominalem und auf vaginalem Wege durchgeführt werden. Die vaginale Operation kommt nur in Frage, wenn der Uterus gut beweglich ist und klein genug, um unzerstückelt entfernt zu werden. In allen anderen Fällen ist das abdominale Verfahren angezeigt. Die Operationen unterscheiden sich im wesentlichen nicht von den (S. 200—210) beschriebenen Methoden der Exstirpation des Uterus.

Die Adnexe des Uterus müssen in jedem Falle mitentfernt werden. Denn zum Unterschiede vom Kollumkarzinom macht das Korpuskarzinom relativ häufig — nach meinem eigenen Materiale in 12 Fällen vom Hundert — Metastasen in den Ovarien. Nicht selten geht das Neoplasma von der Gebärmutterschleimhaut kontinuierlich auf die Eileiter über.

Da das aus dem Uterus abfließende Blut meist infektiös ist, muß eine Beschmutzung des Operationsgebietes mit dem keimhaltigen Blute sorgfältig vermieden werden. Bei der vaginalen Exstirpation muß daher, falls aus dem Uterus Blut oder Sekret hervorquillt, ein Gazestreifen in den Zervikalkanal eingeführt und der Muttermund vernäht werden, wie das S. 214 angegeben ist (s. Abb. 39 u. 40). Bei der abdominalen Operation darf der Fundus uteri, wenn das Korpus vergrößert und kugelig aufgetrieben ist und sich elastisch anfühlt, nicht mit einer Hakenzange gefaßt werden (s. S. 241). Die Scheide muß unterhalb der Portio vor der Durchtrennung mit der großen Winkelklemme abgeklemmt und danach von der Vulva her gründlich gereinigt werden, wie dies im folgenden Abschnitte (Operation des Kollumkarzinoms, S. 249,

Abb. 62) beschrieben ist. Zu diesem Zwecke muß der Mastdarm vom oberen Teile der Scheide abpräpariert und die Blase weiter hinab abgelöst werden, als dies bei der gewöhnlichen Uterusexstirpation notwendig ist. Der zum oberen Scheidenende gehörige obere Anteil des Parakolpiums muß nach der Abklemmung und Durchschneidung der Parametrien ebenfalls abgeklemmt und durchtrennt werden, um die große Winkelklemme ohne Gefahr für die Ureteren anlegen zu können.

β) Die Radikaloperation des Kollumkarzinoms.

Da das Kollumkarzinom häufig sehr frühzeitig in das Beckenbindegewebe eindringt, häufig auch in die regionären Lymphknoten, die an den großen Beckengefäßen gelegen sind, verschleppt wird und, an der Oberfläche weiterwachsend, häufig auch das Scheidengewölbe ergreift, müssen bei der Radikaloperation des Kollumkarzinoms die Parametrien möglichst gründlich mitgenommen und ein größeres Stück der Vagina mitentfernt werden. Die Drüsenausräumung aber, wie sie bei der ROTTERschen Operation des Mammakarzinoms gemacht wird, erhöht die Gefahr der Operation des Kollumkarzinoms nicht unwesentlich. Deswegen ist man von einer prinzipiellen Entfernung der Drüsen abgekommen und entfernt sie nur dann, wenn sie durch ihre Härte oder Vergrößerung den Verdacht erwecken, karzinomatös erkrankt zu sein.

Auf die Drüsenentfernung muß man verzichten, wenn man den vaginalen Weg zur Radikaloperation des Kollumkarzinoms wählt, es sei denn, daß man die außerordentlich schwierige und eingreifende vaginale Radikaloperation nach AMREICH macht. Die Radikaloperation des Karzinoms per vaginam, die eine geringere Mortalität als die abdominale Operation hat, wird nach der Methode von SCHUCHARDT-SCHAUTA, meist unter Anwendung großer Hilfsschnitte gemacht. Das Verfahren ist von verschiedenen Gynäkologen etwas modifiziert worden (HALBAN, STOECKEL). Es setzt eine so besondere Übung in der speziell gynäkologischen Operationstechnik voraus, daß es in diesem Lehrbuch absichtlich nicht besprochen wird.

Dagegen kann die **abdominale Radikaloperation** von jedem in der Bauchchirurgie gründlich bewanderten Chirurgen durchgeführt werden. Sie ist besonders von WERTHEIM ausgestaltet worden, dessen Namen sie allgemein trägt. Bei der WERTHEIMschen Operation wird systematisch den eingangs erwähnten Forderungen Rechnung getragen, alles Gewebe, welches erkrankt oder von der Erkrankung gefährdet ist, mitzunehmen. Die Methode ist gefährlicher als die Operation von der Scheide her, gestattet aber eine außerordentliche Radikalität und ist der vaginalen Operationsmethode dadurch überlegen, daß hier auch die erkrankten Lymphknoten mitentfernt werden können. Wie KIRSCHNER, Bd. II, S. 98, richtig sagt, muß der Eingriff bei einem Karzinom unter dem Gesichtswinkel der Dauerheilung gewertet werden, die nach unseren gegenwärtigen Erfahrungen und Kenntnissen der Gründlichkeit der Ausrottung der kranken und gefährdeten Gewebsteile parallel geht.

Um nun die gefährdeten oder erkrankten Teile gründlich entfernen zu können, müssen die an Uterus und Scheide angrenzenden Organe zunächst abpräpariert werden, und müssen vor allem die Harnleiter, die ja mitten durch das Parametrium hindurchziehen, aus diesem ausgelöst werden, damit dann ohne Gefährdung dieser Nachbarorgane des inneren Genitales seine möglichst ausgiebige Entfernung erfolgen kann. Das Wesen der WERTHEIMschen Operation besteht also in drei sozusagen vorbereitenden Akten und dann der radikalen Entfernung alles erkrankten oder doch wahrscheinlich erkrankten Gewebes.

Die drei präliminaren Akte sind die Ablösung der Blase, manchmal auch der Urethra von der vorderen Scheidenwand, das Ablösen des Mastdarmes von der hinteren Scheidenwand und die Freilegung der Harnleiter.

Das möglichst weite Ablösen der Blase und des Mastdarmes von der Scheide soll es ermöglichen, ein genügend großes Stück der Vagina mitzuentfernen. Die Rezidive, welche bei ungenügender Entfernung der Vagina in der Scheidennarbe auftreten, lassen sich ohne Schwierigkeiten verhüten. Gerade diese Rezidive sind darum besonders bedauerlich, weil sie so leicht zu vermeiden sind und weil sie andererseits die gleichen Symptome machen, derentwegen die Patientinnen sich der Operation unterzogen haben. Denn viele Frauen wissen nicht, daß sie wegen eines Gebärmutterkrebses operiert werden, sondern unterziehen sich der Operation nur zur Beseitigung von Blutungen und eines übelriechenden Ausflusses.

I. Feststellung der Operabilität.

Sie hängt nicht nur vom lokalen Befunde, sondern ebenso auch vom Allgemeinbefinden, dem Alter usw. ab (s. S. 181). Denn die radikale Ausrottung eines Kollumkarzinoms stellt einen großen Eingriff dar. Je schlechter der lokale Befund, je schwieriger und längerdauernd die Operation, desto gefährlicher wird er. Die Schwierigkeit der Operation ist aber nicht nur durch die Ausbreitung des Karzinoms bedingt, sondern auch durch Komplikationen von seiten entzündlich veränderter, schwer fixierter Adnexe, durch hochgradige Adipositas, Enge des Beckens u. a. So wird man in jedem Falle vor der Operation sehr genau den lokalen wie den allgemein somatischen Befund erheben müssen. Ein Eingriff, den eine jüngere, sonst gesunde Frau sehr wohl verträgt, kann für eine ältere Frau mit schlechtem Zirkulationsapparat leicht zu gefährlich sein, um gewagt werden zu können.

Je länger die Symptome — Blutung, Ausfluß — bestehen, desto weiter vorgeschritten ist in der Mehrzahl der Fälle das Karzinom. Klagt die Patientin über Schmerzen in einer Seite, die in die Hüfte und das Bein ausstrahlen, dann ist die Operabilität schon in Frage gestellt. Denn erst bei weitgehender Infiltration der Parametrien oder nach Ausbildung großer karzinomatöser Drüsenpakete treten beim Uteruskarzinom Schmerzen auf.

Lokaler Befund. Die Größe des Karzinoms des Kollum hat für die Prognose der Operation die geringste Bedeutung. Ein ganz kleines Karzinom einer Muttermundslippe kann schon riesige Drüsenmetastasen gesetzt haben. — Ist das Kollum zentral weitgehend zerfallen, so daß ein großer tiefer Krater mit nurmehr dünner schalenartiger Wand entstanden ist, so besteht die Gefahr, daß bei den Manipulationen während der Operation diese dünne Schale einbricht, wodurch die Aseptik in höchstem Maße gefährdet wird.

Der lokale Befund wird die Ausbreitung des Neoplasmas auf die Scheide und vor allem die Ausdehnung der karzinomatösen Infiltration der Parametrien berücksichtigen. Die rektale Untersuchung läßt diese viel deutlicher erkennen als die vaginale und darf daher nie versäumt werden. Bei nicht zu dicken Bauchdecken wird die bimanuelle Untersuchung Drüsenpakete in der Gegend der iliakalen Gefäße erkennen lassen.

Wertvolle Anhaltspunkte für die Beschaffenheit des Parametriums gibt die Zystoskopie, namentlich die Chromozystoskopie. Verzögerung der Harnausscheidung, dünner Harnstrahl lassen mit Recht vermuten, daß der durch das Parametrium ziehende Harnleiter durch ein Infiltrat eingeengt ist. Der Ureterkatheterismus läßt dann meist eine Stenose erkennen. Plötzlich einsetzender rascher, nicht mehr rhythmischer Harnabfluß durch den Ureterkatheter nach Überwindung des Hindernisses zeigt einen Hydroureter, Harnstauung oberhalb des Hindernisses an.

Die Zystoskopie gibt auch wichtige Aufschlüsse über das Vordringen des Karzinoms gegen die Harnblase zu. Bullöses Ödem, mehr noch quere starre Falten zwischen den Ureterostien und über ihnen, zeigen an, daß das Karzinom bis dicht an die Blase oder schon in ihre Muskelwand vorgedrungen ist. Ist ein Einbruch des Tumors in die Blase erkennbar, dann ist der Eingriff von vornherein ziemlich aussichtslos.

In vorgeschrittenen Fällen, in denen der gute Allgemeinzustand der Patientin auch einen großen Eingriff gestattet, macht man — wenn der lokale Befund diesen nicht mit aller Sicherheit kontraindiziert — die Operation zunächst nur als Explorativlaparotomie. Die Untersuchung vom eröffneten Abdomen her, namentlich die Abtastung der Parametrien, die Suche nach der Ausbreitung in den Lymphknoten, bringt dann die Entscheidung, ob die Operation mit Aussicht auf Erfolg in Angriff genommen werden oder der Bauch wieder geschlossen werden soll.

II. Die Ausführung der Operation.

Vorbereitung. Das Kollumkarzinom ist weitaus in der Mehrzahl der Fälle zerfallen und von zahlreichen Bakterien besiedelt. Darum besteht die Gefahr, daß bei der Exstirpation des karzinomatösen Uterus, wenn die Scheide durchtrennt wird, infektiöses Material in das Wundgebiet oder die Peritonealhöhle kommt. Aus diesem Grunde erscheint eine möglichste Ausschaltung dieser Gefahrenquelle dringend notwendig. Brüchige Karzinommassen werden deshalb vor der Operation mit dem scharfen Löffel abgekratzt und die verbleibende, meist unregelmäßige Wundfläche mit dem Glüheisen oder Glühplatin verschorft. Die Scheide wird dann gründlich mit einer Desinfektionslösung gespült, wieder getrocknet und ein Streifen locker in das Vaginalrohr eingeführt, der einerseits Gewebsflüssigkeit, die während der Operation aus dem erkrankten Organ austritt, aufnehmen, andererseits der Scheide eine gewisse Massigkeit geben soll, die bei der Präparation der Nachbarorgane vorteilhaft ist. Da durch die Manipulation des Ausschabens mit dem scharfen Löffel Keime in das Beckenbindegewebe verschleppt werden können, soll die Exkochleation des Karzinoms erst unmittelbar vor der Operation durchgeführt werden. Gibt man vorher etwas Morphium und sorgt man während des Ausglühens dafür, daß das Glüheisen nicht mit den wärmeleitenden Spateln in Berührung kommt und daß die Erhitzung des Gewebes durch immer wieder vorgenommene kühlere Spülungen auf ein erträgliches Maß eingeschränkt wird, dann läßt sich die ganze Vorbereitung ohne weitere Anästhesie so gut wie schmerzlos durchführen.

Zur **Anästhesierung** für die Operation selbst verwenden wir die Lumbalanästhesie, die gerade für die Radikaloperation des Uteruskarzinoms das gegebene Verfahren ist. Denn bei der notwendigen Präparation in der Tiefe des Beckens, die gelegentlich bis auf den Beckenboden heruntergeht, ist eine möglichst vollständige Entspannung der Bauchdecken und ein Freihalten des Operationsgebietes von Darmschlingen notwendig. Dies könnte bei Inhalationsnarkose nur durch eine sehr tiefe Narkose erzielt werden. Da die Operation gelegentlich länger als 1 Stunde dauert, reicht die Lumbalanästhesie allein mitunter nicht aus. Man kommt dann aber gewöhnlich mit der Zugabe einer relativ geringen Menge von Äther aus, um die Operation, ungestört durch Pressen der Patientin, zu Ende führen zu können.

Wir ziehen für die Radikaloperation den Längsschnitt vor. Wichtig ist, daß der Schnitt durch die Faszie und die Trennung der Rekti bis nahe an die

Symphyse herangeht. Nachdem die Bauchhöhle eröffnet, durch einen Rahmenspatel die Wunde genügend gespreizt ist und die in mäßiger Beckenhochlagerung zurückgesunkenen Därme durch Bauchtücher abgestopft sind, prüft man die Beweglichkeit des Uterus, tastet die Parametrien ab und stellt eventuelle Infiltration des Parametriums fest. Dann werden die Gegenden der regionären Drüsen abgetastet, besonders der Winkel zwischen Iliaca externa und interna, die Gegend zwischen Iliaca externa und Nervus obturatorius, die Iliaca communis und schließlich die Aorta. Findet man größere Drüsenpakete, die gegen die Beckenfaszie nicht mehr zu verschieben sind, oder stellt man schon größere und harte Drüsen an der Aorta fest, dann wird die Radikaloperation am besten von vornherein aufgegeben. In solchen Fällen begnügt man sich mit einer Palliativoperation, indem man den Uterus mit einem Stück Scheide entfernt, ohne die Parametrien mitzunehmen, um so wenigstens die Symptome zu beseitigen, derentwegen die Patientin den Arzt aufgesucht hat, die Blutungen und den Ausfluß.

Hat man festgestellt, daß der radikale Eingriff sich technisch noch durchführen läßt, wird der Uterus gefaßt. Durch Besichtigung und Betastung kontrolliert man zunächst, namentlich bei älteren Frauen, ob nicht das Corpus uteri in eine Pyometra verwandelt ist. In solchen Fällen ist der Uteruskörper kugelig und elastisch, manchmal fluktuierend. Die in den Fundus eingesetzte Krallenzange könnte leicht die Uterushöhle eröffnen, so daß infektiöses Material in die Bauchhöhle gelangen würde. Besteht der Verdacht auf Pyometra, dann wird deshalb die Uteruswand nicht selbst gefaßt, sondern es werden die Ligamenta rotunda und die Adnexe nahe dem Uterus mit Klemmen gefaßt und der Uterus während der Operation mit diesen gehalten und bewegt, welcher Aufgabe sonst am besten eine breit fassende Krallenzange dient. Dann fängt man mit den Präliminarakten der Operation an. WERTHEIM hat die Blasenablösung an die Spitze dieser Akte gestellt, denn häufig ist das Karzinom durch die vordere Kollumwand schon auf die hintere Blasenwand übergegangen. Man erkennt dann schon beim Ablösen der Blase die Ausbreitung des Karzinoms und wird jetzt bereits feststellen, ob eine Radikaloperation ohne Resektion der Blase durchführbar ist. Da der Eingriff bei auf die Blase vorgeschrittenen Karzinomen relativ wenig Dauerheilungen ergibt und die Operation wesentlich erschwert und gefährlicher macht, wird man, falls schon die Ablösung der Blase auf große Schwierigkeiten stößt, die Operation lieber abbrechen.

Erster Akt. Die Ablösung der Harnblase. Das Peritoneum der Plica vesicovaginalis wird in der S. 200 beschriebenen Weise durchtrennt (Abb. 57).

Für die Ablösung der Blase gelten die Regeln, die bei der abdominalen Exstirpation des Uterus beschrieben worden sind. Die Blase soll nicht stumpf abgeschoben, sondern unter möglichst zarter Behandlung des Gewebes mit der langen, leicht gekrümmten Schere mit stumpfer Spitze scharf abpräpariert werden. Die Ablösung muß im Laufe der Operation, damit genügend Scheide mitgenommen werden kann, weit hinab an dieser durchgeführt werden. Doch ist es nicht zweckmäßig, diese weitgehende Präparation der Blase gleich im Anfang der Operation durchzuführen. Man löst sie zunächst nur bis etwas über das Scheidengewölbe hinunter ab, wobei man rechts und links im lockeren Zellgewebe ventral und kaudal von den uterinen Gefäßen etwas tiefer vordringt, was die spätere Isolierung der uterinen Gefäße erleichtert (Abb. 59). Geht man mit der Ablösung der Blase zunächst zu weit, dann werden leicht Venen im Septum vesicovaginale eröffnet. Die Blutung aus diesen wirkt dann störend, namentlich bei der Präparation des vesikalen Anteiles der Ureteren. Darum vollendet man die Blasenablösung erst nach vollkommener Präparation der Ureteren und unmittelbar vor Durchtrennung des Vaginalrohres.

Als **zweiter präliminarer Akt** folgt die **Präparation der Ureteren.** Um an sie heranzukommen, werden am besten zunächst auf der anscheinend ungünstigeren Seite das Ligamentum ovario-pelvicum und das Ligamentum rotundum unterbunden und durchschnitten.

Das Zurücklassen der Ovarien oder eines Ovariums stört etwas die Einsicht in das Wundgebiet. Darum nehmen wir prinzipiell auch bei jüngeren Frauen die Ovarien mit. Man kann dann am Schluß der Operation ein Stück eines gesund erscheinenden Ovariums

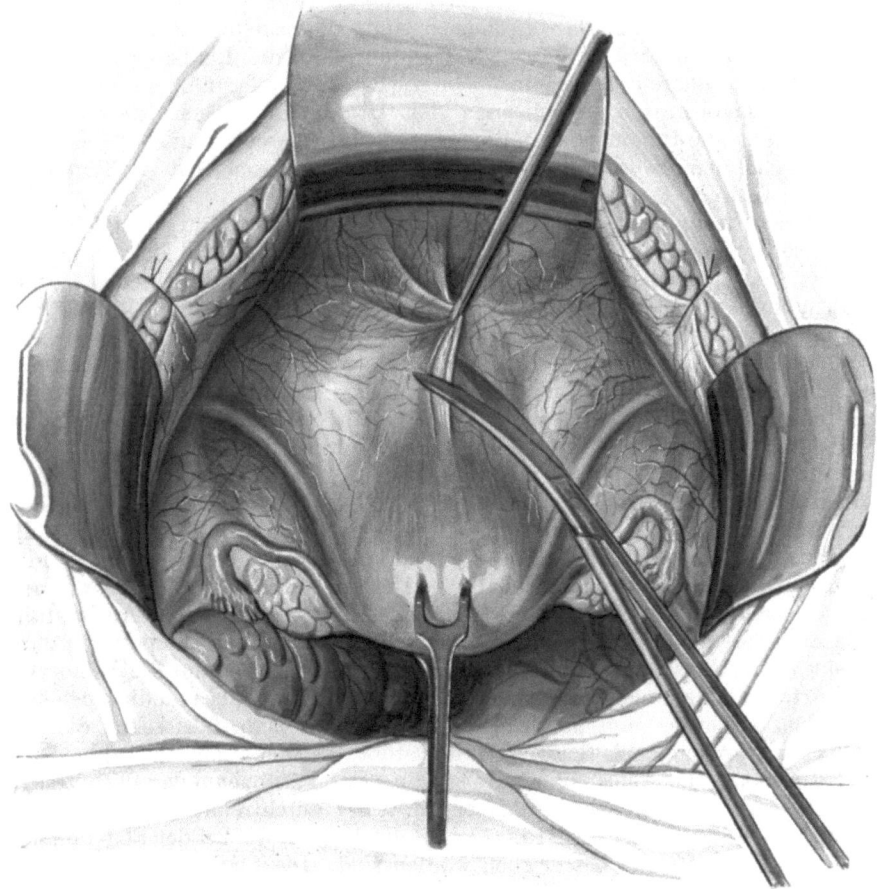

Abb. 57. WERTHEIMsche Operation bei Carcinoma colli uteri. Durchschneidung des Peritoneums im Grunde der vorderen Douglastasche. Daran anschließend wird die Harnblase scharf abpräpariert.

reimplantieren. Diese Implantation kann in das Cavum Retzii gemacht werden. Da aber die Radikaloperation prinzipiell von einer prophylaktischen Intensivnachbestrahlung mit Röntgenstrahlen gefolgt ist, würde das Ovarium, an Ort und Stelle belassen oder in das Cavum Retzii implantiert, durch die Strahlen zerstört werden. Deswegen implantiert man das Ovarium besser zwischen hintere Rektusscheide und den Musculus rectus oder in diesen möglichst oberhalb des Nabels (Abb. 58). An dieser Stelle kann das Ovarium während der Bestrahlung durch Bleiplatten entsprechend geschützt werden.

Mit der Durchtrennung der Ligamente ist der Raum zwischen den die Parametrien bisher deckenden Blättern des Ligamentum latum eröffnet. Die geschlossen eingeführte gebogene Präparierschere entfaltet mit kleinen Bewegungen die beiden Ligamentblätter und hebt das hintere, sich auf die Beckenwand schlagende Ligamentblatt etwas von dieser ab. So wird in vielen Fällen, wo nicht schwere Infiltrationen, namentlich alte entzündliche Schwielen vorhanden sind, der Ureter schon erkennbar. Seine peristaltischen Bewegungen erleichtern seine Erkennung. Er liegt im retroarteriosen Anteil dem hinteren Ligamentblatt und der abgelösten Beckenserosa durch feine Fasern fixiert an. Dort aber, wo Infiltrationen des Parametriums und Subserosiums vorhanden sind, macht die Aufsuchung des Ureters manchmal Schwierigkeiten, wobei entzündliche Infiltration sich viel unangenehmer auswirkt als karzinomatöse. Das vorherige Einlegen von Ureterenkathetern in die Harnleiter, um sie leichter auffinden zu können, ist unnötig und kann schädlich sein. Zunächst wird der leicht erkennbare Teil des Ureters kranial von der Uterinakreuzung freigelegt. Dabei muß der Ureter so zart wie möglich behandelt werden. Hakenpinzetten sind bei seiner Präparation unzulässig, aber auch die lange schlanke anatomische Pinzette soll nicht ihn selbst fassen, sondern nur das Gewebe neben ihm. Die Pinzette spannt dies Gewebe an, und in vorsichtigen kurzen Schnitten wird es mit der langen Präparierschere durchtrennt, so daß der Ureter im Zusammenhang mit den ihn umspinnenden Gefäßen freigelegt wird. So wird der Ureter bis zu seinem Durchtritt unter der Art. uterina dargestellt. WERTHEIM pflegte nun, um die Verletzung des Ureters sicher zu vermeiden, mit der Spitze des Zeigefingers stumpf zwischen Ureter und Uterina vorzudringen, das Gewebe kaudal von der Uterina über der Zeigefingerspitze vorzustülpen und mit einer Pinzette stumpf zu durchtrennen, worauf die Zeigefingerspitze die Leitung einer langen DÉSCHAMPschen Nadel übernahm, die den Unterbindungsfaden unter dem Paket der uterinen Gefäße von vorn nach hinten durchführte. Besser ist es, die Art.

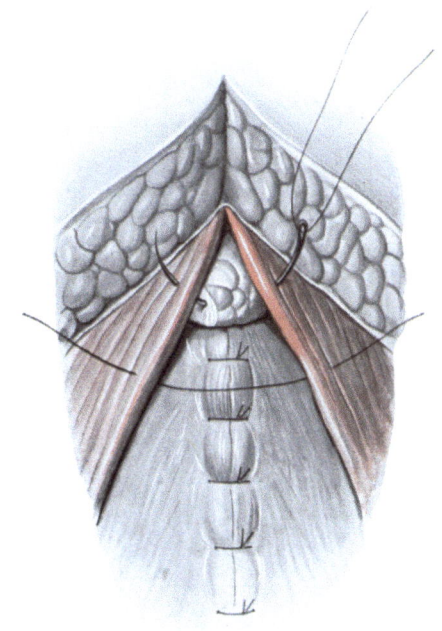

Abb. 58. Transplantation eines Stückes des Ovariums in die Bauchwand.

uterina mit den sie begleitenden Gefäßen bis an ihren Ursprung aus der Hypogastrika freizulegen. Zu diesem Zwecke wird ventral von der Uterina das Ligamentum vesicoumbilicale, die Fortsetzung der Art. hypogastrica nach Abgabe der Uterina, in dem lockeren Zellgewebe aufgesucht. Ist man bereits bei der Ablösung der Harnblase in dem Zellgewebe, wie vorher beschrieben (Abb. 59), in die Tiefe vorgedrungen, dann wird dieses Ligament meist leicht dargestellt werden können. Man präpariert nun von dem Ligament kranialwärts und kommt so an den Abgang der Uterina, die stumpf unterminiert wird. Mit DÉSCHAMPscher Nadel, deren Spitze von hinten nach vorn unter dem uterinen Gefäßpaket frei durchgeführt wird, wird dies Paket ganz knapp am Abgang der Uterina aus der Hypogastrika unterbunden und dort durchtrennt. Man soll die Gefäße nicht zu nackt darstellen, denn mit ihnen ziehen in dem sie umgebenden Zellgewebe die Lymphgefäße, welche Karzinompartikelchen enthalten können, so daß es zweckmäßig ist, sie zugleich mit dem Gefäßpaket möglichst weit außen zu durchtrennen. Gerade dieser die Gefäße führende Teil des Parametriums ist es, auf dessen Entfernung es wesentlich ankommt.

Darum soll von diesem Gewebe so viel als möglich mitgenommen werden (Abb. 59 und 65).

Meist ist ein Abklemmen des uterinen Anteiles der Arterie nicht notwendig. Es ist nur zweckmäßig, das durchtrennte Gewebspaket mit einer Klemme zu fassen, um es hochzuhalten, wodurch die Präparation des Ureters von der

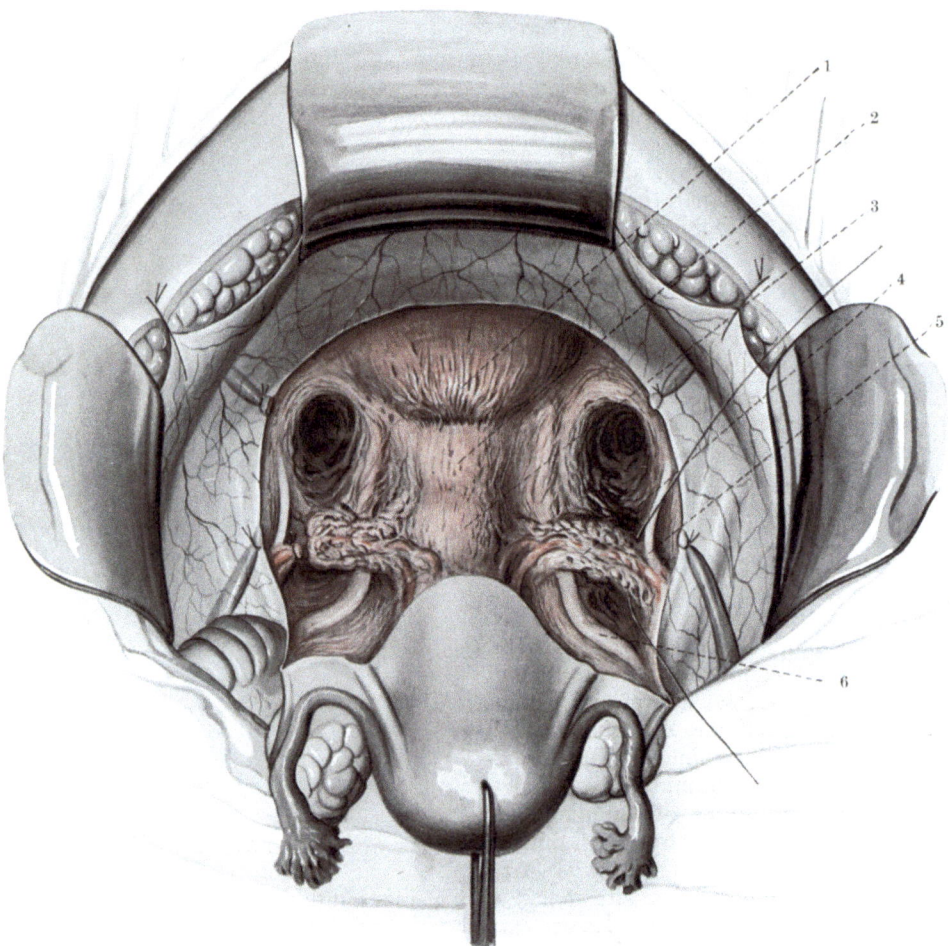

Abb. 59. WERTHEIMsche Karzinomoperation (Fortsetzung zu Abb. 57). Die Ureteren (6) oberhalb der Kreuzung mit der Art. uterina (4) freipräpariert. Die uterinen Gefäße werden mit dem sie umscheidenden Zellgewebe so weit außen als möglich unterbunden. Der Unterbindungsfaden ist angelegt. Die Harnblase (1) ist vom Collum uteri (3) und dem oberen Teil der Vagina (2) abpräpariert. 5 Lig. vesicoumbilicale laterale. Medial von diesen Ligamenten sind die Gruben im Beckenzellgewebe zu sehen, die man gleich nach Ablösung der Harnblase anlegte, was die Auffindung der Lig. vesicoumbilicale sehr erleichtert.

Kreuzungsstelle gegen die Blase zu erleichtert wird. Bei der Präparation des vesikalen Anteiles des Ureters (der Pars praearteriosa) können dem Ungeübten am ehesten Verletzungen des Ureters passieren, die — wenn sie auch nur oberflächlich sind — doch zu nachträglicher Fistelbildung Veranlassung geben können. Denn beim Hochziehen des Uterus während der Präparation wird der noch am Scheidengewölbe haftende seitliche Teil der Blase mit der Uretereinmündung hochgezogen und damit das vesikale Ende des Ureters fast bajonettförmig mit in die Höhe gezogen, woran man bei der Präparation des Ureters stets zu denken hat. Durch gute Assistenz wird die Präparation des Ureters wesentlich erleichtert. Beständig muß der Uterus bald nach vorn, bald nach rückwärts und aufwärts gezogen werden, um das zu durchtrennende Zellgewebe zur Anspannung zu bringen. Lange, nach Art der vorderen Scheidenblätter geformte schmale Bauchspatel drängen, richtig eingesetzt, die Blase ab und machen so das tiefe Wundgebiet besser zugänglich. Die angespannten Gewebsfasern weichen unter der Schere leicht auseinander.

Bei der Freilegung des vesikalen Anteiles des Ureters wird zweckmäßig das Parazystium und der vordere Anteil des Parametriums außerhalb des Ureters gleich jetzt mit durchtrennt. Gefäße, welche zur Ansicht kommen oder unbemerkt durchschnitten werden, werden sofort versorgt, da die Besudelung des Operationsgebietes mit Blut die Präparation stört. Namentlich die Äste der an die Blase herantretenden Art. vesicalis werden am besten präventiv umstochen und dann erst durchschnitten.

Bei der Ablösung des vorderen Parametriums von der Harnblase besteht die Gefahr, daß die Blase verletzt wird. Aus Scheu hiervor wird dieser Anteil des Parametriums oft nicht genügend mitentfernt. Ist man andererseits bestrebt, das Beckenbindegewebe so radikal als möglich zu entfernen, dann kann die Blase, welche bei dem Hochziehen des Uterus durch das noch nicht durchtrennte Gewebe mit hochgezogen wird, viel weiter nach aufwärts zu liegen kommen, als der Operateur es ahnt. Eine solche Blasenverletzung, sofort erkannt, hat meist keine nachteiligen Folgen, da die Versorgung der kleinen Blasenverletzung sehr leicht ist und die genähte Schnittwunde der Blase meist glatt heilt.

Es genügt nicht, den Ureter nur darzustellen, um ihn sehen zu können. Da der Ureter nicht an der Innenseite des Parametriums entlang läuft, sondern durch das Beckenzellgewebe hindurchgeht, muß er aus dem Gewebe herauspräpariert werden. Er wird also von oberhalb der Uterinakreuzung bis zu seinem Eintritt in die Harnblase zirkulär freigemacht (Abb. 60), wobei aber sorgfältig darauf geachtet werden muß, daß seine adventitielle Hülle mit den ihn versorgenden Gefäßranken an ihm unverletzt erhalten bleibt; sonst droht Nekrose der Ureterwand mit wandständiger Fistelbildung. — Der andere Ureter wird in der gleichen Weise bloßgelegt.

Als **dritter präliminarer Akt** erfolgt nun die scharfe **Ablösung des Rektums von der Vagina**. Der Uterus wird energisch nach vorn mit dem Fundus über die Symphyse gezogen (Abb. 60); der Assistent zieht mit einem Gazestück die vordere Rektumwand am Kreuzbein aufwärts. Die Schere durchtrennt zunächst das mit einer Hakenpinzette gefaßte Peritoneum der Douglastasche. Die Peritonealschnitte werden beiderseits bis an den Wundrand des hinteren Ligamentblattes und der seitlichen Beckenserosa verlängert. Dabei muß der Ureter gut sichtbar sein, damit er nicht unversehens in die Schere kommt. Nun wird unter weiterer Anspannung von Uterus und Scheide einerseits und Rektum andererseits das Rektum von der Scheide scharf abpräpariert, und zwar nicht nur in der Mittellinie, sondern auch in seinen seitlichen Anteilen, da sonst später bei Ausschneidung der schon in das Paraproktium übergehenden rückwärtigen Anteile der Parametrien und Parakolpien das Rektum verletzt werden könnte. Die Ablösung wird genügend weit hinab fortgesetzt, je nachdem wieviel von dem Scheidenrohr mitzunehmen ist.

Nun ist die Blase weit nach vorn, die beiden Harnleiter nach den Seiten und der Mastdarm nach hinten zu vom Genitale und dem umgebenden Bindegewebe weit abgelöst, und der eigentliche Akt der Radikaloperation kann jetzt ohne Gefährdung dieser Organe genügend gründlich erfolgen.

Die Ausschneidung der Parametrien. Da die Hauptgefahrenquelle für Infektionen bei der Radikaloperation des Kollumkarzinoms das exulzerierte Karzinom selbst ist, welche durch die vorhergehende Vorbereitung nicht völlig ausgeschaltet werden kann, wird zweckmäßig die Exzision der Parametrien vor der Eröffnung der Scheide vorgenommen. Die Ausschneidung der Parametrien

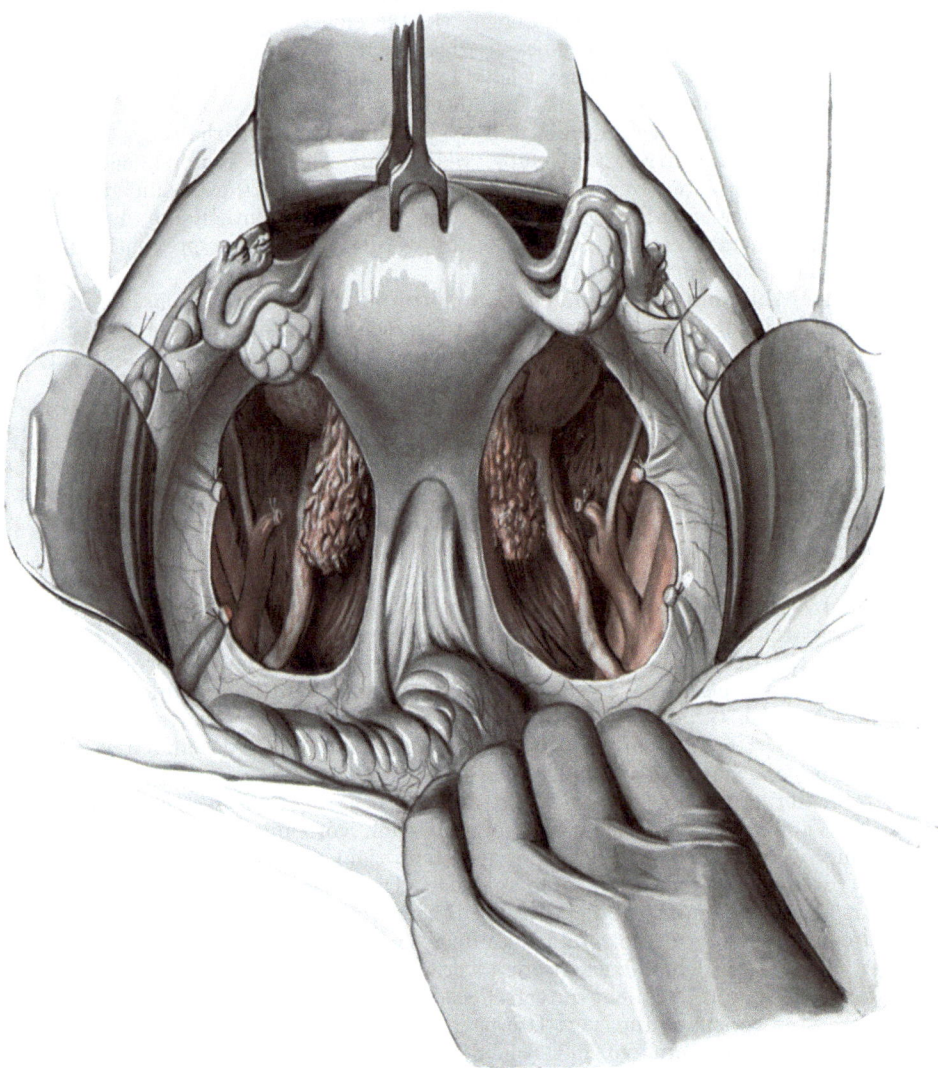

Abb. 60. WERTHEIMsche Karzinomoperation (Fortsetzung zu Abb. 59). Der vesikale Anteil der Uteren beiderseits freipräpariert, der obere Anteil des parametranen Gewebes von der Beckenwand abgelöst, hängt an den Uteruskanten herab. Der Uterus wird symphysenwärts hochgezogen, Sakrouterinligamente und Douglasserosa spannen sich an. Sie werden durchtrennt.

beginnt an der Pars posterior entsprechend der Gegend der Sakrouterinligamente. Der Uterus wird zunächst in der Mittellinie stark nach vorn gezogen. Das Gewebe der Sakrouterinligamente wird ohne präventive Abklemmung nahe am Rektum scharf durchtrennt. In dem darunterliegenden Zellgewebe verlaufen aber meist größere Venen. Darum ist eine präventive Abklemmung dieser Venen angezeigt. Die erste Parametriumklemme wird hier angelegt (Abb. 61).

Für die Ausschneidung der Parametrien hat WERTHEIM lange gebogene Klemmen angegeben (s. Abb. 10), die es gestatten, daß die Klemme sich möglichst der Krümmung der Beckenwand anlegt, so daß das Zellgewebe wirklich bis an die Beckenfaszie mitgenommen werden kann, viel besser als bei der Anwendung von geraden Klemmen. Je radikaler man die Parametrien exzidiert, desto näher muß man an die Beckenfaszie herangehen. Venen, welche dort verlaufen,

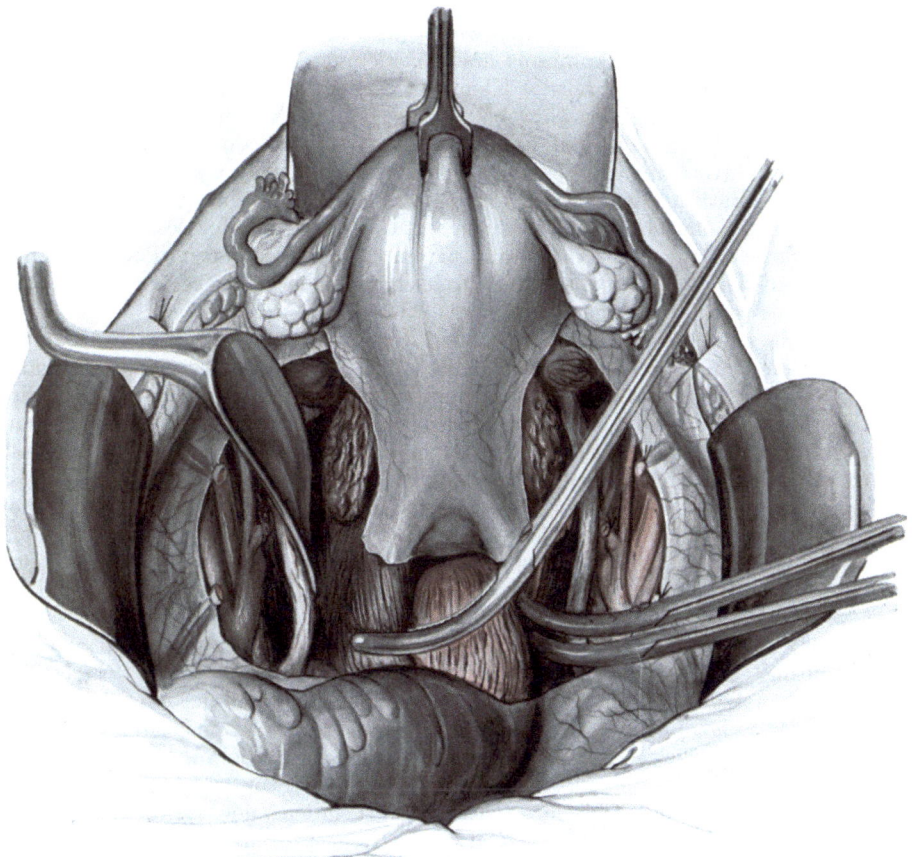

Abb. 61. WERTHEIMsche Karzinomoperation (Fortsetzung zu Abb. 60). Rechts ist die tiefe Partie des Beckenbindegewebes nach Abklemmung durchschnitten. Es sind nur zwei der liegenden Parametriumklemmen dargestellt. Links wird als erste die Parametriumklemme an der Pars posterior des Retinaculum uteri angelegt. Der Ureter wird mit einem Spatel nach außen gehalten.

klaffen infolge ihrer Fixation gegen die Faszie stark. Die freie Durchtrennung dieser Venen führt zu lästiger und nicht unbedenklich starker Blutung, deren Beherrschung manchmal schwierig ist. Aus diesen Gründen erscheint die prophylaktische Abklemmung des parametranen Gewebes zweckmäßig. Da das Parametrium Kegelform hat — mit der Spitze des Kegels gegen die Uteruskante gerichtet —, so wird die Ablösungsstelle des Parametriums um so breiter sein, je weiter außen man es durchtrennt, und um so mehr Klemmen wird man prophylaktisch anlegen müssen. Schon die erste Klemme an der Pars posterior soll möglichst tief unten und hinten außen angelegt werden. Die weiteren Klemmen fassen dann schrittweise nach vorn gehend das übrige Parametrium soweit als möglich außen, wobei der Assistent mittels eines langen Spatels den Ureter (Abb. 61) und später bei Ausschneidung des Parakolpiums die Blase ständig deckt und vor Verletzung schützt. Es sind Häkchen angegeben worden, um den Ureter aus der Gefahrenzone herauszuheben; man kann auf ihre Anwendung verzichten. Bei der Exzision des vorderen Anteiles des Parametriums muß wieder darauf geachtet werden, daß durch den Zug die Blasenwand mit emporgehoben wird. Die Klemmen müssen also zwar genügend weit von Kollum und Scheide, aber doch vorsichtig angelegt werden, um nicht die Blase mitzufassen. Dann werden weiter abwärts die sich noch anspannenden hinteren Anteile des Parakolpiums nach Abklemmung durchtrennt, wobei hier wieder zu vermeiden ist, daß die Klemmen die vordere seitliche Rektumwand mitfassen. Das paravaginale Gewebe soll bis an die Scheidenwand abgeklemmt und durchtrennt werden, weil gerade entlang der Scheide Gefäße verlaufen, die nach Durchtrennung der Scheide sich zurückziehen und eine lästige, mühsam zu stillende Blutung veranlassen können. Doch muß man sich hüten, die Scheidenwand anzuschneiden, damit man nicht in das infektiöse Gebiet des Vaginalrohres gelangt. Man legt darum am besten die letzten Parametriumklemmen an der Scheidenkante an, durchschneidet das Gewebe aber erst nach dem nächsten Akt der Operation.

Sind die Parametrien und Parakolpien durchtrennt, dann hängt der Uterus nurmehr an dem Scheidenrohr; er läßt sich jetzt weit aus der Bauchwunde emporheben. Es bleibt jetzt nur noch die **Durchtrennung der Vagina,** die mindestens 4—5 cm vom Rande des Karzinoms entfernt zu erfolgen hat, den man durch die freigelegte Scheidenwand meist abtasten kann. Die Durchtrennung der Vagina würde aber trotz der Vorbereitung meist zur Infektion des Wundgebietes oder des Peritoneums führen. Um dies zu verhüten, erfolgt die Durchtrennung der Scheide erst nach querer Abklemmung. Während der Assistent die Blase möglichst weit abhält, werden die von WERTHEIM angegebenen großen Winkelklemmen von rechts und links her angelegt und quetschen die vordere und hintere Vaginalwand fest aneinander, genügend weit vom Karzinom entfernt (Abb. 62). Vor Anlegung der Klemmen ist der nach der Vorbereitung in die Scheide eingelegte Streifen entfernt worden. Nachdem die Klemmen angelegt sind, wird der unterhalb der Klemmen liegende Scheidenteil von der Vulva her mit Tupfern, die mit einer Desinfektionslösung getränkt sind, gründlich ausgewaschen und dann ausgetrocknet. Hierauf erst erfolgt die Durchschneidung der Scheide. Die unteren Scheidenwundränder werden bei allmählicher Durchtrennung der Scheide sofort mit langen Krallenklemmen, den „Scheidenfaßzangen" gefaßt, weil sie sich sonst — namentlich wenn nur ein kleines Stück der Vagina zurückgelassen werden kann — rasch nach unten retrahieren, nachdem sie durch das Hochziehen des Uterus und der Vagina vorher in das kleine Becken hinaufgezogen waren. Einige Katgutnähte, die lang gelassen werden, stillen die Blutung aus dem Scheidenwundrand und dienen als Zügel für den Scheidenstumpf. Nun werden die langen Parametriumklemmen, die am Parakolpium und Parametrium angelegt sind, durch Ligaturen ersetzt, die man bei der Krümmung der Klemmen oft frei um ihre Spitze führen kann. Gelegentlich ist es besser, das Gewebe unter der Klemmenspitze mit einer Naht aufzuladen und so durch festsitzende Umstechungen die Versorgung der weiten an der Beckenwand liegenden Gefäße zu sichern. Gewöhnlich bleibt nach Entfernung der letzten Klemme noch hier und dort an der Blase, am Beckenboden, der Beckenwand oder dem Rektum eine Blutung übrig, die durch Umstechung zu versorgen ist. Besonders sind es Venen an der Durchtrittsstelle der Vagina durch den Levatorspalt im vorderen Anteil des Parametriums, welche eine lästige Blutung machen können und eine zeitraubende Blutstillung veranlassen. Exakte Blutstillung ist Voraussetzung für einen guten postoperativen Verlauf.

Eine Tamponade der großen Wundhöhle ist wegen der vollständigen Freilegung der Harnleiter unzweckmäßig; denn diese vertragen den Druck eines Fremdkörpers schlecht. Sollte es nach der Operation aus dem großem Wundgebiet noch etwas bluten, dann wird

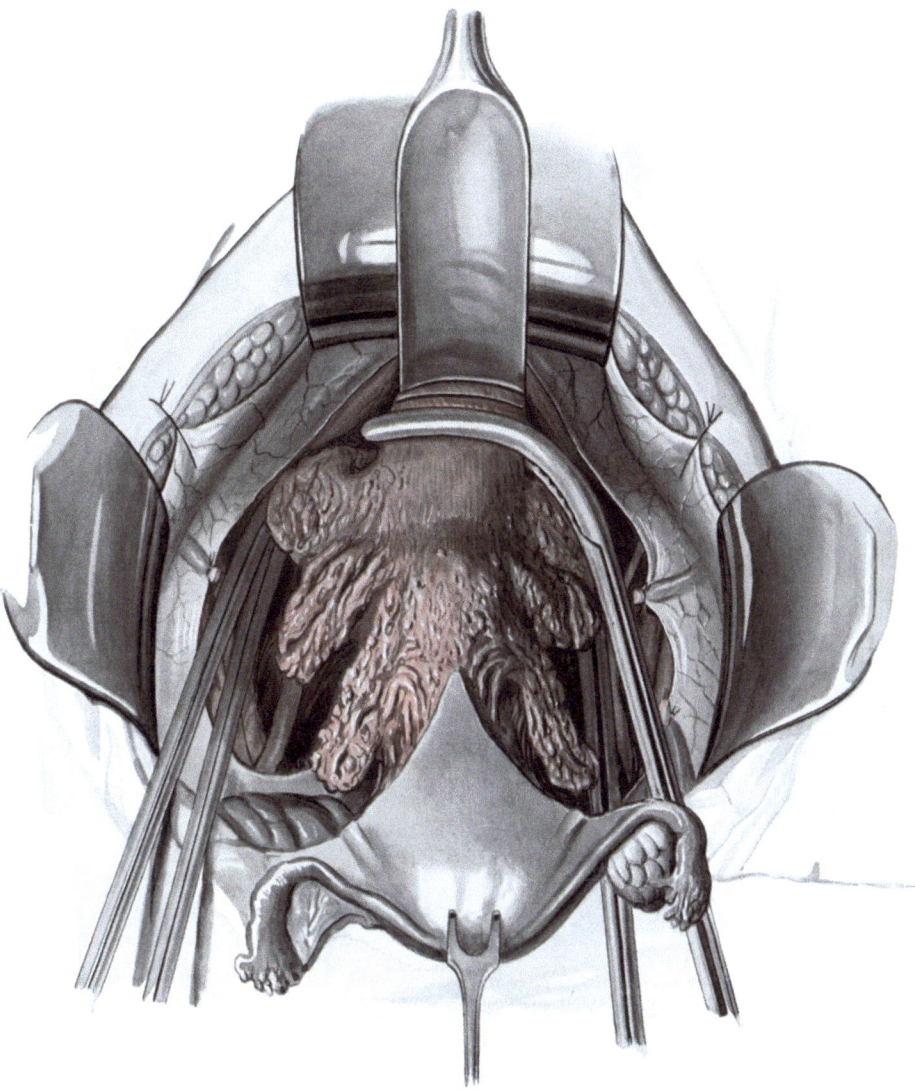

Abb. 62. WERTHEIMsche Karzinomoperation (Fortsetzung zu Abb. 61). Das ganze Beckenbindegewebe ist ausgeschnitten worden. Die Parametriumklemmen liegen noch. Das zirkulär isolierte Scheidenrohr wird mit großer Winkelklemme weit von der Portio entfernt quer abgeklemmt. Unterhalb der Winkelklemme wird die Scheide dann quer durchschnitten.

besser durch Einlegen der ARZBERGERschen Olive in den Mastdarm eine Kühlung vorgenommen, auf welche die Blutung meist rasch steht.

Wenn die Blutung vollkommen gestillt ist, wird ein Streifen von oben her in die Scheide eingeführt, welcher einerseits die Scheide offen halten soll und sie so zu einem weiten Drainrohr macht, das die Wundsekrete aus der großen Wundhöhle nach außen ableitet, andererseits den Zweck hat, bei der Kürze der verbleibenden Scheide Keimen den Eintritt von der Vulva her in das große

Wundgebiet zu verwehren. Nur ein kleiner Zipfel des Streifens, der auch das obere Ende des Scheidenrohrrestes gut offen hält, ragt in den Wundraum hinein.

Nun wird der ganze große **Wundraum** (Abb. 63) gegen die Bauchhöhle so exakt als möglich abgeschlossen. Die Blasenserosa wird an die Serosa der vorderen Rektumwand angenäht, dann nach den Seiten zu

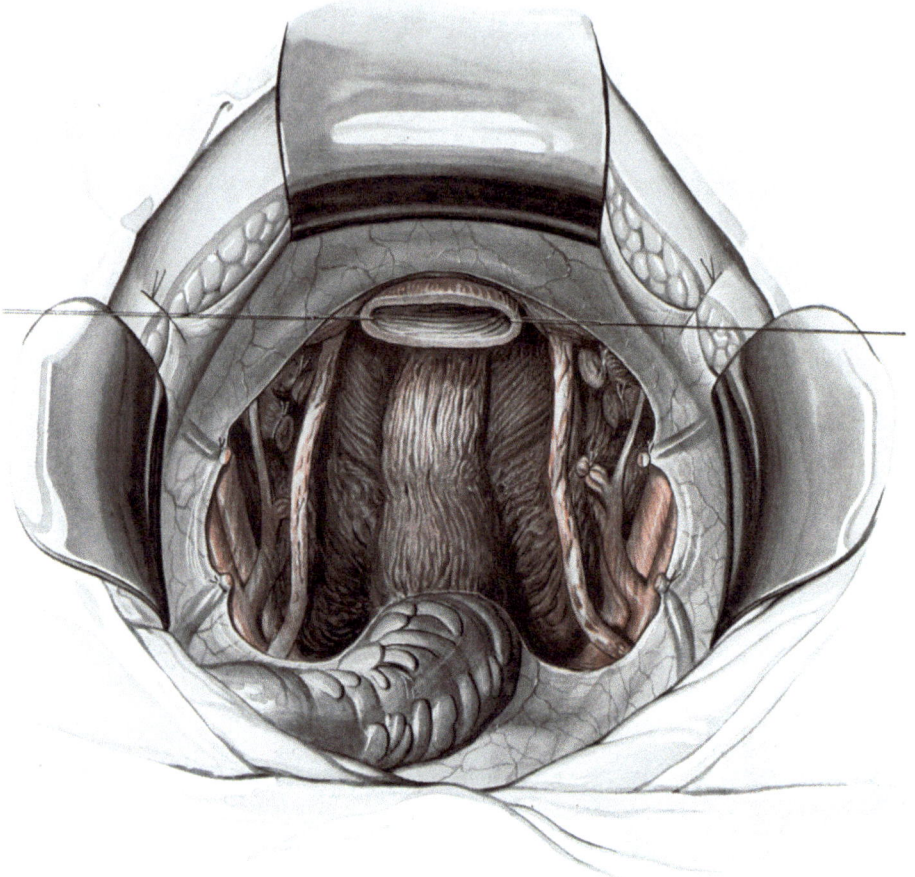

Abb. 63. WERTHEIMsche Karzinomoperation (Fortsetzung zu Abb. 62). Uterus mit Adnexen, einem großen Stück Scheide und dem Beckenbindegewebe sind entfernt. Man sieht in den tiefen Wundraum, der vorn bis zum Beckenboden reicht. Die Ureteren ziehen frei durch den Raum. Die Gefäße an der Beckenwand sind nach Entfernung der Lymphknoten und des umgebenden Zellgewebes freigelegt.

der vordere und äußere Peritonealwundrand an den hinteren und inneren (Abb. 64). Dabei werden alle Stümpfe in den Wundraum hineinverlagert. Um einen von vornherein bakteriendichten Abschluß zu erzielen, werden die Serosawundränder beiderseits möglichst breit aufgeladen. Die Naht soll dabei dem nun entstehenden neuen Douglasserosaüberzug eine gewisse Nachgiebigkeit gewähren, so daß man am Schluß der Naht das Peritoneum sanft der Beckenwand und gegen den Beckenboden zu andrängen kann. So wird aus der großen Wundhöhle ein kleinerer Wundspalt. Die Ureteren, welche frei im Bogen nach abwärts hängend durch die große Wundhöhle gezogen sind (Abb. 63), finden jetzt schon Anlehnung an die Umgebung. Damit die Anlegung des Peritoneums an die Beckenwand recht innig geschehen kann, ist es zweckmäßig, die

Peritonealnaht nicht mit einem fortlaufenden Faden zu machen, sondern Knopfnähte zu verwenden, die es gestatten, den Peritonealabschluß bald mehr, bald minder straff oder schlaff zu machen. Besonders vorsichtig muß bei der Naht der oberen Anteile der Peritonealwunde der Ureter beachtet werden, damit er

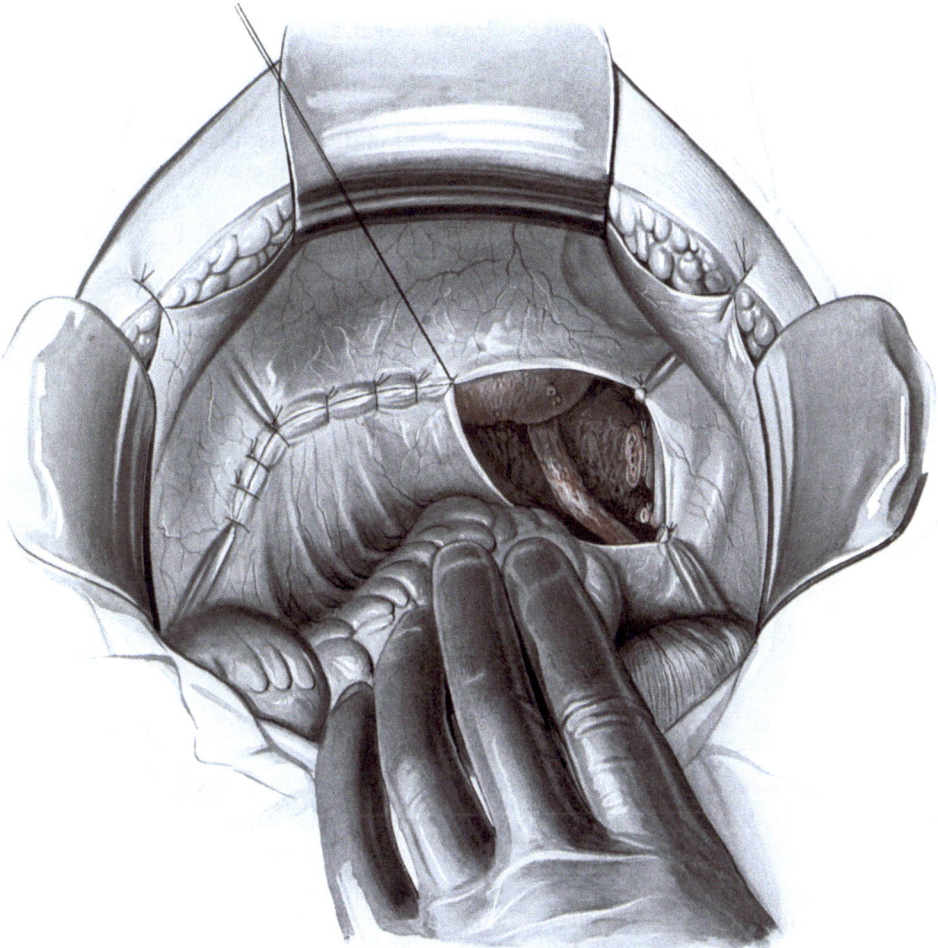

Abb. 64. WERTHEIMsche Karzinomoperation (Fortsetzung zu Abb. 63). Der große Wundraum, nach der Scheide zu offengehalten, wird exakt gegen die Peritonealhöhle abgeschlossen. Dabei werden alle Unterbindungsstümpfe extraperitoneal verlagert.

nicht versehentlich mitgefaßt wird. Hier sollen die Peritonealwundränder nur ganz nahe dem Rande aufgeladen werden, um den Ureter möglichst wenig unter den Druck ihrer Spannung zu bringen. Denn dieser Druck behindert die Peristaltik des Ureters und kann zu einer Druckusur der Wand führen, zur wandständigen Nekrose und dadurch zur Ureterfistel.

Die Drüsenexstirpation.

Wenn man auch von der prinzipiellen Entfernung der regionären Lymphdrüsen heute abgekommen ist, weil durch diesen Akt die Gefahren der Operation gesteigert sind, so muß doch in allen Fällen, wo begründeter Verdacht besteht, daß die Drüsen bereits von Karzinom ergriffen sein könnten, ihre Entfernung vorgenommen werden. Am besten werden die Drüsen, welche an den großen Gefäßen liegen, nachdem man den Ureter in seinem präarteriosen Teil dargestellt hat, von den Gefäßen abpräpariert. Man kann auch die Drüsenexstirpation nach Exstirpation des Uterus und durchgeführter Blutstillung vornehmen. Das erstere ist aber vorzuziehen, weil sich in manchen Fällen zeigt, daß die Drüsen sich nicht mehr entfernen lassen. Sie sind oft, namentlich mit der dünnen Wand der Vena iliaca externa sehr fest in Verbindung; das Abpräparieren von der Vene ist häufig nicht leicht. Man kann eventuell die Venenwand resezieren; auch die Unterbindung und Resektion der Vena iliaca externa kann

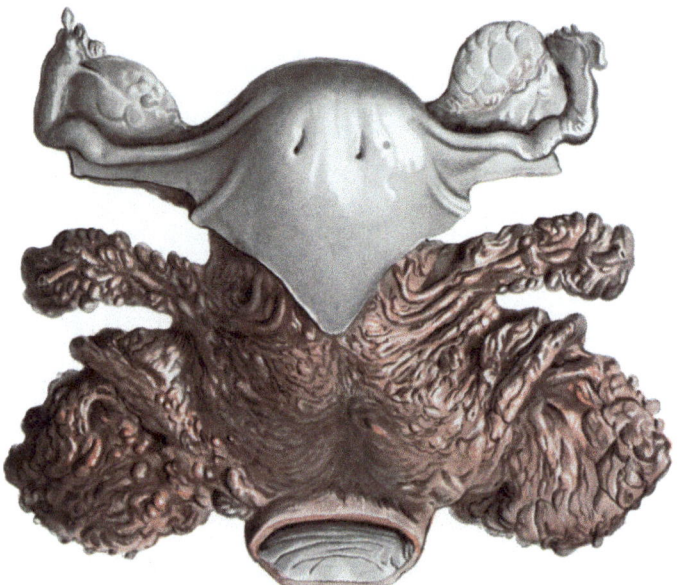

Abb. 65. Präparat nach Radikaloperation nach WERTHEIM. Der obere Anteil des Parametriums (um die uterinen Gefäße) ist ebenso radikal entfernt wie der untere Abschnitt. Breite Scheidenmanschette mitgenommen. Man sieht beiderseits die Rinne im Bindegewebe, in der der Harnleiter verlief.

in solchen Fällen, wenn das Herz gut ist, noch riskiert werden. Die Ausschaltung der Vene wird im allgemeinen überraschend gut vertragen, namentlich wenn nach der Operation das Bein etwas hochgelagert, eventuell mit elastischer Binde gewickelt wird. Derartige Komplikationen der Operation dürfen aber natürlich nur bei relativ gutem Allgemeinbefinden riskiert werden. Dort, wo dies nicht der Fall ist, ist es besser, die radikale Entfernung des so ausgebreiteten Karzinoms von vornherein aufzugeben. Es hat keinen Sinn, das Beckenbindegewebe nach Isolierung des Ureters zu entfernen und karzinomatöse Drüsen zurückzulassen. Man begnügt sich dann mit der Palliativoperation, der Exstirpation des Uterus mit einem Stück der Vagina.

Die WERTHEIMsche Operation ist eine vollkommen typische, den Operateur in ihrer Klarheit und Zielbewußtheit befriedigende Operation. Sie ist schwierig und nicht ungefährlich. Je weiter das Karzinom vorgeschritten ist, desto mehr wachsen die Schwierigkeiten und Gefahren. Ohne sehr radikales Vorgehen gelingt es nicht, das Karzinom durch die Operation radikal zu bekämpfen. Aber auch in den anscheinend günstigen Fällen von vermutlich jungem Karzinom soll man sich nicht verleiten lassen, die Radikalität der Operation einzuschränken. Gewiß werden gelegentlich Fälle vorkommen, in welchen das Karzinom noch ganz auf den Uterus beschränkt ist, in welchen also die einfache Uterusexstirpation zur Dauerheilung führen würde. Dem Primärtumor aber kann man nie ansehen, wie weit die Ausbreitung in die Parametrien gediehen ist. Sie fühlen sich noch ganz zart an und doch kann in ihnen schon das Karzinom in feinen Zügen vorgedrungen sein. Man soll auch den Fehler vermeiden, in Fällen, in denen das eine Parametrium infiltriert, das andere anscheinend frei ist, auf der scheinbar günstigeren Seite mit der Radikalität der Exzision des Beckenbindegewebes zu sparen. Oft wird in solchen Fällen dann bei der Nachuntersuchung auf der ungünstigen Seite Alles in Ordnung gefunden, während auf der scheinbar günstigen Seite sich ein Rezidiv entwickelt hat.

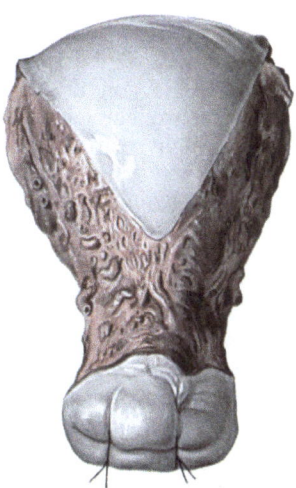

Abb. 66. Zum Vergleich mit Abb. 65: Operationspräparat nach einfacher Exstirpation des Uterus ohne die Adnexe. Das parametrane Bindegewebe ist nicht mitgenommen worden.

Die Karzinomoperation bei vorgeschrittenen Fällen stellt einen Eingriff dar, der eine größere Übung voraussetzt. Der Operateur wird darum in vorgeschrittenen Fällen zunächst nur eine Probelaparotomie machen und soll den radikalen Eingriff aufgeben, wenn bei der Abtastung vom Abdomen her oder bei Beginn der Operation es sich zeigt, daß eine komplizierte Operation mit eventueller Resektion von Blase und Ureter notwendig ist. In den nicht so weit vorgeschrittenen Fällen aber läßt sich die Operation typisch sehr wohl radikal durchführen. Nur muß man während der ganzen Ausführung der Operation von dem Wunsche beseelt bleiben, wirklich alles erkrankte oder gefährdete Gewebe zu entfernen (Abb. 65 und 66). Es genügt keinesfalls, den Ureter nur sichtbar zu machen und dann hart an der Uteruskante das Beckenbindegewebe zu durchtrennen.

Der **Nachbehandlung nach Radikaloperation** eines Kollumkarzinoms ist große Sorgfalt zu widmen. Im Vordergrunde steht die Behandlung der Harnblase, die dadurch, daß die sie versorgenden Nerven mit der Durchtrennung der vorderen Anteile des Parametriums zum großen Teile durchschnitten sind, in den nächsten Tagen atonisch sein muß. Die Blase kann nicht spontan entleert werden, darum muß entweder wiederholt katheterisiert oder besser ein Verweilkatheter in die Blase eingelegt werden. Die Harnmenge wird von Anfang an sorgfältig kontrolliert, die ausgeschiedene Flüssigkeit regelmäßig notiert. Der Katheter wird nach einer Woche, mitunter etwas später, entfernt, worauf die Patientinnen anfangen spontan zu urinieren. Doch kommt es bei wirklich radikal durchgeführter Operation zunächst so gut wie nie zu einer völligen Entleerung der Blase. Der schädliche Residualharn muß immer wieder mit dem Katheter entfernt werden. Es wird zweckmäßig unmittelbar nach einer Miktion katheterisiert und die Menge des Residualharnes bestimmt. Die Patientinnen sollen nicht aus der Behandlung entlassen werden, bevor die Blase nicht restlos entleert werden kann. Denn in einer Reihe von Fällen wird das anfangs glänzende Operationsresultat dadurch zunichte gemacht, daß von der Blase aus eine Infektion durch den Harnleiter auf die Nierenbecken übergeht und eine zum Tode führende Pyelonephritis sich entwickelt. Eine in der Konvaleszenz sich entwickelnde Zystitis wird entsprechend behandelt.

Der in die Scheide eingeführte Streifen wird vom 3. Tage an gekürzt, um eine Retention von Wundsekret zu verhüten, und nach weiteren 2 Tagen vollkommen entfernt. Eventuell bald danach auftretende Temperatursteigerungen deuten an, daß die Wundränder der Vagina sich verklebt haben und das in der großen Wundhöhle notgedrungen sich bildende Wundsekret keinen Abfluß nach außen hat. Mit dem Finger wird die Verklebung leicht gelöst. In jenen Fällen, in welchen eine Infektion des großen Wundraumes zustande kommt, muß für dauernden Sekretabfluß gesorgt werden. Das Einlegen eines Drainrohres ist unzweckmäßig, da dieses einen Dekubitus am Ureter oder an den großen bloßgelegten Beckenvenen machen könnte. Man spült zweckmäßiger die große Höhle von Zeit zu Zeit mit Dakinlösung.

Dort, wo ein leistungsfähiger Tiefenbestrahlungs-Röntgenapparat zur Verfügung steht, wird zweckmäßig, sobald die Patientin das Bett verlassen hat, eine Intensivbestrahlung durchgeführt. Diese Bestrahlung darf aber nur dann vorgenommen werden, wenn ein Apparat zu Gebote steht, der genügend harte Strahlen zu liefern imstande ist. Jede Bestrahlung mit anderen Apparaten ist zwecklos und eher schädlich. So wie die Operation nur dann einen Sinn hat und in Angriff genommen werden soll, wenn der Operateur sie wirklich radikal durchführen kann, so soll auch die Strahlenbehandlung nur mit einer Apparatur gemacht werden, welche genügend leistungsfähig ist. Alle Halbheit rächt sich hier.

f) Die Operation des Scheidenkrebses.

In gleicher Weise wie das Karzinom des Kollum, das ja häufig auf die Scheide übergreift, wird auch das primäre Scheidenkarzinom operiert. Die Ureteren müssen nur in der Pars praearteriosa vollkommen freigemacht, die eigentlich zum Collum uteri gehörenden Parametrien brauchen nicht so radikal entfernt zu werden. Die Scheide muß viel weiter nach unten einerseits von der Urethra, andererseits vom Mastdarm freipräpariert werden. Das Parakolpium wird so radikal als möglich mitgenommen. Die regionären Drüsen werden kontrolliert und eventuell mitgenommen. Die regionären Drüsen der beiden oberen Scheidendrittel sind die gleichen Stationen wie die des Collum uteri, an den großen Beckengefäßen. Das unterste Drittel der Vagina ist, wie die Vulva, das Quellgebiet für die Inguinaldrüsen, die bei tiefsitzendem Vaginalkarzinom darum, wenn sie geschwollen sind, mitgenommen werden müssen. Reicht das Karzinom bis nahe an den Introitus hinab, dann wird zunächst von unten her die Vulva umschnitten und der untere Teil der Vagina von der Harnröhre und der Ampulla recti abgelöst, die seitlichen Parakolpien möglichst weit außen umschnitten. In die Vagina wird dann ein Streifen eingelegt und das untere Ende des freigelegten Vaginalrohres durch dichtstehende Knopfnähte geschlossen. Der Wundraum um die Vagina wird durch Gaze ausgelegt. Dann Laparotomie und typische Operation.

Ist der Uterus nicht zu groß, dann kann auch mit der Laparotomie begonnen werden. Die Scheide wird so weit als möglich nach abwärts präpariert, aber nicht durchschnitten. Der aus seiner Umgebung völlig losgelöste Uterus wird in den großen Wundraum im kleinen Becken gestopft und über ihm die Peritonealabdecknaht gemacht und der Bauch geschlossen. Dann wird vom Introitus aus der noch nicht freigemachte unterste Anteil der Scheide aus seiner Umgebung gelöst und das ganze Operationspräparat durch die Vulva herausgezogen. Ein Streifen wird von unten her in den untersten Teil des Wundraumes eingelegt.

Die Operation des Vaginalkarzinoms ist meist viel eingreifender und schwieriger als die des Kollumkarzinoms. Die Resultate sind leider noch wenig befriedigend.

11. Abdominale Operationen an den Gebärmutteranhängen.
a) Die Operation der Ovarialtumoren.

Zum Unterschied von den Myomen, bei welchen ein operatives Vorgehen nur dann notwendig ist, wenn diese Geschwülste irgendwelche Symptome machen, die ihre Entfernung notwendig erscheinen lassen, werden Ovarialtumoren mit wenigen Ausnahmen **prinzipiell operativ behandelt.**

Alle Ovarialtumoren, bei denen nach dem Befunde anzunehmen ist, daß es sich um **bösartige Geschwülste** handelt, sind unbedingt operativ zu behandeln, weil die Strahlenbehandlung allein heute noch zu wenig gute Resultate liefert. Auch bei weit vorgeschrittenen Fällen, bei welchen man schon Metastasen im Peritonealraum nachweisen kann, soll — ganz desolate Fälle natürlich ausgenommen — die Eröffnung des Bauches vorgenommen werden.

Bei den nichtmalignen Ovarialtumoren ist die Operation — mit Ausnahme der wenigen Retentionszysten des Ovariums — jedesmal indiziert, schon durch die Gefahr späterer maligner Degeneration. Denn gutartige Neoplasmen der Ovarien können leicht maligne degenerieren, indem aus den Kystadenomen in einem hohen Prozentsatz Adenokarzinome werden. Veranlaßt schon diese Gefahr zu einem prinzipiell operativen Vorgehen, so wird dies auch noch dadurch notwendig, daß allerlei unangenehme Zufälle — wie Stieldrehung oder Einklemmung der Ovarialtumoren — leicht zustande kommen können, wodurch sehr unangenehme Beschwerden und bedrohliche Zustände verursacht werden. Es kann ferner zur Ruptur des Tumors kommen, zur Nekrose und zur Vereiterung. Kleine Zysten der Ovarien, die nicht größer als apfelgroß sind, können Retentionszysten, aber ebenso beginnende gutartige oder bösartige Neoplasmen sein. Ist kein Anhaltspunkt für das letztere vorhanden, dann kann man, die Patientin in Beobachtung haltend, kontrollieren, ob der Tumor weiterwächst. Eventuell wird man durch eine hintere Kolpoköliotomie den Tumor freilegen, dem Auge sichtbar machen und dann die Entscheidung treffen, was mit ihm zu geschehen hat.

Retentionszysten des Eierstockes sind Zysten, welche sich aus dem GRAAFschen Follikel entwickeln (Follikelzysten), oder welche als zystisch erweiterte Corpora lutea aufzufassen sind (Corpus luteum-Zysten). Die **Follikelzyste** macht oft keinerlei Erscheinungen; sie braucht dann nicht behandelt zu werden. In einer Reihe von Fällen aber führt sie durch die Hormone, welche der sie auskleidende Zellbelag abgibt, zu einer beträchtlichen Hyperplasie der Gebärmutterschleimhaut und zu Blutung aus dieser gewucherten Schleimhaut. Diese Blutungen sind dadurch charakterisiert, daß sie sich durch keinerlei Medikamente beeinflussen lassen, auch gegen die Strahlentherapie oft refraktär sind und bei ihrer beträchtlichen Stärke und langen Dauer zu bedrohlicher Anämie führen. In solchen Fällen ist die Blutung in keiner anderen Weise als durch Exstirpation der Follikelzyste zu stillen.

Die **Corpus luteum-Zyste** macht, so lange der sie auskleidende Belag von Luteinzellen hormonal wirksam ist, wie das Corpus luteum selbst, Amenorrhöe. Mit dem Zugrundegehen des Luteinzellgewebes stellen sich nach der Amenorrhöe mitunter unregelmäßige Blutungen ein. Die Zysten bilden sich nicht selten von selbst wieder zurück und der mensuelle Zyklus kommt in Ordnung. Die Amenorrhöe bewirkende Corpus luteum-Zysten ist oft schwer zu unterscheiden von einer noch lebenden, intakten Schwangerschaft im ampullären Teil der Tube. Die letztere ist, da es jeden Augenblick zur Ruptur und damit zur lebensbedrohenden Blutung in die Bauchhöhle kommen kann, stets sofort zu operieren. Es ist darum gelegentlich notwendig, durch einen kleinen Laparotomieschnitt, bei Multiparen durch vaginale Köliotomie, durch Besichtigung des Tumors sich vollständige Klarheit zu verschaffen.

Nichtoperativ behandelt werden sollen die Zysten, welche bei Blasenmole häufig beobachtet werden. Bei Blasenmole sind beide Ovarien oft in mehr als faustgroße, etwas unregelmäßige Tumoren verwandelt. Es sind multiple **Luteinzysten,** welche ihre Entstehung dem hormonalen Einfluß der mächtig gewucherten Chorionzotten, möglicherweise auch des Hypophysenvorderlappens, verdanken. Sie bilden sich nach Ausstoßung der Blasenmole oder nach Entleerung des Uterus spontan zurück. Es ist ein Fehler, sie zu entfernen.

Auf die **Komplikation von Ovarialtumoren und Schwangerschaft** ist schon S. 182 hingewiesen worden. Bei ganz junger Schwangerschaft, in den beiden ersten Monaten, besser auch noch im 3. Monat, wird mit der Operation gewartet, wenn nicht Verdacht auf einen malignen Tumor vorliegt. Die Operation wird erst im 4. oder 5. Monat durchgeführt. Sollte nämlich das Corpus luteum graviditatis in der Zystenwand gelegen sein, dann würde die Exstirpation des Ovariums in den ersten Wochen der Schwangerschaft so gut wie sicher zur Blutung aus dem Uterus und zum Abortus führen.

Handelt es sich um **größere Zysten und ist die 2. Hälfte der Schwangerschaft** schon erreicht, dann wartet man mit der Operation — es sei denn, daß durch die Größe des Tumors beim Weiterwachsen des Uterus eine unerträgliche Raumbeengung im Bauchraum eintritt — besser bis zur Lebensfähigkeit des Kindes, weil gelegentlich nach der Entfernung des Ovarialtumors durch den operativen Eingriff als solchen Kontraktionen des Uterus ausgelöst werden, die zur vorzeitigen Ausstoßung der Frucht führen. Dies ist namentlich dann zu erwarten, wenn die Eierstocksgeschwulst mit der Umgebung, vor allem mit der schwangeren Gebärmutter selbst verwachsen ist. In solchen Fällen kommt es nach Ablösung der Zyste fast regelmäßig zur Unterbrechung der Schwangerschaft, in welchem Monate derselben man immer den operativen Eingriff ausführt. Da aber die eventuell notwendig werdende operative Beendigung des Abortus in den ersten Tagen nach der Laparotomie ein gewisses Risiko mit sich bringt, wird es oft ratsam sein, den Uterus lieber sofort während der Operation zu entleeren. Der Uteruskörper wird durch Längsschnitt über seiner Vorderwand eröffnet, das Ei digital entfernt und der Uterus in gleicher Weise wie bei der klassischen Sectio caesarea vernäht. Dieser „kleine Kaiserschnitt", der „Prinzenschnitt" Sellheims, schaltet die Gefahr eines späteren Eingriffes bei spontanem Abortus aus.

Zur Unterbrechung der Schwangerschaft kommt es sehr häufig bei der Operation von im Douglas liegenden Ovarialzysten, welche sich nicht aus dem Becken herausheben lassen. Auch bei diesen wird man darum zweckmäßig warten bis zur Lebensfähigkeit des Kindes, eventuell bis zum normalen Geburtstermin, und dann, wenn die Zyste nicht von selbst durch die Wehentätigkeit emporgezogen wird und wenn sie sich nicht reponieren läßt, die Laparotomie vornehmen, den Uterus durch Schnitt entleeren und die Zyste entfernen.

Sehr sorgfältig ist in solchen Fällen durch wiederholte, kurz nacheinander durchgeführte Untersuchungen festzustellen, ob der Tumor nicht rascher wächst. Maligne Ovarialtumoren pflegen in der Schwangerschaft außerordentlich schnell zu wachsen. Hier darf keinesfalls Zeit versäumt werden.

Eine andere Behandlung der Ovarialzysten, namentlich der Kystadenome und der Dermoide, als die operative gibt es nicht. Die Punktion großer Zysten als alleiniges Therapeutikum ist absolut abzulehnen. Sind die Zysten enorm groß und ist die Patientin infolge ihres besonders hohen Alters und bestehender Kachexie, die auch bei den nichtmalignen großen Ovarialtumoren beobachtet wird, nicht fähig, einen operativen Eingriff zu überstehen, dann mag zur Beseitigung der Verdrängungserscheinungen einmal eine Punktion des Tumors durch die Bauchdecken hindurch in Frage kommen. Die Punktion ist aber sonst darum abzulehnen, weil die die Zyste auskleidenden Epithelzellen sofort wieder enorm viel Zysteninhalt neu produzieren, was zu einer Zunahme der Kachexie führt.

α) Die Operation gutartiger Ovarialtumoren.

Kleinere Ovarialzysten kann wohl auch der in der vaginalen Operationstechnik weniger Geübte, wenn sie gut beweglich sind, mittels hinterer oder vorderer Kolpoköliotomie entfernen. Der Geübte wird gelegentlich auch sehr große Ovarialzysten auf diese Weise unter Vermeidung des Bauchschnittes operieren können. Der vorwiegend die abdominale Operationstechnik beherrschende Chirurg wird die Laparotomie bei allen mehr als apfelgroßen Ovarialtumoren vorziehen. Auch sehr große, namentlich die nur aus einer oder wenigen Kammern bestehenden Kystome der Ovarien und die Parovarialzysten lassen sich oft von einem sehr kleinen Bauchschnitt aus leicht exstirpieren, so daß eine solche Laparotomie kaum irgendeinen Nachteil gegenüber dem vaginalen Verfahren aufweist.

Dort, wo eine großwellige Fluktuation des Tumors es anzunehmen gestattet, daß es sich um eine einkammerige Zyste handelt, kann auch bei größeren Zysten der Faszienquerschnitt Anwendung finden. Im allgemeinen aber ist es besser, bei über den Nabel reichenden Kystomen zunächst mit einem kleinen Längsschnitt oberhalb der Symphyse die Bauchhöhle zu eröffnen, den man dann im Bedarfsfalle beliebig verlängern kann. Abgesehen davon, daß bei den multilokulären Kystadenomen der Ovarien eine weitgehende Verkleinerung durch Punktion nicht immer möglich ist, ist der Umstand zu bedenken, daß die großen Ovarialzysten oft mit der Bauchwand breit verlötet oder auch innig verwachsen sind. Oft bestehen auch breite Verwachsungen des oberen Zystenpoles mit den Eingeweiden des oberen Bauchraumes. In solchen Fällen kommt man von dem queren Schnitt oberhalb der Symphyse aus nicht leicht an die Verwachsungen heran; durch entsprechende Verlängerung eines Längsschnittes aber kann man stets oberhalb der Verwachsung der Zyste mit der Bauchwand in die freie Bauchhöhle gelangen, und die Verwachsungen ihres oberen Poles mit den Organen der oberen Bauchhöhle können dem Auge gut zugänglich gemacht werden. Die Verlängerung des Bauchschnittes wird auch notwendig, wenn es sich zeigt, daß größere Teile des Tumors solide sind oder daß zahlreiche kleine und kleinste Zystenräume bestehen, so daß eine Verkleinerung durch Punktion nicht möglich ist. Und endlich muß der Schnitt lang angelegt und von jeder Punktion abgesehen werden, wenn begründeter Verdacht besteht, daß es sich um einen malignen Tumor handelt. Ein solcher muß uneröffnet und unzerkleinert entfernt werden. Denn die Gefahr einer Aussaat des auf dem Bauchfell so leicht angehenden malignen Ovarialneoplasmas ist groß. Da alle diese Komplikationen oft erst nach Eröffnung der Bauchhöhle festzustellen sind, wird am besten ein kleiner Längsschnitt oberhalb der Symphyse gemacht.

Die Operation wird in leichter Beckenhochlagerung begonnen. Nach Eröffnung des Peritoneums stellt sich der Tumor fast immer sofort ein. Je nach der Größe des Tumors wird ein Finger oder die ganze Hand in die Bauchhöhle eingeführt, welche zu prüfen hat, ob die Zyste nicht durch Adhäsionen oder sonst fixiert oder ob sie frei ist.

Frei bewegliche Tumoren. Handelt es sich um eine freie, aus einer oder wenigen großen Kammern bestehenden Zyste, so wird nach Abdichtung mit Bauchtüchern der Tumor mittels Troikarts punktiert (Abb. 67). Bei der Punktion der Zyste vermeidet man den Einstich an einer Stelle, an der

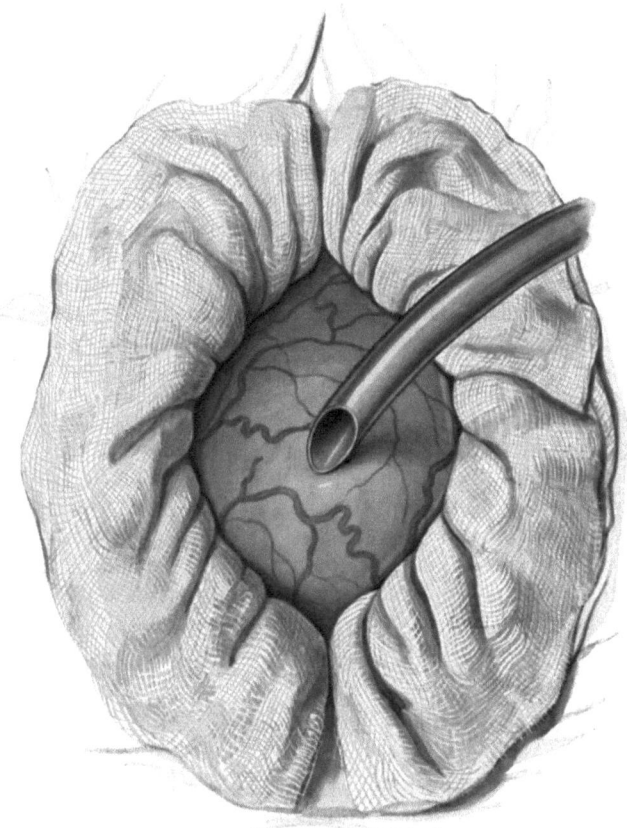

Abb. 67. Exstirpation einer großen Ovarialzyste. Anstechen der Zyste mit großkalibrigem Troikart. Der Bauchraum mit Gazetüchern sorgfältig abgestopft.

breitere Venen in der Wand verlaufen. Der Troikart soll mindestens fingerdick sein, denn der Zysteninhalt kann bei den häufigen Pseudomuzinkystomen sehr dickflüssig sein und enthält manchmal bröckelig eingedickte Massen. Ein langer Gummischlauch leitet die Zystenflüssigkeit in einen Eimer. Bei den ganz großen, viele Liter enthaltenden Kystadenomen läßt man den Zysteninhalt nicht zu schnell abfließen, weil die allzu rasche Verkleinerung des Riesentumors ebenso zum Shock führen kann wie das plötzliche Herauswälzen eines großen Abdominaltumors aus dem Bauchraum. Man klemmt darum den die Flüssigkeit ableitenden Schlauch von Zeit zu Zeit für eine Weile mit den Fingern ab. Sobald die Zystenwand nach der Punktion etwas schlaffer geworden ist, wird sie knapp neben dem Troikart mit zwei Krallenzangen gefaßt und in der Bauchwunde hochgehoben. Man vermeidet so das Einfließen des

Zysteninhaltes in die Bauchhöhle, wenn die oft etwas brüchige Zystenwand neben dem Troikart ein wenig weiter einreißt. Dies ist zwar bei aseptischem Zysteninhalt kein Unglück. Die Pseudomuzinflüssigkeit wird aber doch, wie uns die Fälle von Spontanruptur oder -usur dieser Kystome lehren, vom Peritoneum meist schlecht vertragen. Für die Kranken unangenehme peritoneale Reizzustände sind die Folge des Einfließens der Zystenflüssigkeit in den Bauchraum. Durch sanften Druck durch die Bauchdecken, eventuell auf den Tumor selbst, wird die Zyste langsam entleert. Gelegentlich muß eine Scheidewand zum nächsten Zystenraum durchstochen werden, um das Fließen des Zysteninhaltes wieder in Gang zu bringen. Dabei wird immer wieder durch Zug an den Krallenzangen versucht, ob die Zyste sich bereits durch die Bauchwunde hervorziehen läßt. Wenn man sieht, daß dies möglich ist, wird der Troikart entfernt und die Punktionslücke durch 1 oder 2 Klemmen geschlossen (Abb. 70). Mit den Krallenzangen wird nun der Zystenbalg aus dem Bauchraum herausgezogen, wobei immer wieder neue, noch nicht entwickelte Teile der Zystenwand gefaßt und vorgezogen werden. Ein gleichzeitiger Druck durch die Bauchwand von den Flanken her erleichtert das Herausschlüpfen einer großen Zyste aus der Bauchwunde.

Bei einkämmerigen Zysten und bei Dermoiden kann man, auch wenn sie sehr groß sind, häufig die **Zyste unter Schonung und Erhaltung von Ovarialgewebe entfernen**. Nahe dem Hilus des Ovariums, der zugleich ein Teil des Stieles der Zyste ist, ist fast immer etwas gesundes Ovarialgewebe vorhanden. Mit dem Skalpell wird daher nahe dem Hilus aus der Tumorwand eine schmale Scheibe geschnitten (HALBAN) und vom Zystenbalg abpräpariert (Abb. 68). Um Ausfallserscheinungen zu verhüten, genügt oft ein wenige Millimeter breiter Ovarialrest. Die Exzisionswunde im Ovarialrest wird mittels feiner Katgutnähte, welche zugleich die Blutstillung besorgen, verschlossen (Abb. 69).

Handelt es sich dagegen um ein multilokuläres Kystadenom, dann ziehen wir die Entfernung des ganzen Tumors vor, weil es bei dem konservativen Verfahren oft nicht möglich ist, mit Sicherheit den Tumor restlos zu entfernen. Ein Rezidiv des Tumors wäre in diesem Falle die sichere Folge! Der Tumor wird möglichst hochgehoben. Der Stiel des Tumors, der aus dem Ligamentum ovariopelvicum mit den ovariellen Gefäßen, dem oberen Teile des Ligamentum latum und dem Ligamentum ovarii proprium besteht, wird je nach seiner Breite mit 2 oder 3 Klemmen gefaßt und durchschnitten. Die Tube wird dabei zweckmäßig mitgenommen (Abb. 70). Oder es werden mit DÉSCHAMPscher Nadel zunächst die ovariellen Gefäße unterbunden und durchtrennt, die Mesosalpinx durchschnitten, wobei die Gefäße in ihr zuvor mit kleinen Klemmchen gefaßt werden, das Ligamentum ovarii proprium hart am Uterus nach Abklemmung durchschnitten und die Tube am Uterus abgesetzt oder die Tubeninsertionsstelle aus dem Uterus keilförmig ausgeschnitten. So werden die Adnexe exstirpiert. Die Katgutnähte, welche die kleine Uteruswunde versorgen, besorgen zumeist in ausreichender Weise die Blutstillung. Die Klemmen werden durch Ligaturen ersetzt. Dann werden die Ligaturstümpfe, um das Adhärieren von Darmschlingen zu verhüten, exakt peritonealisiert, indem eine Falte des hinteren Ligamentblattes mit einer solchen des vorderen Ligamentblattes über den Stümpfen mit feiner Katgutnaht vereinigt wird. Zur Deckung der Stümpfe nahe der Uterusecke kann eine Schlinge des Ligamentum rotundum über sie genäht werden. Bei der Versenkung des Ligaturstumpfes der ovariellen Gefäße vermeide man ein zu breites Aufladen der Serosa auf der medialen Seite, weil dadurch der Ureter verzogen werden kann. Der Faden durchsticht den medialen Serosawundrand, dann die Serosafalte, in welcher die Gefäße verlaufen (er muß hier sehr oberflächlich geführt werden, um die knapp unter

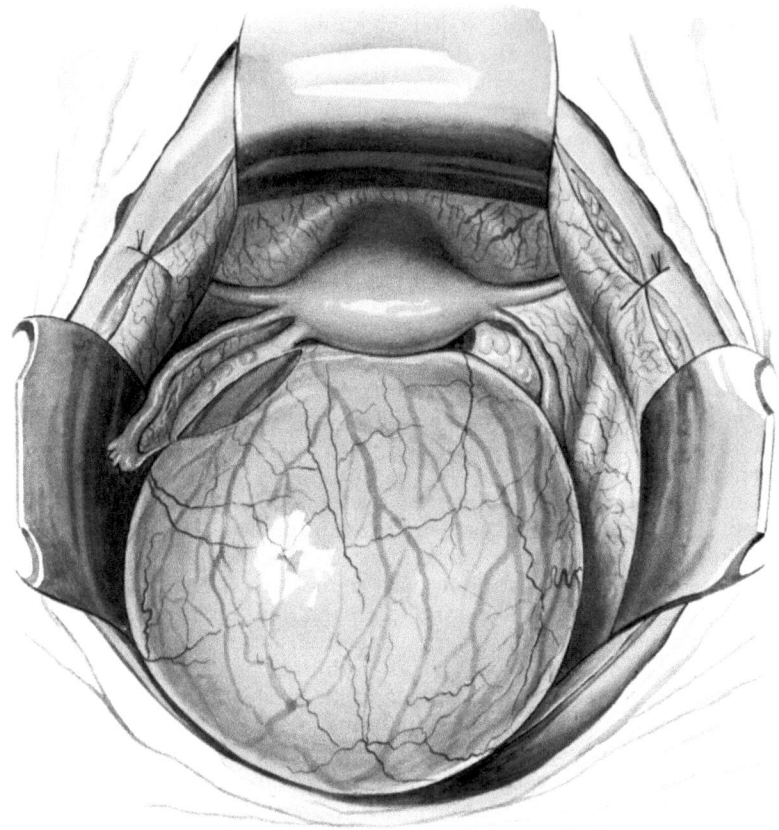

Abb. 68. Ovariotomie mit Erhaltung eines Ovarialrestes nach HALBAN. Nahe dem Hilus des Ovariums wird ein Schnitt oberflächlich in die Tumorwand gemacht. Das Ovarialgewebe wird dann weiter von der Zyste abpräpariert.

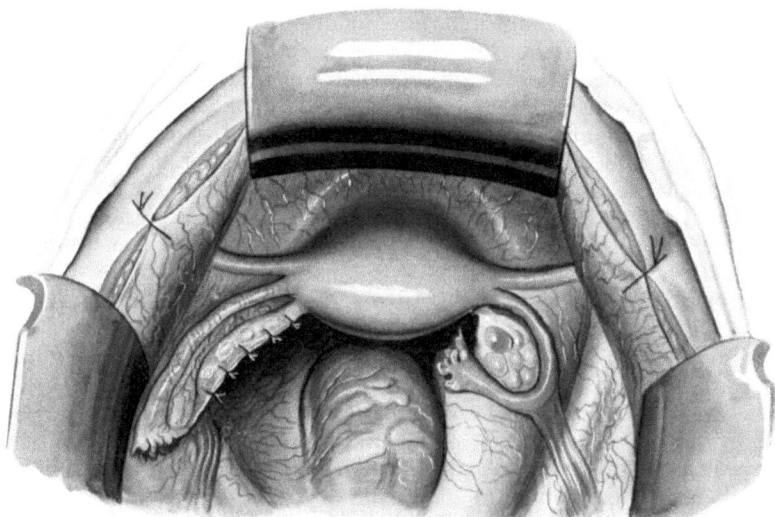

Abb. 69. Ovariotomie mit Erhaltung eines Ovarialrestes nach HALBAN (Fortsetzung zu Abb. 68). Die Wunde in dem erhaltenen Ovarialrest ist durch feine Katgutknopfnähte verschlossen. Die Blutversorgung des Ovarialrestes ist sorgfältig geschont worden. Der Rest funktioniert ausreichend, auch wenn das andere Ovar exstirpiert ist.

dem Peritoneum verlaufenden Gefäße nicht kranial von der Ligatur zu verletzten), dann wird der äußere Serosawundrand gefaßt und so der Stumpf versenkt (vgl. Abb. 36, S. 211). Ist bei dieser Naht ein ovarielles Gefäß angestochen

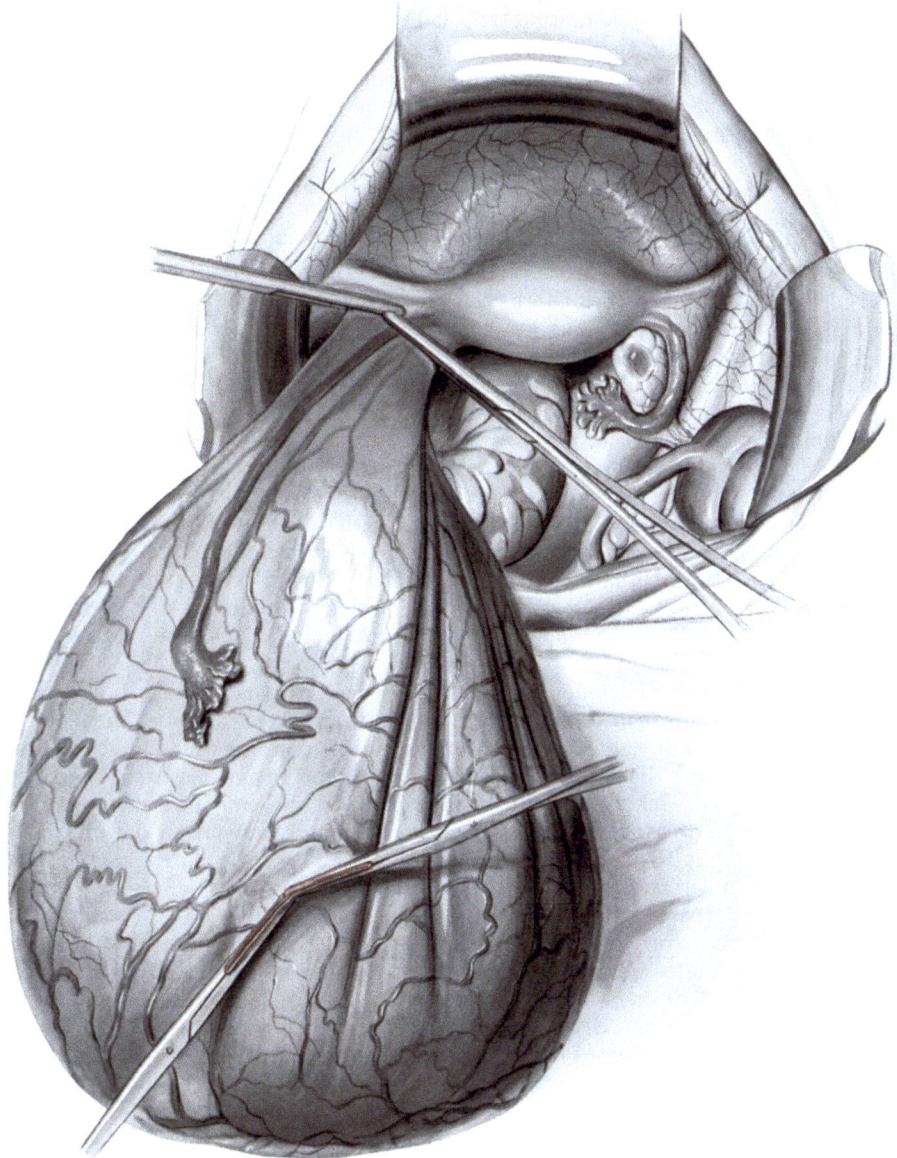

Abb. 70. Exstirpation einer großen Ovarialzyste (Fortsetzung zu Abb. 67). Die Zyste ist so weit entleert, daß sie sich vorziehen ließ. Die Punktionsöffnung durch 2 Klemmen verschlossen. Abklemmung des „Stieles".

worden, dann entsteht sofort ein subseröses Hämatom. Man umsticht dann so rasch als möglich das ganze Gefäßpaket durch die Serosa hindurch etwas oberhalb der früheren Naht, was zur sofortigen Stillung der Blutung führt.

Stets ist vor Entfernung einer einseitigen Ovarialzyste auch das andere Ovarium genau zu revidieren, denn manchmal ist auch dies erkrankt. Gelegentlich kann das andere Ovar durch frühere Stieldrehung vollständig abgedreht und zugrunde gegangen sein. Dann würde man durch vollständige Entfernung des Ovars mit dem zu operierenden Tumor die Patientin, ohne es zu ahnen, kastrieren. Auch die gutartigen Kystadenome kommen häufig doppelseitig vor, ebenso die Dermoidzysten der Ovarien. Ist im anderen Ovarium die Anlage eines Tumors zu finden, dann wird nach Exstirpation der Zyste diese Tumoranlage aus dem Ovarium ausgeschält, das Ovarium aber sonst erhalten — immer vorausgesetzt, daß es sich um gutartige Tumoren handelt.

Sind beide Ovarien in Tumoren verwandelt und ist es nicht möglich, wenigstens einen Ovarialrest zu erhalten, dann kann der nun anscheinend zwecklose Uterus trotzdem erhalten bleiben. Da er nach Entfernung des funktionierenden Ovarialgewebes atrophiert, hat er freilich keine Bedeutung mehr. Der Eingriff der einfachen beiderseitigen Ovariotomie ist aber doch geringer als der der Exstirpation des Uterus mit den Adnexen. Zudem ist die Behandlung mit Ovarialhormonen in ganz großen Dosen jetzt schon so aussichtsreich, daß es denkbar ist, daß in absehbarer Zeit jugendliche Individuen, bei welchen man notgedrungen beide Ovarien entfernen mußte, wieder echte Menstruationsblutungen bekommen, wenn ihnen genügend große Dosen hochwertiger Ovarialhormonpräparate dauernd gegeben werden.

Fixierte Ovarialtumoren. Sind Adhäsionen zwischen Zystenwand und Bauchorganen vorhanden, dann werden die Adhäsionen möglichst nahe der Zystenwand scharf durchtrennt. Breite Verklebungen der Zystenwand mit der vorderen Bauchwand lassen sich meist mit der eingeführten flachen Hand unter schabenden Bewegungen stumpf ablösen. In solchen Fällen kann es zu zahllosen punktförmigen Blutungen aus dem Peritoneum parietale kommen, die gelegentlich vor Schluß der Bauchwunde durch durchgreifende Matratzennähte versorgt werden müssen.

Die Zyste kann aber auch im kleinen Becken durch Verwachsungen mit dem Peritoneum der Beckenwand breit fixiert sein. Mitunter ist die Ovarialzyste mit dem hinteren Ligamentblatt breit verwachsen, so daß das Ligament sich über die Zyste nach hinten zu umschlägt und die Zyste scheinbar subperitoneal entwickelt ist. In Wirklichkeit ist sie nur bedeckt von dem doppelten Serosablatt des mächtig ausgezogenen Ligamentum latum. Man spricht von „pseudointraligamentärer Entwicklung". In allen diesen Fällen ist es notwendig, die Zystenwand vorsichtig von der Serosa abzupräparieren. Die Präparation kann dadurch erleichtert werden, daß man zunächst das Ligamentum ovariopelvicum unterbindet und durchschneidet und die Zyste vom Uterus absetzt. Dadurch wird sie etwas beweglicher und man kommt besser an die Adhäsionen heran, die teils stumpf, teils scharf gelöst werden. Es muß vermieden werden, irrtümlich mit der Zystenwand das ihr fest anhaftende Peritoneum zu entfernen; es ist weniger schlimm, wenn in der Tiefe des Beckens kleine Stückchen der Zystenwand zurückbleiben, denn diese bilden sich regelmäßig zurück. Nach dem völligen Ablösen der Zyste aus ihren Verwachsungen mit der Beckenserosa blutet es oft aus vielen kleinen Gefäßchen des Peritoneums. Man sucht zunächst durch eine vorübergehende feste Tamponade oder durch Anwendung verschiedener blutstillender Mittel (Klauden usw.), die Blutung in der Hauptsache zu stillen. Weiter blutende Gefäßchen werden mit feinsten Katgutumstechungen versorgt, wobei die Nadel ganz oberflächlich durch die Serosa durchgeführt werden muß, um die darunterliegenden Gefäße, eventuell den Harnleiter nicht zu verletzen. Da aus der Serosafläche eine Nachblutung erfolgen und ein Hämatom sich entwickeln kann, das auch vereitern könnte, so erscheint in solchen Fällen eine Drainage zweckmäßig. Sie wird durch die Scheide hindurch ausgeführt. Das hintere Scheidengewölbe wird über einer eingeführten Kornzange eingeschnitten, das eine Ende des Tamponstreifens, den man auf die blutende Peritonealfläche gelegt hat, zur Scheide herausgezogen. Zur Tamponade und Drainage wird zweckmäßig die blutstillende Stryphnongaze verwendet.

Stieldrehung von Ovarialtumoren. Drehen sich Ovarialtumoren um sich selbst, so kommt es durch Torquierung ihres Stieles infolge der Abschnürung der Venen zur Infarzierung des Tumors, zu einer Durchblutung der Zystenwand und des Zsytenraumes. Dann findet man im frischen Stadium fast regelmäßig Verklebungen, welche die Folge der reaktiven aseptischen Peritonitis um den stielgedrehten Tumor sind. Diese Verklebungen lassen sich sehr leicht stumpf lösen. Liegt die Stieldrehung längere Zeit zurück, dann haben sich meist feste Adhäsionen gebildet, welche durchtrennt werden müssen. Vor Abklemmung des Stieles der Zyste dreht man die Adnexe wieder in ihre normale Stellung zurück; dann erfolgt die Exstirpation der Zyste mitsamt der Tube in gewöhnlicher Weise.

Intraligamentäre Ovarialtumoren. Bei „intraligamentärer Entwicklung" sind die Ovarialtumoren ganz oder teilweise zwischen die Blätter des Ligamentum latum hineingewachsen. Bei weiterem Wachstum der Tumoren entwickelt sich ein Teil der Zyste sub- oder auch retroperitoneal, das Peritoneum empor- und von der seitlichen und hinteren Bauchwand abhebend. So ist gelegentlich der Hauptteil der Zyste extraperitoneal entwickelt. Dadurch kommt ihre Wand in direkte Berührung mit der Harnblase oder dem Mastdarm, unter breiter Entfaltung des Mesosigma über der Zystenkuppe auch mit der Flexura sigmoidea. Besonders beachtenswert ist aber das unmittelbare Anliegen der Zystenwand am Harnleiter und an den großen Beckengefäßen. Die Harnleiter können durch die wachsende Geschwulst aus ihrer Lage vollkommen weggedrängt werden und verlaufen gelegentlich ganz aus dem kleinen Becken herausgehoben über die Zyste hin, mit ihrer Wand durch die Fasern des Beckenbindegewebes fest verbunden. Der Uterus ist meist durch die Zyste verdrängt, oft emporgehoben oder enorm in die Länge gewachsen.

Die Operation der subperitoneal entwickelten Ovarialtumoren ist beträchtlich schwieriger als die der beweglich in dem Bauchraum entwickelten Zysten. Am besten wird der Uterus zunächst nicht angehakt. Oft ist er durch die breite Entfaltung des Lig. latum zunächst gar nicht zu erkennen. Das über die vordere Wand des Tumors hinziehende Ligamentum rotundum kann zum Auffinden des Uterusfundus behilflich sein. Man spaltet zuerst an einer gefäßfreien Stelle das Peritoneum über der Geschwulst und verlängert den Schnitt, die Serosa vorher mit der geschlossenen Präparierschere unterminierend (Abb. 71), gegen das Ligamentum ovariopelvicum, andererseits gegen das Ligamentum rotundum zu. Das erstere wird, sobald man an das Ligament heran kann, unterbunden und durchtrennt. Oft muß auch das Ligamentum rotundum unterbunden und durchschnitten werden, um durch Spaltung des ventral liegenden Peritonealblattes die vordere Wand der Zyste freilegen zu können. Sobald auf diese Weise genügend Zugänglichkeit zu dem subserös entwickelten Tumor geschaffen ist, wird die Zystenwand teils stumpf, teils scharf ausgeschält. Hält man sich dauernd ganz knapp an die Zystenwand selbst, so ist eine Verletzung der benachbarten Organe wohl zu vermeiden. Besondere Aufmerksamkeit muß man bei der Ablösung des seitlichen und unteren Tumorpoles dem Ureter zuwenden, der — wie erwähnt — irgendwo verlaufen kann, wo man ihn gar nicht vermutet. An die unteren Partien der Zyste kommt man oft schwer heran. In solchen Fällen ist es zweckmäßig, die Zyste vorher durch Punktion wenigstens teilweise zu verkleinern, schlaffer und beweglicher zu machen. Gelegentlich wird die Zyste auch dadurch beweglicher, daß man sie zunächst vom Uterus absetzt. Das Ablösen des unteren Tumorpoles muß stets unter Kontrolle des Auges geschehen. Sind die anderen Adnexe gesund, ist der Uterus nicht zu grotesk verformt, dann kann er erhalten bleiben. Dann muß man bei Ablösung des inneren unteren Zystenanteiles besonders sorgfältig auf die uterinen Gefäße

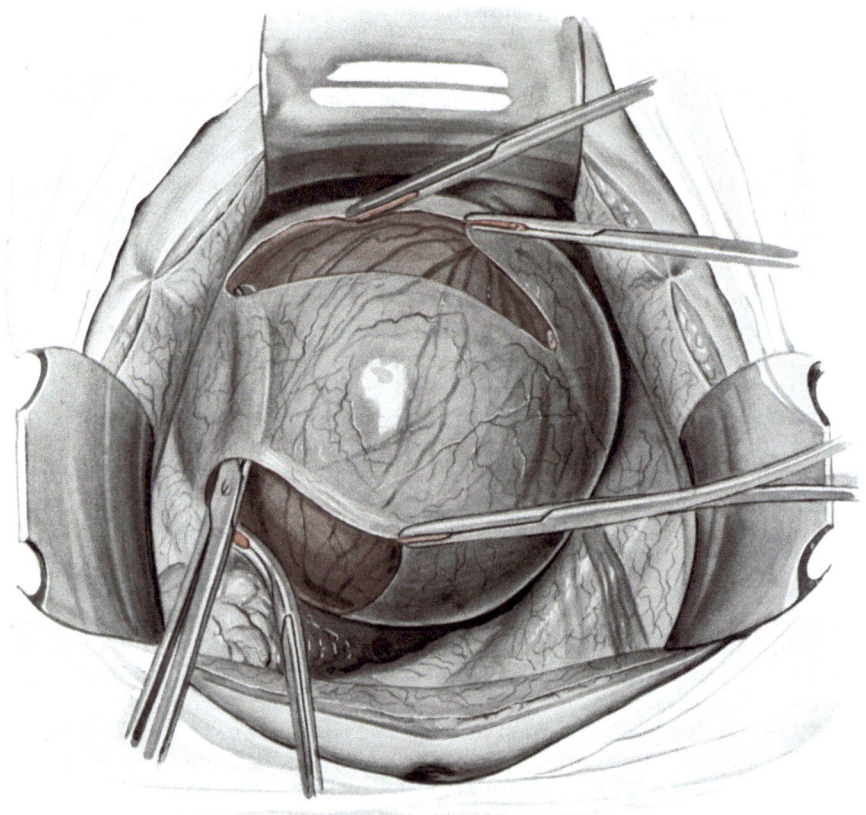

Abb. 71. Operation einer intraligamentären Zyste. Das Ligamentum ovarii proprium ist abgeklemmt und durchtrennt worden. Die Serosa wird unterminiert und durchschnitten, um an die seitliche Wand der Zyste heranzukommen.

achten, die ja durch die Fasern des Parametriums mit der Zystenwand verbunden sind. Man muß sie vorsichtig von der Zystenwand abpräparieren. Ebenso muß das Ablösen der Zyste von den größeren Beckengefäßen mit großer Vorsicht geschehen, damit man nicht von einer schweren Blutung überrascht wird. Ist die Zyste in das Mesosigma entwickelt oder ist sie, die Rektumserosa weit abhebend, mit dem Mastdarm selbst in innige Berührung geraten, oder ist sie in das Mesenterium von Darmschlingen vorgewachsen, dann muß bei der Ablösung der Zyste die Gefäßversorgung dieser Organe ganz besonders sorgfältig geschont werden.

Ist eine intraligamentär entwickelte Zyste entfernt worden, dann bleibt meist ein großer Wundraum. Man kontrolliert zunächst zweckmäßig noch einmal den Ureter und macht dann sorgfältige Blutstillung in dem großen Raum. Wegen der Gefahr der Hämatombildung ist nach Entfernung größerer intraligamentärer Ovarialtumoren eine Drainage angezeigt. Sie wird am besten durch die Vagina durchgeführt. Eventuell kann man auch die Scheide an der Seite, welche dem Wundraum zugekehrt ist, einschneiden, hat aber hier mit Blutungen aus den vaginalen Gefäßen, welche von der Seite her an die Scheide treten, zu rechnen. Bei sehr großen Wundräumen genügt Drainage durch die inzidierte Scheide nicht. Am besten wird dann der Uterus exstirpiert, so daß nun das ganze Lumen der gegen den Wundraum offen bleibenden Scheide als dickes Drainrohr dient. Zur Auslegung des Wundraumes verwendet man Jodoformgaze oder, wenn die Blutstillung nicht vollkommen durchgeführt werden konnte, Stryphnongaze. Der nach unten drainierte Wundraum wird durch Vereinigung der Peritonealwundränder gegen die freie Bauchhöhle exakt abgeschlossen. Meist ist Peritoneum im Überschuß vorhanden, wenn man bei der Spaltung der Serosa über der Zyste ständig darauf geachtet hat, daß genügend Peritoneum erhalten bleibt und die Peritonealwunde nicht zu groß wird, damit ihre Deckung später keine Schwierigkeiten macht.

War es notwendig, den Ureter von der Zystenwand abzupräparieren, dann zieht er manchmal völlig isoliert durch den Wundraum. Er kann, wenn der Tumor ihn hochgehoben hatte, nun zu lang erscheinen. Das hat aber nichts auf sich. Der Ureter legt sich rasch der Beckenwand an, auch ohne daß man ihn durch Nähte fixiert; seine Ernährung und Funktion sind nicht gestört.

β) Die Parovarialzysten.

Die Parovarialzysten, die man als solche fast immer erst während der Operation erkennt, müssen zwischen den Blättern der Mesosalpinx entwickelt sein, weil sie aus den in der Mesosalpinx liegenden Resten des Epoophoron hervorgehen. Die Tube zieht, bei größeren Zysten sehr verlängert, über sie hinweg. Das Ovarium ist bei der Bildung dieser meist einkammerigen, dünnwandigen Zysten unbeteiligt; **es kann und soll darum auch stets erhalten werden.** Kleinere Parovarialzysten lassen sich nach Spaltung des einen Ligamentblattes meist leicht ausschälen; der Finger kann sie aus dem lockeren Gewebe unschwer herauslösen. Größere Zysten werden vorher punktiert; ihr wasserheller, klarer Inhalt wird mit dem Troikart (Abb. 5, S. 183) entleert. Dann läßt sich auch hier der Zystenbalg, der nur wenige feine Gefäßverbindungen mit der Umgebung hat, leicht ausschälen. Die Peritonealblätter, zwischen denen die Zyste entwickelt war, legen sich meist schnell wieder zusammen. Eine Drainage ist überflüssig. Die Peritonealwunde wird durch feine Katgutnähte vollkommen geschlossen. Bei den größeren Zysten wird zweckmäßig die Tube mitgenommen.

γ) Die operative Behandlung der malignen Ovarialtumoren.

Ist nach der Anamnese und dem Befunde anzunehmen, daß es sich bei den festgestellten Ovarialtumoren um maligne Geschwülste handelt, wobei namentlich das Vorhandensein von Aszites von großer diagnostischer Bedeutung ist, dann muß vor dem operativen Eingriff möglichst festgestellt werden, ob es sich um primäre maligne Ovarialtumoren oder um sekundäre handelt. Denn viele maligne Ovarialtumoren sind Metastasen von Karzinomen der Bauchorgane, an erster Stelle des Magens, aber auch des Darmes und der Gallenblase. Man soll deshalb in jedem Falle, in dem man den Verdacht auf malignen Ovarialtumor hat, vor der Operation durch genaue klinische Untersuchung festzustellen trachten, ob an den genannten Organen ein bisher okkultes Karzinom sich nachweisen läßt. Von diesem Nachweis wird der Gang der Operation abhängen. Oft gelingt der Nachweis erst durch Betastung der Organe bei der Laparotomie. Bei allen Fällen von malignen Ovarialtumoren — namentlich den soliden oder größtenteils soliden Tumoren — suchen wir darum nach Eröffnung der Bauchhöhle nach einem Primärtumor am Magen, am Coecum, der Flexur, der Gallenblase oder den Gallenwegen. Da die Ovarialmetastasen gelegentlich die einzigen Metastasen dieser Tumoren des Magendarmtraktes sind, kann durch Entfernung des oft sehr kleinen Primärtumors mitsamt den gelegentlich sehr großen Metastasen in den Ovarien noch eine Dauerheilung erzielt werden.

Bei malignen Ovarialtumoren ist stets der Uterus mitzuentfernen, stets sind — mit ganz seltenen Ausnahmen — beide Ovarien zu entfernen, auch wenn das eine Ovarium noch gesund zu sein scheint. Denn Ovarialkarzinome kommen fast immer doppelseitig vor, und in dem makroskopisch noch gesund erscheinenden Ovarium läßt sich mikroskopisch meist schon Karzinom nachweisen. Nur bei ganz jugendlichen Individuen — auch bei Kindern kommen maligne Ovarialtumoren vor — wird man es gelegentlich riskieren, den Uterus und das andere Ovarium zu belassen. Ich selbst habe freilich von diesem konservativen Verhalten sehr bedauerliche Folgen gesehen, indem nach kurzer Zeit ein Karzinom des anderen Ovariums rasch gewachsen war und zu einer Aussaat des Karzinoms geführt hatte, so daß eine Radikaloperation nicht mehr möglich war.

Bei einer besonderen Art maligner Ovarialtumoren aber können der Uterus und das andere Ovarium ohne besondere Gefahr zurückgelassen werden; das sind die merkwürdigen, als Andreioblastome bezeichneten Ovarialtumoren, welche dadurch leicht zu erkennen sind, daß sie frühzeitig zur Amenorrhöe und zu Zeichen von Vermännlichung der Kranken führen.

Die Radikaloperation wird in gleicher Weise durchgeführt wie die Exstirpation des Uterus mit den beiden Adnexen aus irgendeiner anderen Indikation (s. S. 209).

Leider finden wir häufig bei der Operation schon eine Aussaat der Ovarialtumoren, namentlich auf der Serosa des Douglas, im großen Netz und in fortgeschrittenen Fällen an vielen Stellen der Serosa parietalis und visceralis. Handelt es sich um eine nicht allzu weitgehende Aussaat der Metastasen in der Beckenserosa, dann wird die Radikaloperation unter Mitnahme der Metastasen noch durchgeführt und im Anschluß daran das Netz exstirpiert. Aber auch dort, wo schon eine generalisierte Aussaat der Geschwulst nachgewiesen wird, sollen wenigstens die Primärtumoren, wenn sie nicht schon allzu fest mit der Umgebung verwachsen sind, und das Netz entfernt werden. Bei einer nachfolgenden Intensivbestrahlung mit Röntgenstrahlen sind die an und für sich nicht sehr guten Aussichten immerhin noch besser, wenn man die Hauptmasse der Geschwulst vorher operativ beseitigt hat. Die Entfernung des Netzes, das sehr frühzeitig Metastasen von Ovarialtumoren trägt, führt dazu, daß der Aszites, der meist das hervorstechendste und quälendste Symptom der malignen Ovarialtumoren ist, sich nicht so rasch wieder bildet.

Hat man einen einseitigen Ovarialtumor in der Annahme konservativ operiert, daß es sich um einen gutartigen Tumor handle, und wird erst nachträglich durch die mikroskopische Untersuchung der maligne Charakter der Geschwulst erkannt, so muß die Kranke, wenn man ihr nach der Rekonvaleszenz nicht sofort einen zweiten Eingriff zumuten will, unter dauernder Kontrolle gehalten werden. In ganz kurzen Zwischenräumen von wenigen Wochen muß immer wieder kontrolliert werden, ob das andere Ovarium nicht zu wachsen beginnt. Sobald ein solches Wachstum sich nachweisen läßt, muß unverzüglich die Entfernung des Uterus mit den anderen Adnexen durchgeführt werden.

Eine besondere Stellung nehmen die Papillome der Ovarien ein, bei denen die papillären Massen nicht nur im Zysteninneren, sondern auch auf ihrer Oberfläche wuchern und oft zur Aussaat auf dem Peritoneum parietale und viscerale geführt haben. In diesen Fällen entfernt man jedenfalls den Uterus mitsamt den Primärtumoren, oder wenn diese mit der Umgebung zu sehr verwachsen sind, wenigstens einen großen Teil der Tumoren. Nach dieser bewußt nichtradikalen Operation tritt nicht selten völlige Heilung ein, indem die Peritonealaussaat der Papillome wie die Tumorreste — oft sogar überraschend schnell — spontan sich rückbilden und verschwinden.

d) Tubenkarzinom.

Bei dieser seltenen Erkrankung wird stets der Uterus mit beiden Adnexen durch Bauchschnitt entfernt. Die Heilungsaussichten sind sehr gering.

b) Die Behandlung der Extrauteringravidität.

Die Therapie der Schwangerschaft außerhalb der Gebärmutter richtet sich einerseits nach dem Zeitpunkt der Schwangerschaft, andererseits nach dem Zustande des ektopischen Eies.

1. Bei der sogenannten **stehenden Extrauteringravidität,** d. h. in jenen Fällen, in welchen sich ein lebendes Ei noch intakt in der Tube befindet und dort entwickelt, ist die sofortige Operation indiziert, sobald die Diagnose gestellt ist. Die Operation muß ohne Verzug durchgeführt werden, weil es in der Natur der Extrauterinschwangerschaft liegt, daß die Wand des ungeeigneten Fruchthalters von den Chorionzotten durchwachsen wird, so daß seine Außenfläche usuriert werden oder aufbrechen kann und es so zu dem gefürchteten Ereignis der sogenannten Tubenruptur kommt. Diese hat fast stets eine lebensbedrohende Blutung in die Bauchhöhle zur Folge.

Die Technik ist außerordentlich einfach bei junger Schwangerschaft, weil hier die schwangere Tube vollständig frei, ohne jede Adhäsionen, in der Bauchhöhle liegt und nach Abklemmung der sie versorgenden Gefäße und Absetzung vom Uterus ohne Schwierigkeit entfernt werden kann.

2. Ist es zum äußeren Fruchtkapselaufbruch, der **Tubenruptur** gekommen, dann muß aus vitaler Indikation so rasch als möglich operiert werden, um der Blutung in die Bauchhöhle Einhalt zu tun. Rasches Handeln rettet hier noch manches Leben. Der Längsschnitt eröffnet am schnellsten die Bauchhöhle. Mit großen Bauchtüchern wird das oft reichliche Blut in der Bauchhöhle zunächst nur soweit ausgetupft, daß man halbwegs Einblick in das Becken bekommt. Rasch greift eine Hand in die Tiefe, zunächst nach der Seite, wo nach den Symptomen (stechender Schmerz bei der Ruptur, der aber auch fehlen kann) die Extrauteringravidität anzunehmen ist. Mit einer schöpfenden Bewegung der Hand werden die Adnexe emporgeholt und nach Abtupfen des Blutes besichtigt. Oft ist bei profuser Blutung in die Bauchhöhle das Ei kaum erbsengroß. Die kleine bläuliche Anschwellung, aus der es blutet, sichert dann die Diagnose. Ist weder an der Tube noch am Eierstock die vermutete Blutungsquelle zu finden, dann werden noch die anderen Adnexe vorgeholt. Ist die Blutungsquelle gefunden, dann heißt es rasch handeln: Schnell werden die Tubengefäße abgeklemmt. In besonders dringlichen Fällen, wo der Blutverlust in die Bauchhöhle schon sehr groß war und es auf jede Minute ankommt, wird am einfachsten mit einer Klemme das Ligamentum infundibulopelvicum abgeklemmt, mit einer anderen die Adnexe gegen den Uterus zu, eventuell noch eine 3. Klemme an das Ligamentum latum gelegt. Von diesem Augenblick an hört jede Blutung auf. Bisher mußte alles mit der größten Geschwindigkeit

geschehen; jetzt kann das Tempo etwas nachlassen. Die Adnexe werden exstirpiert; war es möglich, das Ovarium zu schonen, so wird nur die Tube entfernt. Die Klemmen werden durch Umstechungen ersetzt. Auf eine Peritonealisierung der Ligaturstümpfe verzichtet man. Hatte man die schwangere Tube auf den ersten Griff gefunden, dann werden rasch die anderen Adnexe revidiert. Gelegentlich sind nämlich Fälle von doppelseitiger Extrauterinschwangerschaft beobachtet worden, und in der Hast kann man eine Hämatosalpinx, die sich nicht selten findet, wenn auf der anderen Seite eine Extrauterinschwangerschaft sich entwickelt hat, für die schwangere Tube gehalten und exstirpiert haben.

Das Blut, das nun noch im Bauch ist, wird, nachdem das Becken wieder gesenkt ist, mit einem großen Schöpflöffel aus der Bauchhöhle entfernt, oder mit großen Bauchtüchern ausgetupft. Um Zeit zu sparen, kann man ruhig darauf verzichten, das ganze Blut exakt auszutupfen. Das herausgeschöpfte oder mit den Bauchtüchern aufgesaugte Blut wird durch Gazekompressen hindurch in einen sterilen Glaszylinder gefüllt, in dem eine 1%ige Natriumzitratlösung die Gerinnung des Blutes verhindert. Es wird zur intravenösen Reinfusion verwendet, wie dies in Bd. I, S. 316 dieses Lehrbuches ausführlich geschildert ist. Sobald der größere Teil des Blutes aus dem Bauch entfernt ist, wird die Bauchwunde geschlossen. Sind keine Verwachsungen vorhanden, die bei der Tubenruptur meist fehlen, so ist die ganze Operation leicht in 10—12 Minuten durchzuführen. Bei der kollabierten Patientin genügt eine oberflächliche Äthernarkose, um die Operation ungestört durchführen zu können.

Schon während des Eingriffes muß alles zur **Bekämpfung der akuten Anämie** vorbereitet sein. Sofort nach der Operation wird die Patientin in heiße Tücher gehüllt; das aufgefangene Blut wird intravenös reinfundiert oder man gibt, wenn das Blut vorwiegend geronnen war, eine intravenöse Infusion von Kochsalzlösung, die nicht viel schlechtere Dienste leistet als die Blutinfusion, da ja das Wesentliche bei der Behandlung der akuten Anämie die Wiederauffüllung des leer gewordenen Blutgefäßsystems ist. Ist ein Blutspender der gleichen Blutgruppe zur Hand, so kann eine Blutüberpflanzung gemacht werden. Auch Infusion mit 20%iger Traubenzuckerlösung ist von Vorteil; sie wird eventuell in Form eines Dauertropfeinlaufes in die freigelegte Vena cubitalis gereicht. — Herzmittel bringen den schwer anämischen Herzmuskel wieder zu lebhafterer Tätigkeit.

Überraschend ist oft die außerordentlich schnelle Erholung der Operierten, die, leichenblaß auf den Operationstisch gebracht, nach wenigen Stunden schon einen ganz guten Puls hat und deren Lippen sich bald wieder rot färben. Dieser rasche Umschwung rührt zum Teil daher, daß der so bedrohlich erscheinende Zustand nicht allein die Folge der Anämie, sondern vielmehr noch des peritonealen Shocks war, der durch die Berieselung des Peritoneums mit Blut veranlaßt war. Darum soll auch bei Patientinnen, die scheinbar schon in extremis sind, die Operation auf jeden Fall noch ausgeführt werden. Natürlich müssen alle Vorbereitungen auf ein Mindestmaß eingeschränkt und das Tempo des operativen Eingriffes, zumindest bis zur Abklemmung der spritzenden Gefäße der rupturierten Tube, möglichst gesteigert werden.

3. **Die Tubenmole.** Wir verstehen darunter jene Fälle, bei welchen es zur Durchblutung und damit zur Zerstörung des Eies gekommen ist, das Ei aber mitsamt dem Blut in der Tube liegen geblieben ist, ohne daß es zu einer Blutung in die Bauchhöhle kam. Diese Blutmole der Tube kann allmählich resorbiert werden. Man muß in solchen Fällen nicht operieren, wenn das Ei vollständig zugrunde gegangen ist. Dies erkennt man daran, daß die Blutung aus dem Uterus, welche eintritt, sobald es zur Störung der Schwangerschaft in der Tube

gekommen ist, von selbst wieder aufhört. Bleibt dagegen auch nur ein kleiner Rest des Chorions in der Tube erhalten, dann hört die Blutung aus dem Uterus nicht auf, und die zwar ungefährliche, aber lästige Dauerblutung aus dem Uterus zwingt dazu, die letzten Eireste zu entfernen, was am besten durch Exstirpation der Tube mitsamt der Mole erreicht wird. Die Blutung aus dem Uterus bei ektopischer Schwangerschaft stammt aus der Uterusschleimhaut, die unter dem Einfluß der Hormone des Corpus luteum graviditatis und vielleicht auch

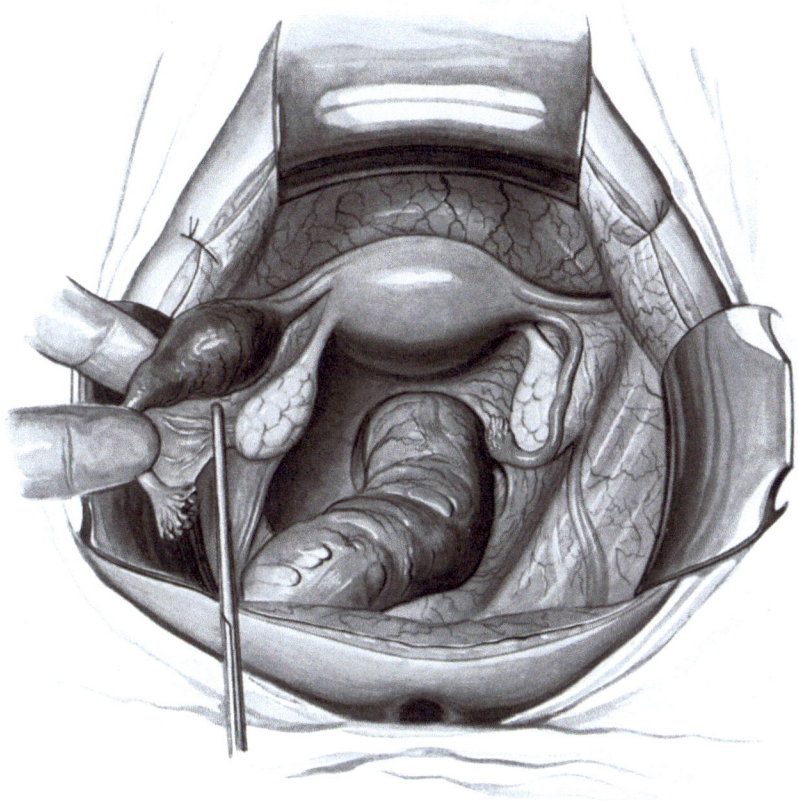

Abb. 72. Exstirpation der linken Tube wegen Eileiterschwangerschaft (Tubenmole). Absetzung des ampullären Tubenendes unter sorgfältigster Schonung der zum Ovar ziehenden Blutgefäße.

der Chorionzotten dezidual verändert war und die nun nach Störung der Schwangerschaft unter Blutung allmählich ausgestoßen wird. Diese Blutung hört nicht früher auf, als bis die letzten Chorionzotten den Kontakt mit dem Gewebe verloren haben. Es gibt kein Mittel, die uterine Blutung zu stillen, als die Entfernung der tubaren Eireste.

Hat die uterine Blutung mit dem Absterben aller Chorionzotten aufgehört, dann besteht keine Notwendigkeit, die verdickte derbe Tube, die gar keine Beschwerden macht, zu entfernen. Ihr blutiger Inhalt wird allmählich resorbiert. Die Gefahr der Vereiterung einer isolierten Tubenmole ist gering.

Die Entfernung der Tube geschieht in einfacher Weise und ist meist ebenso leicht wie die Entfernung der Tube mit noch intakter Schwangerschaft (Abb. 72 und 73). Das Fimbrienende der Tube wird hochgehalten. Über die Fimbria ovarica hinweg wird ein leichtes Klemmchen parallel der Tube an die Mesosalpinx gelegt und diese nahe am Tubenrohr durchtrennt. Sie wird nach Fassen der zwischen den Ligamentblättern an die Tube herantretenden Blutgefäße weiter gegen das uterine Ende der Tube hin durchtrennt. Schließlich wird die Tube aus der Uterusecke exzidiert oder knapp am Utrus nach Abklemmung abgetragen. Nach Ligierung wird der Stumpf versenkt, indem die Serosa

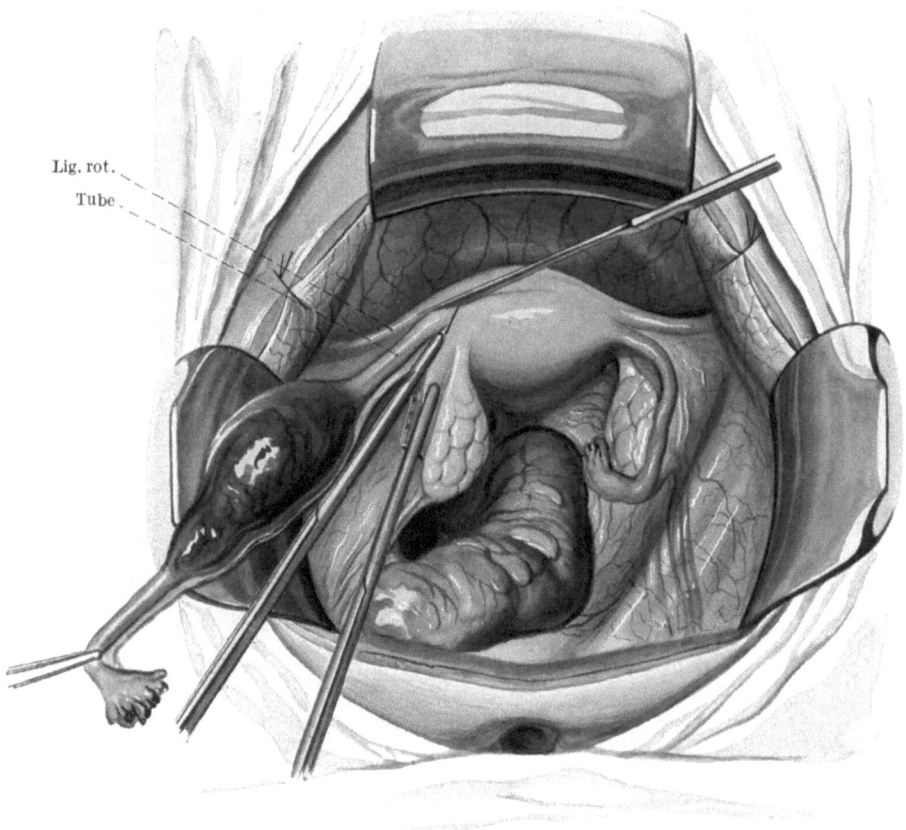

Abb. 73. Exstirpation der linken Tube wegen Eileiterschwangerschaft (Fortsetzung zu Abb. 72). Die Mesosalpinx nach Abklemmung gegen den Hilus ovarii durchschnitten. Keilexzision der Tube aus dem Uterus.

vor und hinter dem Tubeneck des Uterus mit feiner Katgutnaht gefaßt wird. Bei Tubargravidität ist die Serosa des meist vergrößerten Uterus brüchig. Darum muß der Faden langsam geknüpft werden. Man soll nicht ein Stück Tube zurücklassen. Es ist schon vorgekommen, daß eine Frau nach beiderseitiger Tubargravidität noch eine dritte bekam, nachdem sich ein befruchtetes Ei in dem kurzen Eileiterstumpf eingenistet hatte. Am besten versorgt man das Tubenende, indem man es aus der Uterusecke mit einem kleinen Keil ausschneidet (Abb. 73). 2—3 feine Katgutnähte schließen die Wunde und besorgen die Blutstillung. Die Gefäßversorgung des Ovars leidet bei sorgfältiger Operation keinen Schaden.

4. **Tubarer Abortus mit Hämatozelenbildung.** Erfolgt der Durchbruch des Eies durch die Tubenschleimhautoberfläche in das Lumen der Tube (innerer Fruchtkapselaufbruch), dann kommt es zu einer Blutung zunächst in die Tube und aus dieser durch das Ostium abdominale in die freie Bauchhöhle. Diese Blutung ist niemals so stark wie die Blutung aus den usurierten Gefäßen der Muskelwand der Tube bei der Tubenruptur. Das austretende Blut sickert in die tiefste Stelle der Bauchhöhle, die Douglastasche, es sei denn, daß die Tube bei retrovertiertem Uterus mehr nach vorn geschlagen ist; dann bleibt das Blut in der Nähe des Tubenostiums liegen. Die anliegenden, serosaüberzogenen Gebilde der Bauchhöhle verkleben um den zunächst kleinen Bluterguß und kapseln ihn so gegen die freie Bauchhöhle ab. Durch weitere Nachschübe von Blut vergrößert sich allmählich der Bluterguß, und so entsteht die **Haematocele retrouterina oder peritubaria**.

Die meisten Frauen mit dieser Form der Tubenschwangerschaft kommen **wegen der Blutung aus dem Uterus zum Arzt**, welche die gleiche Ursache hat wie bei der Tubenmole. Oft treten wehenartige Schmerzen in einer Seite hinzu. Im Augenblick der ersten Berieselung des Bauchfelles mit Blut sowie bei plötzlicher Vergrößerung der Hämatozele gibt es oft einen leichten **peritonealen Shock**, der sich durch Ohnmachtsanwandlung oder Schwindelanfall bemerkbar macht. Wie bei der Tubenmole ist die uterine Blutung auf keine Weise zum Stehen zu bringen, solange noch Chorionzotten mit der Tubenwand in lebendem Kontakt sind. Bei dieser Form der Eileiterschwangerschaft, dem Tubarabort mit Hämatozelenbildung, ist die Operation zwar nicht immer unbedingt notwendig, wird aber, schon um die uterine Blutung zu beseitigen, fast stets ausgeführt werden müssen. Dazu kommen noch besondere **Gefahren der konservativen Behandlung**, die mit einer Resorption des ausgetretenen Blutes und einem völligen Absterben des Eies rechnet. Das sind 1. weitere **Nachschübe der Blutung**, welche zu einer sekundären Ruptur der Hämatozele und zu einer Sprengung der sie abkapselnden Verwachsungen führen können, 2. die **Gefahr der Infektion der Hämatozele**. Das aus den Gefäßen ausgetretene Blut ist ein ausgezeichneter Nährboden für Keime, die vom Darm her oder von einem entfernten entzündlichen Herd aus auf dem Blutwege hierher verschleppt werden können. Die Resorption der Hämatozele braucht lange Zeit, und so lang ist die Kranke den geschilderten Gefahren ausgesetzt.

Das Wesentliche der **Operation** ist die **Entfernung des noch lebenden Eies oder der Eireste**. Ihre Entfernung aus der Tube durch Ausdrücken oder Spaltung der Tube wird nur ganz ausnahmsweise einmal berechtigt sein in Fällen, in denen die Frau noch kein Kind hat, sich sehnlichst ein Kind wünscht, die andere Tube aber bereits fehlt. In solchen Fällen kann die Operation auch so durchgeführt werden, daß — wenn die Schwangerschaft näher dem ampullären Ende der Tube entwickelt ist — nur dieses abgetragen und der übrige Teil der Tube erhalten wird. Weitaus in der Mehrzahl der Fälle aber ist es das beste, **die Tube ganz zu entfernen**. Mit ihr zugleich wird die Hämatozele entfernt; das Ovarium aber wird, wenn es sich darstellen läßt — was meistens möglich ist —, erhalten. Die Operation wird am besten per laparotomiam ausgeführt. Nach Eröffnung des Bauches werden Netz und Darmschlingen, welche die Hämatozele gegen die Bauchhöhle abgekapselt haben, vorsichtig abpräpariert; sie lassen sich meist leicht ablösen. Oft wird dann erst die erweiterte, bläulich durchscheinende Tube sichtbar, deren abdominales Ende in die Hämatozele eintaucht (Abb. 74). Ältere Hämatozelen haben eine etwas derbere hellbraune Kapsel, bestehend aus Fibrinablagerungen, welche aus dem in den Bauchraum ergossenen, geronnenen Blute stammen. Diese Fibrinwand ist recht brüchig, besonders bei jüngeren Hämatozelen. Ältere Hämatozelen lassen sich unverletzt mit der Tube zusammen entfernen, jüngere brechen an ihrer Oberfläche fast regelmäßig ein. Man setzt am besten die Tube nach Abklemmung ihrer Gefäße ab und entfernt sie dann mitsamt dem Hämatozelensack, dessen Auslösung am besten am hinteren Ligamentblatt, das die Hämatozele nach vorn zu begrenzt, beginnt. Die Ablösung erfolgt stumpf mit der geschlossenen Präparierschere, nur hier

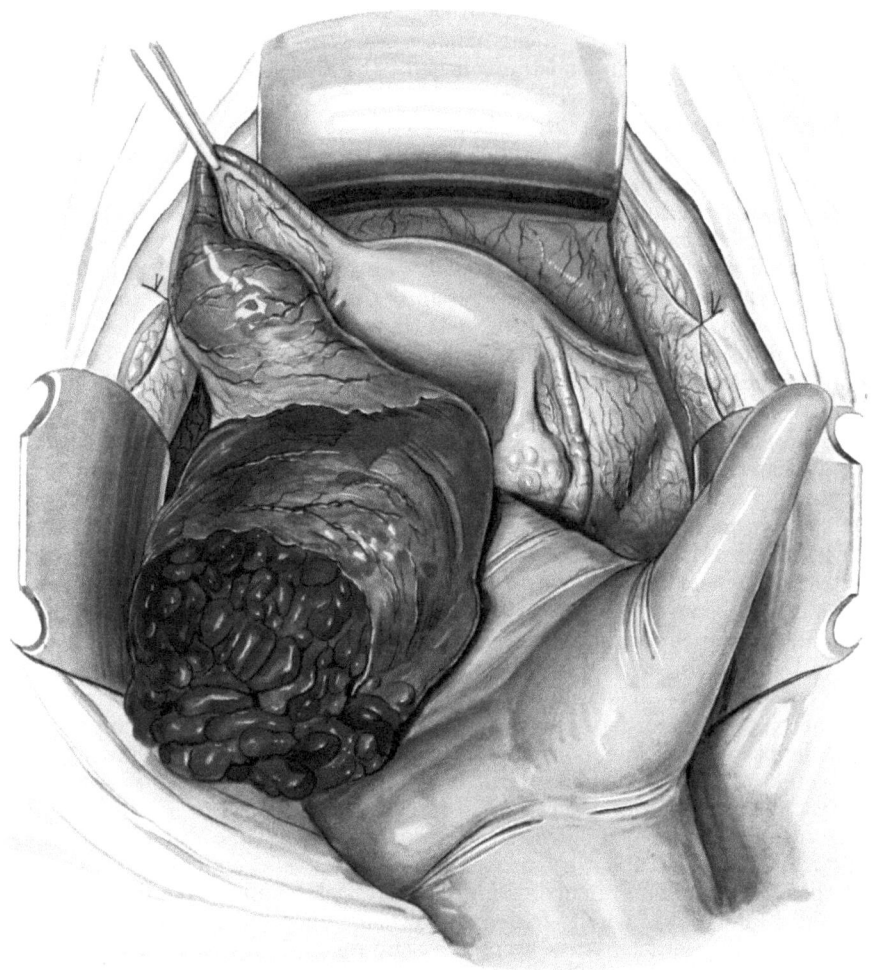

Abb. 74. Tubargravidität. Tubarer Abortus mit Haematocele retro-uterina. Die schwangere Tube, deren weit offenes Fimbrienende in die Hämatozele mündet, ist mit einer Pinzette hochgehalten. Die rechte Hand schöpft das Blut der aufgebrochenen Hämatozele aus der Douglastasche. (Modifiziert nach WEIBEL.)

und da muß scharf vorgegangen werden. Es ist wichtig, in der richtigen Schicht zu bleiben, namentlich wenn die hintere und untere Wand der Hämatozele freigemacht wird, die mit dem Mastdarm in Verbindung steht. Besteht eine Hämatozele längere Zeit, dann werden die sie abkapselnden Darmschlingen — Dünndarm- wie Mastdarmwand — in eigentümlicher Weise blutig imbibiert und ungewöhnlich brüchig. Schon beim Spannen solcher Darmschlingen zum Zwecke der Freilegung der Hämatozele kann die Darmwand einbrechen. Darum arbeite man mit großer Vorsicht und halte sich lieber näher an die Hämatozele. Das

Einbrechen der Hämatozelenwand ist, wenn diese nicht infiziert ist, kein Unglück. Mit der hohlen Hand und mit großen Gazetupfern wird dann das geronnene Blut aus der Douglastasche ausgeräumt (Abb. 74) und nachträglich erst die Hämatozelenmembran entfernt. Man soll sich dabei nicht darauf versteifen, die Hämatozelenwand restlos zu entfernen. Das Zurücklassen von Stückchen der Membran ist viel weniger schlimm als die Läsion der Beckenserosa. Die Membranreste werden restlos resorbiert und geben nicht Anlaß zur Bildung von Adhäsionen. Müssen größere Teile der festhaftenden Hämatozelenwand zurückgelassen werden, dann wird die Douglastasche zweckmäßig durch das hintere Scheidengewölbe drainiert. Eine durch die Vulva eingeführte gebogene Kornzange hebt das hintere Scheidengewölbe empor. Der Operateur dirigiert die Spitze der Zange an jene Stelle, an der das Scheidengewölbe von Serosa überzogen ist, durchtrennt hier Serosa und Scheidenwand mit einem Längsschnitt, worauf die Zange in den Douglas vorgeschoben wird und einen Streifen, eventuell auch ein weiches Gummidrainrohr durch die Scheide herauszieht, mit welchem die Douglashöhle drainiert wird.

Auch in diesem Falle ist eine Revision der Adnexe der anderen Seite notwendig. Häufig trifft man dort eine Hämatosalpinx. Man kann dann die geschlossene Tube eröffnen und den blutigen Inhalt ausfließen lassen. Die Tube kann später wieder normale Form annehmen. Dort, wo die Tube schwer verändert erscheint, wird sie mitgenommen werden müssen. Es gibt Operateure, welche die andere Tube prinzipiell entfernen, auch wenn sie gesund erscheint. Jeder erfahrene Operateur hat wiederholt Fälle erlebt, in welchen eine Frau gar nicht lange nach Operation einer Tubargravidität mit einer Tubenschwangerschaft der anderen Seite wiederkommt, die die Patientin meist selbst schon diagnostiziert hat. Das Zustandekommen einer Schwangerschaft im anderen Eileiter ist nicht verwunderlich, denn die Ansiedlung des Eies in der Tube ist meist nicht Folge eines unglücklichen Zufalles; sie wird vielmehr verursacht durch die besondere Beschaffenheit der Tube, die abnorme Schlängelung bei Hypoplasie, die Verklebung der Tubenfalten untereinander bei der chronischen Endosalpingitis, durch die Starrheit der Tubenwand bei chronischer Entzündung, durch Nebengänge in der Tube und dergleichen. Alles dieses findet sich meist beiderseitig. Trotzdem verzichten wir bei Frauen, welchen eine Schwangerschaft noch erwünscht ist, auf die prophylaktische Exstirpation der anderen Tube. Nach der Statistik von DIETRICH wird Schwangerschaft in der anderen Tube in nicht einmal 5%, dagegen normale intrauterine Gravidität bei 35% der wegen Tubenschwangerschaft operierten Frauen beobachtet.

5. Ist es bei tubarem Abortus zur **Infektion, zur Vereiterung der Hämatozele** gekommen, dann ist die Operation per laparotomiam wegen der Gefahr der postoperativen Peritonitis, wenn irgend möglich, zu unterlassen. In diesem Falle begnügt man sich zunächst mit der **Eröffnung der Hämatozele von der Scheide her** (vgl. S. 281). Nach Punktion vom hinteren Scheidengewölbe werden Scheidenwand und Douglasserosa, mit dieser zugleich die Wand der Hämatozele quer inzidiert und mit einer Kornzange die Inzisionswunde stumpf erweitert. Die Zange wird dabei hart an der hinteren Uteruswand emporgeführt, damit sie nicht die brüchige Vorderwand des Mastdarmes verletzt. Die infizierten, meist höchst übelriechenden Massen alten Blutes quellen vor. Man hüte sich durch Druck von den Bauchdecken her oder durch Herumbohren mit dem Finger oder gar einer Kornzange in dem Hämatozelensack den Abgang seines Inhaltes zu beschleunigen. Dadurch könnte die schützende Abkapselung durchbrochen werden. Der Hämatozelenraum wird nach der Scheide zu mit Rohr und Streifen drainiert. Um die Tube selbst kümmert man sich zunächst nicht. Wenn man Glück hat, geht das Ei in der Tube einstweilen restlos zugrunde,

so daß ein weiteres Eingreifen sich erübrigt; andernfalls müßte nach völliger Reinigung des Hämatozelensackes die Tube durch Laparotomie nachträglich entfernt werden.

6. Eine besonders gefährliche Komplikation ist die **weit vorgeschrittene Extrauteringravidität.** Ist sie diagnostiziert, dann soll die Operation sobald als möglich durchgeführt werden. Meist wird operiert, weil die Geburt nicht in Gang gekommen ist, denn außer besonders schmerzhaften Kindsbewegungen macht die Entwicklung der Frucht außerhalb der Gebärmutter oft keinerlei Beschwerden und Symptome. In diesen Fällen ist die Frucht, weil die Plazenta überaltert war, abgestorben. Gelegentlich wird die Extrauterinschwangerschaft bei noch lebender Frucht diagnostiziert; dann soll die Operation ohne Rücksicht auf den Grad der Ausreifung des Kindes durchgeführt werden.

Die Operation wird selbstverständlich per laparotomiam ausgeführt. Die Entfernung der Frucht macht meist keinerlei Schwierigkeiten. Ganz anders die Entfernung der Plazenta. Zu den größten Seltenheiten gehört es, daß das ganze Ei in der Tube geblieben ist und diese sich so gedehnt hat, daß sie uneröffnet das Ei noch birgt. Häufiger schon ist es, daß durch Ruptur der Tube, ohne daß es zu besonderer Blutung aus der Rupturstelle gekommen ist, der Embryo allein in die Bauchhöhle geschlüpft war, während die Plazenta in der Tube verblieb. Die Plazenta bleibt dann als kugeliges Gebilde in der Tube liegen. Durch eine Lücke der Tube zieht die Nabelschnur zu der in der freien Bauchhöhle liegenden Frucht. In beiden Fällen ist die Operation einfach, weil durch Exstirpation der Tube nach Abklemmung der sie versorgenden Gefäße die Plazenta in ungefährlicher Weise entfernt werden kann.

Oft aber hat die Plazenta außerhalb der Tube Fuß gefaßt; ganz selten durch primäre Ansiedlung des Eies auf dem Peritoneum, viel öfter dadurch, daß ein zunächst am Fimbrienende implantiertes Ei auf das Peritoneum weiterwächst oder abbrechend in die Bauchhöhle gerät und durch die arrosive Kraft seiner jungen Chorionzotten dort sich einnistet. Die Blutgefäße, welche an dieser Stelle unter dem Peritoneum liegen, werden zu Plazentargefäßen. So kann das Ligamentum latum, das Mesenterium von Darmschlingen, in seltenen Fällen sogar die Leber der Sitz des Eies werden, und **die Blutgefäße dieser Organe werden als Plazentargefäße während der Schwangerschaft nun ebenso enorm erweitert,** wie die uterinen Gefäße bei normaler Schwangerschaft. Ihre Arterien münden in die intervillösen Räume der Plazenta, ihre Venen empfangen das Blut aus ihr. Während aber nach Ausstoßung des Eies aus dem Uterus die in der Uteruswand an die Plazenta herantretenden Gefäße durch Kontraktion der Uteruswand vollständig abgeschnürt werden, wodurch die Blutstillung post partum placentae erfolgt, fehlt ein analoger Blutstillungsmechanismus, wenn Gefäße des Mesenteriums usw. die Rolle der Plazentargefäße übernommen haben. Bei Ablösung der Plazenta muß es daher aus diesen Gefäßen profus bluten und die Blutung kann nicht anders als durch Abklemmung und Ligatur der Gefäße gestillt werden. Da diese Gefäße aber — wenn es sich um das Mesenterium handelt — zugleich das entsprechende Darmstück versorgen, so würde dieses der Nekrose verfallen. Aus diesem Grunde muß das zugehörige Darmstück reseziert werden. **Bei jeder Operation einer vorgeschrittenen Extrauteringravidität muß deshalb das für Darmoperationen notwendige Instrumentarium bereit liegen.**

Die in solchen Fällen nach Ablösung der Plazenta stets zu erwartende starke Blutung und die Größe des notwendigen Eingriffes erhöhen begreiflicherweise die Gefahr beträchtlich. Dies veranlaßt manche Operateure, sich mit der Entfernung der Frucht zu begnügen, die Plazenta aber zu belassen. Sie tamponieren den Fruchtsack und leiten das Ende des Tampons durch die Bauchwunde nach außen. Dadurch, daß die Darmschlingen um den Tampon rasch verkleben, soll eine Infektion der Bauchhöhle verhütet werden. Die Plazenta stößt sich dann unter Jauchung allmählich ab, wobei es aber durch Ablösung der nekrotischen Plazentapartien zu schwerer, eventuell tödlicher Nachblutung kommen kann.

Ist die Plazenta am Ligamentum latum oder zwischen seinen Blättern entwickelt, so ist die Beherrschung der Blutung leicht. Sie wird dadurch bewerkstelligt, daß man die Plazenta nicht vorher entfernt, sondern nach Unterbindung der zuführenden ovariellen und uterinen Gefäße den Uterus, welcher bei vorgeschrittener Bauchhöhlenschwangerschaft stets beträchtlich vergrößert ist, mitsamt der Plazenta exstirpiert.

Das klinische Bild der Extrauterinschwangerschaft ist nicht immer eindeutig:

Eine stehende, noch lebende Tubarschwangerschaft kann mit einer Amenorrhöe bewirkenden Corpus luteum-Zyste verwechselt werden; auch eine Ausladung des Uterus bei seitlicher intrauteriner Einbettung des Eies kann einen ähnlichen Tastbefund ergeben. In jedem solchen Falle ist eine diagnostische Eröffnung der Bauchhöhle, die vom hinteren Scheidengewölbe aus leicht durchführbar ist, und Inspektion indiziert.

Die Ruptur der schwangeren Tube mit intraabdominaler Blutung wird gelegentlich mit Stieldrehung einer Ovarialzyste, von Chirurgen nicht selten mit akuter Appendizitis verwechselt. Da in allen diesen Fällen die Operation indiziert ist, ist die Verwechslung nicht weiter gefährlich.

Die chronisch verlaufenden Fälle von Tubarschwangerschaft mit Tubenmole, Tubarabortus und Hämatozelenbildung sind oft sehr schwer zu diagnostizieren. Die verdickte Tube kann mit einer entzündlich geschwollenen Tube, die Hämatozele mit einem Douglasexsudat verwechselt werden. Die sorgfältige Erhebung der Anamnese, die besonders auf die Menstruationsverhältnisse Rücksicht nimmt, Beachtung der Temperatur, Untersuchung des Blutes (Leukozytose, Linksverschiebung), die Bestimmung der Senkungsgeschwindigkeit der Erythrozyten führen in einer Reihe der Fälle eine Klärung herbei. Die Schwangerschaftsreaktion nach ASCHHEIM kann, wenn noch lebendes Choriongewebe vorhanden ist, zur Diagnose führen. Uns hat sich bei den durch Dauerblutung aus dem Uterus charakterisierten Fällen der Versuch der Beeinflussung dieser Blutung durch Hypophysenhinterlappenextrakt bewährt. Die uterine Blutung bei Extrauteringravidität, die schon durch die bräunliche Farbe des Blutes auffällt, bleibt durch diese Behandlung unbeeinflußt, während die Blutung bei entzündlichen Erkrankungen dadurch fast stets rasch zum Stehen gebracht wird. In allen unklaren Fällen, in welchen im Douglas eine Masse zu tasten ist, wird die Punktion des Douglas vom hinteren Scheidengewölbe aus vorgenommen. Da das Blut mitunter vollkommen geronnen ist, läßt sich manchmal keine Flüssigkeit durch die Punktionsnadel heraussaugen. Dann ist eine Inzision des Douglas angezeigt, die mit Sicherheit den Sachverhalt aufklärt. Da aber durch die Punktion wie durch die Inzision von der Scheide her die Hämatozele infiziert werden kann, soll der diagnostische Eingriff nur dann gemacht werden, wenn ihm der therapeutische unmittelbar angeschlossen werden kann.

c) Die entzündlichen Erkrankungen der Gebärmutteranhänge.

Die **operative Behandlung** der entzündlichen Erkrankungen der Gebärmutteranhänge, die in früheren Jahren ein Hauptgebiet der operativen Gynäkologie war, findet heute **nur in einem sehr kleinen Prozentsatz** der Fälle Anwendung.

Die entzündlichen Erkrankungen kommen viel häufiger bei jungen als bei älteren Frauen vor. Sie zeigen weitaus in der Mehrzahl der Fälle Neigung zur Ausheilung, die freilich nicht immer einer Restitutio ad integrum entspricht, aber doch zu völliger Symptomlosigkeit führt.

Im **akuten Stadium** der Entzündung verbietet sich die operative Behandlung in jedem Falle. Hat man unter falscher Diagnose — z. B. unter Annahme einer akuten Appendizitis — den Leib eröffnet und findet akut entzündlich veränderte Adnexe des Uterus, dann schließe man ruhig wieder den Bauch. Bei der Entzündung der in der Tiefe des kleinen Beckens liegenden Adnexe kommt es meist sehr rasch zu einer Abkapselung des entzündlichen Prozesses, namentlich bei der am häufigsten vorkommenden, der gonorrhoischen Entzündung der Gebärmutteranhänge, bei welcher ein fibrinreiches Exsudat zu einer raschen Verklebung der anliegenden, serosaüberzogenen Organe führt und damit zur Abriegelung des lokalen Entzündungsherdes gegen die freie Bauchhöhle.

Aber auch im **chronischen Stadium** ist die Operation nur in einem kleinen Teil der Fälle angezeigt. Macht die chronische Entzündung starke Beschwerden, so soll sie konservativ behandelt werden; wenn die Behandlung auch nicht zum vollen Erfolge führt, so gelingt es doch oft, die Operation möglichst lange hinauszuschieben, was bei dem jugendlichen Alter der Frauen von Vorteil ist.

Selbstverständlich ist es wichtig, bevor man sich zur konservativen Behandlung entschließt, durch eine genaue Untersuchung festzustellen, ob die nachgewiesenen Veränderungen in der Umgebung des Uterus wirklich einer entzündlichen Erkrankung entsprechen, und ob die Beschwerden in der Tat durch eine Adnexentzündung hervorgerufen werden. Differentialdiagnostisch kommen in Betracht die rezidivierende und die chronische Appendizitis, die Extrauteringravidität, maligne Ovarialtumoren u. a.

Der operative Eingriff ist indiziert aus vitaler Indikation in Fällen, wo Erscheinungen diffuser Peritonitis bestehen, wie sie nach Ruptur von Eitersäcken der Adnexe beobachtet werden. Ein Ovarialabszeß neigt eher zur Ruptur als eine Pyosalpinx.

Im chronischen Stadium wird man sich sonst zur Operation entschließen, wenn eine konservative Behandlung versagt; natürlich muß diese Behandlung ernsthaft und intensiv genug durchgeführt worden sein, bevor man sie aufgibt. Die Operation wird notwendig, wenn zwar ein vorübergehender Erfolg durch die konservative Behandlung erzielt worden ist, die Entzündung aber immer wieder rekrudesziert, wie dies besonders bei der gonorrhoischen Entzündung der Fall ist. Zur Operation wird man sich weiter entschließen, wenn die konservative Behandlung nicht durchgeführt werden kann. Die konservative Behandlung braucht viel Zeit, oft viele Wochen. Aus wirtschaftlichen Gründen läßt sich darum diese Behandlung, die in vielen Fällen genügend gründlich nur bei stationärem Aufenthalt in einer Krankenanstalt durchgeführt werden kann, häufig nicht durchführen. Hier müssen wir also aus sozialer Indikation operieren. Die Operation ist endlich indiziert, wenn die dauernden lokalen Beschwerden der Patientin jede Lebensfreude nehmen, wenn das Allgemeinbefinden leidet, wobei den uterinen Blutungen, welche bei den entzündlichen Erkrankungen der Adnexe sehr häufig vorkommen, eine hervorragende Rolle zukommt.

Wichtig ist die **Wahl des Zeitpunktes der Operation.** Beträchtliche Beschleunigung der Senkungsgeschwindigkeit der roten Blutkörperchen und höheres Fieber deuten darauf, daß die Entzündung noch nicht so weit abgeklungen ist, daß der operative Eingriff riskiert werden kann. Wartet man dagegen genügend lange, dann ist der eitrige Inhalt der Adnextumoren meist steril geworden. Die Operation wird dadurch wesentlich ungefährlicher.

Technik der Operation.

Die vaginale Operation der entzündlichen Adnextumoren wird heute von den meisten Operateuren abgelehnt. Mit Recht! Sie ist technisch schwierig, unübersichtlich, opfert gesunde Teile, die sonst erhalten werden könnten, und kann zur Exsudatbildung nach der Operation führen, welche oft mehr Beschwerden macht als die Erkrankung, derentwegen operiert worden ist. Leicht und übersichtlich ist die vaginale Operation nur bei geringgradigen entzündlichen Veränderungen, bei denen schwere Verwachsungen fehlen. In solchen Fällen aber ist sie fast niemals indiziert!

Aber auch die Operationen der entzündlichen Adnextumoren per laparotomiam können infolge der Fixation der entzündeten oder vereiterten Adnexe des Uterus, durch Verwachsungen mit anderen Organen, besonders dem Darm, und durch schwielige Induration des subserösen Bindegewebes außerordentlich schwierig werden. Oberflächliche und auch penetrierende Verletzungen des Darmes sind manchmal auch bei vorsichtigstem Operieren schwer zu vermeiden.

Gute Anästhesie mit genügender Erschlaffung der Bauchdecken ist Voraussetzung für exakte Operation. Beckenhochlagerung. Bei Eröffnung des Bauches findet man oft das Netz an die Bauchwand angewachsen; es muß von dieser scharf abgelöst werden. Sein Ende ist meist gegen den Uterus und die Adnexe fixiert. Es wird, wenn es leicht geht, abpräpariert; sonst läßt man die adhärenten Enden an den erkrankten Organen, unterbindet schrittweise das Netz und macht es auf diese Weise frei. Dann wird es mit den Darmschlingen zwerchfellwärts gedrängt und der Bauch durch große Kompressen sehr exakt abgedichtet.

Die Art des weiteren Eingreifens hängt von der Ausbreitung des entzündlichen Prozesses ab.

Bei einseitiger entzündlicher Erkrankung, die häufig bei den puerperal entstandenen Entzündungen beobachtet wird, während bei der Gonorrhöe fast immer doppelseitige Entzündung vorhanden ist, werden der Uterus und die anderen Adnexe erhalten. Nur das Erkrankte soll exstirpiert werden.

Der Uterusfundus wird angehakt und der Uterus emporgehoben und nach der anderen Seite gezogen. Dadurch spannen sich die oberflächlichen Adhäsionen, welche bei entzündlichen Erkrankungen fast niemals fehlen, an. Sie werden mit der Präparierschere scharf durchtrennt. Dann wird der entzündliche Tumor aus seinen Verwachsungen mit der Beckenwandserosa und mit den Nachbarorganen gelöst. Er wird mit einem Gazestück gehalten oder mit einer Klemme gefaßt (Vorsicht, da der Tumor eingerissen werden kann!). Durch Zug an dem Tumor und durch Zug an den adhärenten Organen in entgegengesetzter Richtung spannen sich die Adhäsionsmembranen an, die Organgrenzen werden deutlicher erkennbar und die Organe können voneinander gelöst werden, ohne daß man Gefahr läuft, sie zu verletzen. So wird der entzündliche Tumor allmählich frei gemacht. Von der Beckenwandserosa wird er teils scharf, teils mit der geschlossenen Präparierschere stumpf, eventuell unter Anwendung von Stieltupfern oder mit der Hand abgelöst.

Reißt der Eitertumor ein, was besonders bei dem in seiner Wand brüchigen Ovarialabszeß leicht der Fall ist, dann läßt man ihn in aller Ruhe leer fließen, wobei man den austretenden Eiter mit kleinen Gazetampons, die schnell gewechselt werden, immer wieder auffängt; man vollendet die Freilegung des Tumors erst, wenn auf Druck auf den Tumor kein Eiter mehr vorquillt. Das Freipräparieren des meist am schwersten fixierten unteren Poles des Eitersackes wird durch die Entleerung nicht unwesentlich erleichtert. Manchmal gelingt die Freimachung des schwer verwachsenen Tumors dadurch leichter, daß man zuerst die Tube vom Uterus durch die Keilexzision der

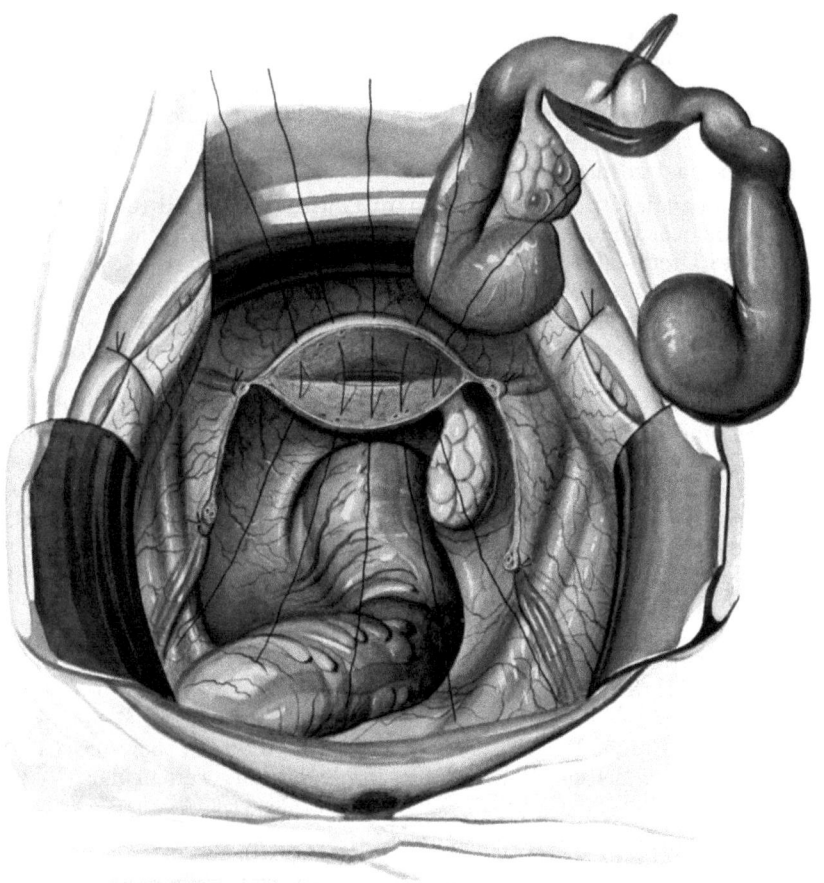

Abb. 75. Fundusexzision nach BLAIR-BELL-BEUTTNER bei doppelseitiger Pyosalpinx mit Belassung eines Ovars. Ein querer Keil aus dem Uterusfundes ausgeschnitten. Vernähung der Uteruswunde mit tiefgreifenden Nähten.

Uterusecke absetzt, dann vom vorderen Blatt der Mesosalpinx aus das Peritoneum außen bis an das Ligamentum ovariopelvicum spaltet, dieses isoliert, unterbindet und durchschneidet. Dann erst beginnt man die Ablösung der Vorderwand des Tumors von dem hinteren Blatt des Ligamentum latum und der Hinterwand des Uterus.

Sonst werden die entzündlich veränderten Adnexe erst, nachdem sie vollkommen frei beweglich gemacht sind, in typischer Weise abgesetzt. Die zuführenden Gefäße werden präventiv abgeklemmt. Bei Infiltration des Subserosiums ist bei der Unterbindung der ovariellen Gefäße besondere Vorsicht geboten. Sie sollen isoliert unterbunden werden, weil sonst der Ureter an dieser Stelle mit ligiert oder verletzt werden kann. Die Ligaturen müssen in dem entzündlich infiltrierten Gewebe besonders sorgfältig und energisch geknüpft werden.

Das Ovarium soll, wenn irgend möglich, erhalten bleiben, wenn im wesentlichen nur die Tube erkrankt ist. Dagegen hat die Erhaltung der Tube, wenn ein Pyoovarium entfernt werden muß, keinen rechten Sinn. Die Absetzung der Tube vom Uterus geschieht am besten durch keilförmige Exzision der Tubenecke aus dem Uterus (vgl. Abb. 73, S. 270).

Auch bei Erkrankung beider Tuben soll neben mindestens einem Ovarium oder doch einem Teil desselben der Uterus, wenn möglich, erhalten werden, wenn

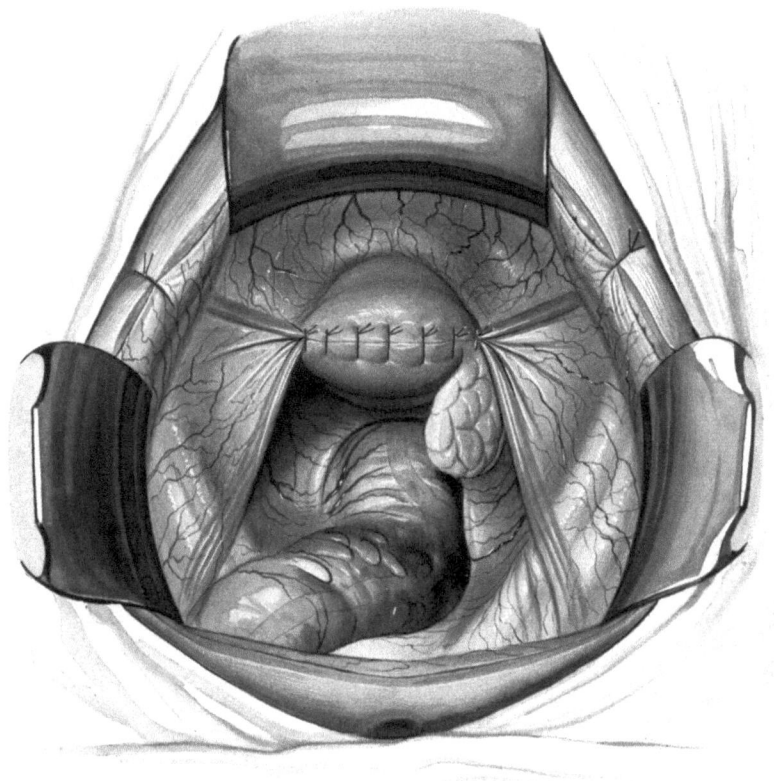

Abb. 76. **Fundusexzision** nach BLAIR-BELL-BEUTTNER mit Belassung des rechten Ovars (Fortsetzung zu Abb. 75). Die Stümpfe der Lig. rotunda und der Lig. infund.-pelv. in die seitlichen Winkel der Uteruswunde versenkt. Die Uteruswunde verschlossen.

es sich um jüngere Frauen handelt. In diesen Fällen ist es aber zweckmäßig, mit den beiden Tuben zusammen ein breites Stück des Fundus uteri zu exstirpieren, weil so die Bildung von Stumpfexsudaten am sichersten vermieden wird. Die **Fundusexzision** (BLAIR-BELL-BEUTTNER) führen wir in folgender Modifikation aus: Die entzündlichen Adnextumoren werden in der oben beschriebenen Weise vollständig frei gemacht. Unter Schonung der Gefäßversorgung der zurückzulassenden Ovarien werden die Gefäße der Mesosalpinx abgeklemmt und durchschnitten und die Tube so bis an den Uterus gestielt. Dann wird von einem Tubeneck zum anderen ein Schnitt in der Hinter- und Vorderwand durch die Muskulatur des Uterus auf die Uterushöhle zu geführt und ein breites keilförmiges Stück der Muskulatur entfernt, an welchem die Tuben hängen (Abb. 75). Die Ansätze der Ligamenta rotunda am Uterus werden dabei, wenn angängig, geschont. Blutstillung in der Uteruswunde. Nähte vereinigen die Vorder- und Hinterwand (Abb. 75). Die Ligamenta ovarii propria oder — bei Exstirpation der Adnexe — die Gefäßstümpfe werden dabei zweckmäßig in die seitlichen Wundwinkel eingenäht. Es resultiert so ein etwas verkleinerter, aber sonst wohlgeformter Uterus (Abb. 76). Die Naht der Uteruswunde muß exakt durchgeführt werden. Sie kann dadurch noch gesichert werden, daß man

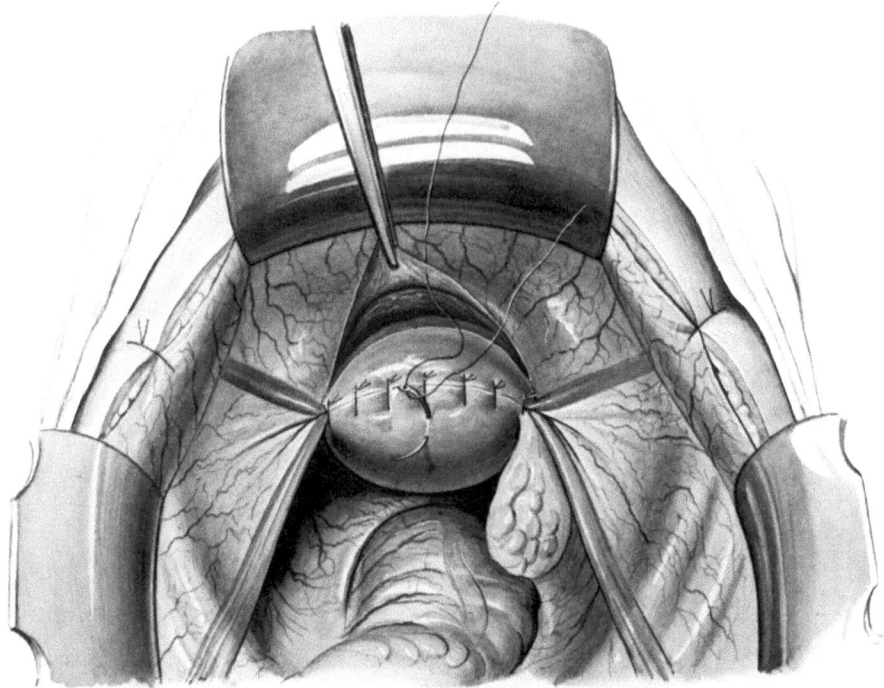

Abb. 77. Fundusexzision nach BLAIR-BELL-BEUTTNER (Fortsetzung zu Abb. 76). Zur Sicherung der Naht des Fundus uteri wird die Blasenserosa über die Nahtstelle hinweg an die Hinterwand des Fundus genäht. Die Blasenserosa ist in der Tiefe der Plica vesicouterina zu diesem Zwecke quer durchschnitten worden.

die Blasenserosa über sie hinweg an den neugebildeten Fundus des verkleinerten Uterus näht (Abb. 77). Man durchtrennt die Serosa in der Tiefe der Excavatio vesicouterina, löst die Blase ein wenig vom Kollum ab, zieht dann den freien Wundrand der Blasenserosa über den Querschnitt des Fundus bis auf die Hinterwand des Uterus und fixiert ihn dort mit einigen feinen Katgutnähten.

Der Vorteil dieser konservierenden Operation besteht einerseits darin, daß die Bildung von Exsudaten an den Uterusecken sicherer vermieden wird als durch einfache Exzision der Tuben, andererseits hat sie gegenüber der Radikaloperation den Vorteil, daß nicht nur die Ovarialtätigkeit, sondern auch die Menstruation erhalten bleibt. Dieser Effekt ist psychisch von großer Wichtigkeit in jenen Fällen, in denen Frauen mit entzündlicher Erkrankung sich wegen ihrer Sterilität operieren lassen. Führt man in einem solchen Falle die Radikaloperation durch, die den Verlust der Menstruation zur Folge hat, dann würde der psychische Shock des Ausbleibens der Menstruation nach der Operation geradezu gefährlich sein. Bleibt die Menstruation erhalten, dann kann man die Patientin in der ersten Zeit über den wahren Sachverhalt hinwegtäuschen, und allmählich kann die Frau, schonend vorbereitet, sich mit dem Gedanken ihrer Unfruchtbarkeit vertraut machen.

Zwecklos und falsch ist es aber, den Uterus zu erhalten, wenn eines der hervorstechendsten Symptome der entzündlichen Erkrankung ein hartnäckiger und profuser eitriger Fluor ist, welcher lang dauernder Behandlung widerstanden hat. Dieser Fluor ist häufig Folge einer chronischen Gonorrhöe der Zervixschleimhaut. In solchen Fällen wird erst durch die Totalexstirpation dem Fluor ein Ende gemacht.

Bei sehr schwerer entzündlicher Erkrankung, welche eine Erhaltung von Ovarialgewebe unmöglich macht, sowie dort, wo die Erhaltung der Menstruation bedeutungslos ist, wird zweckmäßiger mit den schwer erkrankten Adnexen auch der Uterus entfernt. Die totale Entfernung des Uterus ist in diesen Fällen der supravaginalen Amputation vorzuziehen. Sie wird zum Teil aus technischen Gründen gemacht, weil der Wundraum, in welchem sich leicht ein Exsudat entwickeln kann, nach Entfernung des Uterus sich leichter ausgiebig drainieren läßt als bei Erhaltung des Kollum. Die Uterusexstirpation wird in typischer Weise gemacht, wobei entzündliche Infiltration des Beckenbindegewebes den Eingriff nicht unwesentlich erschwert. Nach Entfernung des Uterus wird die Blasenserosa an den vorderen Scheidenwundrand, die Mastdarmserosa an den hinteren Scheidenwundrand genäht und so die Douglastasche nach der Scheide zu offen gehalten (vgl. Abb. 34, S. 209). Über den eingelegten, zur Scheide hinausgeleiteten Gazestreifen wird die Flexur und das Netz gebreitet. Der Bauch wird in jedem Falle geschlossen.

d) Anhang: Inzision von Eiterherden.

Der die entzündlichen Erkrankungen des inneren Genitales häufig begleitende **Douglasabszeß** läßt sich vom hinteren Scheidengewölbe meist leicht entleeren, da hier ja die Douglasserosa der hinteren Scheidenwand direkt anliegt. Das Scheidengewölbe wird mit Spateln eingestellt, die hintere Muttermundslippe gefaßt, symphysenwärts gezogen, und der Douglas durch das Scheidengewölbe oder nach querer Kolpotomie im hinteren Scheidengewölbe am besten zunächst mit einer großkalibrigen Punktionsnadel punktiert. Nach Entfernung des Mandrins tropft sofort Eiter ab (Abb. 78). Bei der Punktion muß man der Nadel eine Richtung parallel der Hinterwand des Uterus geben, da ihre Spitze sonst den Mastdarm verletzen könnte. Entlang der Nadel wird nun ein spitzes Skalpell eingestochen und mit diesem die infiltrierte Serosa nach rechts und links durchschnitten. Mit einer Kornzange kann die Inzisionsöffnung noch stumpf erweitert werden. — Zur Punktion und stumpfen Eröffnung von Douglasabszessen vom hinteren Scheidengewölbe aus sind verschiedene Instrumente (LANDAU, L. FRAENKEL) angegeben worden. — Man lasse, um die Sprengung von Adhäsionen zu vermeiden, den Eiter ruhig abfließen, ohne auf den Bauch zu drücken. Ein dickes Drainrohr, gestützt von einem Gazestreifen, wird in den Abszeß eingelegt. Es wird erst wieder entfernt, wenn der Eiter mehr schleimigen Charakter annimmt. Zweckmäßig hält man die Wunde offen, bis die Abszeßhöhle sich ganz verkleinert hat.

Führt die Entleerung des Douglasabszesses durch Inzision meist rasch zu völliger Heilung, so ist der Effekt ein geringer, wenn der vom hinteren Scheidengewölbe zu tastende Tumor nicht ein freier Abszeß, sondern ein Pseudoabszeß war, d. h. das kolbige Ende einer **Pyosalpinx** oder ein **Pyovarium**. Die Inzision eines Eitertumors ist nur gestattet, wenn dieser mit der Douglasserosa fest verlötet ist, weil sonst schon bei der Punktion der infektiöse Inhalt in die Bauchhöhle gelangen kann, was zu eitriger Peritonitis führt. Da oft schwer zu erkennen ist, ob der Eitertumor ein freier Douglasabszeß oder das mächtig aufgetriebene kolbige Ende einer Pyosalpinx ist, so wird oft unwissentlich die Inzision einer solchen vorgenommen. Hier aber ist eine rasche Ausheilung nicht zu erwarten, weil in vielen Fällen die erkrankte Schleimhaut der Tube noch weiter Eiter produziert, und weil bei der Schlängelung der Pyosalpinx gewöhnlich nur das aufgetriebene ampulläre Ende seinen Eiter entleert. Immerhin führt die Inzision zu einer momentanen Entspannung des am meisten gedehnten Teiles des Eitersackes. Pyosalpingen können durch Resorption des meist bald steril werdenden Eiters spontan ausheilen. Diese Ausheilung kann durch die palliative Operation der vaginalen Inzision etwas beschleunigt werden, wie ja auch der spontane Durchbruch solcher Eiterherde in ein Nachbarorgan die Heilung nicht selten einleitet. Die Heilung kann bis zur Funktionsfähigkeit der schwer erkrankten Eileiter führen, wie die gar nicht so seltenen Fälle späterer normaler Schwangerschaft beweisen. Mitunter freilich entwickelt sich im Anschluß an die Inzision eine Eiterfistel zwischen dem Tumor und der Scheide, die kaum zur Heilung zu bringen ist. Dies ist allerdings häufiger der Fall, wenn der inzidierte Tumor nicht eine Pyosalpinx, sondern ein Pyoovarium war. In diesen Fällen muß nachträglich der Eitertumor per laparotomiam entfernt werden.

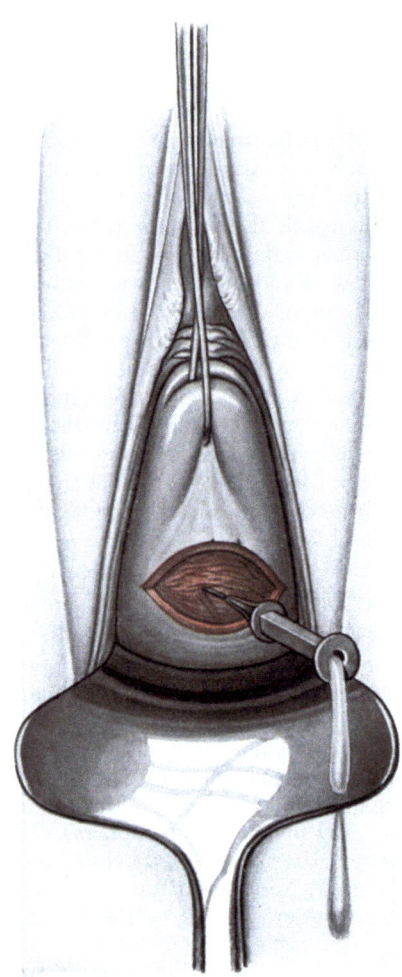

Abb. 78. Inzision eines Douglasabszesses. Kleine quere Kolpotomie im hinteren Scheidengewölbe. Punktion des Abszesses, der dann inzidiert wird. (Man kann die Punktion ohne vorherige Durchschneidung der Scheidenwand machen.)

Der parametrane Abszeß. Der Abszeß, der sich extraperitoneal im Beckenbindegewebe entwickelt, sitzt nicht nur neben dem Collum uteri, sondern breitet sich entsprechend der Ausbreitung des Beckenbindegewebes auch in das Paraproktium und Parazystium aus. Er kann so in das Septum rectovaginale kommen und von hier aus durch Inzision durch die hintere Scheidenwand in ungefährlicher Weise eröffnet werden. Hat er sich aber nur seitlich ausgebreitet, dann soll die Inzision von der Scheide her nur dann gemacht werden, wenn durch die Scheidenwand Fluktuation deutlich nachgewiesen werden kann. Denn wenn der Abszeß durch schwieliges Infiltrat von der Scheidenwand getrennt ist, so riskiert man bei der Inzision durch diese Schwarten eine Verletzung der Arteria uterina oder des Harnleiters. Es ist darum zweckmäßiger, durch Hitzeanwendung von Mastdarm und Scheide her den Abszeß der Scheidenwand näherzubringen, worauf die Inzision in ungefährlicherer Weise durchzuführen ist.

Die von der Kollumkante des Uterus ausgehende und zunächst in dem ihr anliegenden Parametrium entstandene Infektion setzt sich gelegentlich in das Zellgewebe unter der seitlichen Beckenwandserosa fort, und das Exsudat entwickelt sich, das Peritoneum abhebend, über die äußeren iliakalen Gefäße und den Musculus psoas hinweg bis über die Ebene des Beckeneinganges. Man spricht hier vom **parametranen Aufstiegsabszeß.** Er wölbt sich schließlich über dem POUPARTschen Bande als flache Kuppe vor (DUPUYTRENscher Abszeß). Am besten wird er von hier aus eröffnet. Ein Schnitt über der Höhe der Kuppe, gleichlaufend mit dem Leistenbande, durchtrennt Haut und Faszie. Die Faszienwunde soll nicht unnötig groß angelegt werden, weil sich ja sonst nach Ausheilung des entzündlichen Prozesses ein großer Narbenbauch entwickeln muß. Die Muskelfasern werden auseinander gedrängt, worauf man den Abszeß, eventuell nach vorangehender orientierender Punktion, inzidiert. Die Einschmelzung großer parametraner Infiltrate erfolgt meist multizentrisch. Es entstehen so mehrere Abszesse in dem Infiltrat. Darum trachtet man von dem eröffneten Eiterherd aus mit Kornzange und Finger Septen zu durchtrennen und die buchtigen Eiterhöhlen in eine einzige, möglichst glattwandige zu verwandeln. Drainage; Einengung der Faszien- und Hautwunde durch einige Nähte. Das Fieber fällt meist rasch ab. Die Ausheilung des Abszesses braucht aber längere Zeit. Harte Schwielen bleiben oft monate- ja jahrelang zurück.

Hat sich der Entzündungsprozeß mehr in die Pars posterior des Parametrium entwickelt, dann geht die Exsudatbildung auch in das Paraproktium über. Es kommt nicht selten vor, daß die harten Exsudatmassen das Rektalrohr so hochgradig stenosieren, daß eine Kolostomie notwendig wird. Die äußerst langsame Resorption dieser knorpelharten Exsudate bringt es mit sich, daß der Darm manchmal erst nach Jahren wieder wegsam wird!

e) Die Behandlung der Genitaltuberkulose.

Die Genitaltuberkulose ist nie eine primäre und selten eine isolierte Tuberkulose, sondern immer metastatisch entstanden oder fortgeleitet; sie ist oft mit einer Peritonealtuberkulose vergesellschaftet. Diese tritt dabei entweder in der exsudativen Form mit Aszites auf oder in der trockenen Form mit ausgedehnten Verwachsungen der Darmschlingen untereinander, mit den Genitalorganen und mit der Bauchwandserosa. In den erstgenannten Fällen wird die Operation nicht Schaden stiften, wenn man sich damit begnügt, die Bauchhöhle zu eröffnen. Der kurative Effekt der Laparotomie bei der Peritonealtuberkulose ist bekannt. Handelt es sich dagegen um die trockene Form mit schweren Verwachsungen, dann soll man die Finger davon lassen. Bei dem Versuch der Ablösung adhärenter Darmschlingen werden diese zu leicht, wenn auch nur oberflächlich verletzt, was zur Entwicklung von Kotfisteln führt. Auch tuberkulöse Fisteln sind nach solchen Operationen und Operationsversuchen nicht selten.

Die Tuberkulose des Genitales wird nur in ganz seltenen Fällen unter dieser Diagnose operiert. Es gibt kein pathognomonisches Bild der Genitaltuberkulose. Man wird sie mit einiger Wahrscheinlichkeit annehmen dürfen, wenn eine andere Ätiologie für die chronisch entzündliche Veränderung der Adnexe des Uterus (wie Gonorrhöe, puerperale Infektion) nicht in Frage kommt, wie bei Kindern und Jungfrauen. Im anderen Falle ist es kaum möglich, die tuberkulöse Natur der Erkrankung festzustellen. Man operiert also in solchen Fällen nicht wegen Genitaltuberkulose, sondern wegen chronisch-entzündlicher Veränderungen an den Adnexen des Uterus, welche auf lokale Behandlung nicht reagiert haben, die das Allgemeinbefinden stark beeinträchtigen und lokale Beschwerden machen. Die Diagnose „Adnextuberkulose" wird dann meist erst während der Operation, nicht selten erst bei der nachträglichen mikroskopischen Untersuchung im Laboratorium gestellt. Bemerkt man während der Operation, z. B. durch Aussaat von Knötchen auf der Serosa der Tube, daß es sich um eine tuberkulöse Erkrankung handelt, dann soll man die Operation abbrechen und die Bauchwunde ruhig wieder schließen, auch dann, wenn die Entfernung der krankhaft veränderten Adnexe keine allzu großen Schwierigkeiten machen würde. Die Behandlung der Genitaltuberkulose mit kleinen, die Ovarien nicht zerstörenden Dosen von Röntgenstrahlen, in richtiger Weise appliziert, gibt heute schon so ausgezeichnete Resultate, daß sie jedem·operativen Verfahren zumindest ebenbürtig ist. Die operative Entfernung der Adnexe dagegen hat neben dem gewöhnlichen allgemeinen Operationsrisiko bei der Genitaltuberkulose die besondere Gefahr, daß sich an den operativen Eingriff eine Generalisierung des Prozesses, eine Miliartuberkulose anschließen kann. Anstatt den tuberkulösen Prozeß auszuschalten, hat man ihn erst aufgerührt.

Die operative Entfernung des tuberkulös erkrankten Genitales ist notwendig, wenn es sich um große Eitertumoren handelt, bei welchen oft eine Mischinfektion vorliegt. Der Uterus wird dann, da eine Drainage des Beckenraumes wegen der meist schweren Verwachsungen zweckmäßig ist, mit entfernt, um die Drainage ausgiebig durchführen zu können. Dagegen soll in jedem Falle, wenn irgend möglich, ein Ovarium zurückgelassen werden. Dies kann ruhig geschehen, da die Ovarien gegen tuberkulöse Infektion viel resistenter sind als die Tuben.

Hat man bei sonst anscheinend normalem Genitalbefund nach einer Ausschabung der Gebärmutter durch histologische Untersuchung zufällig festgestellt, daß eine Schleimhauttuberkulose des Uterus vorliegt, so soll der Uterus nicht entfernt werden. Die Vorstellung, daß durch seine Entfernung eine Ausbreitung der Krankheit auf die Adnexe und das Peritoneum verhütet wird, ist irrig. Denn ein sicherer Fall von aszendierender primärer Uterustuberkulose ist noch nicht nachgewiesen worden. Stets sind in solchen Fällen zuerst die Tuben erkrankt.

12. Operationen am äußeren Genitale.

a) Anomalien des Hymen.

Die **Atresie des Hymen** wird fast stets erst bemerkt, wenn die Geschlechtsreife eingetreten und die menstruelle Abstoßung der Schleimhaut, bei der es zur Blutung kommt, sich oft wiederholt hat. Da das Blut nicht nach außen abfließen kann, staut es sich in der Vagina, diese mehr und mehr ausdehnend (Hämatokolpos). Ist die Vagina maximal gedehnt, dann beginnt auch die Zervix sich zu dehnen. Sie bildet schließlich mit der Scheide zusammen einen mächtigen Sack, der bei rektal-bimanueller Untersuchung leicht zu tasten ist. Ihm sitzt das niemals stärker erweiterte Corpus uteri, oft mehrere Finger breit oberhalb der Symphyse zu tasten, auf. Meist ist auch Blut durch die Eileiter ausgewichen. Dies hat zu einer reaktiven Entzündung um die Tubenostien und damit zu ihrem Verschluß geführt, so daß sich auch die Tuben in Blutsäcke (Hämatosalpinx) verwandelt haben. Die atretische Hymenalplatte wölbt sich als kleine Kuppe vor, durch die das teerartige, niemals koagulierte Blut durchschimmert.

Man macht einen 1—2 cm langen Schnitt durch die Membran und läßt das schwärzliche Blut vorquellen. Keinesfalls darf man durch Druck vom Bauche her den Abfluß des dickflüssigen Hämatokolposinhaltes beschleunigen. Es könnte zur Ruptur der Hämatosalpingen kommen. Man kümmert sich am besten gar nicht um diese. Ein dickes kurzes Drainrohr, in die Vagina eingelegt, läßt das alte Blut im Laufe von 1—2 Wochen abfließen. Es ist nicht notwendig, die beiden Blätter des Hymenalrandes aneinanderzunähen.

Abnorme Rigidität des Hymenalsaumes, die nicht nur bei alten Virgines vorkommt, verhindert die Cohabitation. In diesem Falle wird er durchschnitten. Die **Discisio hymenis** wird in der Weise ausgeführt, daß man seitlich hinten, ein- oder beidseitig, durch schrägen Schnitt den harten Saum und auch noch ein wenig des darunterliegenden Gewebes mit dem Messer durchtrennt, die

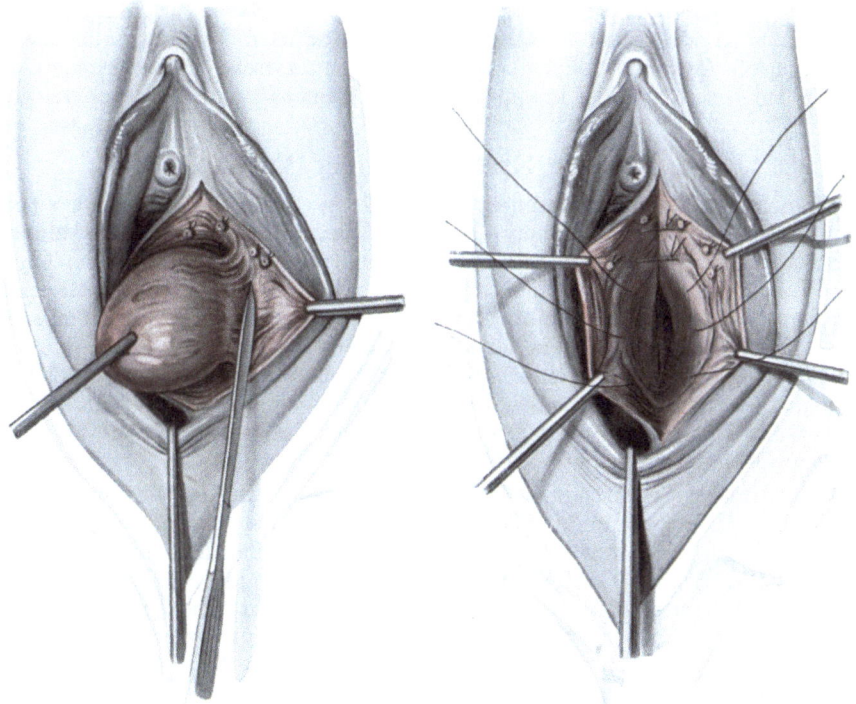

Abb. 79. Scharfe Ausschälung einer Bartholinischen Zyste.

Abb. 80. Exstirpation einer Bartholinischen Zyste (Fortsetzung zu Abb. 79). Das tiefe Wundbett wird nach sorgfältiger Blutstillung mit versenkten und oberflächlichen Nähten verschlossen.

Hymenalöffnung spreizt und dann die 1—2 cm lange Schnittwunde senkrecht auf die Schnittrichtung mit 2—3 feinen Katgutfäden vernäht.

b) Die Entfernung der Bartholinischen Zyste.

Der Schnitt wird am besten an der Grenze zwischen kleinem und großem Labium geführt. Bei einer sehr großen Zyste wird evtl. die Schleimhaut-Hautdecke über der Kuppe der Geschwulst wetzsteinförmig umschnitten. Schrittweise wird nun mit Skalpell oder gekrümmter Schere der Zystenbalg freigemacht (Abb. 79), unter fortlaufender Abklemmung größerer Gefäße vor oder nach ihrer Durchschneidung. Die Zyste läßt sich so nach und nach vollständig freilegen. Größere Zysten können gelegentlich im Zellgewebe bis gegen die Wand der Ampulla recti vordringen, so daß bei der Ablösung Vorsicht geboten ist. Nach Entfernung der Zyste ist sorgfältige Blutstillung notwendig. Versenkte feine Katgutnähte verschließen den Hohlraum unter Vermeidung von toten Räumen (Abb. 80). Dann oberflächliche Naht. Bei vereiterten Zysten ist das

Einlegen eines dünnen Drainröhrchens in den Grund des Wundraumes zweckmäßig.

Der akute BARTHOLINIsche Pseudoabszeß wird zweckmäßig zunächst durch Inzision behandelt. Über der Kuppe der Geschwulst wird ein schräger Schnitt geführt, der Eiter abgelassen und die Wunde offen gehalten. Da es sich aber bei dem ,,BARTHOLINIschen Abszeß" nicht um einen echten Gewebsabszeß, sondern um einen Pseudoabszeß handelt, indem der Eiter im erweiterten Ausführungsgange der BARTHOLINIschen Drüse sich ansammelt, ist mit der Inzision allein meist eine dauernde Heilung nicht gewährleistet. Nach vorläufiger Heilung kommt es zu wiederholten Rezidiven. Darum wird in solchen Fällen zweckmäßig nach Aufhören der Eiterung die BARTHOLINIsche Drüse mitsamt dem Ausführungsgang, welcher knapp außen vom Hymenalsaum mündet, exstirpiert.

c) Die Exstirpation der Vulva.

In seltenen Fällen, in denen ein hartnäckiger, quälender Pruritus vulvae durch konservative Maßnahmen — unter anderem durch Röntgenbestrahlung — nicht zu beseitigen ist, wird als letztes Heilmittel die Exstirpation der Organe der Vulva — große und kleine Labien und Klitoris — ausgeführt. Manchmal ist der Pruritus vulvae kombiniert mit einem eigentümlichen Schrumpfungsvorgang der Vulva, besonders der kleinen Labien und Klitoris, der Kraurosis vulvae, die gelegentlich einmal wie eine Leukoplakie der Vulva auch der Mutterboden eines Karzinoms ist. Bei Kraurosis vulvae wird aber nicht prinzipiell die Vulva exstirpiert, sondern nur wenn sie unbeeinflußbaren Pruritus hervorruft oder zu Kohabitationsschwierigkeiten führt.

Ein ovalärer Schnitt, im gesunden Gewebe des Introitus vaginae geführt, der auch die Urethralmündung symphysenwärts umzieht, markiert den inneren Wundrand. Dann wird an der Außenseite der großen Labien je ein Schnitt geführt. Die Schnitte laufen nach der Mittellinie zusammen, dorsal durch die Haut des Dammes, ventral um die Basis der Klitoris, und gehen an beiden Stellen etwas in eine Spitze aus. Die Gebilde der Vulva werden von diesem Schnitte aus bis an den zuerst angelegten inneren Schnitt mit dem Messer oder der Hohlschere abgetragen. Blutende Gefäße werden mit Katgut unterbunden. Nach genügender Unterminierung der äußeren Wundränder lassen sich diese ohne Spannung an den inneren Wundrand annähen. Selten ist es notwendig, die Urethra auf $1-1^{1}/_{2}$ cm zu mobilisieren, damit ihre Mündung nicht auseinander gezogen wird. Als Nahtmaterial wird Katgut verwendet, an der Haut vor der Symphyse und am Damm feine Seide. Ein Verband ist unnötig. Sterile Vorlagen decken die Nahtstellen.

d) Die Radikaloperation des Vulvakarzinoms.

Nur bei sehr alten Frauen wird man sich mit der ausgiebigen Exzision eines kleinen Krebsgeschwüres begnügen. In allen anderen Fällen wird, sofern das Karzinom überhaupt noch ausrottbar erscheint, die ausgiebige Exstirpation der ganzen Vulva ausgeführt, die erst mit der Entfernung der regionären Lymphknoten zu einer Radikaloperation wird. Die erste Station der regionären Lymphknoten sind die äußeren Inguinaldrüsen und die Femoraldrüsen. Doch können auch die Drüsen an den Iliakalgefäßen ergriffen sein. Die Ausrottung aller dieser Drüsenstationen mitsamt der Vulva (STOECKEL, E. KEHRER) stellt einen sehr großen Eingriff dar, der bei alten Frauen oder solchen, deren Allgemeinzustand schlecht ist, lieber nicht riskiert wird. Man dehnt die Operation nicht mehr aus, als es der Zustand der Kranken ratsam erscheinen läßt, und überläßt der Röntgenröhre oder dem Radium die Ergänzung des chirurgischen Eingriffes.

Die Operation nach RUPPRECHT-STOECKEL.

I. Akt. Die Drüsenausräumung. Man beginnt mit der Ausrottung der ersten Station der regionären Lymphknoten, das sind die äußeren inguinalen und die femoralen Lymphdrüsen, und des ganzen sie einhüllenden und verbergenden Fettzellgewebes. Der Hautschnitt (Abb. 81) wird,

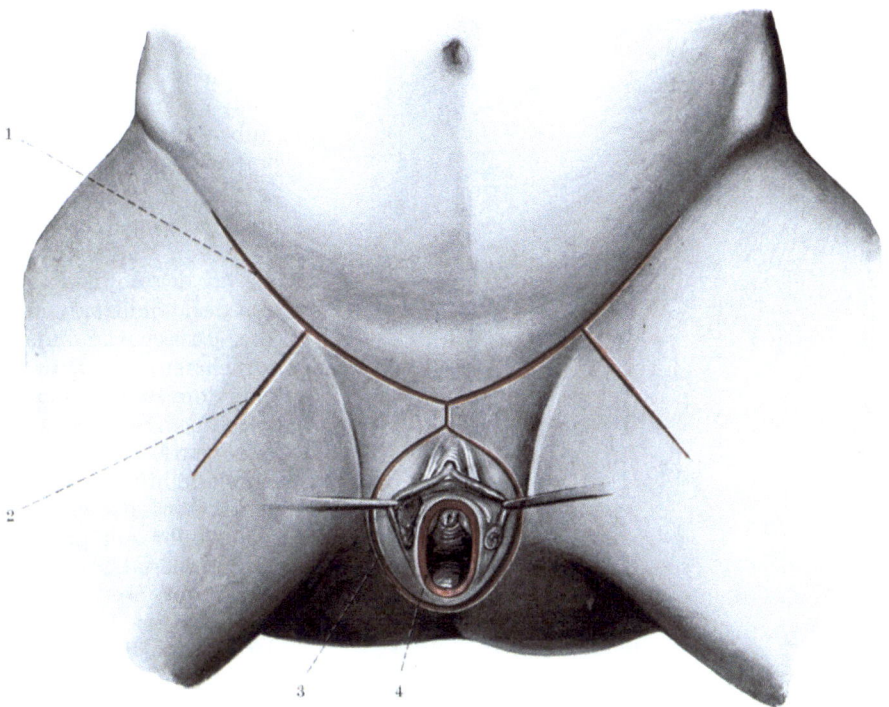

Abb. 81. Die Radikaloperation des Vulvakarzinoms nach RUPPRECHT-STOECKEL. Andeutung der Schnittführung. 1 Die Leistenschnitte; 2 fast senkrecht auf sie gesetzt die Schnitte zur Bloßlegung der Femoraldrüsen; 3 die äußere Umschneidung der Vulva; 4 die innere Umschneidung der Vulva. (Die Exstirpation der Vulva wird in Steinschnittlage gemacht. Hier ist, um das gesamte Operationsgebiet zu zeigen, die Pat. in Rückenlage mit gespreizten Beinen dargestellt, ebenso in Abb. 85.) (Nach AMREICH: Gynäkolog. Operationslehre. Erg.-Bd. Berlin: S. Karger 1934).

zunächst nur auf einer Seite, gleichlaufend dem Leistenbande vom Tuberculum pubicum bis fast zur Spina anterior superior des Darmbeinkammes und bis auf die Faszie des Musculus obliquus externus geführt. Sind Drüsenpakete schon mit der Haut verwachsen, dann wird die entsprechende Hautstelle genügend breit umschnitten und mitgenommen. Nun wird, von außen oben beginnend, die ganze Fettmasse, in der die inguinalen Drüsen liegen, scharf und stumpf von der Faszie abpräpariert. Größere Gefäße werden präventiv unterbunden, andere nach Durchschneidung gefaßt und ligiert. So kommt man bis an die Gegend oberhalb des Schenkelringes. Hier wird von dem ersten Schnitte aus ein Schnitt fast senkrecht auf diesen durch die Haut geführt, der die femoralen Drüsen zugänglich macht (Abb. 81 u. 82). Diese werden im Zusammenhang mit dem inguinalen Fett-Drüsenlappen entfernt. Nachdem man die V. saphena distal von ihrem Eintritt in das Lymphdrüsen-Fettpaket unterbunden und durchtrennt hat (Abb. 82 u. 83), löst man das ganze Gewebe bis an den Schenkelring ab, wobei man die epigastrischen Gefäße, die Circumflexa ilei und schließlich die V. saphena nahe ihrer Einmündung in die Vena femoralis unterbindet (Abb. 83). Nun hängt der ganze große Gewebslappen nur noch an seiner Unterlage am Tuberculum pubicum. Tiefgreifende Nähte schließen die Wunden bis nahe an den Stiel des Fettlappens. Dann erst werden die Schnitte in analoger Weise auf der anderen Seite geführt und auch hier das ganze Fettgewebe mit den in ihm liegenden Lymphknoten von der Unterlage sauber und gründlich abpräpariert.

Man hat darüber gestritten, ob man in jedem Falle von Vulvakarzinom wie bei der Radikaloperation des Mammakarzinoms die Drüsenausräumung vornehmen, ob man sie stets doppelseitig oder bei einseitigem Sitz des Krebsgeschwüres nur auf dieser Seite durchführen soll. Ist der Zustand der Patientin so, daß ihr ein größerer, längerdauernder Eingriff zugemutet werden darf, dann ist die Ausrottung der inguinalen und femoralen Lymphknoten beiderseits durchzuführen, denn die Dauer-Resultate des radikalen Vorgehens übertreffen die der einfachen Vulvaexstirpation um ein Vielfaches (nach STOECKEL 30 — 50% gegenüber 4—10%). Keinesfalls soll man sich nach dem Tastbefunde der Lymphdrüsen richten. Geschwollene Drüsen können frei von Karzinom, ihre Schwellung rein entzündlicher Natur sein, und in durch die Haut nicht tastbare, nicht vergrößerte Lymphdrüsen kann schon Karzinom verschleppt sein. Je nach dem Alter und dem Allgemeinzustand der Kranken wird man die Radikalität des Eingriffes, gelegentlich bis zur Exzision des Krebsgeschwüres, einschränken müssen. Haben wir in solchen Fällen doch die Möglichkeit, mit Radium und mit Röntgenstrahlen dort nachzuhelfen, wo die Operation nicht genügend radikal sein konnte.

II. Akt. Die Exstirpation der Vulva. Die Patientin wird in Steinschnittlage gebracht. Die in ihren inneren unteren Winkeln noch klaffenden Schnittwunden,

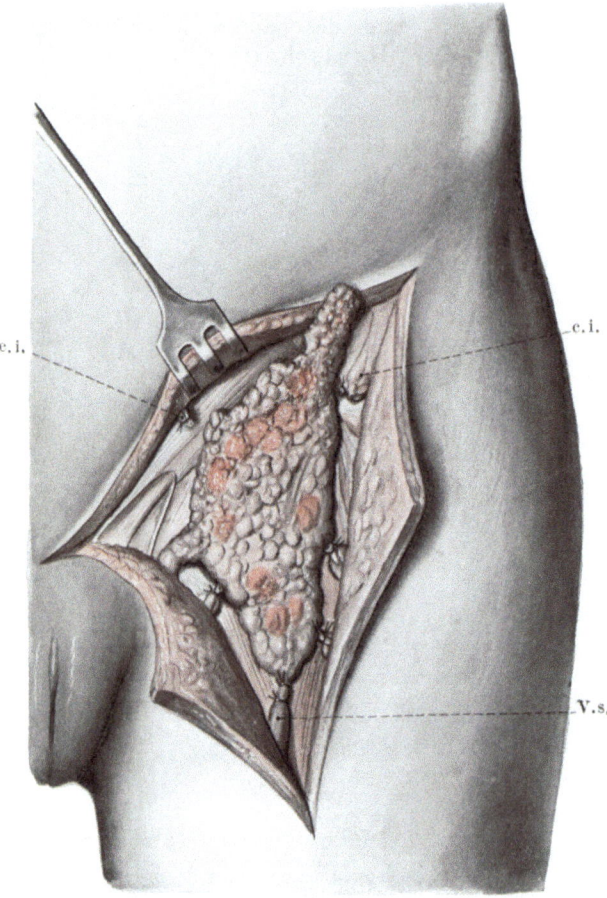

Abb. 82. Die Radikaloperation des Vulvakarzinoms nach RUPPRECHT-STOECKEL (Fortsetzung zu Abb. 81). Der ganze Fettkörper mit den inguinalen Drüsen ist lospräpariert, das Fettgewebe mit den Femoraldrüsen ist bloßgelegt, die Art. circumflexa ilei .(c. i.) und die Vena saphena (V. s.) unterbunden; sie werden dann durchtrennt; Art. epigastr. inf. (e. i.). (Nach AMREICH: Gynäkol. Operationslehre. Erg.-Bd. Berlin: S. Karger 1934.)

Die Radikaloperation des Vulvakarzinoms.

aus denen die Fettdrüsenlappen herausragen, werden vor der Symphyse vereinigt.

Nun wird das Karzinom mit dem Glüheisen verschorft und mit dem Messer oder dem elektrischen Schneider zuerst der innere Schnitt gemacht, der die Vulva von der Scheide und Urethra absetzt (Abb. 81, 4). Nur wenn das Karzinom

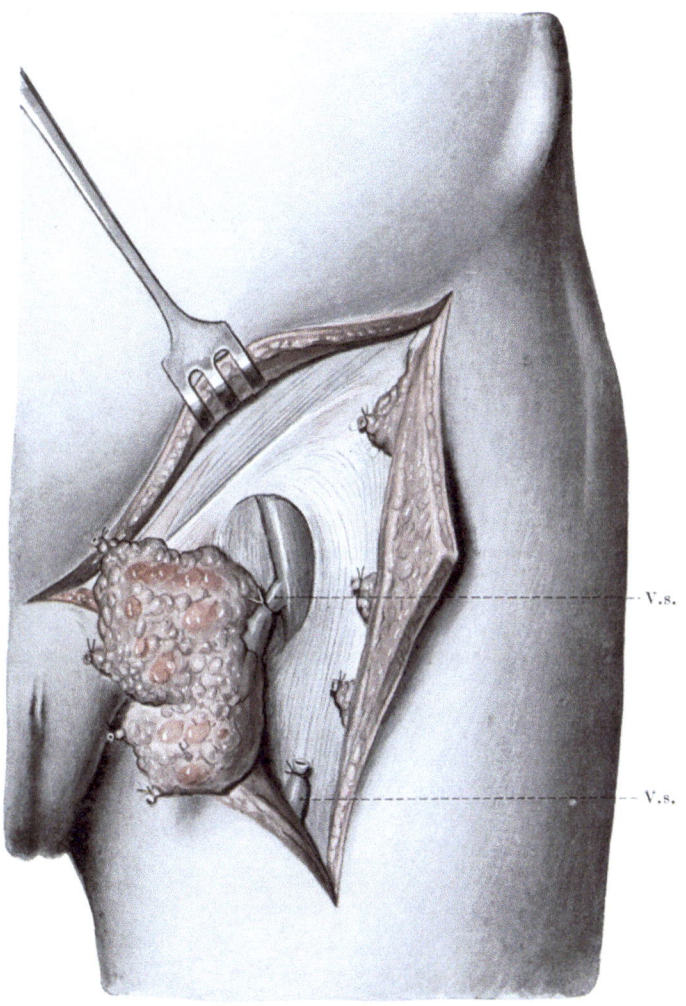

Abb. 83. Die Radikaloperation des Vulvakarzinoms nach RUPPRECHT-STOECKEL (Fortsetzung zu Abb. 82). Das femorale Drüsenpaket mit dem umgebenden Fettgewebe ist von der Unterlage vollständig abgelöst und hängt nur mehr an der Vena saphena knapp vor ihrer Einmündung in die Femoralis. Sie ist dort unterbunden. Die epigastrischen Gefäße, die Circumflexa ilei und die Vena saphena sind unterbunden und durchschnitten. Der Schenkelring und seine Umgebung sind vollständig sauber präpariert (V. s.: Vena saphena). (Nach AMREICH: Gynäkolog. Operationslehre. Erg.-Bd. Berlin: S. Karger 1934.)

bis an die Urethralmündung herangeht oder das Ende der Urethra ergriffen hat, soll diese nach Freilegung reseziert werden. Die Verziehung der Urethra durch die Narben führt allzu leicht zu Harninkontinenz, wenn man auch an dem eigentlichen Verschlußapparat, dem Sphincter vesicae, nichts zu schaffen hatte.

Dann wird der Hautschnitt über die Mitte der Symphyse herabgeführt (Abb. 81). Oberhalb der Klitoris teilt sich die Schnittlinie, sie umkreist die

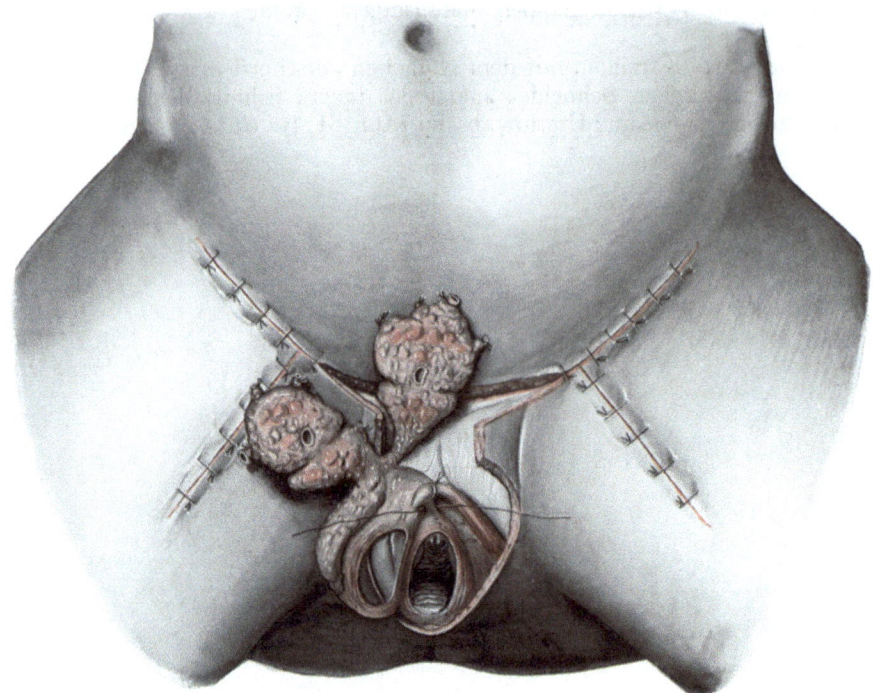

Abb. 84. Die Radikaloperation des Vulvakarzinoms nach RUPPRECHT-STOECKEL (Fortsetzung zu Abb. 83). Die Drüsenausräumung ist beendet. Die Hautwunden sind bis auf die inneren Winkel wieder geschlossen. Die Vulva ist zunächst innen, dann außen breit umschnitten, von der linken Seite her von ihrer Unterlage freipräpariert, nach rechts umgeschlagen, hängt nurmehr rechts an der Unterlage. Links ist das Diaphragma urogenitale vollkommen nackt präpariert. Die Klitoris wird unterbunden. Die beiden Fettdrüsenpakete sind im Zusammenhang mit der Vulva.
(Nach AMREICH: Gynäkolog. Operationslehre. Erg.-Bd. Berlin: S. Karger 1934.)

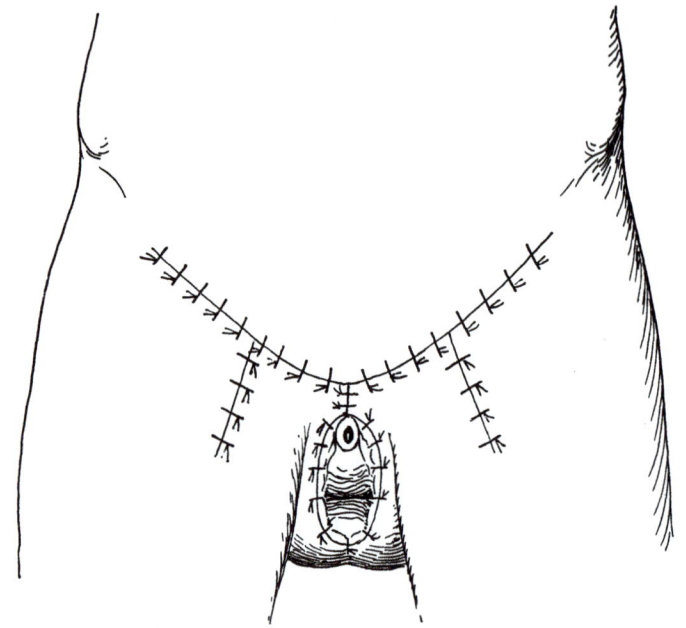

Abb. 85. Die Radikaloperation des Vulvakarzinoms nach RUPPRECHT-STOECKEL (Schlußbild).
(Nach AMREICH: Gynäkolog. Operationslehre. Erg.-Bd. Berlin: S. Karger 1934.)

großen Labien so weit, daß einerseits sicher „im Gesunden" operiert wird, andererseits die Deckung der Wunde noch ohne allzu große Spannung möglich bleibt. Dann werden, indem man von außen gegen die Mittellinie zu vorgeht, unter Fassen der spritzenden Gefäße, die Gebilde der Vulva so tief als möglich von der Unterlage, dem absteigenden Schambeinast, dem Musculus bulbocavernosus und ischiocavernosus abgetragen (Abb. 84). Die ganze Vulva ist so im Zusammenhang mit der ersten Station der regionären Lymphdrüsen entfernt (sorgfältige Blutstillung). Nach Mobilisierung des Hautwundrandes läßt sich dieser an den Scheiden- und Urethralwundrand nähen. Die Wunden vor und über der Symphyse werden ohne Drainage geschlossen (Abb. 85).

Geht das Karzinom bis auf den Damm, dann wird man die Umschneidung dort evtl. bis an die Analöffnung führen müssen. Ist die hintere Scheidenwand ergriffen, wird man diese entsprechend weit mitnehmen, gelegentlich ein Stück Rektum und Sphincter ani opfern müssen. Man wird in solchen Fällen gut überlegen müssen, ob der so erweiterte Eingriff nach dem Allgemeinzustand der Kranken gewagt werden darf.

STOECKEL und E. KEHRER haben die Radikalität des Eingriffes noch weiter forziert, indem sie sich nicht mit der Ausrottung der ersten Drüsenstation begnügen, sondern auch noch die inneren inguinalen und iliakalen Drüsen entfernen. Das kann von einer Verlängerung des Leistenschnittes aus extraperitoneal erfolgen (STOECKELS I. Methode, E. KEHRER), oder von einem Laparotomieschnitt aus (STOECKELS II. Methode). Theoretisch ist dieses Vorgehen gewiß richtig; aber wie wir heute bei der Radikaloperation des Kollumkarzioms nicht prinzipiell die Drüsenausrottung durchführen, obzwar sie hier die Radikaloperation nicht wesentlich verlängert und nicht viel gefährlicher macht, so wird man auch bei der Operation des Vulvakarzinoms, die durch diese „Erweiterung" des Eingriffes wesentlich gefährlicher wird, nur ausnahmsweise so radikal sein dürfen.

Die Heilung der großen Wunden nach Operation eines Vulvakarzinoms ist oft gestört. Nekrose der Wundränder, ihr Auseinanderweichen, Infektion der Wunden — primär von infizierten Lymphdrüsen her oder sekundär — ist nicht selten.

Eine intensive Nachbestrahlung mit harten Röntgenstrahlen sollte in allen Fällen, auch den scheinbar günstig liegenden, durchgeführt werden.

Rezidive treten entweder lokal oder in der Gegend der regionären Lymphdrüsen auf. Sie kommen beim Vulvakarzinom oft sehr rasch, aber nicht selten erst nach Jahren, wachsen in manchen Fällen langsam und sind der Operation wie der Strahlenbehandlung nicht selten noch zugänglich.

Bei inoperablem Karzinom wie bei nicht mehr anzugehenden Rezidiven kann die Elektrokoagulation den Zustand noch bessern.

13. Operationen am Gebärmutterhals.
a) Die Amputation der Portio vaginalis.

Die Portio-Amputation kommt in Frage bei isolierter Elongation des Collum uteri, wie sie bei Retroversion des Uterus gelegentlich vorkommt. Die Portio kann so lang werden, daß, trotzdem der Uterus an seinem normalen Platze liegt, der Muttermund in der Vulva erscheint oder aus ihr herausragt. Sie kommt als Teilerscheinung eines Descensus uteri seltener zur Behandlung. Die Amputation wird ausgeführt, wenn die Portio gewaltig hypertrophiert ist.

Die Operation ist einfach. Die Muttermundslippen werden angehakt, der Zervikalkanal mit HEGARschen Stiften bis zum Stift Nr. 8—10 langsam dilatiert. Es ist zweckmäßig, zunächst rechts und links den Muttermundsaum einzuschneiden und so die Portio in einen vorderen und hinteren lappenförmigen Anteil zu zerlegen (Abb. 86). Dann wird zunächst die vordere Muttermundslippe abgesetzt. Durch Einführung einer Steinsonde prüft man zuerst, wie weit die

Blase herabreicht, und legt dann einen queren Schnitt durch die vordere Scheidenwand nahe am Uterus, nicht weit von der Blasengrenze entfernt. Von der Zervix her wird ein Schnitt entgegengeführt. Die beiden Schnitte entfernen ein etwas keilförmiges Stück aus der vorderen Kollumwand. Es spritzt aus kleinen Gefäßen, namentlich nahe der Kollumkante. Die spritzenden Gefäße werden unterbunden. Ist auch sonst noch eine stärkere Blutung aus der Schnittwunde vorhanden, dann wird durch einige tiefgreifende Nähte die Blutstillung besorgt. Es kann sonst zu starker Nachblutung kommen. Der Scheidenwundrand wird ein wenig mobilisiert. Für die Nähte an der Portio vaginalis braucht man stark gekrümmte, sehr scharfe schneidende kräftige Nadeln, da das Gewebe der Portio, namentlich bei Narbenbildung, außerordentlich hart ist. Die Nadel muß genau in der Richtung ihrer Krümmung langsam durchgestochen werden. Je weniger Übung der Operateur hat, desto mehr Nadeln bricht er bei dieser Operation ab. Als Nahtmaterial wird kräftiges Katgut verwendet. Der mobilisierte Scheidenwundrand wird zunächst in der Mittellinie mit einer Naht gefaßt, welche durch die Substanz der Zervix durchgehend durch die Zervixschleimhaut nahe dem Amputationsrande durchgeführt wird (Abb. 86). Die Naht wird zunächst nicht geknüpft. Es werden nach beiden Seiten hin noch 2—3 gleiche Nähte durchgezogen, deren Einstichöffnungen weiter voneinander entfernt sind als die Ausstichöffnungen in der Zervixschleimhaut. Erst wenn alle Nähte

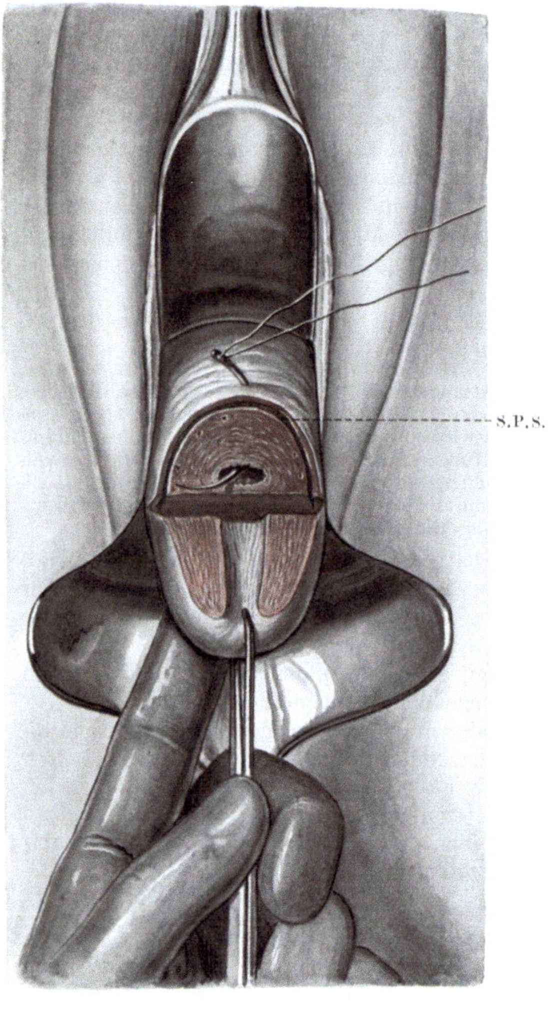

Abb. 86. Portioamputation. Die vordere Muttermundslippe ist amputiert, die mittlere Naht wird gelegt; sie geht durch die Scheiden-Portioschleimhaut (S.P.S.), durch das Gewebe der Portio und durch die Zervixschleimhaut. Die hintere Muttermundslippe wird eben amputiert. Der innere Schnitt hierzu ist begonnen worden.

angelegt sind, werden sie geknüpft, wobei der Assistent den Scheidenwundrand über die Muskelwunde der Zervix bis an die Zervixschleimhaut heran hält. Die geknüpften Fäden dienen als Zügel bei der Amputation der hinteren Muttermundslippe, die in gleicher Weise durchgeführt wird. Die Katgutnähte liegen nun radiär um das neue Orificium externum (Abb. 87). Ein Streifchen wird in den Zervikalkanal gelegt, ein Gazestück vor die Portio vaginalis. Beide Streifen werden nach 24 Stunden entfernt.

Ist man gezwungen, **die Amputation bei Elongation des supravaginalen Teiles des Collum uteri** auszuführen, dann muß von dem vorderen Halbschnitt aus zunächst die Blase ein Stück abpräpariert werden. Bei dieser hohen Kollumamputation müssen prophylaktisch die uterinen Gefäße, die hier am Kollum herabziehen, evtl. die Arteria uterina selbst unterbunden werden. Dies geschieht mit je einer Umstechungsnaht, welche die Kollumkante eben noch mitfaßt.

Im übrigen unterscheidet sich die Operation nicht von der Amputation des infravaginalen Teiles des Collum uteri, der Portio vaginalis.

b) Die Operation des veralteten Zervixrisses nach EMMET.

Die meist bei Geburten entstandene seitliche Zerreißung des unteren Abschnittes des Collum uteri führt häufig zu einem Lazerationsektropium. Das Freiliegen der Zervixschleimhaut gegen die Scheide gibt Veranlassung zu hartnäckigen Katarrhen, deren konservative Behandlung nur vorübergehenden Erfolg haben kann. Erst durch Wiederherstellung eines normalen Muttermundes, der die Zervixschleimhaut vor dauernden Insulten bewahrt, heilt ein solcher Fluor. Tiefgehende Lazeration kann auch Ursache von wiederholtem Abortus sein.

Die Wiederherstellungsplastik besteht darin, daß man zunächst eine Wunde erzeugt, die derjenigen gleicht, die bei der frischen Verletzung entstanden war. Die beiden Muttermundslippen werden angehakt und

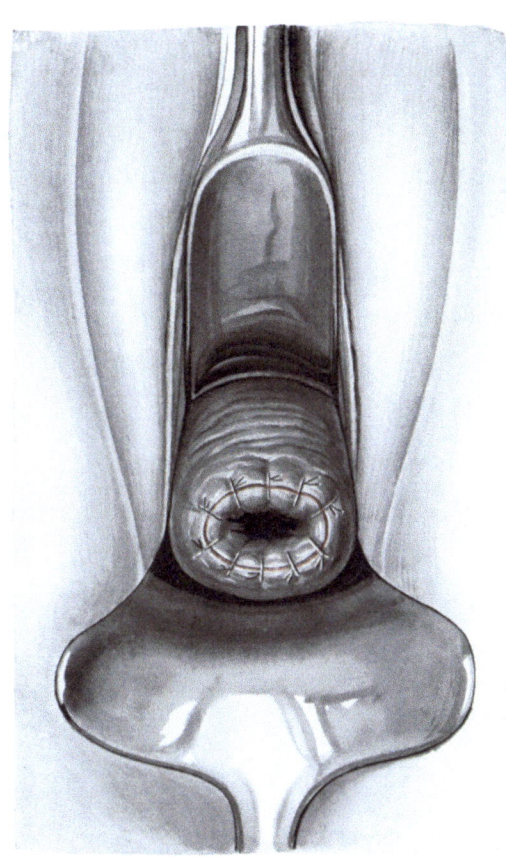

Abb. 87. Portioamputation (Schlußbild zu Abb. 86). Die Naht ist beendet, die radiär stehenden Nähte fixieren den Wundrand der Portioschleimhaut an den der Zervixschleimhaut. Der vorher dilatierte Zervixkanal klafft noch etwas.

etwas auseinandergehalten. Die Schnittführung umzieht an der vorderen und hinteren Muttermundslippe die Narbe (Abb. 88). Das Narbengewebe wird mit flachen Skalpellschnitten exzidiert. Durch 3—4 Nähte werden dann die beiden Wundflächen aneinander gebracht. Die Naht muß durch die äußere Schleimhaut, durch die Muskelwand der Zervix und durch die Zervixschleimhaut oder nahe der Zervixschleimhaut durchgehen (Abb. 89). Es ist zweckmäßig, die Nähte nicht alle gleich zu knüpfen, um genügend Raum für das Durchführen der Naht an der richtigen Stelle im Innern der Zervix zu haben. Die unterste Naht liegt am Rande der Muttermundslippe. Bei doppelseitiger Lazeration wird die Operation auf beiden Seiten in gleicher Weise durchgeführt. In den Zervikalkanal wird ein Streifchen eingelegt.

c) Die operative Behandlung der Portioerosion.

Die Operation wird nach der Methode von SCHRÖDER ausgeführt, indem die Erosion jeder Muttermundslippe für sich durch einen kleinen, ein wenig keilförmigen Schnitt exzidiert wird. Die Schleimhaut der Portio wird mit je 3 bis

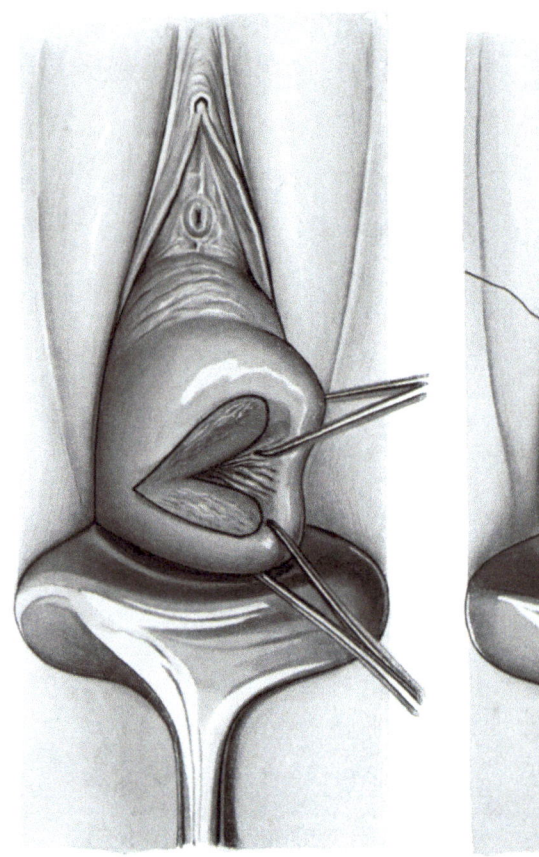
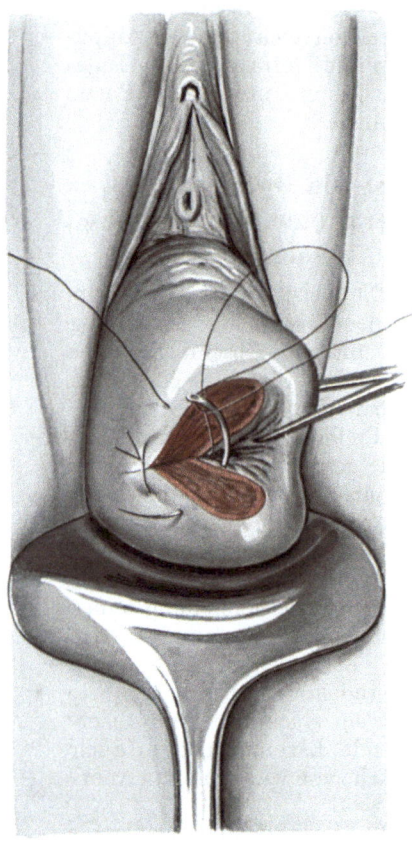

Abb. 88. Operation eines Zervixrisses nach EMMET. Die Muttermundslippen sind angehakt und werden auseinandergehalten. Die Anfrischungsfigur ist eingezeichnet.

Abb. 89. Operation eines Zervixrisses nach EMMET (Fortsetzung zu Abb. 88). Naht des Risses. Die Nähte gehen durch die ganze Wand der Muttermundslippe hindurch.

4 Nähten an die Schleimhaut der Zervix genäht. Eine vorherige Dilatation des Zervikalkanales ist kaum nötig.

Nicht jede Erosion muß exzidiert werden. Erosion und Pseudoerosion sind in der Mehrzahl der Fälle die Folge eines Ausflusses aus dem Uterus. Mit Abheilung des Ausflusses verschwindet die Erosion häufig ohne weitere Behandlung. Die Abheilung kann durch lokale Maßnahmen beschleunigt werden.

Erosionen, welche leicht bluten, werden exzidiert, es sei denn, daß der Verdacht erweckt wird, daß es sich bei der Erosion um ein Karzinom handeln könnte. In diesem Falle wird die Probeexzision ausgeführt.

Die Probeexzision.

Die Probeexzision wird mit dem Skalpell, dem elektrischen Messer oder der elektrischen Schlinge ausgeführt, indem man senkrecht zum Muttermund an der verdächtigen Stelle einen Streifen herausschneidet, der etwas von dem tiefen Gewebe mitnimmt. Die Wunde soll nicht tiefer als 3—4 mm in die Portio gehen. Namentlich seitlich sind tiefe Schnitte zu vermeiden, da sie zur Infektion des Parametriums Veranlassung geben können. Blutet es stärker aus dem Schnitt, dann wird die Schnittwunde durch 1—2 durchgreifende Katgutnähte geschlossen.

Die Probeexzision, sauber ausgeführt, wird kaum einen besonderen Nachteil bieten, wenn im Falle des Nachweises eines Karzinoms möglichst bald nach ihrer Ausführung die Karzinomoperation vorgenommen wird. Manche Operateure scheuen die Probeexzision, weil sie die Gefahr

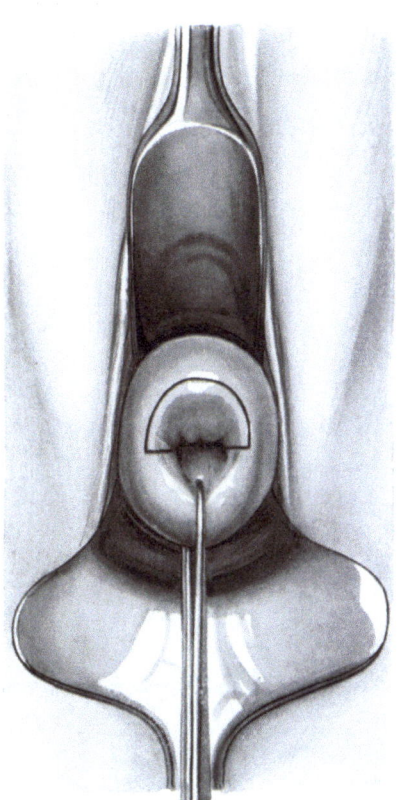

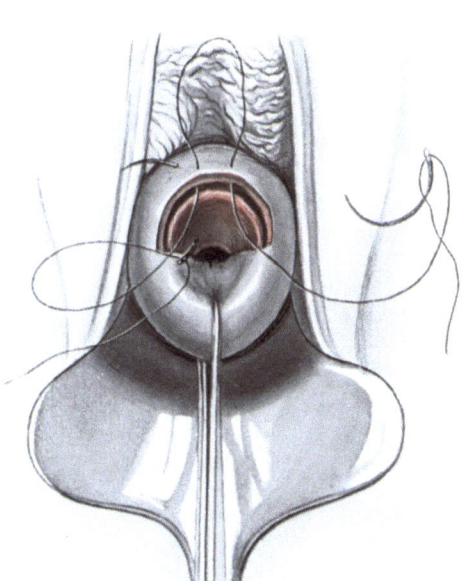

Abb. 90. STURMDORFsche Operation (Modifikation nach KÖSTER). Schnittlinie für die Basis des vorderen Halbkegels.

Abb. 91. STURMDORFsche Operation (Fortsetzung zu Abb. 90). Der vordere Halbkegel ist ausgeschnitten. Die Nahtschlinge in der Mitte des vorderen Portioschleimhautwundrandes ist durchgezogen und wird nun nahe dem oberen Ende des Halbkegels durch die ganze Substanz des Kollum und durch die Portioschleimhaut weiter außen und nahe dem Scheidengewölbe durchgeführt.

fürchten, durch den Schnitt Karzinommaterial in die Lymphbahnen des Kollum zu bringen. Wenn man aber sobald als möglich nach dem kleinen Eingriff der Radikaloperation durchführt, ist diese Sorge unbegründet.

Der andere Grund, warum vor der Probeexzision gewarnt wird, ist die Möglichkeit der Infektion. Diese besteht dann, wenn man die Probeexzision in einem jauchenden, zerfallenden Karzinom macht; in diesem Falle ist sie aber auch überflüssig. Es genügt hier, ein kleines Bröckelchen der Geschwulst zu entfernen, ein Eingriff, der jedoch auch kaum jemals notwendig ist, weil bei so weit vorgeschrittenen Karzinomen eine histologische Bestätigung der Diagnose nicht mehr notwendig ist. Nur in den seltensten Fällen macht die Tuberkulose an der Portio vaginalis tumorartige Wucherungen und die Lues Geschwüre, welche vielleicht einmal mit einem Karzinom verwechselt werden könnten.

d) Die STURMDORFsche Operation.

Diese Operation bezweckt die Entfernung übermäßig sezernierender oder sonst erkrankter Zervixschleimhaut. Die Zervixschleimhaut wird mit den darunter liegenden Muskelschichten des Kollum exzidiert und die Muskelwunde der Zervix mit der Plattenepithelschleimhaut der Portiooberfläche bedeckt.

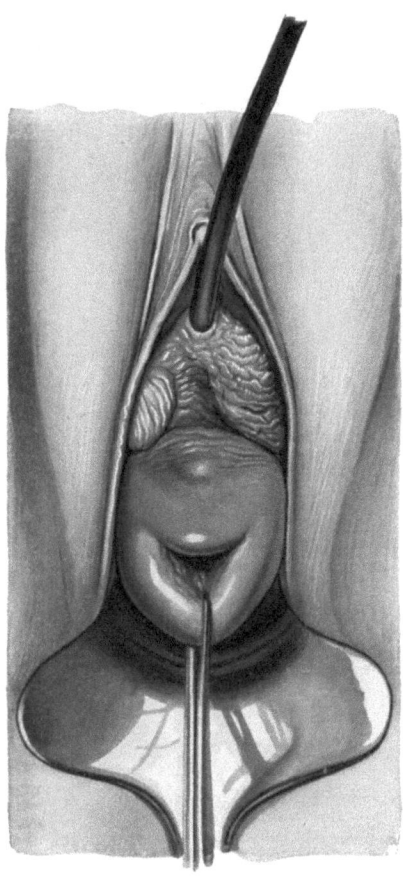 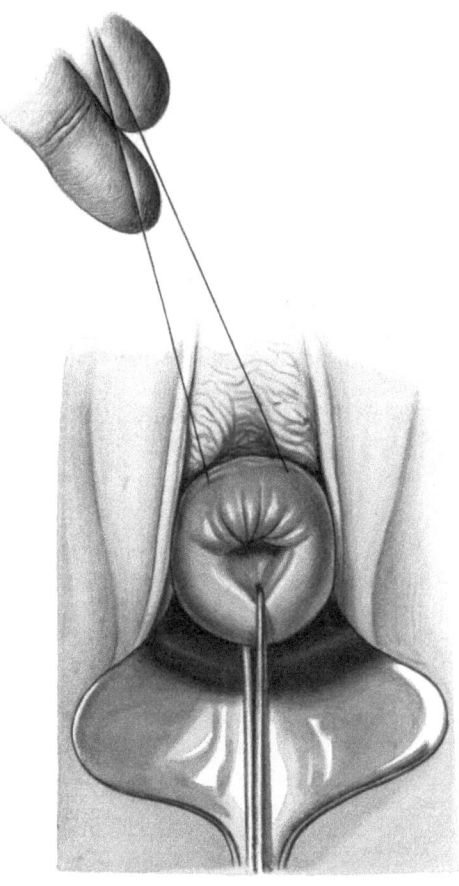

Abb. 92. STURMDORFsche Operation (Fortsetzung zu Abb. 91). Die in die Blase eingeführte Steinsonde zeigt, wie überraschend tief die Blase am Kollum herabreichen kann. Werden die Nähte bei der STURMDORFschen Operation zu weit vom Muttermundsaum entfernt ausgestochen, kann die Blase verletzt werden.

Abb. 93. STURMDORFsche Operation (Fortsetzung zu Abb. 92). Die beiden Enden der vorderen Naht sind durch die Außenfläche der Portio ausgestochen worden. Indem sie angezogen werden, schlüpft die mobilisierte Schleimhaut der vorderen Portiowand, von dem Fadenzügel mitgenommen, nach innen und deckt so die halbkegelförmige Wunde der Zervix.

Die STURMDORFsche Operation kann an Stelle der Portioplastik nach EMMET bei Lazerationsektropium oder bei großer Erosion gemacht werden. Ferner kann sie angezeigt sein bei hartnäckigem zervikalen Fluor, der gegen lokale Behandlung sich refraktär erweist, wie auch in den Fällen von abnorm weiter Zervix, wo das Übermaß von Zervixschleimhaut mit den lebhaft Schleim produzierenden Drüsen einen dauernden, schleimigen Ausfluß zur Folge hat.

Bei der Originalmethode von STURMDORF wird ein kegelförmiges Stück aus der Cervix uteri ausgeschnitten. Die Basis des Kegels entsprechend der Grenze gesunden Portioschleimhaut, die Spitze des Kegels möglichst nahe dem inneren Muttermund.

Übersichtlicher und leichter ist die Operation in der Modifikation von KÖSTER: Zunächst wird nur die hintere Muttermundslippe angehakt. Nahe der Grenze der röteren Zervixschleimhaut wird die blaß-bläuliche Schleimhaut der vorderen Muttermundslippe mit einem halbkreisförmigen Schnitt umschnitten (Abb. 90) und nun mit einem scharfen spitzen Skalpell ein Halbkegel aus der vorderen Zervixwand ausgeschnitten, dessen oberes Ende nahe dem inneren Muttermund ist. Dann wird die Portioschleimhaut von der Muskelsubstanz der vorderen Muttermundslippe in der Mitte und seitlich etwas abpräpariert, um sie so beweglicher zu machen. Nun wird ein Katgutfaden von der Wundseite

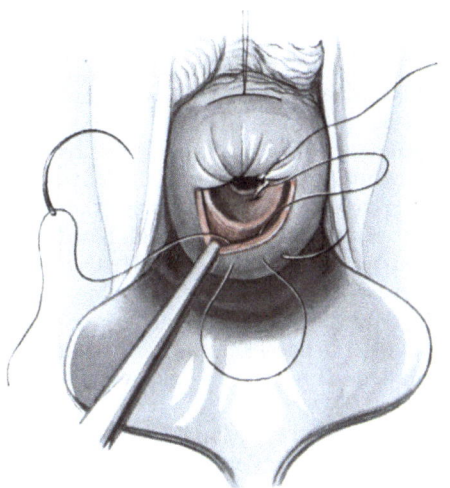

Abb. 94. STURMDORFsche Operation (Fortsetzung zu Abb. 93). Die Operation ist in der hinteren Hälfte in gleicher Weise ausgeführt wie in der vorderen. Der hintere Halbkegel ist ausgeschnitten. Die Portioschleimhaut ist von der Muskulatur gut abgelöst, der Fadenzügel angelegt.

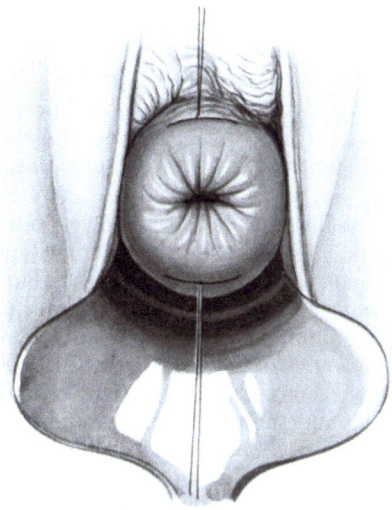

Abb. 95. STURMDORFsche Operation (Schlußbild). Wenn beide Nähte geknüpft sind, ist die Portioschleimhaut ganz nach innen gezogen und kleidet nun den Zervikalkanal aus.

der abgelösten Portioschleimhaut 2 mm vom Wundrande, $1/2$ cm von der Mittellinie entfernt durchgestochen, und 1 cm von dem Ausstich entfernt die Nadel wieder von der Außenseite zur Wundseite der Portioschleimhaut durchgeführt. Dann wird die Spitze der stark gekrümmten kräftigen Nadel tief in den Zervikalkanal hineingeführt, bis dorthin, wo die Spitze des ausgeschnittenen Halbkegels lag. Sie wird dann, etwas schräg nach außen gerichtet, durch die Substanz der Portio und durch die Portioschleimhaut nahe dem Scheidengewölbe ausgestochen (Abb. 91). Eine in die Harnblase eingeführte Steinsonde zeigt vorher an, wie weit die Blase herabreicht, damit die Naht nicht unversehens durch die Blasenwand hindurchgeht (Abb. 92). Dann wird das andere Ende des Fadens mit einer Nadel beschickt und nun in gleicher Weise nach der anderen Seite zu schräg durch die Muskelwand der Zervix im Scheidengewölbe ausgestochen. Die beiden Ausstichöffnungen im Scheidengewölbe sollen 2—3 cm voneinander entfernt sein. Zieht man nun die beiden Fäden an, so wird durch die Schlinge, welche den Rand der mobilisierten Portioschleimhaut in der Mitte gefaßt hat, diese bis in die Gegend des inneren Muttermundes über die Wundfläche der Zervix emporgezogen (Abb. 93). Die Naht wird geknüpft. Durch das Knüpfen der Naht kann die Blutstillung im wesentlichen besorgt werden. Nur größere spritzende Gefäße sind nach Exzision des Halbkegels umstochen worden. Die vordere Naht dient als Zügel, wenn der hintere Halbkegel in gleicher Weise exzidiert wird. Die Operation wird in der hinteren Hälfte genau so ausgeführt wie in der vorderen (Abb. 94). Beim Ausstechen der hinteren Nähte darf man auch nicht zu weit nach aufwärts gehen, sondern muß noch unterhalb des Scheidengewölbes bleiben, um nicht in den Douglas zu geraten. Zu beiden Nähten wird zweckmäßig kräftiges Katgut verwendet.

Bei dieser Technik wird die gegen den inneren Muttermund hin gezogene Portioschleimhaut in der Mitte zusammengerafft, so daß meist die ganze Portiowunde dadurch bedeckt ist (Abb. 95). Klafft rechts oder links die Wunde in der Portioschleimhaut noch ein wenig, so wird sie durch eine Katgutnaht verschlossen.

14. Die Ausschabung der Gebärmutter.

Die Ausschabung der Gebärmutter wird zu **diagnostischen** oder **therapeutischen** Zwecken ausgeführt. Oft dient sie beiden.

Die **diagnostische Ausschabung** der Gebärmutter wird in allen Fällen gemacht, wo begründeter Verdacht auf ein Karzinom des Gebärmutterkörpers besteht, ohne daß dies sich schon durch Abgang von Gewebsbröckeln zu erkennen gibt. Zu dieser häufigen Indikation ist in den letzten Jahren eine noch häufigere hinzugekommen. Die Ausschabung wird bei unregelmäßigen Blutungen gemacht, um aus dem Befunde an der Uterusschleimhaut (Hypertrophie oder Atrophie) festzustellen, ob die Blutungen durch ein Plus oder Minus von Ovarialhormonproduktion verursacht sind. Die Therapie der Störungen der Eierstocksfunktion richtet sich dann nach dem Ergebnis der mikroskopischen Untersuchung der ausgeschabten Schleimhaut.

Zu **Heilzwecken wird die Ausschabung** gemacht, wenn abnorme Blutungen bestimmter Genese aus dem Uterus bestehen, wenn der Verdacht auf abnorme Wucherung der Schleimhaut begründet ist, oder wenn ein Abortus vorangegangen ist und kleinste Restchen von Chorion oder, was seltener der Fall ist, die zurückgebliebene Dezidua dauernde Blutungen verursachen.

Will man nicht Schaden anrichten, so muß man auch die **Kontraindikationen** dieses so oft gemachten kleinen Eingriffes streng berücksichtigen. Die Ausschabung der Gebärmutter ist kontraindiziert:

1. bei entzündlichen Erkrankungen in der Umgebung des Uterus, an seinen Adnexen und im Beckenbindegewebe;

2. bei den Blutungen bei Extrauteringravidität, weil die Ausschabung zu einer Ruptur des Fruchtsackes und schwerer innerer Blutung führen kann;

3. dann, wenn ein submuköses Myom angenommen werden muß, weil bei der Ausschabung die Oberfläche des Myoms verletzt und das Myom infiziert und nekrotisch werden kann;

4. ist die Ausschabung kontraindiziert, wenn Verdacht auf eine normale Schwangerschaft besteht.

a) Die Erweiterung des Gebärmutterhalskanales.

Soll der Uterus ausgeschabt werden, dann muß seine Höhle erst zugänglich gemacht werden. Es ist absolut verfehlt, durch einen engen Zervikalkanal eine schmale Kürette in den Uterus zu zwängen, weil dadurch sowohl Verletzungen im Kollum, namentlich am inneren Muttermunde, als auch eine Perforation des Korpus verursacht werden können.

Die Vorbereitung der Ausschabung besteht also in der Zugänglichmachung der Korpushöhle, d. h. in der **Erweiterung des Gebärmutterhalskanales** und vor allem auch des inneren Muttermundes. Diese Erweiterung kann, wenn genügend Zeit vorhanden ist und kein Gegengrund besteht, langsam durch Quellstifte, oder aber rasch durch Dilatation mit Metallstiften gemacht werden.

Bevor man das eine oder andere unternimmt, muß die Harnblase entleert und durch genaue bimanuelle Untersuchung die Größe und Lage des Uterus bestimmt werden. Dann werden Scheidenspatel eingesetzt, denn alle Manipulationen dürfen nur unter der Leitung des Auges gemacht werden. Für diese Zwecke sind die selbsthaltenden Scheidenspatel, besonders das von SCHERBAK angegebene, mit einem kurzen MARTINschen Blatt versehen, geeignet (s. Abb. 8, S. 185). Die vordere Muttermundslippe wird mit einer Kugelzange angehakt. Der Operateur hält diese Zange selbst in der Hand, denn nur dadurch hat er das richtige Gefühl, mit welcher Kraft er den durch die Enge des Zervikalkanales und des Muttermundes gegebenen Widerstand bei der Einführung des Stiftes überwinden darf.

1. Die Laminariadilatation. Je nach der Weite des Zervikalkanales wird die Dicke des einzulegenden Stiftes bestimmt. Die Stifte sind sterilisiert in Glas eingeschmolzen vorrätig. Man kann, um die Erweiterung durch den Quellstift etwas zu beschleunigen, vorher den Zervikalkanal ein wenig — bis Nr. 6 — mit HEGAR-Stiften dilatieren. Dann kann man gleich einen dickeren Stift oder zwei dünnere Stifte nebeneinander einlegen. Es ist unsinnig, bei einem nichtgraviden Uterus ein ganzes Bündel von Laminariastiften nebeneinander einzuführen; sie sprengen den Uterus. Der Stift muß so eingelegt sein, daß sein oberes Ende über den inneren Muttermund hinausgeht, während das untere aus dem äußeren Muttermund noch herausragt. Vorgelegte Gaze verhindert eine vorzeitige Ausstoßung der Stifte durch die nun einsetzende Wehentätigkeit der Gebärmutter.

Die Laminariastifte dürfen nicht länger als 24 Stunden liegen bleiben. Die ambulante Behandlung ist gefährlich. Die Anwendung der Stifte ist verboten, wenn der Uterusinhalt auf Infektion verdächtig ist. Trotzdem die Stifte zentral durchbohrt sind, kommt es bei ihrem Quellen doch zur Sekretstauung in der Gebärmutter, und die Uteruswand kann infiziert werden.

2. Die Dilatation mit HEGAR-Stiften. Sie führt in relativ kurzer Zeit zur Eröffnung des ganzen Zervikalkanales. Sie ist aber bei nichtgravidem Uterus so schmerzhaft, daß eine Anästhesierung häufig notwendig ist. Es genügt ein Ätherrausch, eine intravenöse Evipannarkose; auch die Lokalanästhesie mit Infiltration der Parametrien an der Uteruskante kann angewendet werden.

Nachdem man sich genau über Lage und Größe des Uterus orientiert hat, wird ein dünner Stift (Nr. 3 oder 3,5) eingeführt. Mit diesem Stift sondiert man zugleich den Uterus und kann die Gegend des inneren Muttermundes leicht feststellen, da sie am meisten Widerstand bietet. Der Stift wird nun wieder herausgezogen, und man kann jetzt die anderen Stifte markieren, damit sie nicht unnötig tief in den Uterus hineingeschoben werden. Es genügt vollkommen, wenn die Spitze des Stiftes den inneren Muttermund um 1 cm überschritten hat. Die Markierung geschieht mit kleinen Gummiringen, die man mit der Schere aus einem Drainröhrchen schneidet. Sie werden, entsprechend dem bei der Sondierung gefundenen Maße für die Länge der Zervix, über die bereitliegenden dickeren Stifte herübergezogen (Abb. 96). Bei der weiteren Dilatation soll der Stift nicht tiefer in den äußeren Muttermund eingeführt werden als bis an den Gummiring. Es ist zweckmäßig, einen Satz von Stiften zu verwenden, bei denen die Differenz in der Dicke nur $1/2$ mm beträgt.

Die vordere Muttermundslippe wird vom Operateur mit einer Kugelzange gehalten. Zieht man die Portio energisch herab, dann streckt man dadurch den Winkel zwischen Kollum und Corpus uteri, und die Einführung der Stifte gelingt leichter. Die Stifte werden nur zwischen Daumen und Zeigefinger, nicht mit der vollen Hand, gehalten. Stellt sich bei allmählicher Dilatation ein Widerstand ein, dann muß dieser Widerstand ganz sanft überwunden werden. Um nicht bei Nachgeben des Widerstandes plötzlich mit dem Stift in den Uterus und durch seine Wand zu stoßen, stützt man dabei zweckmäßig die den Stift haltende Hand mit dem gestreckten kleinen Finger auf das Tuber ossis ischii. Ist der Stift mit einiger Schwierigkeit durch den inneren Muttermund geführt worden, dann soll er mindestens 1—2 Minuten liegen bleiben, bis das Gewebe des inneren Muttermundes nachgegeben hat. Dann erst soll der nächste Stift eingeführt werden. Es ist vollkommen falsch, Stift auf Stift in raschem Tempo durch den Zervikalkanal zu jagen. Bei zu schneller und gewaltsamer Dilatation des inneren Muttermundes kann die Zervix, namentlich in der Gegend

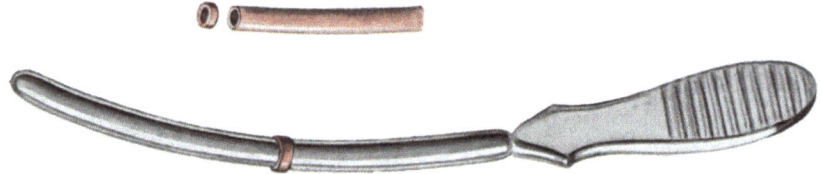

Abb. 96. HEGAR-Stift. Mit kleinen Ringen, die aus einem Gummidrainrohr geschnitten sind, ist die Stelle markiert, bis zu welcher der Dilatator in den äußeren Muttermund eingeführt werden soll, damit er eben noch den inneren Muttermund erweitert.

des inneren Muttermundes, platzen, es kommt zu stärkerer Blutung und die Wunde kann leicht nachträglich infiziert werden. Parametritis oder auf dem Lymphwege entstandener Ovarialabszeß sind nicht selten die Folge einer ungeduldigen Dilatation.

Dies ist die eine Gefahr der Dilatation mit Stiften; die andere Gefahr ist die der Perforation des Kollum oder des Corpus uteri: Der Stift wird vor dem geschlossenen inneren Muttermund in die Wand der Zervix und durch diese in die Blase oder das seitliche Parametrium gebohrt, oder er hat den inneren Muttermund passiert und wird nun durch die Korpuswand gestoßen. Bei spitzwinklig anteflektiertem Uterus ist es die Hinterwand, bei retroflektiertem Uterus die Vorderwand, die dieser Gefahr ausgesetzt ist, wenn man nicht vorher durch bimanuelle Untersuchung Haltung und Lage des Uterus richtig erkannt hat. Der folgende Stift geht unvermeidlich durch das einmal gemachte Loch, sei es in der Zervix, sei es in der Korpuswand hindurch, und so wird die Öffnung mehr und mehr erweitert.

Durch genaue Untersuchung vor der Operation, gründliche Entleerung der Harnblase, Halten der Portio vaginalis durch die Hand des Operateurs selbst, vorsichtige Leitung der Stifte und geduldiges Abwarten von Stift zu Stift ist eine solche Verletzung zu vermeiden.

Soll der Uterus ausgeschabt werden, so genügt eine Erweiterung bis Stift Nr. 10, das ist 1 cm Durchmesser. Soll der Uterus digital ausgetastet werden, z. B. bei Verdacht auf submuköses Myom, dann muß die Dilatation bis Nr. 24 weitergetrieben werden, was aber bei nichtgravidem Uterus wegen der Unnachgiebigkeit der Kollumwand sehr langsam geschehen muß. Für diese Fälle kommt auch die Spaltung der vorderen Zervixwand und des Ringes des inneren Muttermundes in Frage (s. S. 380, Abb. 174).

b) Die Ausschabung[1].

Die Ausschabung wird mit einer scharfen Kürette ausgeführt, die eben so breit sein soll, daß sie durch den eröffneten Zervikalkanal ohne größeren Widerstand glatt hindurchgeführt werden kann. Die Kürette wird zart zwischen 2 Fingern gehalten (Abb. 97) — nicht in der Faust! (Abb. 98) —, sanft und vorsichtig bis an den Fundus des Uterus geführt, dann energisch der Uteruswand angedrückt und in einem Zuge ein Streifen von der Vorderwand des Uterus geschabt. Ganz systematisch wird nun, Streifen für Streifen, die Uterusvorderwand, Hinterwand, Seitenkante, Tubenecke abgeschabt, immer vorsichtig nach aufwärts, energisch aber langsam bis zum inneren Muttermund heruntergehend.

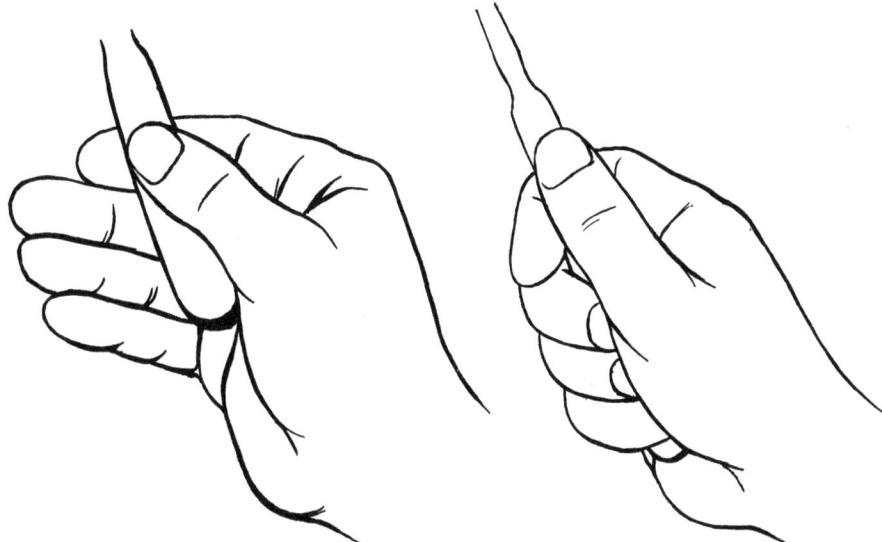

Abb. 97. Ausschabung der Gebärmutter. Richtiges Halten des Kürettengriffes.

Abb. 98. Falsches Halten der Kürette. So wird der Uterus leicht durchstoßen!

Hastiges Hin- und Herbewegen der Kürette nach Art einer Zahnbürste ist falsch. Hat man die Schleimhaut vom Muskel abgeschabt, dann spürt man das Kratzen des Instrumentes auf der freigelegten Muskulatur; der Operateur kann es meist auch hören.

Das ausgeschabte Material soll in jedem Falle mikroskopisch untersucht werden, auch dort, wo kein Verdacht auf Karzinom zu bestehen scheint. So manches Karzinom ist auf diese Weise zufällig entdeckt worden.

Nach der Auskratzung soll man den Uterus mit einer mit steriler Watte umwickelten PLAYFAIR-Sonde auswischen, um zurückgebliebene Schleimhautreste zu entfernen, und die wunde Uteruswand mit Jodtinktur touchieren, die mit einer PLAYFAIR-Sonde eingebracht wird. Eine Tamponade des Uterus ist unangebracht. Es genügt, die Portio in das hintere Scheidengewölbe zu drängen, dann ist auch eine Scheidentamponade nicht notwendig. Die Patientin soll, wenn irgend möglich, einige Tage zu Bett bleiben. Bei unsauberem Vorgehen, bei schlechter Pflege nach dem Eingriff, entwickeln sich entzündliche Prozesse in den Parametrien, häufiger an den Adnexen, die der Kranken dann mehr Wochen Krankenlager aufzwingen, als sie an Tagen der Ruhe nach der Ausschabung erspart hat.

---

[1] Die Ausschabung der Gebärmutter bei Schwangerschaft (Abortus) ist auf S. 382 beschrieben.

15. Die Wiederherstellung des Dammes.
a) Der alte inkomplete Dammriß.

Der inkomplete Dammriß erfordert durchaus nicht in jedem Falle chirurgische Reparation. Der mediane Dammriß ohne Verletzung der Beckenbodenmuskulatur gibt an sich keine Veranlassung zur Entstehung eines Vorfalles der Scheide oder der Gebärmutter. Der operative Eingriff wird also nicht zur Prophylaxe der Senkungen gemacht. Er ist indiziert, wenn durch das Klaffen der Vulva dauernder Keimimport zu Katarrhen oder Entzündung der Vaginal- oder Zervixschleimhaut führt, wenn wegen des zu niedrigen Dammes das Sperma post coitum sofort nach außen abfließt, was gelegentlich Ursache einer sekundären Sterilität sein kann. Und schließlich wird er bei Frauen, die seelisch unter dem Bewußtsein der Zerstörung des Introitus vaginae leiden, als eine Art kosmetischer Operation gemacht. Da der alte Riß nicht nur gegen den Damm zu, sondern durch die Kommissur auch in den untersten Teil der Scheide gegangen ist, muß die ganze narbige Partie exzidiert werden. Die Anfrischungsfigur richtet sich nach der Ausbreitung der Narbe, wird also gelegentlich asymmetrsch sein müssen. Meist aber war der spontan entstandene Riß median. Die Anfrischungsfigur ist dann die gleiche wie bei der hinteren Kolporrhaphie und Dammplastik wegen Scheidensenkung (vgl. Abb. 106, S. 309). Nur reicht sie in der Vagina nicht höher hinauf als die alte Narbe. Sind die Levatoren intakt, ist eine isolierte Naht der Muskeln oder gar ihre Freilegung unnötig. Ist der Riß bis in den Beckenbodenmuskel gegangen, dann müssen die Levatoren vereinigt werden (s. S. 309). Einige versenkte Nähte und oberflächliche Nähte durch die Scheidenwand und Dammhaut stellen den Damm wieder her. Die Scheide wird mit Katgut, der Damm mit feiner Seide genäht. Man kann für diesen auch Hautklammern verwenden.

b) Der veraltete komplete Dammriß.

Das Wesentliche dieser folgenschweren Verletzung ist die Zerreißung des Musculus sphincter ani, die manchmal sich auch noch in die vordere Wand der Ampulla recti fortsetzt. Das Um und Auf der Operation ist die Wiederherstellung des Sphinkterverschlusses und damit die Wiederherstellung der Kontinenz für Stuhl und Winde.

Vorbereitung zur Operation. Patientin bekommt in den letzten Tagen nur wenig und leichte Kost. Durch 2 Tage vor der Operation gründliche Abführkur. Am Abend vor der Operation und am nächsten Morgen Opium.

Technik der Operation. Die Scheide wird etwas oberhalb des Endes der Scheidennarbe angehakt und hochgehalten. Es soll nun die ganze narbige Partie abpräpariert werden, so daß nach Abtragung der Narbe der Befund wieder der gleiche ist wie zu der Zeit, als der komplete Dammriß frisch entstanden, d. h. der Damm vollständig auseinandergewichen war. Die Gegend der zerrissenen Kommissur bildet die äußersten Ecken der Anfrischungsfigur. Der Riß des Anus oder der vorderen Rektumwand muß angefrischt sein. Die Wunde erinnert nach der typischen Schnittführung an eine Schmetterlingsfigur (Abb. 99).

Fixierende Nähte oder das Anlegen von Hakenzangen an den äußeren Enden der flächenhaften Dammnarbe werden besser unterlassen. Die Assistenten spannen die Haut über die Tubera ossis ischii stark nach außen. Dann sind die Ränder der Narbe gut zu erkennen. Sie werden umschnitten, die Schnitte nach aufwärts bis an das Ende der Scheidennarbe, dorsal bis an den Schleimhautrand des Anus oder des Rektum geführt (Abb. 99). Mit einem scharfen Skalpell wird die ganze Narbendecke restlos abpräpariert. Ist der komplete

Dammriß primär genäht worden und ist dabei der Damm in der Nähe der Kommissur verheilt, der Sphinkter aber nicht geschlossen worden, dann wird der Damm wieder vollkommen gespalten.

Als **1. Akt** erfolgt jetzt die Naht des eingerissenen Rektalrohres. Man verwendet dazu feines Katgut. Die Nähte fassen die Muskelwand des Rektums und werden knapp am Schleimhautrande aus-, auf der anderen Seite wieder eingestochen. So liegen die Schleimhautränder, ohne daß die Schleimhaut selbst mitgefaßt ist, dicht aneinander. Eine Reihe solcher Nähte schließt den Mastdarm bis an die Analöffnung; sie werden recht kurz abgeschnitten. Dann wird die erste Naht der Analhaut angelegt, der Faden lang und mit einer leichten Klemme versehen herabhängen gelassen, so daß er einen gleichmäßigen geringen Zug ausübt.

Der **2. Akt** ist die Naht des Gewebes des Septum rectovaginale. Es wird beiderseits breit aufgeladen und, durch etwas kräftigere Katgutfäden, analwärts fortschreitend, in der Mittellinie zusammengerafft. So kommt man allmählich in jene Gegend, wo 2 eingezogene Grübchen der Narbe die Enden des nach dem Riß zusammengeschnurrten Musculus sphincter ani andeuteten (Abb. 99). Die letzte Naht des Septum wird emporgezogen, dadurch schon das dort narbig verankerte Sphinkterende etwas hochgehoben (Abb. 100).

3. Akt. Mit stark gekrümmter, kleiner, aber kräftiger spulrunder Nadel wird nun der Sphinkter aus der Tiefe hervorgeholt, das andere Ende in gleicher Weise gefaßt und die Nähte geknüpft (Abb. 101). Man verwendet am besten durchwegs Katgut. An dieser Naht wird wieder gezogen, so daß nun die etwas weiter dorsal liegende Partie des Sphinkters herangeholt wird. Sie wird mit einer zweiten Naht beiderseits breit ge-

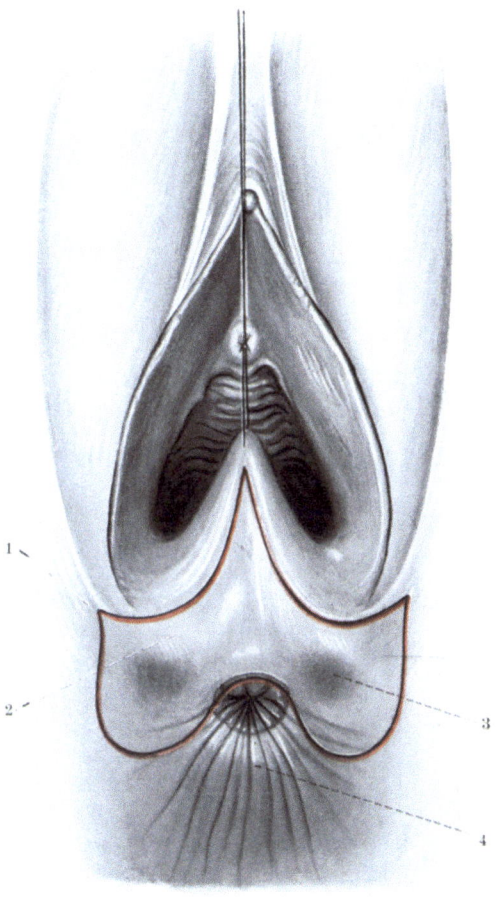

Abb. 99. **Operation eines alten kompleten Dammrisses.**
„Schmetterlingsförmige" Anfrischungsfigur.

1 Gegend der zerrissenen und auseinandergewichenen hinteren Kommissur.
2 Gegend des zerrissenen Dammes.
3 Die Grübchen deuten die Enden des zerrissenen und zusammengeschnurrten Sphincter ani an.
4 Die für den kompleten Dammriß charakteristischen dicht stehenden radiären Hautfalten in der hinteren Peripherie der Analöffnung.

faßt, die Naht geknüpft. Sofort erkennt man den Effekt des Sphinkterverschlusses. Der durchrissene Sphinkter, von dem feine Muskelfasern in die Haut strahlen, hat bei seinem Zusammenschnurren an die hintere Peripherie des Anus die Haut dort in feinen Fältchen zusammengezogen (Abb. 99, 4). Diese Fältchen verstreichen nun wieder in dem Augenblick, wo der Sphinkterring wieder geschlossen ist (Abb. 102). Die Naht des Sphinkters ist das

Wichtigste der ganzen Operation und soll sorgfältig gemacht werden. Es geht nicht an, irgendein Gewebe als Sphincter ani zu bezeichnen und durch dieses die Naht zu legen.

Nun werden die beiden Hälften des auseinandergewichenen Dammes durch breitfassende versenkte Nähte in der Mittellinie vereinigt und schließlich die

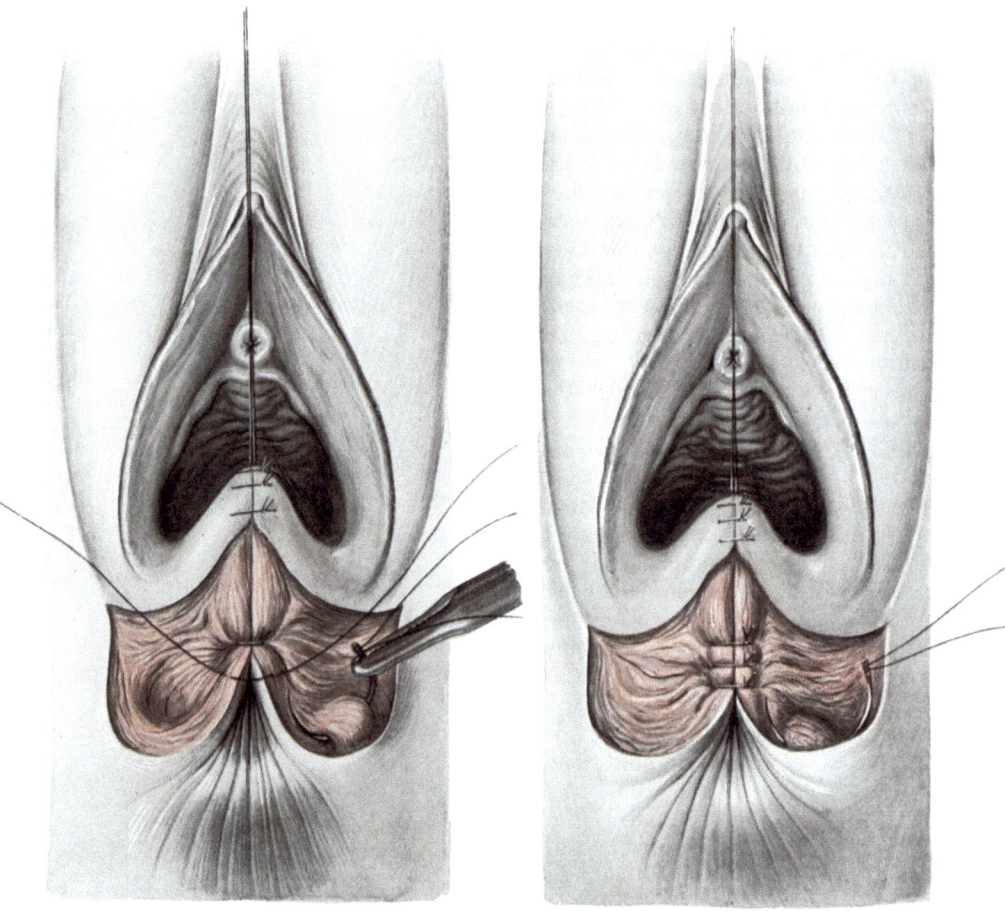

Abb. 100. Operation eines kompleten Dammrisses (Fortsetzung zu Abb. 99). Naht des Septum rectovaginale. Die letzte Naht wird in der Gegend der „Sphinktergrübchen" angelegt, wodurch die Enden des Sphinkter schon etwas vorgehoben werden.

Abb. 101. Operation eines kompleten Dammrisses (Fortsetzung zu Abb. 100). Die Nadel holt den Sphinkter hervor.

Scheiden- und Hautwunde, die erstere mit Katgut-, die letztere mit feinen Seidennähten, verschlossen (Abb. 102).

Zur Heilung eines kompleten Dammrisses gehört immer etwas Glück; denn wenn auch die Patientin entsprechend vorbereitet ist, ist das Operationsgebiet mit seinen großen Wundflächen doch nicht aseptisch. Aber Glück allein macht es nicht, sorgfältige Arbeit und gute Technik sind Vorbedingung.

Die Patientin bleibt die nächsten 5 Tage ruhig auf dem Rücken liegen und soll die Beine nicht viel spreizen. Durch Darreichung von Opiaten wird dafür gesorgt, daß in den ersten 5 Tagen kein Stuhl erfolgt. Nach 5 Tagen bekommt die Kranke Rizinusöl; gleichzeitig macht der am Resultat seiner Operation am meisten interessierte Operateur selbst ein Ölklysma mit einem ganz dünnen Kinderdarmrohr. Die Nähte werden nach der ersten Stuhlentleerung entfernt. Die Patientin bleibt dann noch bis zum 12. Tage liegen.

Häufig sind Frauen nach der Naht eines kompletten Dammrisses in der ersten Zeit nicht imstande spontan zu urinieren, obzwar die Operation mit der Urethra gar nichts zu tun hatte. Beim Katheterismus dürfen die Beine nicht weit gespreizt werden.

Ist ein kompleter Dammriß spontan geheilt, ohne daß die Sphinkterenden dabei zur Vereinigung gekommen sind, besteht aber trotzdem keine Inkontinenz für Stuhl und Winde — was bei spaltförmiger Analöffnung und dann zu beobachten ist, wenn Frauen durch geschickte Verwendung der Levatoren gelernt haben, den Darm abzuschließen —, dann verzichtet man lieber auf die operative Korrektur und versteift sich nicht darauf, anatomisch korrekte Verhältnisse herzustellen. Denn wenn die Wunden nicht per primam heilen, ist der funktionelle Effekt schlechter als vorher!

16. Die Operationen bei Deszensus und Prolaps.

Bei Descensus vaginae und beim Prolaps werden je nach der Größe des Prolapses und nach den anatomischen Verhältnissen bald kleinere Eingriffe genügen, bald komplizierte und große Eingriffe notwendig sein, um ein gutes Dauerresultat zu erzielen.

a) Die scheidenverengernde Operation (Kolporrhaphie).

Sie wird bei Fällen von geringem Descensus vaginae angewendet, namentlich bei Frauen, welche noch in der Phase der Fortpflanzungsfähigkeit sind.

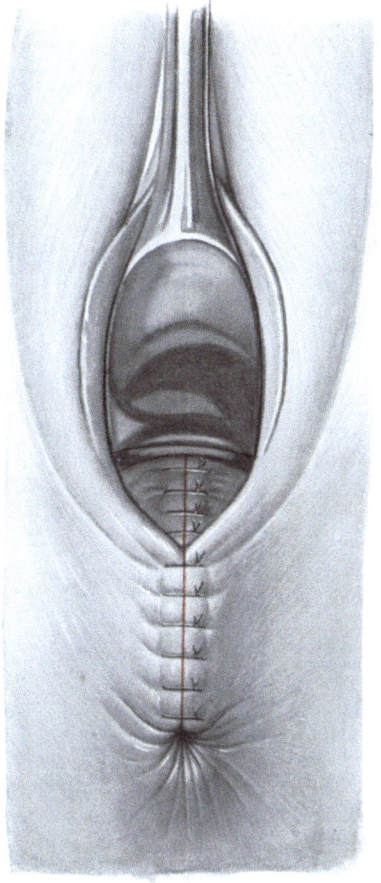

Abb. 102. Operation eines kompletten Dammrisses (Fortsetzung zu Abb. 101). Schlußbild. Der Damm ist wieder hergestellt. Die radiären Analfalten stehen nach gelungener Vereinigung der Sphinkterenden wieder rund um den Anus gleichmäßig verteilt.

α) Vordere Kolporrhaphie.

Ein hinteres Spatel drängt den Damm abwärts. Die Portio vaginalis wird angehakt und möglichst weit herabgezogen. Ist sie fixiert und nur die vordere Scheidenwand herabgesunken, dann wird die Kugelzange in das vordere Scheidengewölbe eingesetzt; eine zweite Kugelzange wird nahe dem Introitus am Tuberculum urethrale der Scheide eingesetzt und zwischen beiden Kugelzangen die vordere Scheidenwand gespannt. Durch Längsschnitt zwischen den beiden Kugelzangen wird die Scheide durchtrennt (Abb. 103). Die mehrfach gebrauchte ovuläre oder wetzsteinförmige Ausschneidung eines Lappens aus der vorderen Scheidenwand erscheint weniger zweckmäßig, da oft erst im Verlaufe der Operation die Größe des zu resezierenden Scheidenstückes bestimmt werden kann.

Wird zu wenig Scheidenwand reseziert, dann gibt die Kolporrhaphie eine ungenügende Straffung der Scheidenwand. Ist das ausgeschnittene Stück zu groß, dann ist die Spannung der Nähte eine zu große, sie können durchschneiden oder es kommt zur Nekrose durch die Anämisierung der übermäßig gespannten Wundränder. Der Schnitt geht zunächst nur durch die Scheidenschleimhaut und wird vorerst nur nahe der Portio durch die Muskelwand vertieft; er soll die viszerale Faszie der Blase nicht durchtrennen. Die Wundränder werden nun beiderseits mit je einer Krallenklemme gefaßt. Durch Zug an den beiden Klemmchen wird der urethralwärts gelegene Teil dem Messer bequemer zugänglich gemacht (Abb. 104). Die Wundränder der Scheide werden nun jederseits mit 2 bis 3 weiteren Krallenklemmchen gefaßt. Die Krallenklemmen heben den Scheidenwundrand an, und mit einem Skalpell, dessen Schneide senkrecht auf die Vaginalwand gerichtet ist, wird nun mit zarten feinen Schnitten die Scheide von der Blase, ihre Faszie schonend, abpräpariert (Abb. 105). Der Assistent kann dadurch, daß er die Blase mittels eines Stieltupfers von der Scheide wegspannt, dem Operateur diese Präparation wesentlich erleichtern. Nur ein Anfänger wird bei diesem scharfen Abpräparieren die Blase verletzen können. Während der Ablösung der Scheide von der Blase wird immer wieder geprüft, ob die Scheide so weit abgelöst ist, daß bei Resektion des abgelösten Teiles der spätere äußere Wundrand unter genügender Spannung bis in die Mittellinie gebracht werden kann. Sobald dies der Fall ist, wird eine weitere, unnötige Ablösung der Scheide von der Blase unterlassen. Blutet es aus kleinen Gefäßen der Blasenfaszie, so müssen diese Blutungen durch feinste Katgutumstechungen oder Abklemmung und Unterbindung gestillt werden.

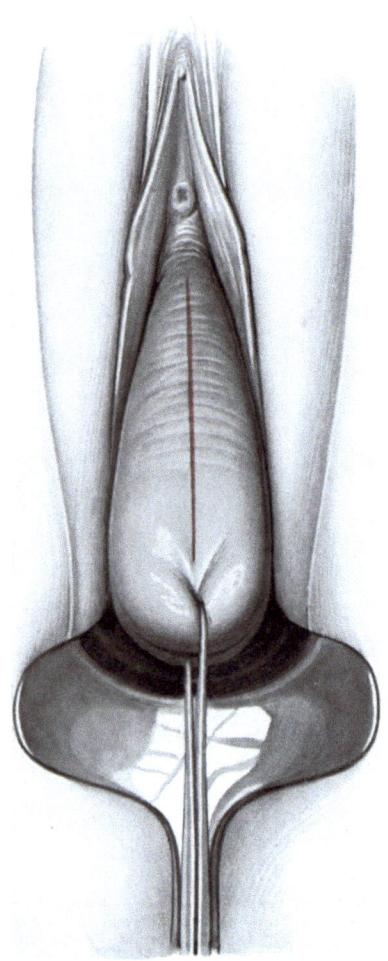

Abb. 103. Vordere Kolporrhaphie. Medianer Längsschnitt durch die Schleimhaut.

Die einfache Ausschneidung eines Stückes der Scheide und Naht des Scheidenwundrandes genügt nach unseren heutigen Vorstellungen von der Natur der Senkung, welche ja eine Art Hernie darstellt, nicht. Kein Chirurg wird einen Bruch durch Resektion eines Streifens Haut und Verschluß der Hautwunde zu heilen versuchen. Rezidive bei der einfachen Kolporrhaphie sind außerordentlich häufig. Durch Nähte, welche die Blasenfaszie raffen, wird das Resultat der Kolporrhaphie ganz wesentlich verbessert. Schon GERSUNY hat durch eine die Blasenwand fassende Schnürnaht den mit der Senkung der vorderen Scheidenwand notgedrungen einhergehenden Deszensus der Blasenwand isoliert beseitigt. Zweckmäßiger wird die Blasenfaszie in der Weise eingestülpt, daß rechts und links 1—2 cm von der Mittellinie entfernt die Blasenfaszie aufgeladen wird und die Faszienfalten mittels Knopfnähten oder fortlaufender Naht in der Mittellinie vereinigt werden, wobei man bis gegen die Urethra herangeht (Abb. 127, S. 325). Ein in die Harnröhre eingeführter Katheter zeigt dem Operateur, ob die Einengung nicht übertrieben

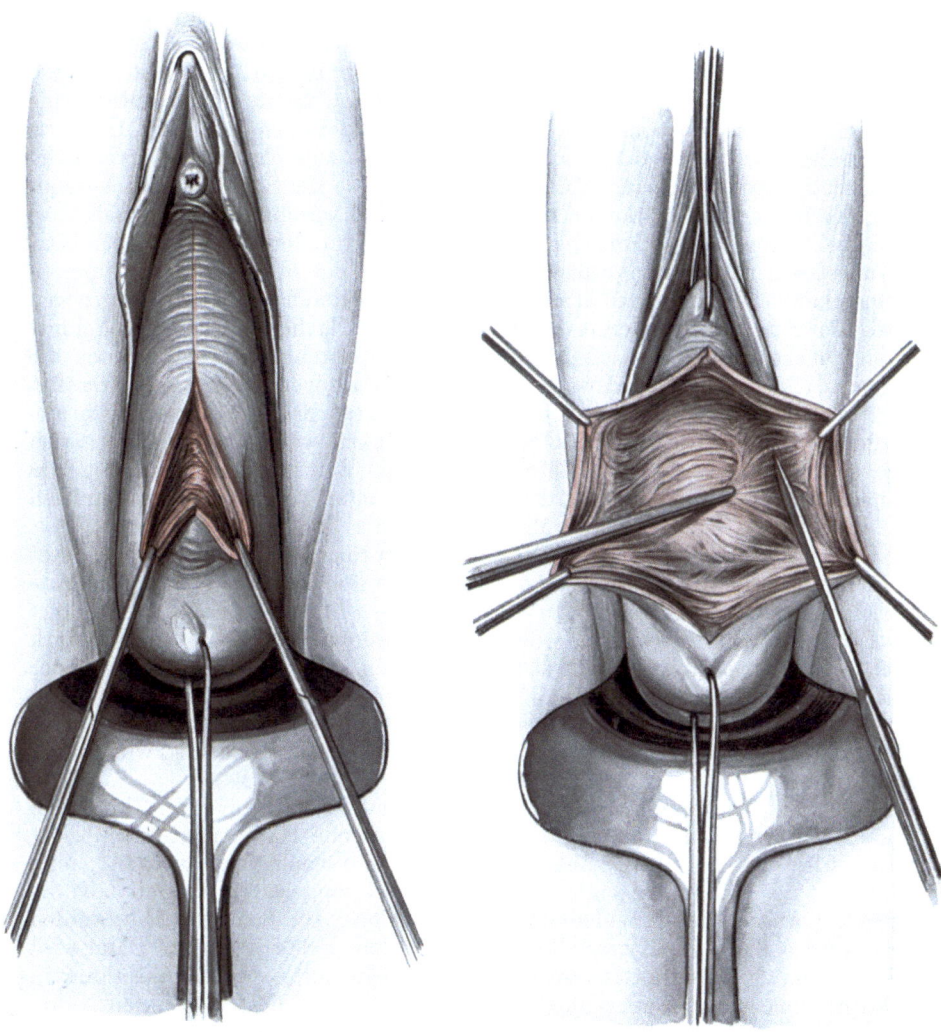

Abb. 104. Vordere Kolporrhaphie. Vertiefung des Schnittes bis auf die Blasenfaszie. Zwei an den Schnittrand angesetzte Krallenklemmchen spannen die Scheidenwand und erleichtern den weiteren Schnitt.

Abb. 105. Vordere Kolporrhaphie (Fortsetzung zu Abb. 104). Abpräparieren der Scheide von der Blasenfaszie. Die Schneide des Messers ist gegen die weggehaltene Scheidenwand, nicht gegen die Harnblasenwand gerichtet.

worden ist. Danach Verschluß der Scheidenwunde durch Knopfnähte oder durch fortlaufende Katgutnaht.

β) Hintere Kolporrhaphie und Dammplastik.

Die vordere Kolporrhaphie allein ist selten ausreichend. Meist muß noch ein Teil der hinteren Scheidenwand reseziert und ein kräftiger Damm aufgebaut werden. Ein vorderes Scheidenblatt spreizt etwas die Vagina. Mit einer Hakenpinzette zieht man die hintere Scheidenwand in der Mittellinie empor, um zu sehen, bis zu welcher Höhe hinauf die Scheidenwand zu schlaff ist. An diesem Punkte wird dann eine Kugelzange eingesetzt und am Introitus links und rechts je nach der Weite der Vulva der Punkt markiert, bis zu welchem der Schnitt, der die hintere Scheidenwand durchtrennt, zu führen ist. Diese Markierung wird besser mit gewichtslosen Seidenfäden als mit schweren Hakenzangen durchgeführt (Abb. 106, M.). Von der oberen Kugelzange angefangen werden 2 Schnitte links und rechts von der Mittellinie geführt, die allmählich divergierend an die Markierungspunkte des Introitus heranziehen. Oft ist es notwendig, diese Schnitte zunächst wenig divergieren zu lassen, da sonst in dem distalen Teil der Scheide die Spannung bei Vereinigung der äußeren Wundränder zu groß wird. Bei Durchführung des Schnittes wird die Vagina angespannt, nachdem zunächst auf der einen Seite der Markierungsfaden nach unten außen gezogen und die das obere Ende der hinteren Kolporrhaphie markierende Kugelzange nach der anderen Seite aufwärts gezogen wird. Der Schnitt durchtrennt die Scheidenwand. Nachdem der gleiche Schnitt in entsprechender Weise auf der anderen Seite durchgeführt ist, werden die beiden Markierungszügel auswärts und aufwärts gezogen, wodurch die Dammhaut sich anspannt. Von den beiden Endpunkten der Scheidenschnitte aus werden zwei Schnitte durch die Dammhaut geführt, welche konvergierend sich 1—2 cm ventral von der Analöffnung treffen. Bei kräftiger Spannung des Dammes wird nun die Dammhaut abpräpariert, dann von den Vaginalschnitten aus vom Rande her gegen die Mittellinie zu die Scheide abgelöst.

Da beim Deszensus häufig Defekte im Septum rectovaginale beobachtet werden, muß das Skalpell sich stets knapp an der Scheidenwand halten, um eine Verletzung der Ampulle sicher zu vermeiden.

Beim Ablösen dieses Teiles der Scheide werden die Zügel wieder stark nach abwärts gespannt, der Assistent hebt den medialen Wundrand empor und spannt ihn zugleich, wodurch die Ablösung viel leichter wird. Nach Ablösung des Haut- und Scheidenwandlappens resultiert eine trapezoide Figur (Abb. 106). Es blutet meist aus kleinen Gefäßen. Die Blutung wird exakt gestillt.

Nun wird die Wunde in der hinteren Scheidenwand von ihrem kranialen Ende angefangen durch Knopfnähte oder fortlaufende Katgutnaht geschlossen. Dabei wird der jeweils genähte Teil nicht mehr nach vorn gespannt; man schneidet die geknüpften Fäden bis auf den letztangelegten ab und läßt die genähte Partie in das Scheidenlumen zurücksinken. Die Scheidennähte werden bis etwas oberhalb des Hymenalsaumes oder seiner Reste angelegt. Dann wird das Gewebe des Septum rectovaginale beiderseits mit versenkten Nähten in der Mittellinie gerafft, aber nicht zu weit analwärts. Diese versenkten Nähte dürfen die Vorderwand der Ampulle nicht verletzen. Hierauf Vereinigung der Schleimhaut-Haut-Wundränder. Die Haut wird mit feinen Seidennähten genäht. Bei der Steinschnittlage, in welcher die Operation gewöhnlich durchgeführt wird, ist die Dammhaut stark gespannt. Sobald die Oberschenkel aber etwas herabgesenkt werden, erfolgt eine gute Entspannung der Haut, so daß die Vereinigung der Schnittränder keine Schwierigkeiten macht. In die Scheide wird ein Gazestück eingelegt.

Dort, wo der Levatorspalt weit klaffte — entweder infolge einer Zerreißung der Pars pubica des Levator ani oder infolge von Dürftigkeit und Schlaffheit der Levatoren — muß durch eine Naht der Levatoren ein guter muskulöser Damm hergestellt werden. Die Levatorennaht verschließt gleichzeitig den häufigen Defekt des Septum rectovaginale im untersten Anteil von Scheide und

Ampulle gut. Die Naht der Levatoren ist bei allen Operationen von Prolaps der Scheide oder des Uterus auszuführen.

γ) Technik der Levatornaht.

Sind die Levatoren sehr dürftig und schlaff, dann werden sie zweckmäßigerweise nicht freigelegt. Es wird vielmehr durch die

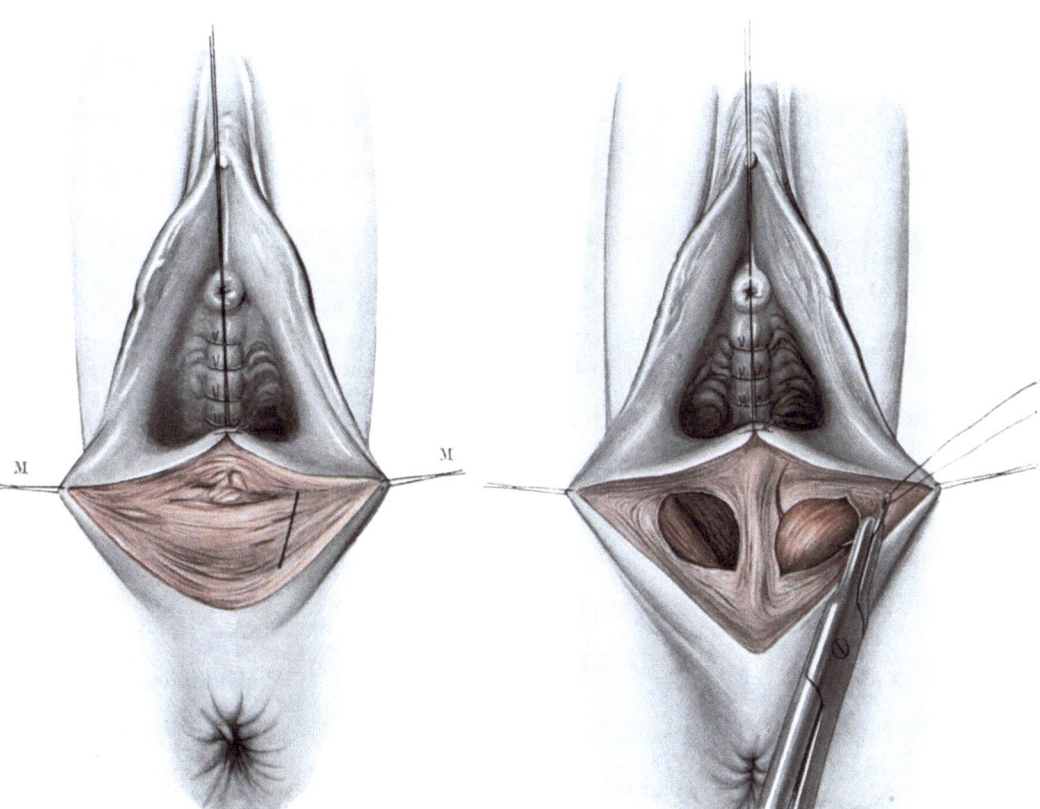

Abb. 106. Hintere Kolporrhaphie und Dammplastik mit Levatornaht. Die Scheidenwunde ist nach entsprechender Resektion vernäht. Jetzt werden die Levatoren zugänglich gemacht. Die Schnittrichtung bei Durchtrennung der Faszie ist links angedeutet.
M Markierungsfäden.

Abb. 107. Hintere Kolporrhaphie und Dammplastik (Levatornaht) (Fortsetzung zu Abb. 106). Die Faszienlücken sind beiderseits angelegt. Nun werden die Levatoren von da aus mit kräftiger Nadel im vorderen Anteil breit gefaßt und herangeholt.

kaudale Faszie hindurch der Levator mit einer kräftigen, ziemlich großen spuhlrunden Nadel aufgeladen, welche nahe dem Scheidenwundrande eingestochen und durch die Faszie geführt wird, um zunächst einmal die dort befindlichen Levatorpartien gegen die Mittellinie heranzubringen. Die Nadel wird neben der Mittellinie wieder ausgestochen und auf der anderen Seite in gleicher Weise der Levator durch die Faszie hindurch aufgeladen. Zur Naht werden kräftige Katgutfäden verwendet. Das Aufladen der Levatoren geschieht am besten unter Kontrolle des in die Vagina eingeführten Zeigefingers. Dieser kontrolliert auch den Weg, den die Nadelspitze nimmt, die die Ampulle nicht verletzen darf. Infektionen durch Anstechen der Ampulle und Ausbildung von Kotfisteln können die Folgen einer zu tief geführten Naht sein.

Hat die vor der Operation durchgeführte Untersuchung der Levatoren ergeben, daß die Muskeln zwar defekt, aber sonst kräftig sind, so werden sie, damit man sicher ist, sie gut gefaßt zu haben, freigelegt. Man legt links und rechts von der Mittellinie je einen Schnitt durch die den Levator bedeckende Faszie, welcher schräg von vorn außen nach hinten unten geführt wird (Abb. 106). Von diesem Schnitt aus wird die Faszie lateral etwas abgelöst. Die Nadel, welche nun bei abgehaltenem Faszienrande zunächst nach außen gerichtet, dann in die Tiefe und wieder nach innen geführt wird, holt den Rand des linken Musculus levator ani und in analoger Weise hierauf den rechten hervor (Abb. 107). Die erste Naht braucht nicht zu weit nach außen gelegt zu sein; wenn nur erst einmal der Rand des Levator beiderseits gefaßt ist, kann durch provisorisches Zusammenziehen der Fäden in der Mittellinie der Levator so weit hervorgeholt werden, daß mit den nächsten Nähten genügend viel Muskel zur Vereinigung gebracht werden kann. Es genügen meist 2—3 Nähte, die im Abstand von etwas mehr als 1 cm voneinander angelegt werden. Beim Knüpfen der Nähte divergieren dann die ventralen Enden der Levatoren im stumpfen Winkel, und der Zug an der obersten Naht ist stark (Abb. 108). Um ein Aufgehen der Levatornahtreihe durch diesen Zug vom ventralen Nahtwinkel aus durch vorzeitige Resorption des Katgut zu verhindern, ist es zweckmäßig, für die oberste Naht feine Seide zu verwenden.

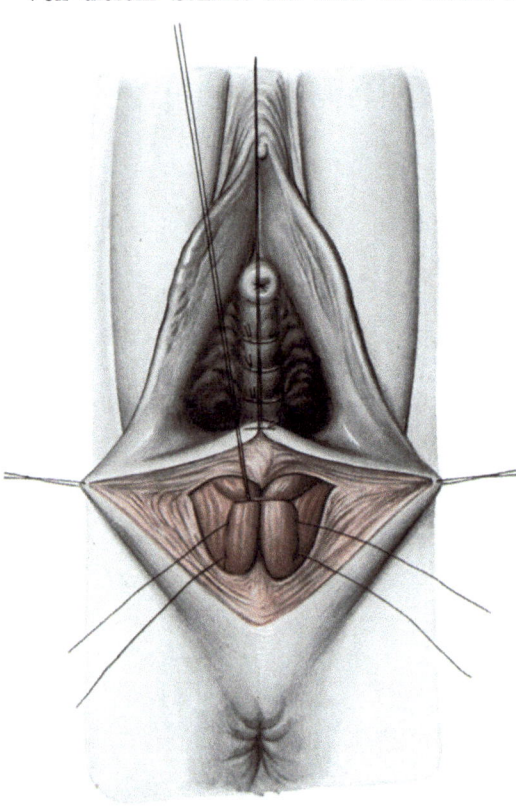

Abb. 108. Dammplastik (Levatornaht) (Fortsetzung zu Abb. 107). Die medialen Levatoranteile werden in der Mittellinie vereinigt.

Je mehr vom Levator beiderseits gefaßt ist, desto massiver und solider wird der neugeschaffene muskuläre Damm sein. Desto größer aber ist auch die Gefahr des Durchschneidens der Nähte, weil Partien des Levators, welche bisher weit außen lagen, gewaltsam in die Mittellinie gezogen sind. Es gehört genügende Erfahrung dazu, um hier das richtige Maß zu finden. Die mediane Wundlippe der Faszieninzision beiderseits ist durch die Muskelnaht überlagert worden (Abb. 107). Die äußeren Faszienwundränder werden nun isoliert genäht. Hierauf Scheiden- und Hautnaht.

Ist die Levatornaht unter einiger Spannung durchgeführt worden, so haben die Patientinnen durch die krampfhafte Vereinigung der beiden Platten von quergestreifter Muskulatur in den ersten Tagen nach der Operation unangenehme Schmerzen in der Dammgegend. Durch Anwendung von Konium-Suppositorien (Rp. Coniini hydrobrom. 0,0005, Ol. Cacao 1,5; Mf. supp.-Durchmesser der

Zäpfchen 6—7 mm) werden diese Beschwerden sehr wesentlich gemildert. Die Anwendung von BELLADONNA-Präparaten ist zwecklos, da diese die Krampfschmerzen in der quergestreiften Muskulatur nicht zu beseitigen vermögen.

b) Die Interpositio uteri vesicovaginalis.

Der Zweck dieser von WERTHEIM angegebenen und von SCHAUTA modifizierten Operation ist das Zurückhalten der mit der vorderen Scheidenwand vorgefallenen Harnblase durch den Uteruskörper und gleichzeitig die energische Antefixation des Corpus uteri. Die Operation wird darum zweckmäßig besonders dort angewendet, wo es sich um eine größere Zystokele handelt. Die Exstirpation des Uterus beraubt den Operateur des für die Dauerheilung einer Zystokele unersetzlichen Organes.

Technik der Operation. Der Schnitt in der Mittellinie über der Zystokele (Abb. 103, S. 306) wird vorsichtig angelegt, namentlich wenn die Scheidenwand, wie dies bei Zystokele häufig der Fall ist, halbkugelig vorgewölbt und dabei dünn ist. Das Abpräparieren der Scheide von der Blase erfolgt wie bei der gewöhnlichen Kolporrhaphie, nur muß die Scheide weiter seitlich und urethralwärts abgelöst werden. Es hängt wesentlich von der Größe des Uteruskörpers, der zwischen die Harnblase und die vordere Scheidenwand verlagert werden soll, ab, wie weit das Bett für den Uterus gemacht werden muß, damit er einerseits ohne übermäßige Spannung der Scheide, andererseits nicht zu locker

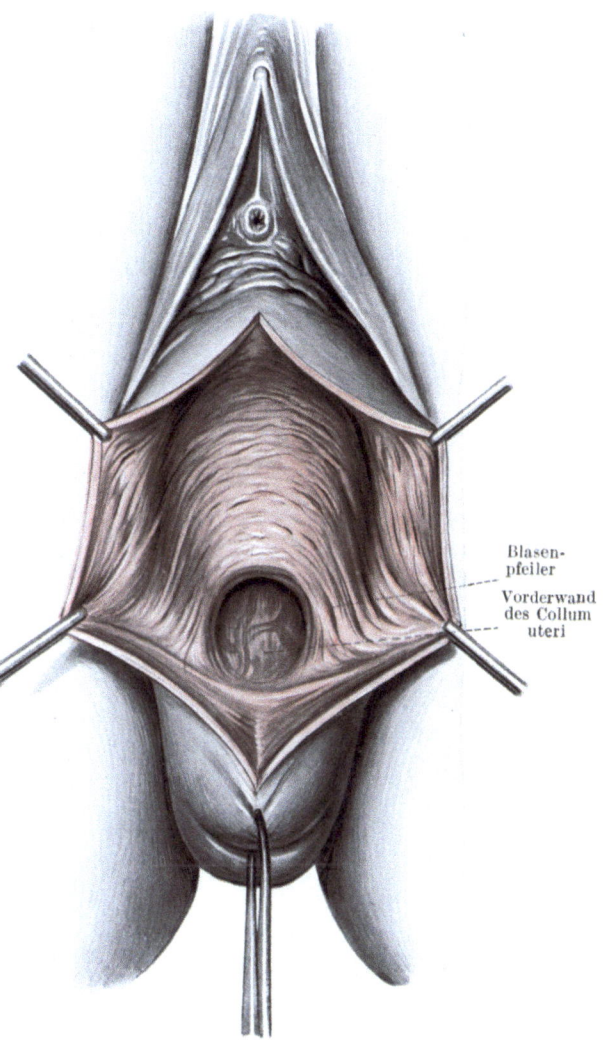

Abb. 109. Interpositio uteri vesicovaginalis. Die Scheide ist beiderseits von der Harnblase abpräpariert. Die Fasern des Parametrium anterius sind durchschnitten, seine seitlichen Partien, die Blasenpfeiler, sollen nur eingekerbt werden. Nun soll die Blase vom Collum uteri weiter abgelöst werden.

in dieses Bett zu liegen kommt. Blutstillung an den verletzten Gefäßchen der Blasenfaszie. Dann wird die Harnblase vom Collum uteri in der gleichen Weise abgelöst, wie das bei der Kolpocoeliotomia anterior beschrieben wurde. Auch hier ist die scharfe Präparation dem stumpfen Abschieben vorzuziehen. Die seitlich von der Mittellinie von der Blase an den unteren Teil des Kollum ziehenden strafferen Bindegewebsfasern, die „Blasenpfeiler" (Abb. 109) sollen dabei möglichst geschont oder nur wenig eingekerbt werden, um gerade so viel Raum zu schaffen, daß der Uteruskörper nach Eröffnung der Plica vesicovaginalis

(Abb. 43, S. 216) hervorgeholt werden kann. Die Eröffnung des Peritoneums macht meist keine Schwierigkeiten, besonders wenn man bei Elongation des Collum uteri den Zug an der Muttermundslippe durch den Zug an einer Kugelzange ersetzt, die höher oben in die Vorderwand des Kollum eingesetzt ist.

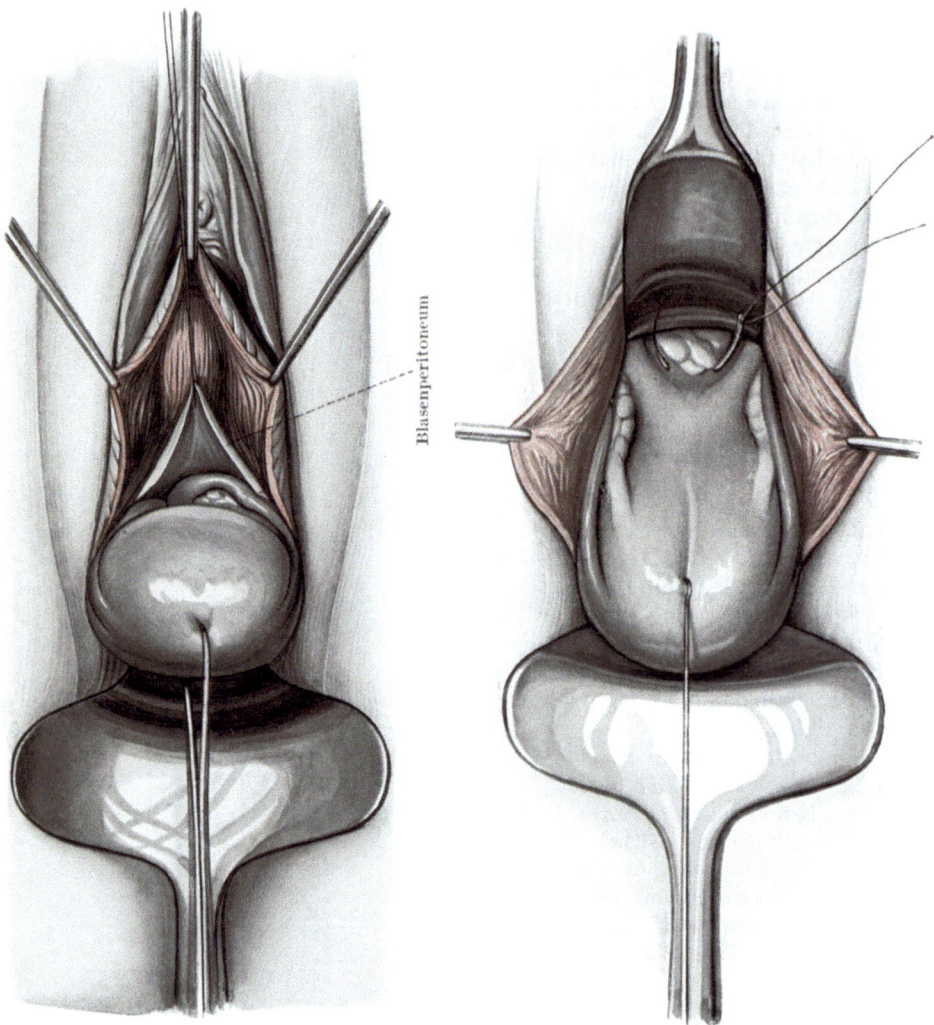

Abb. 110. Interpositio uteri vesicovaginalis (Fortsetzung zu Abb. 109). Die Plica vesicovaginalis peritonei ist eröffnet, der Rand der Blasenserosa mit einem Faden angezügelt, der Uterusfundus vorgeholt.

Abb. 111. Interpositio uteri vesicovaginalis (Fortsetzung zu Abb. 110). Das Cavum peritonei wird verschlossen. Der Faden, der den Rand des Blasenperitoneums gefaßt hat (Abb. 110), wird möglichst tief unten durch die Serosa der hinteren Kollumwand gestochen. So kommt fast der ganze Uterus extraperitoneal zu liegen.

Die Serosawunde soll groß genug gemacht werden, um den Uteruskörper herausleiten zu können. Der Rand der Blasenserosa wird mit einem Faden angezügelt. Dann wird ein Blatt in die Bauchhöhle eingeführt, das die Blase emporhält. Mit Häkchen oder Kugelzange wird der Uterus nahe seinem Fundus gefaßt und unter Zurückstauchen der Portio vaginalis das Korpus vorgeholt (Abb. 110).

Dabei ist es oft zweckmäßig, den Uteruskörper etwas hinter dem Fundus zu fassen, ihn also übermäßig zu antevertieren, um ihn durch die Lücke zwischen Blase, Blasenpfeilern und vorderer Kollumwand hervorzubringen. Der Fundus wird nun steil dammwärts gezogen.
Der Wundrand der Blasenserosa, der mit

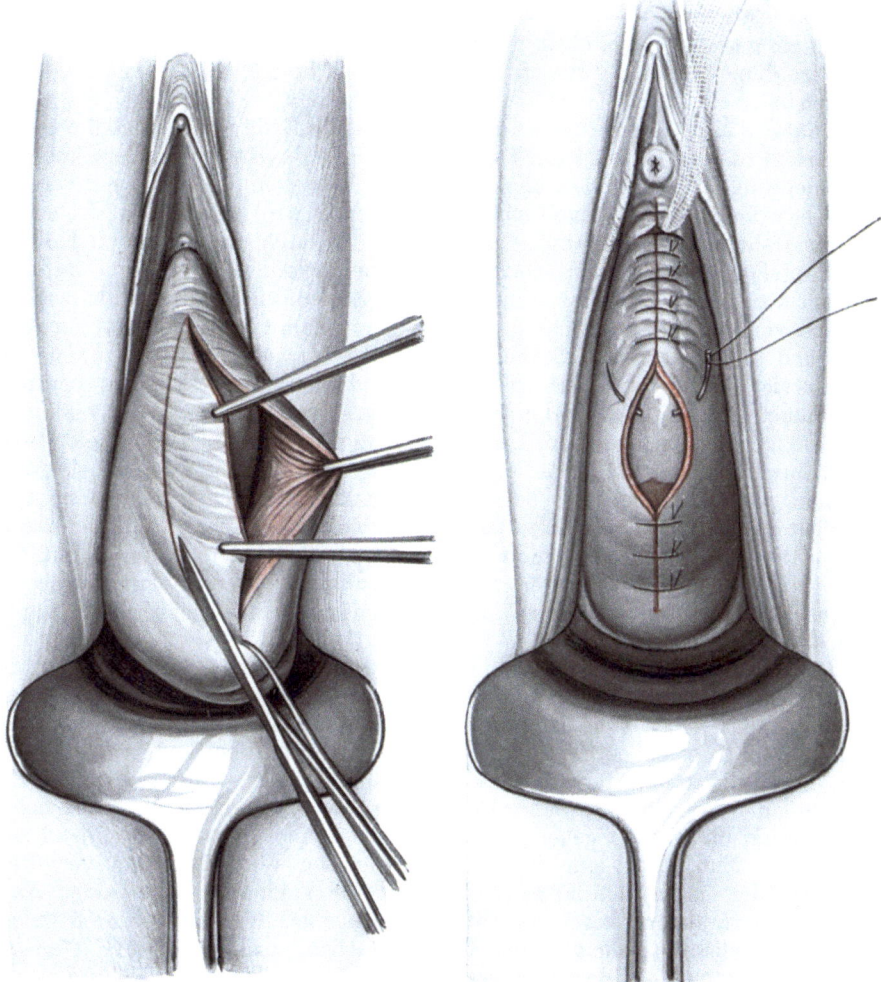

Abb. 112. Interpositio uteri vesicovaginalis (Fortsetzung zu Abb. 111). Das „Bett" des Uterus zwischen Harnblase und vorderer Scheidenwand wird durch Resektion der überschüssigen Vaginalwand entsprechend verkleinert.

Abb. 113. Interpositio uteri vesicovaginalis (Fortsetzung zu Abb. 112). Naht der Wunde der vorderen Scheidenwand. Einige Nähte fassen die Vorderwand des Corpus uteri mit. Ein Streifchen drainiert den Raum zwischen Hinterwand des Uterusfundus, Harnröhre und Blase.

einem Zügel versehen wurde (Abb. 110), wird dann möglichst weit hinten unten an die Serosa der Hinterwand des Uterus, wenn möglich in der Gegend des Isthmus oder des oberen Kollum angenäht (Abb. 111). Dadurch wird die Blase weit nach hinten auf die Hinterwand des Uterus fixiert (s. Abb. 114). 1—2 feine Katgutfäden genügen zur Fixation, wobei zweckmäßig nicht nur die Blasenserosa, sondern auch das an ihr haftende Gewebe des Parametrium anterius, das vom Uterus abgetrennt worden war, die „Blasenleiste" gefaßt wird. Dann wird der Uteruskörper wieder freigelassen und unter die Symphyse in das Becken zurückgedrängt, doch bleibt er jetzt extraperitoneal vor und unterhalb der Harnblase liegen (Abb. 114). Die Stelle, an welcher die Blasenserosa an der Hinterwand des Uterus angenäht wird, richtet sich einerseits nach der Größe der Aussackung der vorderen Scheidenwand mit der Blase, andererseits nach der Größe des Uteruskörpers. Je größer die Aussackung und je kleiner der Uterus, desto tiefer am Kollum soll die Blasenserosa fixiert werden. Dagegen würde bei geringerer Zystokele und großem Uterus der Druck auf die Blase zu groß werden, wenn die Blase zu weit kollumwärts auf den Uterus aufgenäht worden ist.

Nun wird die Interposition des Uterus dadurch zu Ende geführt, daß die beiden abgelösten Blätter der vorderen Vaginalwand nach Resektion der überschüssigen Scheidenwand (Abb. 112) in der Mittellinie unter dem Uteruskörper vernäht werden, wobei die Uteruswand mehrfach mitgefaßt wird (Abb. 113). Oft ist der Uterus während der Operation dadurch, daß er durch den Ring von Kollum, Blasenpfeiler und Blase herausluxiert war, kongestioniert worden und dadurch zunächst zu groß. Da er aber in wenigen Stunden wieder abschwillt, soll genügend vordere Scheidenwand reseziert werden, damit das Wundbett nicht zu weit und andererseits die Scheide an den Uterus genügend fest fixiert ist. Ist zu viel Scheidenwand reseziert worden, dann forziere man das Knüpfen der Fäden zur Vereinigung der beiden Scheidenwundränder an der nun nach abwärts gerichteten vorderen Uterusfläche nicht zu sehr. Die Scheide wird sonst durch den übermäßigen Druck und Zug anämisiert und kann nekrotisch werden. Infolgedessen ist es besser, die Scheidenwundränder nur so weit als möglich in der Mitte einander zu nähern und sie an der Vorderwand des Uterus aufzunähen, wobei ein wetzsteinförmiges Stück der vorderen Uteruswand frei bleibt. Die zunächst frei gegen das Scheidenlumen liegende Serosafläche des Corpus uteri wird sehr bald durch darüberwachsendes Plattenepithel der Vagina bedeckt.

Die Vereinigung der vorderen Scheidenwundränder wird zweckmäßig am urethralen Ende der Kolporrhaphiewunde begonnen. Hier wird nur die Scheidenwand gefaßt. Erst etwa fingerbreit vom Ligamentum arcuatum des unteren Symphysenrandes sollen die Nähte nicht nur die Scheidenwand, sondern auch die vordere Uteruswand fassen. Diese Nähte sollen die Uteruswand zwar energisch mit aufladen, dürfen aber nicht zu tief gelegt werden, damit sie nicht bis in das Kavum des Uterus gehen; es könnte sonst eine Uterusscheidenfistel sich ausbilden. Man kann, um die Ansammlung von Wundsekret zu verhüten, zwischen der ersten, den Fundus uteri mit der Vaginalwand fassenden Naht und den urethralwärts liegenden Nähten eine kleine Lücke lassen, durch welche ein Docht oder ein schmales Streifchen zwischen Corpus uteri und Urethra-Blase, die ja nun auf der Hinterwand des Uterus liegen, zu Drainagezwecken eingeführt wird (s. Abb. 113, S. 313). Auch nahe dem Kollum läßt man gewöhnlich eine kleine Lücke in der Kolporrhaphiewunde, durch welche man einen schmalen Streifen nach beiden Seiten parazervikal einführt. Es ist zweckmäßig, die Nähte an dem portiowärts gerichteten Ende der Kolporrhaphiewunde anzulegen und zu knüpfen, bevor der Uteruskörper ganz eingenäht ist, weil man sonst an die weit nach hinten ausweichende Portio vaginalis (Abb. 114) schwieriger herankommt. Zum Schluß hintere Scheiden- und Dammplastik.

Die anatomischen Verhältnisse nach durchgeführter Interpositio uteri vesicovaginalis sind in Abb. 114 dargestellt. Man sieht, daß der vom Bauchfell überzogene Körper des Uterus nun vollständig aus der Bauchhöhle ausgeschaltet ist. Das Peritoneum zieht jetzt von der vorderen Bauchwand über die nach hinten gezogene Blase hinweg und, da der Schnittrand der Blasenserosa mit der Serosa der hinteren Uteruswand am Kollum oder nahe dem Kollum fixiert ist; so geht die Serosa über das Kollum in die Douglastiefe, um dann auf die vordere Rektumwand umzuschlagen. Die Serosa der hinteren Uteruswand, die nun nach vorn-oben gerichtet ist, wird von der Harnblase gedeckt, die Serosa der nach unten zugekehrten vorderen Uteruswand von der Scheide.

Der Uteruskörper deckt, nachdem man den Levatorspalt durch die vorher geschilderte Levatornaht noch entsprechend verkleinert hat, mit seinem breiten

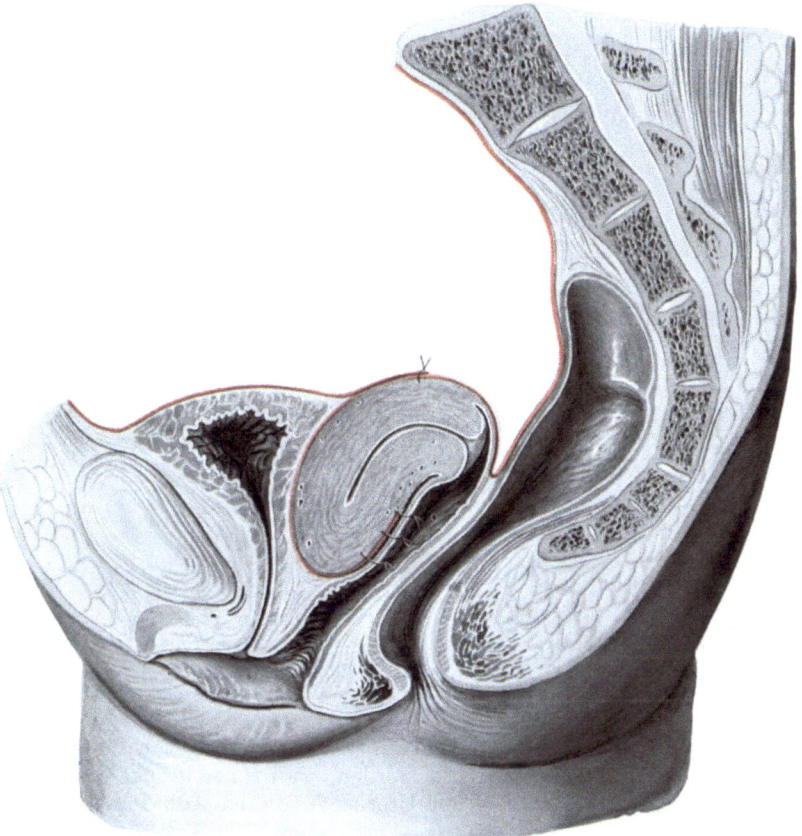

Abb. 114. Topographie nach Interpositio uteri vesicovaginalis. Richtiger Lage des Uterus. Die Harnblase liegt nicht nur dem Fundus, sondern einem großen Teile der Hinterwand des Uterus an. Fast der ganze Uterus liegt nun extraperitoneal. Der Muttermund ist gegen das Steißbein gerichtet.

Körper den Levatorspalt und fängt den intraabdominalen Druck auf. Die Harnblase liegt auf seiner Hinterwand und kann jetzt nicht mehr vorfallen (Abb. 115). Die Portio vaginalis, die der beweglichste Teil des Uterus nach seiner übermäßigen Anteversion bleibt, steht über dem unpaar gemachten analen Anteil der Levatoren, die in der Mittellinie vereinigt sind, und kann bei Zunahme des Innenbauchdruckes nur bis auf diese Platte herabgedrückt werden.

Die durch die Interposition geschaffenen Verhältnisse sind also alles andere als der normalen Anatomie entsprechend. Doch wird, wenn der Uterus nicht zu groß ist, seine abnorme Lage keinesfalls unangenehm empfunden.

Schwierigkeiten ergeben sich manchmal dadurch, daß der Uterus zu groß ist, sei es, daß es sich um einen metritisch vergrößerten Uterus handelt, sei es, daß Myomknoten in ihm entwickelt sind. In solchen Fällen hat die Interposition des zu großen Uterus unter die Blase starke Beschwerden zur Folge. Dann muß der Uterus, bevor er interponiert wird, entsprechend verkleinert werden. Seine Resektion wie die Enukleation von Myomknoten ist wegen der Gefahr der Infektion des Wundbettes im Uterus nicht unbedenklich. Der Uterus kann natürlich nur dann wirklich gut interponiert werden, wenn er frei beweglich ist.

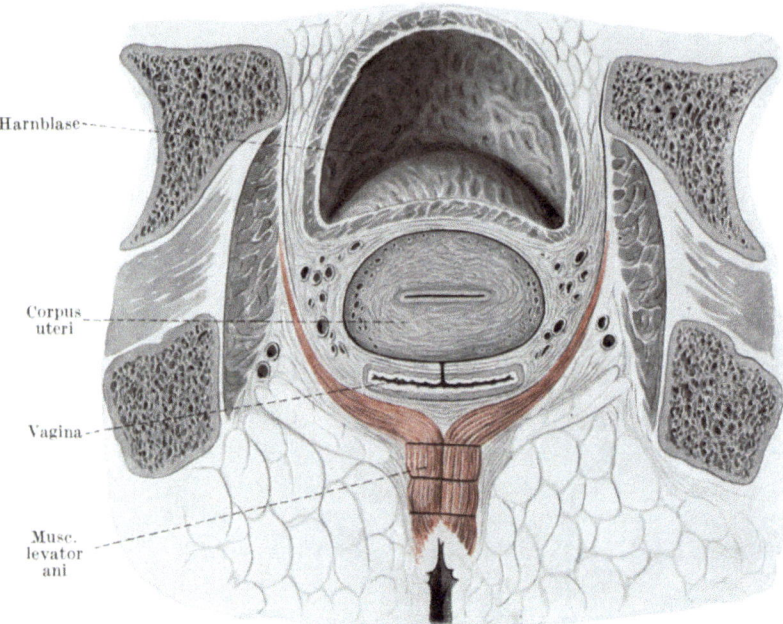

Abb. 115. Topographie der Organe nach Interpositio uteri vesicovaginalis und Dammplastik mit isolierter Levatornaht. (Frontalschnitt schräg von kranialventral — nach kaudaldorsal, s. Abb. 116), modifiziert nach WERTHEIM. Die operative Behandlung des Prolapses. Berlin: Julius Springer 1918.

Adhäsionsmembranen, welche sich von seiner Hinterwand gegen die Beckenserosa spannen, müssen zuvor durchtrennt werden, weil sonst infolge des dauernden Zuges des übermäßig antevertierten Uterus an diesen Adhäsionen Schmerzen ausgelöst werden.

Bei dieser in ihrem Effekt ganz ausgezeichneten Operation besteht der Nachteil, daß der Uterus durch seine Verlagerung außerhalb der Peritonealhöhle im Falle einer Schwangerschaft sich nicht normal in der Bauchhöhle erheben und entwickeln kann. Aus diesem Grunde muß bei allen Frauen, bei denen eine Schwangerschaft noch möglich wäre, dafür Sorge getragen werden, daß eine solche vermieden wird. Zwei Maßnahmen sind zu diesem Zwecke notwendig:

1. Die Ausschabung des Uterus zu Beginn der Operation. Denn wenn auch die Operation vernünftigerweise nur dann ausgeführt wird, wenn nach Anamnese und Befund das Bestehen einer Schwangerschaft auszuschließen ist, so besteht doch die Möglichkeit, daß zwischen der letzten normalen Menstruation und dem Tage der Ausführung der Operation eine Konzeption erfolgt ist und sich nun ein Ei schon eingebettet hat oder in den nächsten Tagen einbetten kann. Um dies zu verhüten, wird die ganze Schleimhaut aus dem Uterus ausgeschabt.

2. **Die Verhinderung einer späteren Schwangerschaft durch Sterilisierung.** Die Sterilisierung wird durch Abquetschung, Resektion oder Exstirpation der Eileiter herbeigeführt. Nachdem der Uterusfundus herausgewälzt ist, wird entweder nach Fixation der Blasenserosa an der hinteren Uteruswand oder schon vorher zunächst der eine Uteruswinkel eingestellt und von hier aus die Tube entweder mit einer breiten, außerordentlich kräftigen Klemme abgequetscht (MADLENER) oder ein Stück von ihr reseziert (Abb. 117). Das Tubenrohr wird nahe dem uterinen Ansatz vom Uterus abgesetzt und unter Fassen der feinen Gefäßchen der Mesosalpinx ein 3—4 cm langes Stück der Tube entfernt. Die Klemmen werden durch feine Katgutligaturen ersetzt. Wird die Tube nur reseziert, dann muß dafür Sorge getragen werden, daß die beiden Tubenenden nicht wieder aneinander kommen können. Der distale Stumpf der Tube wird daher zwischen die Blätter des Ligamentum latum versorgt, wobei aber sorgfältig eine Verletzung der bei der Herauswälzung des Uterus stark gestauten Venen des Ligamentum latum vermieden werden muß. Unangenehme und oft nur mühsam zu beherrschende Hämatome des Ligamentum latum wären die Folge einer Gefäßverletzung. Der uterine Stumpf der Tube wird, wenn die Tube nicht durch keilförmige Exzision entfernt worden ist, durch Serosaserosanaht an der Tubenecke überdeckt. Es ist notwendig, daß man sich bei der Resektion der Tube genau orientiert, ob man wirklich die Tube reseziert. Ungeübte haben auch schon in Verkennung der Lage die Ligamenta rotunda reseziert.

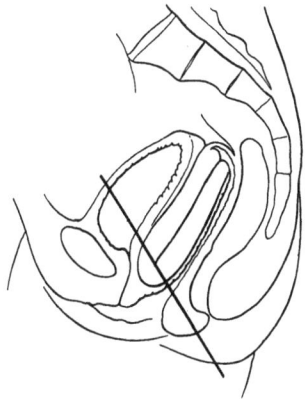

Abb. 116. Zeigt die Richtung, in welcher der Schnitt (Abb. 115) geführt ist (nach WERTHEIM).

Für den Dauererfolg ist die beschriebene Operationsmethode weitaus besser als die ventrale Fixation des Uterus, die von älteren Operateuren gelegentlich auch beim Prolaps noch ausgeführt wird. Durch diese Operation, bei welcher der Fundus meist energisch an die Bauchwand angenäht oder nach der Methode von KOCHER zum Teil außerhalb der Bauchwand verlagert wird, wird der Prolaps nur momentan behoben, indem die Scheide durch die Hochziehung des Uterus nach aufwärts gezogen wird. Der Uterus ist aber durch diese Operation eher anteponiert als antevertiert, d. h. die Portio vaginalis liegt nicht genügend weit kreuzbeinwärts, bei Druck nach abwärts kommt sie nicht über den unpaaren Damm, sondern über den Levatorspalt zu liegen. Die Portio hat also keine Unterstützung. So wird sie nach kurzer Zeit durch zunehmende Elongation des Kollum wieder in der Vulva erscheinen. Das Rezidiv des Prolapses ist mit Wahrscheinlichkeit zu erwarten.

Stets muß zu der Interposition des Uterus eine ausgiebige Scheidendammplastik hinzugefügt werden. Die Interposition des Uterus zwischen Blase und Scheide gibt nur dann eine gutes Dauerresultat, wenn sich aus den vorhandenen Levatoren ein genügend solider Damm als Widerlager für die Portio bilden läßt. In den selteneren Fällen, wo dies nicht möglich ist oder wenn die Levator- und Dammnaht nicht heilt, wird die Portio vaginalis durch den dauernden Eingeweidedruck allmählich herabgedrängt, während der Fundus uteri gewöhnlich an seiner Stelle bleibt. Durch eine Drehung des Uterus, bei welcher die Portio den längsten Weg macht, tritt die Portio dann wieder herab. In solchen Fällen, wo der Damm von vornherein nicht genügend kräftig gemacht werden kann, muß die Portio vaginalis durch kompliziertere Operationen nach hinten fixiert werden. Solche Operationen sind die Suspension der hinteren Muttermundslippe an dem rückwärtigen Teil der Sakrouterinligamente (WERTHEIM), die KJELLANDsche Operation, endlich die Promontoriofixation der hinteren Zervixwand mit Verödung des Douglas (s. S. 323) und andere. Oder es wird ein muskulärer Damm durch Verpflanzung eines Teiles des Musculus glutaeus maximus und Anheftung seines Schnittrandes an der Symphyse und dem absteigenden Schambeinast gebildet (TANDLER u. HALBAN).

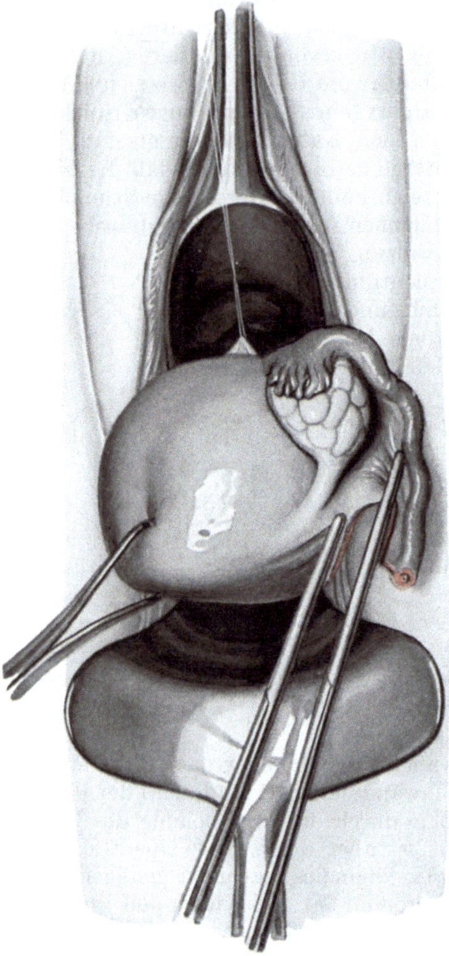

Bei der geschilderten Form des Prolapsrezidivs, bei welcher das Corpus uteri richtig liegen bleibt und nur die Portio durch eine Schwenkung hervorkommt, wird die prolabierte Portio vaginalis amputiert.

Ist der Uteruskörper sehr klein und läßt sich der Levatorspalt nicht genügend verkleinern, dann besteht die Gefahr, daß das antevertierte Corpus uteri durch den Eingeweidedruck durch den Levatorspalt hinuntergedrängt wird. In solchen Fällen entsteht die zweite Form des Prolapsrezidives, bei welcher die Portio hinten oben bleibt und das Korpus unter Vorwölbung der vorderen Scheidenwand unter der Symphyse in der Schamspalte erscheint. Um dieses Rezidiv zu verhüten, wird in Fällen, wo der Uterus übermäßig beweglich und klein ist, der Fundus uteri unterhalb der Symphyse an das Diaphragma urogenitale fixiert. Die Operation gestaltet sich zunächst so wie die Interpositio uteri vesicovaginalis. Nachdem die Blasenserosa an der Uteruswand fixiert ist, werden die Uterusecken an das Gewebe des Diaphragma urogenitale im obersten Teil der absteigenden Schambeinäste fixiert. Zu diesem Zwecke muß die Scheidenwand seitlich symphyenwärts weiter abgelöst werden als sonst, wobei man zweckmäßig vorsichtig stumpf vorgeht, da man hier in das Gebiet des Corpus cavernosum urethrae kommt, dessen Verletzung störende Blutung macht, die sich freilich durch längerdauernde Kompression oder durch Umstechungen beherrschen läßt. Nachdem so der absteigende Schambeinast frei zugängig geworden ist, wird mit einer nicht zu dünnen stark gekrümmten Nadel, die mit einem Seidenfaden armiert ist, bei gutem Abhalten der Vaginalwand das Gewebe seitlich unter der Symphyse aufgeladen, wobei die Nadel bis an das Periost des absteigenden Schambeinastes gehen soll. Die Nadel darf sich, wenn sie gut sitzt, nicht vom Knochen entfernen lassen. Dann wird sie durch die Uterusecke vom Ligamentum suspensorium ovarii bis zum Rotundum hindurchgestochen (vgl. Abb. 128, S. 326). Nachdem auf der anderen Seite die gleiche

Abb. 117. Sterilisierung durch Tubenresektion auf vaginalem Wege, gelegentlich einer Interpositio vesicovaginalis (andernfalls würde zwecks Tubenresektion das Corpus uteri nicht vorgeholt, sondern nur eine Tubenecke eingestellt werden) (s. S. 361).

Naht gelegt ist, werden die beiden Seidennähte geknüpft, während der Assistent den Uterus in den Arcus pubis hineindrängt. Diese Operation unterstützt die Wirkung der Interposition und wird namentlich auch bei gewissen Fällen von Harninkontinenz angewendet (siehe dort).

Die Nachbehandlung nach der Interposition besteht darin, daß der Streifen, der in die Scheide eingelegt war, nach 24 Stunden entfernt wird. Die Drainage-

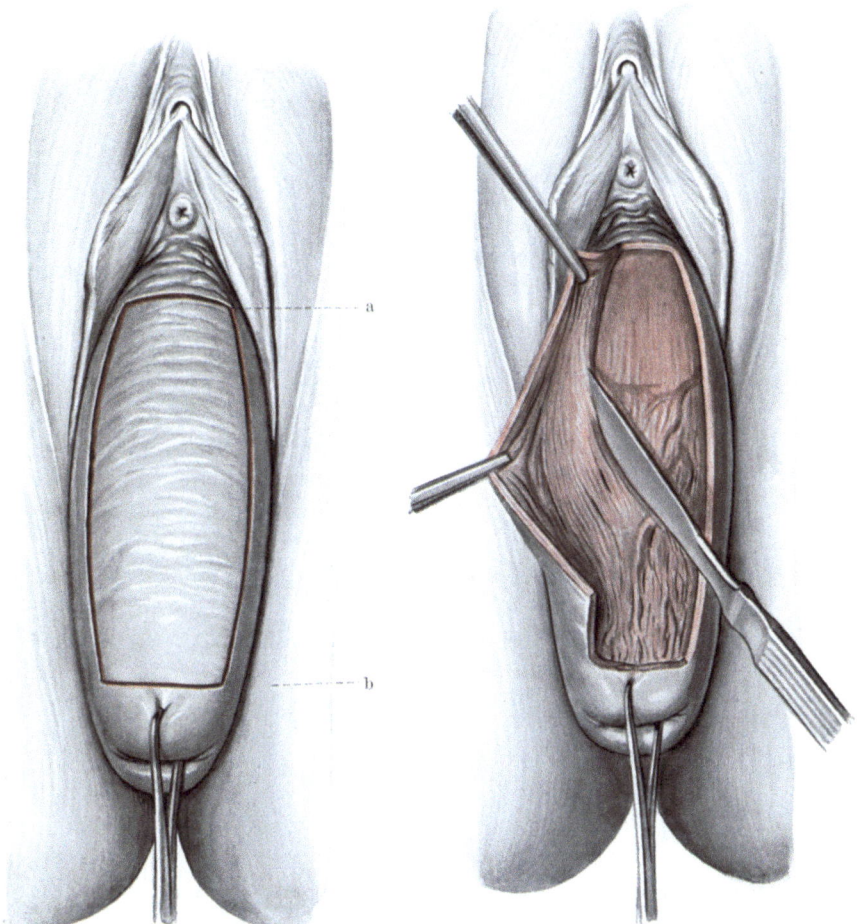

Abb. 118. Prolapsoperation nach NEUGE-BAUER-LEFORT. Form des Schnittes in der vorderen Scheidenwand.

Abb. 119. Prolapsoperation nach NEUGE-BAUER-LEFORT (Fortsetzung zu Abb. 118). Abpräparieren des umschnittenen Scheidenlappens von der Harnblase.

streifen werden spätestens nach 48 Stunden entfernt. In den ersten Tagen nach der Operation ist ein spontanes Urinieren meist nicht möglich. Beim Katheterisieren muß darauf geachtet werden, daß durch den interponierten Uterus die Urethra steil kranial gerichtet ist (s. Abb. 114, S. 315), so daß die Katheterspitze beim Einführen des Katheters hinter der Symphyse nach aufwärts geführt werden muß.

c) Die Prolapsoperation nach NEUGEBAUER-LEFORT.

Bei alten Frauen mit großem Prolaps, bei welchen die Kohabitation nicht mehr in Frage kommt, kann diese effektvolle Operation gute Dienste leisten.

Das Wesen der Operation besteht darin, daß ein breiter Streifen der vorderen und hinteren Scheidenwand ausgeschnitten wird, so daß Rektum und Blase breit miteinander in Verbindung gebracht werden, während rechts und links ein dünnes Scheidenrohr übrig bleibt, das bis an den Muttermund heranführt, um das Uterussekret ableiten zu können. Die Portio wird angehakt und zunächst die vordere Muttermundslippe stark dammwärts gezogen. 2 cm von der Portio

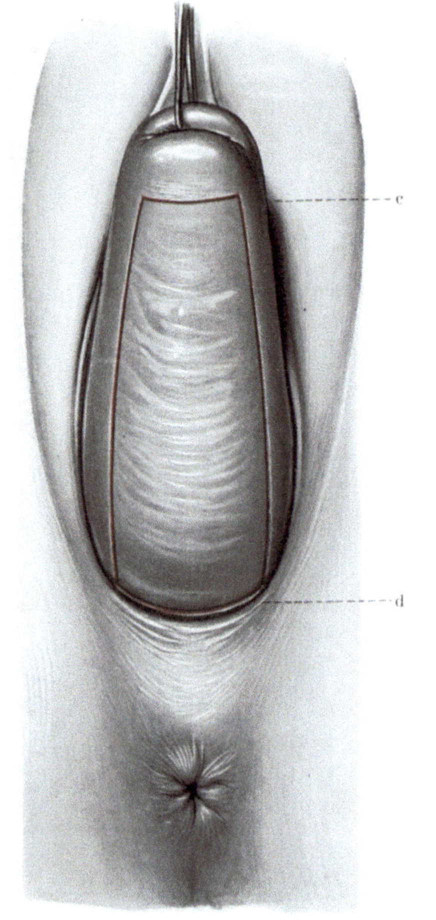

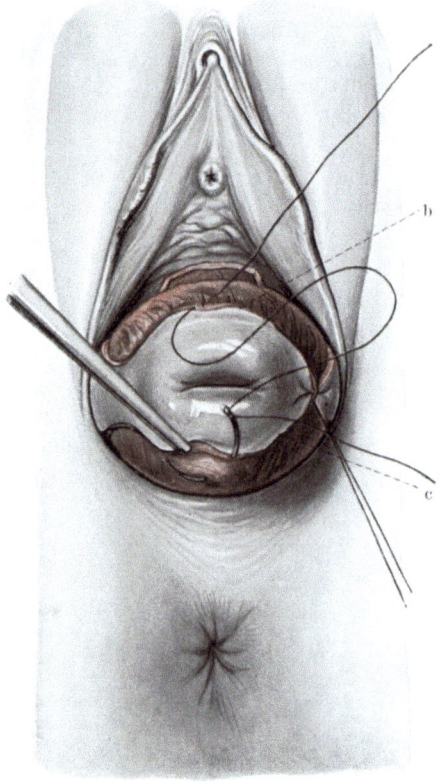

Abb. 120. Prolapsoperation nach NEUGE-BAUER-LEFORT (Fortsetzung zu Abb. 119). Umschneidung des Lappens in der hinteren Vaginalwand. Der Lappen wird von der Douglasserosa und dem Rektum scharf abpräpariert.

Abb. 121. Prolapsoperation nach NEUGE-BAUER-LEFORT (Fortsetzung zu Abb. 120). Der Wundrand des vorderen Scheidengewölbes (b) (Abb. 118) wird an den des hinteren (c) (Abb. 120) genäht. Die Scheidenschleimhaut wird nicht mitgefaßt. Dann wird weitergehend der vordere an den hinteren Wundrand der stehengebliebenen seitlichen Scheidenwand genäht.

entfernt wird ein querer Schnitt gelegt, je nach der Größe des Prolapses 2—4 cm lang. Von den Ecken des Schnittes werden zwei gleichlaufende Längsschnitte gegen das urethrale Ende der Scheide geführt, die durch einen Querschnitt wieder verbunden werden, so daß ein langer rechteckiger Lappen von verschiedener Breite gebildet wird (Abb. 118). Der Lappen wird abgelöst, wobei das Messer stets senkrecht auf den abzulösenden Scheidenlappen gerichtet ist, um eine Verletzung der Harnblase zu verhüten (Abb. 119). Blutstillung. In gleicher Weise wird in der hinteren Scheidenwand ein gleich großer Lappen ausgeschnitten; er beginnt in dem mit der Portio emporgehobenen hinteren Scheidengewölbe und reicht bis nahe an den Damm (Abb. 120). Nun werden zunächst die Schnittränder der beiden queren Inzisionen im vorderen und hinteren Scheidengewölbe miteinander vereinigt (Abb. 121), wobei die Naht nur durch die Muskelwand, nicht durch die Schleimhaut geht. So entsteht ein kleiner Querkanal vor dem Muttermund. Die Portio wird jetzt allmählich zurückgestaucht, wodurch Blase und Mastdarm miteinander in Berührung kommen. Einige Nähte heften sie aneinander. Dann werden die seitlichen Wundränder der beiden Lappenschnitte rechts wie links miteinander durch Knopfnähte vereinigt, wobei bei weiterem Fortschreiten Blase und Mastdarm immer wieder zurückgestaucht werden, bis die Nahtlinie an dem urethralwärts bzw. dammwärts liegenden Schnitt angelangt ist. Einzelne versenkte Nähte haben für lückenloses Anliegen der Blase an dem Mastdarm gesorgt. Vor dem Schluß der beiden untersten queren Wundränder wird mit versenkten Nähten unter Mitfassen der Levatoren der Damm gehoben. Endlich werden die beiden queren Wundränder der Scheidenwand miteinander vereinigt. Es sind dann zwei Vaginalkanäle rechts und links gebildet worden, während der mittlere Teil der Vagina exstirpiert ist (Abb. 122).

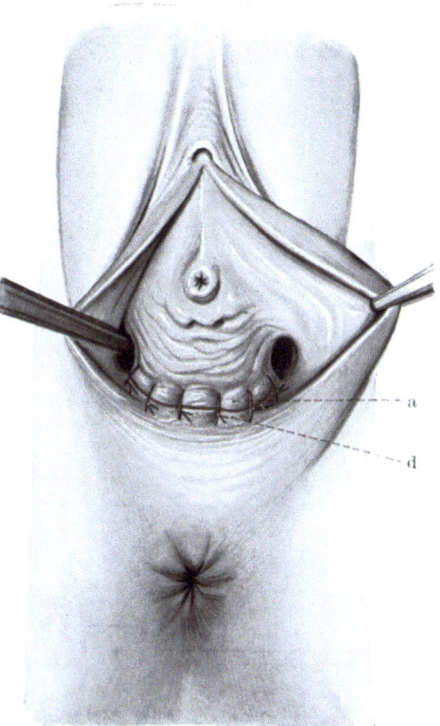

Abb. 122. Prolapsoperation nach NEUGEBAUER-LEFORT (Fortsetzung zu Abb. 121). Schlußbild. Wundrand a ist an Wundrand d genäht. In den einen der beiden „Scheidenkanäle" ist eine Pinzette eingeführt.

Eine besondere Art der operativen Behandlung bedarf der sog. FRORIEPsche Prolaps, **die Douglasokele.** Bei dieser handelt es sich um **die Ausstülpung des serosabedeckten Teiles der hinteren Scheidenwand.** Mit den gewöhnlichen Prolapsoperationen ist dieser Vorfall nicht zu beseitigen. Vaginal läßt sich die Douglasokele in Analogie zur Zystokele durch Zwischenschaltung und Fixierung des Corpus uteri beseitigen, durch **Interpositio uteri rectovaginalis,** bei welcher der Uterus von einem hinteren Kolpotomieschnitt aus vorgeholt und in das eröffnete Septum rectovaginale eingenäht wird. Seine Fundusecken werden an die freigelegten Levatorschenkel angenäht.

Unter Anwendung des Bauchschnittes läßt sich dieser Prolaps in zweifacher Weise beseitigen:

1. durch **Verödung des Douglas,** 2. durch die **Promontoriofixur des Uterus.**

d) Die Verödung des Cavum Douglasii.

Der Bauch wird mit Längs- oder Querschnitt eröffnet, die Serosa des Douglas mit einer Tabaksbeutelnaht gefaßt, welche den Serosaüberzug der hinteren Kollumwand, der rechten Beckenwand, der vorderen Wand des Rektums, der linken Beckenwand faßt (Abb. 123). Durch diese Schnürung wird der Douglas etwas weniger tief. Bei stärkerer Ausstülpung des Douglas muß man noch zwei oder drei gleiche Tabaksbeutelnähte in höheren Etagen darüber setzen, um einen

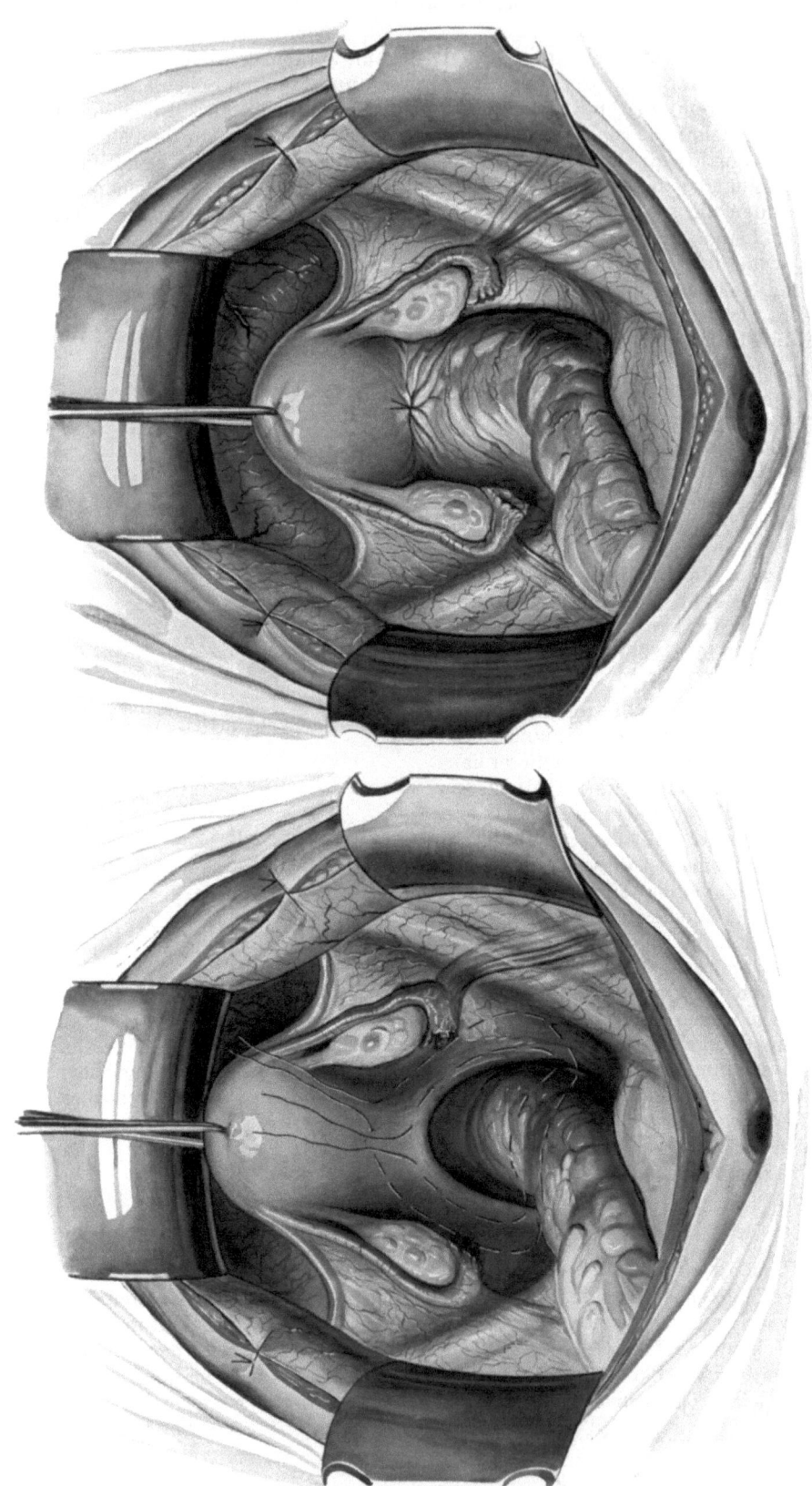

Abb. 123. Verödung des Douglas bei Prolaps mit Douglasokele. Zwei Schnürnähte sind angelegt, durch welche Uterusserosa, Serosa der seitlichen Beckenwände und Serosa der vorderen Rektumwand zusammengezogen werden.

Abb. 124. Verödung des Douglas bei Prolaps mit Douglasokele (Fortsetzung zu Abb. 123). Die oberste Schnürnaht ist geschlossen, der Douglas dadurch ganz seicht geworden, das Rektum reicht bis an das Corpus uteri heran.

möglichst flachen Douglas zu erzielen. Bei der obersten Naht, welche über die Mitte der Wand des kleinen Beckens geht, muß bei der seitlichen Anlegung der Naht darauf geachtet werden, daß hier der Ureter knapp unter der Serosa verläuft. Wenn man auch durch sehr oberflächliches Einstechen der Nadel seine Verletzung vermeidet, so kann er doch beim Schnüren der Naht stark verzogen werden. Man überspringt also die Serosa der seitlichen Beckenwand in der

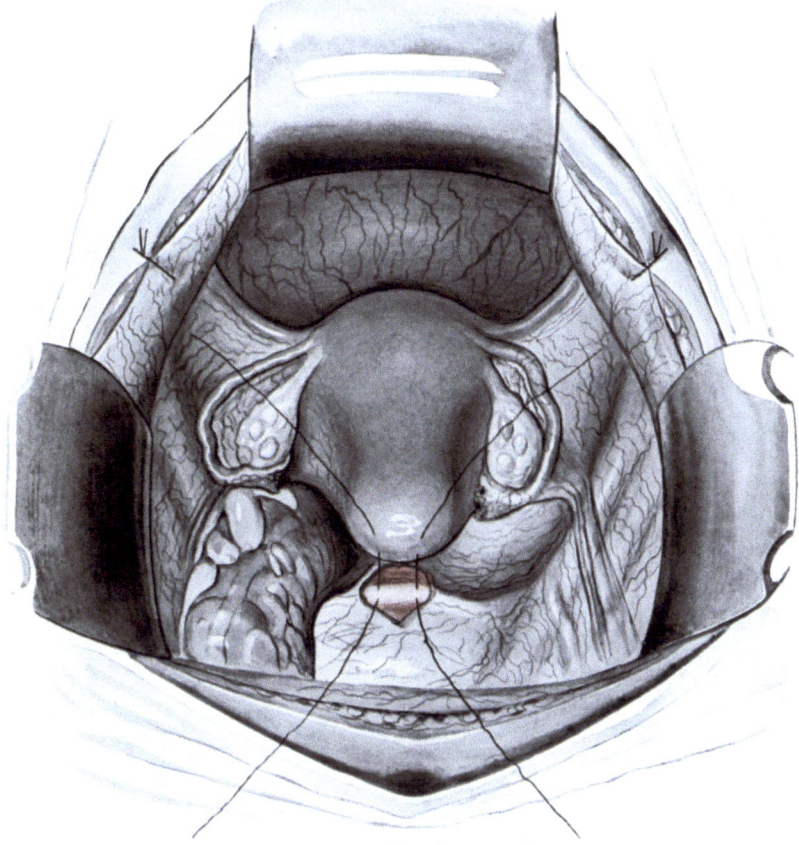

Abb. 125. **Promontoriofixur des Uterus.** Die Portio vaginalis ist mit einer Kugelzange von der Vulva her in die Bauchhöhle hinaufgestaucht, die Hinterwand der Zervix knapp am Scheidengewölbe mit Nähten gefaßt, die durch die Bandscheibe zwischen dem letzten Lendenwirbel und ersten Kreuzbeinwirbel gelegt sind. Durch Spaltung der Serosa ist die Bandscheibe freigelegt. Nach Knüpfung der Nähte steht die Portio ganz am Promontorium, der Uterusfundus liegt tief im Becken in übertriebener Anteversion.

ganzen Partie, in deren Nähe der Ureter gelegen ist. Nach Knüpfung der letzten Schnürnaht ist der Douglas vollkommen verödet (Abb. 124). Die Operation ist stets mit einer ausgiebigen Scheidendammplastik zu kombinieren, welche vor oder nach dem abdominalen Eingriff gemacht wird.

e) Die Promontoriofixur des Uterus.

Diese Operation, welche auch bei großem Prolaps der Vagina und des Uterus ohne Douglasokele angewendet werden kann, wenn man aus einem anderen Grunde die Laparotomie ausführen muß, besteht darin, daß das untere Ende des

Kollum knapp oberhalb des Ansatzes des hinteren Scheidengewölbes an das Promontorium fixiert wird.

Längs- oder Querschnitt. Ein Assistent drängt mit einer Kugelzange, die die vordere Muttermundslippe gefaßt hat, die Portio vaginalis möglichst hoch

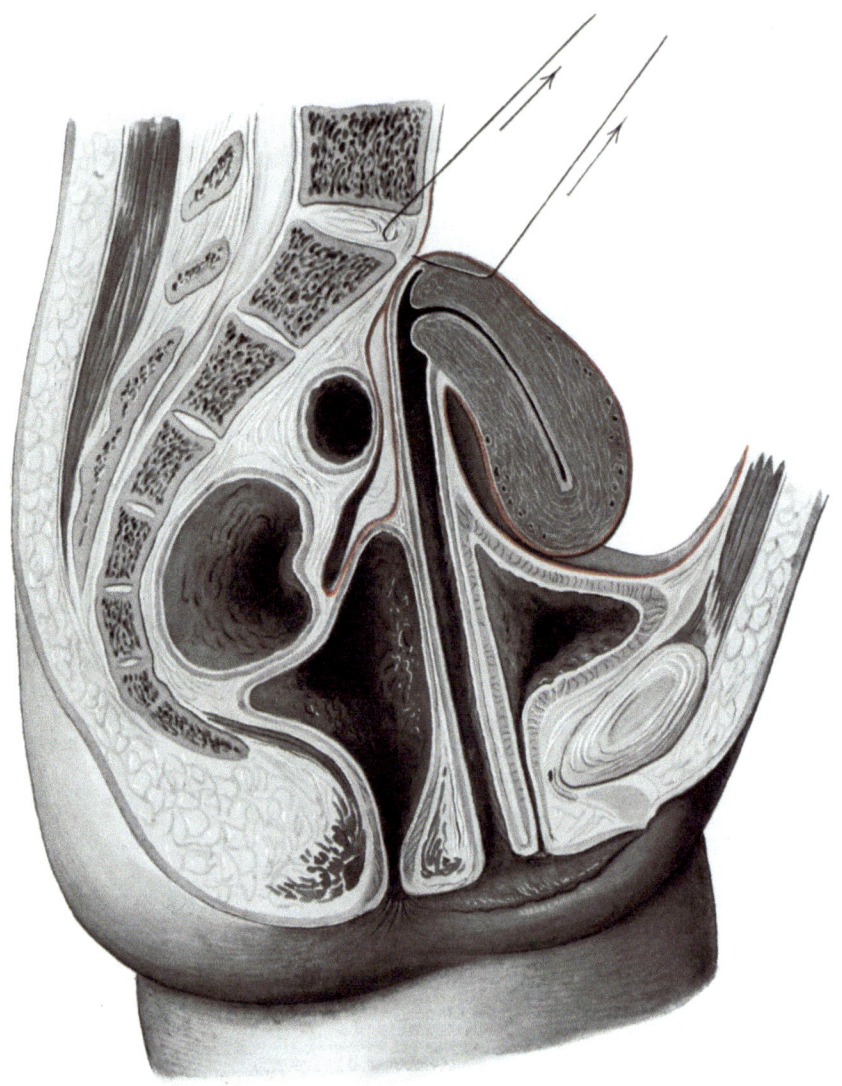

Abb. 126. Promontoriofixur des Uterus (Fortsetzung zu Abb. 125). Topographie. Die hintere Kollumwand an der Bandscheibe zwischen dem letzten Lenden- und ersten Kreuzbeinwirbel fixiert. Die Vagina außerordentlich langgestreckt, aber in normaler Richtung verlaufend. Der Fundus uteri beträchtlich tiefer stehend als die Portio.

kranial und dorsal. Bei großem Prolaps — und nur bei solchem kommt diese Operation überhaupt in Frage — läßt sich die Portio dann ohne große Schwierigkeiten bis an das obere Kreuzbeinende drängen. Ein kleiner Längsschnitt durch die Serosa über dem Promontorium legt die Bandscheibe zwischen dem letzten Lendenwirbel und dem Kreuzbein frei. Nun wird durch die hintere Kollumwand, die leicht abzutasten ist, knapp oberhalb des Ansatzes des hinteren

Scheidengewölbes durch ihren Serosaüberzug hindurch ein kräftiger Faden breit durchgestochen, dann der Faden quer durch die Bandscheibe geführt (Abb. 125) und so die Portio an das Promontorium fixiert. Am besten legt man zwei solcher Nähte. Als Nahtmaterial wird genügend feste Seide verwendet. Der obere Rand des Serosaschlitzes wird oberhalb der Fixationsstelle auf die Hinterwand des Kollum genäht.

Der Uterus kommt durch diese Operation in eine vollkommen abnorme Lage. Er ist übermäßig antevertiert. Das Scheidenrohr ist außerordentlich gestreckt (Abb. 126). Doch hat die Scheide eine bessere Richtung als bei der Ventrofixation des Collum uteri (BUMM), bei welcher sie fast parallel zur Symphyse nach aufwärts zieht.

Eine Dammplastik mit Levatornaht wird hinzugefügt, um den Douglas und den Uterus keinem allzustarken Druck auszusetzen.

17. Die Operationen wegen Harninkontinenz.

Die häufigste Ursache für den unwillkürlichen Harnabfluß sind Harnfisteln. Daneben aber beobachtet man — namentlich bei Frauen, die mehrmals geboren haben — eine relative Inkontinenz, d. h. eine mangelhafte Schließkraft des Orificium internum urethrae. Die lästigen Beschwerden, die diese relative Inkontinenz macht, lassen sich gelegentlich durch Gymnastik etwas bessern, da die Muskeln

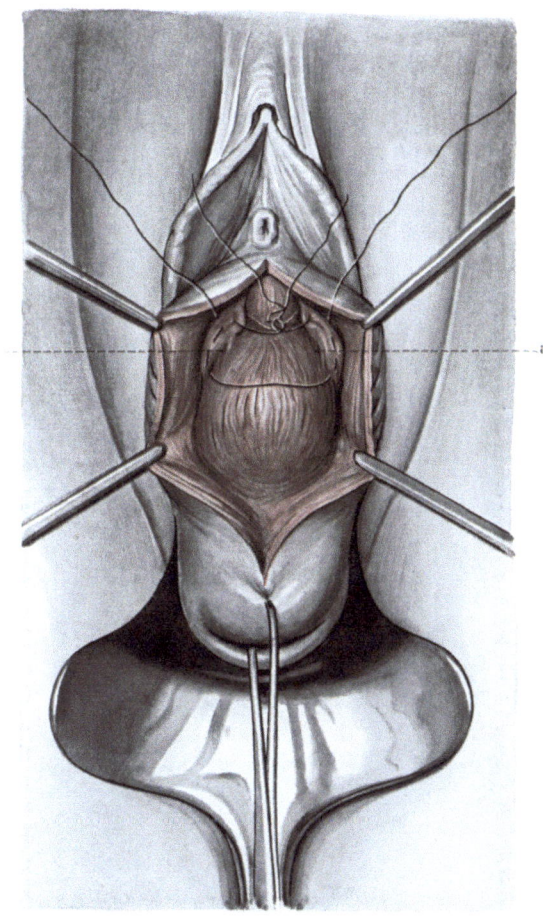

Abb. 127. Blasenraffung bei Deszensus mit Inkontinenz. Die Blase mit ihrer Faszie durch Abpräparieren der Scheidenlappen freigelegt. Durch breit fassende Nähte wird durch die Faszie (a) die Blasenwand möglichst weit außen von der Mittellinie beiderseits gefaßt, durch Knüpfen der Nähte die Blase eingestülpt und gestrafft.

des Beckenbodens und des Diaphragma urogenitale dadurch etwas gekräftigt werden. In der Mehrzahl der Fälle aber ist der operative Eingriff angezeigt.

a) Die Operationen bei mangelhaftem Verschluß der Harnblase.

Bei den geringgradigen Fällen von Inkontinenz mit Deszensus der vorderen Scheidenwand, bei welchen die Urethralwand mit der Scheide herabsinkt, genügt eine **vordere Kolporrhaphie unter Raffung der Reste der Muskulatur des Diaphragma urogenitale**. Die Kolporrhaphie wird in der gewöhnlichen Weise wie bei Deszensus durchgeführt (s. S. 305). Die Scheidenwand wird bis nahe an die Urethralmündung gespalten und seitlich mehrere Zentimeter weit abpräpariert. Dann wird rechts und links von der Urethra das Gewebe mit nicht zu feinen Katgutfäden breit aufgeladen und unterhalb der Urethra vereinigt (Abb. 127). Weiter portiowärts wird dann auch die Blasenfaszie beiderseits aufgeladen und in der Mittellinie durch Knopfnähte zusammengezogen. Nach Knüpfung dieser Nähte erkennt man sofort, wie Urethra und Blasenhals hinter der Symphyse nach aufwärts streben. Nach Resektion der überschüssigen Scheidenwand Kolporrhaphienaht in gewöhnlicher Weise. Besteht ein Deszensus der hinteren Scheidenwand und ein Defekt im Beckenboden, dann ist es zweckmäßig, auch eine hintere Kolporrhaphie und ausgiebige Dammplastik zu machen.

Ist die Harninkontinenz Teilerscheinung einer beträchtlicheren Scheidensenkung oder eines Prolapses, dann gibt die **Interpositio uteri vesicovaginalis** oft ausgezeichnete Resultate. Der zwischen Blase und Scheide eingelagerte Gebärmutterkörper drängt dann die Blase etwas hoch, und schon dadurch kann ein genügender Verschluß der Blase erzielt werden (s. Abb. 114, S. 315). Hat es sich aber um einen Vorfall mit übermäßiger Beweglichkeit des Uterus gehandelt, dann wird der Effekt dadurch wesentlich verbessert, daß man den **Uteruskörper an das Diaphragma urogenitale annäht**, wie man es zur Sicherung des Erfolges der Interpositio vesicouterina bei übermäßig beweglichem Uterus macht (S. 318). Nur ist es zweckmäßig, die Operation als Inkontinenzoperation in der Weise etwas zu modifizieren, daß nicht die Tubenecken des Uterus rechts und links am absteigenden Schambeinast fixiert werden; die Naht, welche durch die Reste des Diaphragma urogenitale und durch das Periost des absteigenden Schambeinastes hindurchgeht, wird in solchen Fällen besser durch die vordere Wand des Uterus unterhalb des Abganges des Ligamentum rotundum durchgeführt (Abb. 128). Werden so die beiderseits angelegten Nähte geknüpft, dann kommt die Vorderfläche des Fundus in den Arcus pubis zu liegen. Der Fundus selbst aber liegt, nach hinten etwas abgebogen, der Hinterwand der Symphyse an. Die Harnröhre verläuft also in einem Spalt, der vorn von der Hinterwand der Symphyse, hinten von dem elastischeren, aber doch festen Fundus uteri gebildet wird, der als kräftige Pelotte die Urethra an die Symphyse drängt (s. Abb. 129).

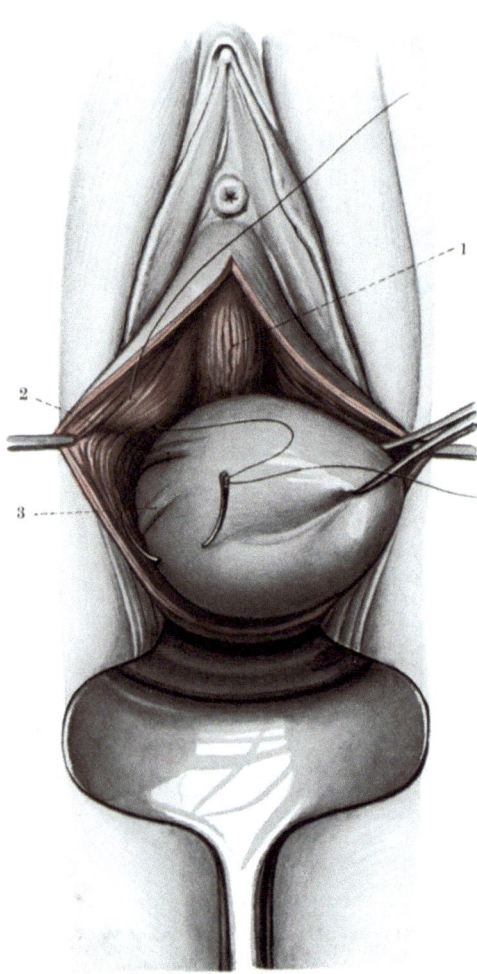

Abb. 128. Einnähung des Fundus uteri in das Diaphragma urogenitale als Inkontinenzoperation. Der Faden ist durch das Diaphragma urogenitale hart am Periost des absteigenden Schambeinastes durchgeführt worden. Die Nadel faßt jetzt die Vorderwand des Uterus unterhalb des Ligamentum rotundum. 1 Harnröhre, 2 Tube, 3 Ligamentum rotundum.

b) Die Operation der Blasen-Scheidenfistel.

Der Verschluß einer Blasenfistel kann zu den schwierigsten Aufgaben für den Operateur gehören. Je nach Sitz, Größe und Fixation der Fistel wird die Methode gewählt werden müssen, nach welcher man vorgeht. Wenn irgendwo das starre Festhalten an Prinzipien unangebracht ist, so ist es das bei der Operation der Blasenfisteln. Es gibt eine Unzahl Methoden der Fisteloperation und verschiedene Wege, an die Fistel heranzukommen. In manchen Fällen wird man den

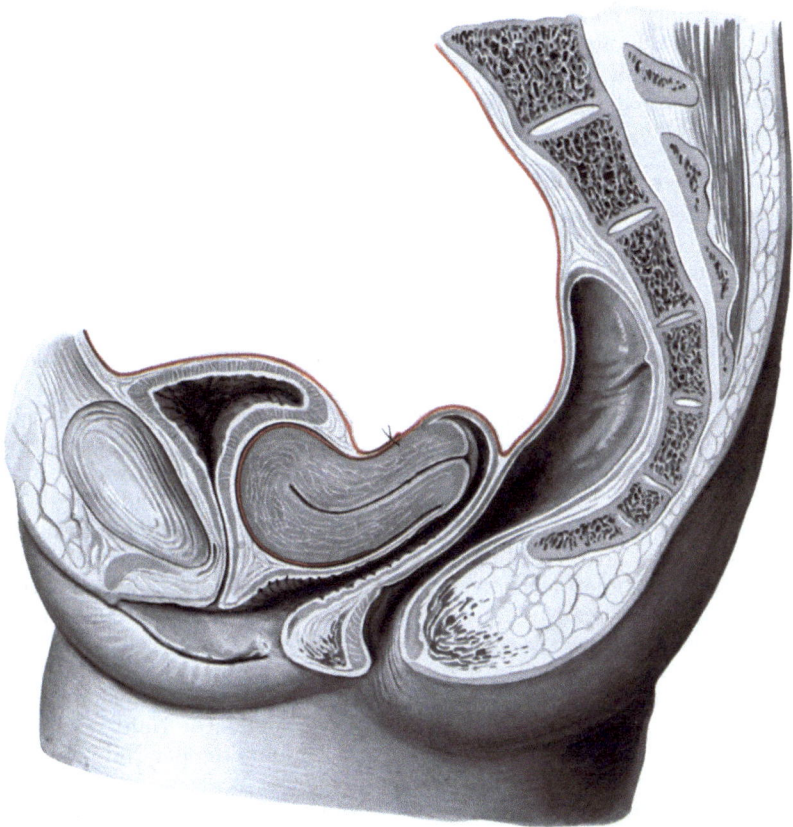

Abb. 129. Interpositio uteri vesicovaginalis als Inkontinenzoperation (Topographie) Die Vorderwand des Fundus uteri ist beiderseits in das Diaphragma urogenitale eingenäht. Dadurch biegt sich der Uterus etwas „lordotisch", und sein Fundus bildet eine der Symphyse breit anliegende Pelotte. Vgl. hierzu die Abb. 114, S. 315 bei gewöhnlicher Interpositio uteri vesicovaginalis.

Weg durch die Bauchwand wählen, und zwar entweder die transvesikale Methode von TRENDELENBURG, wobei von einer großen Sectio alta-Öffnung aus die Fistelränder von der Blasenschleimhaut her angefrischt werden und nach Mobilisierung das Blasenloch verschlossen wird. Oder es wird nach Laparotomie die Blase vom Collum uteri und der Scheide abpräpariert, wie wir es bei der abdominalen Exstirpation des Uterus und der Scheide gewohnt sind. Dies Verfahren, das nicht häufig notwendig wird, wird zweckmäßig in den Fällen von sehr hochsitzenden Fisteln angewendet, deren Ränder schwer fixiert sind und bei denen die Blasenlücke nahe der Uretereinmündungsstelle gelegen ist. Durch Präparation des vesikalen Anteiles der Ureteren von der Laparotomiewunde aus lassen sich die Ureteren bei dieser Art der Operation vollkommen sichern.

Gerade bei den Fisteloperationen ist ein besonderes Geschick notwendig, vor allem aber der ständig wache Wille, die Fistel exakt und ausgiebig zu schließen. Kleine Fisteln mit weichem Rande brauchen dieselbe sorgfältige und gründliche Operation wie die großen Fisteln mit durch Narben fixierten Rändern. Bei den ersteren sind die Heilungsaussichten natürlich wesentlich besser; doch wird auch bei den großen, meist puerperal entstandenen Fisteln, wenn nur für den Einzelfall die richtige Methode gewählt und die Operation gediegen durchgeführt wird, in vielen Fällen schon auf das erste Mal die Heilung zu erzielen sein. In einer Reihe von Fällen ist die Heilung eine unvollkommene; das bedeutet zwar einen vollen funktionellen Mißerfolg, bessert aber die Situation insofern, als durch einen zweiten, evtl. einen weiteren Eingriff die ehemals große Lücke allmählich ganz geschlossen werden kann. In vielen Fällen freilich wird durch vorangegangene mißglückte Operationen, durch Verlust von Material und Narbenbildung eine neue Operation arg erschwert.

α) Der Verschluß einer Blasenfistel durch Schichtennaht.

Kleine Fisteln von nicht größerem Durchmesser als 1—2 cm, deren Ränder durch Narben nicht schwer fixiert sind, lassen sich durch Schichtennaht schließen. Die Scheide wird 1—2 mm vom Fistelrande wetzsteinförmig umschnitten. Das Wichtigste ist nun, die Scheide genügend weit von der Blase abzupräparieren, damit die Blasennaht wirklich zuverlässig gemacht werden kann. Man legt die Harnblase auf $1^{1}/_{2}$—2 cm vom Fistelrande entfernt frei, wobei die viszerale Faszie der Blase geschont wird. Vorquellende Blasenschleimhaut wird weggeschnitten und der narbige Fistelrand exzidiert, wobei nicht unnötig gesundes Gewebe geopfert werden soll. Als erster Akt der Naht erfolgt nun die Vernähung des Loches in der Blasenmuskulatur (Abb. 130). Die Muskulatur wird mit spulrunder Nadel möglichst ausgiebig aufgeladen, die Nadel knapp am Schleimhautrande aus- und eingestochen. Die Schleimhaut selbst wird nicht genäht. Ihre wundgemachten Ränder legen sich sofort aneinander und heilen zusammen. Erst wenn alle Nähte gelegt sind, werden sie geknüpft. Man verwendet zur Naht feines, aber nicht zu rasch resorbierbares Katgut. Die Nähte sollen dicht genug liegen, um den Austritt von Harn zu verhüten, aber nicht zu nahe aneinander. Am besten ist die Distanz 4—5 mm. Die Fäden sollen nicht allzu fest geknüpft werden, um Gewebsschädigung zu vermeiden. Die Naht wird dadurch wesentlich gesichert, daß man außerhalb der Endpunkte der Naht noch 1 bis 2 Nähte anlegt, die die Blasenmuskulatur in gleicher Weise raffen wie die Nähte über der Fistelöffnung (s. Abb. 130, s. N.). Nun wird — zu welchem Zwecke die Scheide eventuell noch weiter von der Blase abpräpariert werden muß — noch eine Nahtschicht über die erste gelegt, welche beiderseits der ersten Naht die Blasenmuskulatur aufladet (Abb. 131). Auch hier werden alle Nähte zunächst gelegt, dann erst geknüpft. Zum Schluß wird die Scheidenwunde mit dickeren Katgutnähten geschlossen. Verweilkatheter.

Der Katheter bleibt 10—12 Tage liegen. Es muß dauernd kontrolliert werden, ob er sich nicht verstopft, was bei regelmäßiger Entleerung der Bettflasche in kurzen Zwischenräumen leicht zu erkennen ist. Ist der Katheter verstopft, dann wird er gewechselt.

Liegt die Blasenlücke sehr nahe der inneren Urethralmündung, dann kann die Drainage der Blase durch Sectio alta oder infrasymphysär nach STOECKEL durchgeführt werden; die Nahtstelle der Blase ist dann nicht dem Druck des Pavillons des Verweilkatheters ausgesetzt. Die infrasymphysäre Blasendrainage nach STOECKEL wird mit dem von ihm angegebenen Blasentroikart, der eine olivenartig aufgetriebene Spitze hat, ausgeführt. Mit der Nadel versehen wird er zwischen

Urethra und Symphyse in der vorderen Blasenwand, oberhalb des Sphincter vesicae, eingestoßen. Nach Entfernung des Stachels bleibt er als Verweilkatheter liegen.

Diese einfache Methode der Fisteloperation gibt leider nicht immer die erhofften Resultate. Sicher schlecht ist das Ergebnis, wenn die Blasenwand nicht genügend frei beweglich war und wenn sie von den Nähten nicht genügend breit gefaßt worden ist. Das ist meist dann der Fall, wenn die Fistelränder durch Narben fixiert sind. Eine **exakte Durchtrennung der Narben** ist unbedingte Voraussetzung für eine gute Mobilisierung der Blasenwand und damit für die Möglichkeit, die Fistelränder wirklich ausgiebig aneinanderbringen zu können. Die

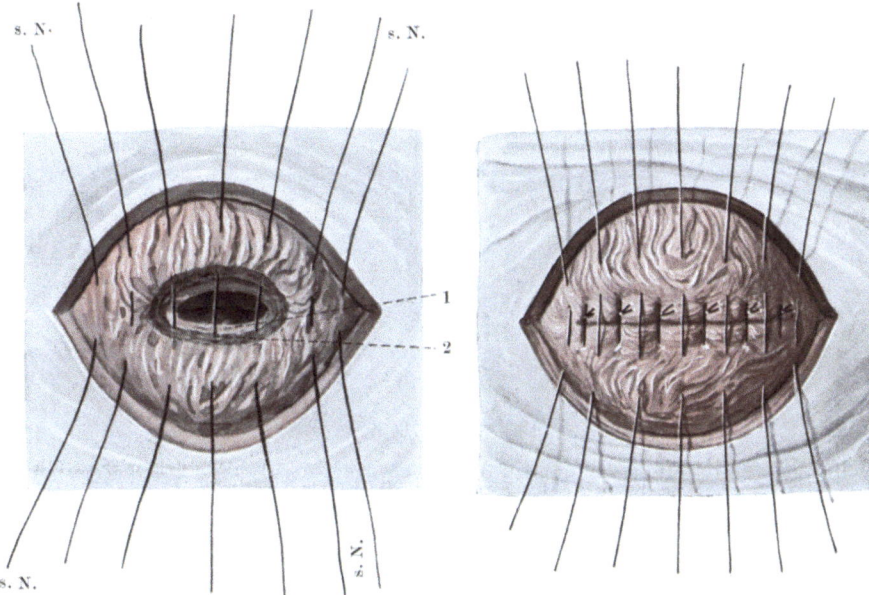

Abb. 130. Operation einer Blasenfistel durch Schichtennaht. Das Loch in der Scheide ist in querer, wetzsteinförmiger Figur umschnitten, die Scheide ventral und dorsal von der Blase abpräpariert, die Nähte fassen nur die Muskelwand und werden durch den Muskelwundrand (2) geführt, nicht durch den Schleimhautwundrand (1). s. N. seitliche Nähte.

Abb. 131. Operation einer Blasenfistel durch Schichtennaht (Fortsetzung zu Abb. 130). Zweite Nahtreihe. Ventral und dorsal wird die Muskularis der Blasenwand noch einmal mit Knopfnähten gefaßt.

Durchtrennung der Narben kann 1. beim Ablösen der Scheide vom Fistelrande durchgeführt werden, indem man, den abgelösten Scheidenrand mit feinen Häkchen weghaltend, die Narben mit Messer oder Hohlschere durchtrennt, bis die Blase in der Umgebung der Fistel vollkommen beweglich ist und die Fistelränder sich ohne jede Mühe aneinander bringen lassen. Sie kann 2. in der Weise gemacht werden, daß man neue Schnitte durch die Scheidenwand auf die Narbenschwiele hin führt und von diesen aus die Narbenschwiele durchtrennt und so die Fixation der Blase löst; 3. kann nach HALBAN die Ablösung der Narben dadurch erreicht werden, daß man die Scheidenwand nahe dem Introitus einschneidet und nun, an der Innenseite der Levatoren stumpf vorgehend, paravaginal bis an die Narbenschwielen herankommt und sie durchschneidet.

β) Die Operation nach KÜSTNER und WOLKOWITSCH.

Die vorher beschriebene Art der Fisteloperation kommt nicht in Frage, wenn die Fistelöffnung bis in das Trigonum oder doch nahe bis an die Ureterostien heranreicht. In diesem Falle würde bei dem Aufladen der Muskulatur das vesikale Ende des Ureters mitgefaßt werden können.

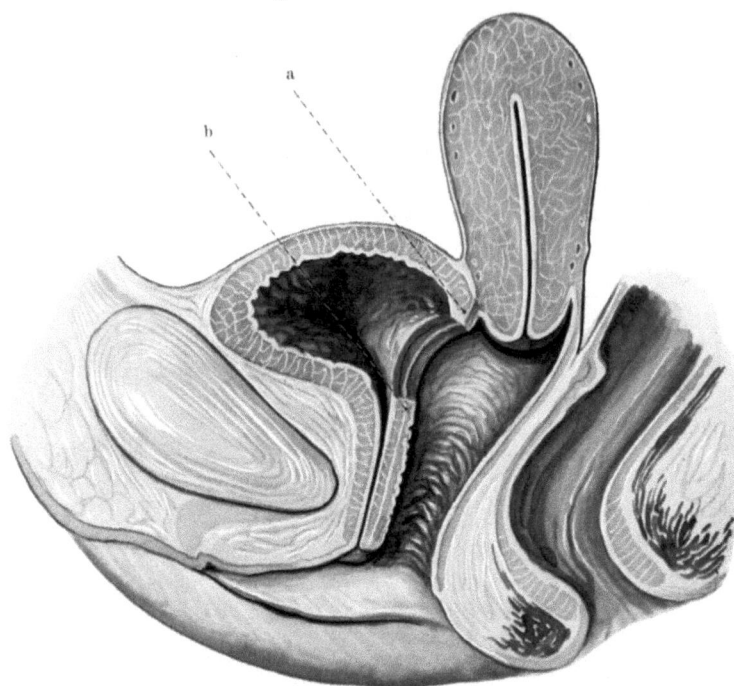

Abb. 132. Blasenfisteloperation nach KÜSTNER-WOLKOWITSCH. Die Fistelränder exzidiert. a Rand der Fistel im Fornix vaginae, b unterer Fistelrand.

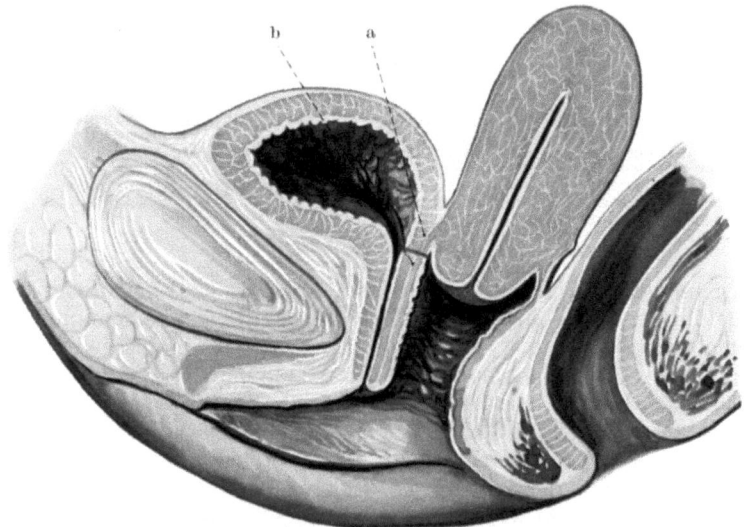

Abb. 133. Blasenfisteloperation nach KÜSTNER-WOLKOWITSCH (Fortsetzung zu Abb. 132). Durch Herabnähen der vorderen Scheidenwand hart an der Muttermundslippe (a) an den symphysenwärts gelegenen Scheidenwundrand (b) werden auch die Wundränder der Blase dicht aneinander gebracht. Sie heilen aneinander, ohne isoliert vernäht worden zu sein. Der Uterus ist stark herabgezogen, die Portio vaginalis dem Introitus genähert.

In solchen Fällen verzichtet man vollkommen auf die Naht der Blasenwand. Man frischt die Fistelränder an und löst die Blase auf einige

Millimeter von der Scheide vulvawärts und gegen die Zervix zu ab, bei hochliegenden Fisteln oberhalb des Fistelrandes ein wenig vom Kollum. Dann wird der Wundrand der Scheide an der Portio vaginalis mit kräftigen Nähten an den unteren Scheidenwundrand herabgenäht. Dadurch kommen auch die angefrischten Wundränder der Blase aneinanderzuliegen und können aneinander heilen (Abb. 132 u. 133). Die Portio vaginalis kommt bei großen Fisteln dann nahe dem Introitus zu liegen. Der Uterus liegt retrovertiert.

Voraussetzung für den guten Erfolg dieser auch bei sehr großen Blasenfisteln bewährten Operationsmethode von KÜSTNER und WOLKOWITSCH ist, daß der Uterus sich ohne Gewalt tief genug gegen den Introitus herabziehen läßt, da er sich sonst wieder zurückzieht. Ist der Uterus durch parametrane Narben fixiert, müssen diese so weit durchtrennt werden, bis der Uterus genügend beweglich ist. Man wird gelegentlich einmal auch die Arteria uterina unterbinden müssen, um das Kollum genügend frei beweglich machen zu können.

γ) Die Fisteloperation nach R. FREUND.

Neben zahlreichen anderen Operationsverfahren hat sich die von R. FREUND angegebene Methode der Fisteloperation, deren Prinzip der BASSINIschen Aponeurosenplastik entnommen ist, gut bewährt.

Die Technik der Operation ist folgende: Die Scheidenschleimhaut wird in mindestens 1 cm Entfernung vom Fistelrande hufeisenförmig umschnitten (Abb. 134). Von diesem Schnitte aus wird die Scheidenwand von der Blase abpräpariert, wobei man alsbald an das Fistelloch in der Scheidenwand kommt. Weiter präparierend, muß der Lappen mindestens bis $1^{1}/_{2}$ cm vom anderen Rande der Fistel entfernt abgelöst werden. Der Lappen bleibt in breitbasiger Verbindung mit der Scheidenwand. In der Mehrzahl der Fälle wird die Basis des Lappens gegen das Scheidengewölbe zu gerichtet sein. Bei besonderem Sitz der Fistel aber kann es auch zweckmäßig sein, einen seitlich aufzuklappenden Lappen zu bilden. Der Lappen trägt in seiner Mitte das Scheidenloch der Fistel. Die Blase mit dem Blasenloch liegt nun frei. Narbengewebe am Fistelrande wird abgetragen, ebenso vorquellende Schleimhaut. Dann wird mit einer querstehenden Reihe von Knopfnähten das Blasenloch geschlossen, indem die Muskulatur breit genug aufgeladen, die Schleimhaut aber nicht mitgefaßt wird. Auch hier ist es zweckmäßig, außerhalb der Fistelränder noch 1 oder 2 Nähte durch die Muskulatur der Blase zu legen, wodurch die Ecken der Fistelnaht gesichert werden (Abb. 135, Nähte a). Ist die Fistel nicht groß, dann kann noch eine zweite Schicht von Muskelnähten über die erste gelegt werden (Abb. 136, Nähte b).

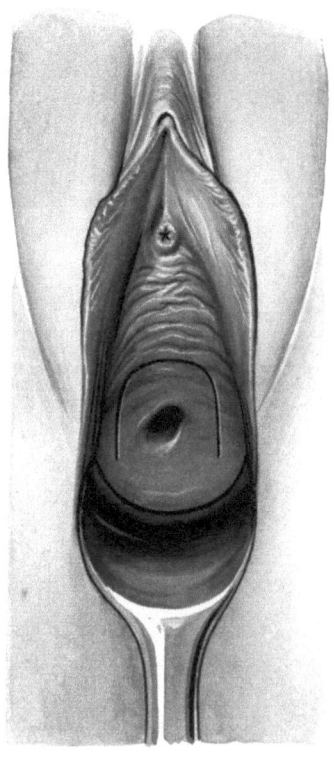

Abb. 134. Blasenfisteloperation nach R. FREUND. Hufeisenförmige Umschneidung der Fistel.

Nun folgt der wichtigste Akt der Operation, der zur Entspannung der Naht ganz wesentlich beiträgt. Der urethralwärts gerichtete Wundrand der Scheide wird mit kräftigen Katgutnähten gefaßt und an die Wundfläche des abpräparierten Scheidenlappens hart an seiner Basis angenäht (Abb. 136

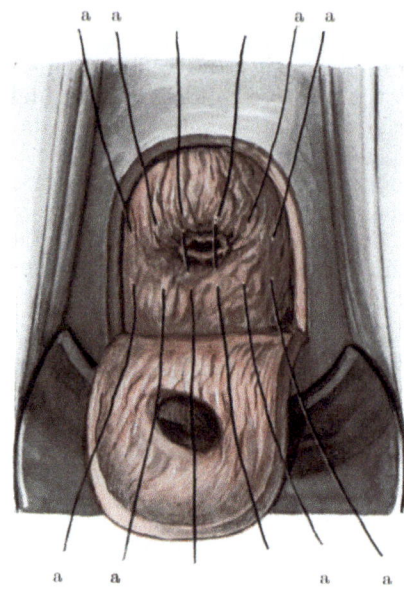

Abb. 135. Blasenfisteloperation nach R. FREUND (Fortsetzung zu Abb. 134). Der Scheidenlappen bis an seine Basis abpräpariert. Das Loch in der Muskelwand der Blase wird geschlossen (die Schleimhaut wird nicht genäht!). Neben dem Loch beiderseits noch 2 Muskelnähte (a, a), welche die Blasennaht sichern.

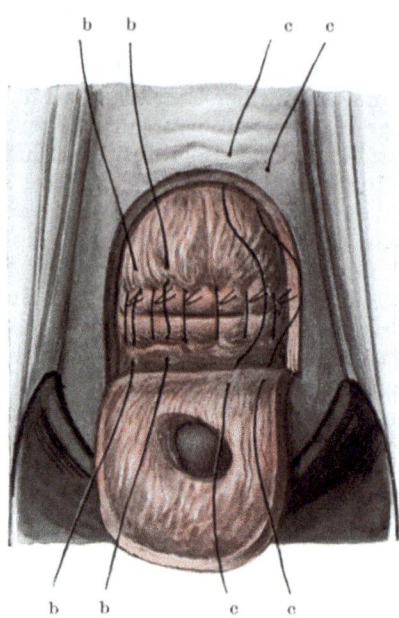

Abb. 136. Blasenfisteloperation nach R. FREUND (Fortsetzung zu Abb. 135). Wenn möglich zweite Nahtreihe (Blasenmuskulatur) (b, b). Dann wird der ventrale Scheidenwundrand an die Basis des Lappens genäht (c, c). („Basisnaht".)

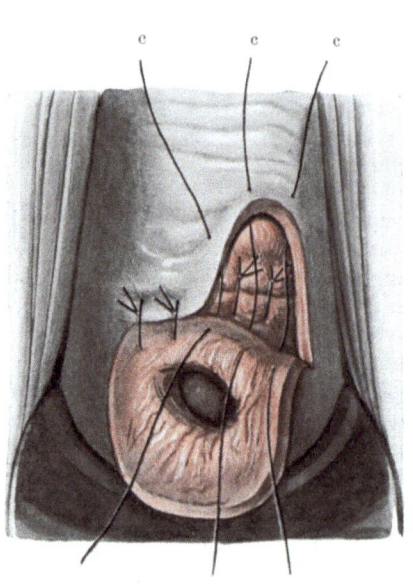

Abb. 137. Blasenfisteloperation nach R. FREUND (Fortsetzung zu Abb. 136). Die „Basisnähte" (c, c) rechts im Bilde angelegt, links bereits geknüpft. So kommen die erste und zweite Nahtreihe nicht aufeinanderzuliegen.

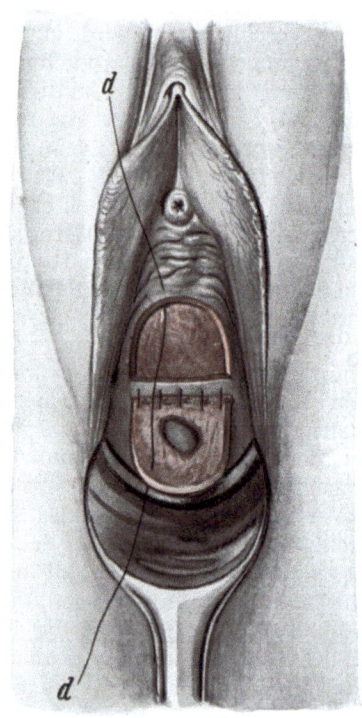

Abb. 138. Blasenfisteloperation nach R. FREUND (Fortsetzung zu Abb. 137). Die Nahtreihe c, c fertig. Nun wird zwischen ihr und der Urethra ein dem Lappen an Größe entsprechendes Stück Scheidenschleimhaut herausgeschnitten und der gestielte Lappen in diese Wunde eingenäht (d, d).

u. 137, Naht c). Die Fäden dürfen durch den Lappen nicht ganz durchgestochen werden, sondern werden submukös nur durch seine Muskelwand gelegt. Durch Knüpfen dieser Nahtlinie ist eine wesentliche Entspannung der die Fistel verschließenden Nahtreihe gewährleistet. Die „Basisnaht" hat zudem den Vorteil, daß die zweite Nahtlinie nicht über die erste zu liegen kommt (Abb. 137). Der Lappen wird zu einer neuerlichen Sicherung und Deckung verwendet, indem er auf die vordere Scheidenwand zwischen der Basisnaht und der Urethra aufgenäht wird. Zu diesem Zwecke muß ein Stück der Scheidenschleimhaut aus der Scheidenwand ausgeschnitten werden, dessen hufeisenförmiges Ende der Urethra zugekehrt ist und in welches das hufeisenförmige Ende des Lappens hineinpaßt. Der Schnitt, der das andere Ende der Anfrischung bildet, liegt genügend weit von der Basisnaht entfernt (Abb. 138). Durch einige kräftige Katgutnähte wird jetzt der Rand des Lappens an den urethralwärts gelegenen Wundrand der Anfrischung angenäht (Abb. 138, d, d). Er trägt nach wie vor in seiner Mitte die Öffnung der Scheidenfistel, durch die man die angefrischte, nun gedeckte Scheidenwand sieht (Abb. 139). Verweilkatheter.

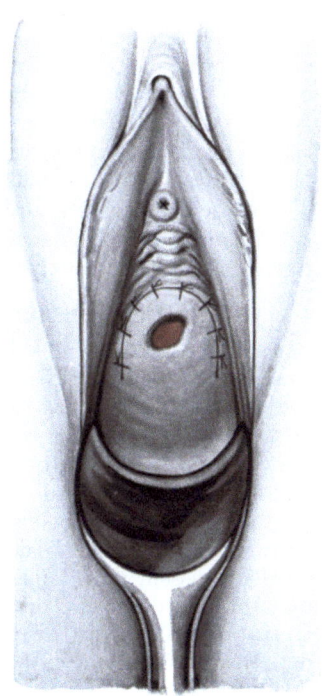

Abb. 139. Blasenfisteloperation nach R. FREUND (Schlußbild).

Die Operation hat den Vorteil, daß nichts vom Gewebe geopfert wird, daß die Fistelnaht durch zwei Lagen von Vaginalwand gedeckt wird, daß die drei erforderlichen Nahtreihen nicht übereinander liegen, und daß vor allem durch die Basisnaht eine sehr ausgiebige Entspannung erzielt wird.

Für den guten Erfolg einer Fisteloperation ist eine aufmerksame, dabei möglichst wenig aktive **Nachbehandlung** von ganz besonderer Wichtigkeit. Die Blasendrainage, die in den meisten Fällen ohne Schaden per urethram gemacht werden kann, muß ständig kontrolliert werden. Sobald der Katheter verstopft ist, was man leicht feststellen kann, wenn die den Harn auffangende Bettflasche oft geleert wird, soll er durch einen neuen ersetzt werden. Beim Einführen des Katheters soll seine Spitze gegen die Vorderwand der Blase gerichtet werden. Spülungen der Blase unterbleiben am besten. Bei stärkerer Zystitis werden höchstens 10 ccm 3%iger Borlösung oder einer 1%igen Argentum nitricum-Lösung langsam instilliert. Der Verweilkatheter wird nach 12 bis 14 Tagen entfernt. Nach Operation großer Fisteln lasse man ihn längere Zeit liegen.

Hat man die Scheidennähte, was vorzuziehen ist, mit Katgut gemacht, dann erübrigt sich eine Entfernung der Nähte. Das ist ein Vorteil! Man rührt am besten nicht an der Fistelnaht. Man unterdrückt vorteilhaft jede Neugier und unterläßt Spiegel- oder digitale Untersuchungen. Die Kohabitation soll nicht früher als nach wenigstens 3—4 Monaten gestattet werden.

Ist es gelungen, eine Fistel durch schwierige Operation glücklich zu heilen, dann soll auf Jahre hinaus alles vermieden werden, was zur Entstehung einer neuen Fistel führen kann. Eine evtl. Schwangerschaft soll keinesfalls per vias naturales, sondern nur durch Sectio caesarea beendet werden.

c) Die Operation der Blasen-Zervixfistel.

Die nicht sichtbare Fistel muß dadurch freigelegt werden, daß nach querer Durchtrennung der Scheide hart an der Muttermundslippe die Harnblase von der vorderen Zervixwand genügend weit bis über den oberen Rand der Fistel abpräpariert wird. Auch hier ist eine geduldige und sorgfältige präparatorische Freilegung der Blasenwand das Um und Auf für den Erfolg des Eingriffes. Der Blasenfistelrand wird ohne unnötige Gewebsopferung exzidiert, dann wie bei der Blasenfistelnaht die Muskularis der Blase beiderseits des Fistelrandes breit gefaßt, ohne daß die Schleimhaut mitgefaßt wird. Entspannungsnähte seitlich der eigentlichen Verschlußnaht sind auch hier zweckmäßig. Läßt sich die Blase ohne Eröffnung des Peritoneums weit genug ablösen, dann setzt man noch eine zweite, die erste Nahtreihe deckende Schicht von Katgutknopfnähten darüber. Dann wird die Kolpotomiewunde ohne Drainage wieder geschlossen. Ist die Öffnung in der Zervix groß, dann kann sie isoliert genäht werden. Meist ist das nicht notwendig; sie heilt rasch von selbst aus, wenn sie nicht mehr von Harn berieselt wird. Ist die Zervix durch Narben fixiert, so müssen auch hier die Narben genügend durchtrennt werden, um eine ausgiebige Mobilisierung der Blase zu ermöglichen. Große Sorgfalt erfordert der Umstand, daß die Ureteren in der Nähe des Operationsgebietes vorbeiziehen.

d) Die Einpflanzung der Harnleiter in den Darm bei inoperablen Blasenfisteln.

Es gibt Fälle von Blasenfisteln, bei denen der ganze Blasenboden mitsamt dem Sphincter urethrae und auch einem Teil der Harnröhre fehlt, Riesenöffnungen mit vollkommen starr fixierten Rändern, bei welchen wiederholte schwierige und langdauernde Operationen wie die Pyramidalisplastik von GOEBELL-STOECKEL und andere Muskelplastiken nicht zum Ziele führen.

In diesen allerdings sehr seltenen Fällen wird zur Beseitigung der völligen Harninkontinenz der Ausweg des alten MAYDLschen Verfahrens eingeschlagen werden müssen, die Harnleiter in den Mastdarm einzupflanzen und die Ampulle die Rolle der Harnblase übernehmen zu lassen. Die MAYDLsche Operation selbst wird heute kaum mehr ausgeführt, weil die Infektion der in den Mastdarm ohne besondere Kautelen eingepflanzten Harnleiter — und auf ihrem Wege der Nierenbecken und Nieren — unvermeidlich ist. Es sind verschiedene Operationsverfahren angegeben worden, die die Gefahr der aszendierenden Infektion der Nieren verhüten sollen. Unter ihnen ist am besten begründet und gut bewährt die von COFFEY und MAYO angegebene Methode der Uretereinpflanzung.

Die einzeitige Einflanzung beider Harnleiter in den Mastdarm nach COFFEY-MAYO.

Die Operation bezweckt einerseits, die Infektion der Nieren auf dem Wege der Ureteren zu vermeiden, was durch die besondere Art der Einpflanzung der Harnleiter in den Darm gewährleistet wird, andererseits die Infektion des Operationsgebietes und eine paraureteral aufsteigende Infektion zu verhüten, welchem Zwecke die besonderen Vorsichtsmaßregeln bei der Vorbereitung und Ausführung der Operation dienen. Die Ureteren werden durch Ureterenkatheter, die in origineller Weise an sie fixiert sind, in den Darm geleitet, wofür eine besondere Vorbereitung der Katheter notwendig ist.

Man präpariert je ein Paar Ureterenkatheter vom Kaliber 7, 8 und 9, um für verschiedenkalibrige Harnleiter die richtig passenden zur Hand zu haben. Die Katheter werden vor der Operation in folgender Weise vorbereitet: Ein etwa 3 cm langes dünnes Drainröhrchen wird über den Katheter gezogen, so daß es 8—10 cm von der Spitze des Katheters entfernt zu liegen kommt; es wird mit 1—2 feinen Seidenfäden an den Katheter angeschnürt (Abb. 140, a). Mit feiner spulrunder Nadel wird dann an das untere Ende des Ureterenkatheters ein langer fester Seidenfaden angenäht, der später als Zügel dienen soll. Es ist zweckmäßig, je zwei verschieden gefärbte oder sonst leicht zu unterscheidende Katheter in dieser Weise vorzubereiten, der eine für den rechten, der andere für den linken Ureter bestimmt. Man muß später genau wissen,

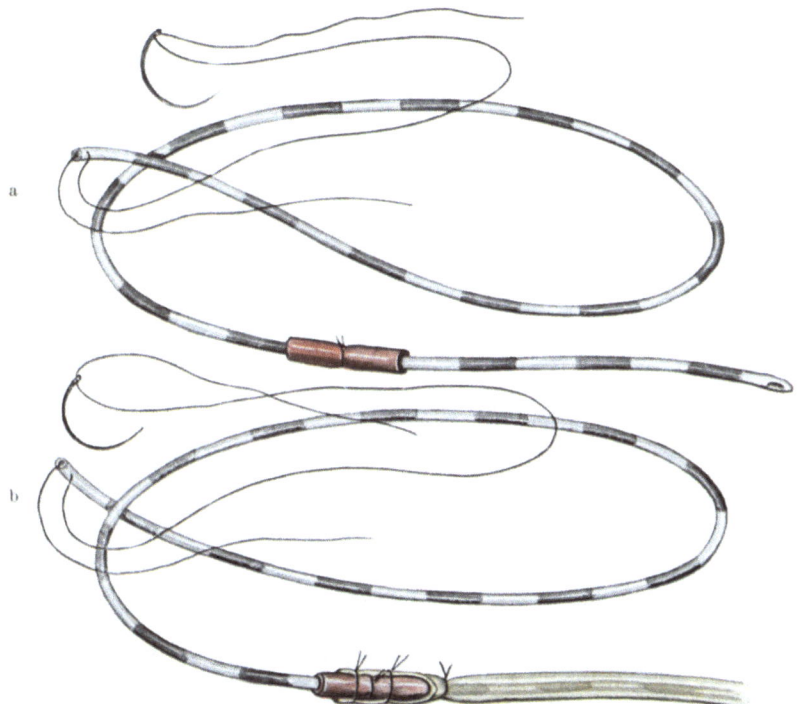

Abb. 140. Einzeitige Einpflanzung beider Harnleiter in den Mastdarm nach COFFEY-MAYO. a Vorbereitung der Ureterkatheter: Ein dünnes Gummirohr ist über den Katheter gezogen und wird etwa 8 cm von seiner Spitze mit einem Faden auf ihn festgebunden. Ein Faden ist durch das untere Katheterende gezogen. b Armierung des Harnleiters mit dem präparierten Ureterkatheter: Der Katheter ist in den gespaltenen Ureter eingeführt, der gespaltene Teil des Ureters auf die Gummimanschette aufgebunden, ein Seidenfaden oberhalb der Manschette um den Ureter geschnürt (Abb. 140—145 teilweise nach COFFEY, Surg. Gyn. and Obst. 1928, modifiziert).

welches der in den rechten, welches der in den linken Ureter eingeführte Katheter ist.

Die Vorbereitung der Kranken besteht in gründlicher Entleerung des Darmes während zweier Tage vor der Operation und in einer ausgiebigen Darmwaschung 2 Stunden vor Beginn des Eingriffes.

In Lumbalanästhesie mediane Laparotomie. Der untere Schenkel der Flexura sigmoidea wird mit einer Darmklemme abgeklemmt. Der Assistent führt ein Sigmoidoskop durch den Anus genügend weit ein. Der Operateur sticht zwischen dem Ende des Sigmoidoskops und der Darmklemme mit einer nicht zu dünnen Hohlnadel in den Darm ein. Mit der Hohlnadel ist mittels Schlauches ein Irrigator in Verbindung. Unter Zurückziehen des Sigmoidoskops wird nun der Darm noch einmal auf das gründlichste gewaschen. Im Spitzglas wird kontrolliert, ob das durch das Darmrohr abfließende Spülwasser vollkommen rein geworden ist. Dann wird die Punktionsnadel wieder aus dem Darm entfernt und die kleine Lücke sofort verschlossen.

Nun wird der Obturator in das Sigmoidoskop wieder eingeführt und das Instrument bis an die Darmklemme heran hochgeschoben, wobei der Operateur von der Bauchwunde aus die Leitung des Instrumentes übernimmt. Der Obturator wird wieder entfernt und mit dem zum Abtupfen bei der Sigmoidoskopie gebrauchten langen Instrument ein Gazestreifen in den Darm bis an die Darmklemme heran geführt. Mit diesem Gazestreifen wird unter allmählichem Zurückziehen des Sigmoidoskops das ganze Rektum bis an die Darmklemme locker vollgepackt (s. Abb. 143). Das Sigmoidoskop wird entfernt; der Gazestreifen sieht aus der Analöffnung heraus.

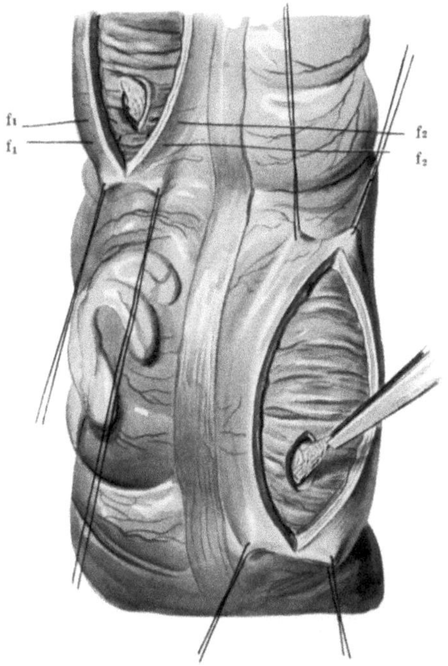

Nun werden die beiden Ureteren nach Spaltung der Serosa über ihnen bis zu ihrer Einmündung in die Harnblase freigelegt. Sie werden knapp an der Blase zwischen zwei Klemmen durchschnitten, das Blasenende ligiert, evtl. kautherisiert. Der proximale Teil des Ureters wird zirkulär freigelegt und so mobilisiert, daß er sich ohne jede Spannung an die Rektalwand heranziehen läßt, wobei das untere Ende des Ureters tiefer liegen muß als die zu wählende Implantationsstelle. Hat man geprüft, daß die Ureteren genügend mobilisiert sind, so wickelt man ihre Enden in Gaze ein und schlägt sie kranialwärts.

Im nächsten Akt werden die Lücken in die Darmwand geschnitten, durch welche die Ureteren teils innerhalb der Darmwand verlaufen, teils in den Darm einmünden sollen. Die Implantationsstelle wird je nach der Beweglichkeit und Länge der einzupflanzenden Ureteren gewählt, wobei berücksichtigt werden muß, daß die Enden der Ureteren im Inneren des Darmes mehrere Zentimeter tiefer stehen sollen als das untere Ende der Inzisionswunde (s. Abb. 145). Die Inzisionswunden im Darm werden ventral und seitlich angelegt unter Vermeidung größerer Gefäße. Sie sollen nicht beide in gleicher Höhe angelegt werden, weil sonst durch die notwendigen längsgerichteten Übernähungen (s. Abb. 144, S. 339) das Darmlumen zu sehr eingeengt würde. Man legt die linke Inzisionswunde tiefer an als die rechte. Beide Schnitte werden schräg von oben außen nach unten innen geführt; sie sind 4 cm lang und dürfen nur die Serosa und Muskularis durchtrennen (Abb. 141). Erleichtert wird diese oberflächliche Inzision dadurch, daß vorher je zwei Zügel am oralen und analen Ende der geplanten Schnitte angelegt und diese gespannt werden. Dann wird die Muskularis von dem geschlossenen Mukosarohr seitlich stumpf ein wenig abgelöst. Blutet es hier, dann muß mit feinen Umstechungen die Blutung sorgfältig gestillt werden.

Abb. 141. Einpflanzung beider Harnleiter in den Mastdarm nach COFFEY-MAYO. Die Inzisionen in der Muskelwand des Rektum sind gemacht. Oben sind die beiden Fäden (f_1, f_2) eingezeichnet, die jederseits den Wundrand und — ganz oberflächlich — das Schleimhautrohr vor seiner Eröffnung gefaßt haben. In das Schleimhautrohr ist dann eine kleine Stichinzision gemacht worden. Mit feiner Pinzette wird ein Zipfelchen des in den Darm eingeführten Gazestreifens ein wenig vorgezogen.

Die Einpflanzung der Harnleiter in den Darm bei inoperablen Blasenfisteln. 337

Vorbereitung der Ureteren zur Implantation. Man faßt den einen Ureter, legt ihn auf die Zeigefingerspitze und spaltet mit dem Skalpell die Wand seines distalen Endes auf 1—2 cm Länge. Dann wird der Ureterkatheter in das Ureterlumen eingeführt, solange bis die an ihm fixierte Gummimanschette ein

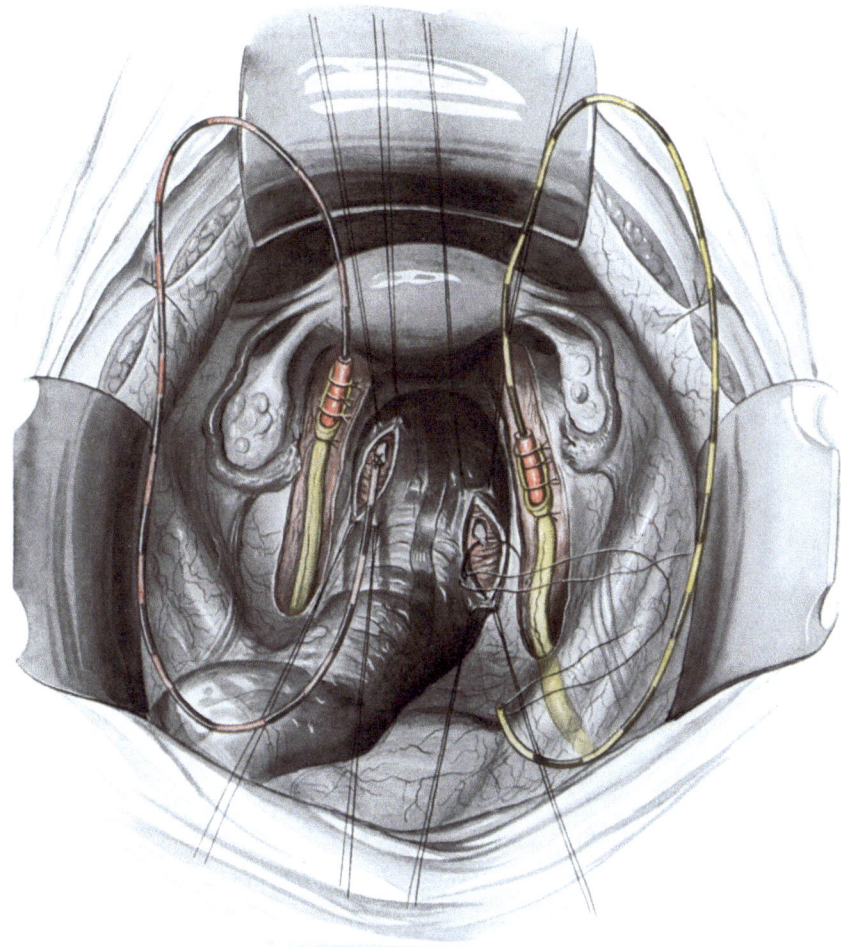

Abb. 142. Einpflanzung beider Harnleiter in den Mastdarm nach COFFEY-MAYO. Die Ureteren sind freigelegt und durchtrennt worden, die Ureterenkatheter in die geschlitzten Ureteren bis zur Gummimanschette eingeführt, die Ureteren an Gummimanschette und Katheter durch Fäden angeknüpft. Die Inzisionen für die Einpflanzung der Ureteren in den Darm sind gemacht. Das Mukosarohr nahe dem unteren Ende der Serosa-Muskelwunde ist eröffnet, ein wenig von der Gaze vorgezogen. Der Fadenzügel des rechten Katheters (gelb) wird eben mit einer Nadel durch die Gaze gezogen, der linke (rosa) ist schon mit dem Faden an die Gaze fixiert. Haltezügel am oralen und kaudalen Ende der Inzisionen.

weiteres Vorschieben in den Ureter nicht mehr gestattet. Die durch die Spaltung gebildete Halbrinne des Ureters wird nun mit 2—3 Fäden auf die Gummimanschette geknüpft (Abb. 140, b). Die Katheter ragen so 8—10 cm in die Ureteren hinein. Kranial vom oberen Manschettenende wird ein Seidenfaden um den Ureter gelegt und dieser so an den Ureterkatheter selbst angeschnürt. Der Seidenfaden hat den Zweck, daß er den Ureter an dieser Stelle nach einigen Tagen durchschneidet, so daß der Ureterkatheter mitsamt der Manschette und dem an ihm haftenden gespaltenen untersten Ureterende später per anum entfernt werden kann.

Sind beide Ureteren in der geschilderten Weise mit den Ureterenkathetern beschickt, dann wird zur **Implantation der Ureteren mittels der Katheter** geschritten. Je eine feine Katgutnaht wird nahe dem unteren Wundwinkel rechts und links durch die Muskularis und Serosa nahe dem Wundrande durchgeführt und an die Mukosa gelegt, so oberflächlich, daß sie die darunter liegende Gaze nicht mitfaßt. Die beiden Fäden werden nicht geknüpft und bleiben lang (Abb. 141, f_1, f_2). Zwischen diesen Zügeln, die zuerst an der tiefer liegenden linken Implantationsstelle angelegt werden, wird eine ganz kleine Stichinzision in das Mukosarohr gemacht und mit einer feinsten Pinzette ein winziges Stückchen der Gaze ein wenig vorgezogen (Abb. 141, unten); an die Gaze wird der Faden angenäht, der am unteren Ende des Ureterkatheters angebracht worden war, und so das Ende des Katheters an die Gaze fixiert (Abb. 142 u. 143). Nun zieht ein Assistent langsam die Gaze aus dem Anus heraus. Bei weiterem Vorziehen der Gaze verschwindet das durch die Schleimhaut links herausgeholte kleine Gazezipfelchen, und der den Ureterkatheter fixierende Seidenfaden wird in den Darm hineingezogen. Mit dem Seidenfaden wird das untere Katheterende in den Darm geleitet und so weit heruntergezogen, bis das Katheterende im Anus erscheint. Dann wird in gleicher Weise an der höher gelegenen Implantationsstelle für den rechten Ureter das Mukosarohr eröffnet, die Gaze

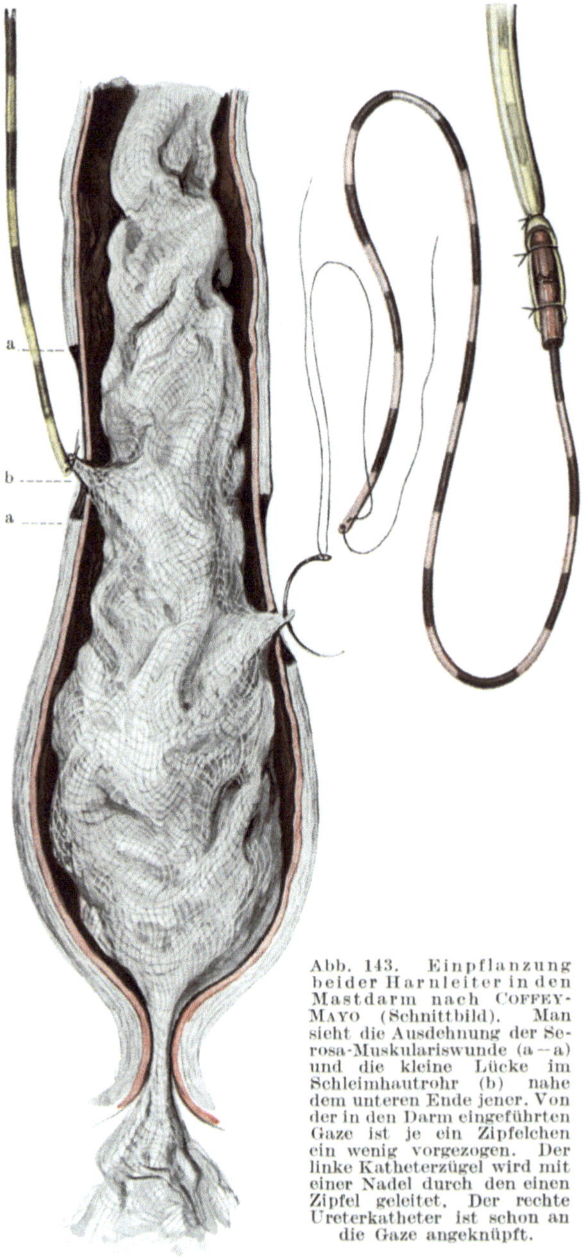

Abb. 143. Einpflanzung beider Harnleiter in den Mastdarm nach COFFEY-MAYO (Schnittbild). Man sieht die Ausdehnung der Serosa-Muskulariswunde (a—a) und die kleine Lücke im Schleimhautrohr (b) nahe dem unteren Ende jener. Von der in den Darm eingeführten Gaze ist je ein Zipfelchen ein wenig vorgezogen. Der linke Katheterzügel wird mit einer Nadel durch den einen Zipfel geleitet. Der rechte Ureterkatheter ist schon an die Gaze angeknüpft.

etwas vorgezogen, der Ureterkatheter mit dem Leitfaden an die Gaze fixiert und durch weiteres Vorziehen des Streifens aus dem Anus nun auch dieser Katheter in das Rektum hineingeführt. Wenn beide Ureterenkatheter in der Analöffnung erschienen sind, wird die Gaze von ihnen abgeschnitten und vollständig entfernt. Jetzt zieht der Assistent zunächst den als rechten oder linken markierten Katheter an, wobei er genau auf das Kommando des Operateurs zu achten hat. Ist der Katheter genügend weit herabgezogen worden, dann schlüpft die Gummimanschette mit dem aufgebundenen Ureterende durch die Inzisionslücke in den Darm. Nunmehr wird das weitere Vorziehen gestoppt und der Ureter fixiert. Die beiden Fäden, welche die Mukosa gehalten haben (Abb. 141 u. 144, f_1, f_2), werden zunächst miteinander verknüpft. Dann wird mit allerfeinstem Katgut die Mukosalücke durch zwei Nähte geschlossen, welche die Ureterwand oberflächlich mitfassen. Der noch sichtbare Teil des Ureters liegt jetzt auf dem uneröffneten Mukosarohr und wird zwischen dieses und die Muskularis verlagert, indem Serosa-Muskularisknopfnähte die Wunde in der Muskularis verschließen. Die erste Naht kann noch einmal die Ureterwand oberflächlich mitfassen (Abb. 144, x x). Die Nahtlinie wird durch eine Serosa-Serosanahtlinie nach LEMBERT gedeckt. In gleicher Weise wird der andere Ureter implantiert. Zur Deckung der freiliegenden Ureteren wird die Beckenserosa an die Darmwandserosa herübergenäht. Bauchnaht.

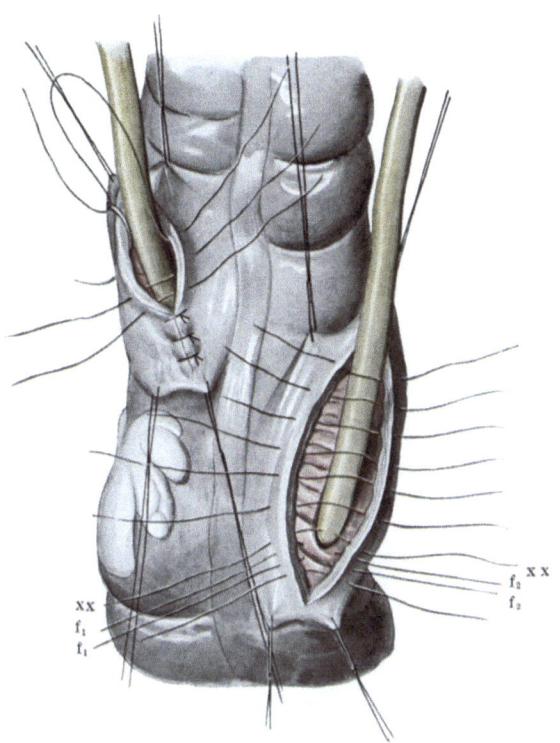

Abb. 144. Einpflanzung beider Harnleiter in den Mastdarm nach COFFEY-MAYO (Fortsetzung zu Abb. 142). Beide Ureteren sind in das Darmlumen hineingezogen worden. Die Fäden f_1, f_2 werden miteinander verknüpft. Die untersten, die Schleimhaut- und Muskellücke schließenden Nähte fassen den Ureter mit. Der Ureter verläuft nach Verschluß der Serosa-Muskelwunde auf dem Schleimhautrohr liegend unter der Muskulatur.

Die Ureterenkatheter bleiben 10—12 Tage liegen. Nach dieser Zeit kann man vorsichtig versuchen, ob sie sich schon entfernen lassen. Sobald der Seidenfaden den Ureter programmäßig durchschnitten hat, läßt der Katheter sich mit der Gummimanschette, an welcher gelegentlich noch das nekrotisch gewordene unterste Ureterende zu erkennen ist, durch den Anus entfernen.

Der Harn ist in den ersten Tagen durch die Ureterenkatheter in eine sterile Bettflasche entleert worden. Nach Entfernung der Katheter fördern die eingepflanzten Ureteren den Harn in die Ampulla recti. Er wird von der Patientin willkürlich per anum entleert.

Das Wesentliche der Operation nach COFFEY besteht darin, daß der Ureter nicht einfach nach Art einer WITZELschen Fistel durch die Muskulatur schräg in den Darm eingepflanzt wird, sondern daß er auf eine Strecke von 3—4 cm

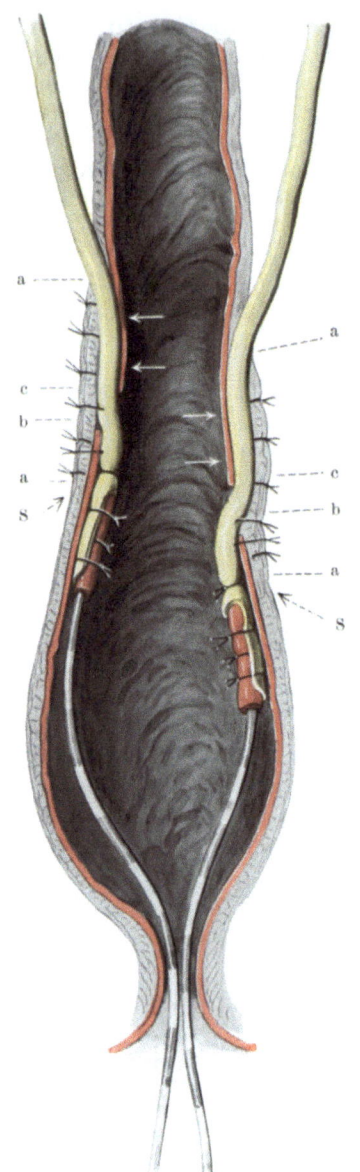

Abb. 145. Einpflanzung beider Harnleiter in den Mastdarm nach COFFEY-MAYO. (Schnittbild nach vollendeter Operation.) Beide Ureteren implantiert, ragen ein Stück weit frei in das Darmlumen. Im Darmlumen liegt die auf die Gummimanschette aufgebundene Halbrinne des Ureters. Die beiden Ureterenkatheter ziehen durch den Anus hinaus. Die Serosa-Muskelwunde (a—a) ist geschlossen. Oberhalb der Implantationsstelle (b) verläuft der Ureter (a — c) zwischen Schleimhautrohr und Muskulatur des Darmes. Die Pfeile deuten den Inhaltsdruck des Mastdarmes an. S Die Seidenligatur, mit welcher der Ureter auf den Katheter aufgebunden wurde. Sie schneidet durch und bringt dadurch den unterhalb S liegenden Teil des Harnleiters zur Abstoßung.

zwischen Mukosa und Muskelrohr des Darmes liegt (Abb. 145). Durch den gasförmigen und festen Inhalt des Darmes wird durch die nachgiebige Mukosa der Ureter sanft gegen die Muskelwand gedrückt und so auf ein längeres Stück leicht geschlossen gehalten, so daß nur durch seine Peristaltik der Verschluß geöffnet wird. Auf diese Weise ist die Gefahr der im Ureter aufsteigenden Infektion mit großer Sicherheit ausgeschaltet. Die Vorsichtsmaßregeln, die während der Operation gebraucht werden, dienen teils der Sicherung der subtilen Technik des Eingriffes, teils sollen sie die Infektion verhüten, die während der Operation zustande kommen und dann außen entlang dem implantierten Ureter aufsteigen kann.

Ein Vorteil der Operationsmethode von COFFEY ist es, daß beide Ureteren gleichzeitig in einem Akt implantiert werden wodurch alle Gefahren des zweizeitigen Operierens vermieden werden.

Diese Operation kommt außer für unheilbare Blasen-Harnröhren-Scheidenfisteln auch in Betracht zur Beseitigung des Harnträufelns bei Ektopia vesicae, bei großen malignen Tumoren, welche die Blase und namentlich die Einmündungsstelle der Harnleiter weitgehend zerstört haben.

e) Die operative Heilung der Ureterfistel.

In der Mehrzahl der Ureterfisteln handelt es sich um postoperativ entstandene Fisteln, die auf eine penetrierende oder oberflächliche Verletzung der Ureteren oder auf Nekrose ihrer Wand zurückzuführen sind. Seltener entsteht eine Fistel puerperal oder durch Druck von Pessaren usw. Harnleiterfisteln, die nach Operation entstanden sind, können, wenn sie wandständig sind, noch nach langer Zeit spontan heilen. Man wartet darum mindestens ein halbes Jahr ab, bevor man sich zu irgendeinem operativen Eingriff entschließt.

Ein plastischer Verschluß der Fistellücke kommt mit Rücksicht auf das geringe Kaliber des Ureters nicht in Frage, weil der Ureter sonst stenosiert würde. Das Idealverfahren ist die Implantation des

Ureters in die Harnblase, die aber nicht vorgenommen werden soll, wenn die Niere bereits erkrankt ist. Im letzteren Falle wird das Harnträufeln am sichersten durch die Exstirpation der erkrankten Niere beseitigt.

Die Implantation des Ureters in die Harnblase.

Die Implantation kann nur dann ausgeführt werden, wenn die Fistel im pelvinen Anteil des Ureters gelegen ist und der Ureter sich aus umgebenden

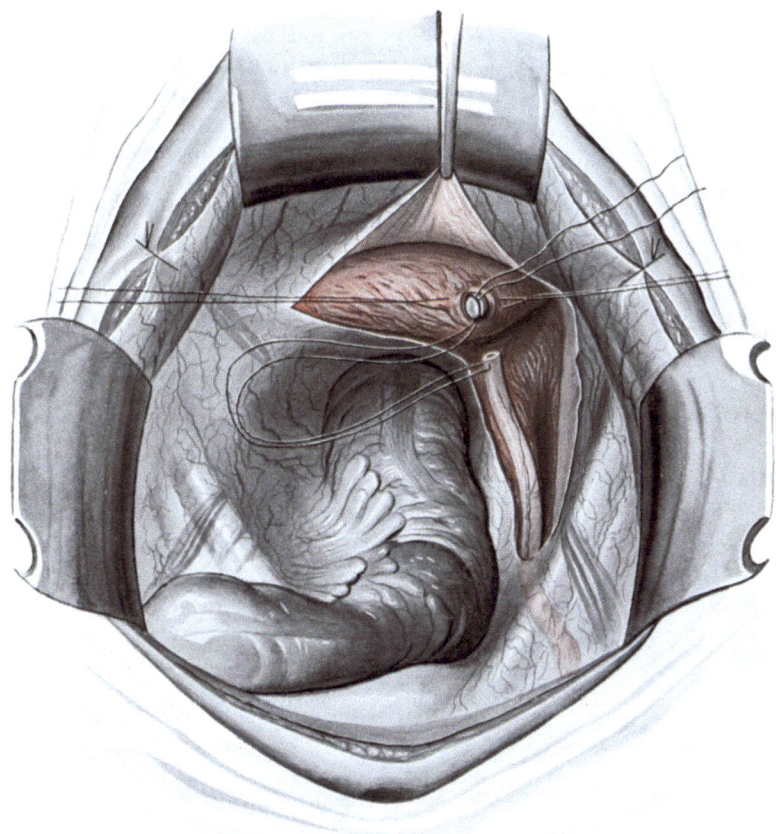

Abb. 146. Implantation des Harnleiters in die Harnblase wegen Ureterfistel nach früher durchgeführter Uterusexstirpation. Die Serosa über der Blase und dem Ureter ist gespalten und etwas abpräpariert. Der Ureter oberhalb der Fistel durchschnitten und angezügelt, auf mehrere Zentimeter zirkulär freigelegt. Die durch die Blasenlücke vorgeschobene schmale Zange faßt eben den Fadenzügel, um den Ureter in die Blase zu leiten.

Narbenschwielen herauspräparieren läßt. Das letztere ist bei Ureterfisteln, welche nach Radikaloperation eines Kollumkarzinoms entstanden sind, kaum jemals der Fall. Hier sind die Ureteren in so derbes Narbengewebe eingebettet, daß ihre Freilegung nur unter den größten Schwierigkeiten gelingt. Auch sind die Ureteren dann meist so starr, daß sie sich nach der Implantation leicht aus der Blase wieder retrahieren.

In anderen Fällen ist die Implantation nicht schwierig. Man wählt zweckmäßig den transperitonealen Weg, weil er — namentlich bei höher sitzenden Fisteln — gestattet, die Blase dem zu implantierenden Ureter ausgiebiger entgegenzunähen als bei dem extraperitonealen Vorgehen. Nach Eröffnung des Bauches wird der fistulöse Ureter durch Spaltung der Serosa über ihm freigelegt und blasenwärts präpariert. Zunehmende narbige Beschaffenheit des Gewebes deutet darauf hin, daß man in die Nähe der Fistel kommt. Der Ureter wird bis dorthin zirkulär freipräpariert, der vesikale Anteil durch einen kräftigen Faden unterbunden, dann der Ureter, nachdem er knapp oberhalb der Ligatur mit einem feinen, seine Wand oberflächlich fassenden Katgutfaden angeschlungen ist, durchschnitten. Ausfließender Harn wird mit Kompressen aufgefangen.

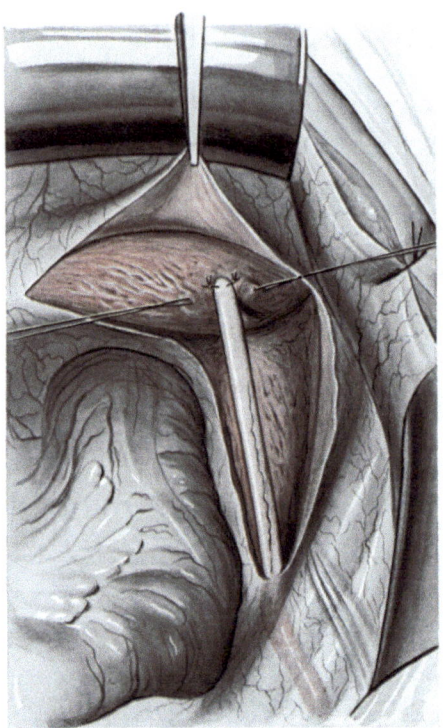

Abb. 147. Implantation des Harnleiters in die Harnblase (Fortsetzung zu Abb. 146). Der Ureter ist in die Blase gezogen, mit feinsten Katgutnähten an den Rand der Blasenlücke fixiert. Er ist stark gespannt. Bei dieser Spannung würde die Naht nicht halten, der Ureter würde zurückschlüpfen.

Der kurze vesikale Ureterstumpf wird durch 1—2 Nähte, welche die Blasenwand beiderseits aufladen, versenkt. Nun muß der Ureter nierenwärts so weit zirkulär ausgelöst und dadurch mobilisiert werden, bis er sich unschwer so weit herabziehen läßt, daß die emporgezogene Blase ihn ohne jede Spannung aufnehmen kann. Eine der Operation vorhergegangene systematische Ausdehnung der Harnblase durch Blasenfüllungen erleichtert dieses Entgegenziehen der Harnblase. Durch die Urethra wird eine schmale, lange, glatte Klemme (CHROBAK-Zange) in die Blase geführt. Der Operateur dirigiert ihre Spitze an jene Stelle der von Serosa entblößten Harnblase, welche am leichtesten dem Ureterende entgegengebracht werden kann. Neben der durch das Instrument vorgeschobenen Blasenwandstelle wird diese mit je einem feinen Katgutfaden angezügelt, dann über dem eine Spur geöffneten Instrument die Blasenwand möglichst nur so weit eröffnet, daß die Lücke den Durchtritt des Ureters gestattet (Abb. 146). Das Instrument faßt nun den nichtgeknüpften und nichtgedrehten Faden, der am unteren Ende des durchtrennten Ureters angebracht worden war, und zieht den Faden durch Blase und Urethra nach außen. Durch weiteren vorsichtigen Zug an dem Faden folgt der Ureter, der vom Operateur durch die Lücke der Blasenwand in das Innere der Blase geleitet wird, so daß ein Stück von 1—1½ cm Länge des Ureters in das Blasenlumen hineinragt. An drei Stellen seines Umfanges wird dann die Muskelwand des Ureters ganz oberflächlich an die Muskularis der Harnblase knapp neben der Einpflanzungslücke angenäht, wobei allerfeinste Nadeln und allerfeinstes Katgut Anwendung finden (Abb. 147). Auf eine weitere Fixation des Ureters kann verzichtet werden, wenn die Blase dem Ureter genügend entgegengenäht wird. Zu diesem Zwecke werden die als Zügel verwendeten, vorher neben der Implantationsstelle angelegten Katgutfäden nun möglichst nahe dem Beckeneingang an das Gewebe neben den großen Gefäßen, an den Rest des Ligamentum infundibulo-pelvicum u. dgl. angenäht. Beim Knüpfen der Nähte wird die

Blasenwand mit der Implantationsstelle ganz nach oben gezogen, so daß der Ureter nun vollkommen entspannt ist (Abb. 148). Diese Entspannung ist das Wesentliche, um ein Zurückschlüpfen des Ureters aus der Blase zu verhüten. Dann wird die Blasenserosa an die Beckenwandserosa angenäht und die Laparotomiewunde geschlossen. Eine Drainage des Wundraumes ist überflüssig. Der Leitfaden, mit welchem der Ureter in die Blase geführt worden war, wird entfernt. Verweilkatheter.

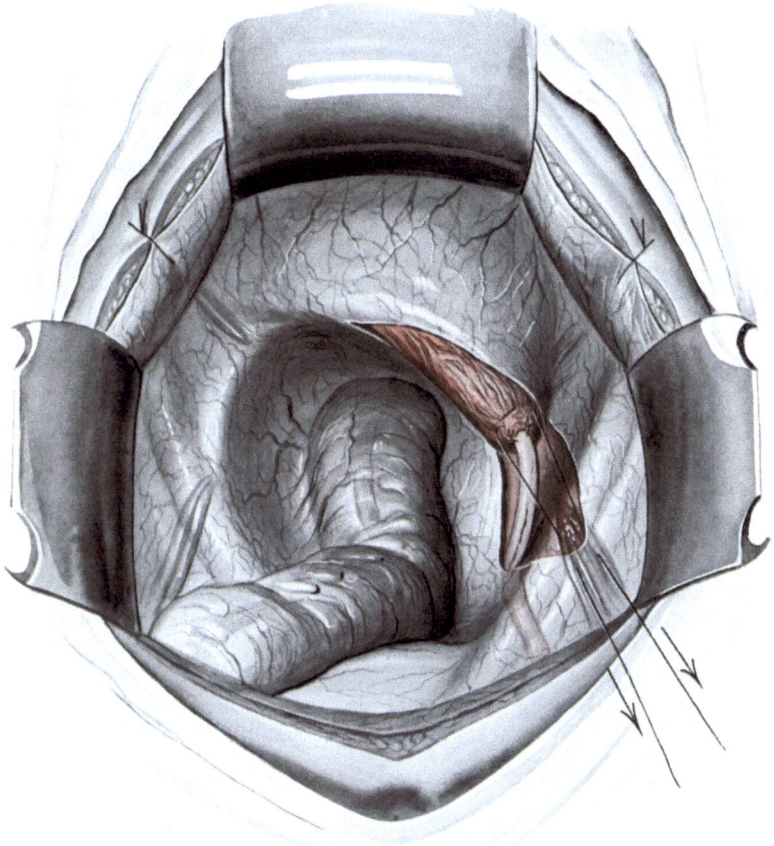

Abb. 148. Implantation des Harnleiters in die Harnblase (Fortsetzung zu Abb. 147). Um den Ureter zu entspannen, wird die Blase ihm entgegengezogen und fixiert. Die Zügel, welche neben der Implantationslücke angelegt waren, werden an der seitlichen Beckenwand, z. B. am Stumpf des Ligamentum infundibulo-pelvicum, fixiert. Der Serosaspalt wird dann geschlossen.

Für die Art der Einnähung des Ureterendes in die Blase sind verschiedene Modifikationen angegeben worden. Gut bewährt ist das Verfahren von SAMPSON und FRANZ. Das unterste Ende des zu implantierenden Ureters wird längs gespalten (Abb. 149). An jeden der so gebildeten Lappen des Ureters wird ein Faden angelegt; die beiden Enden dieses Fadens werden mit Nadeln armiert, die Nadeln durch die in die Blasenwand geschnittene Lücke eingeführt und die Blasenwand von der Mukosaseite nach außen zu durchstochen, wobei beide Nadeln nahe der Implantationslücke und etwa 1 cm voneinander entfernt ausgestochen werden. Wenn auch auf der anderen Seite der Faden durch die

Blasenwand doppelt durchgezogen ist, wird an beiden Fäden gezogen, wodurch die Ureterlappen in die Harnblase hineingezogen und durch Knüpfen der Nähte an die Innenseite der Blase fixiert werden (Abb. 150).

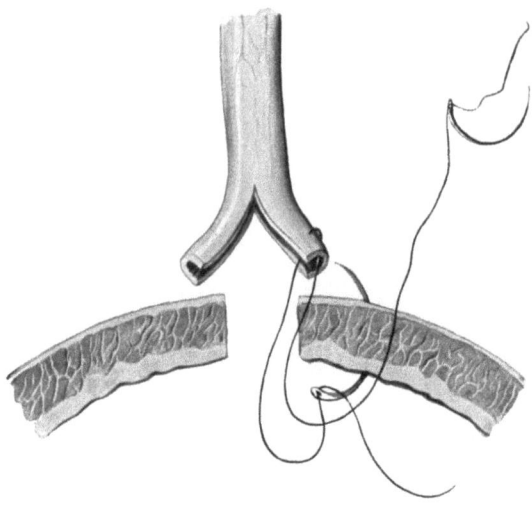

Abb. 149. Einpflanzung des Harnleiters in die Blase nach SAMPSON-FRANZ (halbschematisch). Der Ureter ist gespalten, jede Hälfte mit einer doppelt armierten Naht versehen. Die Nadeln führen die beiden Enden jedes Fadens durch die Blasenlücke und von der Schleimhautseite her durch die Blasenwand.

f) Die Versorgung der Ureteren bei frischer Verletzung.

Wird ein Ureter während der Operation verletzt, so kann bei ganz oberflächlicher Verletzung eine feinste Übernähung der Verletzungsstelle gelegentlich zum Ziele führen. Die Ureteranastomose, für die verschiedene Methoden angegeben worden sind, empfiehlt sich nicht, da sie kaum ohne Stenosierung des Ureters ausheilt. Liegt die Verletzung des Ureters in seinem pelvinen Anteil, dann ist so gut wie immer eine Implantation des Ureters in die Harnblase möglich. Der Ureter wird, wenn er nicht ganz durchschnitten war, an der Verletzungsstelle durchtrennt und sein proximaler Teil nach ausgiebiger Mobilisierung in die Blase implantiert, wie dies S. 342 beschrieben ist. Die Implantation gestaltet sich deswegen leichter, weil keinerlei Narbengewebe die Elastizität der Organe eingeschränkt hat.

Wird dagegen der Ureter hoch oben z. B. bei Durchtrennung des Ligamentum ovariopelvicum mit durchschnitten, ist er oberhalb seines Eintritts ins kleine Becken unversehens durchtrennt worden, wenn ein großer, retroperitoneal entwickelter Tumor ihn aus dem kleinen Becken ganz herausgehoben hat, dann ist der kraniale Teil des Ureters oberhalb der Läsion zu kurz, so daß er nur unter allergrößter Spannung oder gar nicht mehr an die ihm entgegen gezogene

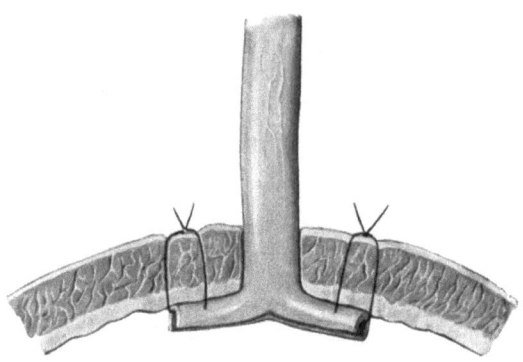

Abb. 150. Einpflanzung des Harnleiters in die Blase nach SAMPSON-FRANZ (Fortsetzung zu Abb. 149). Durch Knüpfen der Nähte werden die Ureterhälften von innen an die Blase fixiert.

Blase gebracht werden kann. Dann soll auf die Implantation verzichtet werden. Ist die Niere der anderen Seite, wie man sich durch Palpation rasch überzeugt, vorhanden und sind keinerlei Anzeichen dafür vorhanden, daß sie nicht suffizient ist, dann muß man die Niere, deren Ureter verletzt wurde und sich nicht implantieren läßt, ausschalten. Die sofortige Ausschaltung der Niere durch Exstirpation vergrößert aber in meist unerwünschter Weise den Eingriff. Sie ist auch darum nicht ratsam, weil nachträglich die andere Niere sich als nicht genügend funktionsfähig erweisen kann.

Der durchschnittene Ureter wird vielmehr so versorgt, daß der Harnabfluß momentan gesperrt und so eine Harninfiltration vermieden wird. Bei plötzlichem vollständigem Verschluß des Harnleiters stellt die Niere die Harnproduktion schlagartig ein, um später zu atrophieren, ohne daß es zur Ausbildung einer größeren Hydronephrose kommt (v. HABERER). Doch bleibt sie zunächst noch funktionsfähig und kann, falls die andere Niere sich überraschenderweise als nicht vollkommen leistungsfähig erweisen sollte, wieder in Funktion gesetzt werden durch Nephrotomie oder Anlegung einer Nierenbeckenfistel oder einer Ureter-Bauchdeckenfistel.

Die Versorgung des durchschnittenen Ureters darf nicht durch Ligatur oder Naht geschehen. Denn es gibt keine Naht, die nicht durch den Ureter durchschneiden würde. Auch die Aneinandernähung des doppelt gefalteten Ureters ist darum abzulehnen. In einfacher und recht sicherer Weise wird der Ureter dadurch verschlossen, daß in sein unteres freipräpariertes Ende ein Knoten geschlungen wird (KAWASOYE-STOECKEL), oder noch besser dadurch, daß man das freigelegte untere Ureterstück mit einer Klemme faßt und nun torquiert. Der Ureter wird mehrmals um seine Längsachse gedreht und das auf diese Weise lumenlos gemachte untere Ureterstück nahe dem Beckeneingang an dem darunter liegenden Gewebe durch 1 oder 2 Nähte fixiert, so daß es sich nicht wieder aufdrehen kann (POTEN). Dadurch, daß der Ureter mehrfach gedreht wurde, ist sein Lumen bis fast an das Nierenbecken hinauf eingeengt worden, so daß kein Harn mehr bis an die Fixationsnaht herabkommen kann. Darum ist ein Durchschneiden der Fäden, das sonst bei dem noch harngefüllten Ureter regelmäßig eintritt, nicht zu befürchten.

Wird bei einer vaginalen Operation der Ureter nahe seiner Einmündung in die Blase verletzt und bemerkt der Operateur die Verletzung, dann kann der Ureter auch von der Scheide her in die Blase implantiert werden. Die Technik der Implantation ist die gleiche wie bei dem abdominalen Vorgehen.

18. Die operative Heilung der Rektovaginalfisteln.

Handelt es sich um kleine Fistelöffnungen, dann warte man mit Geduld ab, ob sich die Fistel nicht doch noch spontan schließt. Durch Ätzung oder Verschorfung der kleinen Lücke kann die Spontanheilung gefördert werden.

Schließt sich die Fistel nicht spontan oder handelt es sich um größere Kommunikationen zwischen Scheide und Mastdarm, dann ist der operative Verschluß der Fistel angezeigt. Wie bei allen Mastdarmoperationen soll der Darm möglichst entleert sein und durch Darreichung von Opiaten der Stuhlgang für die Tage nach der Operation möglichst verhindert werden.

Die Operationstechnik ist verschieden je nach der Größe der Fistel und nach ihrem Sitz. Liegt die Fistel im unteren Anteil der Vagina, dann kommen verschiedene Operationsverfahren in Frage:

a) Die Fistelplastik durch Schichtennaht.

Die Fistelplastik ist die gleiche, wie sie bei Blasenscheidenfistel ausgeführt wird (s. S. 328). Die Vaginalwand wird um die Fistel herum durchschnitten, die Scheidenwand von dem Rektalrohr mehrere Zentimeter weit abpräpariert, der Fistelrand exzidiert. Die Öffnung im Rektum wird durch dichtstehende Katgutnähte verschlossen, welche die Muskulatur des Rektums breit aufladen, wobei die Fäden dicht am Schleimhautrande aus- und eingestochen werden. Die Schleimhaut selbst soll nicht mitgenäht werden. Wenn möglich, wird eine zweite Muskularisnahtschicht darübergelegt, dann die Scheidenwunde geschlossen. Dieses Verfahren eignet sich nur für kleine Fistelöffnungen.

b) Die Fistelplastik durch Spaltung des Dammes und Darmes.

Bei tief sitzenden größeren Fisteln ist es besser, den After und Damm mitsamt dem Sphincter ani in der Mittellinie bis in die Fistel zu spalten. So wird eine Wunde gebildet wie bei komplettem Dammriß. Man kann nun die Operation durchführen, als hätte man einen frischen kompleten Dammriß zu reparieren. Besser aber ist es, die Geduld aufzubringen, diesen kompleten Dammspalt zunächst per granulationem ausheilen zu lassen und dann erst nach Ablauf von 6—8 Wochen die Operation wie bei einem veralteten kompleten Dammriß auszuführen (s. S. 302). Das letztere Verfahren hat den Vorteil, daß die Aseptik weniger gefährdet ist und dadurch die Heilungsaussichten wesentlich besser sind.

Hochsitzende Mastdarmscheidenfisteln können, wenn sie nicht mehr als $^1/_2$—1 cm im Durchmesser haben, mit der gleichen Methode beseitigt werden, wie unter *a*) beschrieben. Bei großer Kommunikation aber erweist sich diese Methode als unzulänglich. In diesen Fällen wird der Mastdarm bis oberhalb der Fistel zirkulär freigelegt und nach Resektion durch die Analöffnung durchgezogen. Die Operation wird durchgeführt **nach dem Hocheneggschen Durchzugsverfahren** (s. dieses Lehrbuch, Band II, S. 437).

19. Die Bildung einer künstlichen Scheide.

Die Aufgabe, eine künstliche Scheide zu bilden, tritt an den Operateur heran, wenn die Vagina infolge einer Hemmungsmißbildung fehlt (Aplasie) oder wenn sie durch Krankheit oder das Trauma einer schweren, meist operativen Entbindung zerstört worden ist, und die Trägerin des Defektes körperlich oder seelisch so schwer leidet, daß nach den Prinzipien ärztlicher Ethik Abhilfe geschaffen werden muß.

Die Notwendigkeit, eine künstliche Scheide zu bilden, wenn ein funktionstüchtiger Uterus vorhanden ist, ist schon dadurch gegeben, daß das Menstrualblut Abfluß bekommen muß. Andernfalls könnte die Hämatometra nur durch Entfernung des Uterus dauernd beseitigt werden. Aber auch in den Fällen, in welchen ein funktionsfähiger Uterus fehlt — was bei Aplasie der Scheide fast immer der Fall ist —, in denen also nicht die schmerzhafte Ansammlung des Menstruationsblutes zur Operation zwingt, ist die Indikation zur künstlichen Scheidenbildung dann gegeben, wenn die Trägerin der Mißbildung von ihr Kenntnis bekommen hat und unter dem Bewußtsein des angeborenen Mangels seelisch schwer leidet. Die Aplasie der Vagina bedarf sonst keiner Behandlung. Besonders dringend aber wird die Beseitigung des Defektes, wenn Geschlechtsverkehr aufgenommen werden soll, namentlich dann, wenn das angeborene Fehlen der Vagina erst in der Ehe bemerkt wird. Der Fall, in welchem am Tage nach der Hochzeit, nachdem die Unmöglichkeit des Geschlechtsverkehrs festgestellt worden war und ein Arzt den Zustand der jungen Frau als unkorrigierbar bezeichnet hatte, die jungen Eheleute sich töteten, wirft ein grelles Licht auf die tragische Situation. Dabei muß bedacht werden, daß Frauen mit Aplasie der Scheide meist normale äußere Geschlechtsorgane haben, daß ebenso wie die Wollustorgane auch das Geschlechtsempfinden und der Geschlechtstrieb dieser Frauen vollkommen normal entwickelt ist.

Die Bildung einer künstlichen Scheide verfolgt den Zweck, die Trägerin des Defektes operativ derartig umzugestalten, daß ihr und ihrem Partner eine beiden Beteiligten normal erscheinende Kohabitation ermöglicht wird. Ist ein menstruierender Uterus vorhanden, dann soll dem Menstruationsblut Abfluß verschafft und in besonders glücklichen Fällen auch Schwangerschaft und Geburt ermöglichst werden.

Die Erfüllung dieser Aufgabe zerfällt in zwei scharf getrennte Teile:

1. Muß an derjenigen Stelle, an welcher bei der normalen Frau der Scheideneingang und die Scheide liegen, d. h. zwischen Harnröhrenöffnung und After, eine Öffnung in dem verschlossenen Vestibulum gemacht werden, die sich in eine entsprechend lange und weite Röhre in die Tiefe fortsetzt und bei vorhandenem Uterus mit dessen Kollum in Verbindung gebracht werden kann. Als Mindestmaß dieses Hohlraumes muß eine Länge von 8 cm und ein Durchmesser von 4 cm angesehen werden.

2. Der zweite Teil des Eingriffes bezweckt, die innere Oberfläche des gebildeten röhrenförmigen Wundraumes mit einem zusammenhängenden Epithelüberzug auszukleiden. Dieses Epithel muß eine gewisse Widerstandsfähigkeit gegen mechanische Einflüsse besitzen und muß bewirken, daß das neugebildete Rohr keine Schrumpfung erleidet.

Bei der Aplasie der Vagina ist stets, wenn auch ganz rudimentär, der Uterus angedeutet in Form eines kleinen Muskelknöpfchens mit zwei spulrunden Strängen, den nicht zur Vereinigung gekommenen MÜLLERschen Fäden, die, in die Tuben übergehend, gegen die seitliche Beckenwand ziehen. Über diese Gebilde zieht von der Blase und vorderen Beckenwand her die Peritonealduplikatur des Ligamentum latum (s. Abb. 151 u. 152). Bei Hypoplasie und Aplasie des Uterus ist die Douglastasche abnorm tief.

Der bindegewebige Raum zwischen Harnröhre-Harnblase und Ampulle des Rektum läßt sich bei vorsichtiger Präparation ohne Verletzung der beiden in ihrem viszeralen Faszienüberzuge aneinander gehefteten Hohlorgane spalten. Bei weiterem Vertiefen des Spaltraumes kommt man schließlich zwischen Blase und hinteres Ligamentblatt und endlich zwischen die Ligamentblätter selbst bis an die rudimentär gebliebenen und unvereinigten Uterushörner i. e. MÜLLERschen Fäden heran (Abb. 152).

Schwieriger ist es, den Hohlraum herzustellen, wenn durch schwere entzündliche Erkrankung oder das Trauma einer Geburt das Scheidenrohr zerstört oder fast unwegsam geworden ist. Dann muß das Narbengebilde der Vagina vorsichtig zwischen Blase und Mastdarm herauspräpariert werden.

Für die Lösung der zweiten Aufgabe, der Auskleidung des operativ gebildeten Hohlraumes, sind zahllose Vorschläge gemacht worden, und eine Unzahl von Methoden, die diesem Zwecke dienen, ist angegeben und versucht worden. Die Auskleidung durch Austapezierung des Raumes mit Scheidenschleimhaut, die bei Operation eines Prolapses von einer anderen Patientin entnommen worden ist (MACKENRODT), kann kaum zu einem guten Dauerresultate führen. Es liegt in der Natur der Homoiotransplantate, daß sie allmählich wieder verschwinden. Die Auskleidung des Wundraumes durch gestielte Hautlappen hat sich weniger bewährt. Von den vielen angegebenen Methoden treten heute zwei in Konkurrenz: Die Auskleidung des Raumes durch frei transplantierte Epidermislappen (GERSUNY, ABADIE u. a.) und die Verpflanzung eines resezierten Darmstückes in den Hohlraum. Die Bildung einer künstlichen Scheide aus Dünndarm (HAEBERLIN, MORI, BALDWIN) wird wegen ihrer hohen Mortalität und mancher Unzuträglichkeit der auf diese Weise gebildeten künstlichen Vagina kaum mehr ausgeführt. Sie

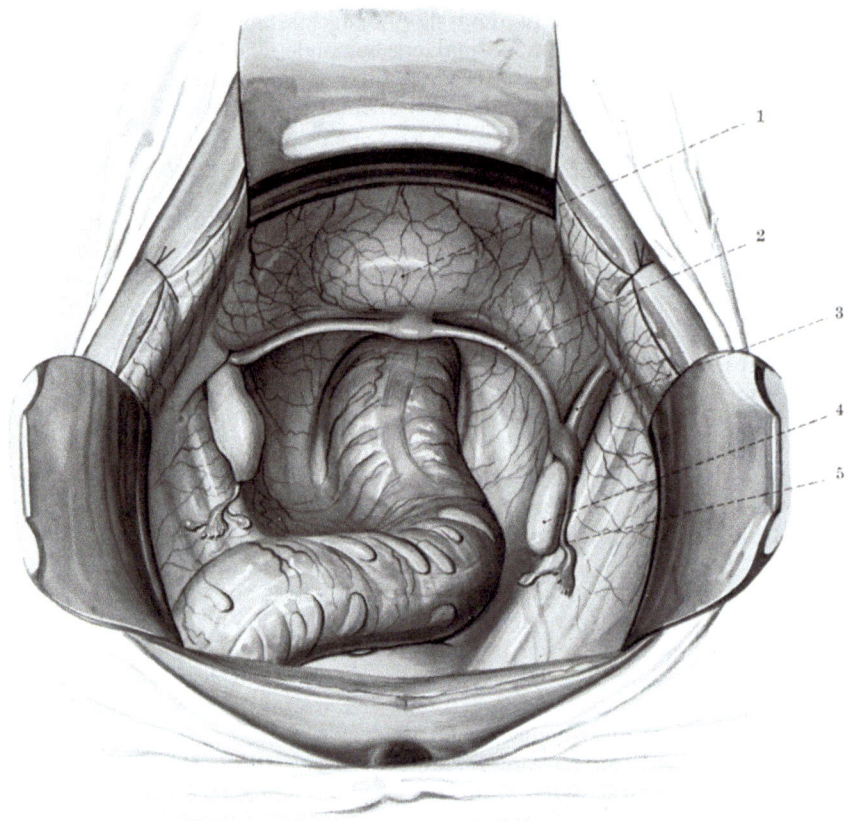

Abb. 151. Innere Genitalien bei Aplasie der Vagina. 1 Harnblase, 2 MÜLLERscher Faden (rudimentäres Uterushorn), 3 Ligamentum rotundum, 4 Ovarium, 5 Tube. Man sieht die typische Falte, welche die beiden unentwickelten und unvereinigten MÜLLERschen Fäden bilden. Unter ihr liegt ein vorderes und ein hinteres Serosablatt (analog dem Ligmentum latum).

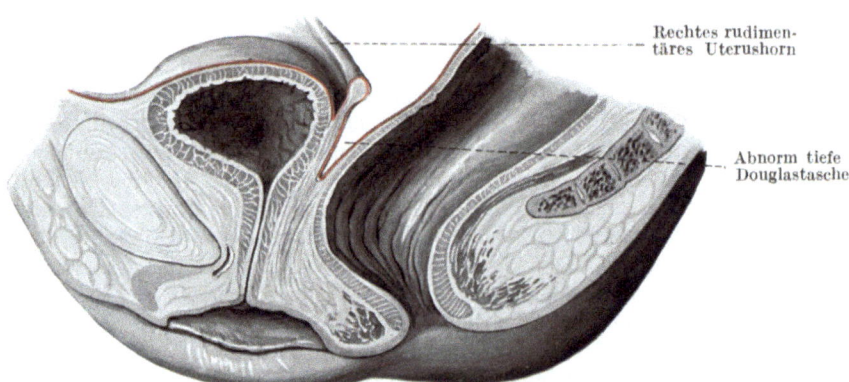

Abb. 152. Medianer Sagittalschnitt durch die Beckenorgane bei Aplasia vaginae. Das hintere Serosablatt unter dem rudimentären Uterushorn reicht tiefer herab als das vordere. Das Gewebe zwischen Harnröhre-Harnblase und Mastdarm muß durchtrennt werden.

ist verdrängt worden durch die Dickdarm-Methode, die vor allem von G. SCHUBERT zu einem sehr brauchbaren Verfahren ausgebildet worden ist.

a) Die Bildung einer Epidermisscheide nach KIRSCHNER-WAGNER.

Um der Forderung einer lückenlosen Auskleidung des gebildeten Hohlraumes zu entsprechen, ist es zweckmäßig, diesen Raum möglichst mit 1 oder 2 großen Epidermislappen auszutapezieren. Die Methoden der Epidermisscheide waren verlassen worden, da fast regelmäßig eine hochgradige Schrumpfung der neugebildeten Scheide eintrat, was hauptsächlich darauf zurückzuführen ist, daß zahlreiche kleine Läppchen eingelegt wurden. Die Zwischenräume zwischen diesen zogen sich zusammen, und so kam es zur Schrumpfung, die besonders vom „Fundus" der künstlichen Scheide ausging. Die großen Erfolge der Transplantation großer Lappen ins Körperinnere (künstliche Speiseröhre, künstliche Harnblase, SAUERBRUCH-Kanäle) gaben nun die Möglichkeit, das gleiche Prinzip bei der Bildung der künstlichen Scheide anzuwenden. Die in das Körperinnere verpflanzten Epidermislappen heilen in der gleichmäßigen Temperatur und bei dem dauernden sanften Druck, unter dem sie dem Gewebe angedrückt werden, leichter an als Transplantate an der Körperoberfläche.

Den beschriebenen Forderungen für einen guten Dauererfolg entspricht die Methode von KIRSCHNER-WAGNER. Sie besteht aus dem rein gynäkologischen Akt der Bildung des Scheidenhohlraumes und aus dem chirurgischen Akt der Auskleidung dieses Raumes mit 1 oder 2 großen Epidermislappen nach THIERSCH. Zur Einbringung dieser Lappen in den Hohlraum ist eine besondere Prothese notwendig.

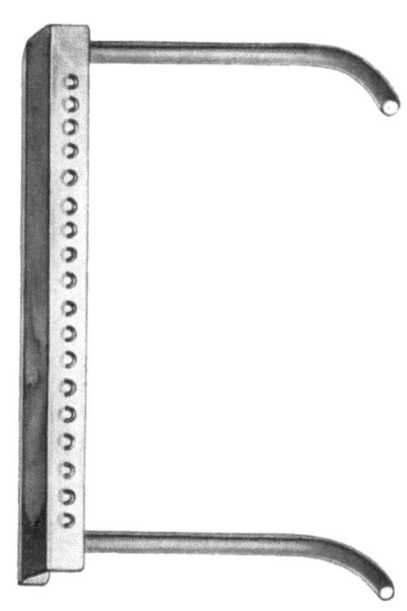

Abb. 153. Bildung einer künstlichen Vagina nach KIRSCHNER-WAGNER. Einer der beiden Hautspanner nach A. W. MEYER.

Die Technik der Operation.

I. Akt. Die Bildung des Hohlraumes. Steinschnittlage. Der Hymen wird umschnitten und mit der flachen Delle der Vestibularschleimhaut exzidiert. Dann wird in der zunächst derben Schicht, die aus den miteinander verlöteten viszeralen Faszien der Harnröhre und des Mastdarmes besteht (Abb. 152), scharf vorgedrungen, wobei man sich mehr dorsal- als urethralwärts halten soll. Weiter aufwärts läßt sich die Blase leicht genügend weit vom Mastdarm ablösen und durch stumpfes Spreizen und Vertiefen ohne Schwierigkeiten ein Hohlraum von etwa 8 cm Tiefe und 4 cm Durchmesser bilden. Sorgfältigste Blutstillung, zu der man aber möglichst wenig Umstechungen mit feinstem Katgut verwenden soll. Je weniger Umstechungen notwendig sind, desto besser. Der Raum wird dann mit steriler Gaze (nicht Stryphnongaze!) tamponiert. Ist die Blutung einmal besonders stark, dann kann man von der Fortsetzung der Operation zunächst absehen, den Tampon durch 24 Stunden liegen lassen und den II. Akt der Operation, die Auskleidung des Wundraumes, erst nach Ablauf dieser Zeit vornehmen.

II. Akt. Die Bildung des Epidermislappens. Um ein Rohr von 8—10 cm Tiefe und 4 cm Durchmesser auszukleiden, ist ein Epidermislappen von etwa 25—30 cm Länge und 8 cm Breite notwendig. So große Lappen lassen sich aus

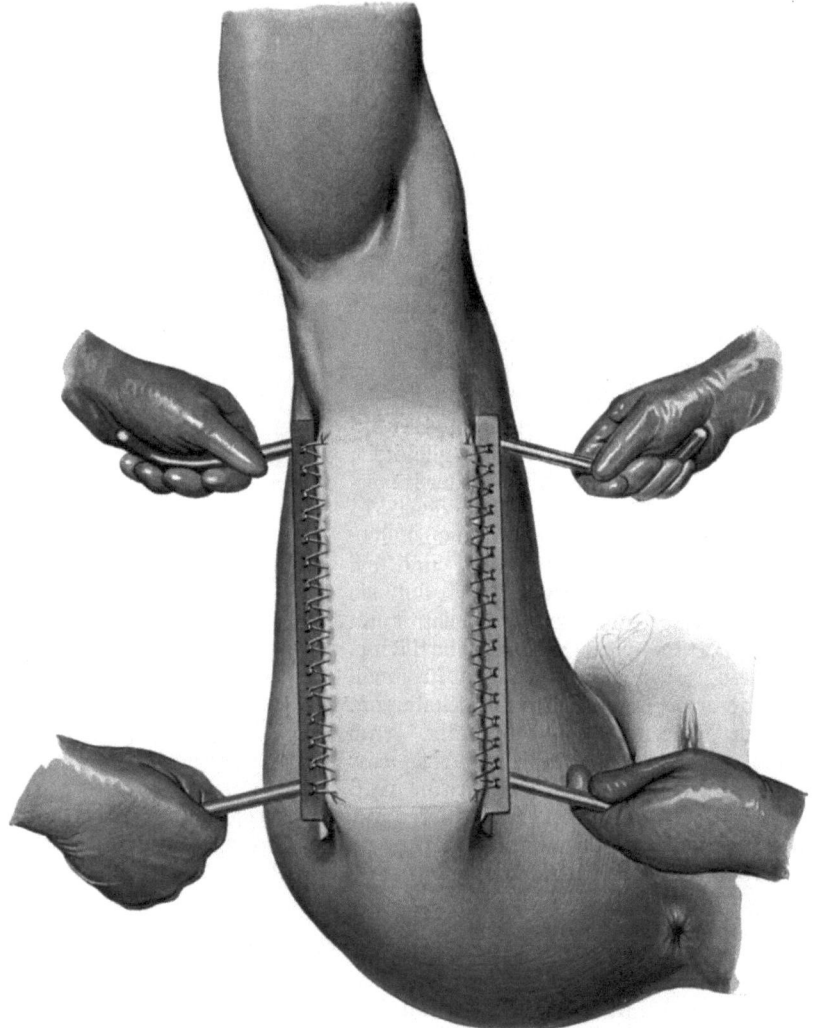

Abb. 154. Bildung einer künstlichen Scheide nach KIRSCHNER-WAGNER. Die beiden Hautspanner sind durch fortlaufende Naht auf die Haut der Innen- und Hinterseite des Oberschenkels genäht. Die Hände des Assistenten kippen nun die Griffe nach unten, wodurch die Haut, in einer breiten, vollkommen ebenen Fläche gleichmäßig gespannt, emporgehoben wird.

der Haut mit den gewöhnlichen Transplantationsmessern nicht schneiden. Man kann darum zwei schmälere Lappen bilden, die in später zu beschreibender Weise Verwendung finden. Zum Schneiden der breiten Lappen sind besondere Messer notwendig, so das SCHEPELMANNsche Transplantationsmesser oder der Epidermishobel nach KIRSCHNER.

Die Haut wird am besten aus der Hinter- und Innenseite des Oberschenkels entnommen; sie ist dort besonders zart und frei von Haaren. Es ist notwendig, die zur Bildung des Epidermislappen bestimmte Hautpartie vollständig ruhigzustellen, damit sie bei dem Hin- und Herbewegen des Messers durchaus unbeweglich bleibt, und wegen der Krümmung der Oberschenkelhaut erst in besonderer Weise flach zu spannen.

Zu diesem Zwecke verwendet man zweckmäßig Hautspanner, die wir in Nachahmung eines ähnlichen Instrumentes von A. W. MEYER anfertigen ließen (Abb. 153). Die aus Metall hergestellten, mit Griffen versehenen Hautspanner, welche zahlreiche kleine Metallösen tragen, werden in einer Entfernung von

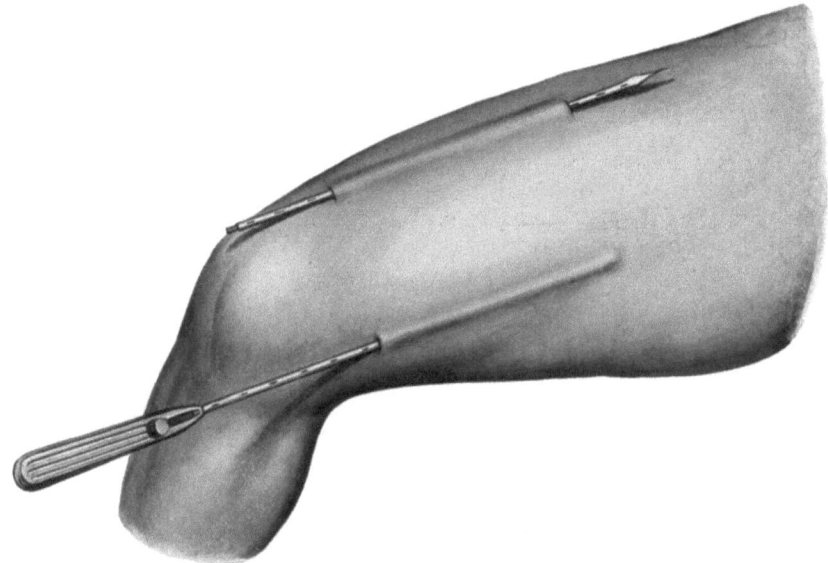

Abb. 155. Einführung der Stahlstäbe zum Spannen der Haut für die Entnahme THIERSCHscher Lappen. (Nach KIRSCHNER.)

mindestens 12 cm voneinander mit einer kräftigen fortlaufenden Seidennaht an der Innen- und Hinterseite des Oberschenkels, die bei Steinschnittlage dem Operateur entgegensieht, gleichlaufend angeheftet. Dann werden sie etwas gekippt (Abb. 154), wodurch die zwischen ihnen liegende Haut gespannt und emporgehoben wird, so daß nun eine vollkommen ebene und gut gespannte Hautfläche von mehr als 10 cm Breite und gut 30 cm Länge sich dem Transplantationsmesser darbietet.

Will man auf die besonders zarte, fast stets haarlose Haut von der Hinter- und Innenseite des Oberschenkels verzichten, dann kann man sich auch der von KIRSCHNER[1] angegebenen Methode der Hautspannung mit langen Metallspießen bedienen. In einer Entfernung von mindestens 12 cm voneinander werden unter die Haut des Oberschenkels in dessen Längsrichtung zwei zugespitzte Stahlstäbe gebohrt und durchgestoßen, die mit einem abnehmbaren Handgriff betätigt werden. Die Einführung der Stäbe erfolgt von distal nach proximal (Abb. 155). Die beiden Enden jedes Stahlstabes müssen aus der Haut herausragen. Um mit den Pfeilen bei ihrer Einführung richtig hantieren zu können, muß man die Vorderfläche des Oberschenkels wählen und den Unterschenkel gebeugt über die Kante des Operationstisches herabhängen lassen, was einen Lagewechsel der Patientin nach dem I. Akt der Operation erfordert.

---

[1] KIRSCHNER: Acta chirurgica Scandinavica. Bd. 72, 1932.

Die Stahlstäbe besitzen mehrere Seitenschlitze, in welche die Enden von vier etwa 10 cm langen gebogenen Stahlbügeln passen. Zwei dieser am anderen Ende mit Ketten versehenen Stahlbügel werden in Schlitze der beiden heraussehenden Enden des einen Stabes gesteckt, die Ketten hinter dem Oberschenkel herumgeführt und in die in den anderen Stahlstab symmetrisch eingesteckten Bügel unter kräftigem Spannen eingehakt (Abb. 156). Auf diese Weise wird die zwischen den beiden Stäben befindliche Haut gut gespannt und fixiert.

Für ein Gelingen der Transplantation ist es notwendig, auf alle technischen Einzelheiten, die bei der Epidermistransplantation von besonderer Wichtigkeit sind, genau zu achten. Sie sind im I. Bande dieses Lehrbuches, S. 370f., genauer besprochen. Wichtig ist, daß keinerlei

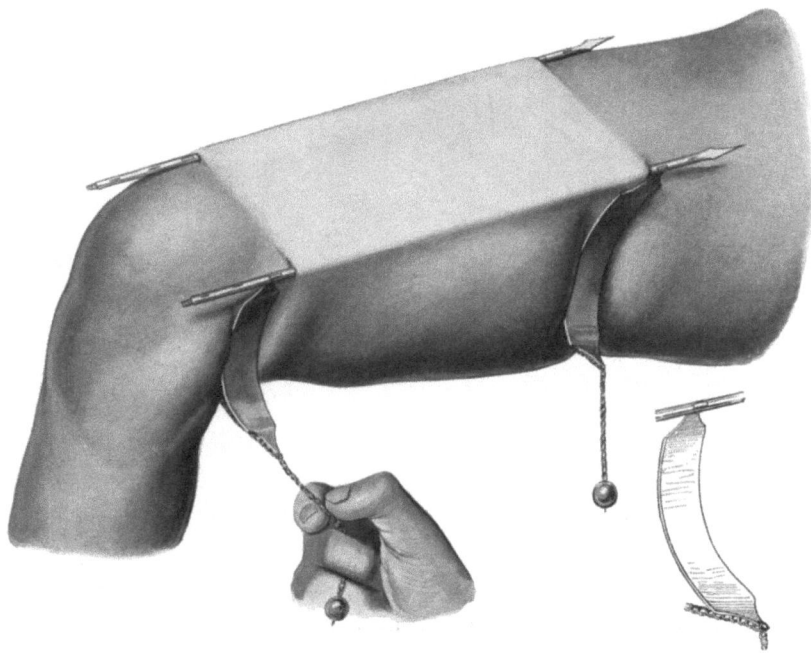

Abb. 156. Anlegung der Spannbügel und Ketten zum Spannen der Haut für die Entnahme von THIERSCHschen Lappen. (Nach KIRSCHNER.)

Desinfektionsmittel — Jodtinktur, Dijozol usw. — zur Säuberung der Haut verwendet werden. Die Haut wird mit einem Benzintupfer abgewischt und mit Kochsalzlösung gewaschen. Dann wird sie mit reinstem sterilem Olivenöl reichlich bestrichen, mit welchem auch das haarscharf geschliffene Transplantationsmesser, das nur ganz kurz ausgekocht sein darf, gleitend gemacht wird. Mit feinen Fiedelbogenstrichen wird der Epidermislappen, der gar nicht sehr dünn sein muß, in einem Zuge geschnitten.

Der gewonnene Epidermislappen wird nun sofort vom Messer weg auf die vorbereitete sterile Prothese gelegt, die Wundfläche nach außen gerichtet, und zwar so, daß die Mitte des Lappens über die Kuppe der aufgestellten Prothese zu liegen kommt und seine beiden Enden über sie herabhängen. Die seitlichen Ränder des Lappens werden mit einer fortlaufenden Naht (feinstes Katgut) aneinander genäht und mit ebenso feinen Fäden auf die Prothese aufgebunden (s. Abb. 157). Erweisen sich die Lappen, die infolge ihrer Elastizität sich zusammenziehen, nach dem Auflegen auf die

Prothese als zu kurz, dann kann man sie unter sanftem Zug an ihren freien Rändern mittels feiner Katgutfäden wieder in die Länge ziehen und hält sie dadurch gespannt, daß man die Fäden an dem distalen Ende der Prothese fixiert.

Handelt es sich um ein besonders mageres Individuum, dann ist die Bildung eines 8 cm breiten Lappens nicht leicht möglich. In solchen Fällen bildet man 2 Lappen von je 4 cm Breite, die mit der Wundfläche nach außen gekreuzt über die Kuppe der Prothese gelegt und deren Ränder aneinandergenäht werden.

Als **Prothese** verwenden wir einen roten Gummischwamm, der die Form eines überdimensionierten Phallus hat. Der Schwamm ist zentral bis nahe seinem halbrunden Ende durchbohrt. Ein eingefettetes Hartgummirohr ist bis nahe an die Spitze des Gummischwammes geführt. Man kann ein Hartgummi-Stethoskoprohr für diesen Zweck verwenden (siehe Abb. 157). Die Prothese ist in physiologischer Kochsalzlösung sterilisiert, abgekühlt und durch Pressen in sterilen trockenen Tüchern vom überschüssigen Wasser befreit worden. Am besten hat man 2 oder 3 verschieden dimensionierte Prothesen zur Hand.

In Modifikationen des Verfahrens sind Vorschläge für andere Prothesen gemacht worden. Die Gummiprothese hat den Vorteil, durch gleichmäßigen sanften Druck das Anliegen und Anheilen des Epidermislappens zu erleichtern.

III. Akt. Einlegen des Epidermislappens in den Hohlraum. Wenn die Prothese mit dem Epidermislappen beschickt ist, wird vorsichtig der Tamponstreifen aus dem im I. Akt gebildeten Wundkanal entfernt. Die Prothese darf erst eingeführt werden, wenn keine Blutung mehr besteht, weil ein sich bildendes Hämatom die Anheilung des Lappens verhindern oder den Lappen, der sich schon angelegt hat, wieder abwühlen kann. Der Wundraum wird mit Scheidenspateln genügend weit gespreizt, die Prothese in den Raum möglichst tief hineingeschoben, so daß der THIERSCH-Lappen den Introitus der Scheide noch etwas überragt, dann die Spatel vorsichtig entfernt (Abb. 158). Die Prothese wird fixiert, indem man den herausragenden Gummischwamm mit 4 derben Nähten an die Schamlippen annäht. Verweilkatheter.

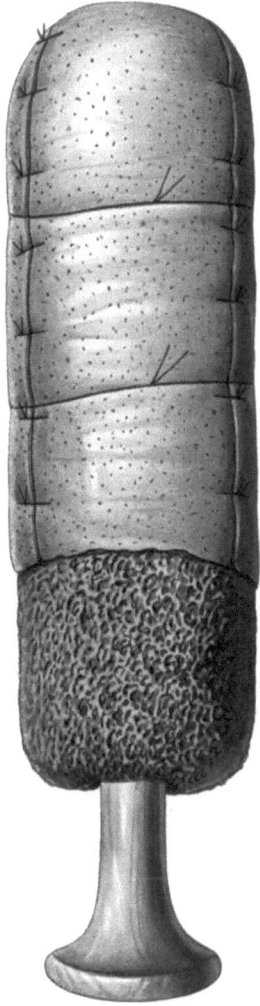

Abb. 157. Bildung einer künstlichen Vagina nach KIRSCHNER-WAGNER. Die Schaumgummiprothese mit dem Epidermislappen beschickt, die Wundfläche nach außen.

Die Reihenfolge der Akte muß genau eingehalten werden. Keinesfalls darf man zuerst den Hautlappen schneiden und die Prothese mit ihm bekleiden und dann erst den Wundraum bilden, weil in der Zwischenzeit der Hautlappen durch Auskühlung und Austrocknung schwer geschädigt wird.

Die Prothese bleibt mindestens 5 Tage in dem Wundraum liegen. Ist keine Temperatursteigerung da und stellt sich kein übelriechender Ausfluß aus dem Gummischwamm ein, kann man die Prothese auch bis zu 8 Tagen liegen lassen. In den ersten Tagen gibt man Opium, um eine Stuhlentleerung und damit eine Beschmutzung zu verhüten. Zur Entfernung der Prothese werden die vier

Befestigungsnähte durchschnitten, die Prothese dann zart unter lockerndem Hin- und Herbewegen dem Hohlraum entnommen. Die neue Scheide wird mit lauwarmer physiologischer Kochsalzlösung gespült. Eine frische gleichgroße Prothese wird mit reiner Zinksalbe (nicht mit Zinkvaseline!) bestrichen und unter Spreizung der Scheide mit Spekulis wieder eingeführt. Sie wird mit

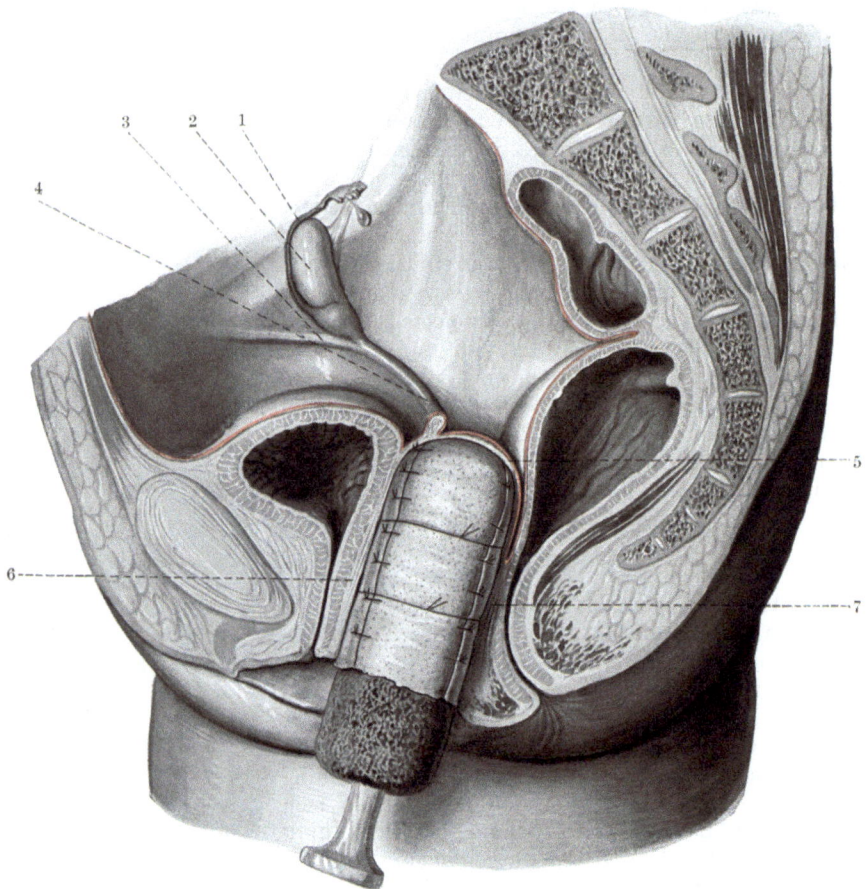

Abb. 158. Künstliche Scheidenbildung nach KIRSCHNER-WAGNER. Die mit dem Epidermislappen beschickte Prothese in situ. 1 Tube, 2 Ovarium, 3 Ligamentum rotundum, 4 rudimentäres Uterushorn, 5 hinteres Serosablatt, 6 Blasenharnröhrenfaszie, 7 Mastdarmfaszie.

Heftpflasterstreifen befestigt. Oder die Scheide wird mit in sterilem Olivenöl getränkter weißer Gaze unter mäßigem Druck austamponiert.

Am 12. Tage wird die Prothese oder der Tampon definitiv entfernt und nun, um die zunächst fast stets einsetzende Schrumpfung zu bekämpfen, die neue Scheide regelmäßig dilatatiert. Dies kann mit Scheidenspekulis geschehen oder mit Dilatatoren, wie sie in Bd. I, S. 69, dieser Operationslehre beschrieben sind. Schließlich wird eine der Größe der neugebildeten Scheide entsprechende STENT-Prothese verfertigt (Abb. 159), welche die Patientin mehrmals täglich für einigen Stunden und während der Nacht in der Scheide trägt. Sie wird mit einer T-Binde von der Vulva her sanft in die Scheide hineingedrückt. 5—6 Wochen nach der Operation kann die Kohabitation gestattet werden. Dauernder natürlicher Gebrauch des jungen Organes ist auch hier die beste Nachbehandlung. Aus diesem Grunde wird die Operation prinzipiell erst dann vorgenommen, wenn die Möglichkeit der Aufnahme des Geschlechtsverkehres kurze Zeit nach durchgeführter Operation besteht.

Sollte der Lappen ganz oder teilweise nicht anheilen oder sollte eine stärkere Schrumpfung der neugebildeten Scheide eintreten, so ließe sich durch neuerliche operative Erweiterung des Scheidenraumes und Bildung neuer Epidermislappen die Operation, sogar mehrere Male, wiederholen.

Die Operation stellt einen durchaus harmlosen, auch in Lokalanästhesie durchführbaren Eingriff dar und zeitigt die Patientin wie ihren Partner vollkommen befriedigende Resultate. Die in die Tiefe verpflanzte Epidermis läßt zwar bei der Spiegeluntersuchung noch ihre Herkunft als Haut von der Körperoberfläche erkennen, ist aber meist genügend feucht und elastisch.

b) Die Bildung einer künstlichen Scheide aus dem Dickdarm nach G. SCHUBERT.

Das unterste Ende des Dickdarmes wird zur künstlichen Scheide verwendet. Zu diesem Zwecke wird der Mastdarm durchtrennt und, wie bei der Resektion des Rektums, der orale Teil des Mastdarmes, herabgezogen und durch den Sphincter ani nach außen geleitet, zum Enddarm gemacht.

Technik der Operation.

In Steinschnittlage wird der Sphincter ani leicht gedehnt.

I. Akt. Der Hymen und die Vestibularschleimhaut werden exzidiert, dann der Hohlraum gebildet, der das distale Ende der Darmvagina aufnehmen soll. Er braucht nur 3—4 cm tief zu sein. Man präpariert rechts und links dorsal gegen die Levatorschenkel zu (Abb. 160) und kann stumpf den Raum symphysenwärts etwas erweitern.

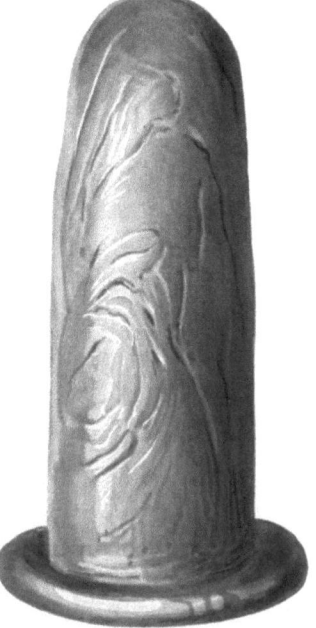

Abb. 159. STENT-Prothese zur Bougierung der Epidermisvagina (verkleinert).

II. Akt. Die Analschleimhaut wird knapp an der Rektalschleimhaut zirkulär durchschnitten, dann unter sorgfältigster Schonung des Sphincter ani die Schleimhaut — nur diese!! — des untersten Rektalrohres freipräpariert (Abb. 160). 2—3 cm höher oben dringt die Schere durch die Muskelwand des Rektums an dessen Außenfläche, und nun wird teils scharf, teils stumpf das Rektalrohr durch Ablösung von den Levatoren hinten und seitlich auf 5—6 cm Länge mobilisiert. Das untere Ende des Rektalrohres wird mit einigen Katgutfäden angezügelt und hängt aus der Analöffnung heraus.

III. Akt. Die Patientin wird in Seitenlage gebracht wie zur sakralen Operation des Mastdarmkrebses. Die folgenden Akte der Operation sind dem Chirurgen geläufig; es sind fast dieselben, wie sie bei der Resektion des Mastdarmes Anwendung finden (s. Bd. II, S. 431f.). Der Hautschnitt beginnt 3—4 cm dorsal von der Analöffnung und wird bis auf die Levatorplatte, das Steißbein und das untere Kreuzbeinende vertieft. Dann wird das Steißbein reseziert und die an ihm ansetzende unpaare Levatorplatte durchtrennt. Die Hinterwand der viszeralen Rektumfaszie wird auf 7—8 cm Länge gespalten (Abb. 161), und nun das Rektalrohr zirkulär freigelegt. Dabei hält man sich knapp an das Rektum in seiner Adventitia, um die Verletzung größerer Gefäße zu vermeiden und das Rektalrohr leicht freimachen zu können. Ein durch das anale Ende eingeführter Stieltupfer läßt die Rektumwand leichter erkennen. Ist das Rektalrohr auf 4 bis 5 cm Länge zirkulär freigelegt, wird mit einer gekrümmten Kornzange ein Gazestreifen um den Mastdarm herumgeführt und mit diesem Gazestreifen das Rektalrohr aus der sakralen Wunde vorgezogen.

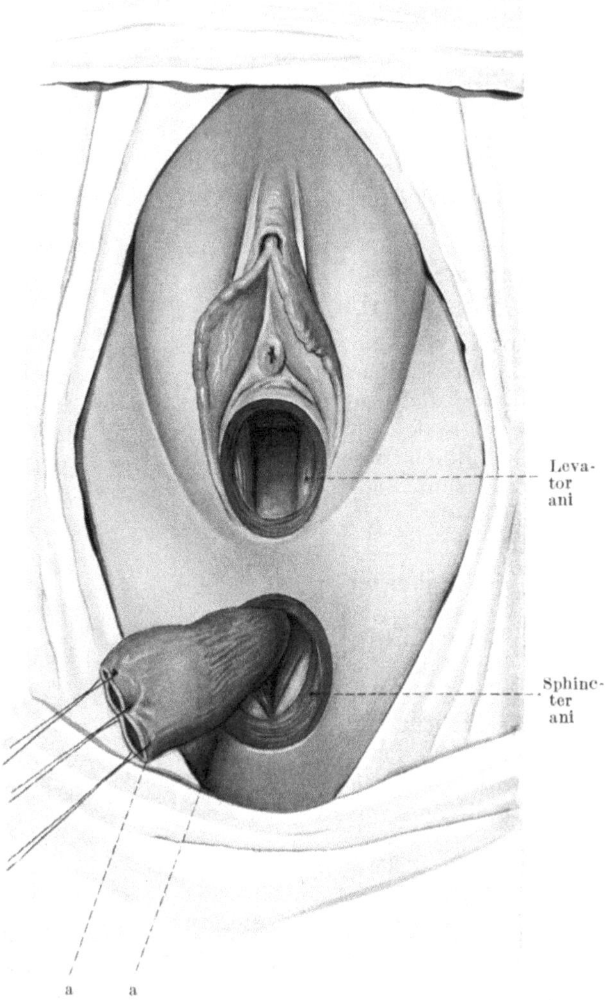

IV. Akt. Das Rektum wird innerhalb seiner Faszienhülle analwärts isoliert, dann ebenso kranial, im ganzen auf 6—7 cm Entfernung. Blutstillung am Rektum, evtl. an der Faszie. Die großen längsverlaufenden Gefäße des Rektums, welche ganz knapp am Faszienblatt entlang laufen, müssen geschont werden. Nur die kleineren, radiär von ihnen an die Mastdarmwand tretenden Blutgefäße sind durchtrennt worden. Dann wird der orale Teil des Mastdarmes herabgezogen und mitsamt seiner Faszie vom Kreuzbein bis an das Promontorium abgelöst. Die Ablösung muß so weit gehen, daß man die Mitte der zuerst freigelegten Rektumpartie bequem und ohne Spannung bis zur Analöffnung bringen könnte; sie soll ja später als Enddarm Verwendung finden.

Abb. 160. Bildung einer künstlichen Scheide aus dem Dickdarm nach G. SCHUBERT. Der Introitus ist durch Ausschneidung des Hymenalsaumes und der Vestibularschleimhaut gebildet. Auf die Levatoren zu ist ein Raum von 3—4 cm Tiefe gebildet worden, der das untere Ende der künstlichen Scheide aufnehmen soll. Die Rektalschleimhaut ist vom Analring an zirkulär aus dem Sphinkterring herauspräpariert. Das Rektalrohr ist mit seinem Muskelmantel bis 7 cm oberhalb der Analöffnung zirkulär freigemacht. a—a Das untere Ende des freigemachten Rohres besteht nur aus Schleimhaut[1].

V. Akt. Ist die Mobilisierung genügend durchgeführt, dann wird 10—12 cm oberhalb des analen Endes das aus der Faszie ausgehülste Rektalrohr zwischen 2 Darmklemmen durchschnitten. Das kraniale Ende wird zunächst in sterile Gaze verpackt nach aufwärts geschlagen, die kaudale Schnittwunde zweireihig vernäht (Abb. 162). Es soll zum Fundus der Rektum-Vagina werden. Der so verschlossene „Fornix vaginae" wird zweckmäßig mit 2 Nähten an das Ligamentum spinososacrum angeheftet, um der neuen Scheide genügend Halt zu geben.

---

[1] Abb. 160—164 modifiziert nach PEHAM-AMREICH: Gynäk. Operationslehre. Berlin: S. Karger 1930.

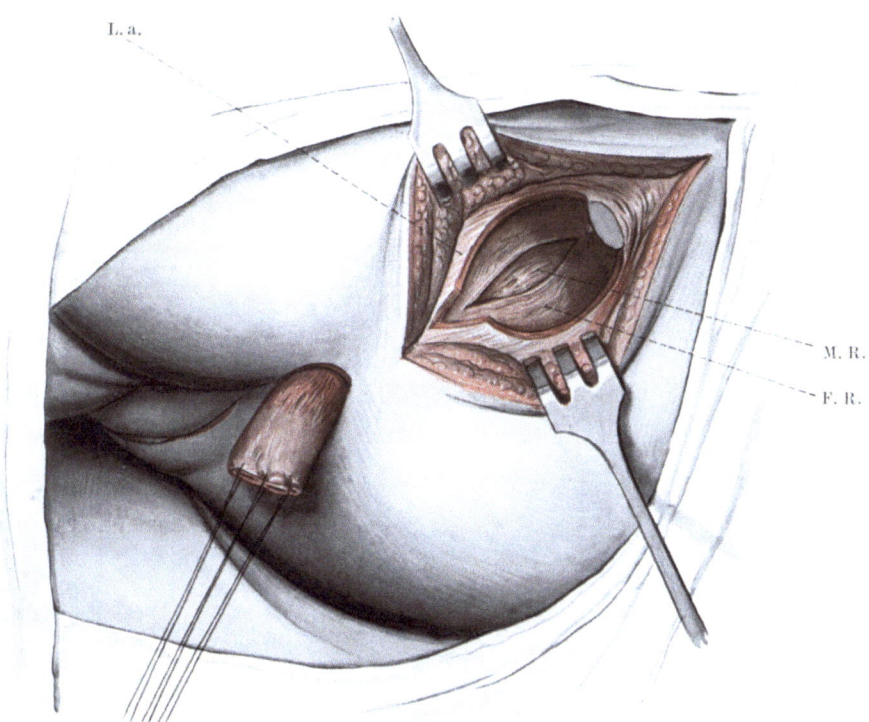

Abb. 161. Bildung einer künstlichen Scheide aus dem Dickdarm nach G. SCHUBERT (Fortsetzung zu Abb. 160). Das Steißbein ist reseziert, der Levator ani (L. a.) analwärts eingekerbt, die freiliegende Rektumfaszie (F. R.) eingeschnitten. Man sieht auf das Muskelrohr des Rektums (M. R.). Das zum unteren Scheidenende bestimmte Stück des Mastdarms hängt ausgelöst durch den Sphinkterring heraus.

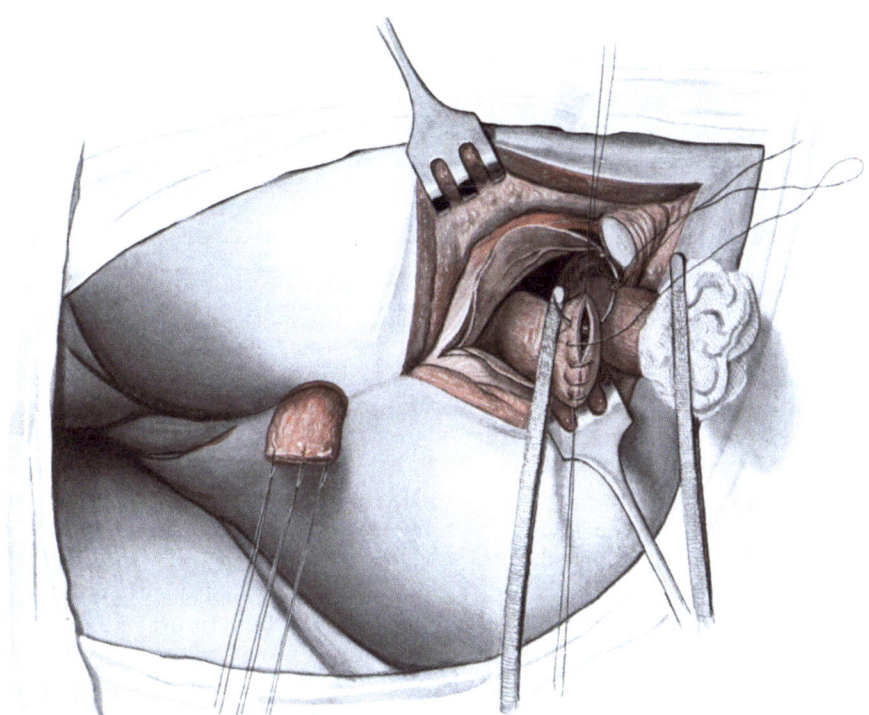

Abb. 162. Bildung einer künstlichen Scheide aus dem Dickdarm nach G. SCHUBERT (Fortsetzung zu Abb. 161). Das Rektum ist vorgezogen, nachdem es kaudal- und kranialwärts mobilisiert ist. Nach Anlegung zweier Darmklemmen ist es durchschnitten worden. Das orale Ende, das zum Endteil des Mastdarmes werden soll, ist, in Gaze eingehüllt, dorsal geschlagen; das kaudale Ende, das zum Fundus der künstlichen Scheide werden soll, wird vernäht.

VI. Akt. Die Zügel, die an dem im II. Akt der Operation am Anus freipräparierten Rektalrohr angelegt worden waren, werden nun von einer Kornzange gefaßt, die von der als Introitus bestimmten Öffnung eingeführt ist, und mit ihnen wird das untere Ende des ausgeschalteten Mastdarmstückes dorthin gezogen (Abb. 163, a, a).

VII. Akt. Am unteren Ende des oralen, gut mobilisierten Rektumabschnittes werden einige Fadenzügel angelegt, die es zugleich provisorisch abschließen.

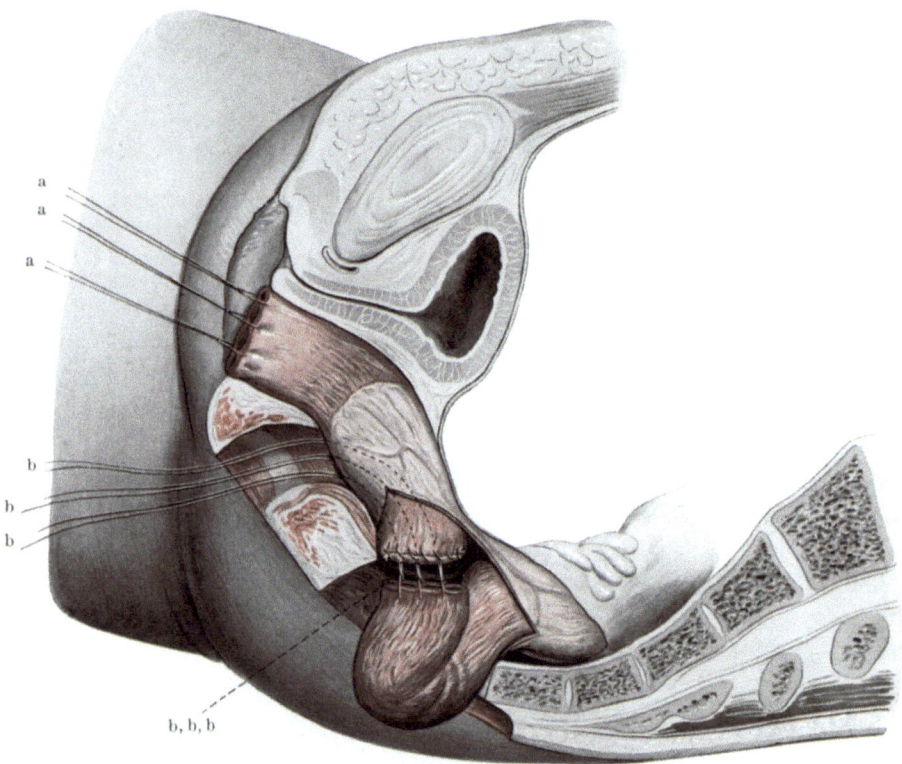

Abb. 163. Bildung einer künstlichen Scheide aus dem Dickdarm nach G. Schubert (Fortsetzung zu Abb. 162). Der zur Vagina bestimmte unterste Rektumabschnitt ist mit seinem analen Ende durch den im 1. Akt gebildeten Wundkanal mittels der Fadenzügel a, a, a zum Introitus hinausgeleitet. Das untere Ende des oralen Rektumabschnittes ist mit Fadenzügel b, b, b gefaßt. Die Fadenzügel sind dorsal von der Mastdarmscheide durch den Ring des Sphincter ani hinausgeleitet worden und ziehen später den oberen Darmabschnitt bis in den Anus.

Die Klemme wird abgenommen, die Fäden werden mit einer durch den Sphinkterring eingeführten Kornzange gefaßt und dorsal von dem nach vorn verlagerten Mastdarmstück durch den Ring des Sphincter ani herausgeleitet (Abb. 163, b, b).

VIII. Akt. Die sakrale Wundhöhle, die bluttrocken sein soll, wird mit Gaze locker ausgelegt, der Spalt im Levator vernäht und die sakrale Wunde bis auf eine Drainagelücke verschlossen. Verband.

IX. Akt. Die Patientin wird wieder in die ursprüngliche Steinschnittlage zurückgebracht. Das zum Introitus vaginae bestimmte anale Ende des Rektums wird durch die im I. Akt der Operation gebildete Öffnung im Vestibulum etwas hervorgezogen, wobei sorgfältig darauf geachtet wird, daß das Rohr nicht torquiert wird. Der Wundrand wird mit dem vestibularen Wundrand durch Knopfnähte vereinigt. Fast immer tritt bei diesem Akt eine Blutung auf. Sie stammt aus dem Plexus haemorrhoidalis und zeigt in erfreulicher Weise die gute Blutversorgung der Mastdarmvagina an. Durch die exakte Vernähung der Wundränder wird sie gestillt (Abb. 164).

X. Akt. Zum Schluß wird der zum unteren Rektalabschnitt gewordene kraniale Rektumanteil an den durch den Sphinkterring geleiteten Fäden bis in die Analöffnung gezogen und in der anfangs gesetzten zirkulären Wunde an der Übergangsschleimhaut, nicht weiter außen, fixiert (Abb. 164).

Die funktionellen Resultate sind, eine gute Technik vorausgesetzt, meist vollkommen befriedigend. Trotzdem es sich bei dieser Methode um einen ziemlich großen Eingriff handelt, ist sie mit einer sehr geringen Mortalität belastet. Doch kommen leider unangenehme Komplikationen zur Beobachtung, die den guten funktionellen Erfolg in bedauerlicher Weise trüben, so Kotfisteln, Stenosen des neuen Rektums und Inkontinenz. Die Kotfisteln und die Stenosen kommen zustande, wenn das Rektum unter zu großer Spannung in den Analring gezogen worden war und sich retrahiert hat oder wenn die Blutversorgung dieses Darmabschnittes gelitten hat und das anale Ende nekrotisch wird. Zieht sich der Darm zurück oder stirbt das unterste Ende ab, dann schrumpft das Gewebe oberhalb des Anus bis zu einer undurchgängigen Striktur zusammen; der Kot sucht und findet seinen Ausweg in Fisteln gegen die neue Scheide und die Sakralwunde hin. Die Inkontinenz für Stuhl und Winde ist ebenfalls durch

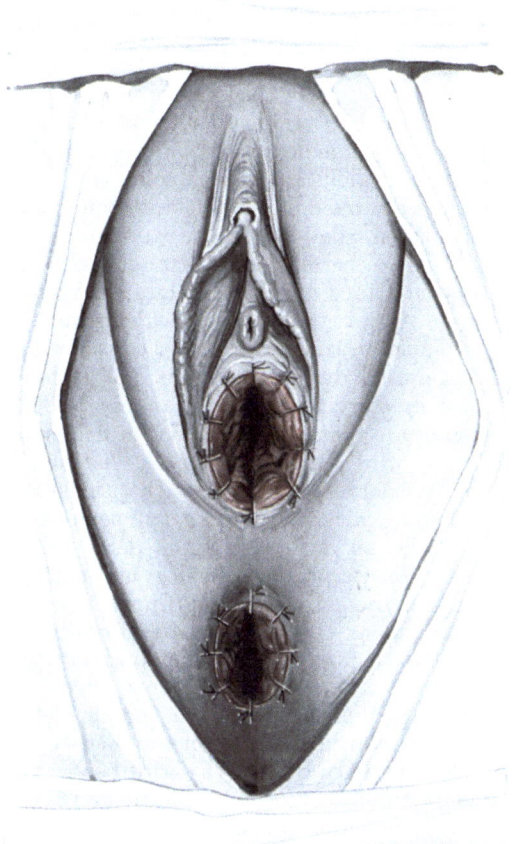

Abb. 164. Bildung einer künstlichen Scheide aus dem Dickdarm nach G. SCHUBERT (Schlußbild). Das ehemalige Ende des Darmrohres ist in den Introitus genäht, der obere Rektumabschnitt durch den Sphinkter nach abwärts gezogen, sein Ende an die Analschleimhaut fixiert.

fehlerhaftes Operieren verschuldet, wenn man beim Auslösen des untersten Darmabschnittes sich nicht knapp an das Schleimhautrohr hält. Denn die Muskelwand des Rektums ist dort mit dem Musculus sphincter ani in inniger Verbindung, und dieser kann beim Auslösen verletzt werden.

Ist das zur Vagina bestimmte Rektumstück zu weitgehend isoliert worden, dann wird es nekrotisch ausgestoßen. Eine Wiederholung der Operation ist ausgeschlossen.

20. Die Operationen wegen Unfruchtbarkeit.

Die Sterilität kann die mannigfachsten Ursachen haben. In einer Reihe der Fälle können mechanische Hindernisse Ursache der Sterilität sein. Zu diesen können in seltenen Fällen eine abnorme Enge des äußeren Muttermundes gehören oder eine abnorme Richtung des Orificium externum. Bei antevertiertem und normal sanft anteflektiertem Uterus sieht der Muttermund in das hintere Scheidengewölbe. Ist der Uterus spitzwinklig anteflektiert, dann sieht er gegen den Introitus vaginae. Sowohl bei Enge des Muttermundes als bei abnormer Richtung des Zervikalkanales kann gelegentlich einmal durch **Spaltung des hinteren Muttermundsaumes** die Möglichkeit der Konzeption verbessert werden.

Die **hintere Diszision** wird in folgender Weise ausgeführt: Der Muttermundsaum wird vorn angehakt, der Zervikalkanal ein wenig dilatiert. Dann wird die hintere Muttermundslippe in der Mittellinie auf $1^1/_2$—2 cm gespalten. Die Zervixschleimhaut wird an die Portioschleimhaut an der rechts und links klaffenden Wunde angenäht. Die Operation wird also in gleicher Weise ausgeführt wie die Diszision des Hymen: Längsschnitt und Aneinandernähung der Schleimhautränder in einer Richtung senkrecht zur Schnittrichtung. Damit bei Durchschneiden der Nähte nicht die beiden Muskelwundflächen wieder aneinander heilen, ist es zweckmäßig, einen kleinen Lappen von Schleimhaut der Dorsalwand der hinteren Muttermundslippe in den oberen Winkel des Schnittes einzunähen. Bei diesem von ROSNER angegebenen Verfahren wird zunächst mit zwei am Zervixschleimhautrande beginnenden divergierenden Schnitten von 2—3 cm Länge die Schleimhaut der Hinterwand der Portio eingeschnitten und durch Abpräparieren der Schleimhaut ein dreieckiges Schleimhautläppchen gewonnen. Dann wird die Diszision durch die Zervixschleimhaut und die Muskelwand durchgelegt. Ein Katgutfaden wird mit kleiner krummer Nadel durch die Zervixschleimhaut am oberen Ende der Diszisionswunde durchgeführt. Er faßt die Spitze des dreieckigen Schleimhautläppchens. Beim Knüpfen dieses Fadens wird der Lappen in die Tiefe der Muskelwunde hineinverlagert, so daß eine Wiedervereinigung der Diszisionswunde mit Sicherheit verhindert wird. Man kann diesen Lappen auch nach Art der STURMDORFschen Zervixplastik (s. S. 296) an das obere Ende der Diszisionswunde fixieren. — Ein Streifchen wird in den Zervikalkanal gelegt und nach spätestens 24 Stunden wieder entfernt.

Nach diesem harmlosen Eingriff ist nicht ganz selten in Fällen, in denen keine andere Ursache für die Sterilität nachzuweisen war, Schwangerschaft eingetreten. Nur darf man sich und der Patientin nicht zu viel von dieser kleinen Operation versprechen. Massive Diszisionen nach den Seiten oder gar nach allen vier Himmelsrichtungen sind abzulehnen. Sie schaffen einen pathologischen Zustand wie die Lazeration der Zervix.

Sekundäre Sterilität wird beobachtet bei tiefgehenden Zervixrissen und dadurch verursachten starkem Zervixfluor. Für diese Fälle kommt die (S. 293) beschriebene plastische Reparation der Zervix in Frage.

Eine der häufigsten und ernstesten Ursachen der Sterilität ist der **Verschluß der Eileiter oder Adhäsionsbildung um die Eileiter**, durch welche diese spitzwinklig abgeknickt werden, seltener flächenhafte Adhäsionsbildung um die Ovarien, die einen Austritt der Eier nicht gestattet.

Bei Tubenverschluß sind die Aussichten für eine spätere Schwangerschaft nicht gut. Man kann die Tuben wieder wegsam machen, wenn der Verschluß am Fimbrienende gelegen ist. Die **Salpingoneostomie** darf aber niemals im Falle einer Pyosalpinx ausgeführt werden. Auch in Fällen von Hydrosalpinx, bei welchen die Tube sehr weit ausgedehnt und ihre Wand sehr verdünnt ist, kommt die Operation kaum in Frage. In diesem letzteren Falle wird zweckmäßig die stark erweiterte Partie der meist übermäßig verlängerten Tube exstirpiert und nur der muskelstärkere zentrale Anteil der Tube erhalten. Bei der Salpingoneostomie wird der Tubensack nahe der Fimbria ovarica eingeschnitten oder abgekappt und mit einigen sehr feinen Katgutnähten die Tubenschleimhaut an die Serosa der Tube angenäht. Es ist zweckmäßig, die Schleimhaut etwas evertiert nicht an den Serosawundrand, sondern über diesen hinweg auf die Oberfläche der Tube zu vernähen. Knopfnähte sind der fortlaufenden Naht vorzuziehen, weil diese das neugebildete Lumen der Tube wieder einengen könnte. Die feinen Katgutnähte besorgen zugleich die Blutstillung.

Die Aussichten einer Schwangerschaft nach dieser Operation sind keine großen. Ich selbst habe in einem einzigen Falle eine normale Schwangerschaft eintreten und austragen sehen. In einem anderen Falle kam es zur Schwangerschaft, aber leider in der Tube. Unglücklicherweise ging die Patientin an der von ihrem Arzt nicht rechtzeitig erkannten Extrauteringravidität zugrunde.

Adhäsionen, welche die Tube abknicken, werden durchtrennt. Da gelegentlich in solchen Fällen die adhäsive Beckenperitonitis Folge einer rezidivierenden Appendizitis ist, wird zweckmäßig die Appendix entfernt.

Operationen wegen Sterilität sollen nicht gemacht werden, bevor nicht durch Durchblasung der Tuben oder besser durch die Salpingographie die Verhältnisse an den Eileitern geklärt sind.

In einer Reihe von Fällen mag auch einmal die Retroversion des Uterus an der Sterilität Schuld sein. Dann kann, wenn der Uterus sich aufrichten läßt, ein Pessar getragen werden oder, wenn dies aus irgendeinem Grunde nicht angängig ist, der Uterus antefixiert werden (s. S. 224).

21. Die Operationen zum Zwecke der Unfruchtbarmachung (Sterilisierung).

Die Operationen haben kein anderes Ziel, als die Eileitung zu unterbrechen, um auf diese Weise ein Zusammentreffen von Spermatozoen und Eizellen zu verhindern. Die Entfernung der Ovarien zum Zwecke der Sterilisierung kommt wegen der schweren Folgen der Kastration nicht in Frage.

Operiert wird am Eileiter. Die Unterbindung der Tube genügt nicht, da die Naht durchschneiden kann und die Tube leicht wieder wegsam wird. Auch die doppelte Unterbindung der Tube und ihre Durchschneidung zwischen den Ligaturen verhindert ein Wiederwegsamwerden des Eileiters nicht mit Sicherheit. Es muß vielmehr die Tube auf eine größere Strecke hin unwegsam gemacht werden, entweder indem sie mit einer breiten, sehr schweren Klemme vollkommen zerquetscht wird (MADLENER), oder indem sie oder doch ein genügend großes Stück von ihr ausgeschnitten wird.

Beides läßt sich unschwer von der Scheide her oder von einem kleinen Laparotomieschnitt aus durchführen. Auch von den Leistenringen her kommt man nach Eröffnung des Peritonealkegels und Vorziehen der Ligamenta rotunda (wie bei der Operation nach ALEXANDER-ADAMS) an die Tubenecken heran und kann von hier aus die Resektion der Eileiter vornehmen (R. SCHROEDER).

Für die vaginale Tubenresektion oder -exstirpation wählt man besser die vordere Kolpoköliotomie. Das Corpus uteri wird, wie S. 197 beschrieben (siehe Abb. 22) soweit gedreht, bis das Kletterhäkchen etwas mehr seitlich den Fundus faßt und einstellt. Ein festsitzender, recht kugelig geformter kleinerer Stieltupfer wird nun seitlich neben dem Fundus emporgeführt. Indem man ihn neben dem Fundus unter leichtem dorsalwärts gerichteten Druck wieder herabzieht, bringt man leicht und ohne eine blutende Verletzung zu setzen die Tube in die Kolpotomiewunde (s. Abb. 177, S. 387). Sie wird mit einer zarten Klemme gefaßt. Man vergewissere sich, daß man die Tube und nicht das Ligamentum rotundum vorgeholt hat (die Tube ist beweglicher!). Das uterine Ende der Tube wird hart am Uterus abgesetzt, der Stumpf durch Serosa-Serosanaht der Uterusecke versenkt. Unter Abklemmung der Gefäßchen der Ala vespertilionis mit leichten Klemmchen wird die Tube auf 3—4 cm freigemacht und nach Abklemmung durchschnitten. Der distale Tubenstumpf wird wiederum durch Aufhebung zweier Serosafalten an der seitlichen Uterushinterwand versenkt. Läßt sich die Tube leicht vorziehen, so wird sie ganz entfernt (Abb. 117, S. 318).

Man kann die Operation in einem Akt mit der Entleerung des schwangeren Uterus vornehmen (s. Abb. 177, S. 387), aber nicht nach dem 3. Monat, da dann der entleerte Uterus zu groß ist, um die Tubenecken leicht in die Kolpoköliotomiewunde bringen zu können.

B. Geburtshilfliche Operationen.

Im folgenden Abschnitte sollen nur diejenigen Operationen besprochen werden, die für die Ärzte einer chirurgisch tätigen Krankenanstalt in Frage kommen. Diese Krankenanstalten betreiben kaum Geburtshilfe. Es kommt wohl sehr selten vor, daß Frauen zur Entbindung in die Anstalt aufgenommen werden und sich nun dort erst eine Komplikation entwickelt, welche eine der typischen geburtshilflichen Operationen — wie Zange, Wendung, Kraniotomie, Dekapitation, manuelle Lösung der Plazenta — notwendig macht. Die Geburtshilfe wird dort, wo nicht Entbindungsanstalten bestehen, wohl noch auf längere Zeit hinaus von den frei praktizierenden Ärzten betrieben werden, die ihre Patientinnen nur zur Ausführung solcher geburtshilflicher Operationen in eine Anstalt bringen, die sie selbst durchzuführen nicht imstande sind; das sind vorwiegend die chirurgischen geburtshilflichen Operationen, wie der Kaiserschnitt, die Operation bei erfolgter Uterusruptur usw.

Dagegen werden viele Fälle mit Abortus in die Behandlung der Krankenanstalt kommen, da blutende Frauen nicht nur den Privatarzt, sondern häufig auch Krankenanstalten aufsuchen, und unter den blutenden Frauen die Fälle von Abortus einen ziemlich hohen Prozentsatz bilden.

Die Einleitung und Durchführung des künstlichen Abortus sollte prinzipiell nur in Krankenanstalten ausgeführt werden; sie gehört nicht in das Privathaus. Aus diesem Grunde wurde auch diese in das weitere Gebiet der Geburtshilfe gehörende Operation in dies Lehrbuch mit aufgenommen.

Die genannten typischen geburtshilflichen Operationen erfordern eine besondere Ausbildung. Der Chirurg, der gezwungen ist, ein oder das andere Mal eine solche Operation durchzuführen, findet Belehrung in den Lehrbüchern der Geburtshilfe, besonders in dem ausgezeichneten Lehrbuch „Operative Geburtshilfe" von G. WINTER (Berlin u. Wien: Urban & Schwarzenberg 1927).

1. Die Schnittentbindung.

Der alte „Kaiserschnitt", das ist die Entleerung des Uterus durch Eröffnung des Corpus uteri, wird heute nicht mehr viel gemacht. Die Gefahr des alten Kaiserschnittes besteht hauptsächlich in der Infektion des Peritoneums, und zwar nicht so sehr durch Austritt von keimhaltigem Fruchtwasser während der Operation als vielmehr durch die spätere Durchwanderung von Keimen durch die Wunde des puerperalen Uterus. Mit dem einmaligen Eindringen von Keimen gelegentlich der Operation wird das Bauchfell eher fertig als mit dem sich immer wiederholenden Keimimport während des Puerperiums. Fast jeder puerperale Uterus enthält schon wenige Tage nach der Geburt, auch nach spontaner Geburt, bei der eine innerliche Untersuchung nicht stattgefunden hat, Keime, darunter auch pathogene. Die Wunden des Genitales, besonders die große Wunde der Plazentahaftstelle, sind zwar ein guter Nährboden für die Keime, in ihrem Grunde aber ist in kurzer Zeit, bevor die Keime in ihrem rasenartigen Wachstum bis dorthin vorgedrungen sind, eine mächtige Leukozytenplatte (der „Leukozytenwall" nach BUMM) gebildet worden, der ein Eindringen der Bakterien in das Gewebe verhindert, so daß die Keimbesiedlung auf die Innenfläche des puerperalen Uterus beschränkt bleibt. Anders, wenn der Uterus eine alle Schichten — von der Mukosa bis zur Serosa — durchsetzende Wunde hat. Bei der raschen Verkleinerung des Uterus im Frühwochenbett kann die Naht der Wunde undicht werden und so können Keime aus dem bakterienhaltigen Uteruskavum in die Peritonealhöhle gelangen. Dieses Eindringen der Keime aus dem Uteruskavum in die Bauchfellhöhle zu verhüten, hat man zwar verschiedene Verbesserungen der Naht angegeben, sie haben sich aber nicht als ganz zuverlässig erwiesen. Aus diesem Grunde hat man den Schnitt aus dem Korpus in den extraperitonealen Teil des Collum uteri verlegt.

a) Die klassische Sectio caesarea.

Der Bauch wird am besten in der Mittellinie durch einen Längsschnitt eröffnet, der oberhalb der Symphyse beginnt und bis über den Nabel hinausreicht. Da die Musculi recti in der Schwangerschaft oft auseinandergewichen sind, soll der Schnitt durch die Bauchdecken nicht zu kühn geführt werden; Verletzung des Uterus, ja des Kindes mit dem ersten Schnitt sind vorgekommen. Dann wird das Corpus uteri bis zum Fundus vor die Bauchwunde gewälzt und nun das Korpus eingeschnitten, entweder durch Längsschnitt in seiner Vorderwand oder in der Kuppe des Fundus. Auch an seine Hinterwand kann der Schnitt verlegt werden, oder er wird von dem Ansatz der einen zu dem der anderen Tube quer durch den Fundus gelegt. Der Längsschnitt durch die Vorderwand ist im allgemeinen der bessere, auch wenn er die Insertionsstelle der Plazenta treffen sollte.

Früher trachtete man der Plazentahaftstelle nach Tunlichkeit auszuweichen und richtete sich dabei zur Erkennung des Plazentasitzes nach dem Verlauf der runden Mutterbänder. Sitzt die Plazenta in der Vorderwand, dann laufen die Bänder parallel oder divergieren etwas nach oben, sitzt sie an der Hinterwand, so konvergieren sie etwas. Diese Zeichen haben aber wiederholt getäuscht.

Der Schnitt wird vertieft, bis die Fruchtblase eröffnet ist, die Frucht meist am Fuße herausgezogen, abgenabelt, und dann die Plazenta entfernt. Scheuen wir sonst die per vias naturales ausgeführte manuelle Plazentalösung wegen der großen Gefahr, auf dem Wege durch die Vulva zur Plazentahaftstelle pathogene Keime mit emporzustreifen, so fällt diese Besorgnis natürlich fort, wenn wir die Plazenta vom Bauchdecken-Uterus-Schnitt aus ablösen. Wenn der Uterus sich nicht entsprechend kontrahiert, kann man durch Injektion von Hypophysenhinterlappen- und Sekalepräparaten ihn meist leicht zur Kontraktion bringen. Die Injektion der Hypophysenpräparate direkt in die Muskelwand des Uterus wirkt nicht so gut wie die intravenöse Darreichung.

Bei der klassischen Sectio sind vom Beginn des Bauchschnittes bis zur Entwicklung des Kindes und zur Entfernung der Plazenta meist nur ganz wenige Minuten verlaufen. Sofort wird nun die Uteruswunde verschlossen. Dabei werden die Nähte durch die Serosa und die dicke Muskelwand gelegt, ohne daß die Mukosa mitgefaßt wird. Doch müssen die Nähte bis an die Mukosa heran gelegt werden, weil sie gleichzeitig die Blutstillung aus den durchschnittenen Gefäßen der Uteruswand zu besorgen haben. Würden die Nähte durch die Mukosa hindurch gehen, so würde der bakterienhaltige Inhalt des puerperalen Uterus entlang den Stichkanälen in die Bauchhöhle drainiert werden. Da bei der raschen Involution des Uterus im Wochenbett die Naht der Uteruswunde undicht werden kann, wird, wie bei der Darmnaht nach LEMBERT, über die Serosamuskel-Nahtlinie noch eine Serosaserosa-Nahtlinie gelegt. Der Uterus ist nach der Entleerung wesentlich verkleinert; darum läßt sich seine Serosa mit den oberflächlichen Muskelfasern leicht beiderseits in Falten abheben, so daß die Serosadecknaht keine Schwierigkeiten macht. Aber auch diese von KEHRER und SÄNGER angegebene verbesserte Versorgung des Schnittes im Corpus uteri vermag das Eindringen von Keimen aus der Uterushöhle in die Peritonealhöhle nicht mit Sicherheit zu verhüten. Deshalb waren in der Zeit, als es nur die klassische Sectio caesarea gab, alle nicht sicher reinen Fälle von der Schnittentbindung auszuschließen. Unter „reinen" Fällen verstand man solche, bei denen keine vaginale Untersuchung gemacht worden war, bei denen vollkommen normale Temperatur bestand und kein pathologischer Fluor nachzuweisen war. Bestand also ein Ausfluß bei der Schwangeren, war die Temperatur, wenn auch nur unbedeutend, erhöht, war die Gebärende auch nur einmal und bei strenger Wahrung der Aseptik vaginal untersucht, dann durfte der Kaiserschnitt als zu gefährlich nicht mehr gemacht, die Entbindung mußte per vias naturales erzwungen werden. Dies war, entsprechend dem Hauptindikationsgebiet der Sectio caesarea, dem engen Becken und sonstigem Mißverhältnis zwischen Kind und Geburtsweg, sehr oft nur unter Opferung des kindlichen Lebens (Kraniotomie) möglich. Wollte man aber das Leben des Kindes retten, so war man gezwungen den Uterus zu opfern, indem man im Anschluß an den Kaiserschnitt sofort den Uterus, von dem im Puerperium eine Peritonitis ihren Ausgang nehmen konnte, exstirpierte oder supravaginal amputierte (PORROsche Operation).

Trotz ihrer Einfachheit und schnellen Durchführbarkeit ist die klassische Sectio caesarea darum verdrängt worden zunächst durch komplizierte und nicht ungefährliche extraperitoneale Verfahren, bei welchen man, das uneröffnete Peritoneum abpräparierend, an den unteren Teil des Uterus heranzukommen trachtete, um so die Eröffnung der Peritonealhöhle und ihre Infektion vom Uterusschnitt aus zu vermeiden. Heute wird vorwiegend der transperitoneale tiefe Uterusschnitt angewendet, welcher den Nachteil schwieriger Präparation und der Schaffung großer Bindegewebswunden des extraperitonealen Kaiserschnittes ebenso vermeidet wie die Gefahren der klassischen Sectio caesarea.

b) Der transperitoneale zervikale Uterusschnitt.

Das Wesen der Operation, die wir nach KRÖNIG und OPITZ ausführen, besteht darin, daß man nach Eröffnung des Peritoneums den unteren extraperitoneal gelegenen Uterusanteil freilegt, in ihm den Schnitt zur Extraktion des Kindes anlegt und nach Entleerung des Uterus und Naht des Schnittes diesen vollkommen extraperitoneal verlagert.

Durch Längsschnitt zwischen Symphyse und Nabel oder einen großen Faszienquerschnitt wird die Bauchhöhle eröffnet. Der Längsschnitt ist viel kürzer als bei der klassischen Sectio, weil der Uterus nicht vorgewälzt wird. Da er weniger Zeit beansprucht als der Faszienquerschnitt, ist er vorzuziehen. In mäßiger Beckenhochlagerung sinkt der Uterus zwerchfellwärts zurück. Der Assistent drängt den vorliegenden Kindesteil noch etwas ab, so daß man freien Einblick in die Excavatio vesicouterina gewinnt. Das Peritoneum der Plica vesicouterina wird quer durchschnitten, wie bei der abdominalen Uterusexstirpation (s. Abb. 57, S. 242). Dann wird die Harnblase, deren Verbindung mit der vorderen Kollumwand in der Schwangerschaft außerordentlich locker ist, unter vorsichtiger Schonung ihrer erweiterten Gefäße rasch vom Collum uteri bis an das Scheidengewölbe abpräpariert. Auch hier ist das scharfe Ablösen dem stumpfen Abschieben der Blase vorzuziehen. Dann wird der uteruswärts liegende Serosawundrand emporgehoben und nun die Serosa, die der Uterusmuskulatur auch in der Schwangerschaft etwas fester anhaftet, in der Mittellinie vom Corpus uteri einige Zentimeter funduswärts zu abpräpariert. Je länger die Austreibungswehen gearbeitet haben, desto mehr ist das Collum uteri in die Länge gezogen, desto höher liegt die Umschlagsfalte des Peritoneums, um so weniger braucht man von der Uterusserosa funduswärts abzupräparieren, um genügend Raum für den Schnitt im unteren Uterusabschnitt zu bekommen. Ist ein etwa 12—15 cm langes Stück des unteren Uterusabschnittes freigelegt, dann wird dieser genau in der Mittellinie eingeschnitten (Abb. 165). Die Harnblase wird dabei mittels eines vorderen Scheidenspatels abgedrängt. Bei stärkerer Ausziehung

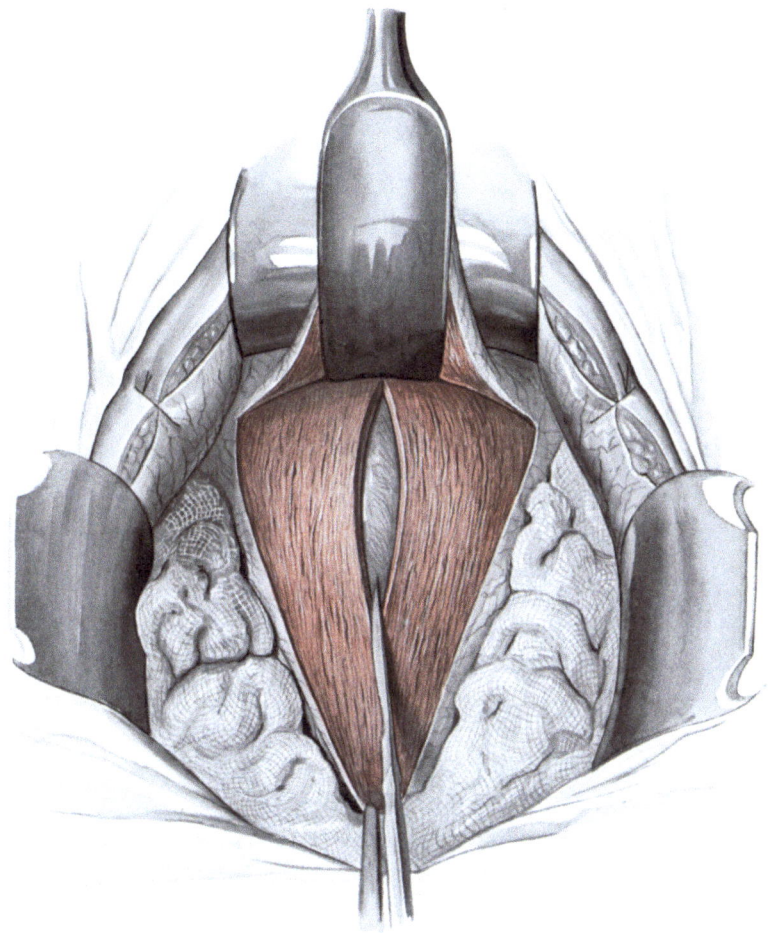

Abb. 165. Sectio caesarea transperitonealis cervicalis. Von einem queren Schnitt in der Tiefe der Plica vesicouterina ist die Blase vom Kollum abpräpariert worden. Sie wird mit einem Scheidenspatel symphysenwärts gedrängt. Das Messer durchschneidet die freigelegte dünne Kollumwand. Durch die stehende Fruchtblase wird der kindliche Kopf sichtbar. Mit großen Gazestücken ist die Bauchhöhle exakt abgedichtet.

des unteren Uterusabschnittes ist die Kollumwand hier oft außerordentlich dünn, so daß der Schnitt vorsichtig geführt werden muß, um nicht das Kind zu verletzen. Dieser Schnitt hat regelmäßig eine stärkere Blutung zur Folge. Unter beständigem Abtupfen mit großen Gazestücken wird der Schnitt rasch verlängert. Er wird bis gegen das Scheidengewölbe zu geführt, wenn nötig auch nach aufwärts in den von Serosa entblößten untersten Teil des Korpus, bis er groß genug ist, um die Frucht extrahieren zu lassen.

Die Blutung aus dem Kollumschnitt wird besonders dann stark, wenn man sich nicht genau in der Mittellinie hält. Schneidet man seitlich von der Mittellinie ein oder führt man den Schnitt schräg aufwärts, so verletzt man an der Kollumkante die in der Schwangerschaft mächtig erweiterten Venen. Durch die sehr profuse Blutung wird die weitere Ausführung der Operation erheblich gestört, weil die Blutstillung erst nach Entfernung der Frucht und Entleerung des Uterus möglich ist. Ein solches Abweichen von der Mittellinie des Kollum kann unbemerkt erfolgen, auch wenn man den Uterusschnitt in

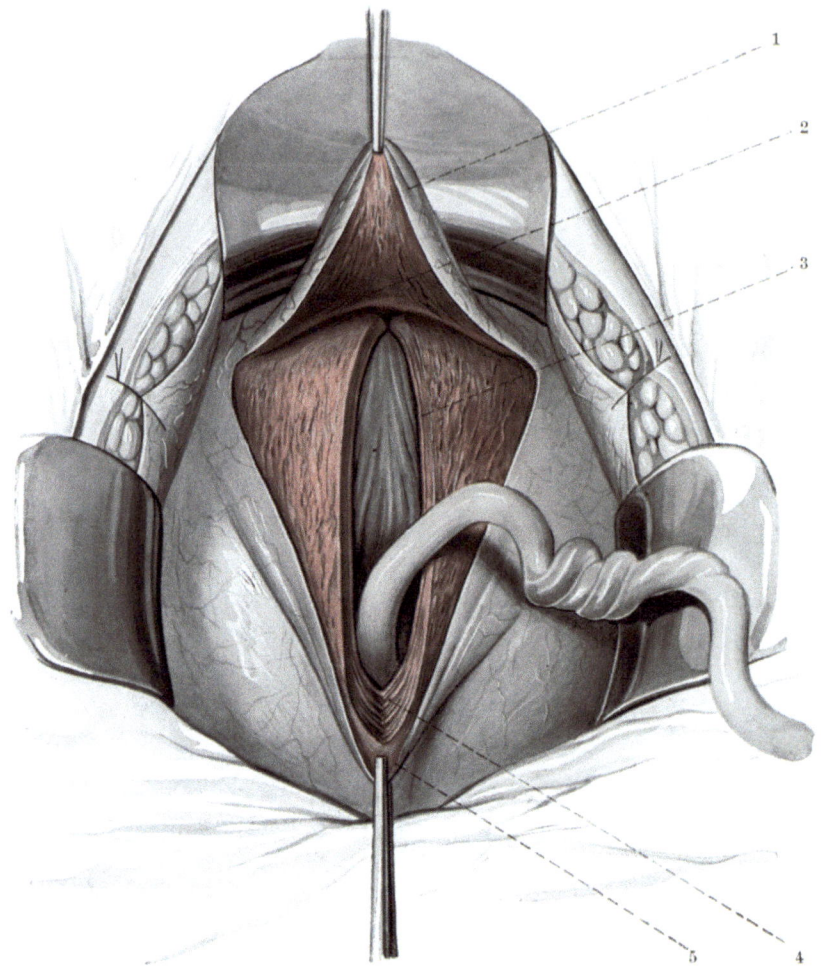

Abb. 166. Sectio caesarea transperitonealis cervicalis (Fortsetzung zu Abb. 165). Die Harnblase ist vom Collum uteri abpräpariert, das Kollum eingeschnitten worden. Das Kind ist durch die Wunde herausgezogen worden. Die Plazenta haftet noch im Uterus, die Nabelschnur zieht durch die Wunde heraus. 1 Blasenserosa, 2 Harnblase, 3 Wunde in der Zervix, 4 die Wunde reicht in den untersten Teil des Corpus uteri, 5 Serosa des Corpus uteri.

der Mitte, in der Linie zwischen Symphyse und Nabel ausführt, weil der Uterus nicht selten um seine Längsachse gedreht, und zwar meist dextrotorquiert ist. Man soll darum schon vor dem Ablösen der Harnblase durch einen Griff auf das Corpus uteri hinauf feststellen, ob seine Vorderwand gerade bauchwärts sieht. Man erkennt dies am besten durch Betastung der sehr dicken spulrunden Ligamenta rotunda.

Wenn die Harnblase genug weit kaudal und die Korpusserosa genug weit kranial abpräpariert ist, ist fast immer genügend vom Peritoneum freie Fläche da, um den Uterusschnitt lang genug ausführen zu können, damit die Extraktion des Kindes keine Schwierigkeiten macht. Dies ist namentlich dann der Fall, wenn die Austreibungswehen schon längere Zeit gedauert haben und mit der zunehmenden Retraktion des Gebärmutterkörpers der sich passiv verhaltende untere Uterusabschnitt (Kollum und Isthmus) gedehnt oder gar überdehnt

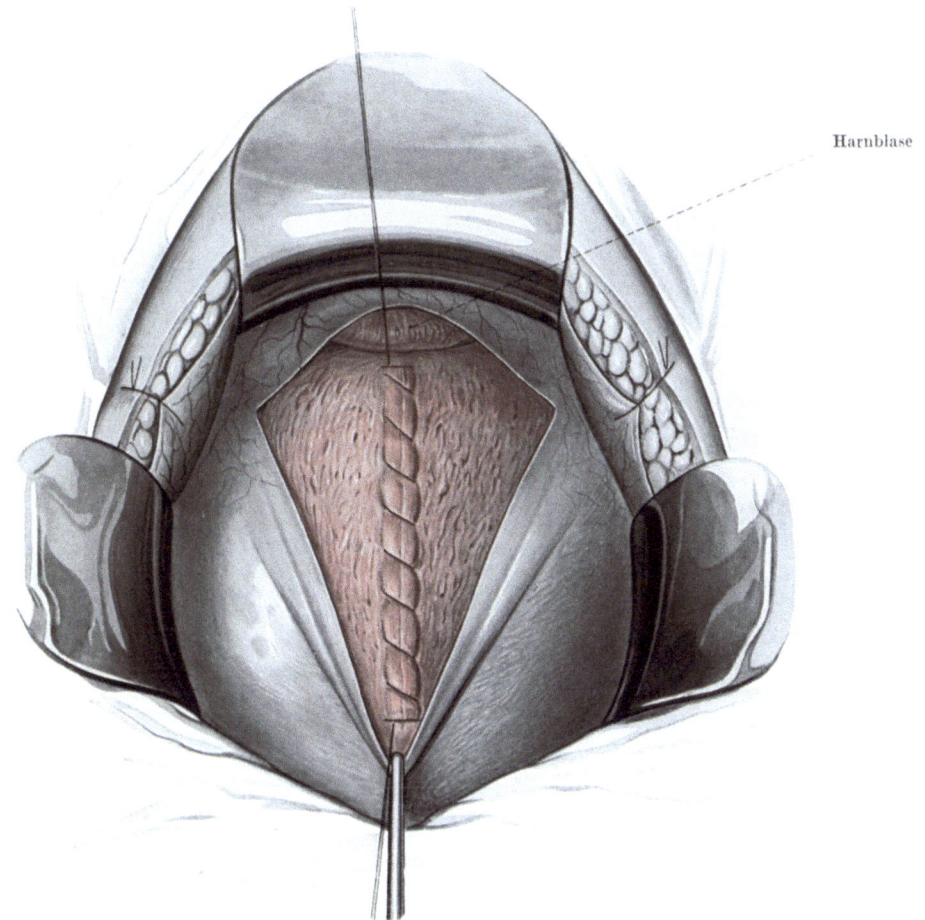

Abb. 167. Sectio caesarea cervicalis transperitonealis (Fortsetzung zu Abb. 166). Die Plazenta ist entfernt worden. Die Uteruswunde ist durch fortlaufende (eventuell zweischichtige) Naht geschlossen. Die quere Serosawunde klafft noch weit.

worden ist. Darin liegt ein besonderer Vorteil des „tiefen" Uterusschnittes, daß man zunächst einmal den Naturkräften die Überwindung eines Geburtshindernisses überlassen kann, welche nicht selten in überraschender Weise erfolgt. Je länger man zuwartet, desto größer wird der extraperitoneal gelegene, von Harnblase bedeckte Teil des Uterus bei der evtl. notwendig werdenden Operation sein. Bei drohender Uterusruptur liegt die Plica vesicovaginalis mehr als handbreit oberhalb der Symphyse. Macht man dagegen die Sectio am „ruhenden" wehenlosen Uterus, also noch vor der Ausziehung des Kollum durch die Wehentätigkeit, dann muß man die Plika im kleinen Becken aufsuchen und ein gutes Stück des unteren Korpusanteiles vom Peritoneum befreien.

Vor dem Einschneiden des Uterus ist die übrige Bauchhöhle durch große Bauchtücher abgedeckt worden, da mit dem austretenden Fruchtwasser auch Vernix caseosa und Haare in die Bauchhöhle kommen könnten. Ist die Fruchtblase nicht vorher gesprungen gewesen, so wird sie nun eingeschnitten und stumpf weiter aufgerissen.

Nun wird der vorliegende Kindesteil gefaßt. Den Kopf kann man meist mit der vorbeigeschobenen Hand hervorheben. Ist für die Hand zu wenig Platz da,

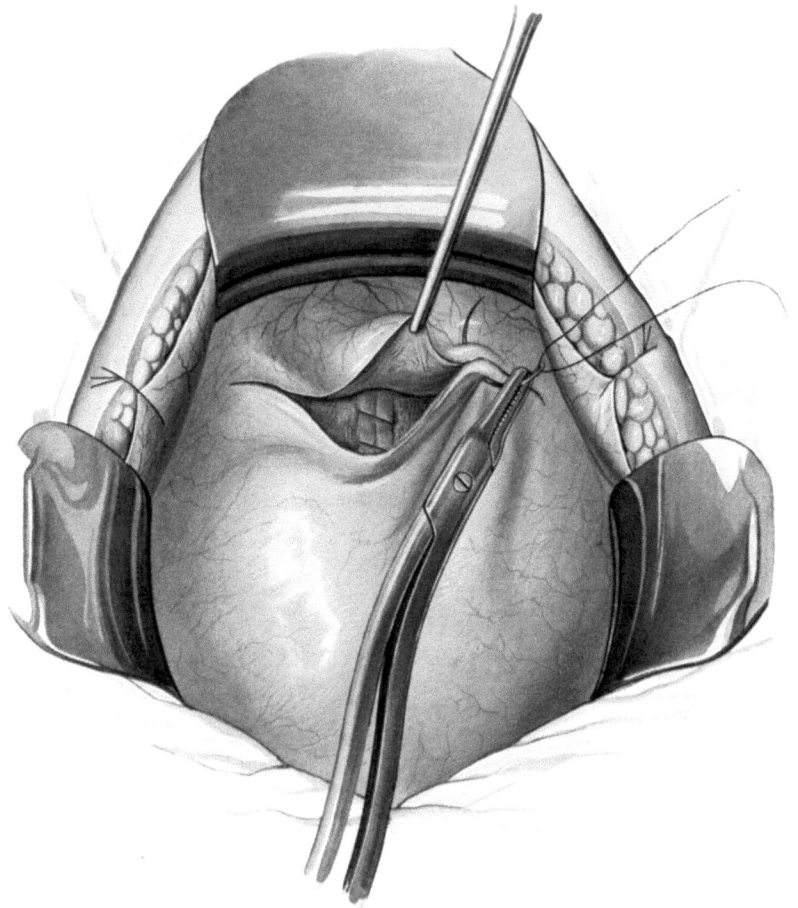

Abb. 168. Sectio caesarea cervicalis transperitonealis (Fortsetzung zu Abb. 167). Der Uterusschnitt wird vollständig extraperitoneal verlagert, indem die Blasenserosa an die Uterusserosa genäht wird. Nach vollendeter Operation liegt die vordere Uteruswand der Hinterwand der Harnblase an.

so hebelt man den Kopf mit einem Zangenlöffel heraus. Macht das Hervorholen des Kopfes Schwierigkeiten, dann geht eine Hand in den Uterus ein, faßt dort einen Fuß, wendet das Kind und zieht es vorsichtig hervor. Das Hervorholen der Schultern muß mit einer gewissen Vorsicht geschehen, damit die Uteruswunde nicht unkontrolliert weiterreißt. Der nachfolgende Kopf wird teils mit dem in den Mund des Kindes eingeführten Zeigefinger und durch Zug an den Schultern hervorgezogen, teils aus dem Uterus herausgedrückt. Das Kind wird abgenabelt. Man kann nun ein wenig warten, ob die Plazenta sich nicht spontan löst (Abb. 166). Eventuell wird das Corpus uteri durch die Bauchdecken gefaßt oder durch die Wunde hervorgeholt und nun nach Art des CREDÉschen Handgriffes die Plazenta durch die Wunde exprimiert. Macht die Expression Schwierigkeiten, dann kann die manuelle Lösung ebenso ohne Gefahr ausgeführt werden wie bei der klassischen Sectio. Durch Darreichung von Hypophysenhinterlappen- und Sekalepräparaten und Massieren wird die notwendige Dauerkontraktion des Uterus meist rasch herbeigeführt.

War der Muttermund bei Ausführung der Operation nicht mindestens 1 bis 2 Markstück groß, dann kann er von oben her mit den Fingern etwas gedehnt werden. Doch öffnet sich der Muttermund meist im Wochenbett genügend, um dem Wundsekret der Plazentarwunde — den Lochien — freien Abfluß zu ermöglichen.

Die Naht der Uteruswunde beginnt scheidenwärts. Man muß sich dabei nicht darauf versteifen, die erste Naht im untersten Mundwinkel anzulegen. Diese Stelle kann man oft bequemer nähen, wenn die erste Naht weiter funduswärts angelegt war. Mit dieser Naht kann man dann den unteren Wundwinkel bequem emporziehen. Durch die Nähte soll nur die Muskelwand, diese aber vollkommen gefaßt werden. Die Wunde wird fortlaufend oder mit Katgutknopfnähten verschlossen (Abb. 167). Bei Dehnung und Verdünnung des Kollum läßt sich leicht eine zweite Nahtlinie über die erste legen. Die längsgestellte Naht des Uterus wird nun vollkommen gedeckt dadurch, daß die Blase über sie gelegt und der Wundrand der Blasenserosa an den Schnittrand der Uterusserosa in einer querlaufenden Nahtlinie wieder angenäht wird (Abb. 168). Besonders in der Mittellinie soll die Blasenserosa das Ende des Uterusschnittes um 2—3 cm überragen. Da das Corpus uteri nach der Entleerung stets leicht zu anteflektieren und ins kleine Becken hinabzudrängen ist, macht dieses Höherhinaufnähen der Blase auf die Uteruswand keinerlei Schwierigkeiten.

c) Die Schnittentbindung bei infiziertem Genitale.

Die transperitoneale Sectio caesarea cervicalis erlaubt zwar bei, was die Asepsis betrifft, zweifelhaften Fällen, in denen früher entweder durch Kraniotomie das Kind oder durch PORROsche Operation der Uterus geopfert werden mußte, ein konservierendes Verfahren, durch das sowohl das Leben des Kindes gerettet als auch der Uterus erhalten wird. Bei sicher infizierten Fällen aber, wie auch bei schwer infektiösen Prozessen an der Portio, in der Scheide oder am Scheidenausgang (tumorartige spitze Kondylome, Ulzerationen usw.) darf die transperitoneale Sectio nicht riskiert werden. Will man in solchen Fällen das Kind nicht opfern, den Uterus aber doch erhalten, so muß zwar durch Laparotomie entbunden werden, die schwere Gefahr der Infektion des Peritoneums während der Operation durch Einfließen infizierten Uterusinhaltes aber muß ebenso verläßlich verhütet werden wie die nachträgliche Infektion des Bauchfells vom verwundeten Uterus aus. Der Uterusschnitt kann bei einer schweren Infektion leicht dehiszieren, aber auch ohne daß er auseinanderweicht ist ein Durchwandern der pathogenen Keime und damit die Infektion des Peritoneums so gut wie sicher.

Für solche Fälle sind verschiedene Methoden angegeben worden, so die **Entbindung durch die Uterus-Bauchdeckenfistel** (SELLHEIM). Nach Eröffnung der Bauchhöhle wird die Vorderwand des Uterus in einer Ausdehnung, die die Entfernung des Kindes ermöglicht, mit der Serosa parietalis umsäumt und so extraperitoneal verlagert. Erst wenn durch dichtstehende Nähte der Abschluß der Bauchhöhle möglichst gesichert ist, wird der Uterus an der freiliegenden Stelle eingeschnitten, das Kind entwickelt, die Plazenta entfernt und der Uterus wieder vernäht. Darüber Vernähung der Bauchdecken unter Drainage.

Da der Abschluß durch Nähte nicht so sicher bakteriendicht ist, daß nicht doch keimhaltiges Fruchtwasser zwischen den Nähten in die Bauchhöhle kommen kann, hat diese Art der Operation ein gewisses Risiko. Dieses Risiko wird vollkommen vermieden durch die

Sectio caesarea nach Gottschalk-Portès.

Bei dieser Operation wird der Uterus vor die Bauchhöhle geholt, die Bauchwunde bis auf eine untere Lücke, durch welche der Uterus herausragt, wieder verschlossen, und dann erst der Uterus inzidiert.

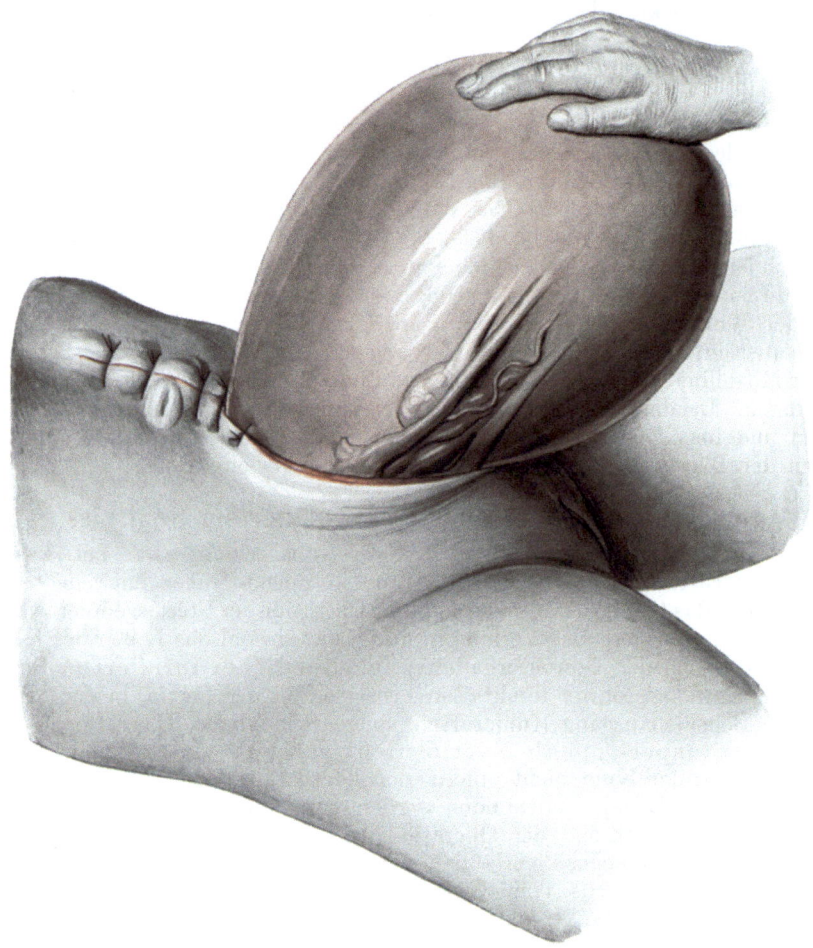

Abb. 169. Sectio caesarea nach Gottschalk-Portès. Der Uterus ist aus der Bauchhöhle geholt, die Bauchwunde bis an den Uterus heran mit durchgreifenden Nähten wieder geschlossen. Nachdem das Collum uteri mit Gaze abgedichtet ist, wird der Uterus maximal anteflektiert und nun in der Vorderwand eröffnet, so daß das Fruchtwasser an der Symphyse vorbei wegfließen kann.

Technik der Operation. Mediane Laparotomie bis oberhalb des Nabels, groß genug, um den graviden Uterus mit seinen Adnexen herauswälzen zu können. Der Uterus wird stark anteflektiert und die Bauchwunde sofort wieder mit einigen durchgreifenden Nähten von oben herab bis nahe an den vorgewälzten Uterus geschlossen (Abb. 169). Im untersten Anteil werden zunächst nur die Serosawundränder rechts und links hinten an die Serosa der hinteren Kollumwand angenäht. Die Einengung der

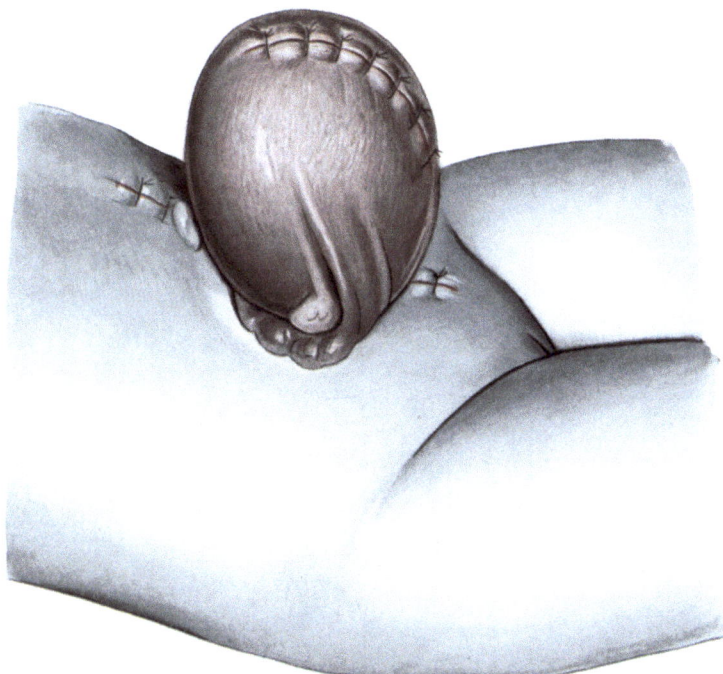

Abb. 170. Sectio caesarea nach Gottschalk-Portès (Fortsetzung zu Abb. 169). Kind und Plazenta sind entfernt, der Uterus mit einschichtiger Naht geschlossen. Er bleibt mit beiden Adnexen so auf der Bauchwand liegen. „Exteriorisation". Die Tube ist durch Abschnürung etwas gestaut.

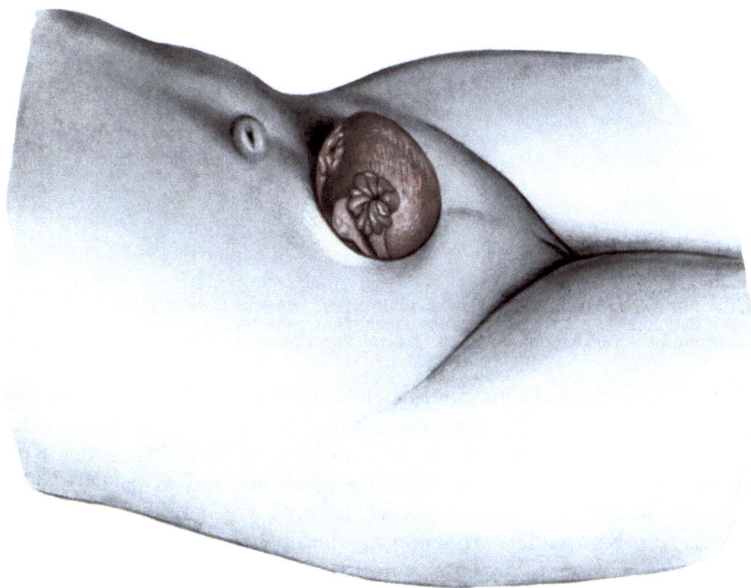

Abb. 171. Sectio caesarea nach Gottschalk-Portès (Fortsetzung zu Abb. 170). Der Uterus in der 3. Woche nach der Operation. Involution rasch fortgeschritten. Die Serosa des Uterus ist mit Fibrinbelägen bedeckt. Der Uterus hat sich etwas zurückgezogen, die Bauchwand trichterförmig mitgenommen. Die Fimbrienenden der etwas ödematösen Tuben und die Ovarien sind eben noch zu sehen.

Wunde muß so weit getrieben werden, daß das Peritoneum als fester Ring den Uterus in seinem zervikalen Teil umschließt. Um diesen werden nun Bauchkompressen gebreitet. Der Uterus wird maximal anteflektiert, so daß sein Fundus über die Symphyse herausragt, dann das Corpus uteri in seiner Vorderwand eingeschnitten, das Kind und die Plazenta entfernt. Vom Vorwälzen des

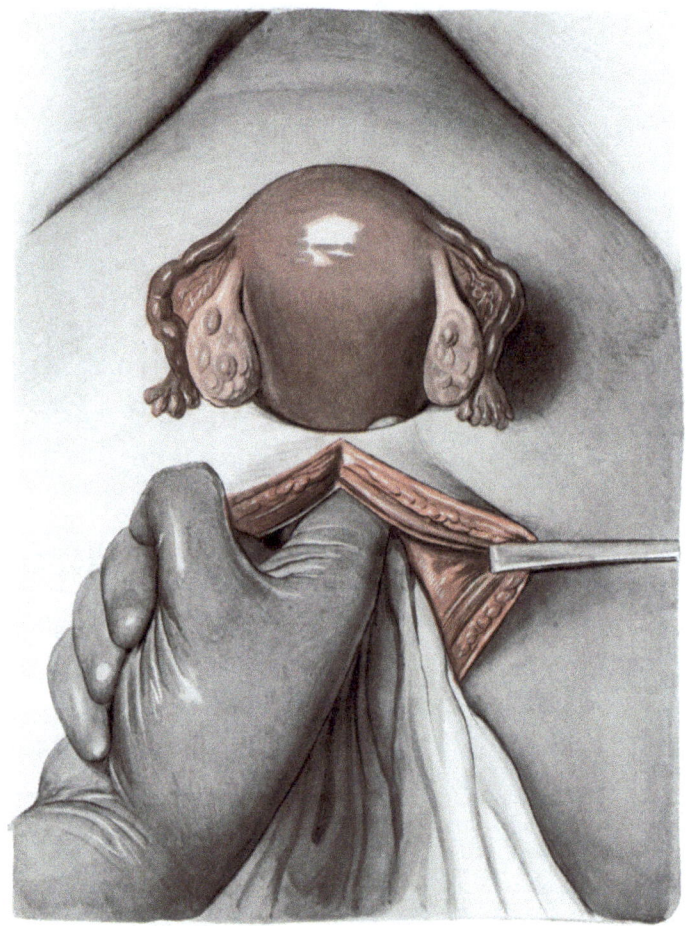

Abb. 172. Sectio caesarea nach GOTTSCHALK-PORTÈS. Rückverlagerung des Uterus. „Reintegration." Die Bauchnarbe ist wieder gespalten, aber nicht ganz bis an den Uterus. Der eingeführte Finger löst stumpf die Verklebung zwischen hinterer Zervixwand und dem Rande der Bauchwunde.

Uterus aus der Bauchwunde bis zur Entwicklung des Kindes durch Uterusschnitt ist möglichst rasche Arbeit geboten. Die Operation soll bis zu diesem Punkt nicht mehr als 5—6 Minuten dauern. Denn durch die Schnürung des Kollum in der unteren Laparotomielücke werden die uterinen und ovariellen Gefäße abgedrosselt, der plazentare Kreislauf wird dadurch arg behindert und das Kind, das bei infizierten Kreisenden oft schon geschädigt ist, kann dadurch absterben.

Nach Entfernung der Plazenta wird die Uteruswunde mit einer Schicht kräftiger Katgutnähte geschlossen, die durch Serosa und Muskulatur gehen. Der Uterus wird mit Äther gereinigt und bleibt nun vor der Bauchwand liegen („Exteriorisation" nach PORTÈS) (Abb. 170). Mit großen sterilen Gazekompressen, die mit Kochsalzlösung gut durchfeuchtet sind, wird der Uterus mit seinen Adnexen eingehüllt. Ein großes Stück sterilisierten BILLROTH-Battistes verhütet die Austrocknung der Kompressen. Ein lockerer Verband hält die Gazestücke fest. Diese werden anfangs täglich, später jeden zweiten Tag gewechselt. Der Uterus macht, auf der Bauchwand liegend, seine Involution, die man beobachten kann, durch, in den ersten beiden Tagen langsam, dann schneller

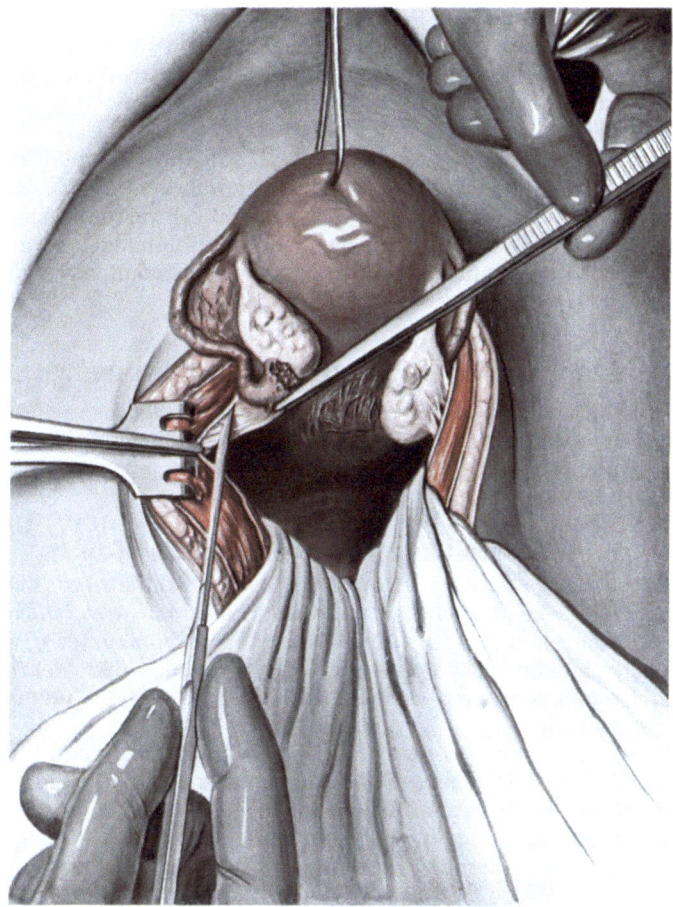

Abb. 173. Sectio caesarea nach GOTTSCHALK-PORTÈS. ,,Reintegration'' (Fortsetzung zu Abb. 172). Die Hinterwand des Collum uteri ist frei. Ligamentum ovariopelvicum und latum und die Adnexe werden vom seitlichen Wundrand des Peritoneums parietale scharf abpräpariert.

(Abb. 171). Er sieht dabei nicht schön aus, weil er mit Fibrinbelägen bedeckt ist, doch reinigt sich sein Serosaüberzug von der zweiten Woche an.

Entwickelt sich die bei dem infizierten Uterusinhalt zu befürchtende Endometritis, so können die Nähte des Uterus entfernt werden; in manchen Fällen geht die Naht spontan auf. Dann kann das Endometrium lokal behandelt werden. Nach der Ausheilung der Entzündung wird die Sekundärnaht des Uterus ausgeführt, die natürlich vollkommen schmerzlos ist.

Nach 4—6 Wochen ist die Involution des Uterus soweit vollendet, daß er wieder in die Bauchhöhle versenkt werden kann (,,Reintegration'' nach PORTÈS). Der Uterus ist einstweilen dadurch, daß die Scheide ihre Schwangerschaftsauflockerung allmählich verloren hat und straffer geworden ist, unter Einziehung der Bauchdecken mehr und mehr in die Tiefe gerückt (Abb. 171). Sein Serosaüberzug ist zu dieser Zeit wieder glatt.

Technik der Rückverlagerung der Gebärmutter. Der Uterus wird mit der Bauchwand desinfiziert. Die Bauchschnittnarbe wird wieder eröffnet oder exzidiert, wobei man aber von oben nach unten nicht bis ganz an die Hinterwand des Uterus herangeht. Man läßt zunächst eine fingerbreite Hautbrücke bestehen. Von der eröffneten Peritonealhöhle aus wird ein Finger eingeführt, der zunächst stumpf die Serosa der hinteren Uteruswand ablöst (Abb. 172). Dann erst wird der Bauchschnitt vervollständigt. Nun wird vorsichtig die Bauchwandserosa vom Ligamentum ovariopelvicum und latum, den Adnexen und der Serosa der Uterusvorderwand abpräpariert (Abb. 173). Dann läßt man den Uterus in die Tiefe sinken, leitet das Netz herab, um ihn zu bedecken, und verschließt nun definitiv die Bauchwunde in gewohnter Weise.

Die Operation bietet den Vorteil, daß auch in schwer infizierten Fällen — sofern es sich nicht um eine schwere Allgemeininfektion handelt — das kindliche Leben erhalten werden kann, ohne daß man den Uterus opfern muß und daß daher weitere Schwangerschaften möglich sind.

2. Die operative Behandlung der Uterusruptur.

Die Uterusruptur erfolgt selten in dem dickwandigen Körper der Gebärmutter, viel häufiger in dem durch die Retraktion der Korpusmuskulatur gedehnten und damit verdünnten Halsanteil und dem ihm funktionell zuzuzählenden Übergangsteil, dem Isthmus uteri.

a) Die Zerreißung des Gebärmutterkörpers.

Die Zerreißung des Gebärmutterkörpers kommt fast nur dann zustande, wenn die dicke Muskelwand schwache Stellen aufweist, so Narben nach früherer Schnittentbindung, nach Ausschälung von Myomknoten usw. Seltener ist sie bei Überdehnung des Uterus durch Hydramnios und Mehrlinge. Eine überdehnte Uteruswand kann durch Sturz oder stumpfes Trauma, das den Bauch trifft, platzen.

Das Auseinanderweichen der Uteruswand in Narben führt selten zu stärkerer Blutung. Die Blutgefäße werden nach der Zerreißung des Gebärmutterkörpers, welche so gut wie immer auch einen Austritt der Frucht in den Bauchraum zur Folge hat, dadurch abgeschnürt, daß die Muskelwand sich fest zusammenzieht, so wie die utero-plazentaren Gefäße nach normaler Geburt abgeschnürt werden. Diese Form der Uterusruptur verläuft darum manchmal fast symptomlos. Sie kommt häufiger in der Eröffnungsperiode zustande als später, weil durch die allmähliche Retraktion während der Wehentätigkeit die Muskelwand des Gebärmutterkörpers dicker und dicker wird.

b) Die Zerreißung der Gebärmutter im unteren Abschnitt.

Die Zerreißung der Gebärmutter im unteren Abschnitt (Isthmus und Kollum) ist viel folgenschwerer. Sie beschränkt sich nur selten auf die verdünnte Wand des Uterus selbst, sondern geht meist seitlich in das Parametrium weiter. Die Blutgefäße, die in dem lockeren Zellgewebe des Parametrium und zwischen den Blättern des Ligamentum latum ziehen, werden eingerissen. Eine natürliche Abklemmung der Gefäße kann hier nicht eintreten. Der Effekt der Blutung aus den zerrissenen Gefäßen ist je nach dem Grade der Zerreißung der Gebärmutter ein verschiedener. Bei der **inkompleten Uterusruptur,** d. h. wenn nur die Muskelwand, nicht aber der Bauchfellüberzug eingerissen ist, ergießt sich das Blut zum Teil nach außen, zum Teil unter Entfaltung der Blätter des Ligamentum latum subperitoneal. Das Hämatom kann sich unter Abhebung der Beckenserosa und der Serosa der hinteren Bauchwand rasch bis an das Nierenlager entwickeln. Die zerrissenen Arterien ziehen sich in diesem Hämatom zurück, was ihre Auffindung in dem durchbluteten Zellgewebe sehr erschwert. Reißt dagegen der Peritonealüberzug zugleich mit der Muskelwand ein **(komplete Uterusruptur)**, was bei der violenten Ruptur fast regelmäßig der Fall ist, dann ergießt sich das Blut aus den zerrissenen Gefäßen neben der Gebärmutterkante meist nur zum kleineren Teil nach außen, zum größeren Teil in die freie Bauchhöhle, während das die Gefäße führende Subserosium nicht oder doch nur wenig durchblutet wird. Die spontane komplete Uterusruptur entsteht meist allmählich, d. h. es wird aus der zunächst inkompleten erst später die komplete Ruptur. Demgemäß ist auch der Befund ein den beiden Arten der Ruptur entsprechender: Blutige Suffusion des Zellgewebes und dann, nach Zerreißung des Peritoneums, auch Blutung in die freie Bauchhöhle.

Die Behandlung der Uterusruptur richtet sich nach der Stärke der inneren Blutung — nicht nach der Stärke der Blutung nach außen —, nach der Größe der Verletzung und nach dem Stande der Geburt.

α) Die Behandlung der kompleten Uterusruptur.

Wird die Uterusruptur noch vor der Geburt des Kindes diagnostiziert, dann ist die Laparotomie mit Entfernung der Frucht das gegebene Verfahren. Erfolgt die Zerreißung der Gebärmutter in einer Anstalt, in welcher chirurgisch eingegriffen werden kann, und wird sie sofort erkannt, dann kann mitunter auch noch das Kind gerettet werden. Den Eintritt der Ruptur erkennt man an dem plötzlichen Aufhören der vorher außerordentlich stürmischen Wehen. Da nach erfolgter Ruptur das Corpus uteri sich gewöhnlich rasch zusammenzieht und damit die Plazenta zur Lösung kommt, ist das Kind, wenn nicht sofort eingegriffen wird, verloren. Meist freilich ist das Kind infolge der fast pausenlosen Dauerwehen schon abgestorben, bevor die Ruptur eintritt.

Kommt die Gebärende erst nach erfolgter Ruptur zur operativen Behandlung in die Krankenanstalt, dann wird die Laparotomie nurmehr zur Rettung der schwerverletzten Frau gemacht. Frucht und Plazenta werden rasch entfernt. Das Ziel der Behandlung ist jetzt die Verhütung des drohenden Verblutungstodes und der mit großer Wahrscheinlichkeit zu erwartenden Peritonitis. Denn oft ist das Uteruskavum schon infiziert, wenn es durch die Wandruptur zu einer Kommunikation zwischen Uterushöhle und Bauchhöhle kommt. Aber wenn auch zu dieser Zeit die Gebärmutterhöhle noch keimfrei wäre, bleibt sie es doch nur kurze Zeit. Wie bei jeder Wöchnerin wird das Innere der Gebärmutter von Keimen besiedelt, und von hier aus erfolgt dann die sekundäre Infektion des Peritoneums. Eine Versorgung der schweren Rißwunde der Gebärmutter durch Naht kann kaum jemals so exakt durchgeführt werden, daß die Durchwanderung der Keime mit Sicherheit zu verhüten wäre. Darum wird bei der unter der Geburt entstandenen Zerreißung die Gebärmutter fast stets exstirpiert werden müssen, und zwar per laparotomiam. Die Eierstöcke können erhalten werden. Man läßt den Bauchraum gegen die Scheide zu offen, indem man die Blasenserosa und die Douglasserosa an den Scheidenwundrand annäht (Abb. 34). Denn eine Drainage des DOUGLASschen Raumes, in welchem sich die Infektion schon entwickelt haben kann, ist in solchen Fällen angebracht.

β) Die Behandlung der inkompleten Uterusruptur.

Bei der inkompleten Uterusruptur wird sich das Verhalten des Operateurs nach dem Grade der Verletzung richten. Bei den geringgradigen

Verletzungen kann man, falls nicht die stoßweise hellrote Blutung die Verletzung einer Arterie anzeigt, evtl. mit einer energischen und doch vorsichtigen Tamponade auskommen — energisch, um die Blutung zu stillen, vorsichtig, um nicht durch das Tamponieren das Peritoneum zu zerreißen und so aus der inkompleten eine komplete Ruptur zu machen. Gänzlich zwecklos ist es natürlich, eine Tamponade der Uterushöhle vorzunehmen, die gerade in Fällen spontan entstandener Ruptur infolge des festen Kontraktionszustandes des Körpermuskels eng ist und aus der es nicht blutet. Die Blutung stammt vielmehr aus dem parametranen Wundraum, und dieser muß darum tamponiert werden. Zunächst kann die bedrohliche Blutung momentan gestoppt werden durch Kompression der Aorta. Diese wird durch die Bauchdecken hindurch mit einem Kompressorium, am besten dem selbsthaltenden Aortenkompressorium von SEHRT, ausgeführt. So wird nicht nur Blut gespart, sondern es kann die Tamponade mit viel mehr Ruhe und Sorgfalt gemacht werden. Mit großen Spateln wird der Muttermundssaum eingestellt, die Muttermundslippen werden gefaßt und abgesucht, bis der Riß erkennbar ist. Nun wird Gaze zuerst ganz zart durch den Riß eingeführt, bis man den Widerstand des Peritoneums fühlt. Die folgende Partie des tamponierenden breiten Gazestreifens wird dann allmählich energischer nachgeschoben. Zwischendurch werden abgezählte große Klumpen von Watte eingeschoben, die bei Entfernung des Streifens mit diesem abgehen. Nichtentfettete, sterile Watte ist der entfetteten weit überlegen, weil sie sich nicht mit Blut vollsaugt (G. WINTER). Schließlich wird die Scheide fest tamponiert. Als Widerlager für den von unten eingeführten Tampon wird von außen auf der Seite der Ruptur ein Ballen nasser Tücher oder eine Eisblase fest aufgeschnürt. Die Tampons dürfen nicht länger als 12 Stunden liegen bleiben. Bei ihrer Entfernung müssen die Watteklumpen genau gezählt werden, damit keiner zurückbleibt. Sie fallen so gut wie immer beim Herausziehen des Streifens mit heraus.

Dort, wo die Verletzung eine größere und die Blutung beträchtlich ist, läßt sie sich durch Tamponade kaum beherrschen. In diesem Falle ist unverzüglich die Laparotomie zu machen. Nach Eröffnung der Bauchhöhle findet man meist den Uterus nach einer Seite gedrängt durch ein mächtiges, subperitoneal entwickeltes Hämatom, das gewöhnlich auch nach vorn zu die Blasenserosa abgehoben hat und seitlich und hinten den Beckeneingang überschreitet. Die Serosa wird gespalten, das Blut möglichst ausgetupft und die zerrissenen Gefäße, die sich oft retrahiert haben, aufgesucht, mit Klemmen gefaßt und ligiert. Der Uterus läßt sich kaum je erhalten. Das Hämatom ist ein allzu guter Nährboden für pathogene Keime. Eine Drainage des Wundraumes nach der Scheide hin unter Erhaltung des Uterus aber ist nicht durchführbar, weil durch die Scheide das Wundsekret des Uteruskavum, die Lochien, abfließt und von hier aus der subseröse Raum sicher infiziert würde. Die Drainage würde die Keime in ihn hineinleiten. Aus diesem Grunde ist der Uterus zu exstirpieren.

C. Die Behandlung des Abortus.

In den meisten Fällen von Blutung in der ersten Hälfte der Schwangerschaft handelt es sich um einen Abortus, aber nicht in allen! Darum muß, bevor die die Diagnose „Abortusblutung" gestellt wird, erst sorgfältig nachgewiesen werden, daß nicht eine andere Ursache die Blutung verschuldet. Auch bei schwangeren Frauen können Karzinome des Uterus vorkommen! Verletzungen, Polypen und Erosionen bluten in der Schwangerschaft wegen der Hyperämie der Beckenorgane stärker als im nichtgraviden Zustande. Wichtig ist die Erkennung einer bestehenden Extrauterinschwangerschaft, bei welcher es wie beim intrauterinen Abortus nach ausgebliebener Menstruation zu dauernden Blutungen aus dem Uterus kommt (s. S. 269).

1. Die einzelnen Stadien des Abortus und ihre Behandlung.

Ist eine intrauterine Gravidität mit Sicherheit nachgewiesen und eine der anderen Blutungsursachen ebenso sicher auszuschließen, dann richtet sich die Behandlung der Blutung nach dem **Stadium des Abortus.** Wir unterscheiden den Abortus imminens, den Abortus im Gange und den Abortus incompletus. Beim kompleten Abort hört die Blutung unverzüglich auf.

I. Abortus imminens.

Beim Abortus imminens handelt es sich um eine Blutung aus dem Uterus, in dem das Ei noch intakt enthalten ist; der Uterus hat noch keine oder nur geringe Wehentätigkeit entfaltet. Zweck und Ziel der Behandlung ist, die Schwangerschaft zu erhalten, was in den meisten Fällen möglich ist. Bei geringer Blutung bei Abortus imminens ist es **vollkommen falsch, sofort einzugreifen und den Uterus zu entleeren.** Ja selbst bei starker Blutung aus dem Uterus kann durch konservative Maßnahmen die Blutung zum Stehen kommen und die Schwangerschaft erhalten werden. Es blutet beim Abortus imminens gelegentlich dadurch, daß das Ei sich ein wenig aus der Decidua basalis abgelöst hat. Häufig aber stammt die Blutung aus dem Teil der Schleimhaut, die vom Ei nicht eingenommen worden ist, aus der Decidua parietalis. Durch eine solche Blutung wird das Ei nicht aus seinem Sitz losgewühlt und in seiner Weiterentwicklung in keiner Weise gestört. Darum soll es auch nicht unnötig geopfert werden. Die Behandlung besteht in absoluter Ruhe, Darreichung von Mitteln, welche die glatte Muskulatur ruhigstellen (Opiate, Papaverin usw.). Nur bei lebensbedrohlich starker Blutung müßte die rasche Entleerung des Uterus vorgenommen werden. Solche Fälle gehören aber zu den allergrößten Seltenheiten.

II. Abortus im Gange.

Durch Wehentätigkeit hat sich der Uterus eröffnet, der Zervikalkanal klafft bis zum inneren Muttermund, der untere Eipol ragt in den Zervikalkanal hinein. In solchen Fällen ist kaum mehr durch eine Beruhigung der Uterusmuskulatur der Abortus aufzuhalten. Man muß aber nicht sofort operativ eingreifen. Das Ei kann spontan geboren werden und es kann ein kompleter Abortus zustande kommen. Blutet es aber stärker, dann soll der Uterus entleert werden. Das in die Zervix ragende Ei wird unter Kontrolle des Auges mit einer Abortuszange gefaßt und entfernt. Bei jungem Ei ist es meist nicht möglich festzustellen, ob das Ei in toto entfernt worden ist. Aus diesem Grunde ist eine Nachtastung angezeigt. Tastet der Finger Reste der Nachgeburt in der Gebärmutter, dann löst er sie dort ab. Haften sie fester, so werden sie mit einer breiten stumpfen Kürette (s. S. 382) vorsichtig, aber gründlich entfernt. Durch eine vorher gegebene intravenöse Injektion eines Hypophysenhinterlappen-Präparates wird der Uterus härter; seine Wand ist dann weniger leicht zu verletzen.

III. Abortus incompletus.

Ein Teil des Eies ist abgegangen, oft nur die Frucht, während die Plazenta oder ein Teil der Plazenta im Uterus zurückgeblieben ist. Es blutet aus dem Uterus.

Zunächst ist die Diagnose „inkompleter Abortus" gegenüber dem „Abortus imminens" zu sichern. Denn bei drohendem Abortus ist das Ziel der Behandlung die Erhaltung der Schwangerschaft, beim inkompleten Abortus aber die Entleerung des Uterus. Auf die Anamnese darf man sich nicht zuviel verlassen. Die Angabe der Frau, daß die Frucht abgegangen sei, muß nicht immer richtig sein. Es gibt Frauen, die mit dieser Angabe versuchen, den Arzt zur Entleerung der schwangeren Gebärmutter zu verleiten. Bei der Untersuchung findet man den Zervikalkanal manchmal geöffnet, manchmal aber namentlich am inneren Muttermund wieder verschlossen. Der Uterus ist bei **Abortus imminens kugelig, weich** und entspricht in seiner Größe der Dauer der Amenorrhöe. Bei **Abortus incompletus ist er derber, nicht mehr kugelig, sondern etwas abgeflacht,** namentlich in seiner vorderen Wand, und ist kleiner, als es der Dauer der Amenorrhöe entsprechen würde.

Bei Abortus incompletus ist fast immer die operative Behandlung indiziert. Nur dann, wenn bei weiter vorgeschrittener Schwangerschaft die ganze Plazenta zurückgeblieben ist, kann durch Wehenmittel, besonders durch die Kombination von Chinin und Hypophysenextrakt, die Spontanausstoßung der Plazenta erreicht werden. In allen anderen Fällen ist der Uterus nicht imstande, durch Wehen seinen Inhalt auszutreiben. Der Eingriff ist notwendig, weil die zurückgebliebenen Plazentareste leicht infiziert werden und weil es so lange aus dem Uterus blutet, bis die Plazenta vollständig abgegangen ist. Die Blutung kann jederzeit eine ganz außerordentliche Stärke annehmen.

Besteht Fieber, so ist darin nicht in jedem Falle eine Indikation zum operativen Eingreifen zu sehen. Im Gegenteil! Ist das Fieber durch eine Infektion bedingt, welche bereits die Umgebung des Uterus ergriffen hat (Schwellung und Schmerzhaftigkeit der Adnexe oder der Parametrien), dann soll am Uterus nicht gerührt werden, auch wenn die Blutung stark ist. Nur bei lebensbedrohender Blutung wäre der Eingriff gestattet. Aber auch in anderen Fällen, in welchen eine auf das Uterusinnere beschränkte Infektion anzunehmen ist, **muß wegen des Fiebers nicht eingegriffen werden.** Die Gynäkologen vertreten da zwei entgegengesetzte Standpunkte: Die einen behandeln den fieberhaften Abortus prinzipiell **aktiv**, um das Ei, das die Quelle der Infektion ist, möglichst rasch aus dem Uterus zu entfernen, die anderen verhalten sich prinzipiell **exspektativ und konservativ**. Diese sind von der Überlegung geleitet, daß bei der Entfernung der infizierten Plazentareste die uteroplazentaren Gefäße eröffnet werden müssen und die Keime, welche die Plazenta besiedelt haben, durch den Eingriff in die Blutbahn eingebracht werden können. Sie versuchen, durch konservative Maßnahmen (Wehenmittel) das spontane Abgehen der Plazentareste zu erreichen oder warten die Entfieberung ab, die in vielen Fällen nach wenigen Tagen eintritt. Erst nach einer weiteren Wartezeit von 4—5 Tagen wird dann der Eingriff durchgeführt, nunmehr — wie die Statistik ergibt — in ungefährlicherer Weise, als wenn man während des Fiebers die Eireste entfernt.

2. Die Uterusentleerung bei inkompletem Abortus.

Um den Uterus ohne die Gefahr einer Verletzung entleeren zu können, ist erste Voraussetzung, daß er **genügend eröffnet** ist. Ist der Zervikalkanal einschließlich des inneren Muttermundes nicht mindestens für einen Finger durchgängig, dann muß er eröffnet werden.

a) Die Eröffnung des Uterus.

Welche Methode man immer anwendet, Pflicht des Operateurs ist es, jedesmal vor dem Eingriff die Harnblase zu entleeren und durch genaue bimanuelle Untersuchung Größe, Haltung und Lage des Uterus festzustellen.

Die Erweiterung des Zervikalkanales kann schonend langsam oder — was in dringlichen Fällen notwendig ist — schnell in einer Sitzung erfolgen.

α) Die langsame Erweiterung des Zervikalkanales

wird vorgenommen mit Quellstiften oder durch Tamponade der Cervix uteri, oder man läßt den Uterus sich selbst öffnen, indem man in wirkungsvoller Weise Wehen anregt.

I. Die Dilatation mit Laminariastiften. Der Forderung, daß der einzulegende Stift steril sein muß, ist heute leicht zu entsprechen, da verläßlich sterile Stifte, in Glas eingeschmolzen, erhältlich sind. Die Laminariadilatation darf nur in sicher nichtinfizierten Fällen Anwendung finden; das ist nicht allzu oft der Fall! Der Stift wird in gleicher Weise eingeführt, wie es auf S. 299 beschrieben ist. Er darf nicht länger als 24 Stunden liegen bleiben. Bei der Entfernung des Laminariastiftes ist zu bedenken, daß der innere Muttermund am wenigsten nachgibt. Der Stift ist darum an dem Teil, welcher in der Zervix lag, und an seinem oberen Ende, das frei in das Cavum uteri ragte, gut gequollen, zeigt aber entsprechend dem inneren Muttermunde meist eine starke Einschnürung. Bei Entfernung des Stiftes dreht man diesen langsam und vorsichtig heraus, um nicht mit der gequollenen Spitze am inneren Muttermunde einen Riß zu erzeugen.

Ist der Zervikalkanal sehr eng, so daß nur ein ganz dünner Stift eingeführt werden kann, der eine unzulängliche Erweiterung des Zervikalkanales bewirken würde, dann wird der Zervikalkanal zunächst durch HEGAR-Stifte etwa bis Stift Nr. 6 erweitert, was immer leicht möglich ist; darauf kann dann ein dickerer Laminariastift, evtl. mehrere solcher Stifte eingelegt werden. Die Spitze des Stiftes muß den inneren Muttermund sicher überragen, soll aber nicht weiter in den Uterus vorstehen. Das mit einem Faden armierte untere Ende des Stiftes soll aus dem äußeren Muttermunde hervorsehen. Durch vorgelegte Gaze wird eine vorzeitige Ausstoßung des Stiftes verhindert. Mit der Gaze werden gleichzeitig die Scheidengewölbe energisch tamponiert. Dies bewirkt einen Druck auf die in der Gegend der Sakrouterinligamente liegenden parazervikalen Ganglien, wodurch Uteruskontraktionen ausgelöst werden, die die passive Dilatation des unteren Uterusabschnittes durch den Laminariastift durch aktive Tätigkeit des Uterus unterstützen.

II. Die Tamponade der Zervix. Ist der Zervikalkanal schon ein wenig geöffnet, dann kann er mit einem Gazestreifen, der in Glyzerin getaucht ist, fest tamponiert werden. Die vordere Muttermundslippe wird angehakt, der Uterus möglichst herabgezogen, und nun der Gazestreifen mit einer glatten Faßzange oder Pinzette fest in den Zervikalkanal bis zum inneren Muttermunde gepreßt. Die Scheidengewölbe werden fest tamponiert. Auf diese Weise werden Wehen ausgelöst, die manchmal zur Ausstoßung des ganzen Eies mitsamt dem Streifen führen.

III. Die Anregung von Uteruskontraktionen durch Einbringung kleiner Bläschen in den Uterus. In Analogie zum Hystreurhynter bewirken auch kleine Bläschen, aus Gummi oder tierischem Material hergestellt, die einem Katheter aufgebunden sind und im Uterus mit sterilem Wasser oder mit Glyzerin gefüllt werden, gute Wehen. Dieses Verfahren nach TARNIER, ZWEIFEL und BAUM ist sehr wohl geeignet, jeden Uterus durch eigene Tätigkeit zur Eröffnung zu bringen. Es darf aber nur in verläßlich reinen Fällen angewendet werden.

β) Die schnelle Erweiterung des Zervikalkanales.

Diese ist meist so schmerzhaft, daß sie nur in Narkose oder Lokalanästhesie durchgeführt werden kann. Sie kann auf zweifache Weise bewirkt werden, „unblutig" durch Auftreibung des Zervikalkanales mit Dilatationsstiften oder „blutig" durch Spaltung der vorderen Zervixwand bis an oder über den inneren Muttermund (Hysterotomia vaginalis anterior).

I. Die unblutige Erweiterung mit HEGAR-Stiften ist S. 299 ausführlich beschrieben. Am graviden Uterus ist die Dehnung der Zervikalwände infolge der Schwangerschaftsauflockerung leichter möglich als am nichtgraviden, durch diese Auflockerung ist aber auch die Gefahr der Verletzung des Uterus gesteigert. Alle Vorsichtsmaßnahmen, die S. 300 angegeben worden sind, müssen genau beachtet werden. Um einen Finger in den Uterus einführen zu können, ist meist eine Dilatation bis HEGAR-Stift Nr. 24 notwendig, für dicke Finger noch mehr. Auf jeden Fall muß die Dilatation soweit durchgeführt werden, daß der operative Eingriff ohne Schwierigkeiten gemacht werden kann. Das Unglück der Perforation der Uteruswand mit Instrumenten kommt, wenn sie nicht durch das Dilatatorium erfolgt ist, fast immer dann zustande, wenn der Operateur zu hastig vorgegangen ist und nicht Geduld hatte zu warten, bis der Uterus genügend eröffnet war.

II. Die Kolpohysterotomie. In eleganter und für die Zervix schonenderer Weise läßt sich die Korpushöhle zugänglich machen durch die **Hysterotomie**. Die vordere Muttermundslippe wird mit zwei Faßzangen rechts und links von der Mittellinie gefaßt und in den Introitus herabgezogen. Ein vorderes Blatt drängt die vordere Scheidenwand hoch. Nun Querschnitt im Scheidengewölbe und Ablösung der Blase, wie bei der Kolpokoeliotomia anterior beschrieben. Bei schwangeren Frauen ist die Blasenablösung sehr leicht. Die Plica vesicouterina soll nicht eröffnet werden, damit bei Entleerung des Uterus nicht infektiöses Material in die Peritonealhöhle gelangt. Muß der Schnitt, um genügend weiten Zugang zu schaffen, bis in den untersten Teil des Korpus verlängert werden, dann wird die geschlossene Plika des Peritoneums von seiner Vorderwand abpräpariert. Mit einer starken geraden Schere wird dann, an der vorderen Muttermundslippe zwischen den

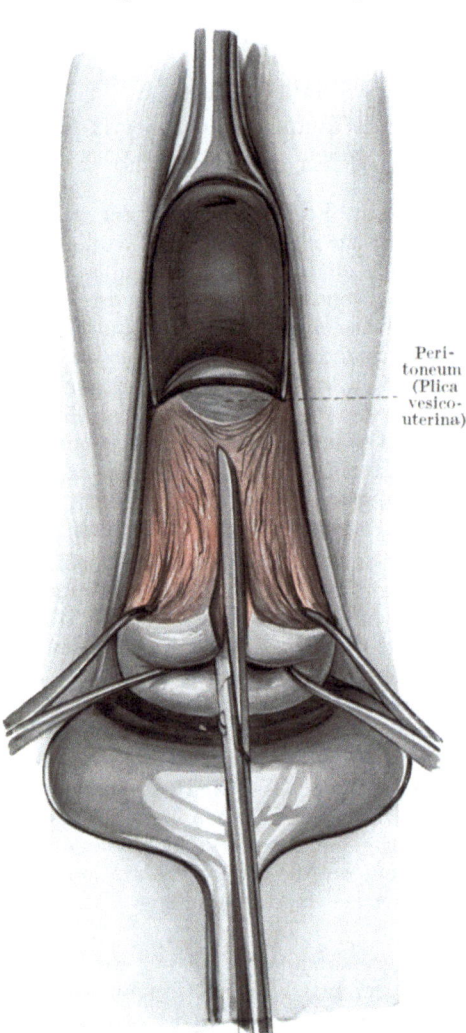

Abb. 174. Spaltung der Zervix (Kolpohysterotomia anterior). Nach Kolpotomie und Ablösung der Harnblase wird die Vorderwand des Kollum gespalten.

beiden Kugelzangen beginnend, die vordere Zervixwand gespalten (Abb. 174). Um bis an den Isthmus uteri heranzukommen, ist es oft notwendig, die Wundränder der gespaltenen Zervix höher oben mit Kugelzangen zu fassen und an diesen zu ziehen. Der Spalt der vorderen Zervixwand wird solange nach oben verlängert, bis der Finger bequem in die Uterushöhle eingehen kann.

Nach durchgeführter Entleerung des Uterus wird die Hysterotomiewunde wieder vernäht. Die Nähte fassen die ganze Dicke des Muskelschnittes. Die oberste Naht muß den obersten Wundwinkel exakt verschließen. Durch Knüpfen der Nähte wird die Blutstillung besorgt. Die untersten Nähte werden durch die Portioschleimhaut gelegt; die Kolpotomiewunde wird geschlossen. War der Uterusinhalt nicht verläßlich rein, kann der präzervikale Wundraum durch eine Lücke der Kolpotomiewunde mit Gaze drainiert werden.

b) Die Entleerung des Uterus.

Die Entleerung des Uterus kann bei Frauen mit weiter Scheide ohne Anästhesierung gemacht werden; doch ist es besser, in jedem Falle eine Allgemeinnarkose (Äther-, Stickoxydul-, Evipan-Narkose) auszuführen. Die Bauchdecken werden dann besser entspannt. Unruhe der Patientin während des Eingriffes, ruckweise Bewegungen, die sie zur Abwehr bei Schmerzen macht, können zur Perforation des Uterus führen. — Die Harnblase muß leer sein!

Die Entleerung des Uterus kann durch den Finger (digital) oder instrumentell vorgenommen werden. Oft ist eine Kombination beider Verfahren das Richtige.

α) Die digitale Entleerung des Uterus.

Die digitale Entleerung des Uterus bringt die geringste Gefahr der Uterusperforation mit sich. Narkose ist fast immer notwendig, weil nur bei gut entspannten Bauchdecken der Uterusfundus über den von innen vordringenden Finger genügend tief gestülpt werden und nur so die Haftstelle des Eies der Fingerspitze entgegengebracht werden kann (Abb. 175). Der Operateur führt zwei Finger in die Vagina ein. Der Mittelfinger wird eingeschlagen und gut eingeschlagen gehalten, damit er nicht bei der Arbeit mit dem Zeigefinger durch unbewußte Mitbewegungen Verletzungen im Scheidengewölbe anrichtet. Der Zeigefinger wird in dem von außen entgegengedrängten Uterus bis an den Fundus vorgeschoben. Er tastet die Uteruswände ab. Der Geübte erkennt rasch die weichen, der Uteruswand anhaftenden Plazentamassen. Mit schabenden Bewegungen löst der Finger diese Massen von der Uteruswand ab, bis nichts mehr von ihnen an der Uteruswand haftet. Die Entfernung der so gelösten Plazenta oder Plazentareste kann nun leicht durch Ausdrücken des Uterus erfolgen. Zu diesem Zwecke gehen die beiden Finger in das hintere Scheidengewölbe und schieben es hoch empor, während die äußere Hand an den Fundus geht; beide streifen nun zwischen sich den Uterus vom Fundus her bis zum Muttermund unter mäßigem Druck aus (HÖNING). Gelingt dies Verfahren nicht, dann wird mit Spekulis der Muttermundsaum eingestellt und angehakt. Mit einer Abortuszange, die nicht weit über den inneren Muttermund eindringen muß, wird das gelöste Gewebe gefaßt und vorgeholt.

Nur durch Nachtastung kann festgestellt werden, ob alles Plazentagewebe entfernt ist. Die Plazentastelle selbst fühlt sich rauh an. Man darf diesen Befund nicht als Zeichen zurückgebliebener Plazentareste deuten. Sind kleine Restchen zurückgeblieben, die sich mit dem Finger nicht mehr ablösen lassen, dann können sie mit einer breiten Kürette, wie später beschrieben, von der Uteruswand abgeschabt werden. Eine Härtung der Uteruswand durch vorangehende Injektion von Hypophysenextrakt ist zweckmäßig.

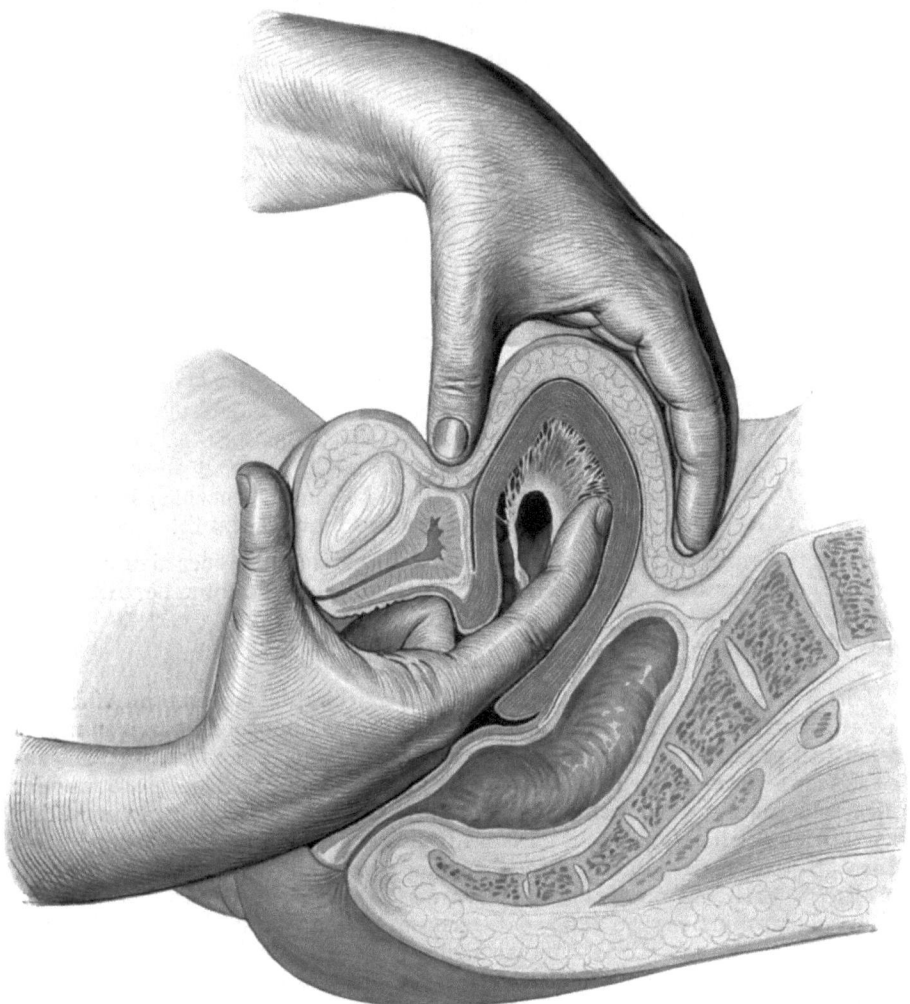

Abb. 175. Digitale Entfernung eines jungen Eies aus der Gebärmutter. Das Ei hat sich zum Teil von der Vorderwand des Uterus spontan abgelöst. Dies war die Ursache der dauernden Blutung. Der noch in der Decidua basalis haftende Teil des Eies wird mit dem Finger abgelöst. Die andere Hand stülpt den Uterus über den operierenden Finger.

β) Die instrumentelle Entleerung des Uterus.

Je nach Lage des Falles verwendet man die Kürette oder die Abortuszange von WINTER.

a) Die Kürette. Die Kürette ist kein geeignetes Instrument, um damit ein ganzes Ei aus dem Uterus zu befördern, es sei denn, daß das Ei klein ist, wie das in den ersten Wochen der Schwangerschaft der Fall ist, in welchen die Masse der Dezidua fast größer ist als die des Chorions. Die Kürette ist hauptsächlich dazu da, Abortusreste aus dem Uterus herauszubefördern.

Narkose ist, wenn der Uterus einmal genügend dilatiert ist, nicht immer notwendig. Nachdem die Harnblase entleert ist, wird noch einmal durch bimanuelle Untersuchung Größe und Lage des Uterus festgestellt, um zu wissen, wie weit ungefähr das Instrument im Uterus verschwinden wird, um bis an den Fundus zu kommen, und in welcher Richtung es in den Uterus geführt werden soll. Die Kürette soll so breit als möglich gewählt werden, um sie eben noch ohne Gewalt durch den dilatierten Zervikalkanal und Muttermund durchführen zu können. Je breiter sie ist, desto ungefährlicher ist sie. Zart zwischen Daumen und Zeigefinger in lockerer Hand gehalten, nicht starr in die volle Faust gefaßt (s. Abb. 97 u. 98, S. 301), wird die Kürette leicht in den Uterus geführt, bis ihr Bügel am Fundus anstößt. Verschwindet die Kürette viel weiter, als es der durch die vorangegangene bimanuelle Untersuchung festgestellten Größe

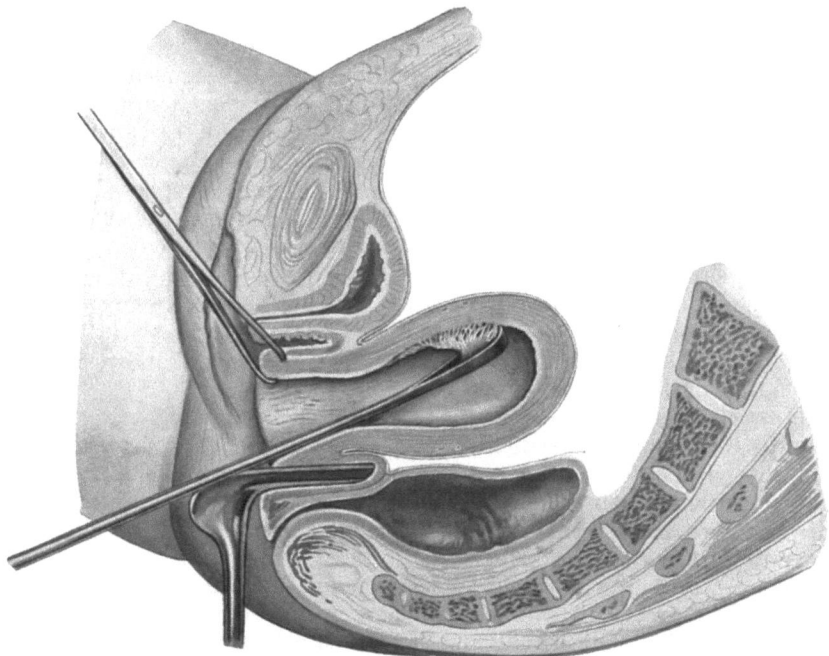

Abb. 176. Entfernung von Plazentaresten mit der Kürette. Der Zervikalkanal ist ausreichend dilatiert, die vordere Muttermundslippe angehakt, der Muttermundssaum bis in den Introitus herabgezogen. Die Kürette durch Senken des Griffes an die vordere Uteruswand nahe dem Fundus angedrückt, schabt den Plazentarest von der Uteruswand ab.

des Uterus entspricht, dann soll sie sofort wieder zurückgezogen werden. Gelegentlich kommt es vor, daß der Uterus atonisch ist, so daß sein Fundus sich durch die eingeführte Kürette hochstülpen läßt. Dies wird durch sofortige nochmalige Kontrolle, durch bimanuelle Untersuchung leicht festzustellen sein. Dagegen ist es ausgeschlossen, daß eine breite Kürette durch das Tubenostium irrtümlich in die Tube gelangt. **Fast immer deutet das zu weite Verschwinden der Kürette an, daß eine Perforation erfolgt ist, die schon durch die vorangegangene Dilatation erzeugt worden sein kann. Dann wird die Kürette sofort wieder herausgezogen und jede weitere Manipulation im Uterus unterlassen!**

Hat man sich überzeugt, daß das Ende der Kürette im Uterus liegt, dann wird, vom Fundus uteri beginnend, die Uteruswand abgeschabt. Die mäßig scharfe Schabeklinge wird dabei durch hebelnde Bewegung des Griffes an die Uteruswand angedrückt (Abb. 176) und nun mit einem energischen, aber nicht hastigen Zug der Hobel an der Uteruswand bis zum inneren Muttermund herabgeführt. Häufig tritt schon beim ersten Zug der Kürette eine stärkere

Blutung ein. Sie ist die Folge der Ablösung eines Plazentastückes und der Eröffnung der zugehörigen uteroplazentaren Gefäße. Sie soll den Operateur nicht nervös machen. Mag die Blutung auch stark sein, nie kann sie so stark sein, daß sie gefährlicher wäre als hastiges und unvorsichtiges Weiterarbeiten. Mit aller Ruhe wird rundum Streifen um Streifen der Uteruswand abgeschabt, bis man überall das Kratzen des Instrumentes über der freiliegenden Muskularis spürt und hört. Dann erst ist die Entleerung des Uterus sicher vollkommen erreicht.

Jeder weitere Eingriff im Uterus ist unnötig. Sollte es aus dem atonischen Uterus noch bluten, so kann diese Blutung durch intravenöse Injektion eines Hypophysenhinterlappenpräparates, kombiniert mit einem Sekalepräparate, meist rasch gestillt werden. Die prinzipielle Tamponade des ausgeschabten Uterus ist ebenso abzulehnen, wie der Geburtshelfer die prinzipielle Tamponade des entbundenen Uterus verwirft. Nur bei fortbestehender atonischer Blutung wird der Uterus mit Gaze ausgestopft. Bei der Tamponade ist es wichtig, den Anfang des Streifens, der zu einem kleinen Klümpchen zusammengeballt und mit der Tamponadezange gefaßt wird, bis an den Fundus uteri heranzubringen. Der Streifen wird nach 12, spätestens nach 24 Stunden entfernt. Tritt Fieber auf, so muß er unverzüglich aus dem Uterus herausgezogen werden.

b) Die Abortuszange nach WINTER. Ist das ganze Ei aus dem Uterus zu entfernen oder die ganze Plazenta bei einer Schwangerschaft, die den 3. Monat schon überschritten hat, dann ist die Kürette fehl am Orte. Mit der digitalen Entleerung des Uterus konkurriert in solchen Fällen nurmehr die mit der Abortuszange.

WINTER hat seine Abortuszange nicht für diese Zwecke angegeben, sondern nur für die Entfernung der vorher digital gelösten Plazenta. In manchen Fällen aber, in denen bei dicken Bauchdecken und großem Uterus die Haftstelle der Plazenta dem von unten eingeführten Finger nicht genügend entgegengebracht werden kann, wird man auch die noch festsitzende Plazenta mit der Abortuszange fassen müssen.

Die Abortuszange unterscheidet sich von der für die Abortusbehandlung vollkommen unbrauchbaren Kornzange durch ihr fast kugeliges plumpes Ende; sie ist breitmaulig und kann auch gefenstert sein. Je besser ihr Ende abgerundet ist, desto geringer ist die Gefahr der Perforation der weichen Korpuswand, die bei Verwendung der spitzen Kornzange außerordentlich groß ist. Das Instrument wird, zart gehalten, durch den genügend erweiterten Muttermund geschlossen eingeführt und vorgeschoben, bis man den Widerstand des Fundus uteri spürt. Zu diesem Zwecke hält der Operateur die Kugelzange, die die vordere Muttermundslippe gefaßt hat, am besten selbst. Dann geht die Abortuszange ein wenig von der Uteruswand wieder zurück. Man öffnet sie, bewegt sie sanft zunächst gegen die eine Uteruswand, schließt sie und zieht sie unter leichter drehender Bewegung hervor. Saßen die Plazentareste an dieser Stelle, dann sind sie von der Zange gefaßt und durch die drehende Bewegung von der Uteruswand abgelöst worden. Die Zange muß wiederholt eingeführt und in gleicher Weise im Uterus bewegt werden, um die ganze Plazenta zu entfernen. Um das wiederholt notwendige Öffnen und Schließen der Zange unbehindert und darum zart durchführen zu können, soll eine Abortuszange ohne Schloß verwendet werden.

Ist der Uterus bei vorgeschrittener Schwangerschaft (4.—5. Monat) schon groß, dann wird zweckmäßig die Kontrolle mit der äußeren Hand gemacht, die Größe des Fundus festgestellt und der Fundus der Zange entgegengehalten.

Im Uterus verbliebene Teile des Embryos weichen der Zange gern aus. Das ist namentlich der Fall, wenn der Kopf des Embryo, wie dies häufig vorkommt, abgerissen und im Uterus zurückgeblieben ist. Der eingeführte Finger stellt dann fest, wo er liegt, und die eingeführte Zange faßt, weit gespreizt, den zurückgebliebenen Teil und zieht ihn vor. War noch der ganze Embryo im Uterus, dann soll man die entfernten Teile der Frucht nicht fortwerfen, sondern aufheben und nicht früher mit der Entleerung des Uterus aufhören, bis man festgestellt hat, daß der ganze, evtl. in viele Stücke zerissene Fötus entfernt worden ist.

Ist man nicht sicher, mit der Zange alles Plazentagewebe entfernt zu haben, dann kann, nachdem man die Uteruswand durch Injektion von Wehenmitteln derber gemacht hat, mit stumpfer Kürette nachgeschabt werden. Prinzipielle Nachschabung mit der Kürette aber ist abzulehnen. Eine Tamponade ist ebensowenig notwendig wie nach der Ausschabung des Uterus.

3. Die Behandlung der Uterusperforation.

Der Erfolg der Behandlung hängt hauptsächlich davon ab, ob die Durchbohrung des Uterus rechtzeitig erkannt worden ist. Dringt bei der Dilatation der HEGAR-Stift plötzlich leicht durch und verschwindet bis an seinen Griff, trotzdem der Uterus klein ist, verschwindet die eingeführte Kürette bis fast an den Griff, dann tut man gut, auf jeden Fall eine Perforation des Uterus anzunehmen. **Vermutet** man sie, dann soll man so handeln, als ob man sie **erkannt** hätte. Nichts schlimmer für die Kranke, als die trügerische Hoffnung, daß nichts geschehen sein dürfte! Geradezu verbrecherisch aber ist es, bei Erkennung einer Perforation, wenn aus dem Uterus Gewebe hervorgeholt wird, das nicht dem Uterus und dem Ei angehören kann, nichts weiter zu unternehmen. Eine unverständliche psychische Einstellung — oft mitbedingt durch ein schlechtes Gewissen wegen zweifelhafter Indikationsstellung — führt zu einer eigentümlichen Vogel-Strauß-Politik: Der Arzt will es nicht zur Kenntnis nehmen, daß er den Uterus verletzt hat.

Im Augenblick, wo der Verdacht besteht, den Uterus verletzt zu haben, ist die geplante oder in Angriff genommene Operation unverzüglich abzubrechen.

Kommt eine Patientin unter dem Verdacht erfolgter Perforation in die Krankenanstalt, dann wird sich das Verhalten der Ärzte ganz danach richten, wer perforiert hat, und womit perforiert worden ist. Handelt es sich um einen verläßlichen Kollegen, dessen Angaben glaubwürdig sind und den man sonst als gut und aseptisch arbeitenden Arzt kennt, dann kann, insofern der Uterusinhalt nicht als infiziert oder infektionsverdächtig angesehen werden muß, exspektativ behandelt werden. Dies ist aber nur dann möglich, wenn die Perforation mit einem HEGAR-Stift oder beim ersten Einführen der Kürette gemacht worden ist. „Mit dem Messer in der Hand" kann man die Patientin beobachten. Bei junger Schwangerschaft ist die Durchblutung der Uteruswand noch nicht so stark, daß eine bedrohliche innere Blutung auf jeden Fall zu befürchten ist. Treten jedoch Zeichen des peritonealen Shocks oder der Anämie auf, dann ist unverzüglich zu operieren.

Ebenso ist die Operation angezeigt, wenn der Uterusinhalt mit Wahrscheinlichkeit als nicht keimfrei anzusehen ist, wie bei fieberhaftem Abortus, bei protrahiertem unvollständigem Abortus auch ohne Fieber, bei Karzinom des Uteruskörpers. Die sofortige Operation ist indiziert dann, wenn die Perforation zu spät erkannt worden ist und die Kürette sich anstatt im Uteruskavum in der Bauchhöhle bewegt hat. Sie ist indiziert, wenn fehlerhafter Weise eine Kornzange zur Entleerung des Uterus Verwendung gefunden hat, und ist indiziert, wenn mit der Abortuszange Fettgewebe oder irgendein Gewebe vorgeholt worden ist, das weder dem Uterus noch dem Ei angehört haben kann.

Stets ist die Laparotomie auszuführen. Je nach dem Befunde wird dann eine konservative Operation oder die destruktive Operation der Uterusexstirpation gewählt werden müssen. Bei jüngeren Frauen wird, wenn irgendmöglich, das konservative Verfahren angewendet.

Die konservative Operation besteht in der Exzision der Wundränder der Verletzung und in exakter Naht. Sie kann jedoch nur bei kleineren Verletzungen gemacht werden und nur dann, wenn man sicher ist, daß der Uterus nicht infiziert war. In allen anderen Fällen wird, auch bei jungen Frauen, die Exstirpation des Uterus unter Erhaltung seiner Adnexe durchgeführt. Das Peritoneum über dem Scheidenstumpf wird nicht geschlossen, die Scheide zur Drainage des DOUGLAS-Raumes verwendet.

Selbstverständlich werden bei der Operation alle in der Nähe des kleinen Beckens liegenden Organe daraufhin untersucht, ob Verletzungen entstanden sind. Findet man Blut in der Bauchhöhle, wird die Blutungsquelle genau festgestellt werden müssen. Es finden sich die sonderbarsten Verletzungen am Dünn- und Dickdarm, am Mesenterium, ja auch extraperitoneal gelegene Organe wie der Ureter sind schon bei Perforation des Uterus schwer verletzt worden. Die gefundenen Verletzungen sind nach den Regeln der chirurgischen Kunst zu versorgen.

D. Die künstliche Beseitigung der Schwangerschaft.

Die willkürliche Beseitigung der Schwangerschaft ist nur unter ganz bestimmten Voraussetzungen gesetzlich zulässig. Sie ist bis heute fast nur **aus medizinischer Indikation** gestattet. In absehbarer Zeit wird wohl auch eine **eugenische Indikation** hinzukommen.

Die **medizinische Indikation** ist in jedem einzelnen Falle mit größter Gewissenhaftigkeit zu stellen. Je nach dem Leiden wird ein mit ihm besonders vertrauter Arzt zu Rate gezogen und in Gemeinschaft mit diesem klar festgestellt, ob die Unterbrechung der Schwangerschaft im vorliegenden Falle, dem Gesetze entsprechend, wirklich das einzige Mittel ist, den drohenden Tod oder eine bedrohliche Verschlimmerung der Krankheit zu verhüten. Eine soziale Indikation für den künstlichen Abortus gibt es nicht. Aber soziale Momente spielen in manche medizinische Indikationsstellung hinein, so bei der Tuberkulose, bei Herzkrankheiten u. a.

Die Stellung der ärztlichen Wissenschaft gegenüber den einzelnen Schwangerschaftskomplikationen, welche eine Beseitigung der Schwangerschaft notwendig machen können, wechselt ständig, zum Teil durch die gründlichere Erkennung der Beziehungen zwischen der in Frage kommenden Krankheit und der Schwangerschaft, zum Teil auch durch das Auffinden neuer therapeutischer Verfahren gegen die Krankheit. So ist z. B. bei der Tuberkulose durch die Kollapsbehandlung auch in denjenigen Fällen, in welchen eine Sanatoriumsbehandlung der Schwangeren aus sozialen und anderen Gründen nicht möglich ist, heute in einer großen Zahl von Fällen die Abbrechung der Schwangerschaft zu vermeiden, in denen sie früher mangels der Möglichkeit, während der Schwangerschaft die Tuberkulose erfolgreich zu behandeln, hätte durchgeführt werden müssen. Auf die einzelnen, mit der Zeit wechselnden Indikationen zur Schwangerschaftsunterbrechung wird hier nicht eingegangen. Die klarste Auskunft über diese Fragen findet der Arzt in der ausgezeichneten, auf den Erfahrungen zahlreicher Geburtshelfer aufgebauten und mit größter Sachkenntnis und Gewissenhaftigkeit gemachten Zusammenstellung von WINTER und NAUJOKS[1].

---

[1] WINTER und NAUJOKS: Der künstliche Abortus. Stuttgart: F. Enke 1932.

Die Technik des künstlichen Abortus richtet sich nach der Zeit der Schwangerschaft. In den ersten 6 Wochen der Schwangerschaft ist die Dilatation der Zervix und nachfolgende operative Entleerung des Uterus mit der Kürette das einfachste Mittel. Von der 7. Schwangerschaftswoche angefangen empfiehlt sich die langsame Dilatation mit Laminariastiften unter gleichzeitiger Anwendung von wehenanregenden Mitteln, oder die Dilatation mit HEGAR-Stiften, gefolgt von der digitalen Ablösung und Entfernung des Eies. Vom 4. Schwangerschaftsmonate an kann man mit einer Spontanausstoßung des Eies rechnen, wenn der Zervikalkanal durch Laminariastifte oder Tamponade der Zervix erweitert worden ist und Wehenmittel gegeben werden. Nach Entfernung des Stiftes oder des Tampons kann die Fruchtblase gesprengt werden, worauf meist der Embryo geboren wird. Die Plazenta kann unter Einwirkung von Wehenmitteln spontan ausgestoßen werden, oder sie wird digital gelöst, dann herausgedrückt oder mit der Abortuszange entfernt. Bleiben Reste der Plazenta zurück, dann kann mit der breiten, halbscharfen Kürette nachgeschabt werden. **Niemals aber darf bei einer Schwangerschaft von mehr als 2 Monaten die Entleerung nur mit der Kürette gemacht werden.**

In Fällen, in welchen Eile nötig ist — wie bei manchen Schwangerschaftsvergiftungen — wird die Hysterotomie (s. S. 380) ausgeführt, der Uterus entleert und die Uterusschnittwunde sofort exakt wieder vernäht.

Die künstliche Beseitigung der Schwangerschaft mit gleichzeitiger Unfruchtbarmachung.

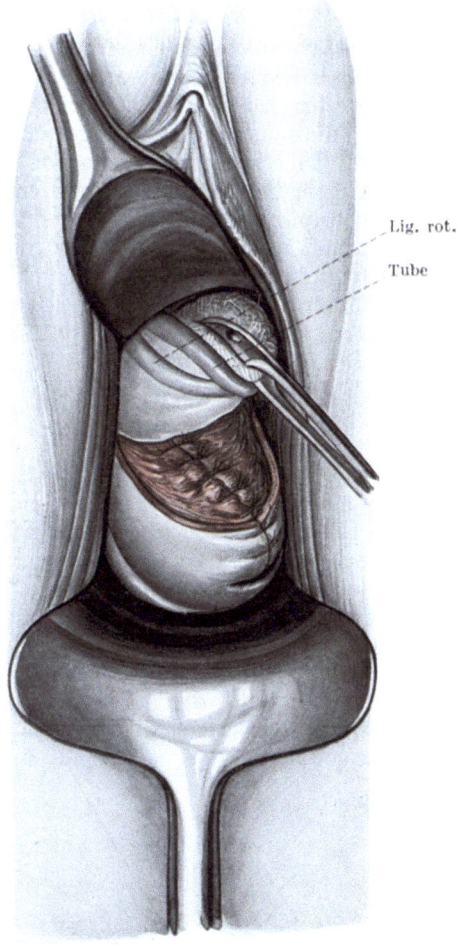

Abb. 177. Sterilisierung durch Tubenresektion per vaginam nach Hysterotomia anterior. Nachdem der Uterus entleert und der Schnitt wieder vernäht ist, wird das Peritoneum eröffnet und die Tube ohne Anhaken des Uterus mit einem Stieltupfer vorgeholt. (Die Portio muß dabei nach hinten gestaucht werden.) Dann Resektion wie Abb. 117, S. 318.

Handelt es sich um Fälle, in welchen nicht nur die Abbrechung der vorliegenden Schwangerschaft, sondern auch die sichere Verhütung jeder weiteren Schwangerschaft indiziert ist, so kann **der künstliche Abortus und die Sterilisierung in einem Akt** durchgeführt werden. Bei Schwangerschaft nicht über den 4. Monat hinaus kann dies durch vaginale Extsirpation des graviden Uterus bewirkt werden. Bei Tuberkulose kann dieses Verfahren angezeigt sein, weil es alle Schädlichkeiten des Puerperiums vermeidet und die Menstruation dauernd ausschaltet, die manche Gynäkologen bei Tuberkulösen teils wegen des monatlichen Blutverlustes, teils wegen der sie begleitenden Veränderungen im Organismus fürchten (BUMM, STOECKEL).

Die Exstirpation des graviden Uterus oder die supravaginale Amputation oder die teilweise Amputation des Corpus uteri kann auch per laparotomiam ausgeführt werden. Im allgemeinen aber wird man bei Erkrankungen, bei welchen die Behinderung der Atmung unerwünscht ist, bei dem durch die Schwangerschaft verschlechterten Zustande der Patientin die Operation nicht durch Bauchschnitt ausführen.

Unter Erhaltung des Uterus kann man **die Schwangerschaftsbeseitigung und Unfruchtbarmachung in einem Akt von der Scheide her** durchführen. Der Uterus wird durch Hysterotomie entleert, der Zervixschnitt genäht und nun die Plica vesicouterina in der S. 196 beschriebenen Weise eröffnet. Dann wird mit Kletterhäkchen die eine Tubenecke eingestellt und von hier aus die Tube vorgeholt. Man kann die Tube noch schonender vor die Kolpotomiewunde bringen, indem man einen kugelig geformten Tupfer in eine verläßlich haltende Klemme einspannt, den Stieltupfer an der Uteruskante über das Ligamentum latum hinaus emporschiebt und unter sanftem Druck nach unten wieder herabzieht (Abb. 177). Dann folgt die bewegliche Tube dem Tupfer. Sie wird mit einer leichten Klemme gefaßt. Bei dieser Art des Vorholens der Tube vermeidet man jede Verletzung des Uterus, die wegen der Graviditätshyperämie des Genitales recht lästig bluten kann. Der entleerte Uterus läßt sich gut hin- und herbewegen, namentlich wenn er nach Injektion eines Hypophysenhinterlappenpräparates, kombiniert mit einem Sekalepräparat, kleiner und fester geworden ist und man die Portio energisch kreuzbeinwärts gestaucht hat. Die vorgeholte Tube wird dann exzidiert oder reseziert, wie S. 317 beschrieben (s. Abb. 117).

Bei einer Schwangerschaft von mehr als 3 Monaten soll der weniger Geübte diesen Eingriff nicht mehr machen, weil der Uterus auch nach seiner Entleerung, und auch wenn er fest zusammengezogen ist, so groß ist, daß sich die Tuben nicht leicht einstellen lassen.

Ist der Zustand der Kranken durch die komplizierende Schwangerschaft bedeutend verschlechtert (z. B. bei Herzfehlern), dann ist es besser, zunächst nur den einfacheren Eingriff der Schwangerschaftsbeseitigung zu machen und die Sterilisierung zu einem späteren Zeitpunkt vorzunehmen, wenn die Schwangerschaftsverschlechterung der Krankheit wieder gewichen ist.

Sachverzeichnis.

Abortus, Behandlung des 376.
—, Blutungen bei Atonia uteri 384.
—, Diagnose des 376.
—, Entleerung des Uterus 381.
—, Fieber, Bedeutung des, bei 378.
—, im Gange 377.
— imminens 377.
— incompletus 377.
—, Indikationen zum Eingriff 377—379.
—, intrauteriner 377.
—, künstlicher 387.
—, Kurettage nach 382.
—, Stadien des 377.
—, Zange nach WINTER 384.
Abrasio, Abortus, bei (siehe diesen).
—, Bettruhe nach 301.
—, diagnostische 232, 298.
—, Dilatation mit HEGAR-Stiften 299.
—, Erweiterung des Zervixkanals 298—299.
—, Indikation 298.
—, Kontraindikationen der 298.
—, Kürette, Haltung der 301.
—, Laminariadilatation 299.
—, Prolapsoperation, vor 316.
—, Technik 301.
Adnexe, entzündliche.
—, —, Erkrankungen der 276.
—, —, Operation, Technik der 277.
—, Herausnahme mit Uterus 209.
Adnextuberkulose 283.
ALEXANDER-ADAMsche Operation 225.
Amputation der Portio vaginalis uteri 291.
Andreioblastome 266.
Anulus femoralis abdominalis (ext.) 128.
— — subcutaneus (int.) 127.
— inguinalis abdominalis (int.) 83.
— — subcutaneus (ext.) 83, 84, 97, 99.
Aplasia vaginae 346—348.
Aponeurose des M. obliquus ext. 76, 99.

Arterien:
— A. colica med. 165, 166.
— A. epigastrica inf. prof. 129.
— Aa. glutaeae 147.
— A. ileocolica 160, 164.
— A. mesocolica 166.
— A. obturatoria 129, 146.
— A. ovarica (interna) 176.
— A. pudenda 178.
— Aa. spermaticae 87.
— A. „spermatica" externa 176.
— A. uterina 176, 180.
— Aa. vesicales 178.
ARZBERGERsche Olive zur Blutstillung 249.
Ausfallserscheinungen, nach Kastration 171, 211, 232.

Bajonettschere 187, 188.
BARTHOLINIscher Pseudoabszeß 286.
BARTHOLINIsche Zyste, Entfernung der 285.
BASSINI-Naht, tiefe 106.
—, vordere 109.
BASSINIsche Operation 99f.
— —, angeborener Leistenbruch 103.
— —, Eröffnung des Leistenkanals 100.
— —, erworbener Leistenbruch 103.
— —, Hautschnitt 99.
— —, Hochnähen des Hodensackes 110.
— —, kindliche Hernie 103, 119.
— —, Naht der Externusaponeurose 109.
— —, —, tiefe 106.
— —, Samenleiter, Schonung des 102.
— —, Spaltung der Externusaponeurose 100.
— —, — der Fascia transversalis 104.
— —, Trennung von Bruchsack und Samenstrang 101.
— —, Vas deferens, Schonung des 102.
— —, Verschluß der Hautwunde 109.
— —, — des Leistenkanals 106f.

BASSINIsche Operation, Versorgung des Bruchsackes 104.
Bauchbruch, äußerer 1.
Bauchdeckenhalter, selbsthaltender nach SCHUBERT 191.
Bauchfell, Beziehung zu den Genitalorganen 176.
Beckenbindegewebe 176.
Beckenbodenbrüche 148.
—, Anatomie 148.
—, Beseitigung 149.
—, Hautschnitt 151.
—, kombinie tes Verfahren 151.
—, Laparotomie bei 150.
—, Resektion des Steißbeines 151.
—, Verschluß der Bruchpforte 150.
Beckenorgane, Topographie 172, 173.
Blasendrainage, durch Sectio alta 328.
—, infrasymphysäre, nach STOECKEL 328.
Blasenfistel, Durchtrennung der Narben 329.
—, Nachbehandlung 333.
—, Operation nach R. FREUND 323—331.
—, — nach KÜSTNER-WOLKOWITSCH 329.
—, Pyramidalisplastik nach GOEBELL-STOECKEL 334.
—, Schichtnaht, Verschluß durch 328.
—, Schwangerschaft nach 333.
—, inoperable, Einpflanzung der Harnleiter in den Darm 334.
Blasen-Harnröhren-Scheidenfistel, unheilbare 340.
—, extraperitoneale 95, 96, 126.
Blasenhernie, intraperitoneale 94, 95, 125.
—, operative 3, 94, 125.
Blasenraffung, bei Deszensus mit Inkontinenz 325.
Blasen-Scheidenfistel, Operationen der 327—333.
—, —, transvesikale Methode 327.
Blasentumoren, maligne 340.
Blasen-Zervixfistel 334.

Sachverzeichnis.

Bruch (s. auch Hernie).
—, eingeklemmter 9, 17, 27.
—, Behandlung 27f. (s. auch eingeklemmte Brüche).
—, freier s. reponibler Bruch 9.
—, irreponibler 9, 11.
—, Radikaloperation 10f.
—, reponibler 9.
—, —, Radikaloperation (s. auch diese) 12—27.
—, supravesikaler 97.
Brüche der Bursa omentalis 162.
— der Gegend der Flexura duodenojejunalis 159.
—, innere 155f.
— der Linea Spigeli 152.
— — —, Anatomie 152.
— — —, Beseitigung 153.
— der Recessus ileocoecales 164.
— des Recessus intersigmoideus 164.
— — — mesocolicus 165.
Brucheingeweide s. Bruchinhalt.
Bruchhüllen 1.
Bruchinhalt 1, 13, 34.
Bruchpforte 1, 15, 23, 31.
Bruchrezidive, Beseitigung der 120.
Bruchsack 1—4, 12, 17, 104.
Bursa omentalis 163.

Cavum Douglasii, Verödung des 321—323.
CHROBAKsche Zange 342.
Coeliotomia s. Colpocoeliotomia.
Colpocoeliotomia anterior 194 bis 199.
— posterior 199, 255.
Corona mortis (R. pubicus) 129, 146.

Dammplastik 308—310, 317.
Dammriß 302.
—, Indikationen zur Beseitigung 302.
—, Operation des kompletten 303.
—, postoperative Behandlung 304, 305.
Darmgangrän, Resektion bei 38.
Darmwand, eingeklemmten, Lebensfähigkeit der 35.
Darmwandbruch 4, 8, 28.
Descensus uteri, mit Inkontinenz 325.
— vaginae s. Uterus.
—, vorderen Scheidenwand, der 325.
Diaphragma pelvis 481.

Diaphragma urogenitale, Raffung des 325.
— —, Uterusfixierung an 326.
Diszision des Muttermundsaumes 360.
Douglasabszeß 281.
Douglasexsudat 275.
Douglasokele 321.
Douglaspunktion 273, 275, 281.
DOUGLASscher Raum s. Cavum Douglasii.
Douglastaschen 173.
Ductus deferens 87, 102.
Duodenum, Linksposition bei Hernia mesenterico-parietalis dextr. 161.
—, Rechtsposition bei Hernia mesenterico-parietalis dextr. 159.
DUPUYTRENscher Abszeß 283.
Durchzugsverfahren nach HOCHENEGG 346.

Eierstöcke, Topographie 172.
Eileiter, Entfernung mit Uterus 210.
—, Resektion der 361.
—, — bei Schwangerschaftsunterbrechung 387.
—, Topographie 172.
—, Verschluß der 360.
Eileiterschwangerschaft s. Tubengravidität.
Eingeklemmte Brüche:
—, Anus praeternaturalis 42, 65.
—, Appendizitis im Bruchsack 44.
—, Auslösung des Bruchsackes 31.
—, Behandlung 27, 30, 121.
—, Beseitigung der Einklemmung 30, 121.
—, Bruchwasser 28, 31, 37.
—, Darmes, Lebensfähigkeit des 35.
—, Darmverschluß bei 28.
—, elastische Einklemmung 27.
—, Gangrän der Brucheingeweide 28.
—, —, Behandlung 38.
—, Harnblasenanteile im Bruchsack 42.
—, Herniotomia externa 33.
—, Indikation zur Operation 28, 29.
—, Koteinklemmung 27.
—, Mesenterium, Thrombose im 37.
—, Netzresektion 35.
—, Peritonitis, abgesackte bei 28, 44.
—, Radikaloperation bei 121.
—, Reposition en bloc 29, 30.

Eingeklemmte Brüche:
—, Resektion 38.
—, Schnürring 28, 32, 34.
—, Übernähung 40.
—, Versorgung des Bruchinhaltes 34.
—, Wanderniere im Bruchsack 35.
—, Weichteilphlegmone 28, 37.
—, Wundverschluß 44.
Ektopia vesicae, Harnträufeln bei 340.
Entbindung durch Uterus-Bauchdeckenfistel 369.
Epidermishobel nach KIRSCHNER 350.
Epidermislappen für Scheidenplastik, Bildung des 350.
—, —, Einlegen des 352.
Epigastrische Brüche, Beseitigung der 67.
Excavatio rectouterina 150.
— rectovesicalis 149.
— vesicouterina 150.
Externusaponeurose der Bauchwand 86, 99.
Extrauteringravidität 267.
—, Behandlung, operative 267.
—, —, postoperative 268.
—, klinisches Bild 275.
—, Kontraindikation der Abrasio 298.
—, stehende 267.
—, vorgeschrittene 274.

Fadenfänger 187.
Falx inguinalis 96.
Fascia cremasterica 86.
— cribrosa 128.
— ileopectinea 127, 132.
— infundibularis 86.
— lata 127.
— lumbodorsalis 154.
— pectinea 144.
— transversalis 83, 87, 96, 105.
Faszienplastik der Bruchpforte 25, 83, 137.
Faszienquerschnitt nach PFANNENSTIEL, Nachteile 193.
— —, Vorteile 192.
Follikelzysten des Ovariums 255.
Foramen Winslowii 162.
Fossa ovalis (femoris) 128.
Fovea inguinalis 83, 85, 97.
— — medialis 97.
— supravesicalis 85, 97.
FRORIEPscher Prolaps 321.
Fundusexzision nach BLAIR-BELL-BEUTTNER 278 bis 280.

Gebärmutter s. Uterus.
Geburtshilfliche Operationen 362—388.
Genitalien, innere, bei Aplasie der Vagina 348.
Genitalorgane, weibliche, Blutgefäße der 176.
—, —, Funktionen 170.
—, —, Lymphknoten der 178.
—, —, Nachbarorgane der 179.
—, Topographie der weiblichen 172.
Genitaltuberkulose, Behandlung der 283.
Gitterbrüche des Bauches 82.
Gleitbruch 2, 6, 13, 15, 94, 144.
Gynäkologische Operationen 169—361.
— —, abdominaler Weg 190.
— —, Allgemeinzustand, Berücksichtigung des 180.
— —, Anästhesierungsverfahren 188.
— —, Faszienquerschnitt nach PFANNENSTIEL 192.
— —, Fettsucht, Bedeutung für 181.
— —, Instrumentarium 182.
— —, Lagerung der Patientin 189.
— —, Längsschnitt, Vorteile 190.
— —, Menstruation und 181.
— —, Schwangerschaft und 181.
— —, vaginaler Weg 194.
— —, Zeitpunkt, Wahl des 181.

Haematocele retrouterina 271.
—, Vereiterung der 273.
Hämatokolpos, bei Hymenatresie 284.
Hämatosalpinx 284.
Hängebauch, Beseitigung des 75.
Harnblase, Abpräparieren vom Uterus 195, 241.
—, Topographie 179.
Harnblasenbrüche 3, 15.
Harnblasenbruch, extraperitonealer 5, 126.
—, Fistula suprapubica bei 44.
Harnfisteln 325f.
Harnkontinenz, Operationen wegen 325f.
Harnleiter (s. Ureteren) 179.
—, Einpflanzung in den Darm nach COFFEY-MAYO 334 bis 339.
—, — in die Harnblase 341 bis 343.
—, — nach SAMPSON-FRANZ 343.
—, —, Ureterkatheter, Präparation der 334, 337.

Harnleiter, Einpflanzung, Vorbereitung 334, 335.
—, —, Vorteile 340.
Hautnabelplastik 64.
Hautspanner für Plastik 349, 351.
HEGAR-Stifte 300.
Hernia bursae omentalis 162.
— congenita funicularis 90.
— — testicularis 90.
— encystica falsa 90, 92.
— — vera 92.
— epigastrica 67.
— femoralis s. Schenkelbruch.
— — lateralis s. ext. 130.
— — laterovascularis 129.
— — pectina Cloqueti 129.
— — properitonealis 129.
— — praevascularis 129.
— — retrovascularis 129.
— funiculi umbilicalis 66.
— infrapiriformis 147.
— inguinalis s. Leistenbrüche.
— — interparietales (s. Leistenbrüche) 92.
— — interstitialis 93.
— — properitonealis 92, 93, 120.
— interparietalis bilocularis 17, 120.
— ischiadica 147.
— ischiorectalis 148, 151.
— labialis post. 148, 153.
— Lig. Gimbernati 129.
— lumbalis s. Lendenbruch.
— mesenterico-parietales dextrae 159, 160.
— obturatoria, Anatomie 144.
— —, Beseitigung 144f., 148.
— —, Bruchinhalt 144.
— —, eingeklemmte 146.
— —, Hautschnitt 145.
— —, krurales Verfahren 145.
— —, Laparotomie 146.
— —, Verschluß der Bruchpforte 146.
— perinealis s. Beckenbodenbrüche.
— recessus duodenojejunalis 159.
— — ileocoecalis 164.
— — intersigmoideus 164.
— — mesocolicus 163, 165.
— rectalis 148.
— retroperitonealis 159.
— spinotuberosa 147.
— suprapiriformis 147.
— transrectalis 98.
— vaginalis 148.
Herniolaparotomie 29, 34, 38, 120.
Herniotomie (s. eingeklemmte Brüche) 29, 34.
HOCHENEGGsches Durchzugsverfahren 346.

Hodenatrophie, Vermeidung der 119.
Hodenektopie, bei interparietaler Hernie 93.
Hydrozele 90.
— bilocularis 91.
— communicans 90.
— funiculi spermatici 90.
—, Leistenbruch und 87.
— muliebris 99, 124.
— testis 90.
Hymen, Anomalien des 284.
—, Diszision des 285.
—, Rigidität, abnorme, des 285.
Hysterotomie 380.

Ileus, eingeklemmter Bruch und 28.
—, Prophylaxe bei Narbenbruch 81.
Inkarzeration, retrograde 4, 7, 34.
Inkontinenz s. Harn- oder Mastdarminkontinenz.
„Internushochstand" (des M. obliqu. abdom.) 86.
Interpositio uteri vesicovaginalis 311—319, 321.
— — —, Harninkontinenz, bei 326.
— — —, Inkontinenzoperation, als 327.

„Kaiserschnitt", klassischer 362 bis 364 (s. auch Sectio caesarea).
—, Gefahren 362.
—, Uterusexstirpation nach 364.
Kletterhäkchen für Uteruskörper 186, 187, 197.
Kollumkarzinom, Ablösung der Harnblase bei Radikaloperation 241.
—, Ablösung des Rektums bei 245.
—, Ausschneidung der Parametrien bei Radikaloperation 245.
—, Definition 237.
—, Drüsenexstirpation bei 251.
—, Durchtrennung der Vagina bei Radikaloperation 248.
—, Indikation zur Radikaloperation 239, 241, 253.
—, Lumbalanästhesie für Operation 240.
—, Nachbehandlung nach Radikaloperation 253.
—, Operabilität, Feststellung der 239, 241.
—, Palliativoperation 241, 252.
—, Peritonealnaht nach WERTHEIMscher Operation 251.

Kollumkarzinom, Präparation der Ureteren bei Radikaloperation 242.
—, Probelaparotomie 240, 253.
—, Radikaloperation, abdominale 238—252.
—, Resektion der V. iliaca ext. 252.
—, Transplantation des Ovariums bei WERTHEIMscher Operation 242.
—, Vorbereitung zur Operation 240.
—, Zystoskopie vor 239.
Kolpohysterotomie, bei Abort 380.
Kolporrhaphie 305.
—, hintere 307.
—, vordere 305.
— mit Blasenraffung, bei Inkontinenz 325.
Kraurosis vulvae 206.
Kryptorchismus 90.
Kurettage des Uterus 382.

Lacuna vasorum 127.
Laminariadilatation 379.
Leistenbrüche, Anatomie 83, 87.
—, äußere 83, 89.
—, BASSINIsche Operation 99 bis 110.
—, Beseitigung 83f., 99f.
—, Descensus testis und 88.
—, direkte s. innere.
—, freie Faszienplastik nach KIRSCHNER 118.
—, Gleitbruch 94.
—, Harnblase, Beteiligung der 94.
—, Hernia encystica falsa 90.
—, — permagna 120.
—, Hydrozelen und 87, 90, 120.
—, indirekte s. äußere.
—, innere 96.
—, —, Beseitigung 124.
—, interparietale 92.
—, interstitielle 93.
—, laterale s. äußere.
—, Lebensalter und Beseitigung der 119.
—, mediale s. innere.
—, Pfeilernaht von CZERNY 110.
—, Rezidive 121.
—, Rezidivoperation nach KIRSCHNER 118, 122.
—, Schmerzausschaltung 99.
—, Semikastration 120, 122.
—, Verfahren von B. RENNER 113.
—, — von GIRARD 112.
—, — von HACKENBRUCH 111.
—. — von KIRSCHNER 114.

Leistenbrüche, Verfahren von KOCHER 110.
—, — von SCHMIEDEN 116.
—, — Weibe, beim 98.
—, —, Beseitigung 123.
Leistenhoden 90.
Lendenbrüche 154.
—, Anatomie 154.
—, Beseitigung 154.
Lendendreiecke 154.
Levator ani 174, 309.
—, Naht des 308—310.
Ligamenta cardinalia uteri 175.
— rotunda 175.
— —, Verkürzung bei Retroversio 225.
— sacrouterina 175, 217.
Ligamentum gastrocolicum 163.
— hepatoduodenale 162.
— infundibulo-pelvicum 172, 209.
— ileopectineum 127.
— interfoveolare Hesselbachi 83.
— lacunare Gimbernati 84, 96, 127.
— ovario- s. infundibulo-pelvicum.
— Pouparti 86.
— pubicum (Cooperi) 127.
— reflexum (Collesi) 96.
— sacrospinosum 147, 148.
— teres s. rotundum 99.
— vesicoumbilicale laterale 84, 97.
— — mediale 97.
Linea alba, Brüche der 67.
— Spigeli 152.
LITTRÉsche Hernie 4, 8.
Lokalanästhesie, in der Gynäkologie 189.
Lumbalanästhesie 188.
Lumbaldreiecke 154.
Lymphknoten, der Genitalorgane 178.

Mastdarm, Topographie.
Mastdarmoperation, Vorbereitung für 345.
Mastdarmscheidenfistel s. Rektovaginalfistel.
MAYDLsches Verfahren bei Blasenfistel 334.
Mesenterium commune 159.
Mesocolon ascendens 159.
— transversum 165.
Mesosigmoideum 164.
Metrorrhagie s. Uterus, Blutungen.
Morcellement-Messer, nach SÉGOND 187.
M. cremaster 86.
— glutaeus maximus 147.
— latissimus dorsi 154.

M. levator ani 148, 309.
— pectineus 144, 145.
— piriformis 147.
— quadratus lumborum 154.
Mm. obliqui 154.
M. sacrospinalis 154.
— sphincter, Riß des 302.
Myome des Uterus:
—, Beschwerden infolge 230.
—, Blutungen, abnorme 231.
—, Enukleation der 234.
—, Harnorgane, Belästigung der 231.
—, Indikation zur Behandlung 229, 232.
—, intramurale 234.
—, operative Behandlung der 229.
—, Strahlenbehandlung der Ovarien, bei 232.
—, submukös entwickelte 233.
—, —, Kontraindikation für Abrasio 298.
—, subseröse 234.

Nabelbrüche, Anästhesie bei Eingriffen 47, 50.
—, Bauchdeckendoppelung, Verschluß durch 46, 50, 57.
—, eingeklemmte 65.
—, Freilegung der Bruchpforte 45, 51.
—, große 50—65.
—, Hautnabelplastik 53.
—, Hautschnitte 45, 51.
—, kleine 47.
—, Omphalektomie 45, 51, 54.
—, Operationstechnik 45.
—, Verschluß des Bruchsackes 46, 50, 55, 59.
—, Versorgung des Bruchinhaltes 53.
Nabelschnurbrüche, Beseitigung der 66.
Nadelhalter nach BOZEMANN 183, 184.
Narbenbrüche des Bauches 79.
—, Rezidivoperationen 81.
—, Rektusdiastase, Beseitigung der 59.
N. iliohypogastricus 101.
— ilioinguinalis 101.
— ischiadicus 147.
— obturatorius 144.
Nn. spermatici 87.
Netz, Resektion bei Hernie 35.
—, Verwachsungen 15.
Nierenexstirpation, Ureterverletzung und 344.

Omphalektomie 45, 51, 54.
Ovarialabszeß 276, 277, 281.
Ovarialtumoren, Andreioblastome 266.
—, Aszites bei malignen 265, 266.

Sachverzeichnis.

Ovarialtumoren, Aussaat maligner 266.
—, Blasenmole und 256.
—, Blutstillung der Adhäsionen 262, 264.
—, Corpus luteum-Zysten 255.
—, doppelseitige 262, 266.
—, Erhaltung eines Ovarialrestes bei 259, 260.
—, fixierte 262.
—, Follikelzysten 255.
—, Indikation zur Operation 255.
—, intraligamentäre 263.
—, Luteinzysten 256.
—, maligne 265.
—, Operation 255.
—, —, bösartiger 265.
—, —, gutartiger 257.
—, — während Schwangerschaft 182, 256.
—, Papillome 267.
—, pseudointraligamentäre Entwicklung 262.
—, Punktion vor Exstirpation 258.
—, Schwangerschaft und 256.
—, Schnittführung 257.
—, Stiel der 259.
—, Stieldrehung 263.
Ovarialzyste, Exstirpation der 257—265 (s. auch Ovarialtumoren).
Ovarialzysten 255.
—, Längsschnitt, abdominaler, bei 191, 257.
Ovarien, Kystadenome 257.
Ovariotomie 259.

Papillome der Ovarien 267.
Parakolpium 248.
Parametraner Abszeß 282.
Parametrium, Ausschneidung bei WERTHEIMscher Operation 245.
Parametrium, Topographie des 176.
Parametriumklemme, krumme, nach WEIBEL 186.
— nach WERTHEIM 182, 183, 202.
Parovarialzysten 265.
PAYRsche Griffnadel 132.
Peritonitis, bei Ovarialabszeß 276.
Plazentarreste, Entfernung der 383.
Plexus pampiniformis 178.
— uterovaginalis 178.
— vesicovaginalis 178.
Plica epigastrica 83, 97.
— vesicouterina 195, 196.
Polypen, fibröse, des Uterus 233.
PORROsche Operation 364, 369.

Portio uteri, Amputation der 291.
— -Erosion, Operation der, nach SCHRÖDER 294.
— -Probeexzision.
— -Zervixriß, veralteter, Operation 293.
Probeexzision an der Portio 294.
Processus vaginalis peritonei 88.
Prolaps des Uterus s. Uterus 305.
Prolapsoperation nach NEUGEBAUER-LEFORT 319—321.
Prolaps, operative Behandlung des 305—321.
—, Rezidiv des 317, 318.
Promontoriofixur des Uterus 323—325.
Pruritus vulvae 286.
Pseudomuzinkystome des Ovariums 258, 259.
Psychisches Trauma, nach Genitaloperationen 171.
Pudendusanästhesie, in der Gynäkologie 189.
Pyometra 241.
Pyosalpinx 281.
Pyovarium 276, 281.

Radikaloperation der Brüche, Abtragung des Bruchsackes 22.
— —, Beckenhochlagerung 11.
— —, Darmresektionen 17.
— —, eingeklemmte Brüche 29 f., 121.
— —, Freilegung des Bruchsackes 12.
— —, Gleitbrüche 15, 20.
— —, Hochdrucklokalanästhesie 11.
— —, Lokalanästhesie bei 10.
— —, Nachbehandlung 11.
— —, Netzverwachsungen, Vorgehen bei 15, 16.
— —, Plastik der Bruchpforte 24.
— —, Reposition des Bruchinhaltes 14.
— —, Riesenbrüche 16.
— —, Spinalanästhesie, gürtelförmige 11, 17.
— —, Stenoseerscheinungen, Vorgehen bei 15.
— —, Verlagerung des Bruchsackes 22.
— —, Verschluß der Bruchpforte 24.
— —, Versorgung des Bruchinhaltes 13.
— —, — des Bruchsackes 17.
— —, Wundverschluß 26.

Radikaloperation des Kollumkarzinoms 238—253.
— des Vulvakarzinoms 286 bis 291.
Ramus pubicus, der A. epigastr. inf. 129.
— —, der A. obturatoria 129.
Recessus duodenojejunalis 159.
— ileocoecalis 164.
— intersigmoideus 164.
— mesocolicus 165.
Rektusdiastase, Beseitigung der 59, 70—75.
Reinfusion, intravenöse, bei Tubenruptur 268.
Rektovaginalfisteln, hochsitzende 346.
—, Operationen bei 345—346.
—, Plastik durch Schichtennaht 345.
—, — durch Spaltung des Dammes 346.
Rektum, Ablösung bei WERTHEIMscher Operation 245.
—, Resektion für Scheidenplastik 355.
Retroversio uteri, Operation der 224.
— —, ALEXANDER-ADAMSsche Operation 225.
— —, BALDYS Operation 228, 230.
— —, DOLÉRIS-GILLIAMS Operation 227.
— —, Indikation zur Operation 224.
— —, Ligamenta rotunda, Verkürzung der, bei 225.
— —, OLSHAUSENsche Operation 226.
— —, Sterilität infolge 361.
— —, Technik der Operationen 225, 228.
Riesenbrüche, irreponible 11, 16.
Ringnetze, Bruchverschluß durch 25, 83.
ROMBERGsches Symptom (Hernia obtur.) 144.
ROSNERsche Diszision des Muttermundsaumes 360.

Sakralanästhesie in der Gynäkologie 189.
Salpingoneostomie 360.
Schamdammgegend 174.
Schaukelbruch 5, 83, 94.
Scheide, Bildung einer künstlichen 346—359.
—, — — —, Indikation 246, 354.

Scheide, Bildung einer künstlichen nach KIRSCHNER-WAGNER 349.
—, — — — nach G. SCHUBERT 355—359.
Scheidendammplastik, Prolapsoperation nach 317.
Scheidendammschnitt, Entbehrlichkeit des 185.
Scheidenkarzinom, Inguinaldrüsen bei 254.
—, Operation des 254.
Scheidenspatel, hinteres nach SIMS 184, 185.
—, selbsthaltendes hinteres nach SCHERBACK 185, 186, 299.
—, vorderes, Blätter nach BREISKY 184, 186.
Schenkelbrüche 127.
—, Abarten 129.
—, abdominelles Verfahren nach LAWSON TAIT 141.
—, Anatomie 127.
—, Bruchsackbedeckung 129.
—, Bruchsackverlagerung nach KOCHER 134.
—, eingeklemmte, Behandlung der 143.
—, Gangrän der Eingeweide 144.
—, Hautschnitt 131, 137.
—, Infektion des Bruchsackes 144.
—, inguinales Operationsverfahren 137.
—, inguino-krurales Verfahren 140, 141.
—, KIRSCHNERscher Verschluß 137.
—, krurales Verfahren 131.
—, KUMMERsche Operation 136.
—, Operationsverfahren 130.
—, plastischer Verschluß 137.
—, Rezidivoperation 142.
—, Verfahren nach HACKENBRUCH.
—, Verschluß der Bruchpforte 132, 140.
Schnittentbindung 361.
—, infiziertem Genitale, bei 369.
—, transperitoneale zervikale nach KRÖNIG-OPITZ 364.
Schwangerschaft, Blutungen in der 376.
—, künstliche Beseitigung 386.
—, — —, Indikation zur 386.
—, — —, Unfruchtbarmachung mit 387.
Sectio alta, bei Blasenfistel 328.
— caesarea 363.

Sectio caesarea nach GOTTSCHALK-PORTÉS 370—374.
— — transperitonealis cervicalis 366.
Sphinkternaht 303.
Sphinkterriß, bei Dammriß 302.
Sterilisierung, operative 361.
—, Prolapsoperation, nach 317.
Sterilität s. Unfruchtbarkeit.
STURMDORFsche Operation 296.
Supravesikalhernien 97, 98.
—, Beseitigung 126.

Totalexstirpation s. Uterus, Exstirpation.
Transplantationsmesser nach SCHEPELMANN 350.
TREITZsche Hernie 159.
Trigonum costolumboabdominale 154.
— Petiti 154.
Tubarer Abort, mit Hämatozele 271.
Tube, Resektion der 317.
Tubenkarzinom 267.
Tubenmole 268.
Tubenruptur, Behandlung der 267, 275.
Tubenverschluß, Operation bei 360.
Tunica dartos 88.
— vaginalis communis 83, 86.
— — propria 88.

Unfruchtbarkeit, Diszision, hintere bei 360.
—, Operationen wegen 359.
—, sekundäre 360.
—, Spaltung des hinteren Muttermundsaumes 360.
—, Ursachen der 359—361.
Unfruchtbarmachung, operative 361.
Unterbrechung der Schwangerschaft, künstliche 386.
Ureteren, Gefahrenzone für die 180, 196, 203, 206, 209, 222, 238, 245, 263.
—, Implantation in den Darm 334—340.
—, — in die Harnblase 341.
—, — nach SAMPSON-FRANZ 343.
—, Indikation zu Operationen an den 344.
—, Präparation bei WERTHEIMscher Operation 242.
—, Topographie der 177—179, 203—205.
—, Versorgung bei frischer Verletzung 344, 345.
Ureterfistel, Operation bei 340 bis 343.

Uterus, Adenomyom 236.
—, Amputation nach Kaiserschnitt 364.
—, Anatomie 172.
—, Anregung der Kontraktionen 378—379.
—, Ausschabung des 298 bis 301.
—, Bauchfell, Beziehungen zum 172, 176.
—, Blutungen, diagnostische Ausschabung bei 298.
—, Dauerblutungen bei Extrauteringravidität 269, 275.
—, Descensus vaginae, Operationen bei 305.
—, digitale Ausschabung 300.
—, — Entleerung des 381.
—, Endometriose 236.
—, Entleerung bei inkomplettem Abort 379.
—, Eröffnung bei Abort 379.
—, — durch Kaiserschnitt 362f.
—, Exstirpation, abdominale 200f., 209f., 235, 364.
—, — nach Perforation 386.
—, — nach Ruptur 376.
—, —, vaginale 214f., 235.
—, Fixierung an das Diaphragma urogenitale 326.
—, instrumentelle Entleerung 382.
—, Interpositio vesicovaginalis 311—319.
—, Karzinom, Radikaloperation bei 237.
—, Kollumkarzinom, s. auch Kollumkarzinom 237.
—, Korpus, Zerreißung des 374.
—, Korpuskarzinom, Operation des 237.
—, Lage des 172, 173.
—, Myome s. diese.
—, Perforation des 300, 383, 385.
—, Prolaps, Operationen bei 305—321.
—, Promontoriofixur 323 bis 325.
—, Ruptur, operative Behandlung der 374—376.
—, Sarkom des 235.
—, STURMDORFsche Operation 296.
—, supravaginale Amputation 211, 235.
—, Suspensionsapparat des 174.
—, Unterstützungsapparat des 174.
Uterus-Bauchdeckenfistel, Entbindung durch die 369.
Uteruskarzinom, Radikaloperation bei 237.

Uterusperforation, Behandlung der 385.
Uterusruptur, inkomplete 374, 375.
—, komplete 375.
Uterusschnitt, Blutung bei zervikalem 365.
—, zervikaler für Entbindung 364.
—, Indikationen für 369.

Vagina (s. auch Scheide).
—, Durchtrennung bei WERTHEIMscher Operation 248.
Vaginale Operationen, Desinfektion 190.
— —, Instrumentarium 184.
— —, Lumbalanästhesie für 188.
— —, Operationsweg 194.
— —, Uterusexstirpation 214, 216, 387.
— —, Vorbereitung zu 190.
— —, Vorteile 169.
Vasa circumflexa femoris ext. 129.
— epigastrica inff. intt. 83, 85, 104, 124.
— —, Unterbindung 121.
— — infer. superfic. 129.
— femoralia 127, 132, 145.
— mesenterica supp. 160.
Vasa pudenda ext. 129.

Vena iliaca externa 139, 142.
— — —, Unterbindung der 252.
— mesenterica inf. 159.
— ovarica 178.
— saphena 129.
Vv. iliacae 178.
— spermaticae 87.
Verödung des Cavum Douglasii 321—323.
Verweilkatheter 328.
Vulva, Exstirpation der 286, 288.
—, Karzinom, Radikaloperation bei 286.

Wanderniere im eingeklemmten Bruch 35.
WERTHEIMsche Operation 238 bis 252 (s. Kollumkarzinom).
— —, Altersgrenze für 181.
— —, Blasenbehandlung nach 253.
— —, Intensivbestrahlung nach der 254.
— —, Nachbehandlung 253.
Winkelklemmen für WERTHEIMsche Operation 238, 249.

Zervix, Spaltung der, bei Abort 380.

Zervix, Tamponade der 379.
Zervikalkanal, Dilatation, blutige 380.
—, — mit HEGAR-Stiften 380.
—, — mit Laminaria 379.
Zervixoperation nach STURMDORF 296.
Zervixrisse, tiefe, und Sterilität 360.
—, veraltete, Operation nach EMMÉT 293.
Zwerchfellbrüche 156.
—, Anatomie 156.
—, Angelhakenschnitt 156.
—, Bruchinhalt 157.
—, eingeklemmte 158.
—, „falsche" Brüche 156.
—, kombiniertes Verfahren 156.
—, Phrenikuslähmung, vorübergehende 157.
—, transperitoneale Thorakotomie 156.
—, transpleurale Laparotomie 156.
—, Verschluß der Bruchpforte 158.
—, Wundverschluß 158.
—, Zwerchfellnaht 158.
Zystentroikart 183.
Zystokele, Operation bei 311 bis 319.

Druck der Universitätsdruckerei H. Stürtz A. G., Würzburg.

VERLAG VON JULIUS SPRINGER / BERLIN UND WIEN

Allgemeine und spezielle chirurgische Operationslehre.
Von Dr. **Martin Kirschner,** o. Professor, Direktor der Chirurgischen Klinik der Universität Tübingen.
Erster Band. Allgemeiner Teil. Mit 709 zum größten Teil farbigen Abbildungen. VIII, 648 Seiten. 1927. RM 114.—, gebunden RM 120.—*
... Das vorliegende Buch ist durch seinen einheitlichen Standpunkt in allen Fragen, durch das ernste Bestreben, stets den besten und sichersten Weg zum Erfolge zu finden, durch die vorbildliche, bis in das Kleinste reichende Organisation des großzügig angelegten Operationsplanes von seltenem und ganz besonderem Wert. Es ist das Fazit langjähriger ernstester Arbeit, das hier den Fachkollegen vorgelegt wird und das in seiner eindrucksvollen Schilderung, in seinem folgerichtigen didaktischen Aufbau und mit seiner klaren von Fremdworten gereinigten Sprache seine Wirkung nicht verfehlen wird. Die Ausstattung entspricht der literarischen Bedeutung dieses vorzüglichen „klassischen" Werkes. *„Zentralblatt für Chirurgie".*
Zweiter Band. **Die Eingriffe in der Bauchhöhle.** Mit 395 zum größten Teil farbigen Abbildungen. X, 574 Seiten. 1932. RM 102.—, gebunden RM 108.—
Dritter Band: 1. Teil: **Gehirn, Gehirnschädel.** Von Professor Dr. N. Guleke, Jena. — **Schädel.** — **Plastische Operationen des Gesichts.** Von Professor Dr. O. Kleinschmidt, Wiesbaden. Erscheint Anfang 1934
Dritter Band: 2. Teil: **Die Eingriffe am Ohr und an der Nase.** — **Die Eingriffe in der Luftröhre und in den Bronchien** (die Tracheo-Bronchoskopie). Von Dr. A. Lautenschläger, Berlin. — **Die Eingriffe am Halse.** Von Professor Dr. O. Kleinschmidt, Wiesbaden. (Mit Beiträgen von Dr. A. Lautenschläger, Berlin.) Erscheint im November 1933
Dritter Band: 3. Teil: **Thorax.** Von Professor Dr. O. Kleinschmidt, Wiesbaden. Erscheint 1934
Vierter Band: **Wirbelsäule und Rückenmark.** Von Professor Dr. N. Guleke, Jena. — **Extremitäten.** Von Professor Dr. O. Kleinschmidt, Wiesbaden. Erscheint 1934
Fünfter Band: 2. Teil: **Nieren.** Von Professor Dr. M. Kirschner, Tübingen. — **Urologische Operationen.** Von Professor Dr. M. Kirschner, Tübingen. — Nachtrag zu Band I. Erscheint 1934

Chirurgische Operationslehre. Ein Lehrbuch für Studierende und Ärzte. Von Professor Dr. **O. Kleinschmidt,** Direktor der Chirurgischen Abteilung des Städtischen Krankenhauses in Wiesbaden. Mit 705 zum Teil farbigen Abbildungen. XVII, 1269 Seiten. 1927. Gebunden RM 57.—*

Lehrbuch der Chirurgie. Von **C. Garrè †** und **A. Borchard.** Siebente Auflage, neu bearbeitet von Professor Dr. **A. Borchard,** Geh. Medizinalrat, Berlin-Charlottenburg, und Professor Dr. **R. Stich.** Direktor der Chirurgischen Universitätsklinik Göttingen. Mit 528 zum Teil farbigen Abbildungen. XII, 748 Seiten. 1933. RM 42.—, gebunden RM 44.—

Ⓦ **Lehrbuch der Chirurgie. A. von Eiselsberg** gewidmet von seinen Schülern. Herausgegeben von **P. Clairmont,** Zürich, **W. Denk,** Graz, **H. v. Haberer,** Düsseldorf, **E. Ranzi,** Innsbruck. Redigiert von W Denk, Graz. Zwei Bände. Mit 389 und 298 Abbildungen. XIV, 869 und XIV, 658 Seiten. 1930. RM 66.—, gebunden RM 69.80

Allgemeine und spezielle Elektrochirurgie. Von Dr. med. **Hans v. Seemen,** Privatdozent für Chirurgie an der Universität München, Oberarzt an der Klinik Lexer. Mit einem Beitrag **Elektrochirurgie der Geschwülste in Verbindung mit Strahlenbehandlung.** Von Dr. med. Otto Schürch, Privatdozent für Chirurgie an der Universität Zürich, Oberarzt an der Klinik Clairmont. Mit 347 zum Teil farbigen Abbildungen. IX, 474 Seiten. 1932. RM 62.—, gebunden RM 66.80

Spezielle chirurgische Diagnostik. Für Studierende und Ärzte. Bearbeitet von Dr. **F. de Quervain,** o. ö. Professor der Chirurgie und Direktor der Chirurgischen Universitätsklinik in Bern. Neunte, vollständig neubearbeitete Auflage. Mit 833 Abbildungen im Text und 6 Tafeln. XVI, 916 Seiten. 1931. RM 75.—, gebunden RM 78.60*

Die Bluttransfusion in Theorie und Praxis. Von Dr. med. **Hans Wildegans,** a. o. Professor für Chirurgie an der Universität Berlin, Direktor des Kreiskrankenhauses in Nowawes. Mit 36 Abbildungen. IV, 157 Seiten. 1933. RM 9.60

---

* *Auf die Preise der vor dem 1. Juli 1931 erschienenen Bücher des Verlages Julius Springer in Berlin wird ein Notnachlaß von 10% gewährt.* Ⓦ = *Verlag von Julius Springer-Wien.*

VERLAG VON JULIUS SPRINGER / BERLIN

Pathologische Anatomie und Histologie der weiblichen Geschlechtsorgane. ("Handbuch der speziellen pathologischen Anatomie und Histologie", Band VII.)

Erster Teil: **Uterus und Tuben.** Mit 447 zum großen Teil farbigen Abbildungen. X, 931 Seiten. 1930. RM 195.—, gebunden RM 199.—*

1. Die pathologische Anatomie der Gebärmutter. 2. Mola hydatiformis (Blasenmole) und Chorionepithelioma malignum uteri. Von Professor Dr. R. Meyer-Berlin. — 3. Tube Von Professor Dr. O. Frankl-Wien.

Zweiter Teil: **Krankheiten der Brustdrüsen und der Gebärmutterbänder.** Mit 298 zum großen Teil farbigen Abbildungen. X, 675 Seiten. 1933.
RM 142.—, gebunden RM 146.—

1. Pathologische Anatomie der Brustdrüse. Von Professor Dr. A. Schultz-Kiel. — 2. Die Geschwülste der Brustdrüse. Von Privatdozent Dr. O. Schultz-Brauns-Bonn. — 3. Die Krankheiten der Uterusbänder einschließlich Beckenbindegewebe. Von Professor Dr. H. O. Neumann-Marburg a. L.

In Vorbereitung:

Dritter Teil: **Die Krankheiten der Eierstöcke.** Von Professor Dr. J. Miller-Wuppertal-Barmen.

Vierter Teil: **Placenta.** Von Privatdozent Dr. K. Kaufmann-Berlin. — **Vagina und Vulva.** Von Professor Dr. R. Meyer-Berlin.

Der Band ist nur geschlossen käuflich.

Aus: Handbuch der Gynäkologie.

Dritte, völlig neubearbeitete und erweiterte Auflage des Handbuches der Gynäkologie von J. Veit. Herausgegeben von Dr. **W. Stoeckel**, Geh. Med.-Rat, o. ö. Professor an der Universität Berlin, Direktor der Universitäts-Frauenklinik.

Sechster Band: Erste Hälfte: **Anatomie und Diagnostik der Carcinome, der Bindegewebsgeschwülste und Mischgeschwülste des Uterus, der Blasenmole und des Chorionepithelioma malignum.** Bearbeitet von Geh. Med.-Rat Professor Dr. O. von Franqué-Bonn, Professor Dr. H. Hinselmann-Altona, Professor Dr. R. Meyer-Berlin. Mit 698 zum Teil farbigen Abbildungen im Text. XVI, 1167 Seiten. 1930. RM 168.—, gebunden RM 176.80*

Zweite Hälfte: **Die Klinik der Uterus-Tumoren.** Bearbeitet von Professor Dr. P. Esch-Münster i. W., Professor Dr. H. Martius-Göttingen, Professor Dr. O. Pankow-Freiburg i. Br., Hofrat Professor Dr. H. v. Peham†-Wien, Professor Dr. L. Schönholz-Köln. Mit 160 zum Teil farbigen Abbildungen im Text. X, 838 Seiten. 1931. RM 139.—, gebunden RM 148.—

Der Band ist nur geschlossen käuflich.

Siebenter Band: **Die Erkrankungen der Eierstöcke und Nebeneierstöcke und die Geschwülste der Eileiter.** Bearbeitet von Professor Dr. F. Kermauner†-Wien und Professor Dr. L. Nürnberger-Halle a. S. Mit 472 zum Teil farbigen Abbildungen im Text. XI, 1014 Seiten. 1932. RM 180.—, gebunden RM 189.—

Gynäkologische Operationen. Von Dr. med. Karl Franz, o. ö. Professor der Geburtshilfe und Gynäkologie, Direktor der Universitäts-Frauenklinik der Charité in Berlin, Geheimer Medizinalrat. Mit 152 zum großen Teil farbigen Abbildungen. XI, 279 Seiten. 1925. Gebunden RM 69.—*

Operative Gynäkologie. Von Geh. Rat Professor Dr E. Bumm†. Band I: Allgemeiner Teil. Mit 159 Abbildungen. VII, 204 Seiten. 1926.
RM 36.—, gebunden RM 38.40*

Die gynäkologische Operationstechnik der Schule Ernst Wertheims. Herausgegeben von Professor Dr. Wilhelm Weibel, Primararzt an der Rudolfstiftung in Wien. Mit 300 Abbildungen. XIV, 251 Seiten. 1923.
Gebunden RM 30.—*

Die operative Behandlung des Prolapses mittelst Interposition und Suspension des Uterus. Von Professor Dr. E. Wertheim, Vorstand der II. Universitäts-Frauenklinik in Wien. Mit 62 Textabbildungen. IV, 137 Seiten. 1919. RM 10.—*

---

* *Auf die Preise der vor dem 1. Juli 1931 erschienenen Bücher wird ein Notnachlaß von 10% gewährt.*

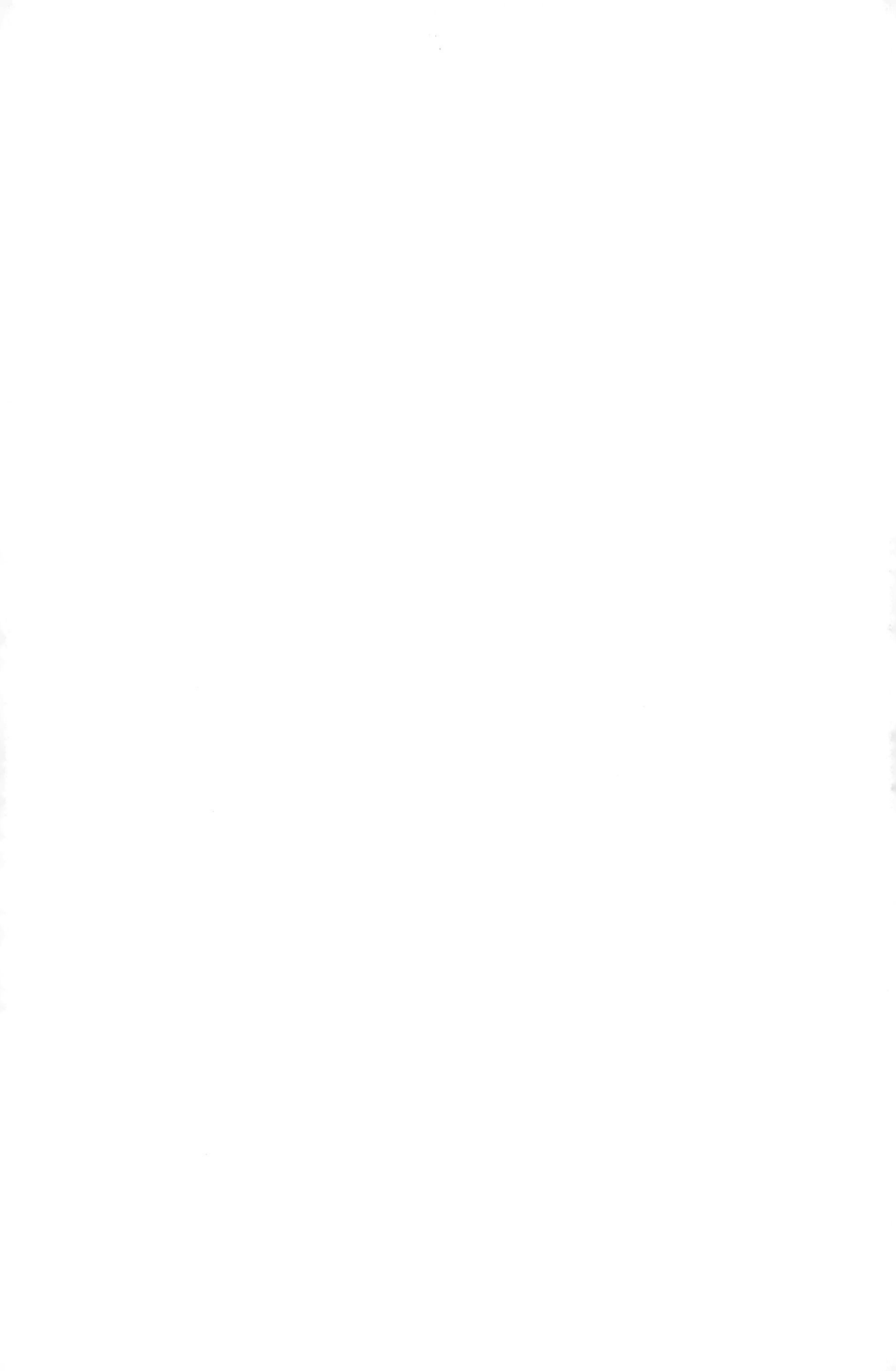

MIX
Papier aus verantwortungsvollen Quellen
Paper from responsible sources
FSC® C105338

If you have any concerns about our products,
you can contact us on
ProductSafety@springernature.com

In case Publisher is established outside the EU,
the EU authorized representative is:
**Springer Nature Customer Service Center GmbH
Europaplatz 3, 69115 Heidelberg, Germany**

Printed by Libri Plureos GmbH
in Hamburg, Germany